Implantable Cardioverter-Defibrillators Step by Step
An Illustrated Guide

置入式心律转复除颤器(ICD)图解阶梯教程

〔比〕罗兰·X.斯诸邦德特
编　著　〔美〕S.斯格·哈罗德
〔比〕阿尔丰斯·F.希娜伊娃
主　译　蔡　琳
副主译　刘汉雄　田　芸　童　琳
主　审　黄德嘉

天津出版传媒集团
天津科技翻译出版有限公司

著作权合同登记号:图字:02-2016-14

图书在版编目(CIP)数据

置入式心律转复除颤器(ICD)图解阶梯教程 /(比)斯诸邦德特(Stroobandt,R. X.),(美)哈罗德(Barold,S. S.),(比)希娜伊芙(Sinnaeve,A. F.)编著;蔡琳等译. —天津:天津科技翻译出版有限公司,2016. 3

书名原文:Implantable Cardioverter-Defibrillators Step by Step:An Illustrated Guide

ISBN 978 - 7 - 5433 - 3593 - 6

Ⅰ. ①置… Ⅱ. ①斯… ②哈… ③希… ④蔡… Ⅲ. ①心脏除颤器 - 图解 Ⅳ. ①R318. 11 - 64

中国版本图书馆 CIP 数据核字(2016)第 035135 号

授权单位:John Wiley & Sons Limited.
出　　版:天津科技翻译出版有限公司
出 版 人:刘 庆
地　　址:天津市南开区白堤路 244 号
邮政编码:300192
电　　话:(022)87894896
传　　真:(022)87895650
网　　址:www. tsttpc. com
印　　刷:银博印刷技术发展有限公司
发　　行:全国新华书店
版本记录:889 × 1194　16 开本　26. 25 印张　300 千字
2016 年 3 月第 1 版　2016 年 3 月第 1 次印刷
定价:180. 00 元

(如发现印装问题,可与出版社调换)

心动过速治疗的程控建议

Ⅰ类

1. 对所有结构性心脏病的患者，以及能够进行 ATP 治疗的 ICD 装置，推荐在心律失常快于 230bpm 的所有室性快速性心律失常识别区间激活 ATP 治疗，这有助于减少总体电击，除非证实 ATP 无效或有致心律失常作用。（证据水平：A）

2. 对所有结构性心脏病的患者，以及能够进行 ATP 治疗的 ICD 装置，推荐室性心律失常程控至少一次 84% ～88% 心动过速周长、最少 8 个刺激的 ATP 尝试，这有助于减少总体电击，除非证实 ATP 无效或有致心律失常作用。（证据水平：A）

3. 程控 burst ATP 治疗优先于 ramp ATP 治疗是有指针的，这有助于提高终止室性快速性心律失常的治疗频率。（证据水平：B）

Ⅱa 类

1. 在所有*室性快速性心律失常治疗区间，激活可用的电击治疗是合理的，这有助于提高终止室性快速性心律失常的治疗频率。（证据水平：C）

*罕有地，为限制患者的不适和焦虑，血流动力学稳定的缓慢 VT 可以不程控备用电击治疗。

2. 在最快的频率识别区间程控初始电击能量为最大可用能量是合理的，这有助于提高室性心律失常首次电击终止成功率，除非特定的除颤测试表明在较低能量时有效。（证据水平：C）

在手术中除颤有效性测试的建议

Ⅰ类

对于进行皮下 ICD 置入的患者，除颤有效性测试是推荐的。（证据水平：C）

Ⅱa 类

1. 对于首次通过左侧胸部经静脉置入 ICD 的患者，当感知、起搏阈值和阻抗均合适，且放射影像学证实 RV 电极位置良好时，省略除颤有效性测试是合理的。（证据水平：B）

2. 对于通过右侧胸部经静脉置入 ICD 或进行 ICD 脉冲发生器更换的患者，除颤有效性测试是合理的。（证据水平：B）

Ⅲ类

经静脉 ICD 在置入时除颤有效性测试不应在以下患者中进行：记录到非慢性心脏血栓形成、心房颤动或心房扑动未经系统抗凝、严重的主动脉狭窄、不稳定性 CAD、近期卒中或 TIA、血流动力学不稳定，或其他已知会导致预后欠佳的合并症。（证据水平：B）

附文 4　ESC 2015 年室性心律失常治疗与心脏性猝死预防指南

ICD 用于心脏性猝死和室性心动过速的二级预防

Ⅰ类

对于接受长期最佳药物治疗且预期良好功能状态生存时间 >1 年，非可逆性病因或心肌梗死后 48 小时之内发生心室颤动或血流动力学不稳定室性心动过速的患者，推荐置入 ICD。（证据水平：A）

Ⅱa 类

对于接受长期最佳药物治疗，左室射血分数水平正常且预期良好功能状态生存时间 >1 年，且反复发作持续性室性心动过速（非心肌梗死后 48 小时之内）的患者，应考虑置入 ICD。（证据水平：C）

Ⅱb 类

对于发生心室颤动/室性心动过速且有 ICD 置入指征的患者，当无条件置入 ICD、存在禁忌证或患者拒绝时，可以考虑使用胺碘酮。（证据水平：C）

皮下 ICD

Ⅱa 类

对于有 ICD 置入指征，但不需要心动过缓起搏治疗、心脏再同步化治疗或抗心动过速起搏治疗的患者，应考虑皮下 ICD 作为经静脉置入 ICD 的替代治疗方案。（证据水平：C）

Ⅱb 类

对于经静脉途径存在困难，因感染移除经静脉置入的 ICD 后或需要长期 ICD 治疗的年轻患者，可考虑皮下 ICD 作为经静脉置入 ICD 的有效替代方案。（证据水平：C）

可穿戴式 ICD（WCD）

Ⅱb 类

对于左室收缩功能较差，短期内存在心律失常猝死风险，但又不适合置入式除颤器（等待心脏移植、等待经静脉置入、围生期心肌病、活动性心肌炎和心肌梗死后早期心律失常等）的成年患者，可考虑 WCD 治疗。（证据水平：C）

ICD 治疗的社会心理管理

Ⅰ类

1. 对于反复出现不恰当放电的患者，推荐评估患者的心理状态并对症处理。（证据水平：C）

2. 所有患者在 ICD 置入前和疾病进展过程中，推荐与其讨论生活质量问题。（证据水平：C）

5. 双心室起搏的ICD患者，通过调整治疗来达到心室起搏比例最大化（最好是大于98%）可能是有益的，有助于提高生存率和减少因HF住院。（证据水平：B）

Ⅱb类

1. 双心室起搏的ICD患者，开启房室（AV）间期和（或）左心室－右心室（VV）间期的自动调整算法是合理的，有助于获得高同步起搏百分比，并且降低临床事件的发生率。（证据水平：B）

心动过速识别的程控建议

Ⅰ类

1. 对于ICD一级预防的患者，快速性心律失常识别的时长标准应程控为要求在结束识别前心动过速至少持续6～12秒*或者30个间期，有助于减少总体治疗。（证据水平：A）

*快速性心律失常识别的时长直接与快速性心律失常的频率相关。没有支持频率高于250次/分且延迟>2.5秒的直接证据，但是能够通过在该频率时30个识别间期均是安全的证据来进行推断。

2. 对于ICD一级预防的患者，最慢的心动过速治疗区间限制应程控在185～200bpm*，有助于减少总体治疗。（证据水平：A）

*假如没有低于此频率以下的临床VT，设置较高的最低识别频率对于年轻人或那些SVT-VT鉴别诊断不能可靠区分SVT与VT的患者可能是合适的。

3. 对于ICD二级预防的患者，快速性心律失常识别的时长标准应程控为要求在结束识别前心动过速至少持续6～12秒*或者30个间期，有助于减少总体治疗。（证据水平：A）

*快速性心律失常识别的时长直接与快速性心律失常的频率相关。没有支持频率高于250次/分且延迟>2.5秒的直接证据，但是能够通过在该频率时30个识别间期均是安全的证据来进行推断。

4. 区分SVT与VT的鉴别诊断算法应程控为包含频率快于200bpm，甚至可能高达230bpm（除非是禁忌证*）的节律，这有助于减少不恰当治疗。（证据水平：B）

*鉴别诊断算法和（或）它们各自的组成禁止用于完全性心脏阻滞的患者，或者已知该算法或组成是不可信赖的个别患者。如果心房电极脱位，在围术期不推荐会将VT错误识别为SVT的双腔鉴别方法。双腔鉴别方法对于已知心房电极脱位、心房感知不良或远场R波过感知以及永久性AF的患者是禁忌的。

5. 推荐激活导线故障报警功能，以便识别潜在的导线问题。（证据水平：B）

Ⅱa类

1. 对于ICD二级预防的患者，当临床VT频率已知时，将最慢的心动过速区间程控在低于记录的心动过速频率至少10bpm但不快于200bpm是合理的*，有助于减少总体治疗。（证据水平：C）

*假如没有低于此频率以下的临床VT，设置较高的最低识别频率对于年轻人或那些SVT-VT鉴别诊断不能可靠区分SVT与VT的患者可能是合适的。

2. 程控多于一个的心动过速识别区间以便允许有效应用分层治疗和（或）SVT-VT鉴别诊断，以及允许对于较快的心律失常程控一个较短的基于时间识别的延迟，可能有益。（证据水平：B）

3. 当激活了形态学鉴别诊断时，若形态匹配不满意，那么重新获取形态学模板是合理的，这有助于提高形态学鉴别诊断的准确性。（证据水平：B）

4. 如果心房电极仅仅是为了进行SVT鉴别诊断这一个原因，那么选择单腔ICD，而非双腔ICD治疗是合理的，除非已知存在可能进入VT治疗区间的SVT，这不仅有助于减少导线相关的并发症，并且可降低ICD治疗的费用。（证据水平：B）

5. 对于皮下ICD，程控2个心动过速识别区间是合理的：第一个区间频率≤200bpm，有心动过速鉴别诊断算法，第二个区间频率≥230bpm，没有心动过速鉴别诊断算法，这有助于减少可避免的电击。（证据水平：B）

Ⅱb类

1. 程控一个非治疗的心动过速监测区间是可以考虑的，有助于提醒临床医生未治疗的心律失常。（证据水平：B）

2. 关闭SVT鉴别诊断超时的功能可能是合理的，有助于减少不恰当治疗。（证据水平：C）

3. 当识别的VT/VF未被电击或其他远场通道确认时，激活抑制电击的导线“噪音”算法是合理的，以避免对非生理性信号的治疗。（证据水平：C）

4. 激活T波过感知算法是合理的，有助于减少不恰当治疗。（证据水平：C）

5. 在真双极电极中，程控双极为集成双极的感知向量是合理的，因为存在导线环端电极连接失败的风险，这有助于减少不恰当治疗。*（证据水平：C）

*当识别到导线断裂时，这并非是长期的解决方案。

致心脏骤停的复苏后生还者),且 LV 功能异常者,推荐置入 ICD;

(3)血运重建术后 90 天内的患者,此前符合 SCD 二级预防适应证(因室性快速性心律失常导致心脏骤停的复苏后生还者),若此室性心律失常不太可能与心肌缺血/损伤有关,且 LV 功能正常,推荐置入 ICD;

(4)血运重建术后 90 天内的患者,此前符合 SCD 二级预防适应证(因室性快速性心律失常导致心脏骤停的复苏后生还者),若此室性心律失常与急性心肌缺血/损伤无关,并在此之后发现冠脉病变且在 LV 功能正常时接受了血运重建,置入 ICD 有益;

(5)血运重建术后 90 天内的患者,由于室性快速性心律失常导致心脏骤停后复苏,若此心律失常与急性心肌缺血/损伤相关,患者 LV 功能正常且接受了完全的冠状动脉血运重建,不推荐置入 ICD;

(6)血运重建术后 90 天内的患者,若需要永久起搏治疗并符合 SCD 一级预防适应证,且不确定左心功能是否能恢复或左心功能预计不能恢复,推荐置入适当选择起搏功能的 ICD;

(7)血运重建术后 90 天内的患者,存在器质性心脏病,且出现与急性 MI 或心肌缺血明确相关的持续性(或影响血流动力学)室性快速性心律失常,推荐置入 ICD;

(8)血运重建术后 90 天内的患者,发生持续性(或影响血流动力学)室性快速性心律失常,但可以通过导管消融治疗,置入 ICD 有益;

(9)血运重建术后 90 天内的患者,发生晕厥并认为(根据病史、记录到的非持续性室速、或心内电生理检查)与室性快速性心律失常有关,置入 ICD 有益;

(10)血运重建术后 90 天内的患者,若此前已置入 ICD,此次由于电池耗竭需要更换 ICD,经过仔细评估合并症及临床情况后,推荐更换 ICD 发生器;

(11)血运重建术后 90 天内的患者,等待心脏移植或置入 LV 辅助装置,且急性 MI 发生 40 天后,置入 ICD 有益。

4. 初次诊断为非缺血性心肌病(NICM)9 个月内的患者

(1)初次诊断为 NICM 3 个月内的患者,不推荐置入 ICD 作为 SCD 一级预防;

(2)若 LV 功能恢复可能性不大,在初次诊断为 NICM 后 3 ~9 个月内置入 ICD 作为一级预防是有益的;

(3)初次诊断为 NICM 9 个月内的患者,若需要永久起搏治疗并符合置入 ICD 一级预防适应证,且不确定左心功能是否能恢复或左心功能预计不能恢复,推荐置入适当选择起搏功能的 ICD;

(4)初次诊断为 NICM 9 个月内的患者,出现持续(或影响血流动力学)的室性快速性心律失常,推荐置入 ICD;

(5)初次诊断为 NICM 9 个月内的患者,出现晕厥并认为(根据病史、记录到的非持续性室速)与室性快速性心律失常有关,置入 ICD 有益;

(6)初次诊断为 NICM 9 个月内的患者,等待心脏移植或置入 LV 辅助装置时,置入 ICD 有益。

附文 3　HRS/EHRA/APHRS/SOLAECE 2015 年优化植入式心律转复除颤器的编程和测试专家共识声明

心动过缓模式和频率的程控建议

Ⅰ类

1. 存在窦房结疾病并有心动过缓起搏器适应证的 ICD 患者,进行双腔起搏是有益的,因为可降低房颤和卒中风险、避免起搏器综合征,并且提高生活质量。(证据水平:B)

2. 没有心动过缓起搏器指征的单腔或双腔 ICD 患者,推荐调整起搏参数,以便最小化心室刺激来提高生存率和减少心力衰竭(HF)住院。(证据水平:B)

Ⅱa 类

1. 窦性心律、左心室(LV)功能正常或轻度受损以及预计需要心室起搏的房室传导阻滞的 ICD 患者,选择双腔起搏,而非单腔心室起搏是合理的,有助于避免起搏器综合征,并提高生活质量。(证据水平:B)

2. 窦性心律、左心室(LV)功能轻度或中度受损以及预计需要心室起搏的房室传导阻滞的 ICD 患者,选择 CRT,而非双腔心室起搏是合理的,有助于降低因 HF 住院、LV 扩大和死亡等联合风险。(证据水平:B)

3. 变时功能不全的 ICD 患者,程控 ICD 提供传感器增强频率应答可能是有益的,特别是年轻的和喜欢体育运动的患者。(证据水平:B)

4. 自身 PR 间期≤230ms 的双腔 ICD 患者,程控起搏模式,自动模式转换和频率反应可能是有益的,这样患者可通过自身房室结下传而最小化心室起搏。(证据水平:B)

附文1　ACC/AHA 2013年心力衰竭管理指南

定义

心力衰竭(HF)A期:存在HF高危因素,但没有结构性心脏病或HF症状。

心力衰竭B期:有结构性心脏病,但没有HF症状或体征。

心力衰竭C期:有结构性心脏病,既往或当前有HF的症状。

心力衰竭D期:需要特殊干预的难治性HF。

指南建议

Ⅰ类

1. 心力衰竭C期,非缺血性扩张型心肌病或缺血性心脏病,心肌梗死(MI)后至少40天,LVEF≤35%,NYHA心功能Ⅱ或Ⅲ级,长期合理药物治疗,预期寿命1年以上的患者,推荐置入ICD进行SCD的一级预防来降低总死亡率。(证据水平:A)

2. 心力衰竭C期,MI后至少40天,LVEF≤30%,NYHA心功能Ⅰ级,合理药物治疗;预期寿命1年以上的患者,推荐置入ICD进行SCD的一级预防来降低总死亡率。(证据水平:B)

Ⅱa类

1. 心力衰竭B期,对于无症状性缺血性心肌病,MI后至少40天,LVEF≤30%,合理药物治疗,预期寿命1年以上伴良好功能状态的患者,置入ICD进行猝死预防是合理的。(证据水平:B)

Ⅱb类

1. 心力衰竭C期,具有非猝死的高危因素,如频繁住院、严重虚弱、合并症如全身恶病质、重度肾衰竭的患者,置入ICD对于延长生命的获益是不确定的。(证据水平:B)

ACC/AHA 2013年ST段抬高型心肌梗死管理指南

Ⅰ类

1. ST段抬高型MI后发作持续性VT/VF超过48小时,且心律失常不是由于短暂的或可逆性缺血、再次梗死或代谢异常引起的患者,出院前建议置入ICD。(证据水平:B)

附文2　HRS/ACC/AHA 2014年对临床试验中未包括的患者人群接受ICD治疗的专家共识

2014年HRS/ACC/AHA联合发表了关于ICD应用的专家共识,主要针对未纳入临床试验患者的ICD置入。因为其证据来源于随机临床试验的亚组分析、回顾性研究、大型注册研究以及专家意见。因此,在此专家共识中推荐水平不采用Ⅰ~Ⅲ类适应证和A~D级证据,而是使用"推荐、有益、可以考虑、不推荐"等来表述。

1. 非MI导致的肌钙蛋白异常的患者

对于此前符合SCD一级或二级预防适应证,出现非MI导致的心肌生化指标(例如肌钙蛋白)异常的患者,推荐置入ICD。

2. MI后40天内的患者

(1)对于MI前已存在左心室(LV)收缩功能障碍且符合ICD一级预防适应证的患者,急性MI发生40天内,不推荐置入ICD;

(2)MI后40天内的患者,若需要永久起搏治疗并符合ICD一级预防适应证,且不确定左心功能是否能恢复或左心功能预计不能恢复,推荐置入ICD;

(3)MI后40天内的患者,若在MI发生48小时后出现持续(或血流动力学显著改变)的室性快速性心律失常,且无进行性心肌缺血,推荐置入ICD;

(4)MI后40天内的患者,若在MI发生48小时后出现持续(或血流动力学显著改变)的室性快速性心律失常,且该心律失常可行导管消融治疗,置入ICD有益;

(5)MI后40天内的患者,若出现持续(或血流动力学显著改变)的室性快速性心律失常,有明确证据显示与心肌缺血相关,并且冠状动脉解剖适合进行血运重建,不推荐置入ICD;

(6)MI后40天内的患者,发生晕厥并怀疑(根据病史、记录到的非持续性室速,或心内电生理检查)与室性快速性心律失常有关,置入ICD有益;

(7)MI后40天内的患者,若此前已置入ICD,由于电池耗竭需要择期更换ICD,经过仔细评估合并症及临床情况后,推荐更换ICD发生器;

(8)MI后40天内的患者,等待心脏移植或置入LV辅助装置时,不推荐置入ICD。

3. 血运重建术后90天内的患者

(1)血运重建术后90天内的患者,此前符合SCD一级预防适应证,且经血运重建后LVEF不太可能恢复至>35%,并且在急性MI发生40天后,置入ICD有益;

(2)血运重建术后90天内的患者,此前符合SCD二级预防适应证(因室性快速性心律失常导

译者名单

主　　译　蔡　琳

副 主 译　刘汉雄　田　芸　童　琳

主　　审　黄德嘉

学术秘书　田　芸

译　　者

邓晓奇　李　锦　唐　超　吴　镜　余秀琼　唐　炯

周名纲　汪　汉　戴　玫　蒋　晖　王引利　巫文丽

陈应忠　丁寻实　秦淑娟　熊信林　张　震　熊　波

罗　端　杨国澍　夏　茏　谢　珊　江　希　房晨鹂

曾　健　王　超　蒋　毅　张杨春　范新荣　刘火军

王春彬

中文版序言

下落的苹果与石块？

似乎只要与置入式心律转复除颤器(ICD)有关的问题都会变得复杂与棘手，电子学原理、电生理基础、鉴别逻辑树、指征问题、置入问题、随访问题等，临床上可能会有令人担忧的一幕：碰到一个“电风暴”患者那如星象图般的记录资料，将其全权交给工程师吗？

《置入式心律转复除颤器(ICD)图解阶梯教程》与其姊妹篇《心脏起搏器图解阶梯教程》一样，原书是广受好评的名著，对ICD电子学原理与电生理基础的介绍是非常系统与严谨的，然而它却并不“难啃”，相反读起来十分轻松惬意。通篇的生动图解让所有晦涩的概念一目了然，我个人偏爱图解式——文字可能会有歧义，译文不易做到信达雅，但有图有真相；另外阶梯式的编排让人渐入佳境，胜似精美的教学幻灯！该书行文简练，但却让人过目难忘，例如对于除颤能量的解释：1焦耳约等于拿一个苹果走三步，300焦耳相当于一个1kg的水泥块从30米高空落下产生的能量!!!你最好带上钢盔——这真是让人叫绝！对于阳极刺激、除颤波相位、鉴别逻辑等令人费解的问题也都有类似的精彩比喻。论及ICD随访中的心理救助时，作者这样写道——患者想的是：谁不害怕下落的石块？我害怕那些电击！生命的终点已经不远了！——这是随时在提醒医者的责任。

相信不少读者已阅读了长篇的理论，接受过系统的培训，但如果仍感到难以融汇或缺乏信心面对具体的患者，那就看看本书最后精心挑选的65个图解案例吧！

以上种种，无不体现作者循循善诱的良苦用心，现在期待已久的中译本终于要与读者见面了，译者本身是心脏起搏与电生理的临床医师，在忠实原著的同时，也翻译充实了2015年HRS的ICD程控指南等相关最新进展，这是一本非常贴切的工具书，电生理的医护师生们有福了！幸为之序！

黄从新

2015年12月

中文版前言

近几十年来,心脏起搏领域发展迅速,置入患者的数量也迅猛增加,除了起搏电生理专业医生外,普通内科医生、外科医生甚至社区医生在工作中都经常需要处理置入起搏器的患者,而其中置入式心律转复除颤器(ICD)除了兼备普通起搏器的各种功能外,更具有识别和治疗室性快速性心律失常以及预防猝死的重要作用,因为其工作原理及功能的复杂性,使很多医生对其望而生畏。随着ICD置入需求的逐年增加,ICD的术后程控和管理更突显其重要性,这就要求我们对ICD有全面和深入的认识。而本书正是这样一本不可多得的教材,既可以作为入门医生的基础教育,同时也是深入研究者的领航者。

本书由Stroobandt、Barold及Sinnaeve三位国际著名心脏起搏电生理专家结合自己广博的专业知识和丰富的临床经验编著而成。全书分为两大部分,第一部分是图解部分,以全色图解的形式对ICD的适应证、硬件组成、计时周期、感知和识别、鉴别诊断、ATP治疗、电击治疗、术后随访管理、故障处理等方面进行了介绍。重点讲述了ICD的识别算法、鉴别室上性和室性心动过速的工作原理以及对快速性心律失常的反应方式,以便我们能够充分理解和正确处理ICD误识别、不必要放电、误放电等临床常见情况。同时还附有65例临床ICD诊断和治疗的实例。第二部分为文字部分,与图解部分对应,对前一部分进行深入的解释,以便读者更好地理解。

全书深入浅出,将复杂的原理通过简单形象的描述直观生动地讲述出来,易于理解,图文并茂的形式既避免了复杂冗长的赘述,又言简意赅地概括了精髓,使我们能够非常有兴趣地去学习这些枯燥乏味的东西,而又不耽误太多的时间,因此我们将其翻译出版,希望对想了解ICD相关知识的医生有所帮助。

本书的翻译是由成都市心血管病研究所各位同仁倾力完成,主要译者均为工作在临床一线的起搏与电生理医师,在尽力忠于原著的基础上,按照我国读者的阅读习惯翻译。尽管如此,也将会有不妥之处,敬请读者不吝指正。

本书的中文译本得以顺利出版,还要感谢天津科技翻译出版有限公司的大力支持,感谢他们无私的辛勤奉献。

成都市第三人民医院

成都市心血管病研究所

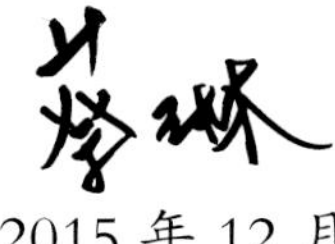

2015年12月

前 言

《置入式心律转复除颤器(ICD)图解阶梯教程》是2004年我们发行的第一本书《心脏起搏器图解阶梯教程》在逻辑上的延续。在开始读本书之前应先仔细研读上一本关于起搏器的书,因为起搏功能是ICD整体功能的重要组成部分。上一本关于起搏器的书出版后广受欢迎,因此,在这本书中我们也将采用相同的形式。此外,本书还收录了65例经过精心挑选的ICD病例。

由于一张图片所蕴含的信息可能胜过千言万语,因此我们将尽量避免不必要的文字描述,而着重于图片表达。多数图片可以很容易看懂,同时在附录中也提供了相关内容的文字描述,在所附文本中也引用了相关图片。这样的安排有助于增强本书的学习趣味性。

我们讨论了ICD置入的电生理相关内容,省略了标准手术置入步骤的描述,但这部分将在其他地方提到。同时,对于ICD的大型临床研究也进行了简要描述。除了上述两方面内容外,本书还论述了ICD治疗的基础和临床方面的广泛内容。由于大多数患者置入的是带有ICD功能的CRT(即CRT-D),因此我们增加了有关心脏再同步化治疗(CRT)的内容。由于科技的迅速发展,使得我们的工作变成了一个动态的目标,需要不断更新部分知识。尽管我们十分努力,但也可能遗漏一些数据资料,对此我们深表抱歉。

为了便于阐述,我们仅仅以三家美国厂家的ICD装置作为模板进行讨论。但我们清楚美国以外的厂家生产的ICD装置也十分优秀。虽然本书未包含非美国厂家的ICD装置,但所讨论的内容也涵盖了非美国厂家ICD装置的许多特性,因此本书所涉及的将是所有ICD装置临床应用的普遍相关知识,而无论其产地是哪里。我们特别感激美敦力公司(Medtronic Inc.)、圣犹达公司(St. Jude Medical)和波士顿科学公司(Boston Scientific)相关技术人员的帮助和指导。但是,技术方面的相关错误仍由我们负责。

罗兰·X.斯诸邦德特

S.斯格·哈罗德

阿尔丰斯·F.希娜伊娃

致　谢

Carsten Israel MD（德国，法兰克福），Michael O. Sweeney MD（马萨诸塞州，波士顿），Bengt Herweg MD(佛罗里达，坦帕湾)以及来自美敦力公司(Medtronic Inc.)、波士顿科学公司(Boston Scientific)和圣犹达公司(St. Jude Medical)的代表，感谢他们无私提供的数据。

图 13.381 是经同意后复制于：Mehdirad A, Fredman C, Bierman K, Barold SS. AV interval-dependent crosstalk. Pacing Clin Electrophysiol 2008;31:232–234.

图 13.36 是经同意后复制于：Stroobandt R, Hagers Y, Provenier F, Van Belle Y, Hamerlijnck R, Barold SS. Silent lead malfunction detected only during defibrillator replacement. Pacing Clin Electrophysiol 2006;29:67–69.

图 3.44 是经同意后复制于：Sung RJ, Lauer MR (eds) Implantable cardioverter-defibrillator therapy. In: Fundamental Approaches to the Management of Cardiac Arrhythmias. Dordrecht, The Netherlands: Kluwer Academic Publishers, 2000:287–416.

以下部分指南是经同意后复制于美国心脏协会(AHA)。

Zipes DP, Camm AJ, Borggrefe M, Buxton AE, Chaitman B, Fromer M, Gregoratos G, Klein G, Moss AJ, Myerburg RJ, Priori SG, Quinones MA, Roden DM, Silka MJ, Tracy C, Smith SC Jr, Jacobs AK, Adams CD, Antman EM, Anderson JL, Hunt SA, Halperin JL, Nishimura R, Ornato JP, Page RL, Riegel B, Priori SG, Blanc JJ, Budaj A, Camm AJ, Dean V, Deckers JW, Despres C, Dickstein K, Lekakis J, McGregor K, Metra M, Morais J, Osterspey A, Tamargo JL, Zamorano JL. ACC/AHA/ESC 2006 Guidelines for Management of Patients With Ventricular Arrhythmias and the Prevention of Sudden Death-Executive Summary: A Report of the American College of Cardiology/American Heart Association Task Force and the European Society of Cardiology Committee for Practice Guidelines (Writing Committee to Develop Guidelines for Management of Patients With Ventricular Arrhythmias and the Prevention of Sudden Cardiac Death). Developed in collaboration With the European Heart Rhythm Association and the Heart Rhythm Society. J Am Coll Cardiol. 2006;48:e247–346.

Epstein AE, DiMarco JP, Ellenbogen KA, Estes NA 3rd, Freedman RA, Gettes LS, Gillinov AM, Gregoratos G, Hammill SC, Hayes DL, Hlatky MA, Newby LK, Page RL, Schoenfeld MH, Silka MJ, Stevenson LW, Sweeney MO, Smith SC Jr, Jacobs AK, Adams CD, Anderson JL, Buller CE, Creager MA, Ettinger SM, Faxon DP, Halperin JL, Hiratzka LF, Hunt SA, Krumholz HM, Kushner FG, Lytle BW, Nishimura RA, Ornato JP, Page RL, Riegel B, Tarkington LG, Yancy

CW; American College of Cardiology/American Heart Association Task Force on Practice Guidelines (Writing Committee to Revise the ACC/AHA/NASPE 2002 Guideline Update for Implantation of Cardiac Pacemakers and Antiarrhythmia Devices); American Association for Thoracic Surgery; Society of Thoracic Surgeons. ACC/AHA/HRS 2008 Guidelines for Device-Based Therapy of Cardiac Rhythm Abnormalities: a report of the American College of Cardiology/American Heart Association Task Force on Practice Guidelines (Writing Committee to Revise the ACC/AHA/NASPE 2002 Guideline Update for Implantation of Cardiac Pacemakers and Antiarrhythmia Devices) developed in collaboration with the American Association for Thoracic Surgery and Society of Thoracic Surgeons. J Am Coll Cardiol. 2008;51:e1–62.

作者还想感谢护士和技师们：大学医学院的 Veerle De Meyer, Myriam Peleman, Rudy Colpaert, Guy De Cocker, A.Z.Damiaan 医学院的 Ghent, Belgium 和 Filiep Vandenbulcke, 感谢他们对 ICD 患者的悉心照顾，并且能够识别出本书中所包含的许多记录的教学价值。

引 言

心源性猝死仍然是一个世界性的健康难题，每年美国约有45万人、欧洲约有40万人死于心源性猝死。Michel Mirowski于20世纪60年代中期开始研发置入式除颤器。第一台自动除颤器最终在1980年置入一名患者体内。该装置现在被称为置入式心律转复除颤器(implantable cardioverter-defibrillator,ICD)，它已被证实可以有效预防心源性猝死。从1980年开始，装置治疗的技术进步包括小型化、导线改良、波形最优化和经静脉置入，这对于恶性快速性心律失常和心源性猝死的治疗产生了翻天覆地的革命。这些进步使得ICD置入体内更容易并且更安全，对于患者和医生也更容易接受。因此，ICD已从治疗的最后手段演变为高危致死性室性心律失常患者治疗的金标准。近期的进展包括双腔ICD、增加房性心律失常治疗的ICD、ICD联合双心室起搏治疗心力衰竭患者等。而现代ICD更具有以装置为基础的监测功能，可记录非心律失常的相关数据，如活动情况、充血性心力衰竭患者肺水肿状态等。最后，ICD还可提供有效的健康获益，这与其他广为接受的医护形式如肾透析类似。

ICD并不能防止心律失常的发生，但它往往像一个小型急救人员存在于胸腔内。在心律失常识别开始出现一连串事件时，最后的步骤是电击治疗。ICD装置能够识别室性心律失常，并确定它们是否应采用电击或快速心室起搏来转复至正常心律，然后执行治疗。在成功治疗后，装置必须识别到非心动过速节律，并对下次事件重置治疗顺序。之后，装置会对其识别的事件及发放的治疗保存完整的记录。ICD也提供缓慢性心律失常和电击后心动过缓的支持，这相当于普通起搏器。

转复和除颤均是高能量治疗或电击的形式。如果在电击时患者处于清醒状态，患者会感到十分疼痛，通常被描述为像是胸口被踢的感觉。应该事先告知患者这些，同时应告知患者家属，当ICD放电时触碰患者是没有害处的。

ICD是有多种程控模式的装置，针对室性快速性心律失常的治疗包含了高能量除颤电击、低能量(转复)电击或抗心动过速起搏等形式，对于缓慢性心律失常也可进行常规起搏治疗(图0.01)。目前的装置使用寿命通常为5~7年，这取决于电击和起搏的频率。

什么是置入式心律转复除颤器(ICD)?

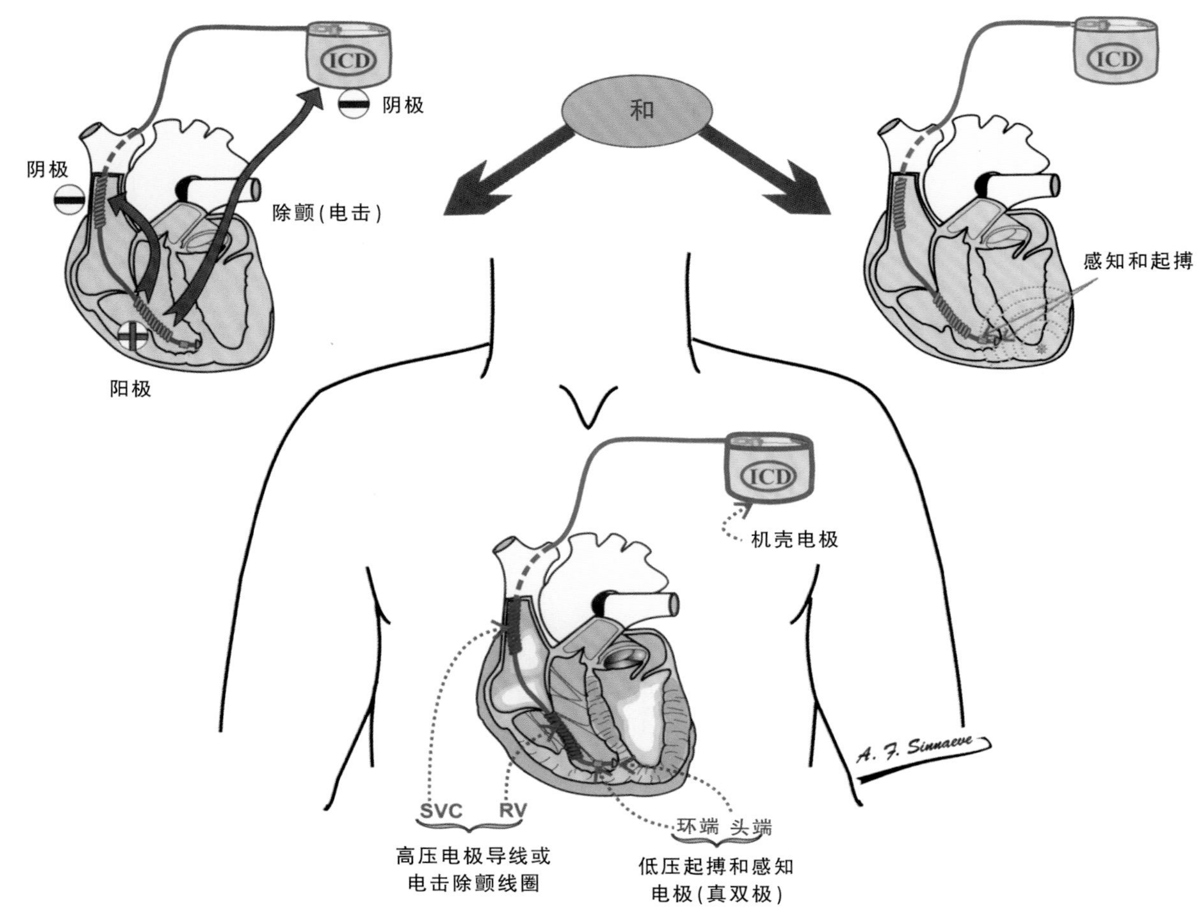

ICD 或置入式心律转复除颤器是一种置入人体内的电子装置，用来防止过快的心室率所带来的危险。其通过发放高能量电击或抗心动过速起搏(短阵快速起搏)来终止恶性快速性心律失常，重整心脏节律。现代的 ICD 同时还包含了针对缓慢性心律失常的标准起搏器功能。

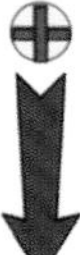

让我们言简意赅,避免歧义!

起搏和电击是通过电脉冲完成的,因此在心脏和胸腔常常需要描述电流。根据国际约定,电流是从正极端(阳极)流向负极端(阴极),这一约定也贯穿于本书!

注意:电子(存在于金属导线中)流动的方向是相反的。然而,在人体组织中,电流主要是由于离子移动产生。

缩写词:ICD=置入式心律转复除颤器;SVC=上腔静脉;RV=右心室;VT=室性心动过速。

图 0.01

目 录

图解部分

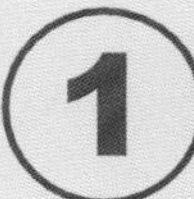

快速性心律失常

* 快速性心律失常：概述
* 折返性心动过速的发生
* 室上性心动过速(SVT)的机制：第 1 部分
* 室上性心动过速(SVT)的机制：第 2 部分
* 室上性心动过速(SVT)的机制：第 3 部分
* 室上性心动过速(SVT)的机制：第 4 部分
* 室上性心动过速(SVT)的机制：第 5 部分
* 室上性心动过速(SVT)的机制：第 6 部分
* 双腔腔内电图(EGM)的分析：第 1 部分
  1:1 房室关系的心动过速
* 双腔腔内电图(EGM)的分析：第 2 部分
  1:1 房室关系的心动过速
* 宽 QRS 波心动过速：第 1 部分
  病因
* 宽 QRS 波心动过速：第 2 部分
  逐步分析法
* 宽 QRS 波心动过速：第 2 部分
  逐步分析法(续)
* 束支折返性心动过速(BBR)
* 由存储的腔内电图(EGM)诊断室上性心动过速
  心室 ATP 伴心房拖带和心室 ATP 后的 AV 反应
  心室 ATP 伴心房拖带和心室 ATP 后的 AAV 反应
  心室 ATP 不伴心房拖带
  心室 ATP 终止心动过速不伴心房除极

图 1.00

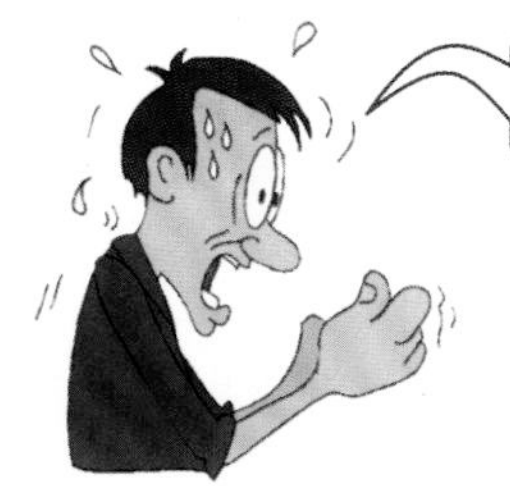
我过去从来不知道我的心脏会出现这么多问题！

快速性心律失常：概述

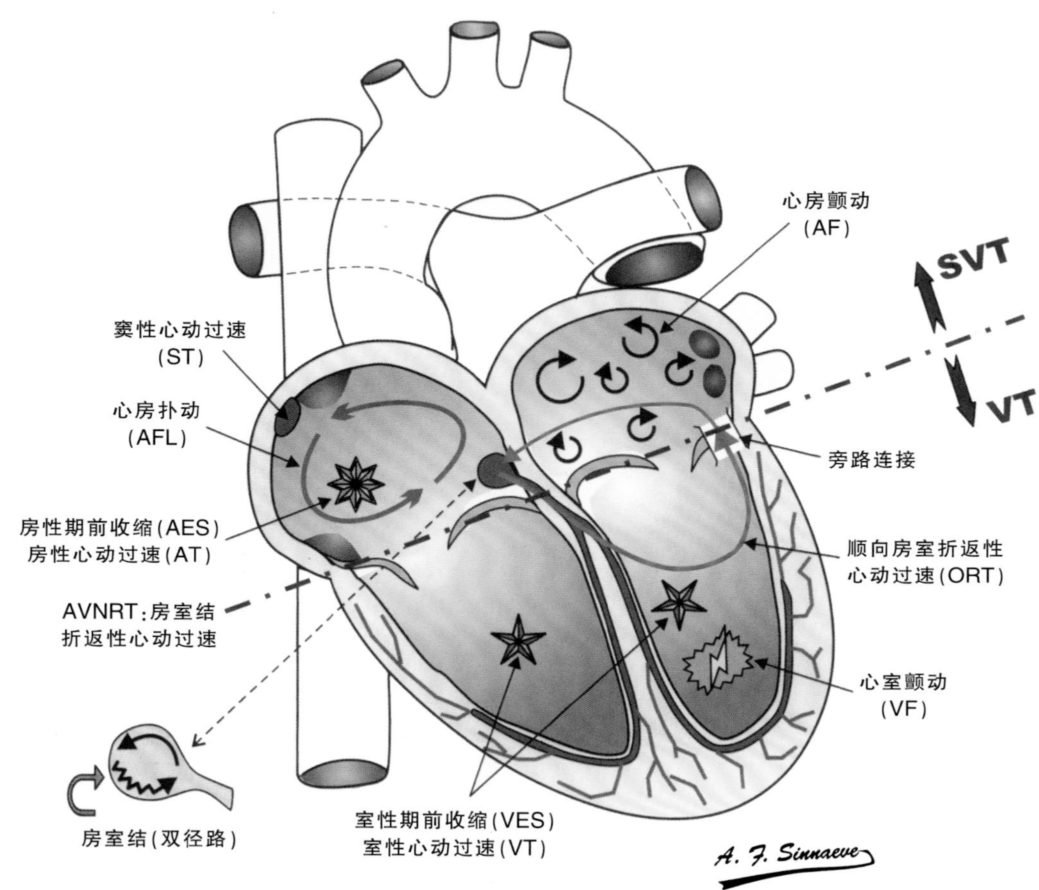

缩写词：SVT = 室上性心动过速；VT = 室性心动过速。

图 1.01

折返性心动过速的发生

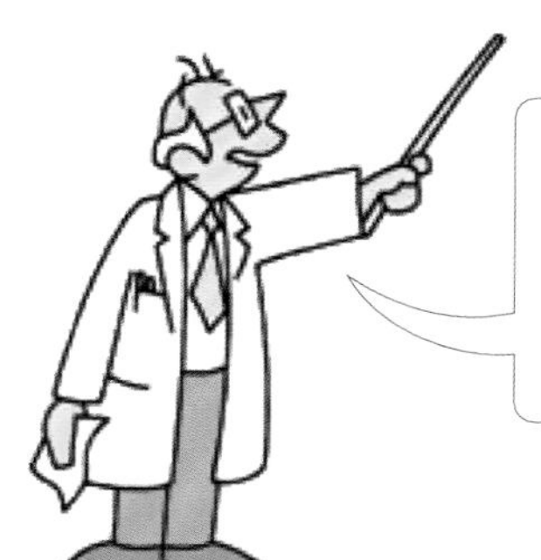

目前认为折返是室性心动过速(VT)的最主要机制。折返通道可由束支、浦肯野纤维伴或不伴周围的肌细胞以及坏死或纤维化的肌细胞等组成。大多数的持续性单形性 VT 都是由于陈旧性心肌梗死所致的瘢痕组织形成的折返。

在解剖环路中折返性心动过速发生的必备条件

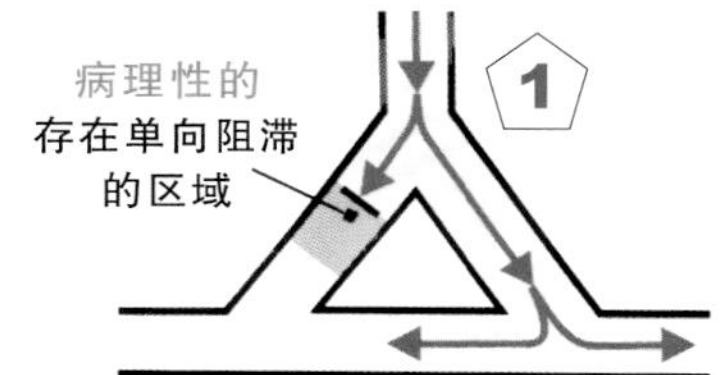

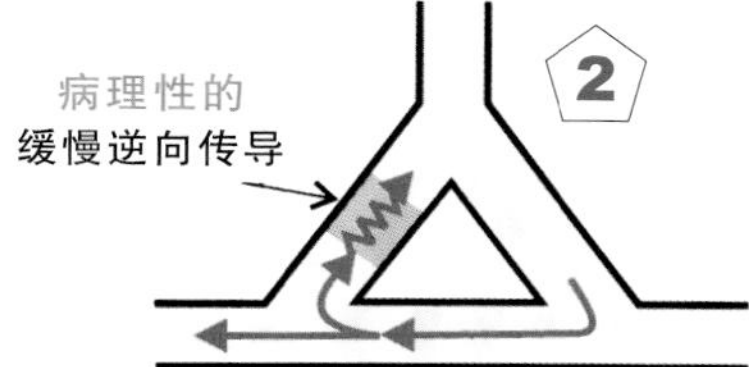

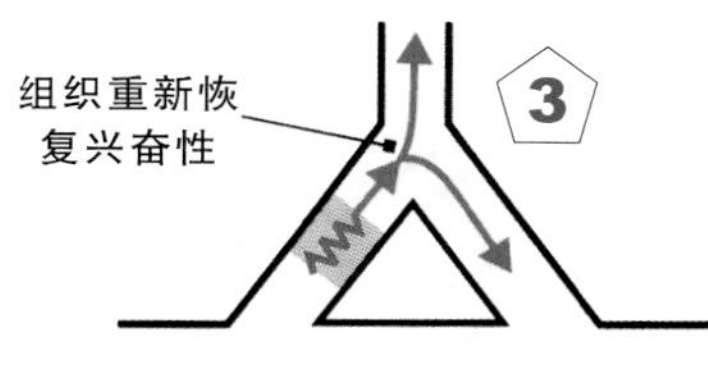

如果在(单向)阻滞区域的近端组织不再处于不应期，而被逆传激动所兴奋时，那么心动过速将持续存在。这遵循兴奋在环路中传导的总时间必须短于不应期：

不应期 $RP \leq t_1 + t_2$

或：

$$RP \leq \frac{L_1}{V_1} + \frac{L_2}{V_2}$$

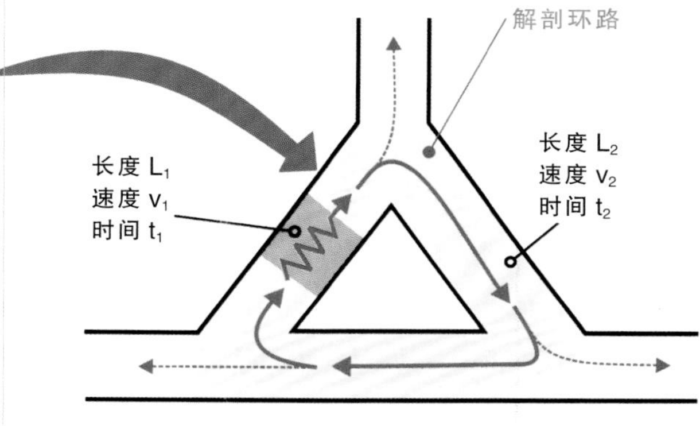

折返性心动过速能被终止的条件：

1. 延长解剖环路中不应期(例如：通过药物)
2. 加快解剖环路中传导速度 V_1
3. 缩短解剖环路的长度($L_1 + L_2$)
4. 在还没有被循环波峰激动区域的可激动间隙进行电诱发心室除极

图 1.02

在这里你能见到房性期前收缩(AES)如何启动AVNRT。这并非像你想象中那么困难!

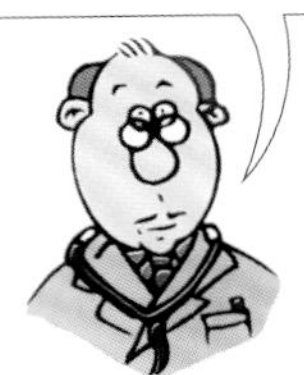

室上性心动过速(SVT)的机制:第1部分

1 房室结折返性心动过速(AVNRT)
常见类型:“慢–快型”

大约30%的正常人房室结中存在两条传导通道(生理性双房室结),但仅有一小部分会引起AVNRT。
快通道的不应期相对较长,慢通道的不应期相对较短。

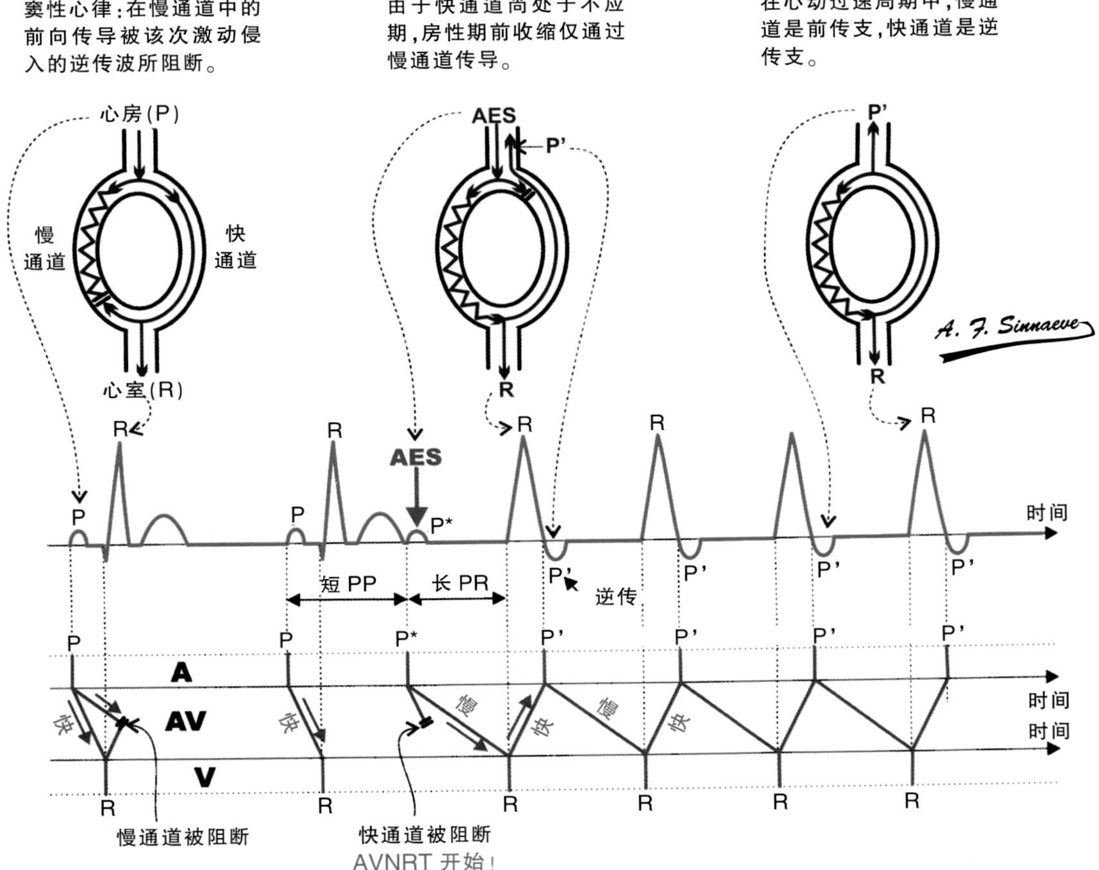

缩写词:AES = 房性期前收缩;AVNRT = 房室结折返性心动过速。

图1.03

室上性心动过速(SVT)的机制:第 2 部分

一次 ORT 的机制与 AVNRT 极为相似。不同点是 ORT 的折返环路更长。

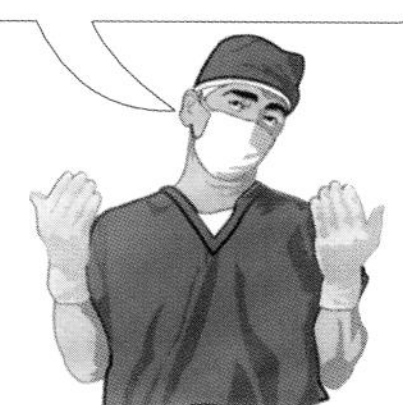

2 顺向房室折返性心动过速(ORT)

- 在 ORT 中,旁路传导仅以逆向传导。
- 一次 ORT 常常是由一次室性期前收缩(VPC)启动。
- 由于通过房室结(AVN)的传导慢于在旁路(AccP)中的传导,因此,RP′<P′R(R = QRS 波,P′ = 逆传 P 波)。
- 若无频率相关的束支传导异常,QRS 波形态与窦性心律时一致。

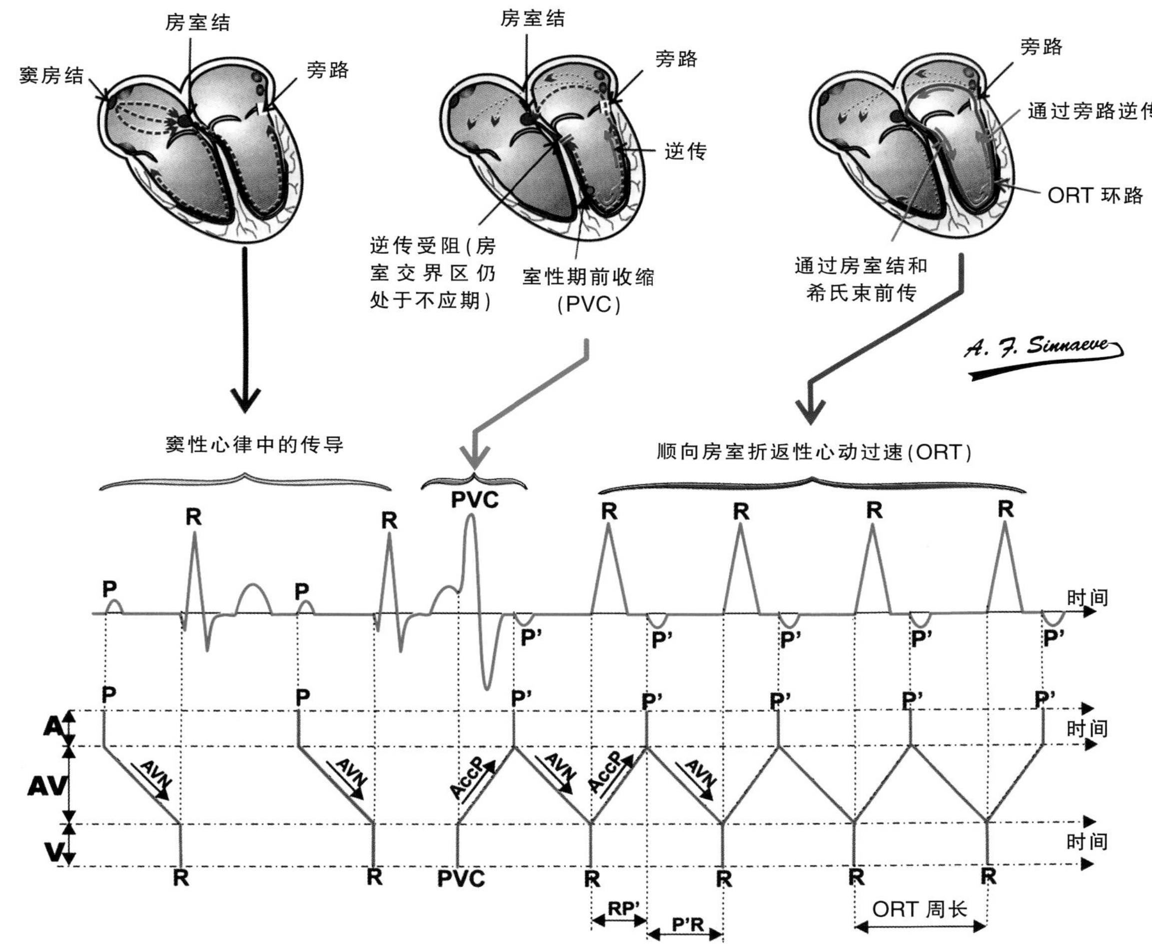

在 ORT 中,RP’≈140ms!
(与 AVNRT 相反,在 AVNRT 中逆传 P′波常常与前面的 QRS 波相融合)

ORT 又称为:往复型室上性心动过速;顺向 AV 折返性心动过速;AV 折返性心动过速;AV 往复型心动过速。

缩写词:AccP =旁路;AV=房室;AVN=房室结;AVNRT=房室结折返性心动过速;PVC=室性期前收缩;ORT=顺向房室折返性心动过速;ORT-CL=ORT 周长。

图 1.04

室上性心动过速(SVT)的机制:第 3 部分

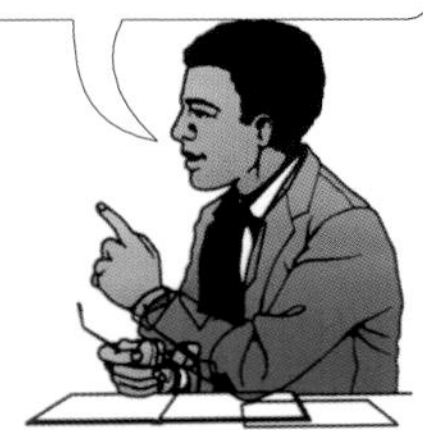
对每台 ICD 来说,鉴别诊断都是一项艰难的任务!

3 房性心动过速(AT)

- 房速时 P 波的形态与窦性心律时不同。
- 房速时 P 波不易识别,因为它们常常与 T 波重叠(例如,当房速逐渐加速时)。
- 心房频率一般为 150~200bpm(最小为 100bpm,最大为 250bpm)。
- 在 ECG 中,P 波之间是等电位段。
- 由于激动是通过 AV 结下传至心室,因此,QRS 波形态与窦性心律时相同。

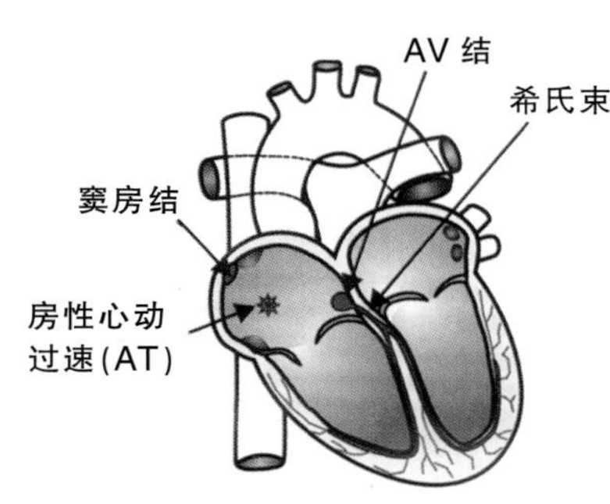

心房的任何部位均能够产生房速。
房速被称作局灶性房性心动过速,但真正的机制并不清楚。如果存在折返,那么将仅仅包含非常有限的"局灶"区域。

A. F. Sinnaeve

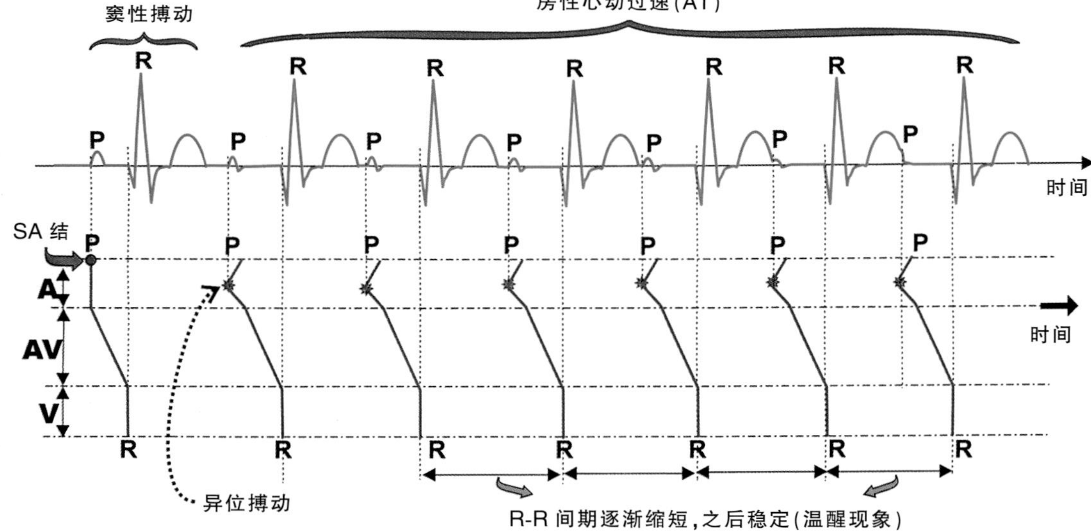

缩写词:A=心房;AT=房性心动过速;AV=房室;SA 结=窦房结;V=心室。

图 1.05

室上性心动过速(SVT)的机制:第 4 部分

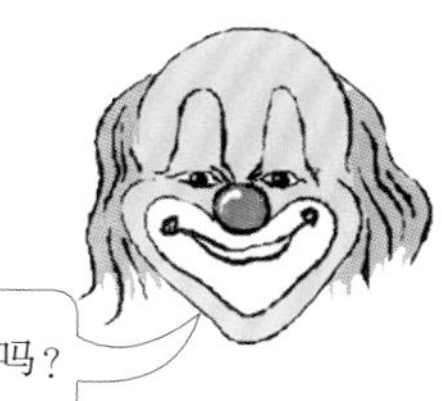

4 心房扑动(AFL)

典型逆钟向房扑
(CCW)

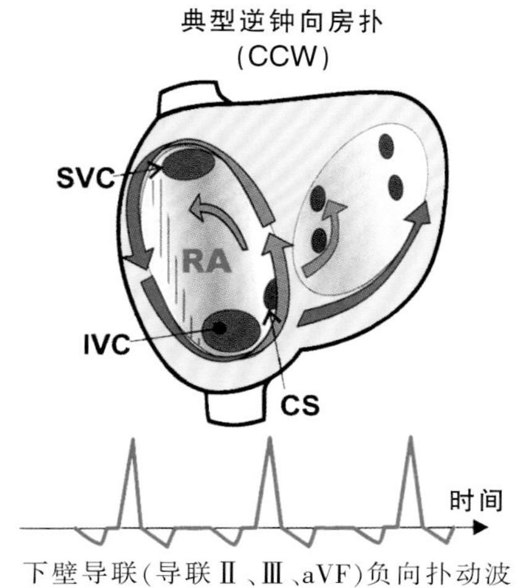

下壁导联(导联Ⅱ、Ⅲ、aVF)负向扑动波

非典型顺钟向房扑
(CW)

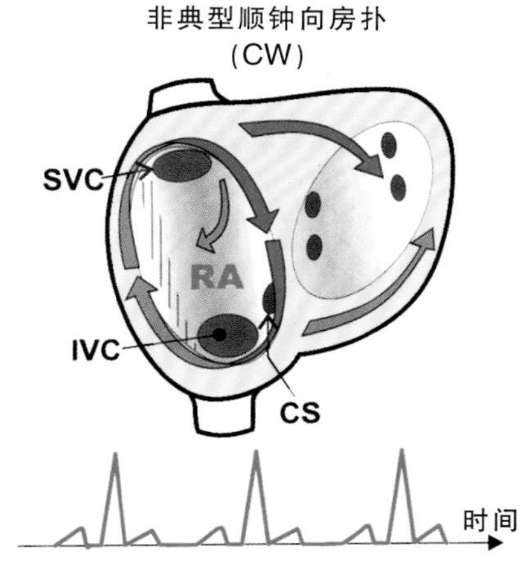

下壁导联(导联Ⅱ、Ⅲ、aVF)正向扑动波

例:心房扑动伴不等比例 AV 传导,2:1,4:1 等。
(心房频率:300bpm,心室频率:75~150bpm)

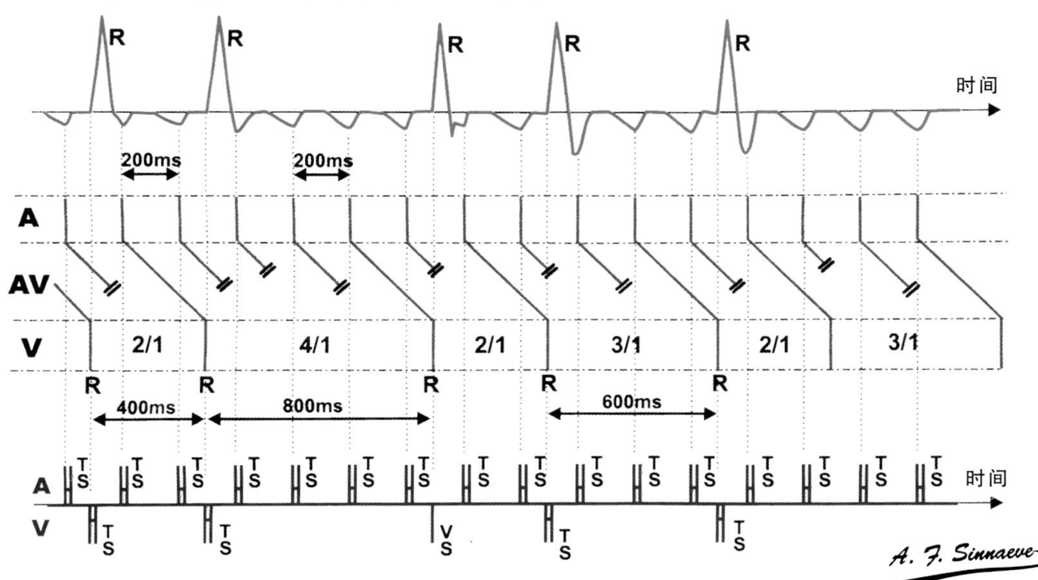

A. F. Sinnaeve

缩写词:AFL=心房扑动;CCW=逆钟向;CW=顺钟向;CS=冠状窦;IVC=下腔静脉;SVC=上腔静脉;TS=心动过速感知;VS=心室感知。

图 1.06

室上性心动过速(SVT)的机制:第5部分

我有点糊涂了!区分那些心动过速将会是一项艰巨的工作!

5 心房扑动可能被ICD识别为VT

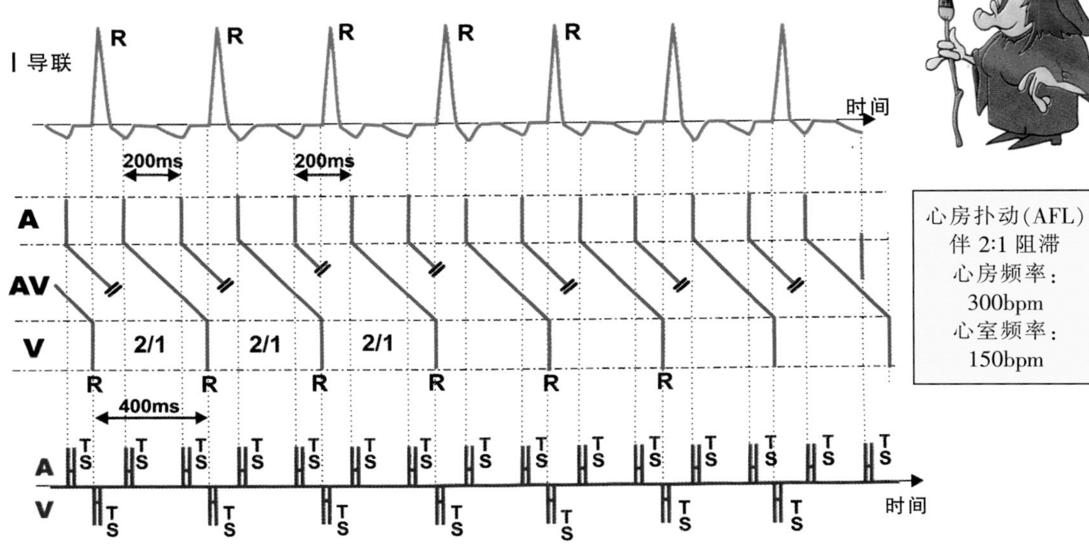

心房扑动(AFL)
伴2:1阻滞
心房频率:
300bpm
心室频率:
150bpm

A. F. Sinnaeve

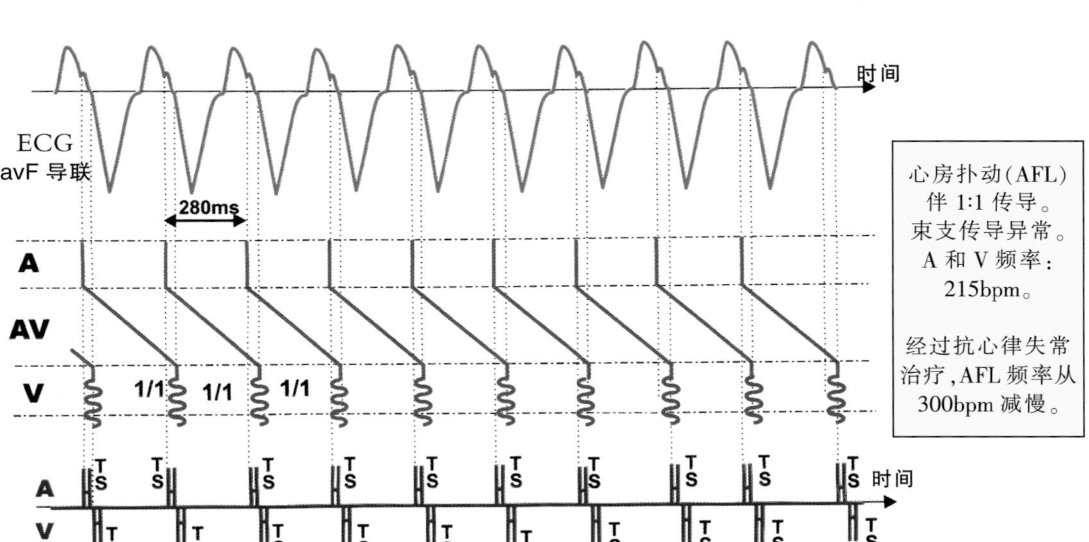

心房扑动(AFL)
伴1:1传导。
束支传导异常。
A和V频率:
215bpm。

经过抗心律失常治疗,AFL频率从300bpm减慢。

缩写词:A=心房;AV=房室交界区;AFL=心房扑动;TS=心动过速感知;V=心室;VS=心室感知。

图1.07

室上性心动过速(SVT)的机制:第6部分

心房颤动的电生理基础仍不清楚。目前主要有两个流行的假说:(1)在心房内除极波扩散的“多子波”,相互之间分开、融合、消散,它们明显地随意运动以寻找可激动组织;(2)主要位于左心房/肺静脉交界处伴被动颤动样传导的稳定微折返(“母波”)的单个或少量高频信号源(“推动者”或“驱动者”)产生“子波”。以上两种机制可能是并存的!

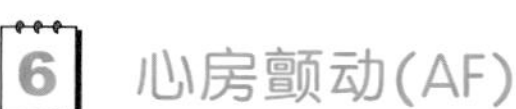

6 心房颤动(AF)

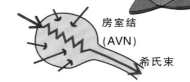

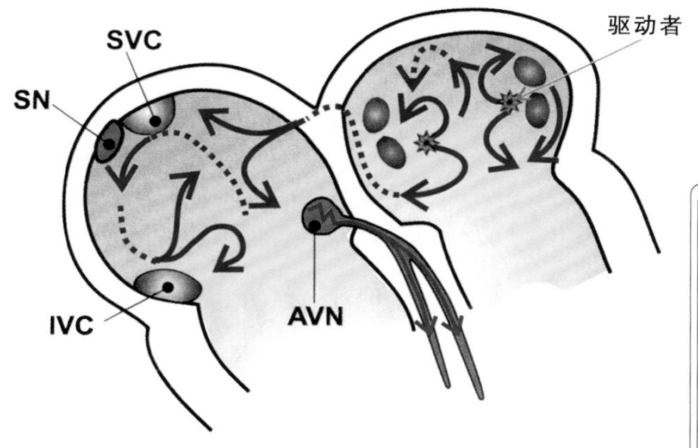

房室结
(AVN)
希氏束

房颤时,颤动波(f波)的频率达350~500bpm。仅有少数的心房搏动能通过房室结的过滤而不规律地下传至心室。因此,心电图的一个可靠的诊断特征是不规律的心室反应。仅在合并完全性房室传导阻滞时,心室频率才是规律的。

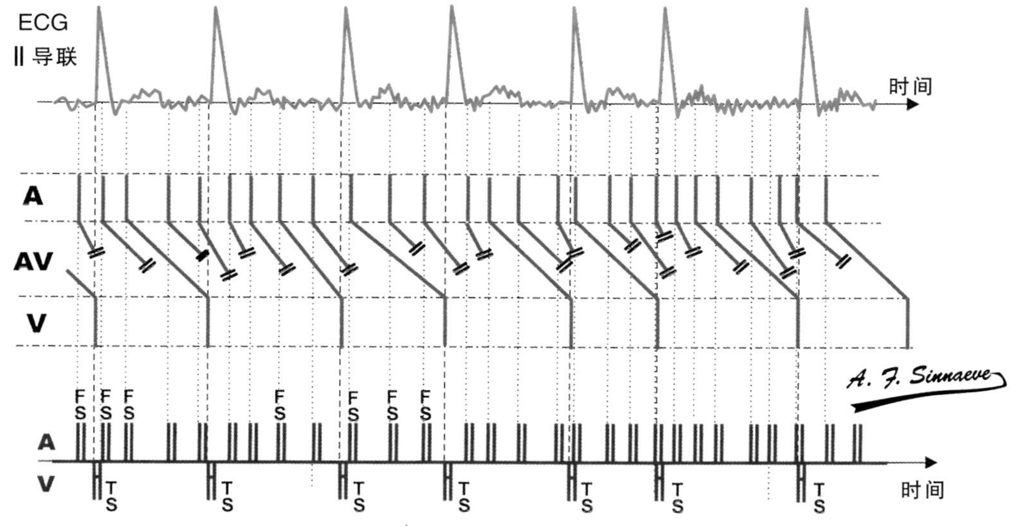

缩写词:A=心房;AV=房室交界区;AF=心房颤动;AVN=房室结;FS=感知颤动;IVC=下腔静脉;SN=窦房结;SVC=上腔静脉;TS=心动过速感知;V=心室。

图 1.08

双腔腔内电图(EGM)的分析:第 1 部分 1:1 房室关系的心动过速

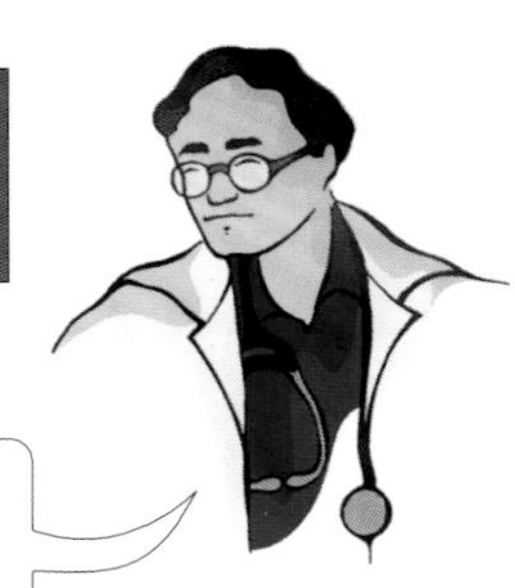

如果心房率等于心室率(例如:1:1 心动过速),那么 ICD 鉴别 SVT 与 VT 是十分困难的。即使是医生来鉴别也必须仔细观察!

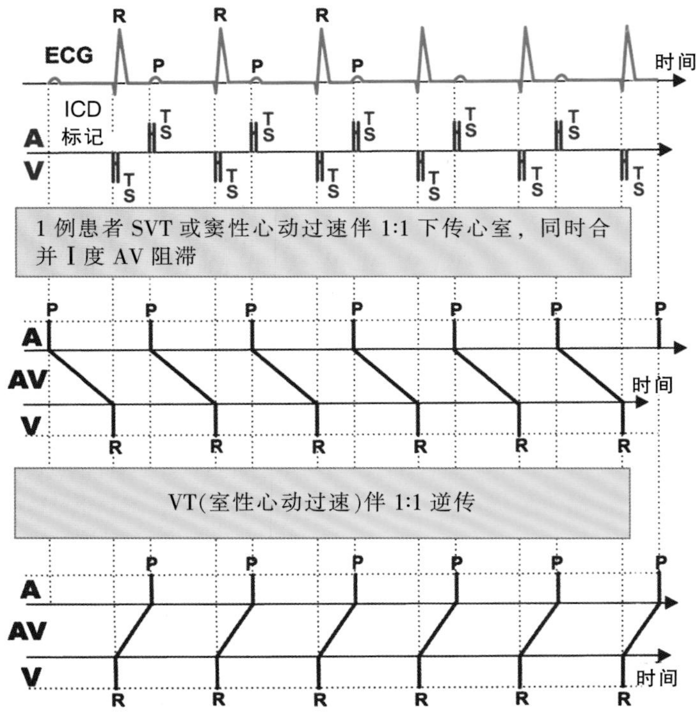

绝大多数心动过速伴 1:1 AV 传导均是 SVT,主要是窦性心动过速。

通常窦性心动过速会逐渐加速并伴相对稳定的 P-R 间期。

VT 伴 1:1 VA 逆传占 ICD 识别 VT 的 2%~3%。

注意:在稳定的 1:1 VA 逆传出现前,VT 的部分搏动可表现为房室分离。

注意:始动的心腔可提供心动过速类型的提示。

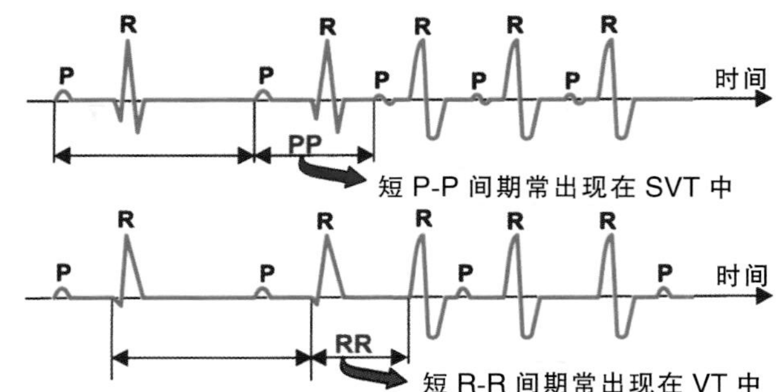

P-P 间期和 R-R 间期的连续记录及分析对于 ICD 鉴别诊断也具有辅助作用!

A. F. Sinnaeve

VEGM 的形态与窦性心律时相同强烈提示是 SVT。VEGM 的形态与窦性心律时不同在约 90%的患者提示 VT。

心动过速伴 1:1 房室关系:

- 短暂 AV 阻滞提示 SVT。
- 在 ATP 时 VA 阻滞则诊断为 VT。

缩写词:ATP=抗心动过速起搏;AV=房室;ST=窦性心动过速;SVT=室上性心动过速;TS (标记)=心动过速感知;VA=室房;VEGM=心室腔内电图;VT=室性心动过速。

图 1.09

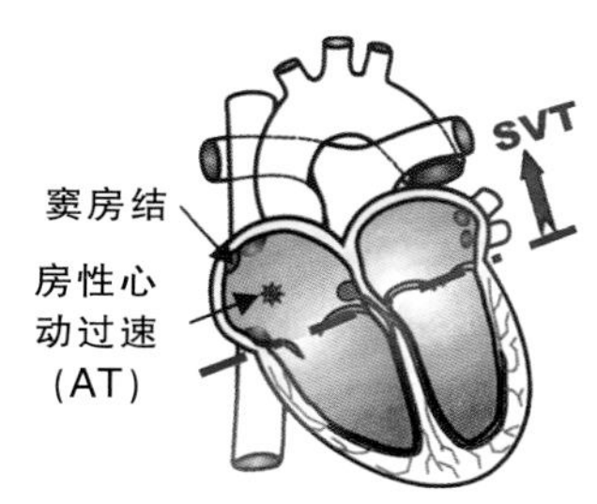

双腔腔内电图(EGM)的分析:第 2 部分
1:1 房室关系的心动过速

通过分析终止心动过速失败的心室 ATP 治疗，能获得关于心动过速机制的重要诊断信息。

若存在拖带(即当心室 ATP 时,心房率加快并等于刺激频率),同时在 ATPB 阵列终止时,原来的心动过速恢复伴 AAV 反应,那么该心律失常为 AT。

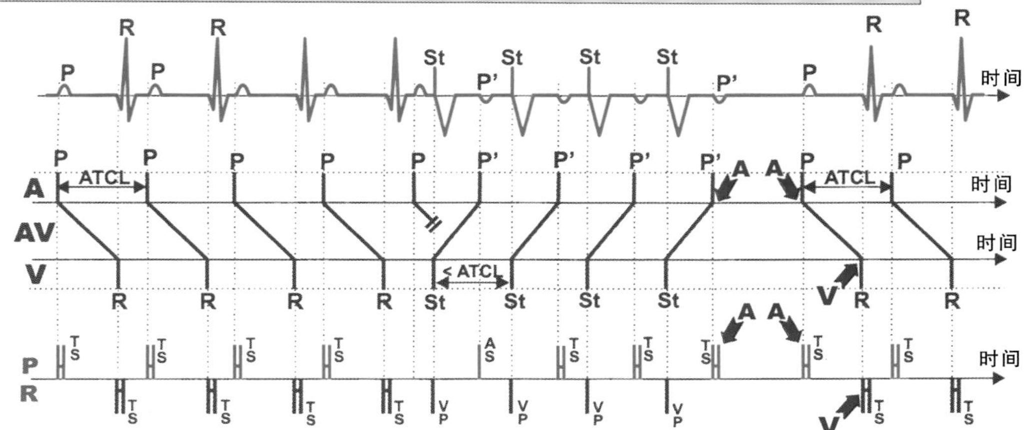

若心房频率保持稳定,那么诊断 SVT 的可能性大。
注意:ATP 频率快于 AT 频率!

A. F. Sinnaeve

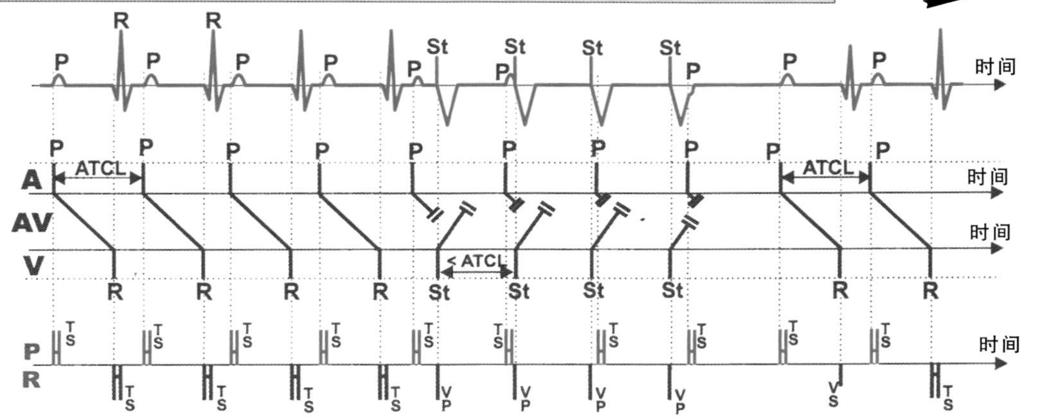

小结:对心室 ATP 的心房反应

VT 与 SVT	心房频率未加快	心房频率加快
通过 ATP 不能终止心动过速	若心房频率保持稳定,则高度提示 AT	若有 AAV 反应,则提示 AT
通过 ATP 能终止心动过速	非 AT	不能确定

缩写词:AT=房性心动过速;ATCL=房性心动过速周长;<ATCL=短于 ATCL;ATP=抗心动过速起搏;P'=逆传 P 波;St=刺激。

标记:AS=心房感知;TS=心动过速感知;VP=心室起搏。

图 1.10

宽 QRS 波心动过速：第 1 部分

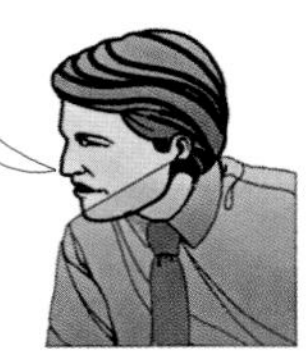

病因

① VT 是宽 QRS 波心动过速最常见的形式（占 90%）。

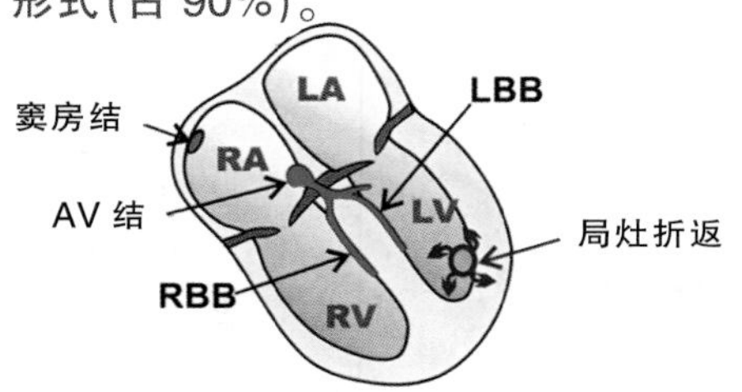

除非有其他证据证实，否则规律的宽 QRS 波心动过速应考虑为 VT。
在心脏结构正常的人中，VT 很罕见。

② SVT（包括 ST、AT、AVNRT）伴预激，或心动过速相关的束支阻滞，或功能性传导异常。

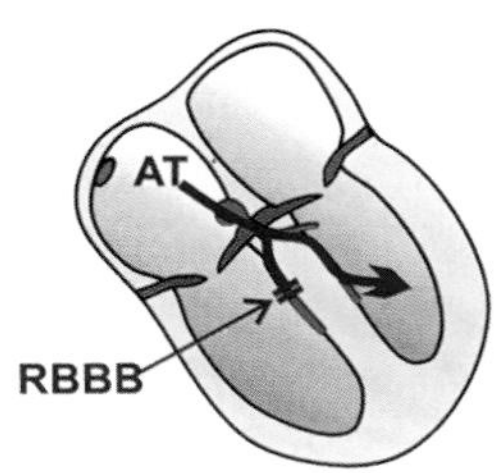

③ 逆向型 AVRT。

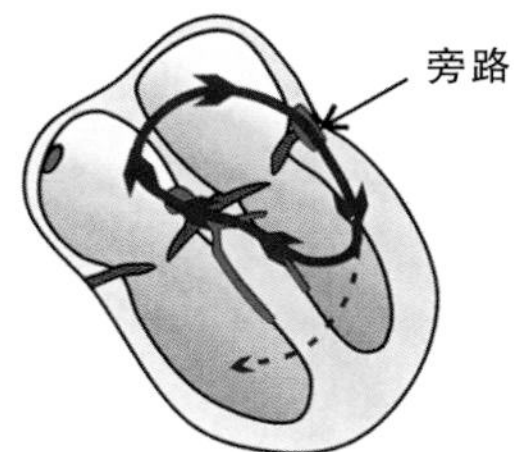

预激（WPW）；δ 波
逆向型：旁路前传，AV 结逆传

④ 顺向型 AVRT 伴预激，或频率相关的束支阻滞，或功能性传导异常。

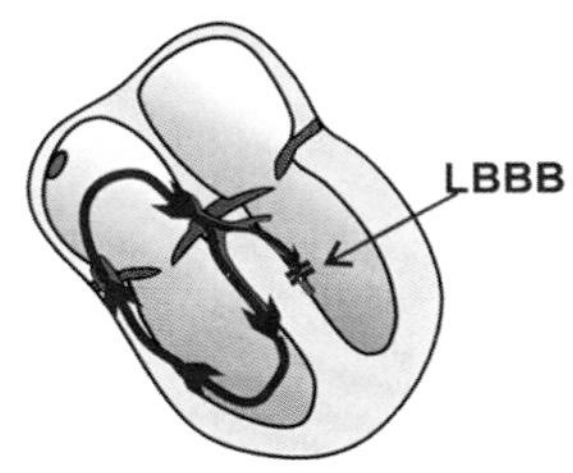

顺向型：AV 结前传，旁路逆传

⑤ 通过旁路下传的 SVT。

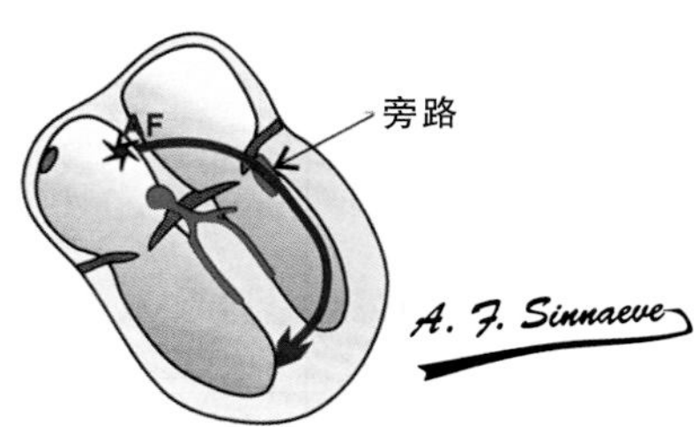

AF 伴旁路下传总是：FBI（快速，宽大，不规律）。
房扑经旁路 1:1 AV 下传心室可导致极快的心室率。

⑥ 采用 Mahaim 纤维的逆向型 AVRT。

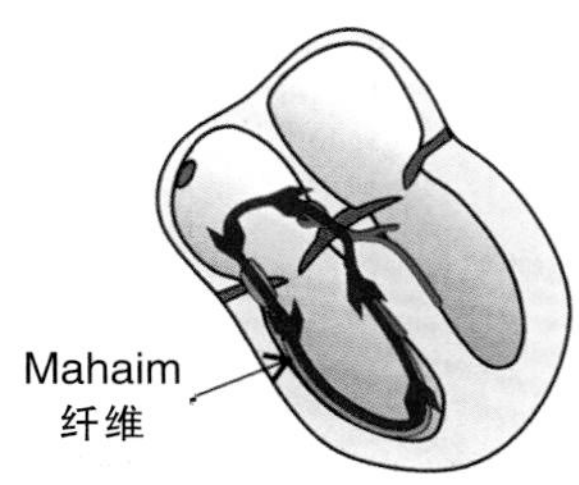

Mahaim 纤维形成一条从右心房到右束支的房-束旁路。

缩写词：AF=心房颤动；AT=房性心动过速；AVNRT=房室结折返性心动过速；AVRT=房室折返性心动过速；BBB=束支传导阻滞；LBB=左束支；MI=心肌梗死；RBB=右束支；ST=窦性心动过速；SVT=室上性心动过速；VT=室性心动过速；WPW=预激综合征。

图 1.11

宽 QRS 波心动过速：第 2 部分

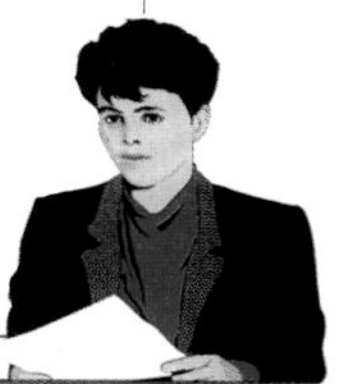
我们应知道 3 件事：
• 应测量什么？
• 如何正确测量？
• 必须遵循的步骤是什么？

逐步分析法

什么？

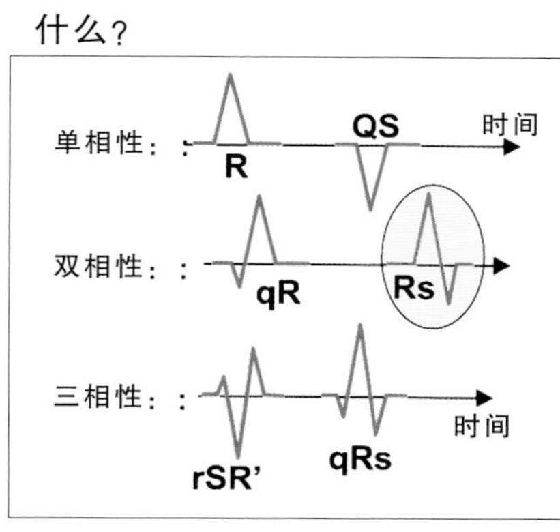

如何？

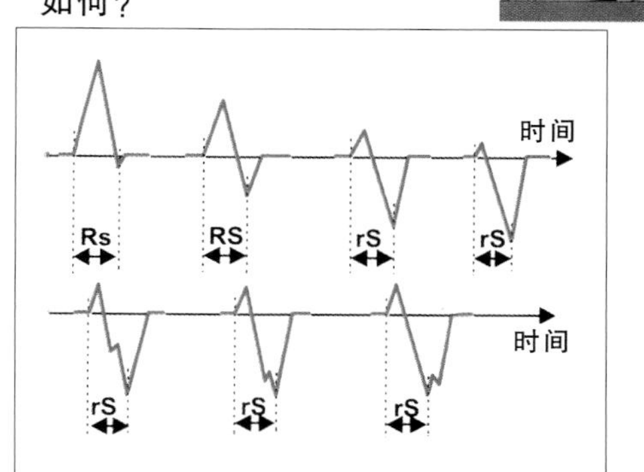

步骤：

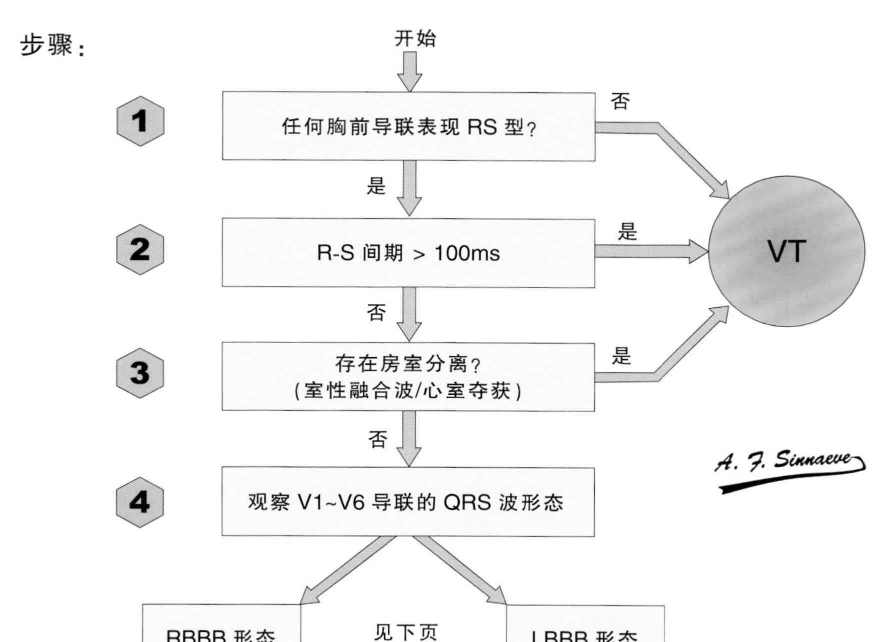

房室（AV）分离出现在大约 50%的 VT 中，但是通过体表 ECG 仅识别出 50%的患者存在 AV 分离。在宽 QRS 波心动过速中，心房和心室各自搏动是 VT 的标志。在 VT 中，心室率快于以窦性心律搏动的心房率。ICD 通过这些信息来作出 VT 诊断。

心室夺获伴经 AV 传导系统的完全心室激动。

室性融合波指心室由 VT 除极波和经 AV 传导共同激动时出现。

心室夺获和室性融合波并不常见，多见于相对较慢 VT 中。

缩写词：AV=房室；VT=室性心动过速；LBBB=左束支导阻滞；RBBB=右束支传导阻滞。

图 1.12

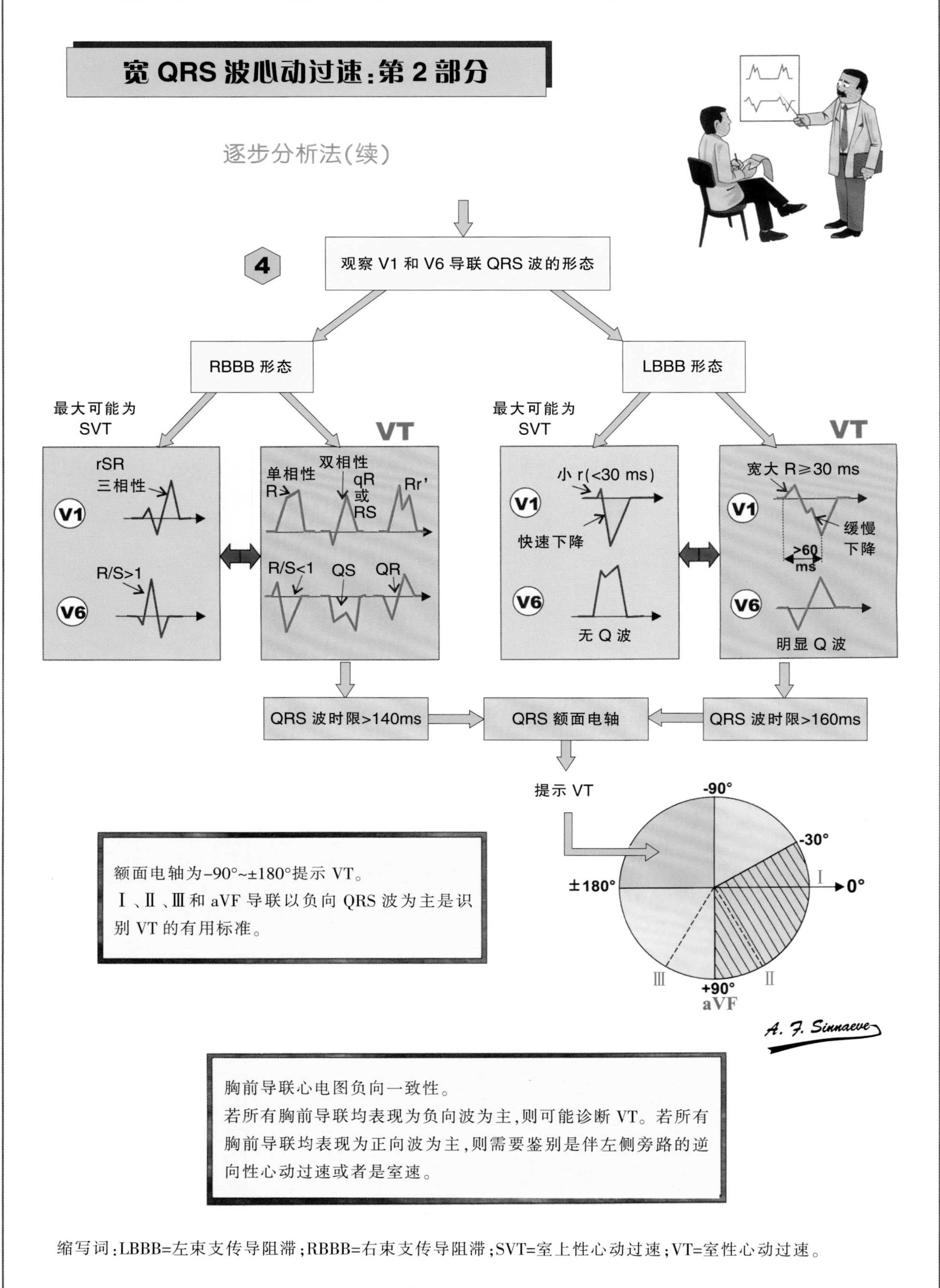

宽 QRS 波心动过速:第 2 部分
逐步分析法(续)
4
观察 V1 和 V6 导联 QRS 波的形态
RBBB 形态
LBBB 形态
最大可能为 SVT
VT
rSR
三相性
V1
R/S>1
V6
单相性 R
双相性
qR 或 RS
Rr'
R/S<1
QS
QR
最大可能为 SVT
VT
小 r(<30 ms)
快速下降
无 Q 波
宽大 R≥30 ms
缓慢下降
>60 ms
明显 Q 波
QRS 波时限>140ms
QRS 额面电轴
QRS 波时限>160ms
提示 VT
-90°
-30°
±180°
0°
I
Ⅲ
+90°
aVF
Ⅱ
额面电轴为-90°~±180°提示 VT。
Ⅰ、Ⅱ、Ⅲ和 aVF 导联以负向 QRS 波为主是识别 VT 的有用标准。
A. F. Sinnaeve
胸前导联心电图负向一致性。
若所有胸前导联均表现为负向波为主,则可能诊断 VT。若所有胸前导联均表现为正向波为主,则需要鉴别是伴左侧旁路的逆向性心动过速或者是室速。
缩写词:LBBB=左束支传导阻滞;RBBB=右束支传导阻滞;SVT=室上性心动过速;VT=室性心动过速。

图 1.13

束支折返性心动过速(BBR)

1 起源

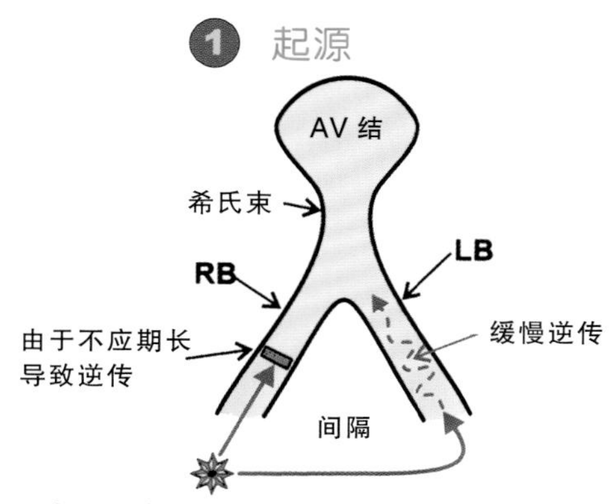

2 延续

AV 结
希氏束
RB
LB
缓慢逆传
恢复前传
间隔
BBR 心动过速!

由于环路长度较短,所以心动过速的频率一般较快,常达 200~300bpm。

识别 BBR 十分重要,主要原因如下:
- BBR 对药物治疗反应差
- 复发率高
- BBR 能导致晕厥、猝死和频繁电击治疗
- BBR 心动过速能够通过导管射频消融术治愈

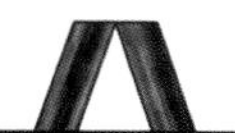

BBR 的诊断特征

1. 心动过速形态是典型的 LBBB(罕见 RBBB)。
2. 心动过速的诱发依赖于希氏束-浦肯野纤维的传导延迟。
3. 因希氏束-浦肯野纤维中传导受阻,心动过速终止。
4. BBR 时,希氏束电位在每个 QRS 波之前。
5. VV 间期的变化在相似的 HH 间期改变之后。

A. F. Sinnaeve

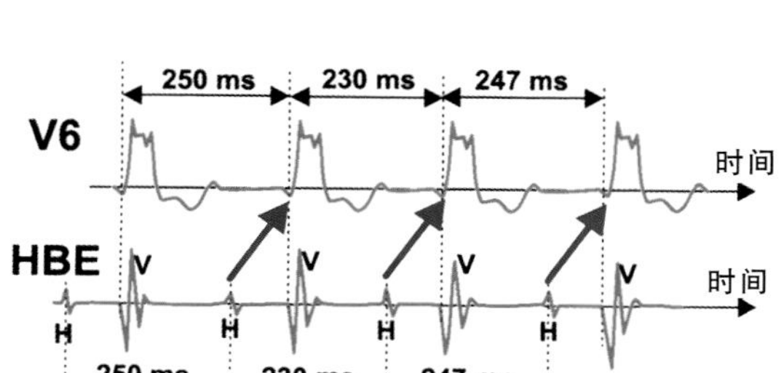

室内分支性心动过速也是一种可能的原因,常经 LAF 前传,LPF 逆传。

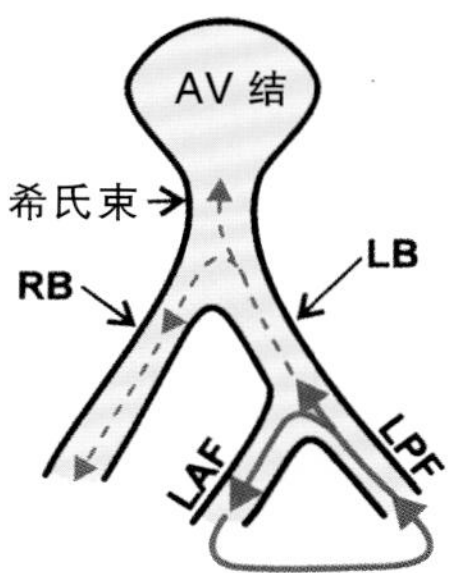

缩写词:LAF=左前分支;LB=左束支;LBBB=左束支传导阻滞;LPF=左后分支;RB=右束支;RBBB=右束支传导阻滞;HBE=希氏束电图。

图 1.14

由存储的腔内电图(EGM)诊断室上性心动过速

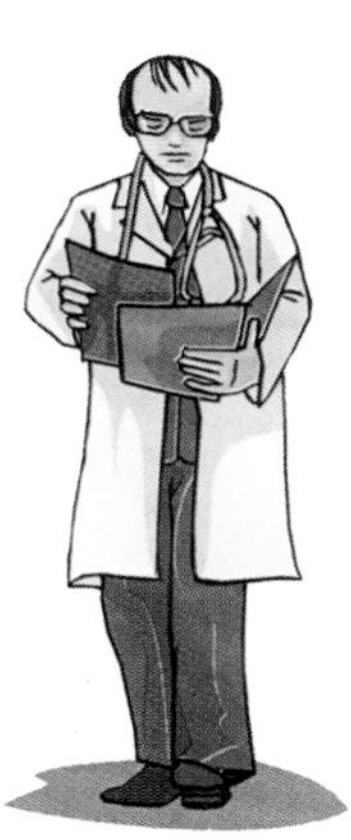

心室 ATP 能提示什么
(抗心动过速起搏)?

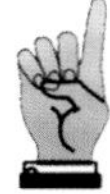

经 ATP 心动过速未终止

 心房率加速至 ATP 周长

 ATP 后,心动过速恢复伴 A-V 反应:

A-V 反应用于诊断:

- 房室结折返性心动过速(AVNRT)
- 或顺向房室折返性心动过速(ORT)

A-V 反应可排除房性心动过速(AT)

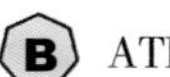 ATP 后,心动过速恢复伴 A-A-V 反应:

A-A-V 反应用于诊断:

- 房性心动过速(AT)

A-A-V 反应可排除 AVNRT 和 ORT

 心房率未加速至 ATP 周长

- 若心房率保持稳定,则高度提示 AT
- ATP 时房室分离可排除 ORT

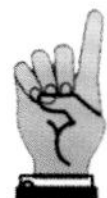

心动过速由 ATP 终止

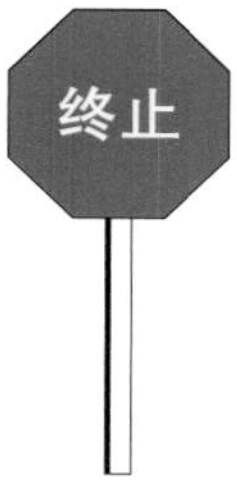

终止

 心房率加速至 ATP 周长

- 若心房率由 RV 起搏拖带,则不能确定

 心房率未加速至 ATP 周长

- 终止但不伴心房除极,可排除 AT

A. F. Sinnaeve

图 1.15

由存储的腔内电图(EGM)诊断室上性心动过速:第1部分

心室 ATP 伴心房拖带和心室 ATP 后的 AV 反应

1 房室结折返性心动过速(AVNRT)

略快于心动过速频率的抗心动过速起搏 (ATP)(例如:超速起搏)可引起拖带,即心房周长(ACL)缩短至 ATP 周长。所有的心房腔内电图均提前。

若 ATP 后 AVNRT 复发,它将是由末次逆传 P'波启动,同时心房和心室腔内电图将记录到 A~V 顺序。

R R R ATP St St St 时间
P' P' P'
P' ACL P' 慢通道阻滞 P' P' P' P' A P' 慢通道并未处于不应期
A AV V 慢 快 时间 时间
R R R St St St V R R

在 ATP 阵列的末次心室起搏后,心动过速的前传支(慢通道)并未处于不应期。因此,末次逆传的心房波能够下传至心室,产生一种诊断性的 AV 反应。这种反应可排除房性心动过速。

2 顺向房室折返性心动过速(ORT)

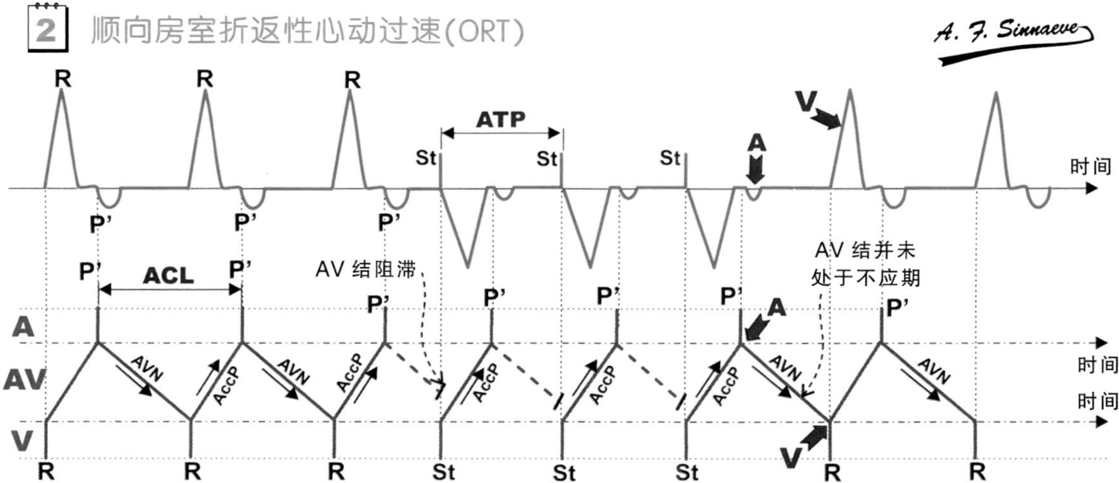

在 ATP 阵列的末次心室起搏后,ORT 心动过速的前传支(AV 结)并未处于不应期。因此,末次逆传的心房波能够下传至心室,产生一种诊断性的 AV 反应。这种反应可排除房性心动过速。

缩写词:AccP=旁路;ACL=心房周长;ATP=抗心动过速起搏;AVN=AV 结=房室结;St=刺激。

图 1.16

由存储的腔内电图(EGM)诊断室上性心动过速:第 2 部分

心室 ATP 伴心房拖带和心室 ATP 后的 AAV 反应

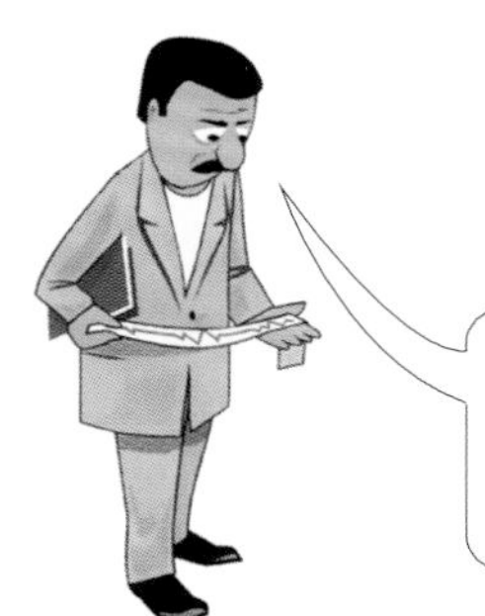

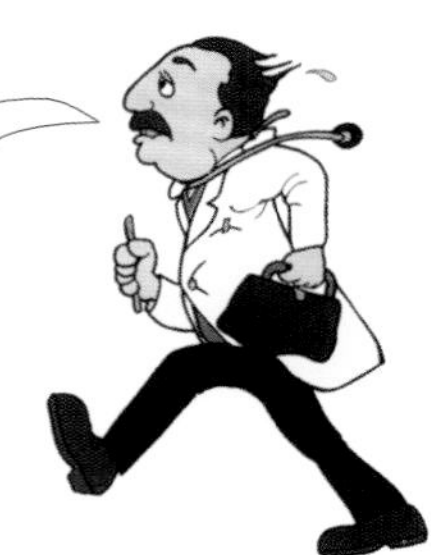

我没有时间浪费。我有一例 ICD 患者需要明确心动过速的诊断!

别着急,John!欲速则不达!
通过分析终止心动过速失败的心室 ATP,能获得关于心动过速机制的重要诊断信息。

若存在拖带(即:当心室 ATP 刺激时,心房率加速并等于刺激频率),同时当 ATP 阵列结束时,原来的心动过速恢复伴 AAV 反应,那么该心律失常为 AT。
经 AV 结产生逆向 VA 传导。因此,由 ATP 产生的末次逆传心房波,由于房室结仍处在前传不应期,故不能下传心室,进而产生 AAV 反应。
通过心动过速的机制,AAV 反应可排除 AVNRT 和 ORT。

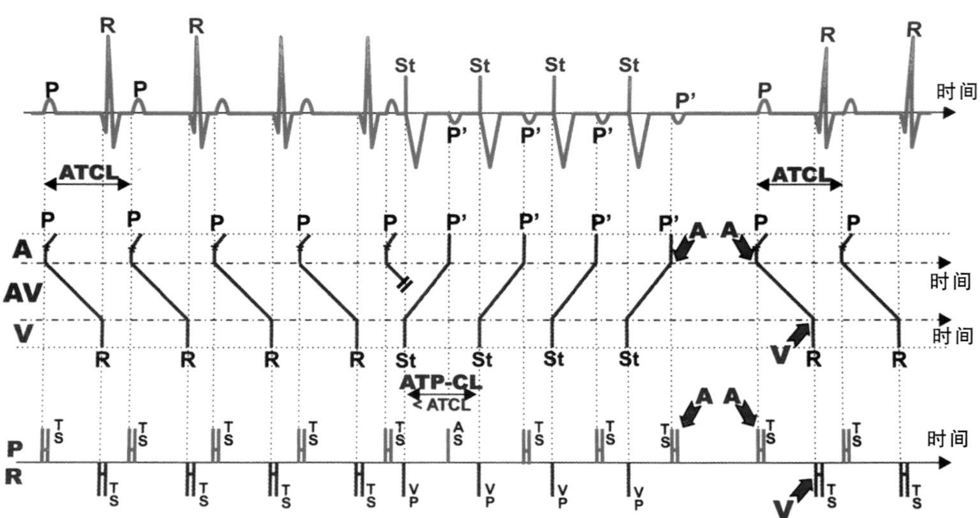

A. F. Sinnaeve

缩写词:AccP=旁路;ACL=心房周长;ATP=抗心动过速起搏;AS=心房感知;AVN=AV 结=房室结;ATCL=房性心动过速周长;AVNRT=AV 结折返性心动过速;ORT=顺向房室折返性心动过速;St=刺激;TS=心动过速感知;VP=心室起搏。

图 1.17

由存储的腔内电图(EGM)诊断室上性心动过速:第 3 部分

心室 ATP 不伴心房拖带

那么,我必须在心室进行起搏,并且起搏频率要快于心动过速频率，同时观察心房频率是否改变。如果能观察到心室和心房频率分离,那么房性心动过速(AT)的可能性非常大!?

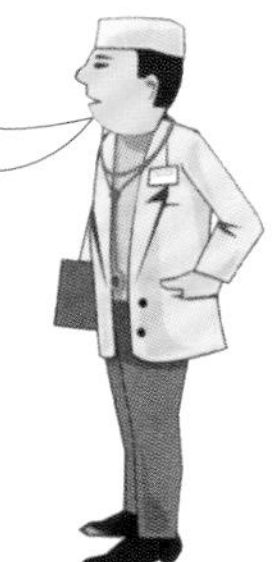

是的，让心室起搏周长（ATP-CL）短于心动过速周长(ATCL)。
如果心房率保持稳定,那么 AT 是最有可能的诊断!
注意:若心动过速和心室起搏之间存在分离,并且未终止心动过速，那么可排除顺向房室折返性心动过速(ORT)。

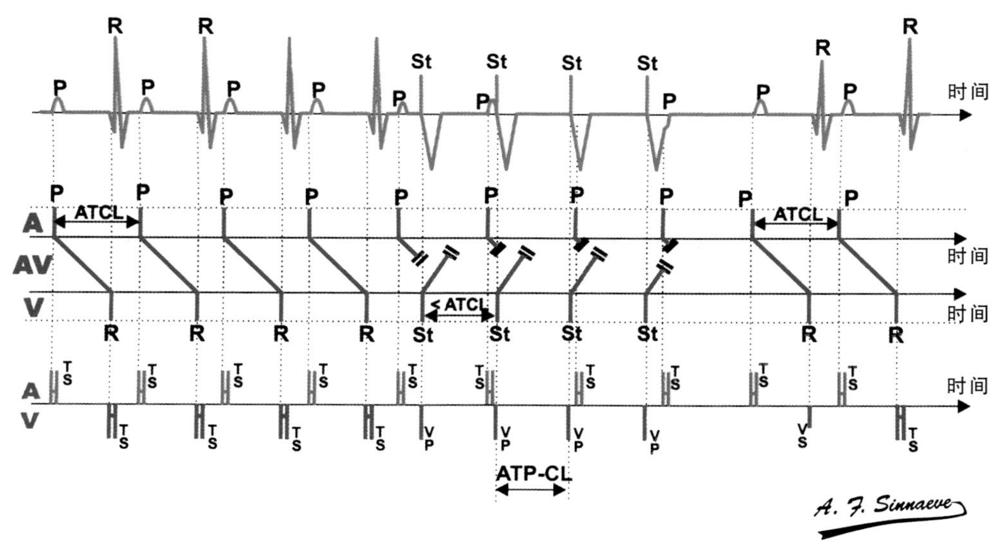

缩写词:ATCL=房性心动过速周长;AT=房性心动过速;ATP=抗心动过速起搏;ATP-CL=ATP 周长;AVN=AV 结=房室结;St=刺激;VP=心室起搏。

图 1.18

由存储的腔内电图(EGM)诊断室上性心动过速:第4部分

心室ATP终止心动过速但不伴心房除极

1例ICD患者的心动过速被略快于心动过速频率的抗心动过速起搏(ATP)终止,但未见心房除极。
通过上述信息能得到什么?

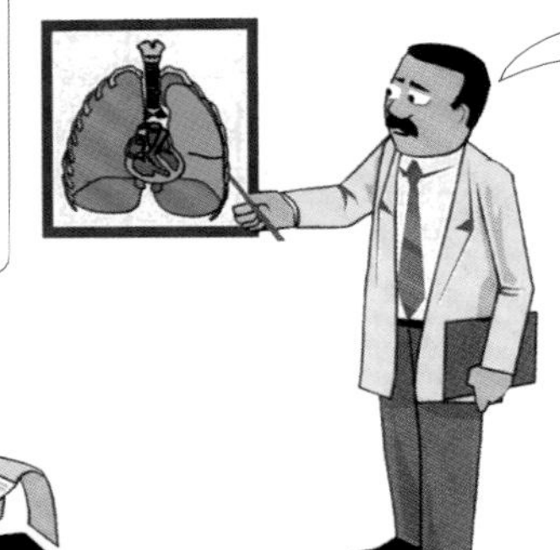

好吧,心动过速被ATP终止但不伴心房除极,通过心动过速的机制可排除AT。

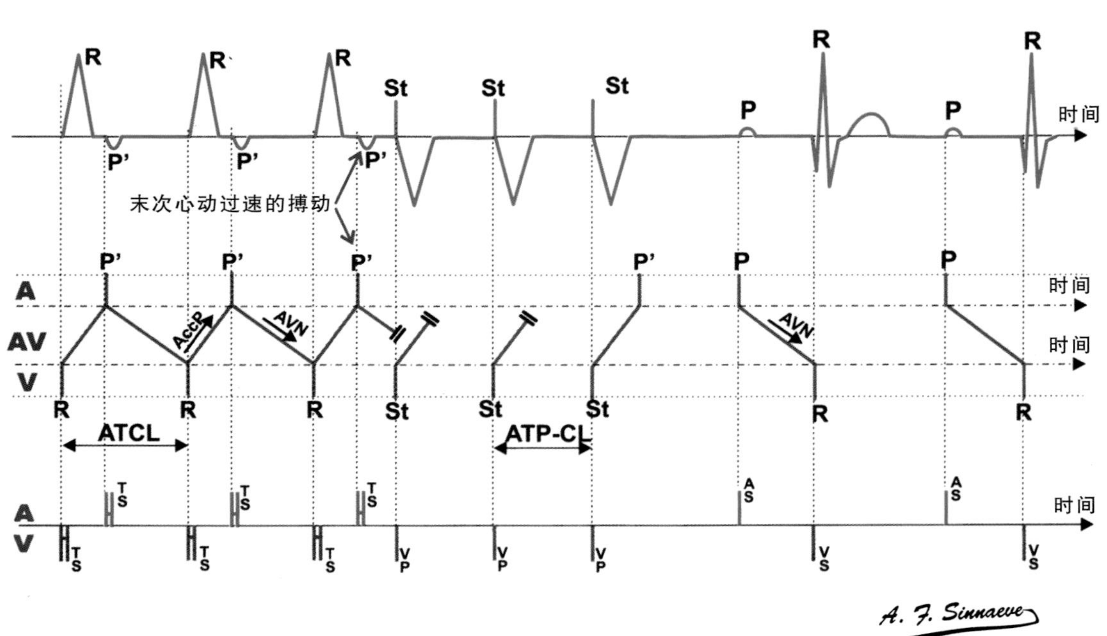

缩写词:ATCL=房性心动过速周长;AS=心房感知;AT=房性心动过速;ATP=抗心动过速起搏;ATP-CL=ATP周长;AVN=AV结=房室结;St=刺激;VP=心室起搏;VS=心室感知。

图 1.19

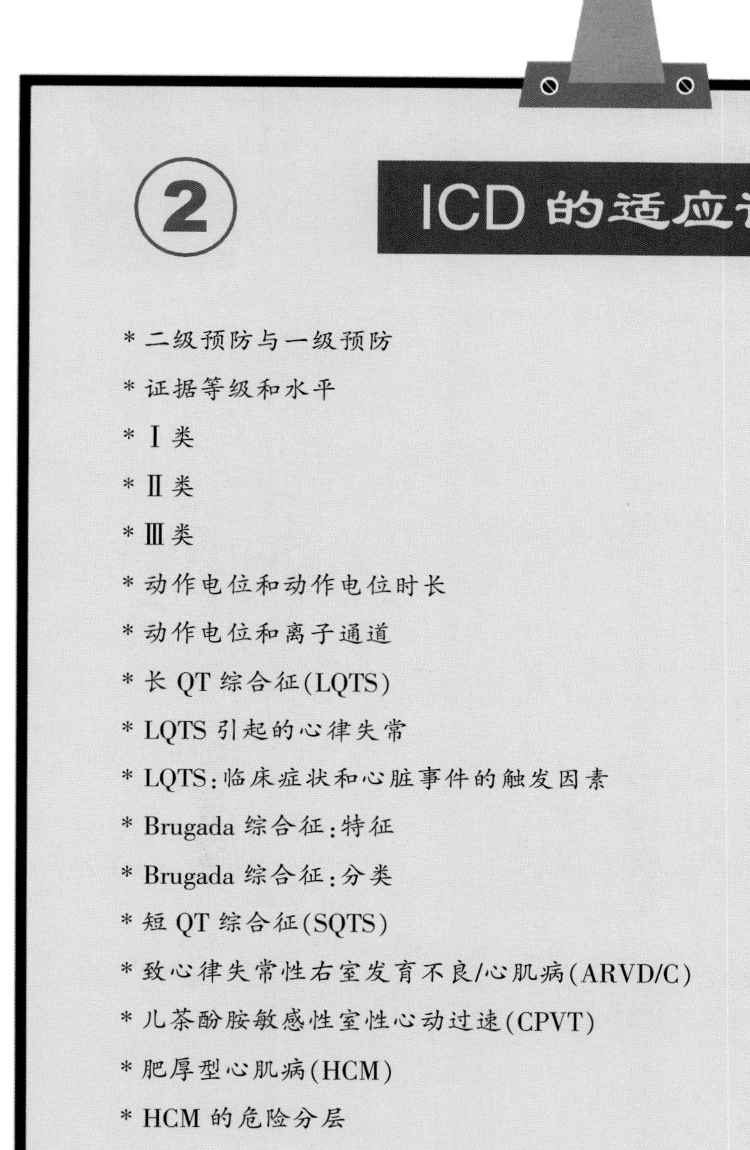

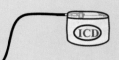

2
ICD 的适应证
ICD
* 二级预防与一级预防
* 证据等级和水平
* Ⅰ类
* Ⅱ类
* Ⅲ类
* 动作电位和动作电位时长
* 动作电位和离子通道
* 长 QT 综合征(LQTS)
* LQTS 引起的心律失常
* LQTS:临床症状和心脏事件的触发因素
* Brugada 综合征:特征
* Brugada 综合征:分类
* 短 QT 综合征(SQTS)
* 致心律失常性右室发育不良/心肌病(ARVD/C)
* 儿茶酚胺敏感性室性心动过速(CPVT)
* 肥厚型心肌病(HCM)
* HCM 的危险分层
室性期前收缩
(PVC)
早期后除极
(EAD)
P
R
P
R
短
长
短
时间
(ms)

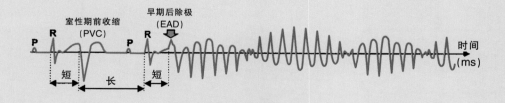

图 2.00

你能告诉我一级预防和二级预防有什么不同吗?

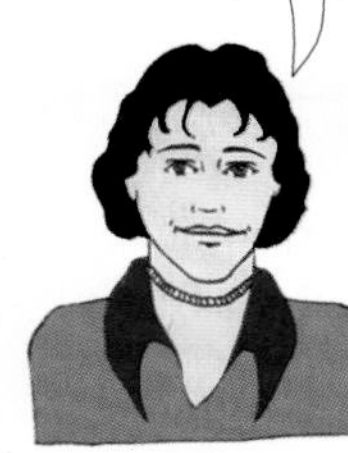

ICD 治疗的适应证 1

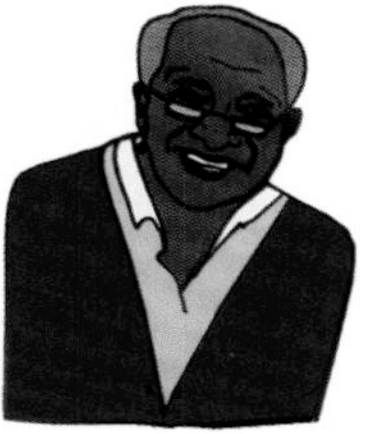

好的,这很简单!

- 二级预防是致命性心脏事件发生后进行的预防。由于第二次心脏事件发生的可能性很高,所以二级预防十分必要!
- 一级预防是为了避免任何严重心脏事件的首次发生!一个预防原则是:预防优于治疗。

心肌病正是这方面的一个例子:

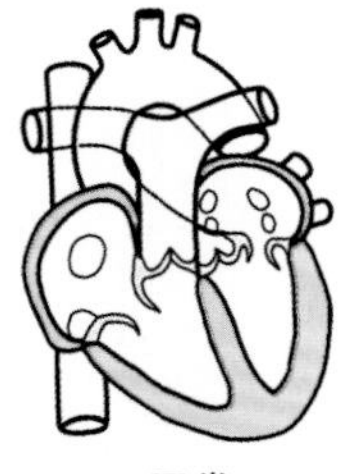

非缺血性扩张型心肌病(DCM)

什么是非缺血性 CM?

非缺血性 CM 是一种慢性的心肌疾病,以心腔扩大和左心室/右心室收缩功能受损为特征。

绝大多数非缺血性 CM 是特发性的(即未找到确切病因)。

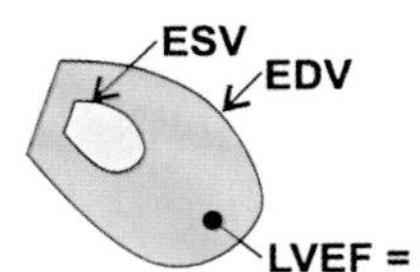

左室功能

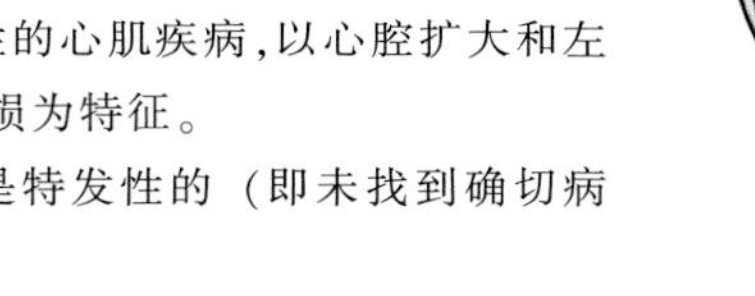

$$LVEF = \frac{EDV-ESV}{EDV} \times 100\%$$

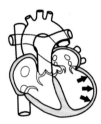

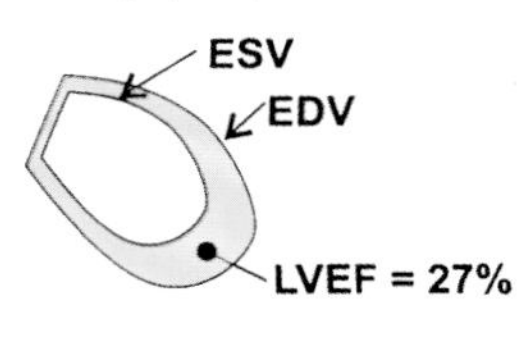

缺血性心肌病

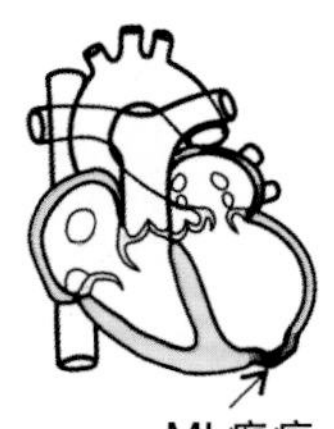

什么是缺血性 CM?

缺血性心肌病(心肌缺乏血液供应)是扩张型心肌病最常见的原因。

缺血性 CM 常与陈旧性 MI 相关。

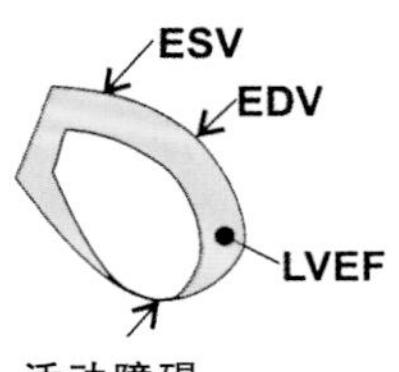

相关的高危因素

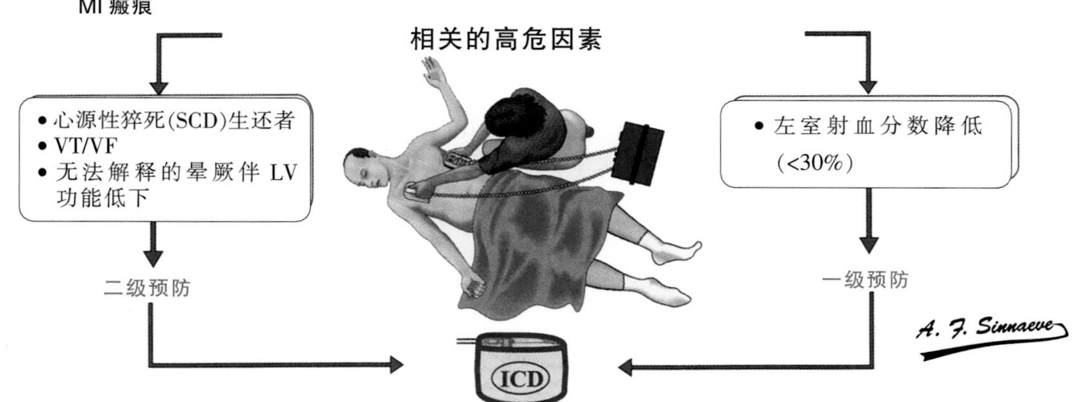

缩写词:EDV=舒张末期容积;ESV=收缩末期容积;LVEF=左室射血分数;MI=心肌梗死;SCD=心源性猝死;VF=心室颤动;VT=室性心动过速。

图 2.01

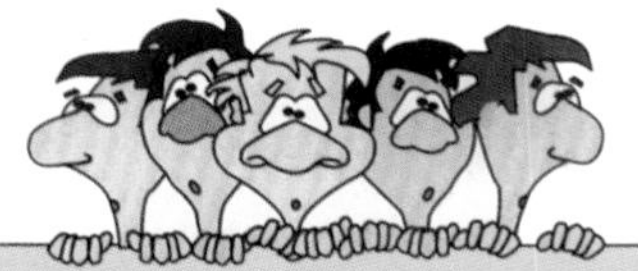

ICD 治疗的适应证 2

美国(ACC、AHA、HRS 或以前的 NASPE)和欧洲(ESC、EHRA)的学术协会联合发表的指南被大家广为接受,并成为全球医生遵循的行为准则。
共有三类! 该分类是以每一个特定应用的证据等级为基础。

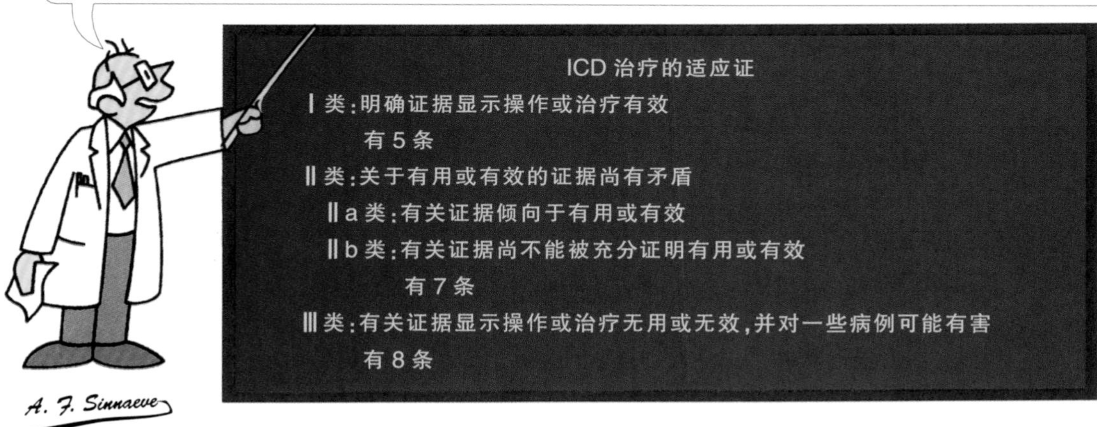

ICD 治疗的适应证
Ⅰ类:明确证据显示操作或治疗有效
有 5 条
Ⅱ类:关于有用或有效的证据尚有矛盾
Ⅱa 类:有关证据倾向于有用或有效
Ⅱb 类:有关证据尚不能被充分证明有用或有效
有 7 条
Ⅲ类:有关证据显示操作或治疗无用或无效,并对一些病例可能有害
有 8 条
A. F. Sinnaeve

证据级别排序

证据水平 A:最高水平,数据来源于涉及大样本患者人群的多项随机临床试验。

证据水平 B:中等水平,数据来源于涉及小样本患者人群有限数量的随机临床试验或多项非随机对照研究及观察性注册研究精心设计的数据分析。

证据水平 C:较低水平,仅有专家共识意见作为主要的推荐基础。

一级预防的支持研究

研究	时间(年)	LVEF	其他入选标准	死亡率下降
MADIT	1996	≤35%	MI、无症状 nsVT、在 EPS 时诱发的 VT 并不能被Ⅰ类抗心律失常药物抑制	54%
MUSTT	1999	≤40%	CAD, 无症状 nsVT	51%
MADIT Ⅱ	2002	≤30%	MI	31%
SCD HeFT	2005	≤35%	CHF	23%

缩写词:MADIT=多中心自动除颤器植入试验;MUSTT=多中心非持续性心动过速试验;SCDHeFT=心力衰竭患者心脏性猝死试验;CAD=冠状动脉疾病;CHF=充血性心力衰竭;LVEF=左室射血分数;MI=心肌梗死;nsVT=非持续性室性心动过速;EPS=电生理检查;VT=室性心动过速。

ACC=美国心脏病学会;AHA=美国心脏协会;HRS=心律失常协会(NASPE=北美起搏与电生理协会);ESC=欧洲心脏协会;EHRA=欧洲心律失常协会。

图 2.02

ICD 治疗的适应证 3

ACC-AHA-HRS-ESC-EHRA 指南

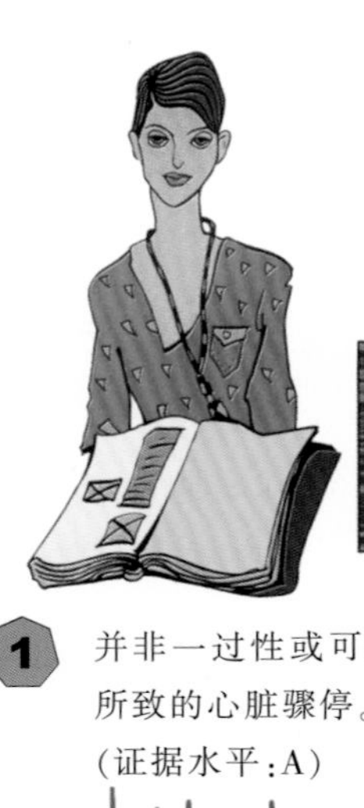

Ⅰ类：
有足够证据或普遍认为操作或治疗有用或有效

1 并非一过性或可逆性因素引起室颤(VF)或室速(VT)所致的心脏骤停。
(证据水平:A)

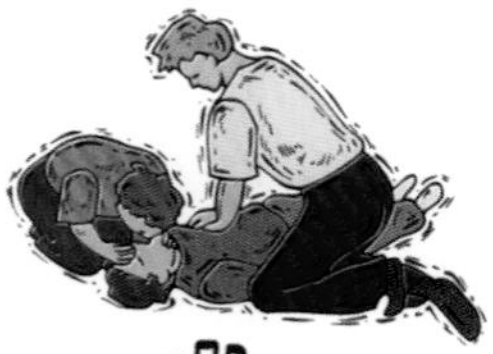

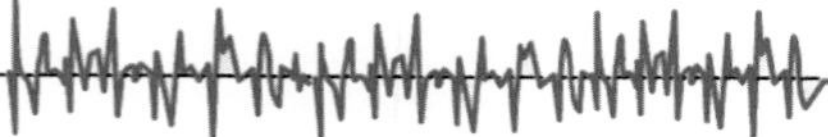

2 伴有器质性心脏疾病的自发持续性室速。
(证据水平:B)

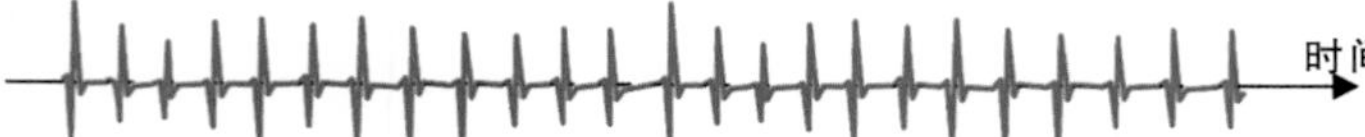

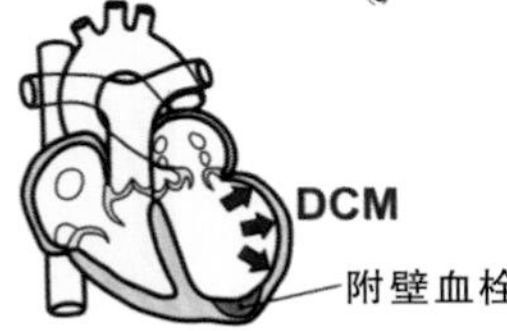

3 晕厥原因不确定,但心脏电生理检查能够诱发出临床相关的、具有明显血流动力学障碍的持续性室速或室颤,而此时药物治疗无效,药物治疗不能耐受或不适宜作为首选。
(证据水平:B)

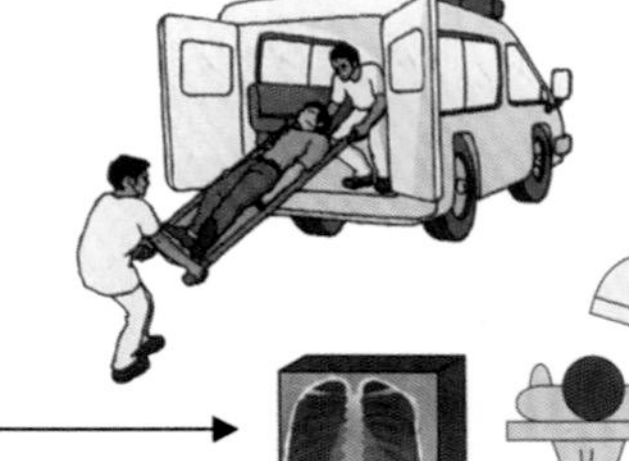

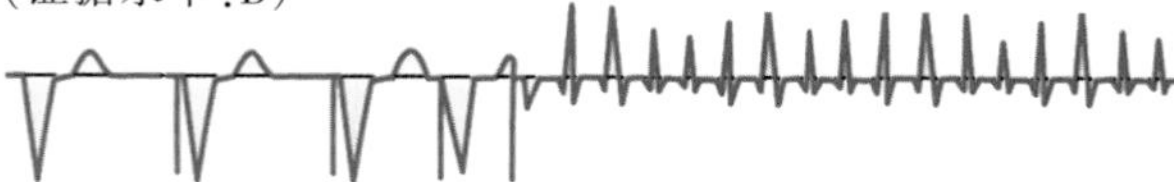

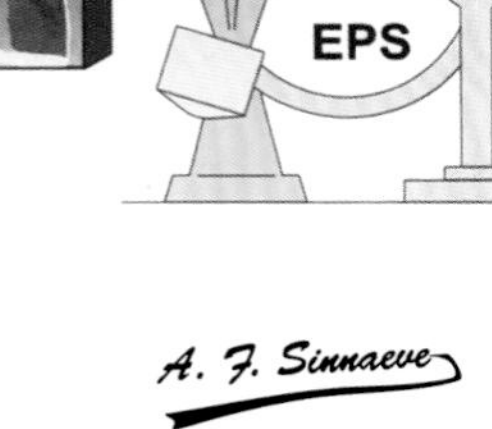

4 非持续性室速伴有冠脉疾病、心肌梗死病史、左室功能不全、电生理检查(EPS)诱发出室颤或持续性室速且Ⅰ类抗心律失常药物无效。
(证据水平:A)

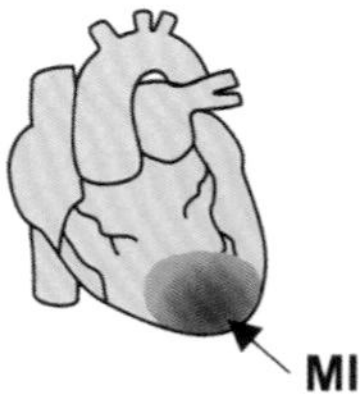

MI

A. F. Sinnaeve

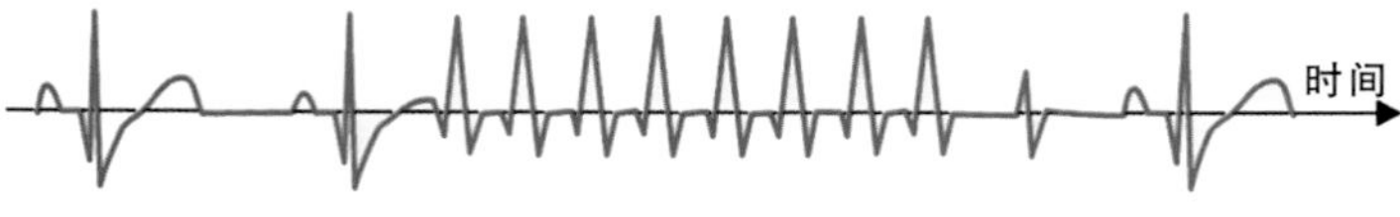

5 无器质性心脏病患者的自发性持续性室速且不适合其他治疗。
(证据水平:C)

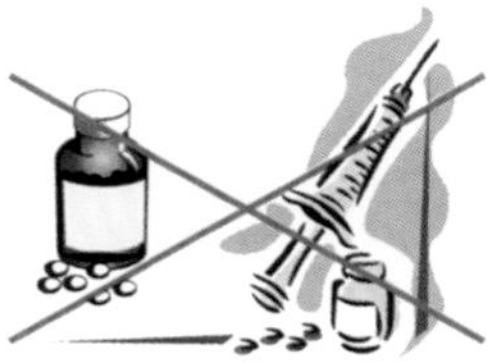

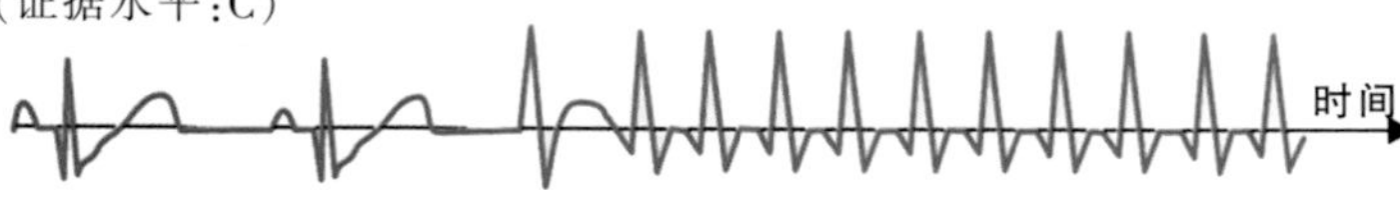

缩写词:ACC=美国心脏病学会;AHA=美国心脏协会;HRS=心律失常协会 (NASPE=北美起搏与电生理协会);ESC=欧洲心脏协会;EHRA=欧洲心律失常协会;VF=心室颤动;VT=室性心动过速。

图 2.03

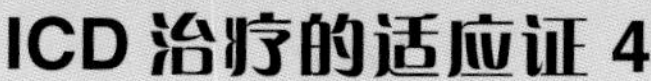

ICD 治疗的适应证 4

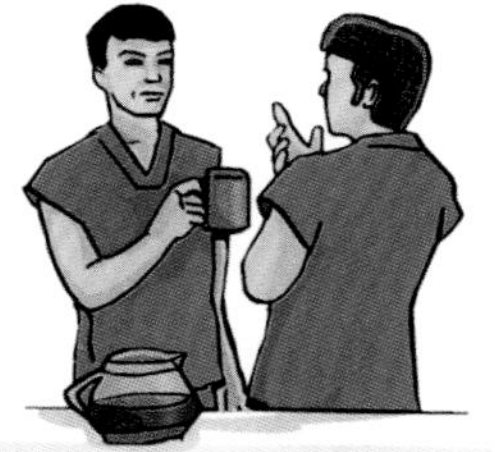

ACC-AHA-HRS-ESC-EHRA 指南

Ⅱ类：
关于操作或治疗有用或有效的证据尚有矛盾或存在不同观点

Ⅱa 类：
有关证据倾向于有用或有效

1. 心肌梗死后至少 1 个月及冠状动脉血管成形术后 3 个月以上，LVEF≤30%的患者。(证据水平:B)

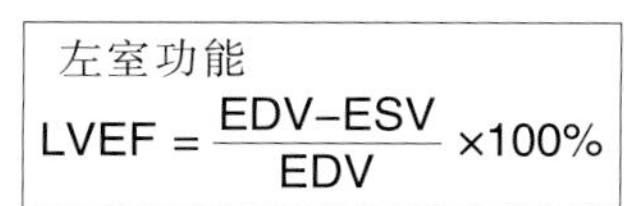

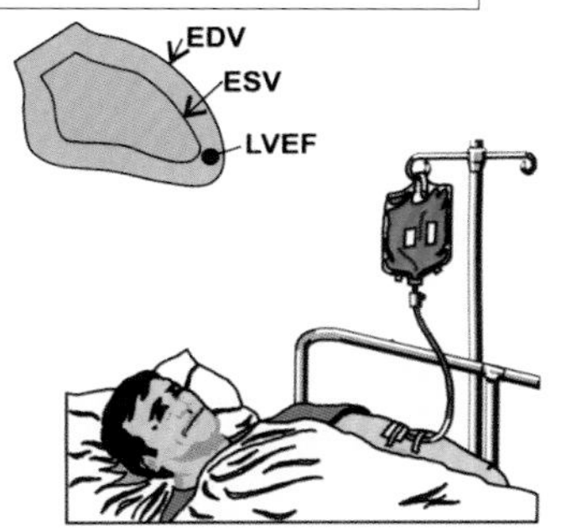

Ⅱb 类：
有关证据尚不能被充分证明有用或有效

1. 心脏骤停的原因推测可能是室颤，但由于其他医疗原因不能进行 EPS。(证据水平:C)
2. 等待心脏移植的患者伴严重的症状性快速性室性心律失常。(证据水平:C)
3. 家族性或遗传性疾病伴高危的致命性快速性室性心律失常，比如长 QT 综合征、肥厚型心肌病等。(证据水平:B)
4. 非持续性室速伴冠状动脉疾病、心肌梗死病史、左室功能不全、EPS 诱发出室颤或持续性室速。(证据水平:B)
5. 不明原因的反复晕厥伴左室功能不全、EPS 诱发出室性心律失常，并排除其他导致晕厥的原因。(证据水平:C)
6. 原因不明的晕厥或有原因不明的心脏猝死家族史伴典型或不典型右束支阻滞和 ST 段抬高(Brugada 综合征)。(证据水平:C)
7. 严重器质性心脏病患者的晕厥，经过有创和无创方法彻底检查仍不能查明原因。(证据水平:C)

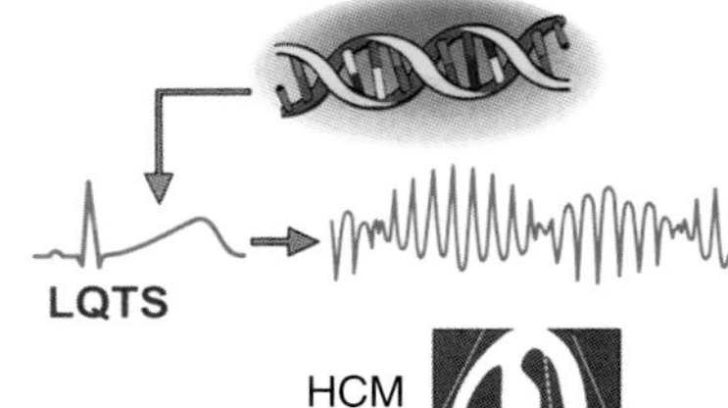

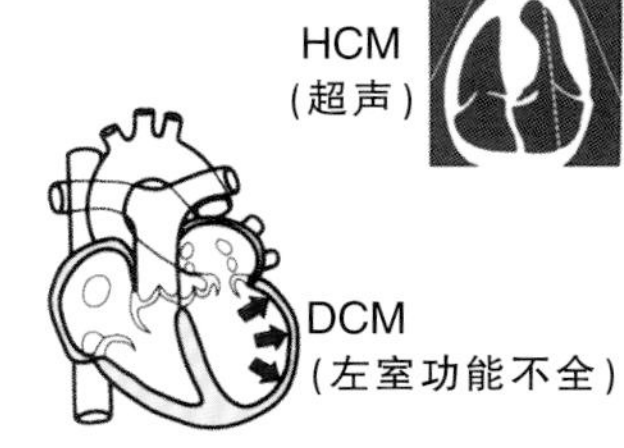

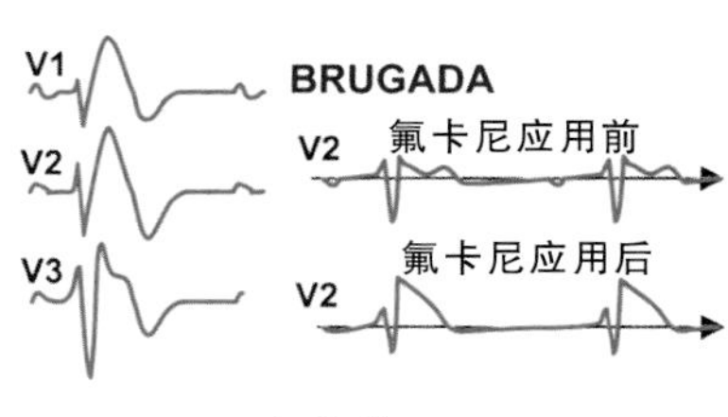

A. F. Sinnaeve

缩写词：DCM=扩张型心肌病；EDV=舒张末期容积；EPS=电生理检查；ESV=收缩末期容积；HCM=肥厚型心肌病；LQTS=长 QT 综合征；LV=左心室；LVEF=左室射血分数；MI=心肌梗死；SCD=心源性猝死；VF=心室颤动；VT=室性心动过速。

图 2.04

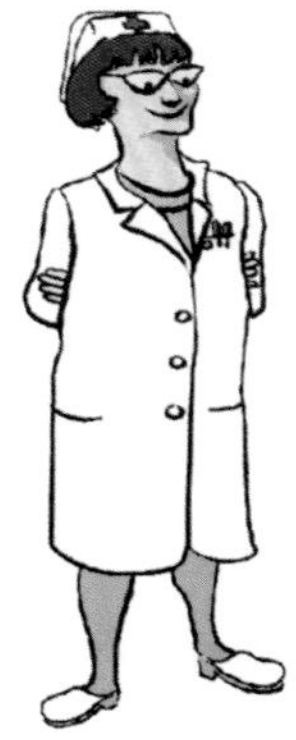

ICD 治疗的适应证 5

ACC-AHA-HRS-ESC-EHRA 指南

Ⅲ类：
有关证据显示或普遍认为操作或治疗无用或无效，并对一些患者可能有害。

禁止

1. 不明原因的晕厥，不能诱发出快速性室性心律失常，也没有器质性心脏病。（证据水平：C）

δ 波

2. 无休止性室速或室颤。（证据水平：C）

3. 外科或导管射频消融能有效治疗的心律失常所导致的室速或室颤，如房性心律失常伴 WPW 综合征、右室流出道室速、特发性左室室速或束支折返性室速。（证据水平：C）

窦房结
旁路
快速下传
AV 结
缓慢下传
产生 δ 波
的区域
WPW

4. 一过性或可逆性因素导致的快速性室性心律失常（例如：急性心肌梗死、电解质紊乱、药物或创伤等），当上述原因可以纠正并且纠正后能显著减少反复发生心律失常危险时。（证据水平：B）

K^+
高钾血症
(9mEq/L)
巨大
T 波

5. 明显的精神疾病，该疾病可能由于装置置入治疗而加重，或不能接受系统的随访。（证据水平：C）

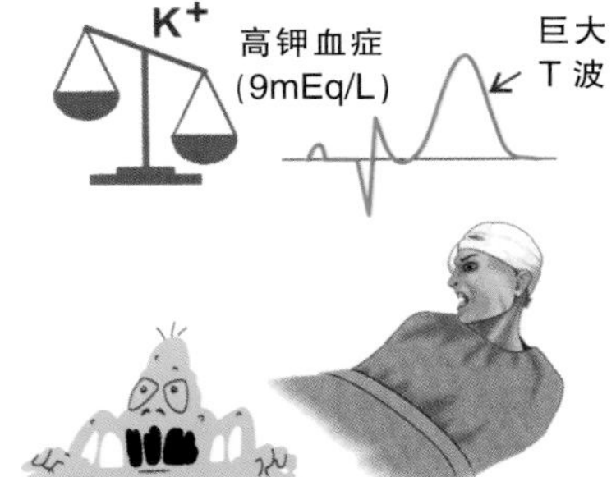

6. 终末期疾病，预期寿命短于 6 个月。（证据水平：C）

7. 冠状动脉疾病伴左室功能不全、QRS 波时限增宽、无自发或诱发的持续性或非持续性室速且正将接受外科冠状动脉旁路手术的患者。（证据水平：B）

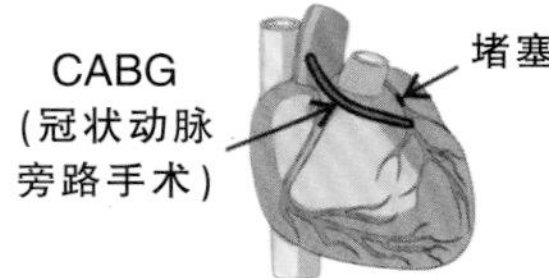

8. 药物治疗无效、心功能Ⅳ级且不准备接受心脏移植术的充血性心力衰竭患者。（证据水平：C）

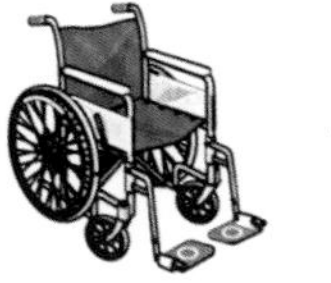

A. F. Sinnaeve

缩写词：LV=左心室；MI=心肌梗死；NYHA=纽约心脏病协会；VF=心室颤动；VT=室性心动过速；WPW=预激综合征。

注意：NYHA 心功能 4 级——必须完全在床上或椅子上休息的患者，在休息状态下任何体力活动都将引起身体不适和症状。

图 2.05

ICD 治疗的适应证 6

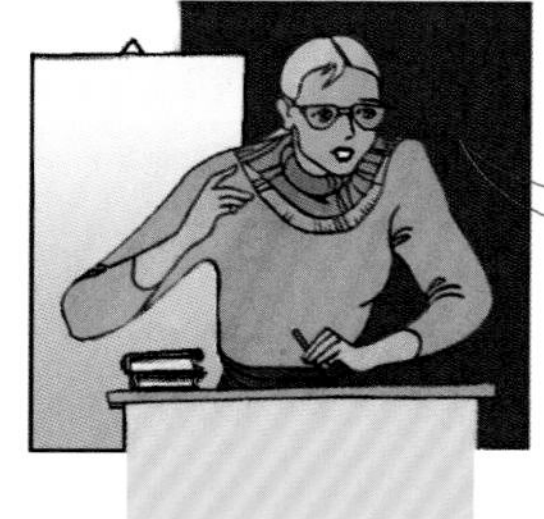

ICD 的一个重要适应证是以 Q-T 间期的时长为基础的！所以，让我们先来复习一些 Q-T 间期的基本知识。

Q-T 是电信号从 QRS 波起始至 T 波结束的时长，几乎与心室机械收缩同时，基本对应于心肌动作电位(AP)时长。
在心率为 60bpm 时，正常 Q-T 间期时长为 400ms(±40ms)。由于 Q-T 间期依赖于心率，因此测量间期时必须进行校正以判定是否正常。

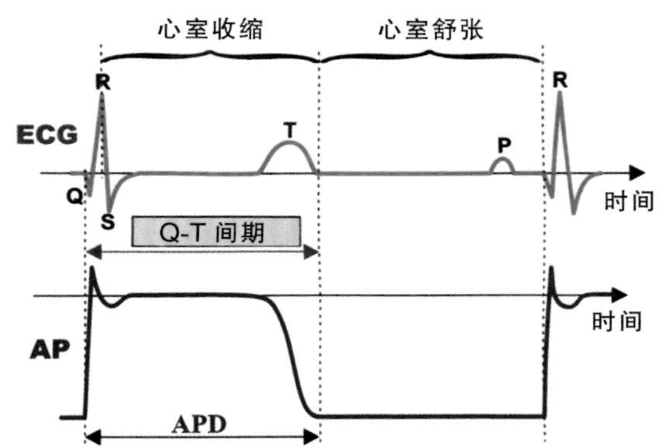

拇指法则：
正常 Q-T 间期等于或者短于前一个 R-R 间期的 1/2。

BAZETT 公式

$$\text{校正的 QTc(ms)}=\frac{\text{测量的 Q-T 间期(ms)}}{\sqrt{\text{R-R 间期(s)}}}$$

心肌动作电位的构成包含 5 个时相，它是由心肌细胞跨细胞膜的离子流决定的。涉及的离子主要是钠(Na^+)、钾(K^+)和钙(Ca^{2+})。

A. F. Sinnaeve

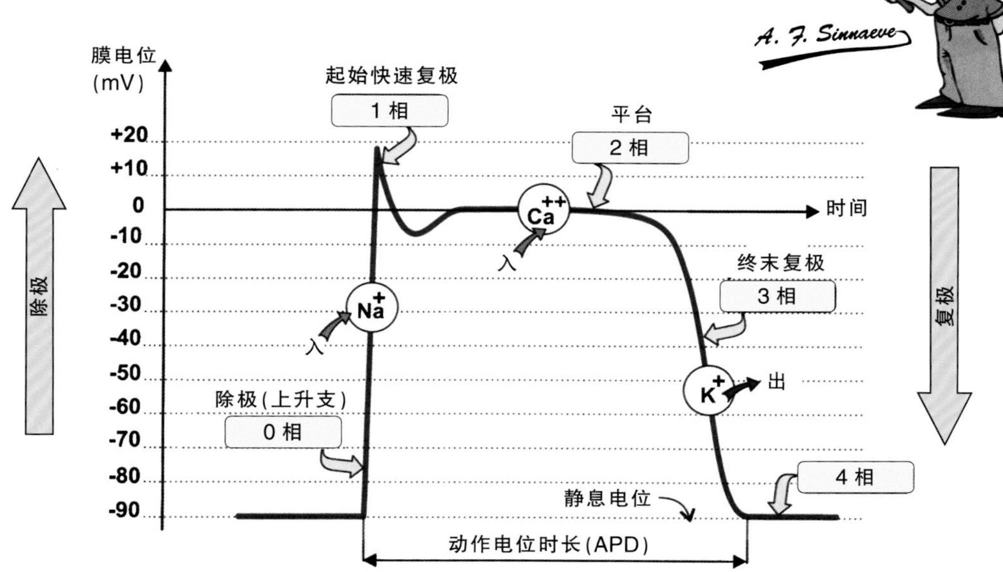

离子流在细胞膜上许多的“通道”流动。它们均具有其典型特征，以及在不同膜电位时开放及关闭。一些影响 APD 的重要离子流将在下页提到。

缩写词：AP=动作电位；APD=动作电位时长；Ca=钙；K=钾；Na=钠；s=秒；ms=毫秒。

图 2.06

ICD 治疗的适应证 7

复极化就像倒空水桶。速度越快，倒出得越多，流进来的就越少！

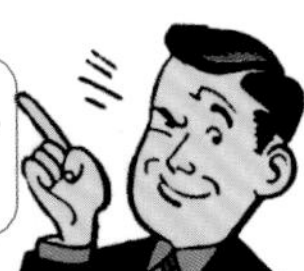

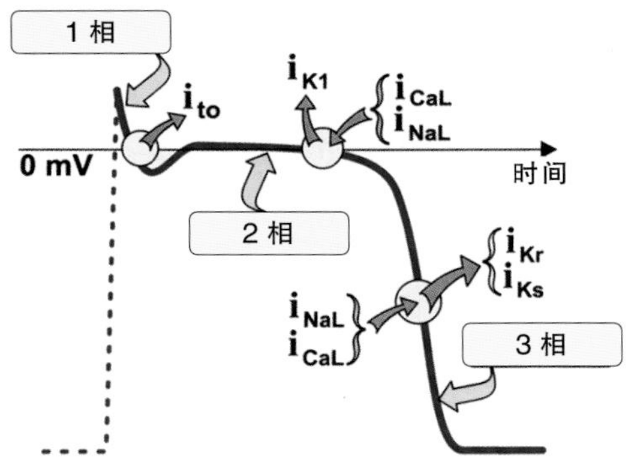

复极化的过程：

1 相：起始快速除极是通过 i_{to} 电流，主要传递的是瞬间外向钾电流。

2 相：平台相是一种在 i_{CaL} 电流—除极化内向钙电流（L：长时间持续），i_{NaL} 电流—少量持续内流钠离子，及 i_{K1} 电流—复极化的外向钾电流之间的"微细调整"。

3 相：复极的终末阶段主要是由于复极化的外向钾电流 i_{Kr} 和 i_{Ks}（r：快速；s：缓慢）以及除极化的内向电流 i_{NaL} 和 i_{CaL}（L：长时间持续）的联合作用。

电压依赖的电流平衡状态的研究

正常复极是复极化电流（使得细胞带更多负电荷）和除极化电流（使得细胞带更多正电荷）取得良好平衡的结果。不平衡将导致异常的 AP，进而引起心律失常。

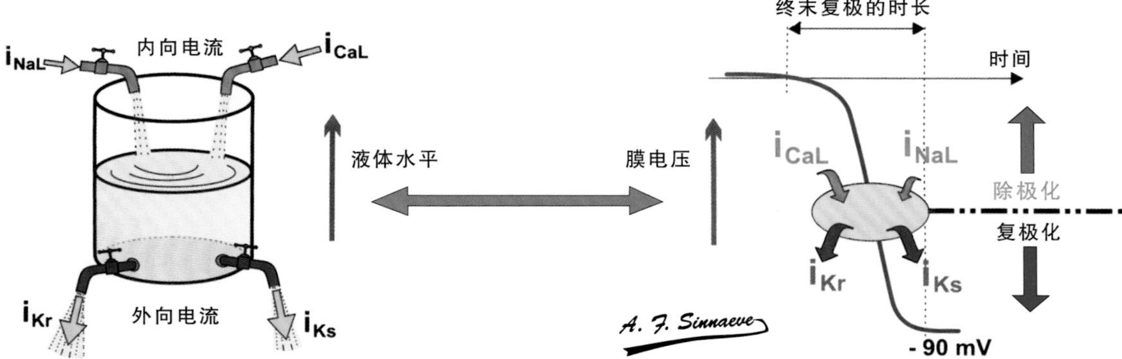

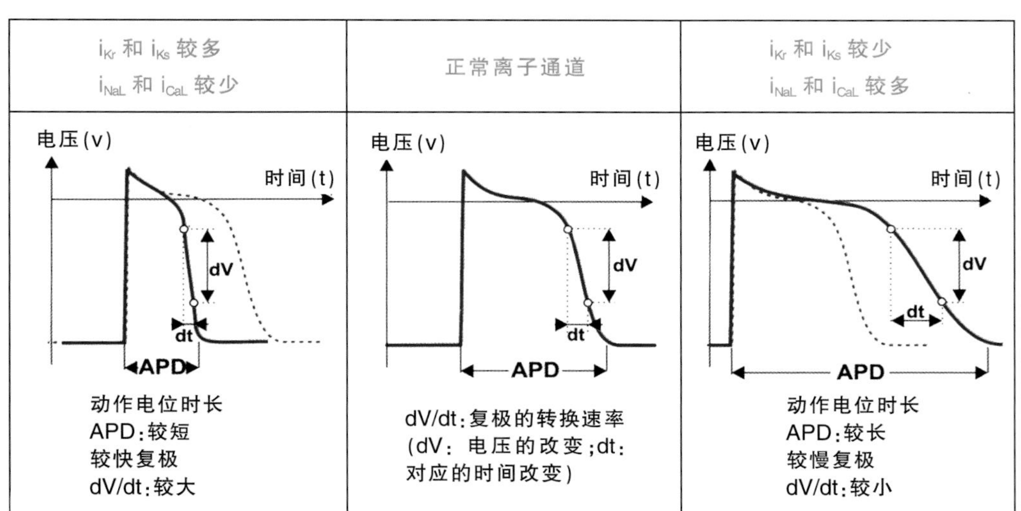

i_{Kr}：快速外向复极化钾电流
i_{Ks}：缓慢外向复极化钾电流
i_{CaL}：长时间持续的内向除极化钙电流
i_{NaL}：长时间持续的内向除极化钠电流
i_{K1}：复极化外向钾电流
i_{to}：瞬间外向电流（主要是钾）

图 2.07

基因突变可导致重要离子通道的功能增强或减弱，进而影响复极过程及动作电位时长(APD)。这部分是关于长QT、短QT和Brugada综合征的基础知识。

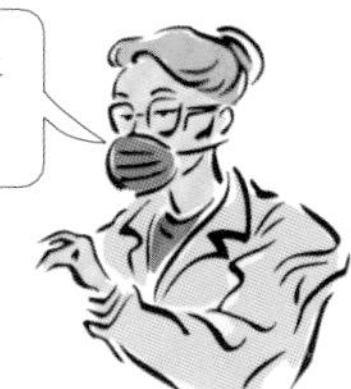

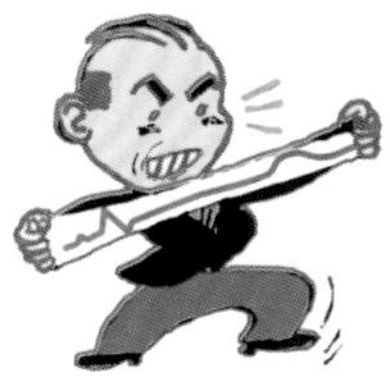

ICD治疗的适应证8

长QT综合征(LQTS)

种类
1. 先天性LQTS是由于负责复极过程的离子通道的遗传缺陷所致。
2. 获得性LQTS是由于电解质紊乱或影响复极过程致QT延长的药物所致。

先天性LQTS的基因型
- 离子通道功能障碍表现为自身功能的增强或减弱。
- APD的延长(由此导致QT间期延长)可由于：
  - 复极化的 i_{Kr} 或 i_{Ks} 通道功能减弱
  - 除极化的 i_{NaL} 和 i_{CaL} 通道功能增强

A. F. Sinnaeve

先天性LQTS的表型：

- ROMANO-WARD综合征：
  - 仅有心律失常
  - 常染色体显性遗传
- JERVELL-LANGE NIELSEN综合征：
  - 心律失常和耳聋
  - 常染色体隐性遗传
- ANDERSEN-TAWIL综合征：
  - 室性心律失常
  - 周期性瘫痪和颜面/骨骼畸形

离子通道疾病-LQTS的遗传学

LQTS类型	异常GENE	离子通道功能障碍	LQTS发生率(%)
Romano-Ward			
LQT 1	KCNQ1(KVLQT1)	i_{Ks}(减弱)	50%
LQT 2	KCNH2(HERG)	i_{Kr}(减弱)	45%
LQT 3	SCN5A	i_{NaL}(增强)	3%~4%
LQT 4	ANK2		<1%
LQT 5	KCNE1	i_{Ks}(减弱)	<1%
LQT 6	KCNE2	i_{Kr}(减弱)	<1%
Andersen-Tawil	KCNJ2	i_{K1}(减弱)	<1%
Jervell-Lange Nielsen	KCNQ1(KVLQT1)	i_{Ks}(减弱)	<1%

遗传性LQTS的ST段和T波

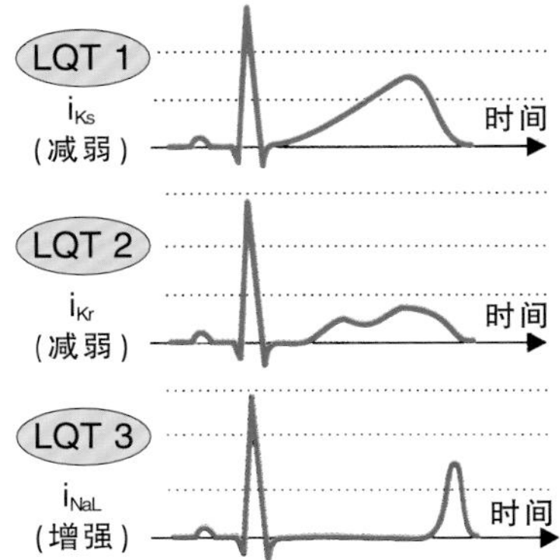

i_{Kr}：快速外向复极化钾电流

i_{Ks}：缓慢外向复极化钾电流

i_{CaL}：长时间持续的内向除极化钙电流

i_{NaL}：长时间持续的内向除极化钠电流

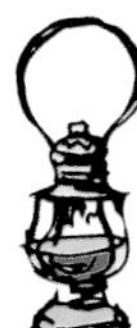

“基因型”是关于遗传学的信息，即确切的基因组成或(功能障碍)基因的特殊组合。
“表现型”代表实际的生理特性或具体现象(ECG、心源性猝死……)。具有K通道相同基因型突变的患者，由于环境条件或其他(变化的)基因的影响也可能呈现出不同的表型。

图2.08

ICD 治疗的适应证 9

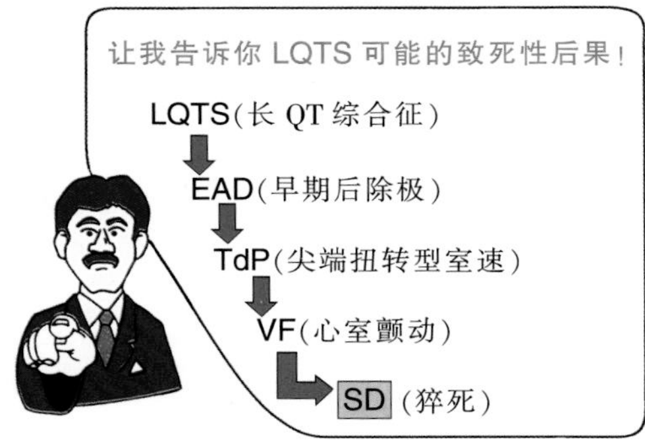

让我告诉你 LQTS 可能的致死性后果！
LQTS(长 QT 综合征)
EAD(早期后除极)
TdP(尖端扭转型室速)
VF(心室颤动)
SD (猝死)

LQTS 引起的心律失常

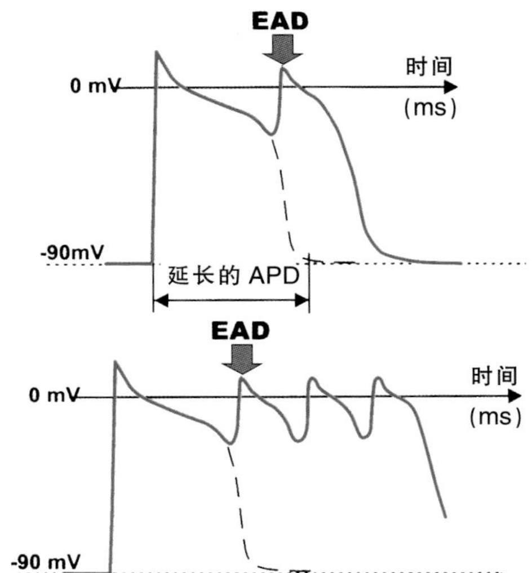

早期后除极(EAD)

- EAD 起始于动作电位 2 相(平台期)或 3 相(终末复极期)
- EAD 常见于延长的动作电位时长(如 LQTS)中，此时钙通道能部分恢复活性(注意：Ca 电流是除极化的)。
- EAD 常发生在缓慢心率时，并常出现在早搏后(即代偿间歇后)。

尖端扭转型室速(尖端扭转)

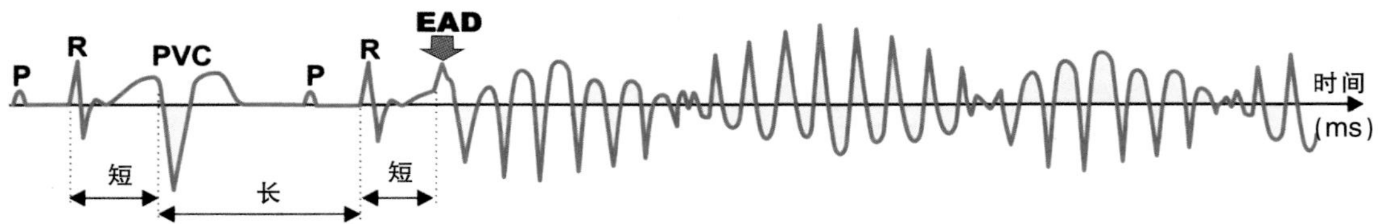

尖端扭转型室速(TDP)是一种 LQTS 相关的多形性室速类型。

TdP 的 ECG 图形表现为一种 QRS 波绕等电位线的连续波状曲线。

心室率非常快，达到 200~250bpm。

TdP 可为暂时性，并自行终止(仅晕厥)或恶化为室颤(VF)，导致猝死(SD)。

TdP 常常被室性期前收缩(PVC)代偿间歇后的早期后除极(EAD)所诱发。

TdP 由折返机制维持，通过离散性成为可能。

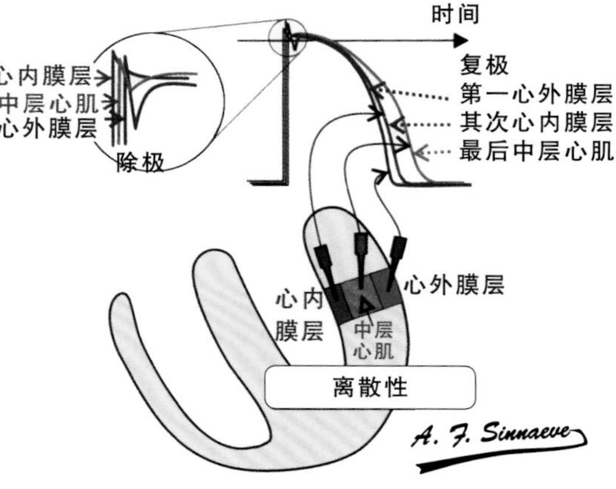

动作电位(APD)的离散性或差异甚至在正常心脏也能发生。心外膜的 APD 是最短的！

缩写词：APD=动作电位时长；EAD=早期后除极；LQTS=长 QT 综合征；PVC=室性期前收缩；TdP=尖端扭转型室速(F)或尖端扭转(E)。

图 2.09

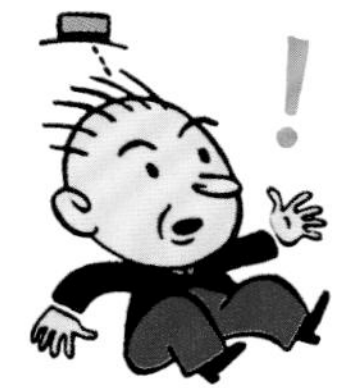

ICD 治疗的适应证 10

LQTS:临床症状和心脏事件的触发因素

1 突发晕厥主要与活动或情绪有关。
儿童或青少年"吵架、奔跑、惊恐时晕厥"常常是由于 LQTS。

2 肾上腺素能刺激在 LQTS 患者中可诱发 TdP,这与钾通道功能减弱有关(LQTS1 中 i_{Ks} 和 LQTS2 中 i_{Kr})。

- 在 LQTS1 和 LQTS2 中肾上腺素能刺激增加了复极时跨膜的离散性,因此有可能发生恶性心律失常。
- β- 受体阻滞剂对于 LQTS1 和 LQTS2 均有用!

☑ 对于 LQTS1,心律失常主要发生在运动中,特别是游泳时。

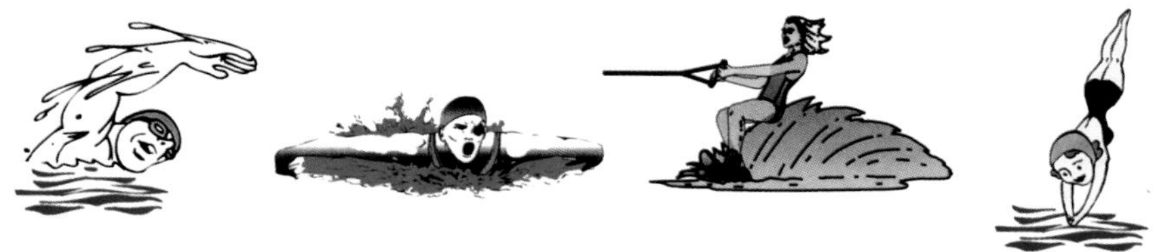

肾上腺素能刺激增加 i_{Ks},缩短动作电位时长(APD),但是加大了离散性(影响心外膜和心内膜细胞)。

☑ 对于 LQTS2,心律失常常常被听觉刺激所诱发,如电话、闹钟……

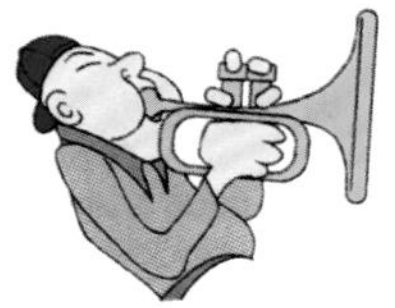

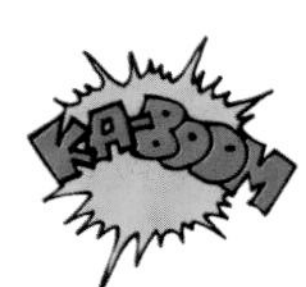

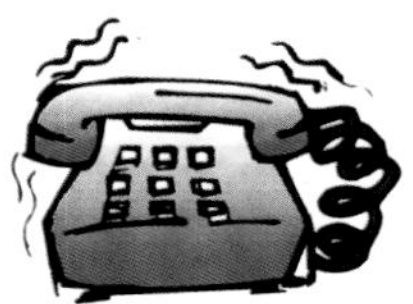

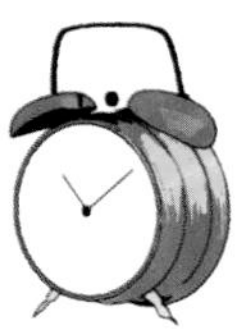

肾上腺素能刺激也增加 i_{Ks},并且加大了离散性(通过增加心肌膜中间或 M 细胞的复极时长)。

3 对于 LQTS3 患者,由于钠通道功能异常(i_{NaL}),症状大多出现在休息时或夜间。

- 对于 LQTS3,没有肾上腺素触发!
- β- 受体阻滞剂禁用于 LQTS3。

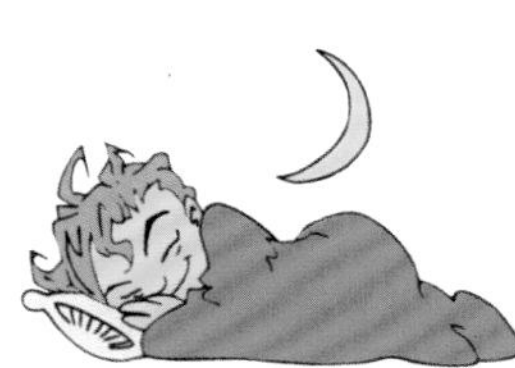

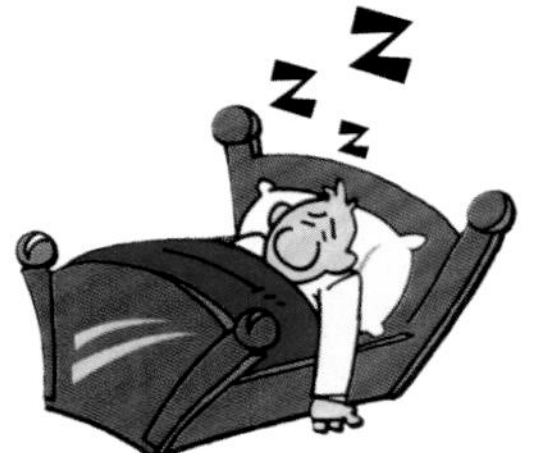

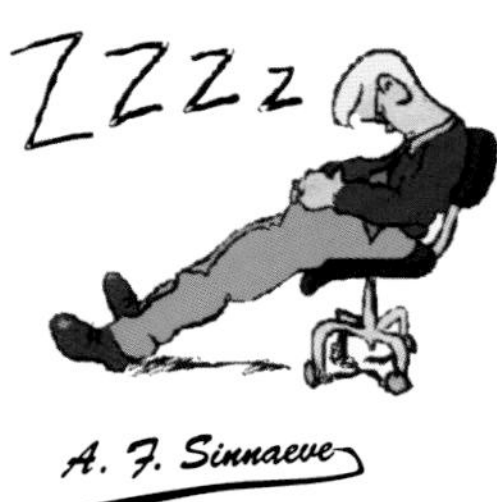

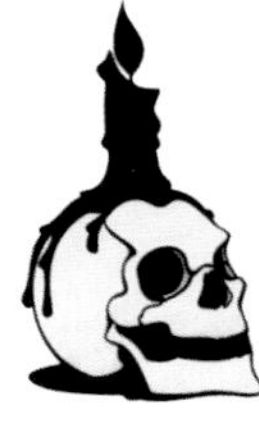

- 大约有 10%的患者,猝死是首发且悲惨的症状!
- LQTS1 和 LQTS2 患者比 LQTS3 患者有更多的心脏事件。然而,良性的心脏症状,如心悸、晕厥和癫痫样发作,在 LQTS3 患者中更易恶化为猝死!

缩写词:LQTS=长 QT 综合征;TdP=尖端扭转型室速;i_{Kr}=快速外向复极化钾电流;i_{Ks}=缓慢外向复极化钾电流;i_{NaL}=长时间持续的内向除极化钠电流。

图 2.10

ICD 治疗的适应证 11

Brugada 综合征

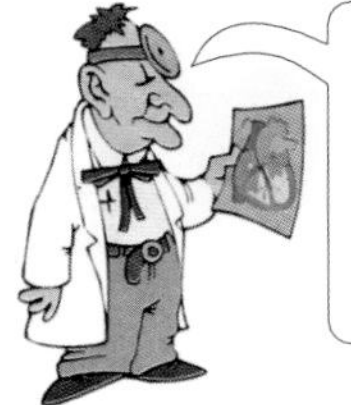

Brugada 综合征仅在近期被报道(1992)。
它是心脏结构正常的患者猝死的重要病因。

特征：

1. Brugada 综合征(BS)是以右侧胸前导联(V1~V3) ST 段抬高为特征，常与体表 ECG 中右束支传导阻滞(RBBB)有关。

2. BS 由遗传学决定，绝大多数可能是常染色体显性遗传。

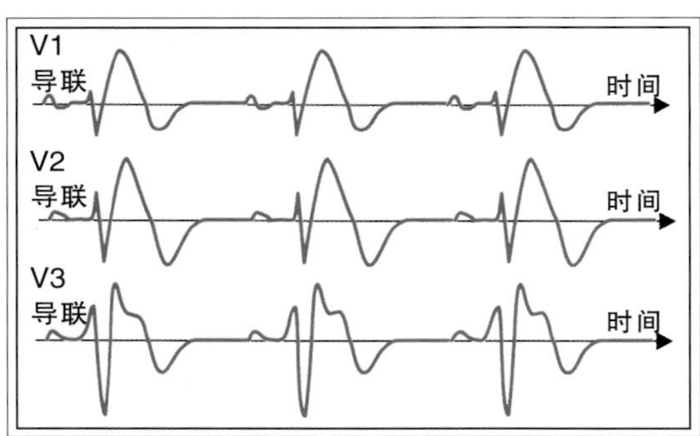

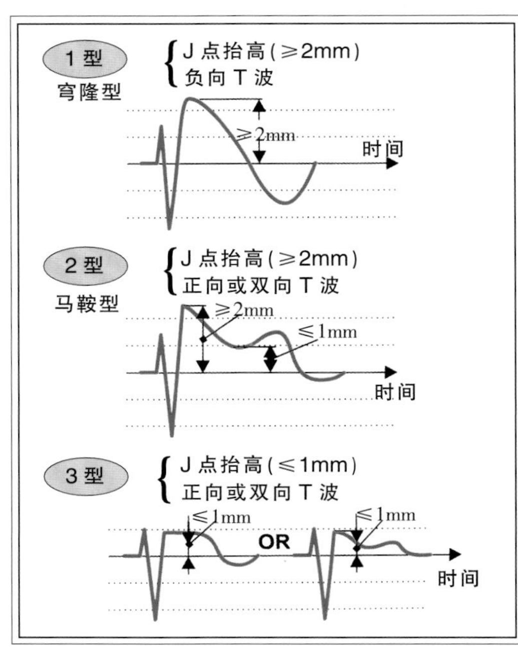

仅有1型可直接诊断 BS！对于 2 型和 3 型，如果自发或应用 I A/C 类抗心律失常药物(氟卡尼等)后，能转化为 1 型，也考虑其有意义。争议存在于无症状 1 型心电图形态但无心源性猝死阳性家族史的患者中。对于 1 型患者的危险分层，涉及三个主要因素：基础状态下典型的 ECG 形态、晕厥病史和 EPS 中诱发 VT/VF。然而，EPS 的适应证和有用性存在争议。
在 2 型或 3 型患者中，若存在症状或家族史，则需要进行药物试验。

有时，BS 是间歇性的甚至是隐匿性的。通过放置高位的右胸电极(高一个肋间)可以强化，或通过静脉应用阿义马林(在美国不可用)、氟卡尼或普鲁卡因胺而得以显现。

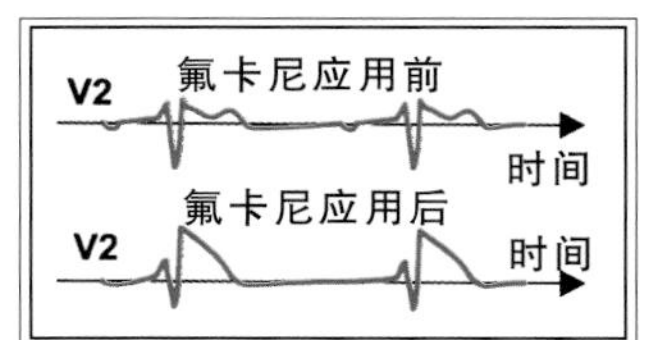

BS 患者的猝死绝大多数发生在夜间，患者此时心率非常低(低心率加剧心律失常)。

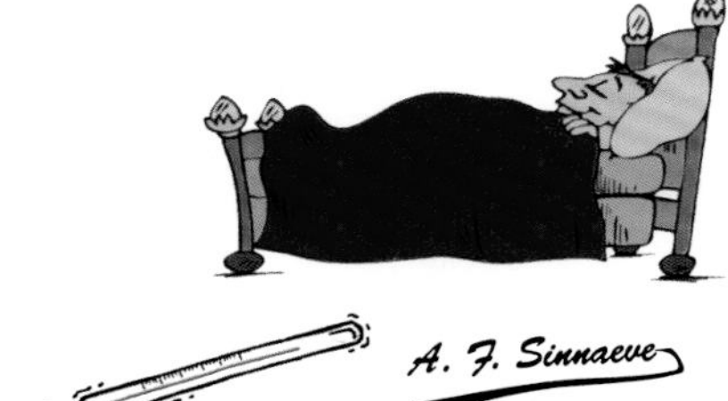

虽然发热会使心率加快，但很显然发热会增强 BS 的表达(因为钠通道是温度依赖性的，温度越高失活越快)。

缩写词：EPS=电生理检查；IV=静脉应用；Na=钠；RBBB=右束支传导阻滞；VF=心室颤动；VT=室性心动过速。

图 2.11

ICD 治疗的适应证 12

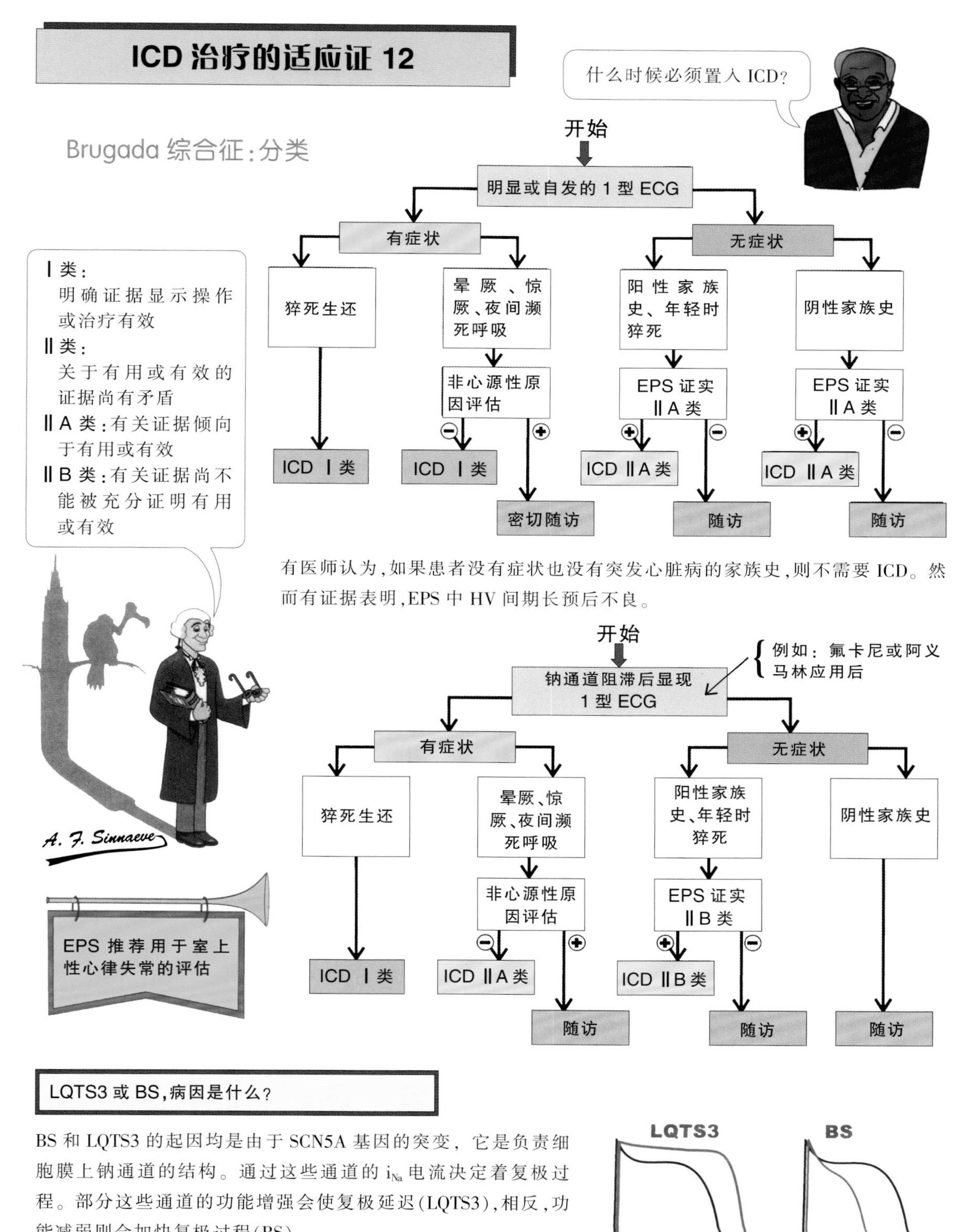

LQTS3 或 BS,病因是什么?

BS 和 LQTS3 的起因均是由于 SCN5A 基因的突变,它是负责细胞膜上钠通道的结构。通过这些通道的 i_{Na} 电流决定着复极过程。部分这些通道的功能增强会使复极延迟(LQTS3),相反,功能减弱则会加快复极过程(BS)。

两种变化均产生电压梯度,导致 ST 段和 T 波改变,导致心律失常!

LQTS3　BS

APD 较长　APD 较短

缩写词:APD=动作电位时长;BS=Brugada 综合征;EPS=电生理检查;ICD=置入式心律转复除颤器;LQTS=长 QT 综合征。

图 2.12

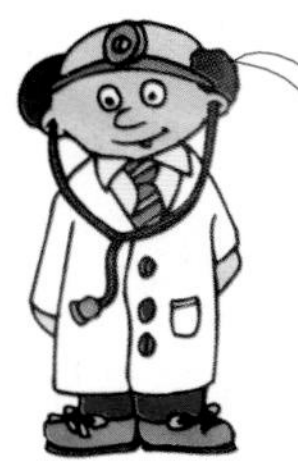

在日常实践中,SQTS并不十分常见！LQTS和Brugada则更常遇到！

ICD 治疗的适应证 13

短 QT 综合征(SQTS)

在 SQTS 中,QT 间期短于 300ms。T 波对称且振幅大。

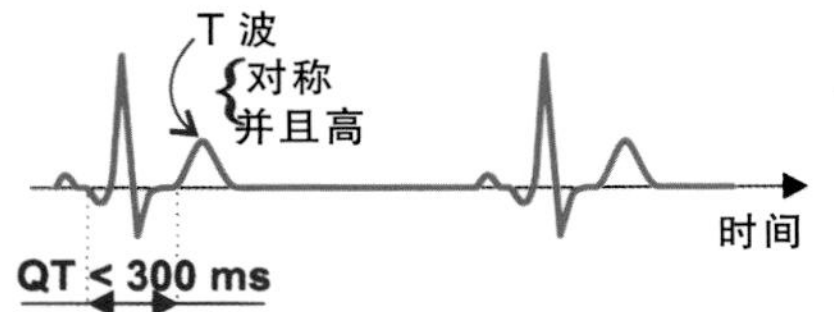

- SQTS 推测为参与复极过程的离子通道内在变异。由于发热、高钙血症、高钾血症、酸中毒或洋地黄引起的 QT 间期缩短并不属于 SQTS。

- SQTS 患者没有结构性心脏疾病,但是常常有晕厥和猝死家族史[SQTS 可能是婴儿猝死综合征(SIDS)的原因]。心悸、阵发性心房颤动以及心房扑动常常见于 SQTS 患者,甚至是非常年轻的患者。

- SQTS 是由于 i_{Kr} 和 i_{Ks} 通道功能增强引起的,使得复极过程十分迅速,动作电位时长很短。通道功能增强是由于 KCNQ1 基因(负责 i_{Ks})和(或)KCNH2 基因(负责 i_{Kr})突变所致。

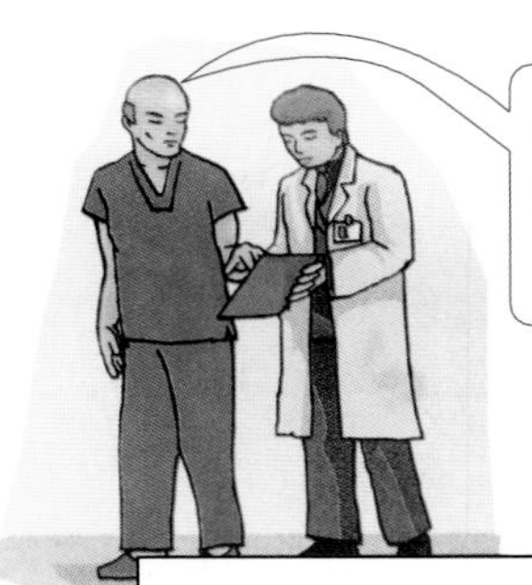

这并不十分困难！所有均与除极过程有关！以下是需要你记住的:有两种类型的离子流,一部分是除极化的,另一部分是复极化的。根据异常基因,功能有增强或减弱……

离子通道疾病小结

基因	离子流	通道功能	综合征
SCN5A	i_{Na}(除极化)	功能减弱 ↓	• Brugada • 传导紊乱
		功能增强 ↑	• LQTS 3
KCNQ1	i_{Ks}(复极化)	功能减弱 ↓	• LQTS 1
		功能增强 ↑	• 遗传性的 AF • SQTS
KCNH2(HERG)	i_{Kr}(复极化)	功能减弱 ↓	• LQTS 2
		功能增强 ↑	• SQTS

A. F. Sinnaeve

缩写词:AF=心房颤动;LQTS=长 QT 综合征;SQTS=短 QT 综合征;i_{Na}=钠离子流;i_{Ks}=缓慢钾离子流;i_{Kr}=快速钾离子流。

图 2.13

ARVD/C 是近期被认识的一种新病变。临床中遇到的挑战是如何识别那些右心室仅有轻度或微小结构异常的 ARVD/C 患者。

ICD 治疗的适应证 14

致心律失常性右室发育不良/心肌病(ARVD/C)

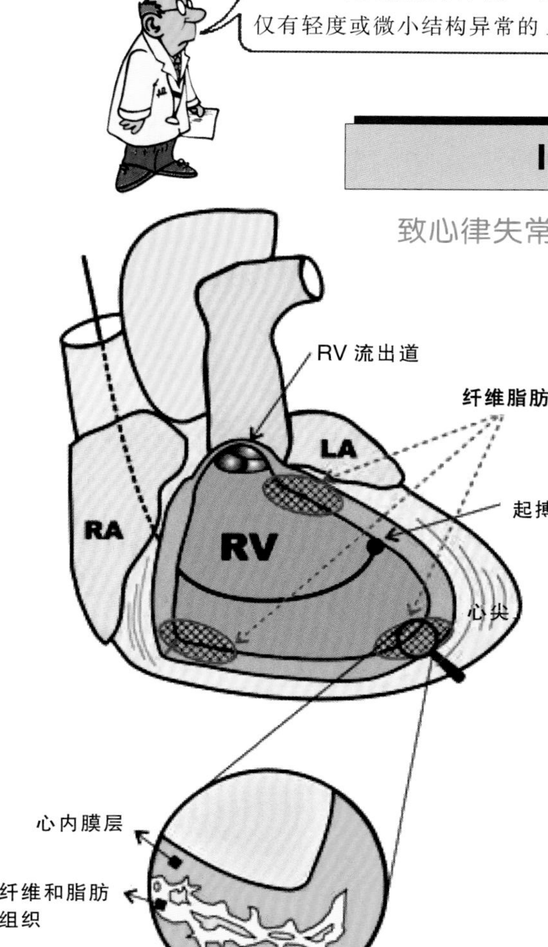

致心律失常性右室发育不良/心肌病是一种基因疾病,以进行性纤维脂肪组织取代右室心肌为特征。它是 20~40 岁的年轻人心源性猝死的主要病因。

异常情况和临床表现

☞ **右胸 ECG 导联(V1~V3)除极/复极异常**

- ε 波(epsilon 波是在 QRS 终末的小尖顿挫波,反映右心室的延迟激动)
- QRS 波时限延长(任意 QRS 时限>110ms 可能是一个提示)
- T 波倒置(尤其是>12 岁的患者)
- 运动触发的起源于右室的室性节律异常,表现为 LBBB 形态(由 ARVD 引起的单相性 VT,并且恶化为 VF 是年轻运动员猝死的常见病因)
- 患者可有 RBBB
- 晚电位(通过信号平均检测到)

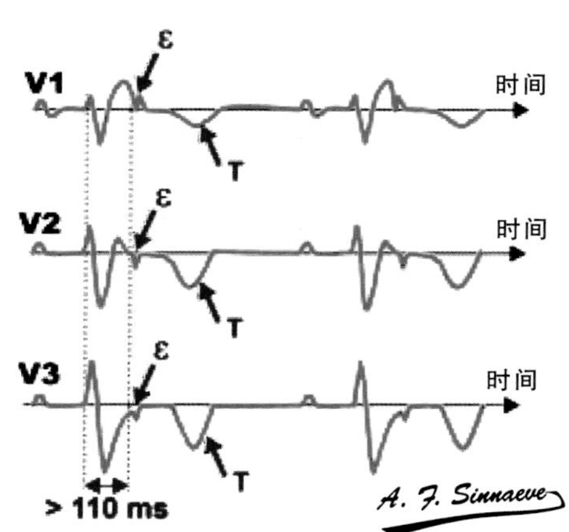

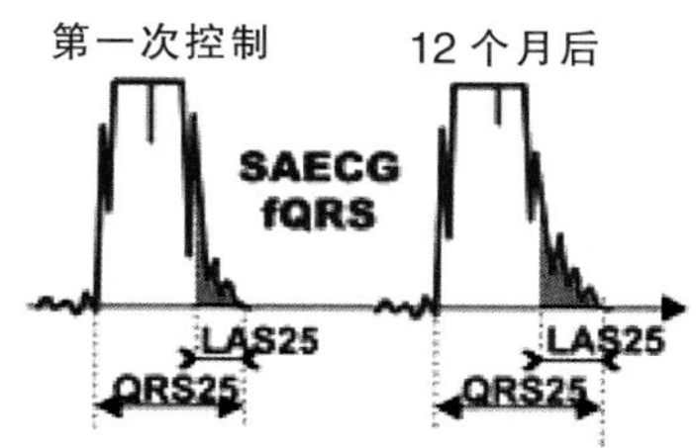

QRS25：用 25~250Hz 过滤器滤过的 QRS 时限

LAS25：在 QRS25 终末 40ms 低振幅信号(<40μV)的时限

QRS25 ↑ 和 LAS25 ↑

☞ **右心室结构异常**

- 该疾病是进展性的,在极少数病例中左心室也受累及。

☞ **阳性家族史**

- 心源性猝死、晕厥、心悸、室性期前收缩、非持续性或持续性 VT。
- 大多数 ARVD/C 的基因形式呈常染色体显性遗传。

缩写词:LA=左心房;LBBB=左束支传导阻滞;RA=右心房;RV=右心室;RBBB=右束支传导阻滞;SCD=心源性猝死;VF=心室颤动;VT=室性心动过速;fQRS=滤过的 QRS;SAECG=信号平均的 ECG。

ICD 是晕厥、心脏骤停、VT 病史和 SCD 阳性家族史患者治疗的一种选择。
可能存在的问题:心内膜信号低和起搏阈值高。

图 2.14

OK,我知道有两种儿茶酚胺——肾上腺素和去甲肾上腺素,同时我知道它们对心脏的调节作用是通过肾上腺素或交感神经系统实现的,但是它们如何能产生 VT 或 VF 呢?

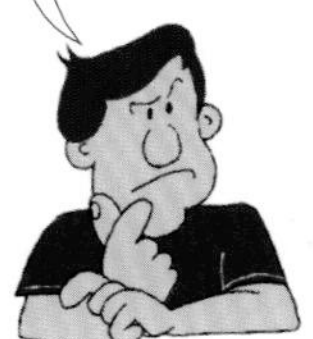

ICD 治疗的适应证 15

儿茶酚胺敏感性室性心动过速(CPVT)

CPVT 的一些特征如下:

1. 肾上腺素激动(活动或情绪应激)和心律失常发生之间直接相关。
2. 无心脏结构异常。
3. 普通的静息 ECG(除了窦性心动过缓时部分患者存在"U"波)。
4. 典型图形为"双相性"VT,伴有 QRS 波电轴 180°逐跳交替(或部分患者表现为不规律的多形性 VT 但不伴 QRS 波向量交替)。

情绪

静息 U 时间

①正向 6 分钟活动 时间 ②负向

A. F. Sinnaeve

CPVT 心律失常发生的分子机制

CPVT 是由心脏 ryanodine(RyR2)和 calsequestrin(CASQ2)基因突变引起的。上述两种基因均可影响肾上腺素刺激时肌浆网 Ca^{2+}的释放量。细胞内 Ca^{2+}水平升高(Ca^{2+}超载)可导致延迟后除极(DAD),进而引起心律失常。

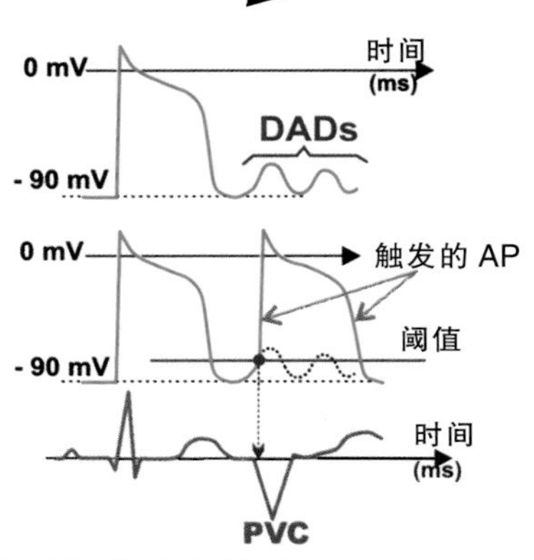

部分心肌细胞钙通道

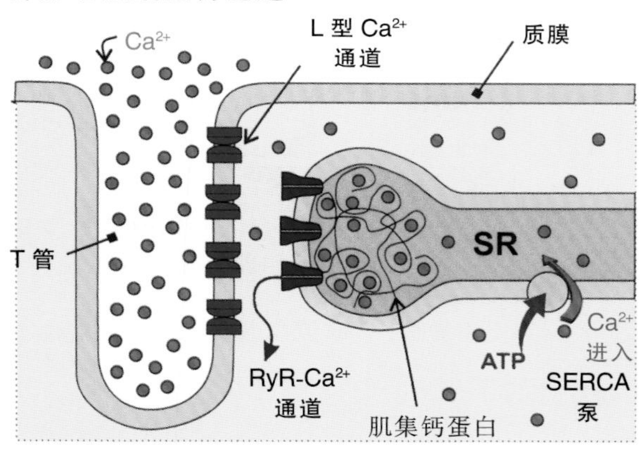

CPVT 是一种遗传决定的致心律失常性疾病,以室性心动过速、晕厥和心源性猝死为特征。通过 β- 受体阻滞剂进行抗肾上腺素治疗是 CPVT 患者的首选治疗方式。然而,绝大多数患者也推荐应用 ICD 治疗。

缩写词:ATP=三磷腺苷(通用的能量载体);DAD=延迟后除极;SCD=心源性猝死;SR=肌浆网;SERCA=肌浆/内质网钙泵(通过 SR 泵入 Ca);RyR=ryanodine 受体(SR 的 Ca 诱发的 Ca 释放);L- 型=长时间持续钙通道(膜除极诱发通道开放;通过这些通道的 Ca 流入触发 RyR 通道);VF/VT=心室颤动/室性心动过速。

图 2.15

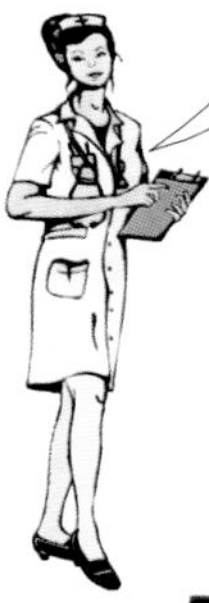

HCM 是一种心肌病变，以心肌的过度肥厚为特征，常累及室间隔。
该疾病在基因学突变位点（到目前为止已知 10 个基因）、表现型、治疗和预后上均具有广泛异质性。

ICD 治疗的适应证 16

肥厚型心肌病(HCM)

- 肌病是肌肉退化。而在肥厚型心肌病(HCM)中，心室壁异常肥厚，同时心腔变小或非常小。
- HCM 是一种常染色体显性遗传性心肌病变。
- HCM 常与微观下心肌纤维紊乱相关。

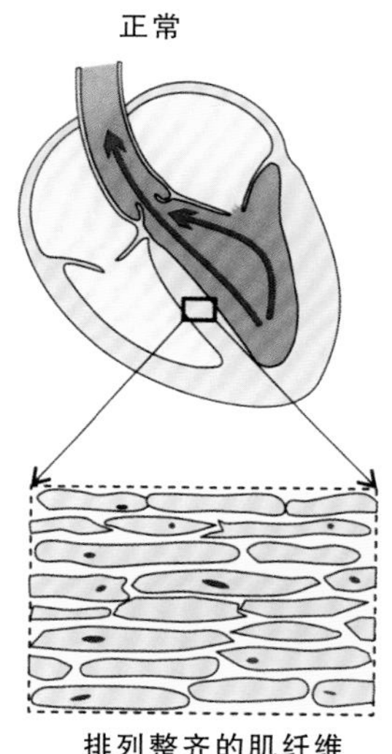

肥厚型心肌病

排列紊乱的肌纤维

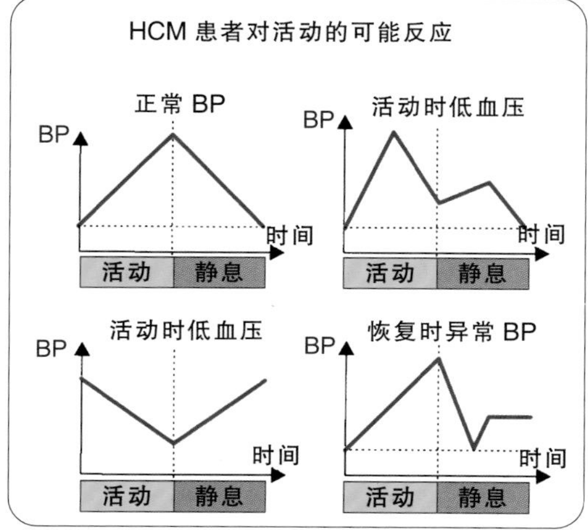

缩写词：RA=右心房；RV=右心室；SCD=心源性猝死；VF=心室颤动；VT=室性心动过速。

异常情况和临床表现

- 在涉及的心肌区域，短、圆、肥大的心肌纤维杂乱无章地散布于松散的细胞间连接组织中。
- SCD 可作为首发临床表现，在没有任何警示或症状时发生，也可被剧烈的活动或竞技性体育运动所触发。SCD 更常见于儿童。
- 重度左心室肥厚（超声甚至可见室壁厚度>30mm）。
- 早期 SCD 家族史。
- 无法解释的晕厥、持续性或非持续性 VT（24 小时 Holter）。
- 异常的活动/静息血压型。
- 梗阻的主动脉下压力梯度和二尖瓣反流：由于 LV 流出道因 HCM 而变窄，产生初始极快的血液流出（漏斗效应），拉动部分二尖瓣叶向间隔靠近（收缩期前向运动或 SAM）。SAM 不仅阻碍了血液流出，而且引起了二尖瓣反流。

A. F. Sinnaeve

ICD 置入被认为是最有效和可靠的治疗方式，已推荐用于 HCM 的高危猝死患者。

图 2.16

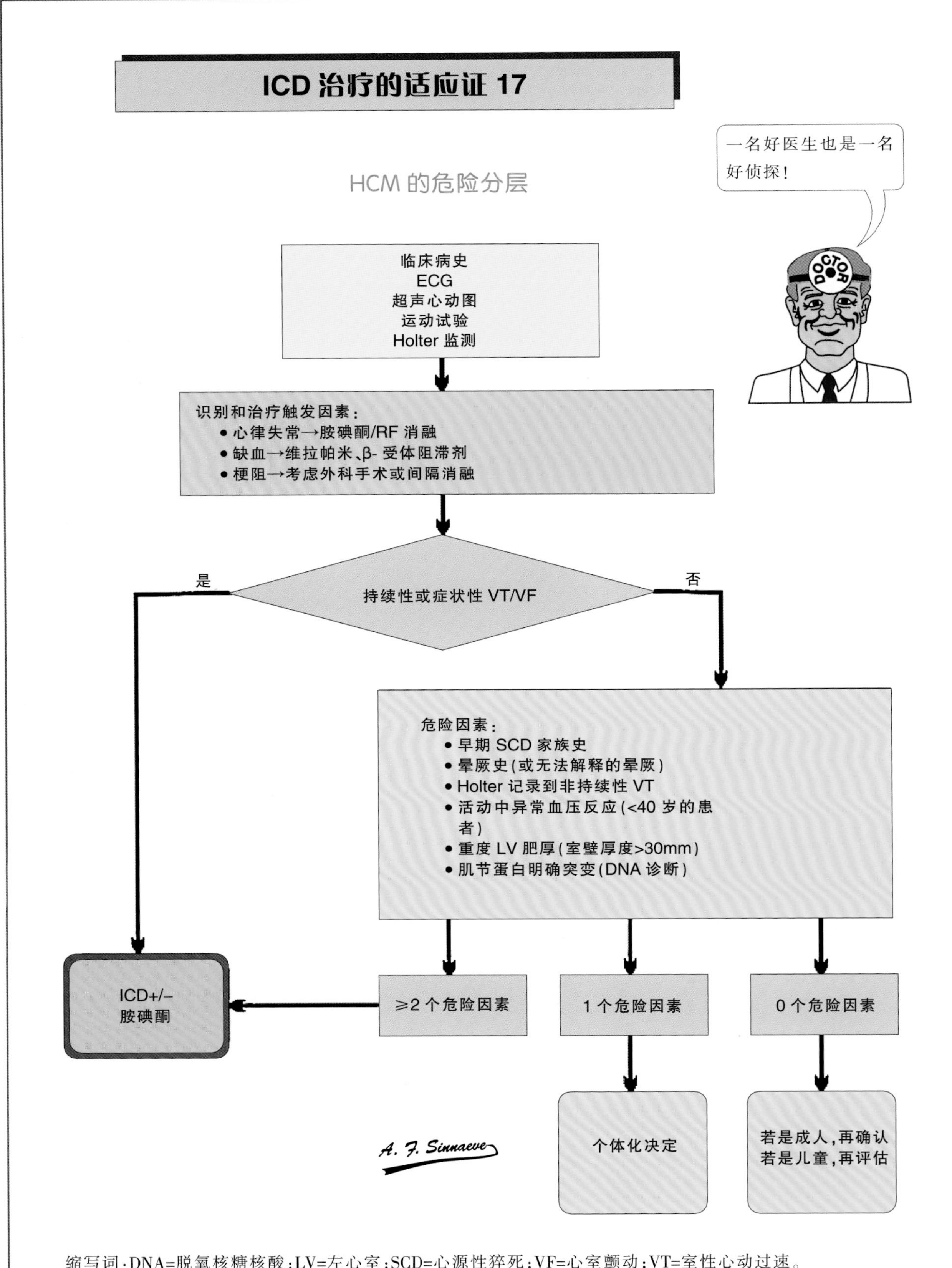
ICD 治疗的适应证 17
一名好医生也是一名好侦探!
HCM 的危险分层
临床病史
ECG
超声心动图
运动试验
Holter 监测
识别和治疗触发因素:
• 心律失常→胺碘酮/RF 消融
• 缺血→维拉帕米、β- 受体阻滞剂
• 梗阻→考虑外科手术或间隔消融
是
否
持续性或症状性 VT/VF
危险因素:
• 早期 SCD 家族史
• 晕厥史(或无法解释的晕厥)
• Holter 记录到非持续性 VT
• 活动中异常血压反应(<40 岁的患者)
• 重度 LV 肥厚(室壁厚度>30mm)
• 肌节蛋白明确突变(DNA 诊断)
ICD+/–
胺碘酮
≥2 个危险因素
1 个危险因素
0 个危险因素
个体化决定
若是成人,再确认
若是儿童,再评估
A. F. Sinnaeve
缩写词:DNA=脱氧核糖核酸;LV=左心室;SCD=心源性猝死;VF=心室颤动;VT=室性心动过速。

图 2.17

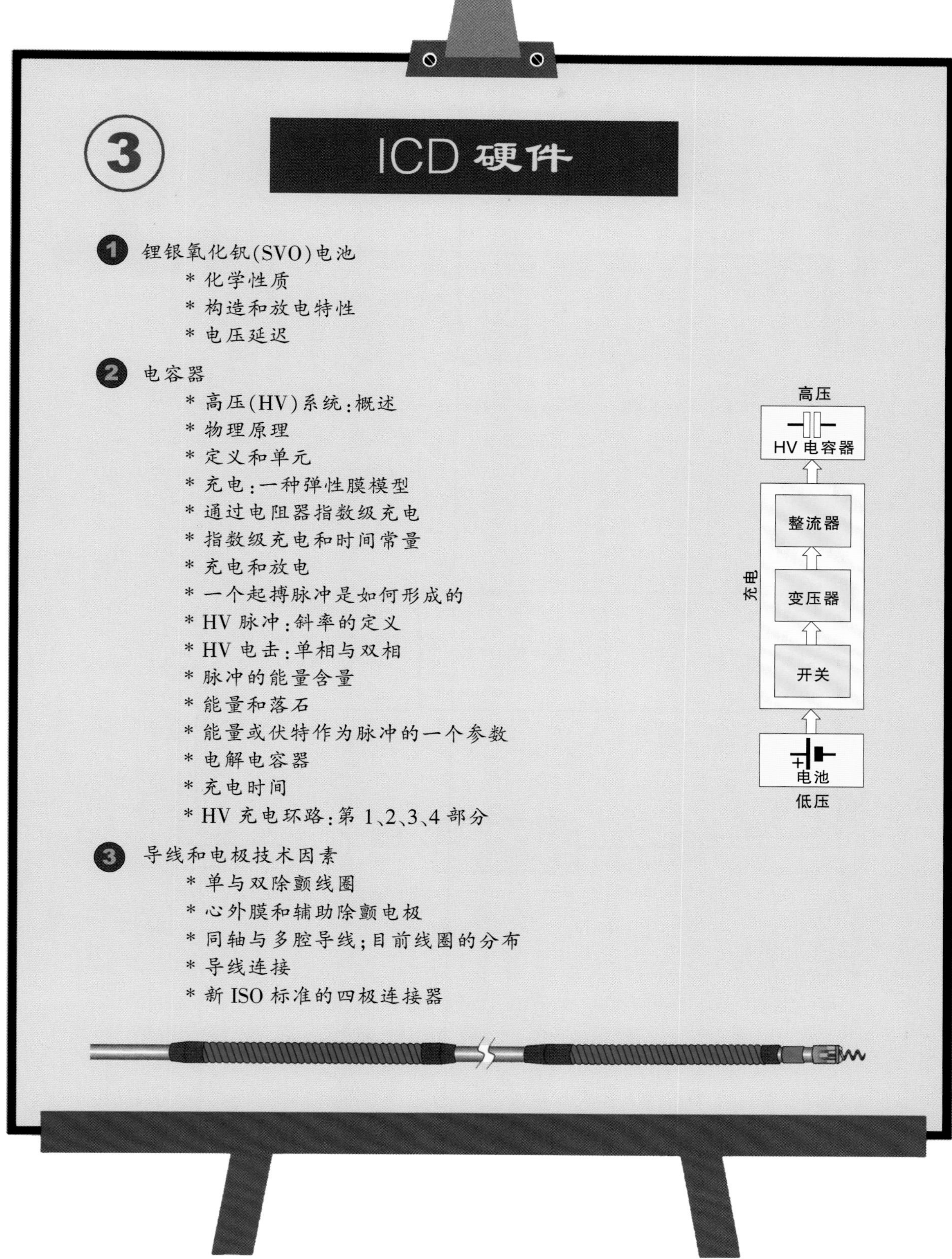
3
ICD 硬件
1 锂银氧化钒(SVO)电池
* 化学性质
* 构造和放电特性
* 电压延迟
2 电容器
* 高压(HV)系统:概述
* 物理原理
* 定义和单元
* 充电:一种弹性膜模型
* 通过电阻器指数级充电
* 指数级充电和时间常量
* 充电和放电
* 一个起搏脉冲是如何形成的
* HV 脉冲:斜率的定义
* HV 电击:单相与双相
* 脉冲的能量含量
* 能量和落石
* 能量或伏特作为脉冲的一个参数
* 电解电容器
* 充电时间
* HV 充电环路:第 1、2、3、4 部分
3 导线和电极技术因素
* 单与双除颤线圈
* 心外膜和辅助除颤电极
* 同轴与多腔导线;目前线圈的分布
* 导线连接
* 新 ISO 标准的四极连接器
高压
HV 电容器
整流器
变压器
开关
充电
+
电池
低压

图 3.00

锂银氧化钒(SVO)电池 1

为何我们不用在起搏器中已被应用的锂–碘电池?

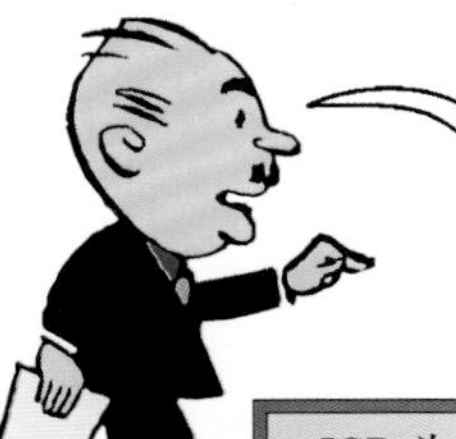

起搏器的电池仅需发放极小的电流。
但 ICD 的电池还需要为电击提供高电流脉冲(经由电容器充电)。

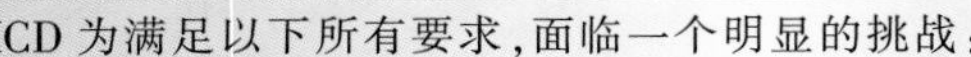

ICD 为满足以下所有要求,面临一个明显的挑战:

- 大量电荷必须存储在一个小容器中(例如:需要极高的电荷密度)
- 要求很大的最大额定电流(最多到 3A)
- 长寿命是必要的(无充电丢失或因内在渗漏的自发放电)
- 可靠性和安全性高很必要

这种电池中没有碘。阴极是由银氧化钒($Ag_2V_4O_{11}$)组成。虽然构造不同,但电化学的原理仍然是相同的!锂阳极释放电子(如:氧化),同时阴极吸引电子(如:还原)。

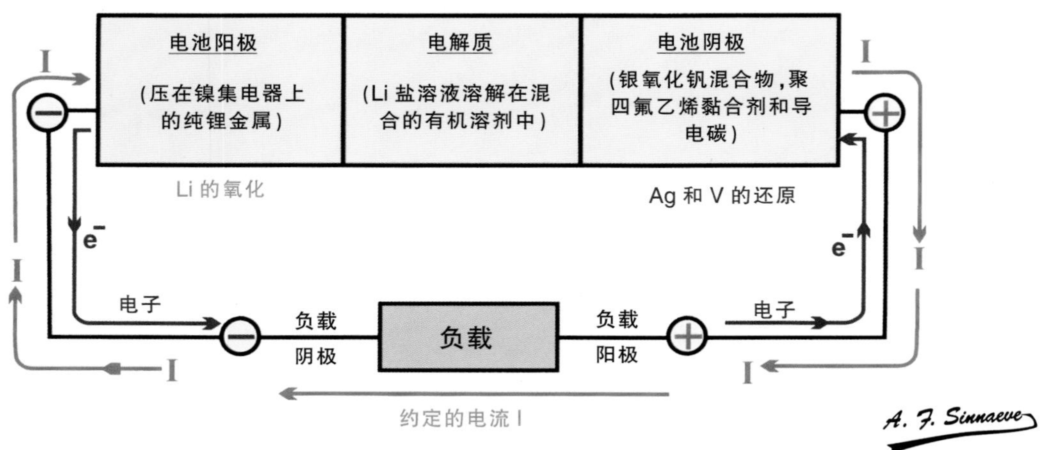

- ♥ 电池放电(即银和钒的还原)需要许多步骤。因此,Li/SVO 电池有两个区域几乎恒定电压的特定放电曲线,一个是 3.2V,另一个是 2.6V。这两个区域经由一个倾斜电压区域连接在一起,同时,电压在 2.6V 平台期后也会下降。
- ♠ 银还原至金属状态,在电池耗竭的时候增加了阴极的导电性。因此,电压的下降并非由通常的电池电阻增加引起,并且电池电流发放量在整个放电过程中是保持恒定的。
- ♦ 最初,内在的电池电阻降低(从寿命开始至寿命中期),然后在寿命末期增加。
- ♣ 电池密封在一个不锈钢容器中。这部分与电池正极连接(即阴极)。

图 3.01

锂银氧化钒(SVO)电池 2

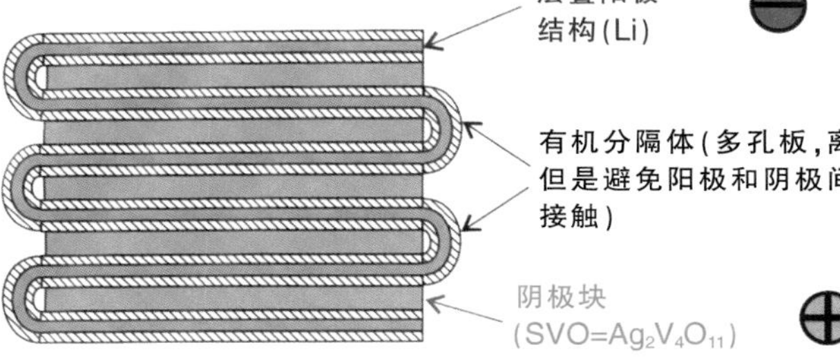

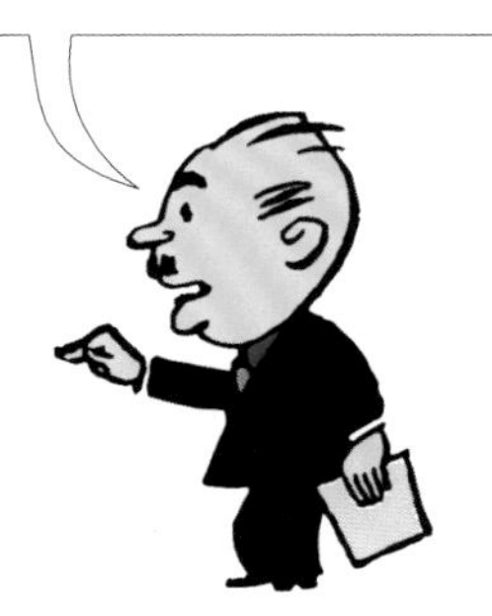
为了获取大容量电流，电极表面积必须尽量大。因此应用层叠式构造或扁平线图，这样电极的两端均是活化的!
A. F. Sinnaeve

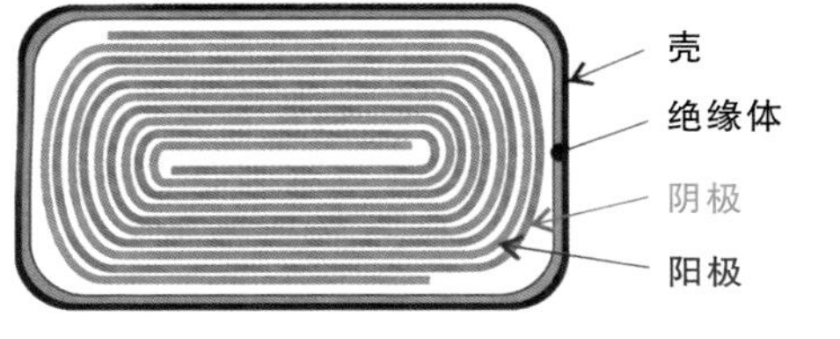

Medtronic:扁平线圈结构
(位于阳极和阴极间的分隔体此处并未清晰显示)

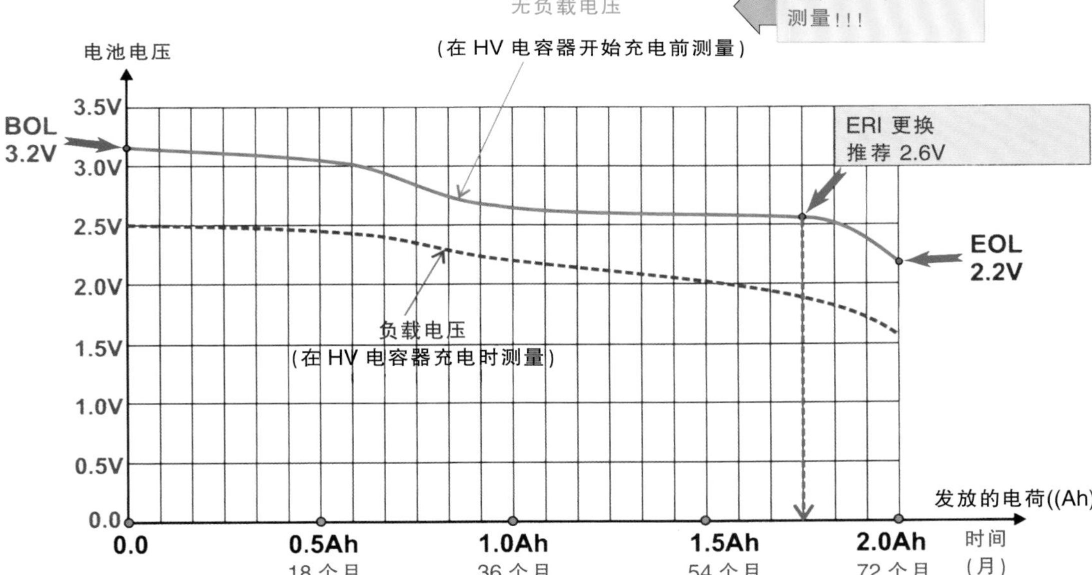

BOL(寿命开始)
ERI(择期更换指征):推荐更换器械(ICD)的电池电压。ERI 并不以任何形式改变装置的运行。
EOL(寿命终末):电池电压提示器械有紧急更换的需要,因为在低电池电压时,ICD 工作可出现异常。

缩写词:Ah=安培-小时=经电池发放电荷的历史衡量标准;Ag=银;Li=锂=碱族轻金属;V=钒;O=氧。

图 3.02

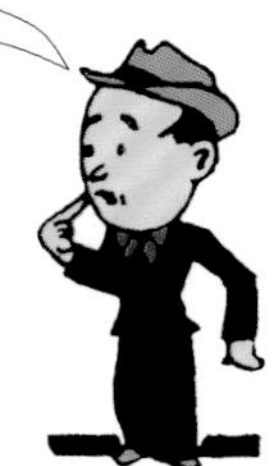

是否有人能告诉我“电压延迟”的意思和它如何影响HV电容器的充电时间？

锂银氧化钒(SVO)电池 电压延迟

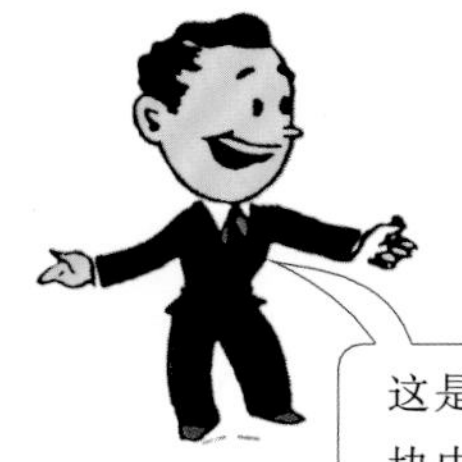

这是一个非常专业的问题，但是你会明白的！所有均是关于阴极块中的复杂化学反应。

① 在电池放电时，阴极中钒的还原是分步发生的，在非负载的电池电压中产生3.2V和2.6V的分离平台。在第二步时(当钒从化合价Ⅳ价还原为Ⅲ价时)，如果3个月以上电池未激活(即未用于HV电容器充电)，那么将会出现阴极化合物聚集。

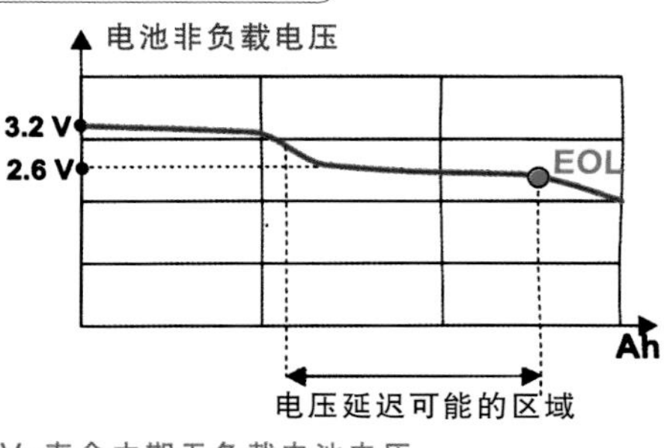

② 阴极的化合物聚集会增加电池的内部电阻，并引起电压大幅下降(大于经内部电阻正常的电压下降)。

由于伴化合物聚集的负载电池电压比正常时明显降低，HV电容器的充电时间将会长得多，同时将会延迟电击发放！

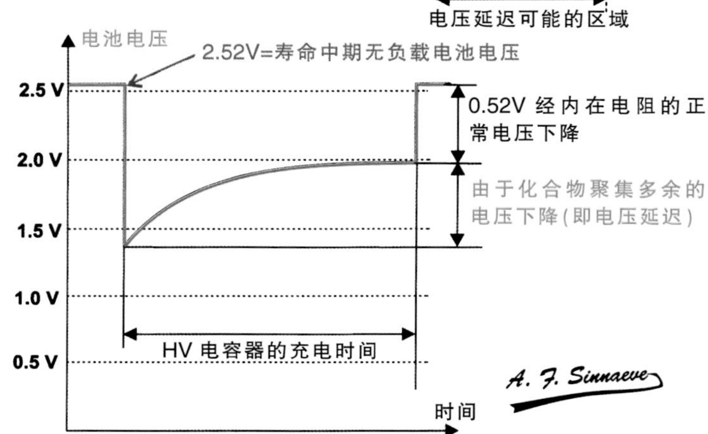

③ 幸运的是，有时当电池发放一个更大的电流时，阴极化合物聚集将会消失。在HV电容器完全充电时，在充电起始时大的电压下降将会正常化。一次成功的充电周期并不表现电压延迟！

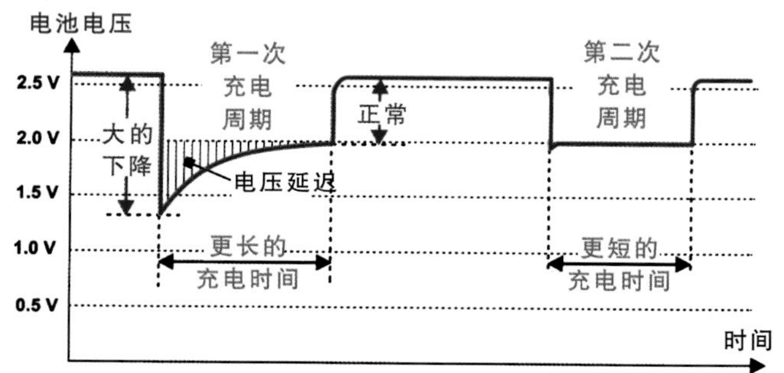

为了避免电压延迟，当达到第二电压平台时，HV电容器频率需重整(如：从每3个月到每1个月)。

经电池内在电阻正常的电压下降，依赖于充电器所需的电流：
例如，若充电器从电池获得2A，电池的内部电阻是0.26Ω，那么电压下降将会是0.26×2=0.52V(欧姆定律)。
当HV电容器充电时，电压从2.52V到2.0V是正常的。在整个充电周期中，如果一切正常，负载的电池电压稳定在2V。当在电池阴极附近的化合物聚集消散时，负载的电池电压恢复到正常水平2V(即降低0.52V)。

缩写词：EOL=寿命终末；HV=高压；SVO=银氧化钒。

图 3.03

为什么高压(HV)电容器这么麻烦？什么是 HV 电容器？它们的作用是什么？是否我们的 ICD 中真的需要它们？

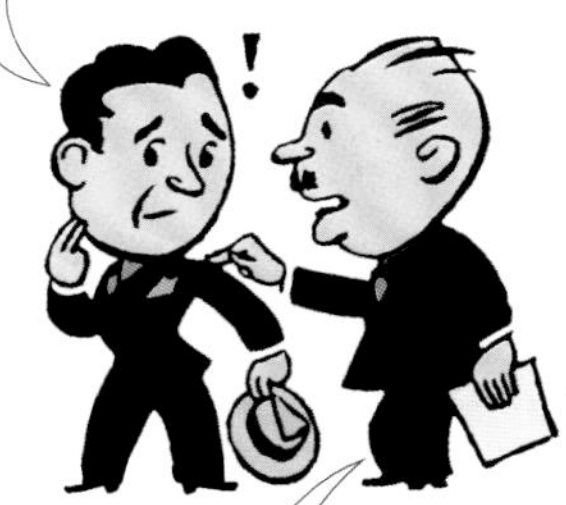

电容器 1

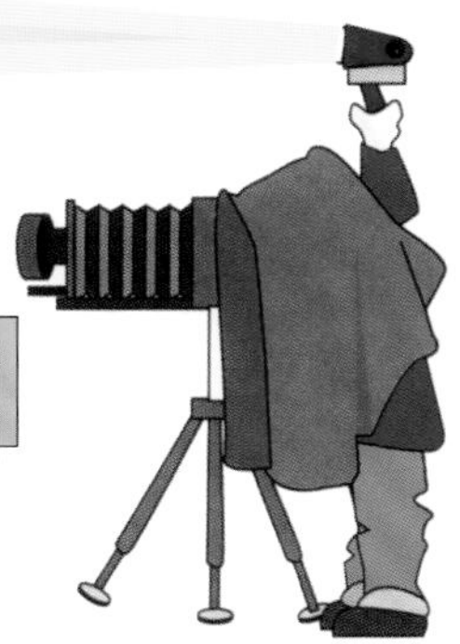

是的，在 ICD 中 HV 电容器是必不可少的！它们就像那些摄影师拍照时用的闪光灯！它们也需要 HV 电容器。传统的起搏常被称作低电压治疗，而除颤是高电压治疗。但不要惊慌，这一点都不难。我将解释给你听……

- 电池能够产生足够的电荷以发放许多次的电击(或大量的闪光灯)。然而，当 ICD(闪光灯也是)在极短时间内需要发放时，电池不能突然发放大量电荷。
- 电池有一个固定的低电压。除颤电击(或突然闪光)需要高得多的电压。
- HV 电容器向高电压缓慢充电，当电击时非常快速放电。

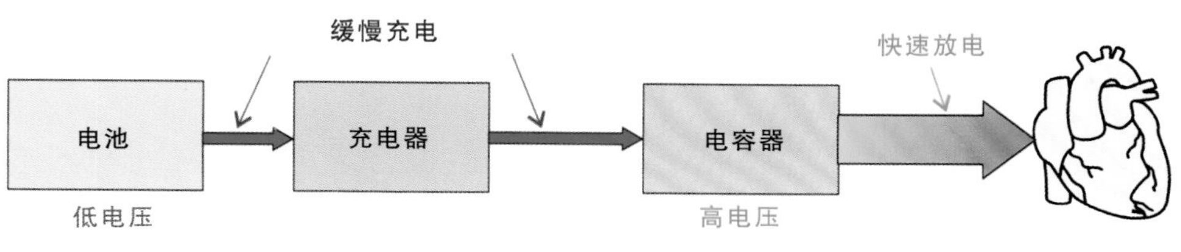

A. F. Sinnaeve

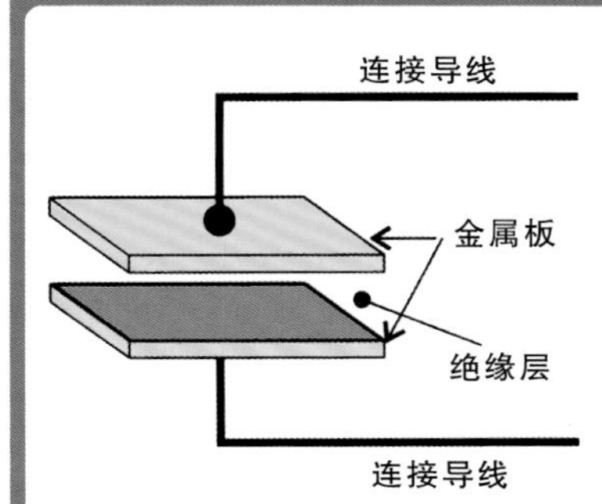

- 电容器就像一个存储器。它是一个能够储存电的装置(即电荷)。
  电容器储存电荷的能力被称作“电容量”。
- 电容器是一种电子元件，由两个称作极板(一种金属，比如铝)的传导表面组成，由称作电介质的绝缘材料(例如：干空气或塑料)分隔。

缩写词：HV=高压。

电学：CHARGE=在金属表面的电荷由电子的过剩(-)或缺乏(+)引起(即原子的小粒子)。1 库伦电荷对应 6.242×10^{18} 个电子。

图 3.04

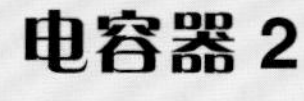

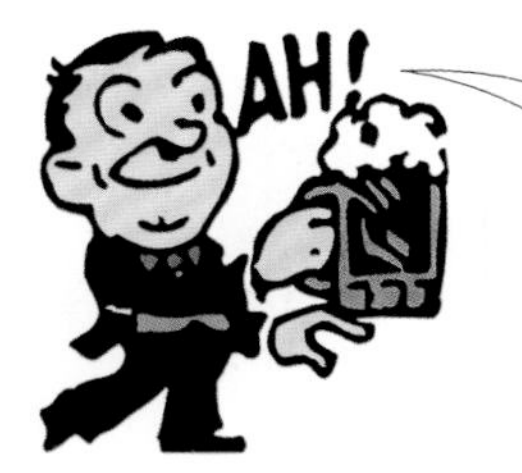

我的医生说：一天不超过一玻璃杯！
因此，我做了一个关于玻璃杯及其容量的研究……

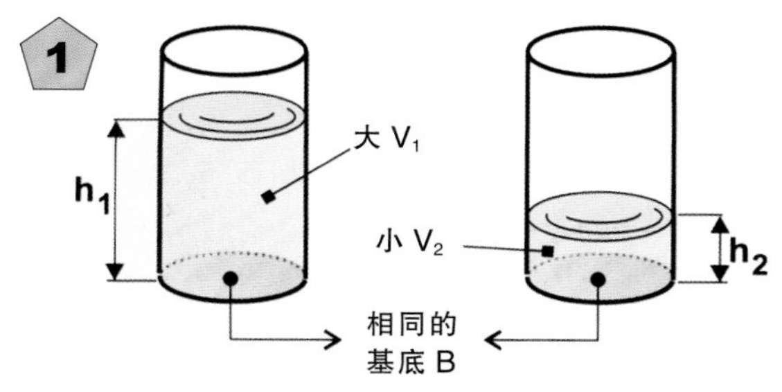

相同基底的两个玻璃杯

液体的高度越高，容积越大

容积(V)=底面积(B)×高度(h)

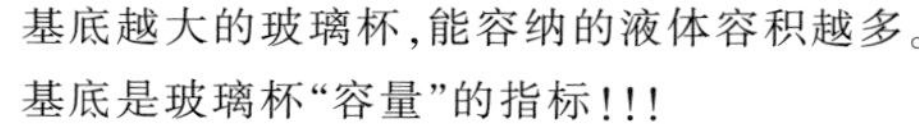

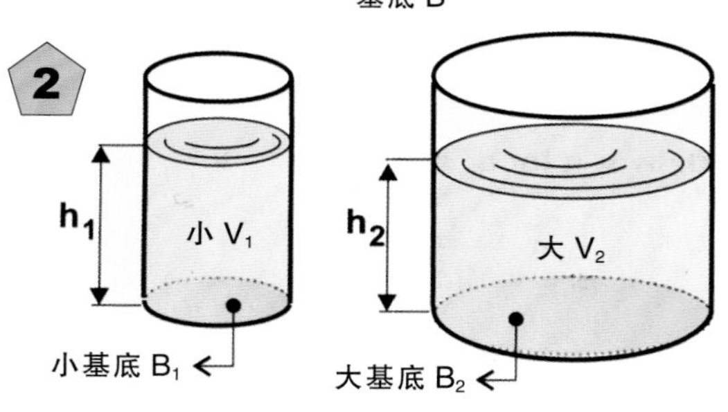

基底越大的玻璃杯，能容纳的液体容积越多。
基底是玻璃杯"容量"的指标！！！

$$底面积(B) = \frac{容积(V)}{高度(h)}$$

A. F. Sinnaeve

包含液体的玻璃杯与包含电荷的电容器

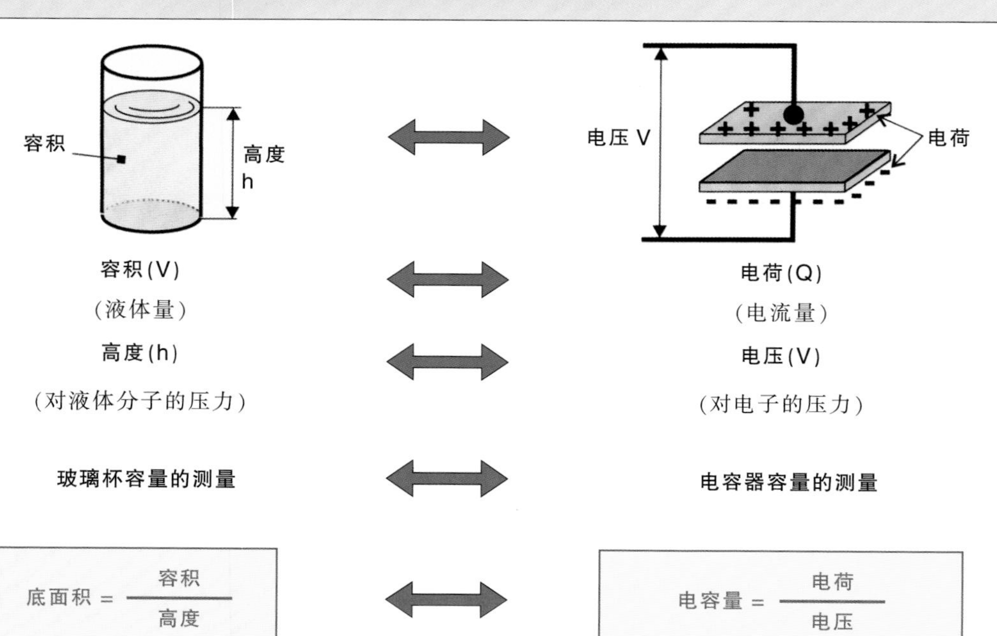

图 3.05

电容器 3

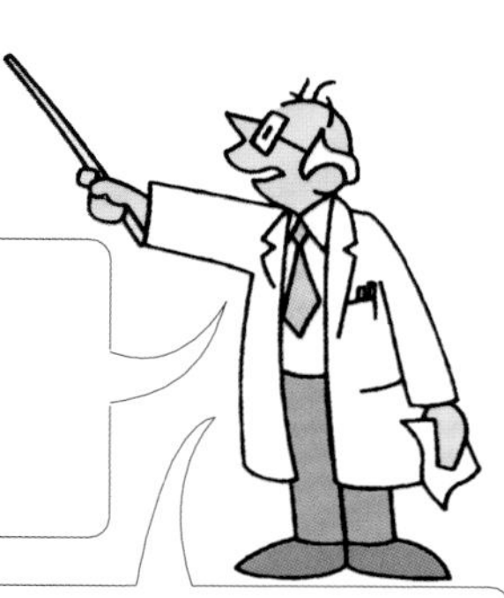

电容器在 ICD 中非常重要！我们已经知道：

1. 电容器由两个传导表面组成，由绝缘材料分隔开。
2. 电容量是这一装置储存带电电荷的能力。

电容器通过将一个极板上的部分电荷（一定数量的电子）移动到在另一个极板上来进行充电。电荷的再分布可通过电池（电源）从一边到另一边泵送电子来完成……
泵送的电荷量（Q）与电池的电压（V）成比例，二者比值即为电容量（C）。

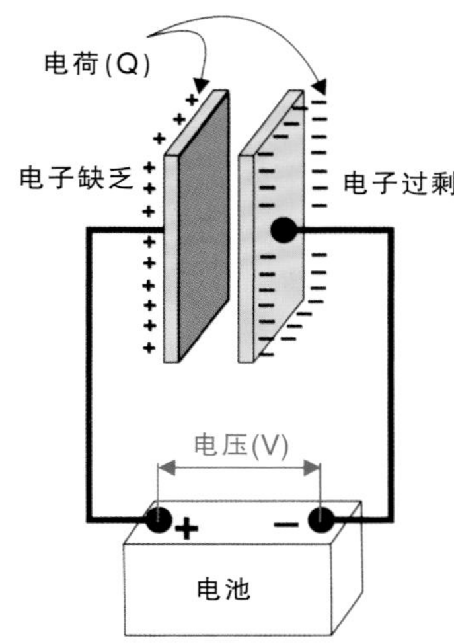

电荷=电容量×电压

$$Q = C \times V$$

$$电容量 = \frac{电荷(库伦)}{电压(伏特)}$$

$$C = \frac{Q}{V}$$

电容量的专用单位

电容量的 SI 单位是法拉（F）。电容器 1 法拉（1F）的电容量，即电压为 1 伏特（1V）时，产生 1 库伦的电荷或 1 安培×1 秒（1C=1As）。

$$1F = \frac{1C}{1V}$$

法拉对于日常应用来说是大单位。通常是采用：

- 微法拉（μF）：$1\mu F=10^{-6}F$
- 纳法（nF）：$1nF=10^{-9}F$
- 皮法（pF）：$1pF=10^{-12}F$

A. F. Sinnaeve

图 3.06

电容器 4

我吹得越多，气球中聚集的压力就越大。但是当气球膨胀时,在气球壁上会产生一种张力以尽量将气球中的气放掉。当气球的反作用力变得与我肺的最大压力相等时，膨胀终止。

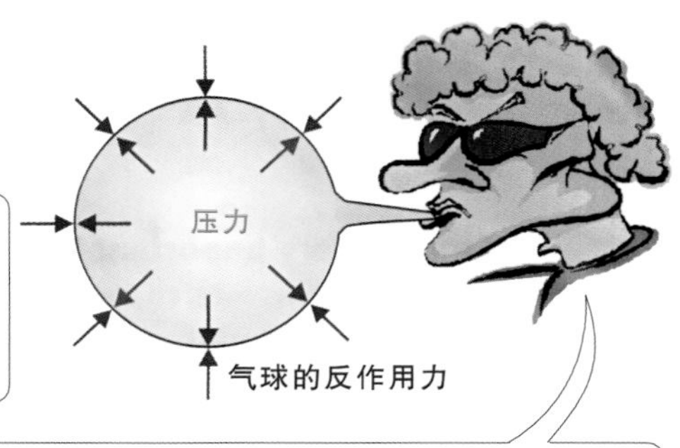

让我们通过一个简单的模型来理解电容器的充电。

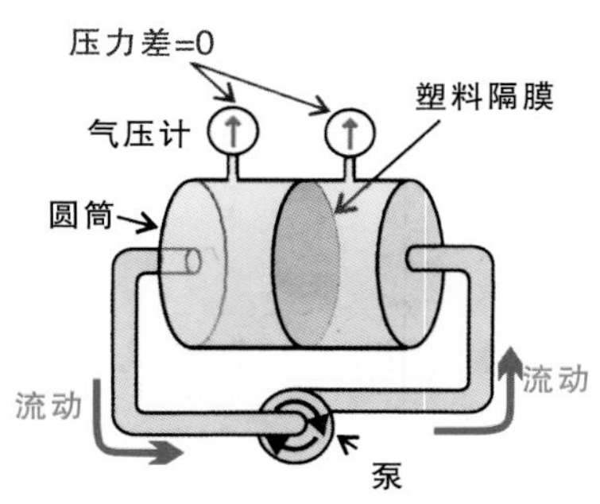

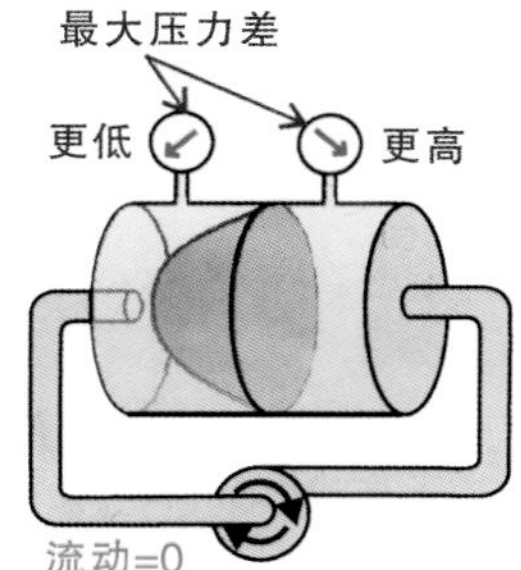

圆筒被不能渗透的塑料隔膜分成两部分。一个小的旋转泵将空气从左室泵入右室。

开始时,两室容积相等,并不存在压力差。由于没有隔膜的任何反作用力,大量的气流从左侧向右侧移动。

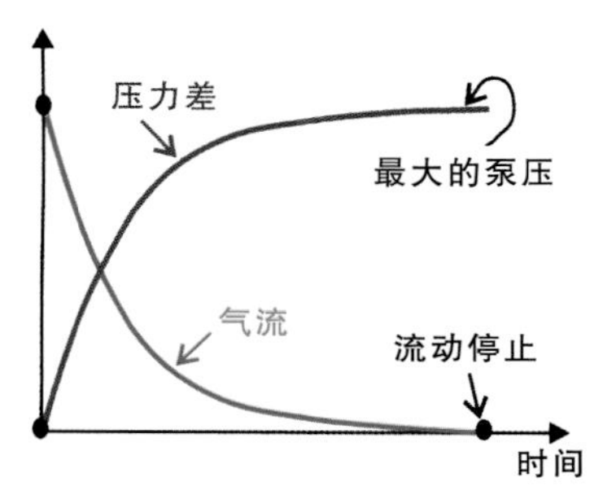

当两室间的压力差增加时,隔膜变形并产生一种与该压力反向的反作用力。这一反作用力努力将空气推回去,因此减少了气流。

当压力差等于泵的最大压力时,隔膜变形也达最大程度,气流停止。

电容器以相同的方式充电。但是,它是电池将电子从一侧泵入另一侧。由于隔膜是不能渗透的,因此气流是短暂的。由于电介质是绝缘体,因此电子流也是短暂的。

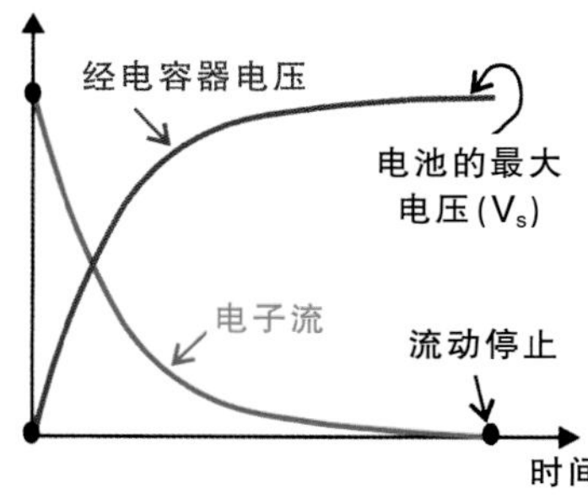

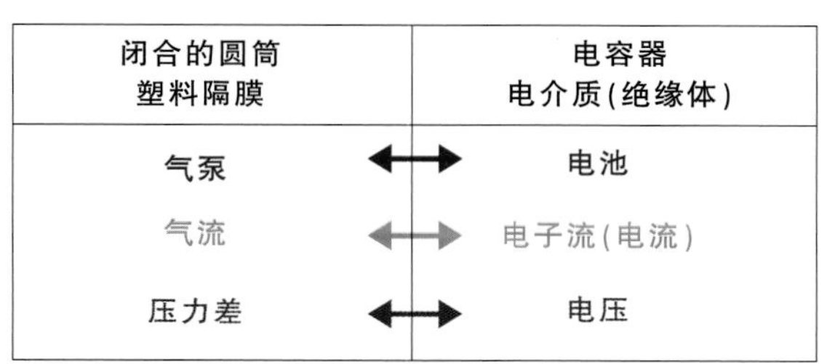

闭合的圆筒 塑料隔膜	电容器 电介质(绝缘体)
气泵 ⟷	电池
气流 ⟷	电子流(电流)
压力差 ⟷	电压

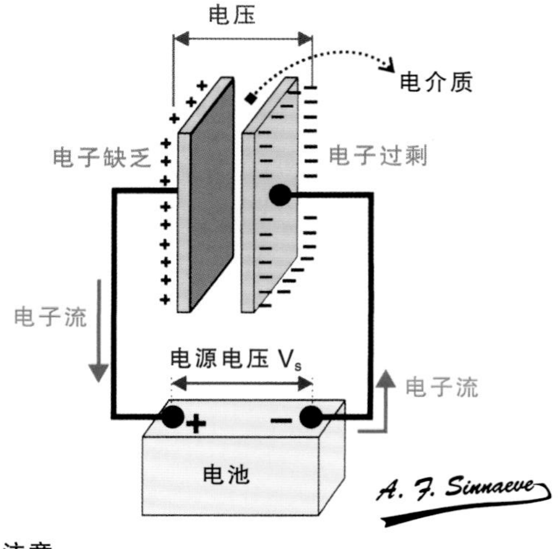

注意

定义:电介质=电容器极板间非传导性媒介

图 3.07

电容器 5

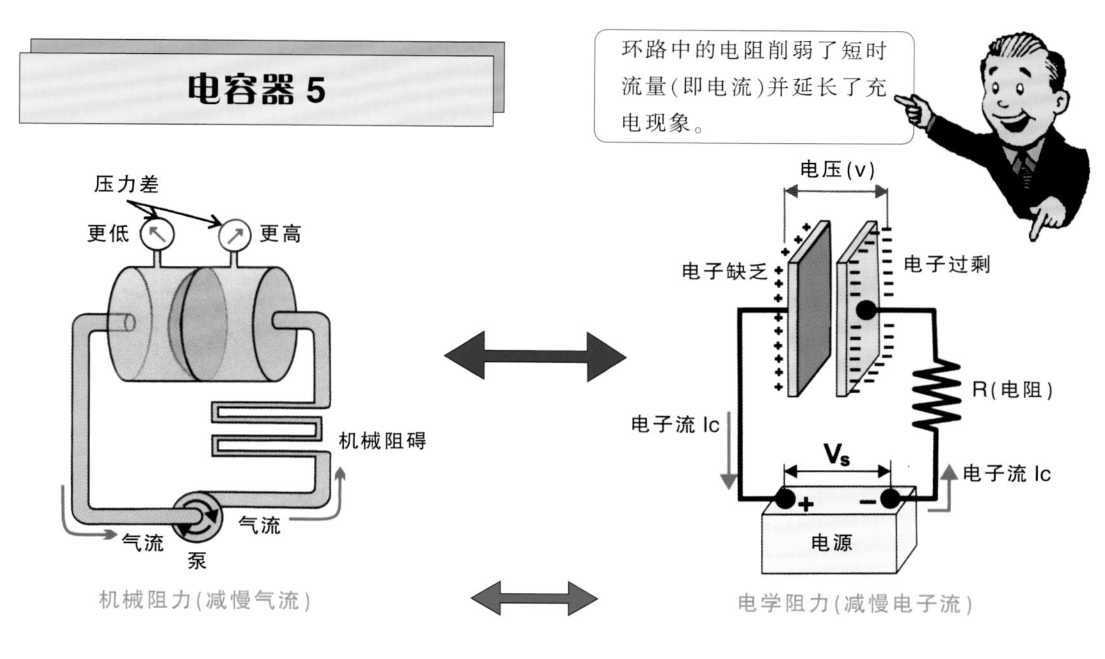

电容器充电

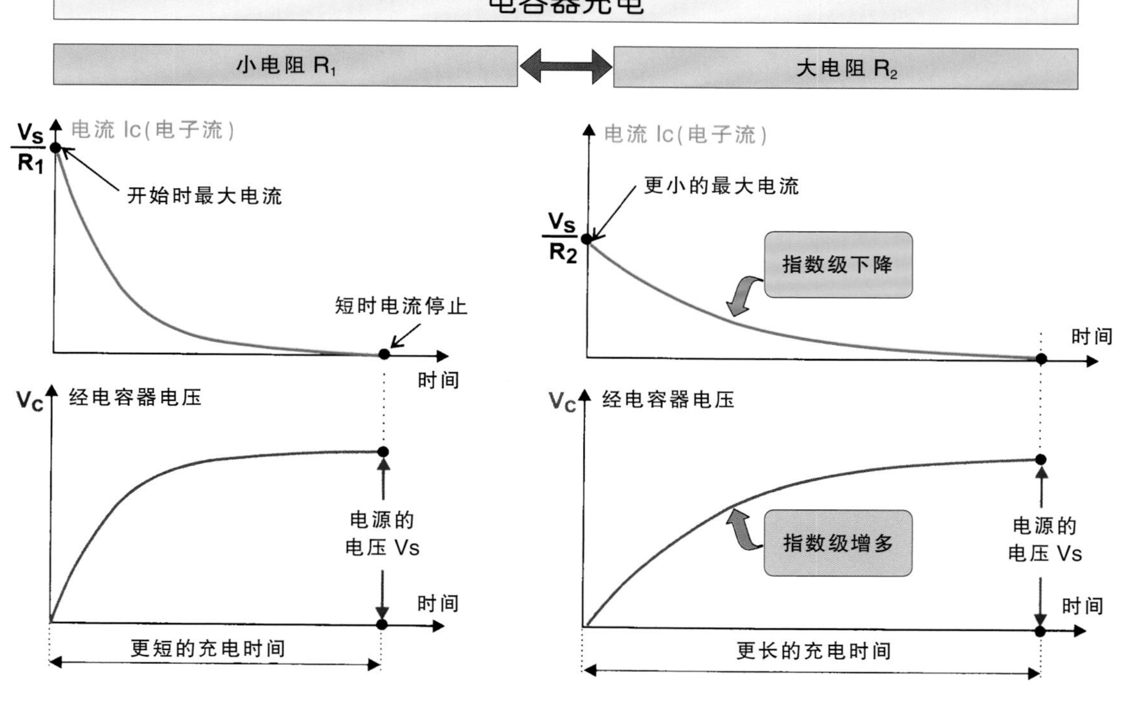

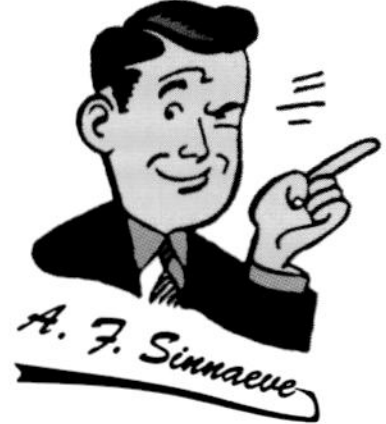

- 开始时,电容器完全放电,Vc=0。在充电过程中,Vc 增加,当 Vc=Vs 时,充电终止。当电完全充满,电容器假定与电源提供相同电压！Vc 与 Vs 之差是经过电阻 R 的电压。
- 开始时,当 Vc=0 时,根据欧姆定律电子流或电流 Ic 等于 Vs/R。当完全充电时,电流减少为零。
- 所有这些曲线均是指数级！非常有趣,将在下页进行说明！

图 3.08

我们知道电容器的充电时间依赖于循环中的电容量 C 和总电阻 R。
乘积 τ=R.C 被称作时间常量。
指数曲线的演变取决于 RC！

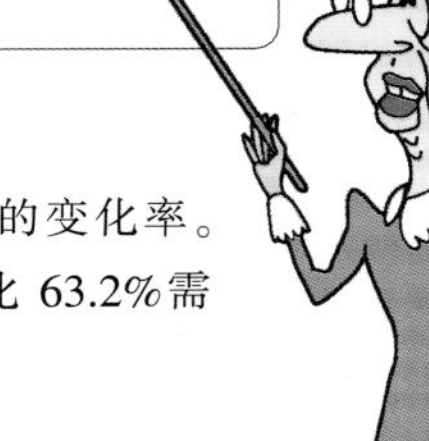

电容器 6

时间常量涉及充电的变化率。它提示电压每变化 63.2%需要多少时间。

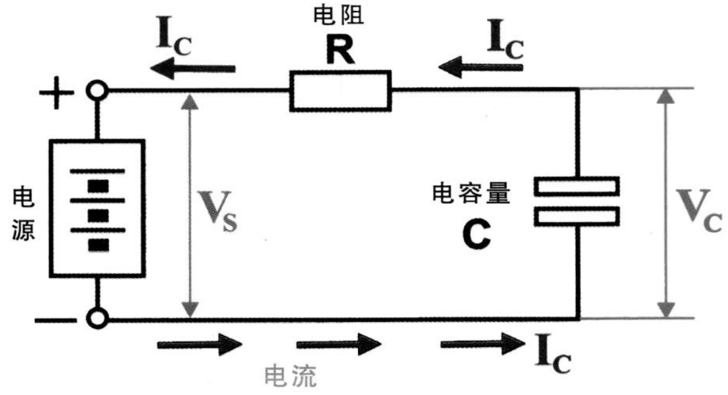

电压 V_C
剩余部分
0.632×剩余部分
V_S
V_{C1} = 0.632 x V_S
= V_{C2}
时间

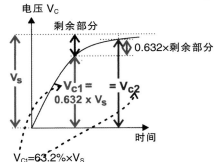

V_{C1}=63.2%×V_S
剩余部分=100%−63.2%=36.8%
V_{C2}=63.2+(0.632×36.8)=86.4%×V_s

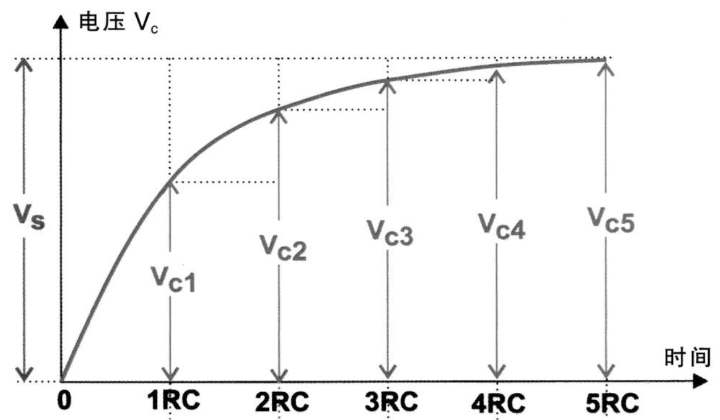

时间	V_C(%×V_S)	I_C(%×V_S/R)
t = 1RC	63.2%	36.8%
t = 2RC	86.4%	13.6%
t = 3RC	95.0%	4.98%
t = 4RC	98.1%	1.83%
t = 5RC	99.3%	0.07%

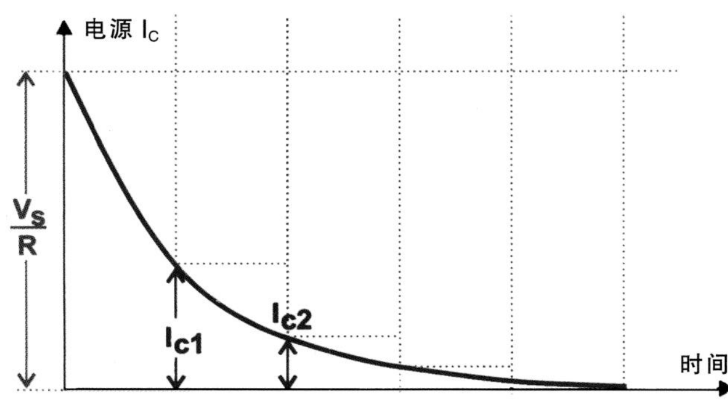

从实践考虑，我们可以接受电容器在 5RC 时间后完全充电。

例如：一个 100μF 的电容器经由 20kΩ 的电阻充电时间常量(=R.C)为：
$100\times10^{-6}\times20\times10^{3}=2s$
充电时间(=5RC)为：
5×2s=10s

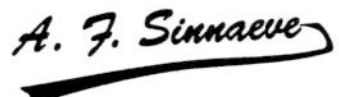

注意：τ=希腊语的第十九个字母(相当于字母 t)
缩写词：Vs=电源电压；Vc=经电容器的电压；Ic=电路中的充电电流；τ=RC=时间常量；t=时间；μF=微法拉=10^{-6}F。

图 3.09

电容器的放电与充电是相反的。同样，曲线是指数级，同时是由时间常量决定！

电容器 7

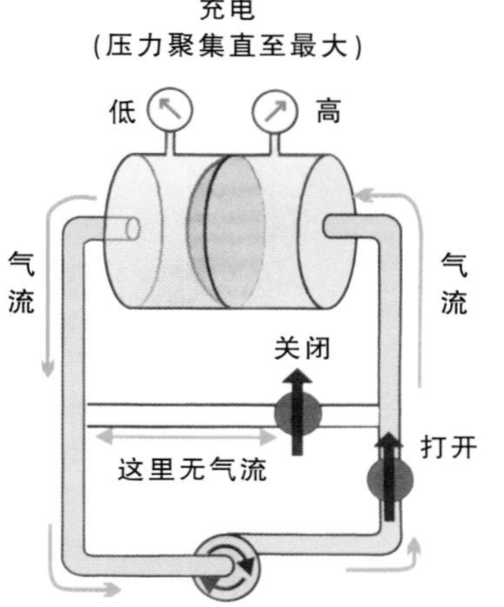

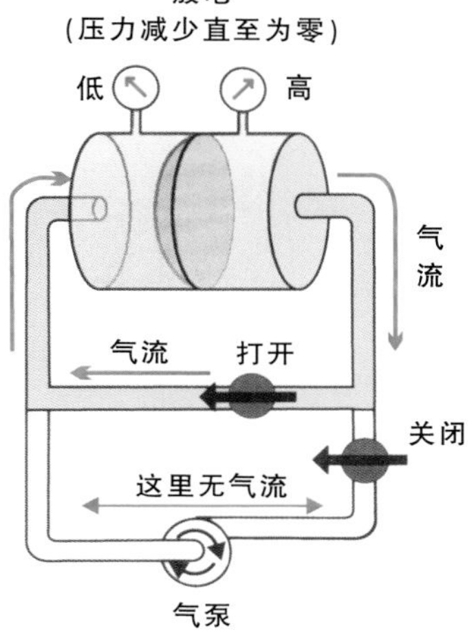

让我们再来看看机械模型。
压力的方向（从高到低）并未改变，但是通过外部环路的气流方向则是相反的。在电容器的电路中也是同样道理！当然，这里的阀门是电子开关！

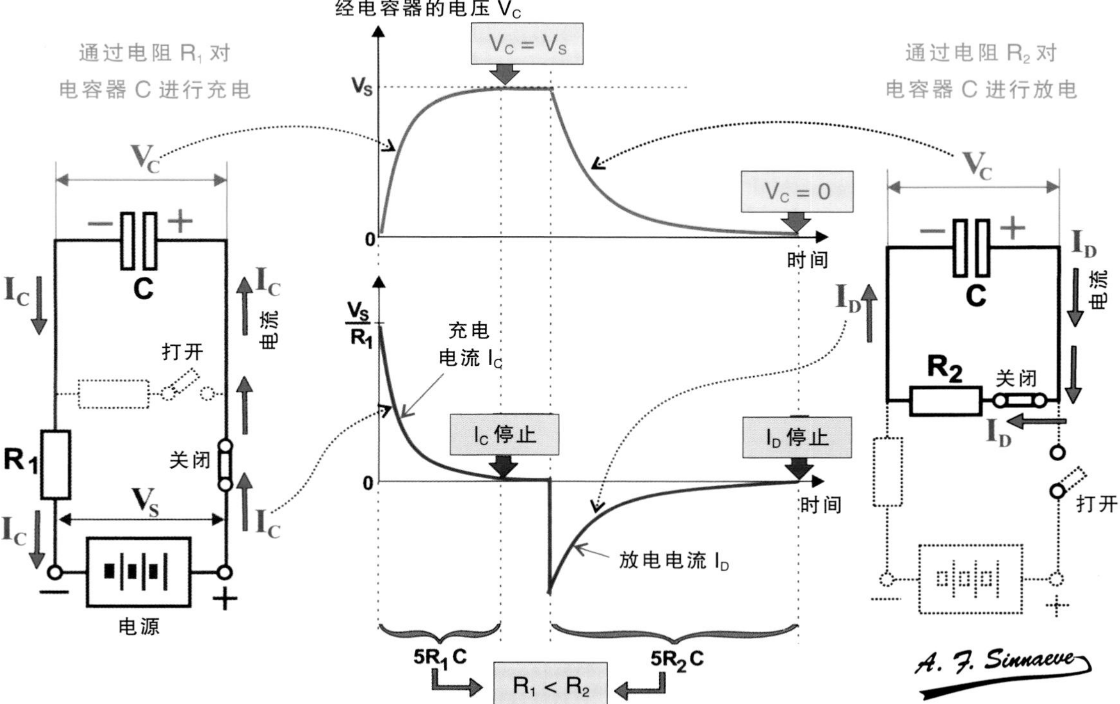

缩写词：C=电容量；I=约定的电流（与电子方向相反）；R=电阻；Vc=经电容器的电压；Vs=电源电压；τ=RC=时间常量。

注意：阀门打开 & 开关关闭意味着电路连通；
阀门关闭 & 开关打开意味着电路未连通

图 3.10

电容器 8

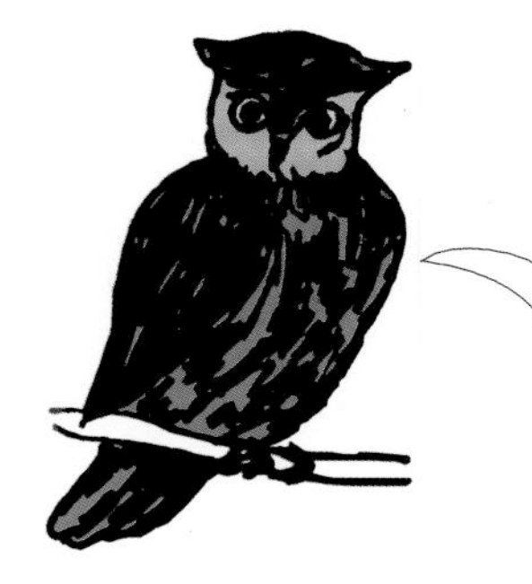

现在你应该能够理解普通起搏器的脉冲输出是如何形成的。
起搏器的输出电容器是通过内部电阻 R_{ch} 进行充电，通过心脏 R_p 进行放电。当然，电阻 R_p 比充电电阻 R_{ch} 小得多。

当开关 S 打开时，输出电容器 C_o 通过高电阻 R_{ch} 缓慢充电。

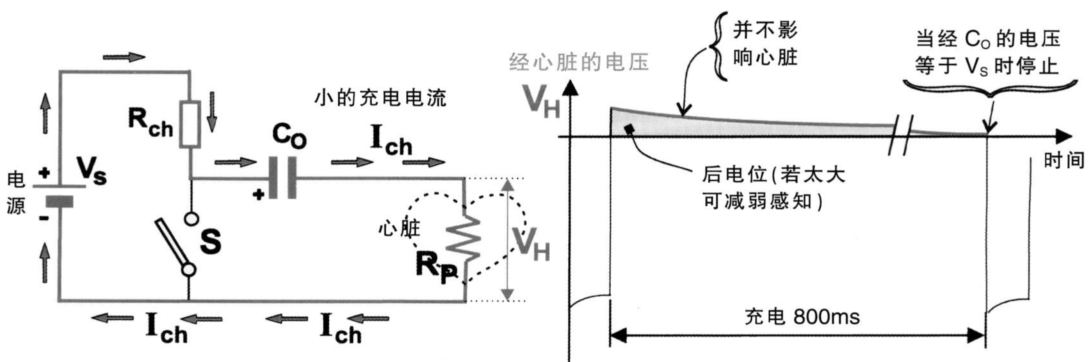

当开关 S 关闭时，快速放电。仅有小的起搏电阻 R_p 限制电流；电源电压 V_s 决定振幅。

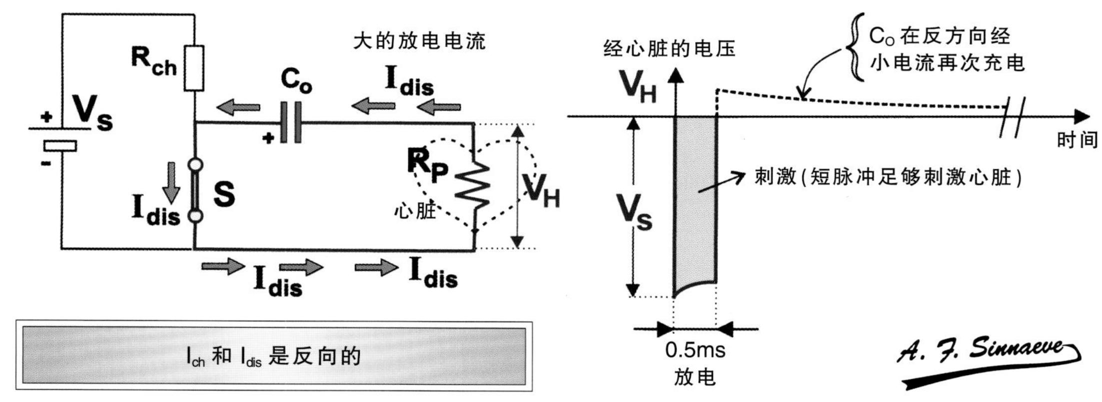

I_{ch} 和 I_{dis} 是反向的

注意 1：在经输出电容器电压 C_0 或经心脏的电流变为零之前，放电过程已停止，即放电被截断！剩余的电荷留在电容器中。
注意 2：由起搏器的时间机制来控制开关。
注意 3：当电荷仍在电容器中时，起搏器对心脏活动的感知会阻碍开关 S 的关闭。

缩写词：C_0=起搏器的输出电容器；R_{ch}=充电电阻；R_p=起搏电阻；S=电子开关；Vs=电源电压(或许小于电池电压)。

图 3.11

电容器 9

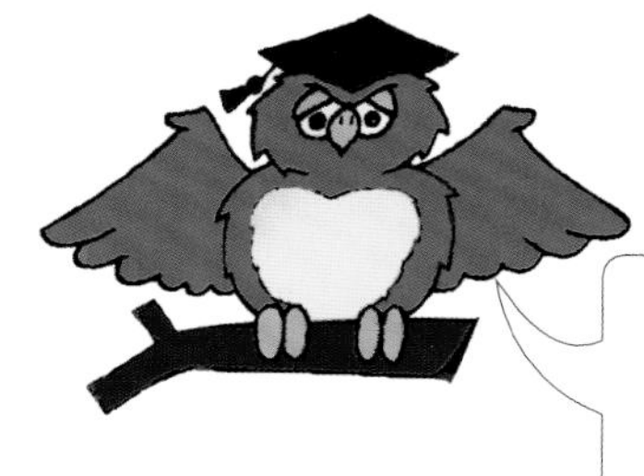

当通过电容器放电向患者发放脉冲时,电压常常呈指数级下降。

对起搏器来说,脉宽非常短,前缘和后缘的固定偏差或电压差正常时是很小的。

ICD 高压电容器的放电时间是非常长的,因此,可以出现非常大的斜率。

低电压起搏器脉冲

最大 5V

固定偏差

前缘

后缘

时间

标准 0.5ms

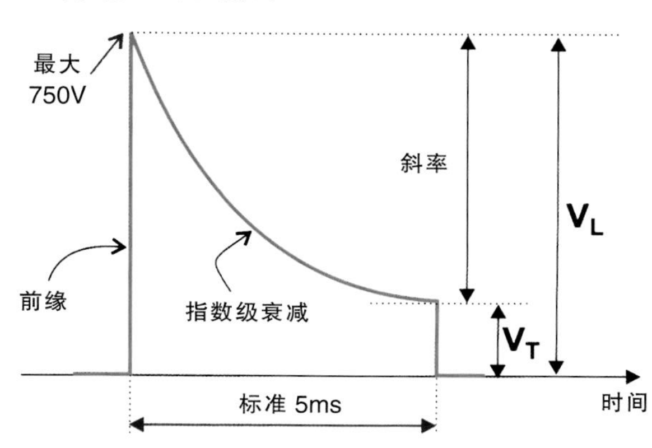

通过定义可知:

$$TILT(\%) = \frac{V_L - V_T}{V_L} \times 100\%$$

注意:斜率、脉宽与电阻常常是相互偶联的

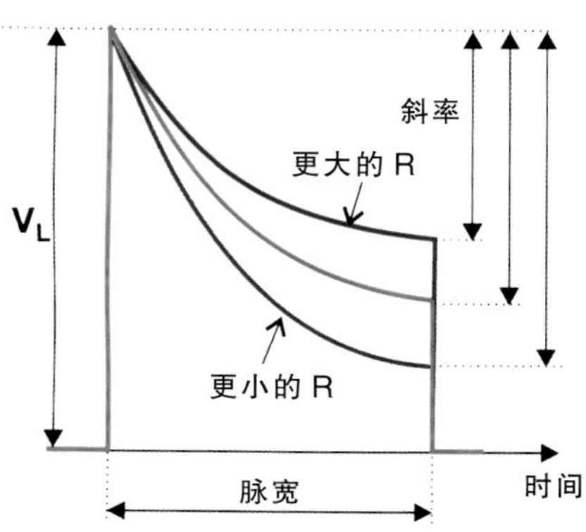

对于固定的脉宽:高压电极间的电压越小,产生的斜率越大。

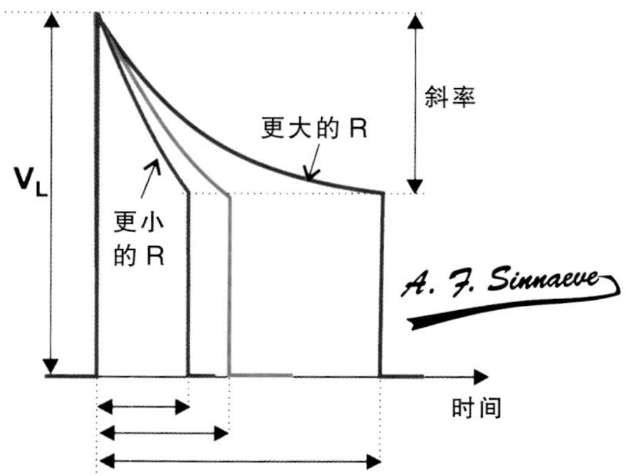

对于固定的斜率:高压电极间的电阻越小,脉宽越短。

缩写词:V_L=脉冲起始电压(前缘);V_T=脉冲终末电压(后缘);R=两个高压电极间的电阻;V=伏特。

注意:固定偏差和斜率描述的是同一个现象。然而,固定偏差常用于起搏器。

图 3.12

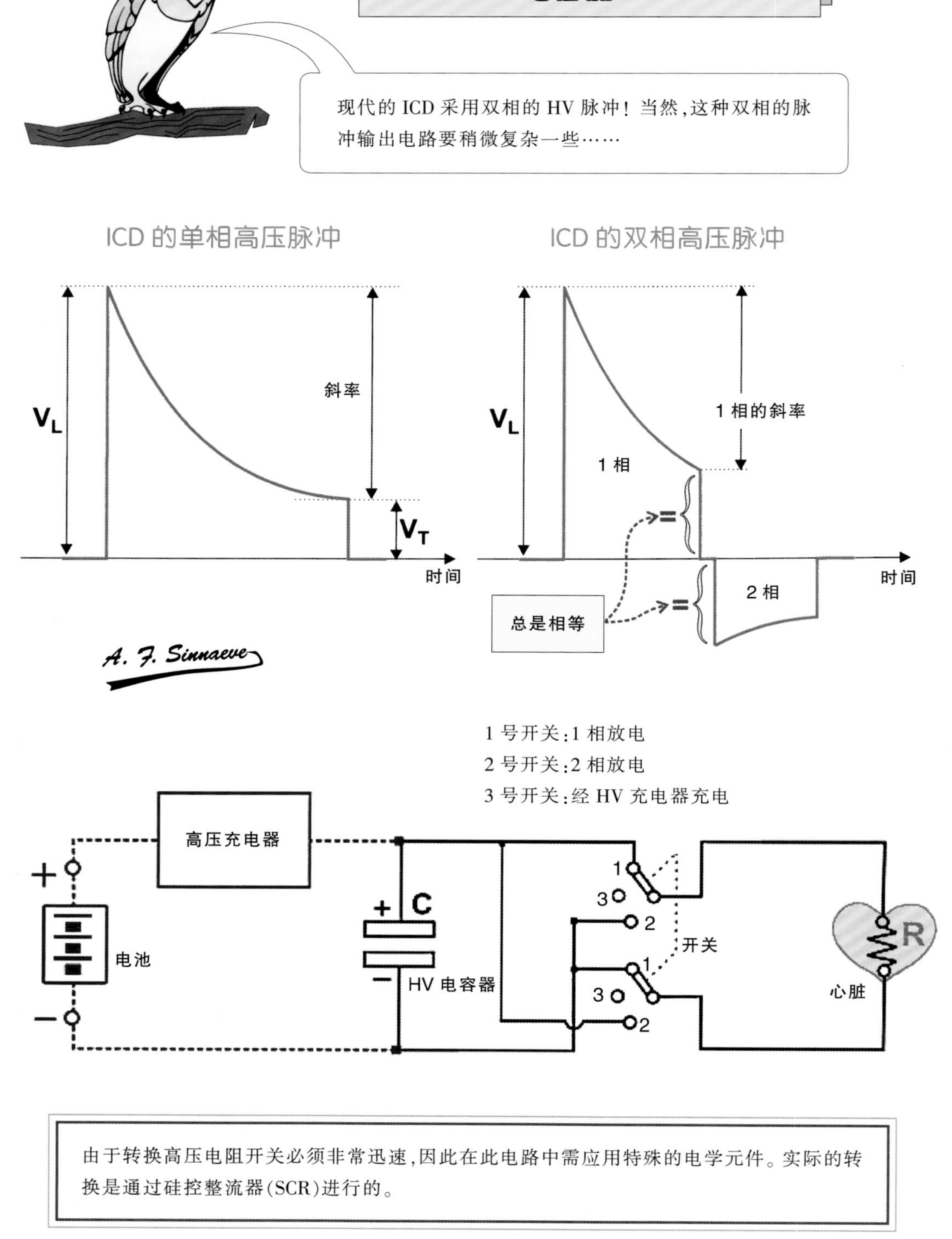

由于转换高压电阻开关必须非常迅速，因此在此电路中需应用特殊的电学元件。实际的转换是通过硅控整流器(SCR)进行的。

缩写词：V_L=脉冲起始电压(前缘)；V_T=脉冲终末电压(后缘)；C=电容器；HV=高压；R=两个高压电极间的电阻；V=伏特。

图 3.13

电容器 11

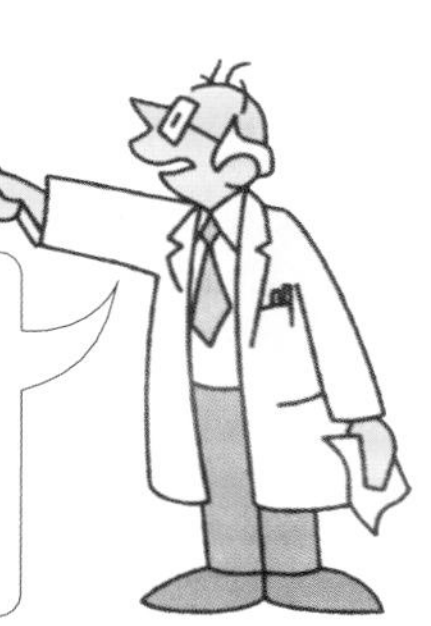

是的，又是我。我必须谈一些关于能量的知识！电容器通过将电荷从一个极板移动至另一个极板进行充电。当然，需要一定能量来移动这些电荷，这些能量作为潜在的能量储存在电容器中。当电容器放电时，这部分能量传递到放电环路的电阻中，并转换进入心脏！

储存在电容器中的能量与电容量成正比，同时与电压的平方也呈正比。

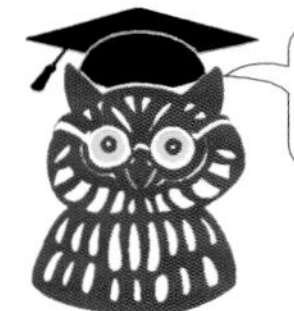

努力牢记

$$W=\frac{C\times V^2}{2}$$

W=能量，单位是焦耳(J)

C=电容量，单位是法拉(F)

V=电压，单位是伏特(V)

例子：

120μF 的电容器最初被充电至 200V。当斜率在 65%截断时，发放一个脉冲。那么向患者发放的能量是多少呢？

答案：

截断电压是 200V×0.65=130V

脉冲终末的电压是 200V−130V=70V

开始的能量 $W_1=\dfrac{120\times10^{-6}\times200^2}{2}=2.4J$

终末的能量 $W_2=\dfrac{120\times10^{-6}\times70^2}{2}=0.3J$

发放给患者：2.4J−0.3J=2.1J

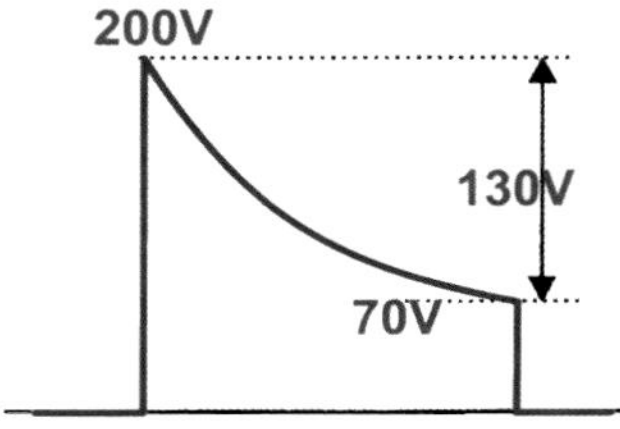

- 如果电容器完全放电，即脉宽超过 5RC，那么充电的电容器才能将全部可用的能量发放给心脏。
- 由于脉冲常被截断，因此发放给患者的能量要小于最大可用能量！
- 脉冲的斜率越小，可用能量与发放给患者能量的差值越大。

A. F. Sinnaeve

缩写词：RC=电路的时间常量；C=高压电容器；R=高压电极间的除颤电阻。

图 3.14

谁害怕下落的石块?

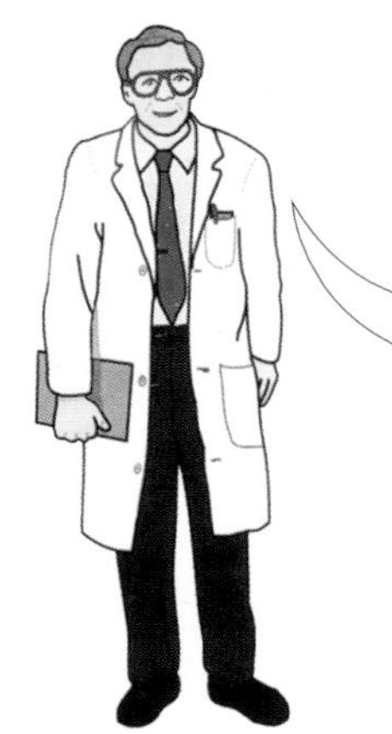

能量和做功用焦耳(J)来表示。举起1个苹果走3步大约消耗1J能量。
你是否意识到除颤器将对你的患者发放大量能量,然而这些电击并非是无害的!??

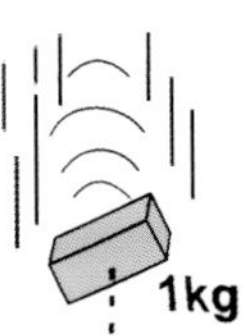

体外除颤器可发放50~400J的电击

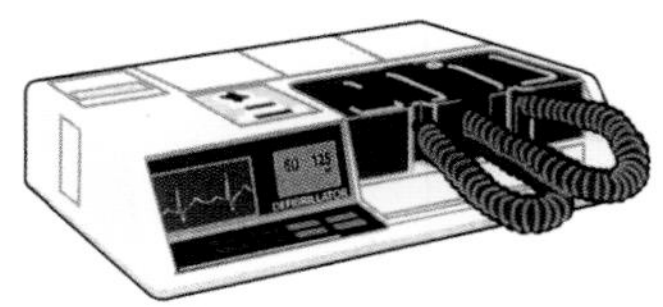

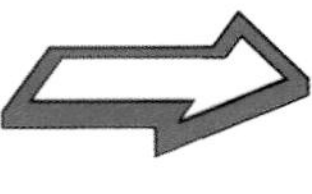

300J是一个重量为1kg的水泥块从30m高空落下产生的能量!!!
你最好带上钢盔……

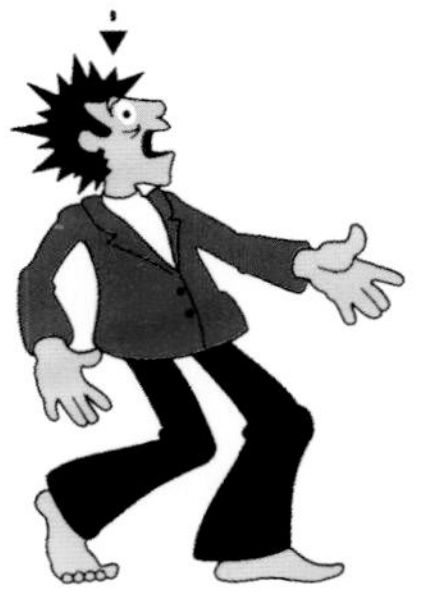

置入式除颤器可发放0.5~35J的电击

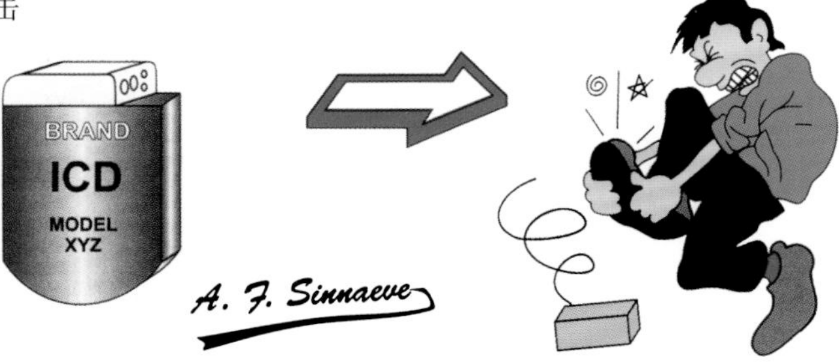

20J对应于一个重量为1kg的水泥块从2m高空落下产生的能量!!!
当它落在你脚趾上时,也会产生伤害……

图 3.15

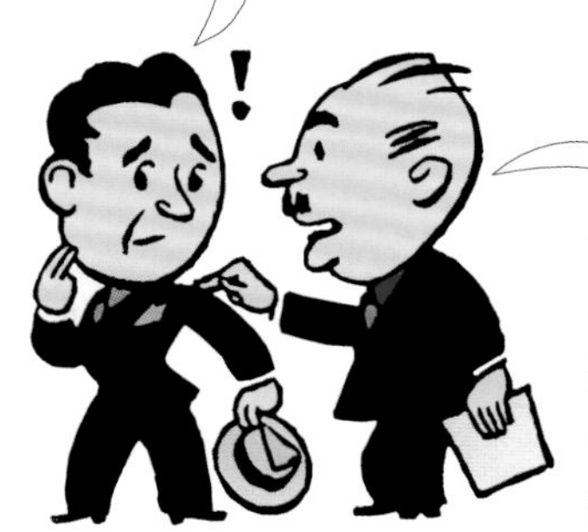
我总是采用伏特来程控起搏器，我感觉这种方法很合适！为什么现在我要学习用能量和焦耳来程控 ICD？
!
好吧，习惯上我们使用能量的单位来表示除颤或复律时的电量，如焦耳(J)或瓦特·秒(Ws)。这来源于众所周知的体外除颤器。这样操作只有一个原因！同时这并不难理解，我将解释给你听。

电容器 12

正常的起搏器脉冲近似于一个固定的电压脉冲：

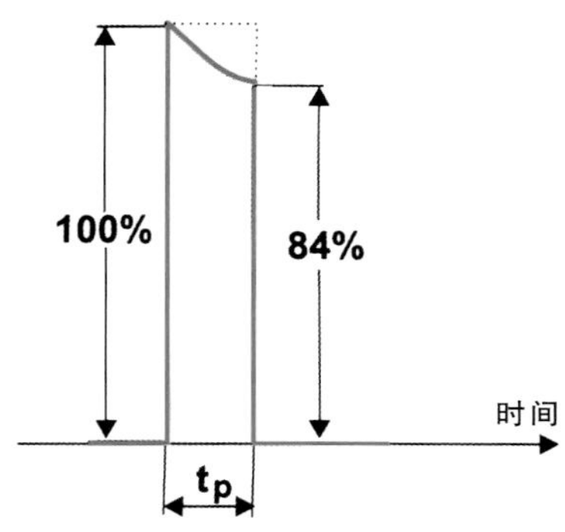

- 现代起搏系统中电极的几何表面积非常小，因此，总的起搏电阻很高。
- 脉宽非常短，起搏器的输出电容器并不能充分放电。

例子：

一个输出电容器 Co=4.7μF，起搏电阻 R_p=600Ω，电路的时间常量是 CoRp=600×4.7×10^{-6}=2.82ms，同时，在 t_p 为 0.5ms 脉宽后，电压下降为前缘的 84%。

ICD 的 HV 脉冲并非都是一个固定的电压脉冲：

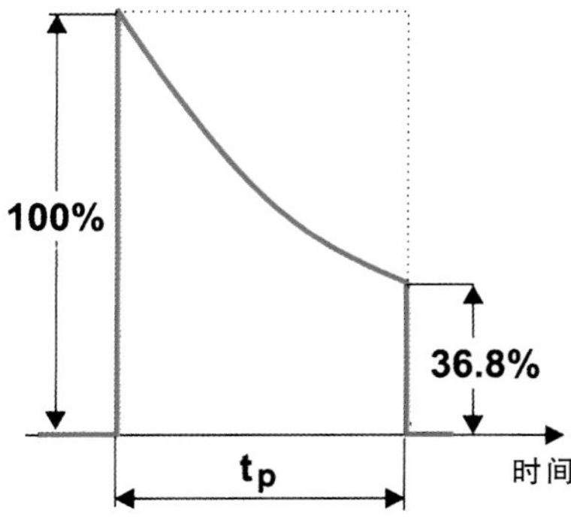

- HV 除颤电极的几何表面积比起搏电极的要大得多，因此，导线上的电阻较小(典型为 50Ω)。
- 长脉宽，并产生大的斜率。

例子：

一个 HV 电容器 120μF，导线电阻 50Ω，时间常量是 C_{HV}×R_L=120×10^{-6}×50=6ms。若脉宽 t_p=6ms，那么脉冲的终末电压降低为前缘的 36.8%，同时斜率将会是 63.2%。

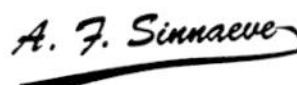

 实际的起搏刺激近似于一个固定的电压脉冲。因此，该脉冲起搏阈值的确定也是用伏特来表示。在早期的体外除颤仪中，由于未采用截断，因此高压脉冲终末的电压下降为零。发放的能量用焦耳表示可能是唯一能正确表述的参数！

 ICD 的 HV 脉冲下降也很明显，因此，旧习惯被保留下来，以便 ICD 输出以能量形式(J)来表述。旧习惯是很难改变的。

 很显然，除颤阈值的强度–时间曲线是能够以电压和脉宽的形式表示的。

图 3.16

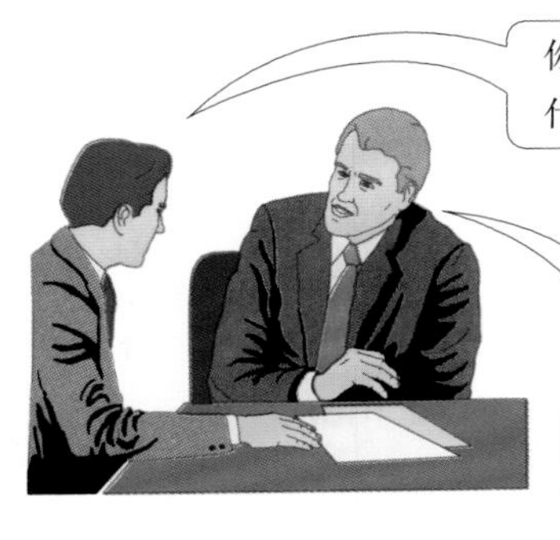

你能告诉我为什么电容器需要维护吗？什么是电介质变形？什么是渗漏？

电容器 13

好吧，变形并非正确的词，ICD 中应用的是电解电容器，它们需要定期维护以防止电介质变形。让我来解释！

ICD 中的电容器显示出独特的特征！高电压、高电容量和小外壳的组合将我们的选择限制在铝电解电容器。

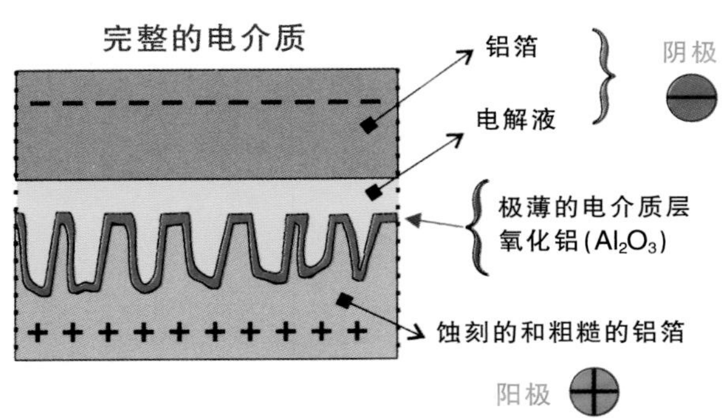

电介质是极薄的氧化铝层。它通过电解过程在阳极表面形成。

通过蚀刻化和粗糙化阳极层的接触表面，其电容量可增加数倍。

电介质薄片通过氧化作用而形成，薄片的厚度与氧化电压呈比例。

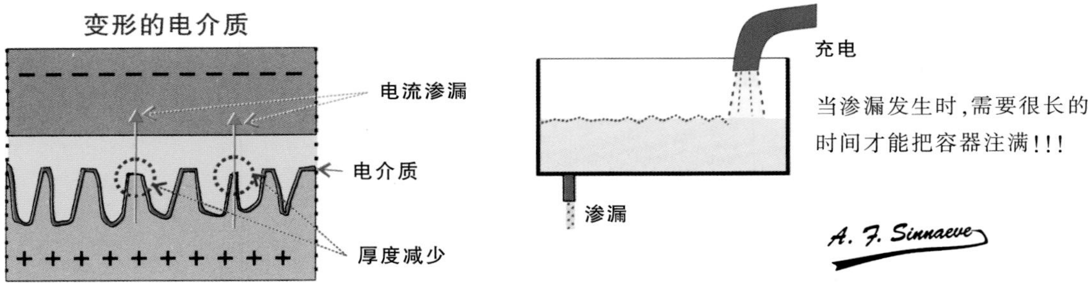

变形是氧化层的问题

如果跨电容器终端电压较低（或电压缺乏），铝氧化层的厚度会由于电容器中正常的化学反应而缓慢减小。所以，在应用更高电压时，渗漏的电流会增加，性能会下降，这时就需要更多的时间来给电容器充电至高电压。

电容器维护是解决这一问题的办法

- 电容器维护包括高压电容器周期性充电，为了保持电介质的完整，也为了减少渗漏。
- 在过去的 ICD 中，电容器维护(*重整*或充电)是通过程控仪手动完成；现代的 ICD 是以每 1~6 个月规律的间隔周期(可程控为 1 个月间隔)自动进行。
- 若心律失常识别使得 HV 电容器充电至(或)高于维护电压，那么维护的计时器将会重置。
- 当电池电压达到 3.05V 时，为了避免电池的“电压衰减”，一些 ICD(例如：St Jude)中的软件会自动调整电容器重整时间为 1 个月。

图 3.17

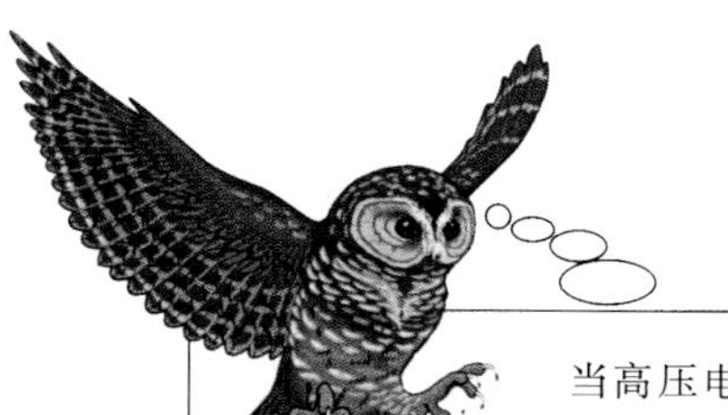

电容器 14

当高压电容器充电时，为了能够快速治疗需要除颤的潜在恶性室性快速性心律失常，控制尽可能短的充电时间很重要。有三方面的原因会延长充电时间：(1)电容器的电介质变形；(2)电池内部电阻增加及其相关的电压降低；(3)充电器、电容器等元件偶然功能障碍等。

HV 电容器充电就像装满一个桶！

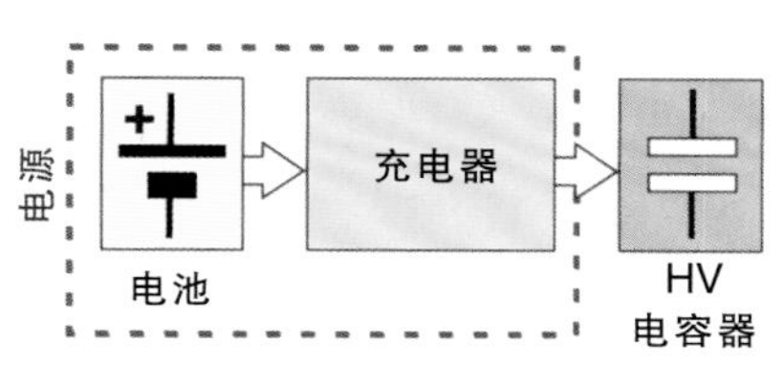

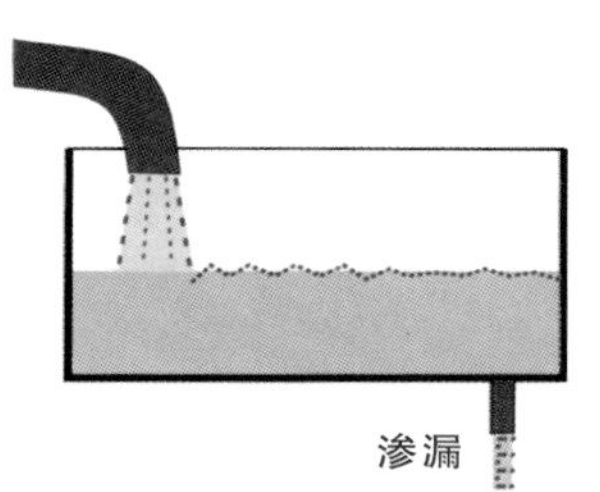

当渗漏增加和供给减少时，装满桶的时间会延长。同样的，当通过电介质的渗漏增加或电压供给减少时，电容器的充电时间会延长。

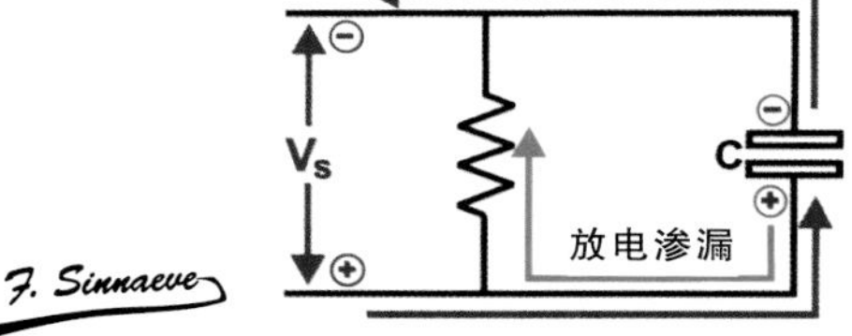

1 充电时间的延长是由于 HV 电容器维护(重整)不足

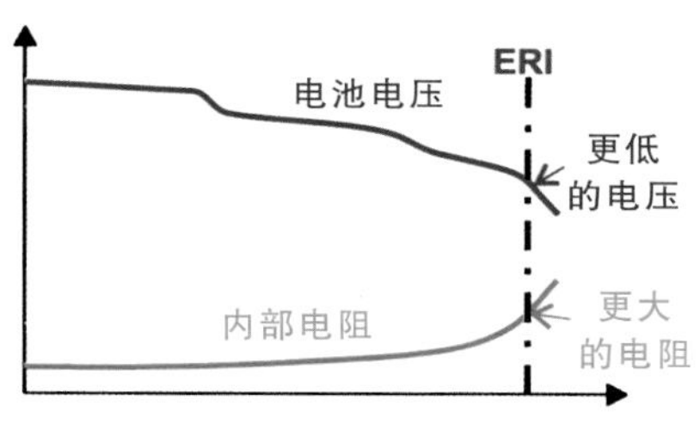

2 充电时间的延长是由于电池低电压(接近 ERI)

在现代 ICD 中，每次电击及自动重整后的充电时间被测量和记录在存储器中。因此，这些充电时间必须在随访时评估。

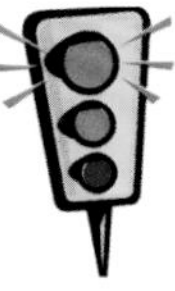

充电时间超过 12 秒需要密切关注并频繁随访，若超过 15 秒则需更换发生器。

如果充电时间过长

1. 检查自动重整功能(是否为老一代型号？)。
2. 核实 HV 电容器的状态(什么时候进行的末次完全充电或重整？在 BOL 时，每 90 天；接近 ERI 时，每 30 天！)。
3. 核实电池的状态(检查电压；ERI？)。
4. 若仍不能确定，可进行一次手动重整，将电荷转储至内部测试负荷。
   10 分钟后再试一次。若电池是好的，但充电时间仍很长，那么可能是充电器或电容器功能异常。如果充电时间仍过长(大于 15 秒)，则需联系厂家。

缩写词：HV=高压；BOL=寿命开始；ERI=择期更换指征。

图 3.18

HV 充电环路:第 1 部分

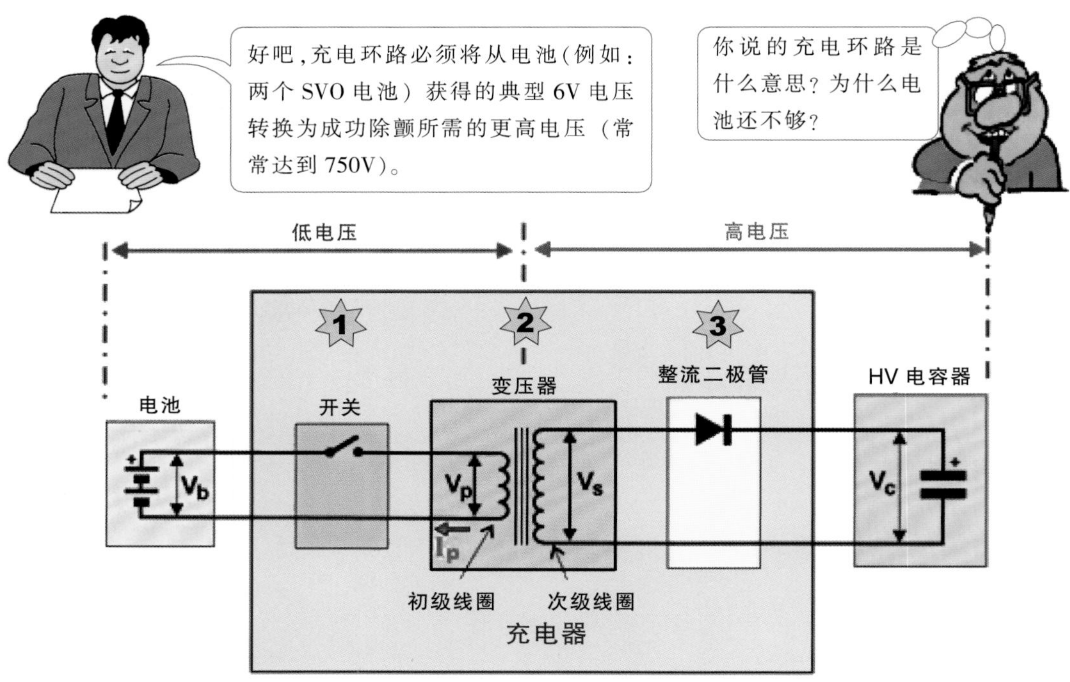

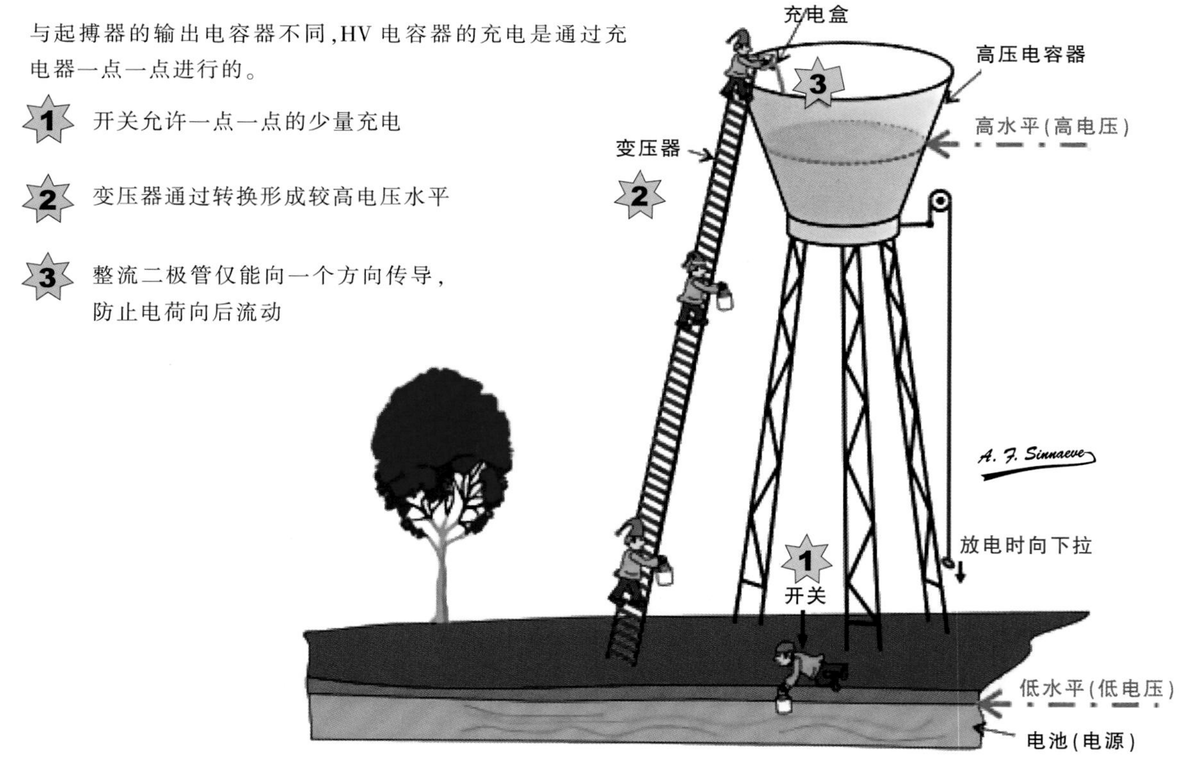

图 3.19

HV 充电电路:第 2 部分

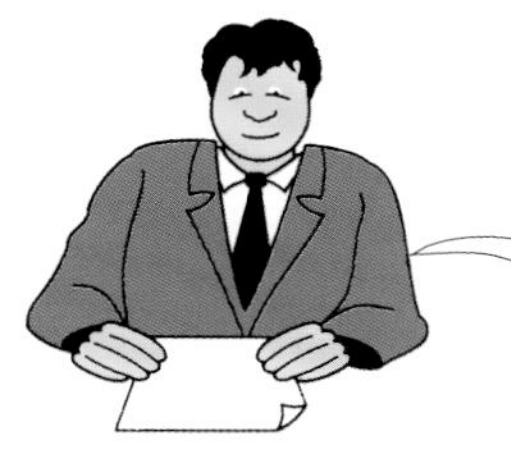

首先，让我说明一下少量电荷是如何通过周期性连接电池与变压器的初级线圈产生的！然后，我将介绍变压器是如何工作的。

1 开关

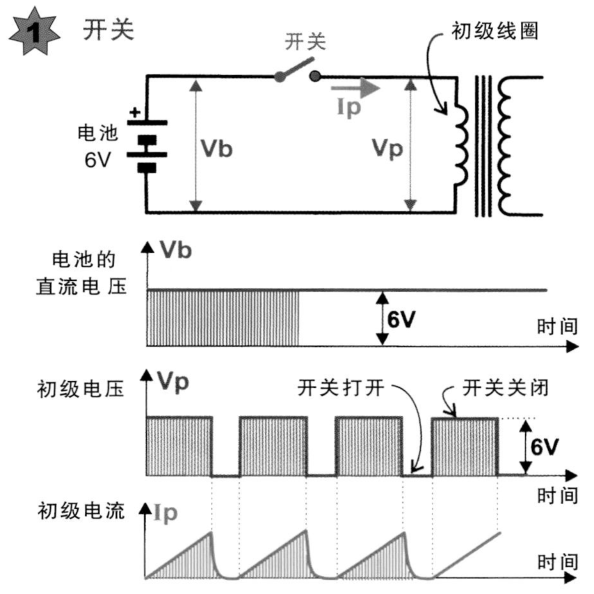

转换的发生实际是通过高频振荡器(例如:50kHz)控制的晶体管来实现。在识别到心动过速后(提示电击),中央微处理器打开振荡器,当 HV 电容器达到设定能量的预期电压时，中央微处理器关闭振荡器。

电池的电压(Vb)仍保持恒定,但是变压器初级线圈上的电压(Vp)在零(当开关打开)与 Vb(当开关关闭)之间变化。

每次开关关闭时,电流(Ip)流过初级线圈,同时电池的部分能量存储在变压器的磁场中。当变压器由磁能“充电”时,电流 Ip 的变化与时间几乎呈线性关系。

2 变压器

如何将低电压转换为高电压

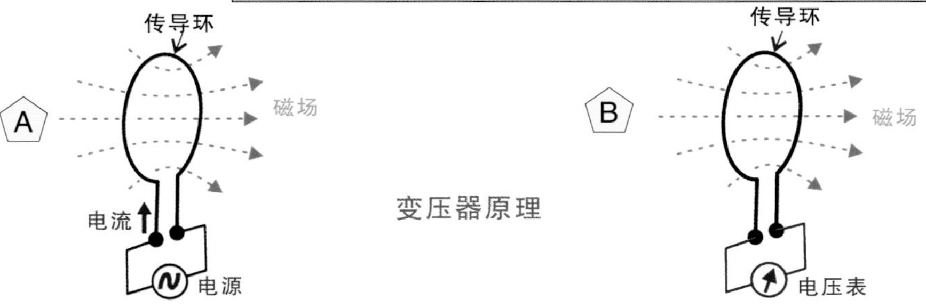

当电流流动穿过电路环时,将会产生磁场(与电流成比例:变化的电流产生变化的磁场)。

当变化的磁场穿过电路环时，将会在环中产生感应电压。若磁场保持稳定,将没有感应电压产生!通过大量串联的环路(线圈)可以使感应电压成倍增加。

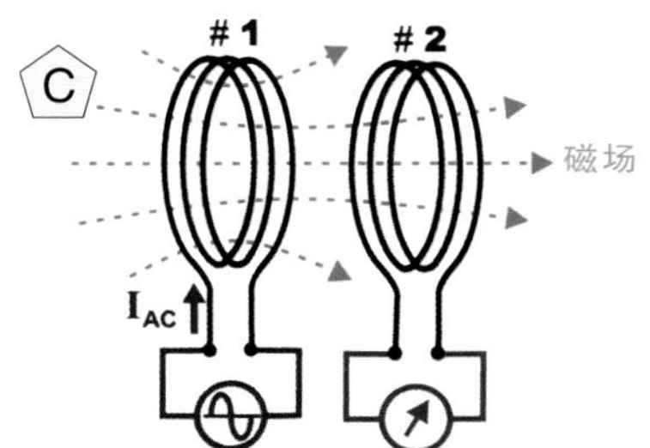

变压器有两个线圈。线圈 #1 中的交流电(I_{AC})产生变化的磁场。这一变化的磁场在线圈 #2 中感应出电压。

A. F. Sinnaeve

图 3.20

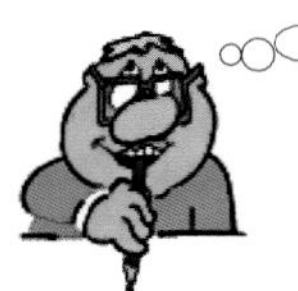

这就像给公鸡穿上袜子一样困难!

HV 充电环路:第 3 部分

2 变压器(续)

为了优化线圈间的能量转换，二者均缠绕在铁芯上(使磁场集中)。

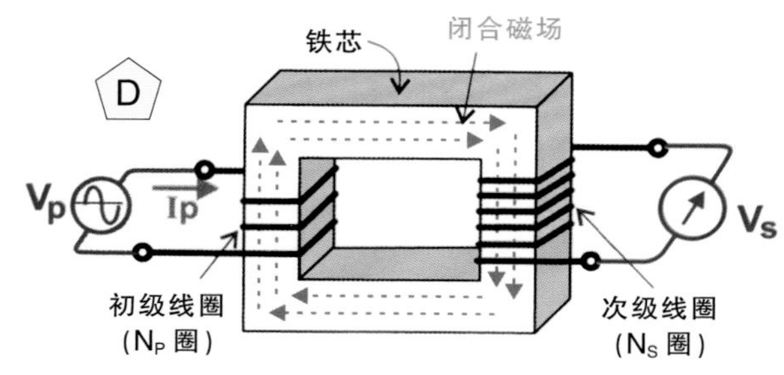

感应电压与线圈比值呈比例:与线圈 #1 相比,线圈 #2 圈数越多,线圈 #2 中的感应电压越高。

$$V_S = \frac{N_S}{N_P} \cdot V_P$$

例如:若 $N_S=100.N_P$,则次级电压 V_S 是初级电压 V_P 的 100 倍。

V_P=初级电压（输入);N_P=初级线圈的圈数;V_S=次级电压（输出);N_S=次级线圈的圈数

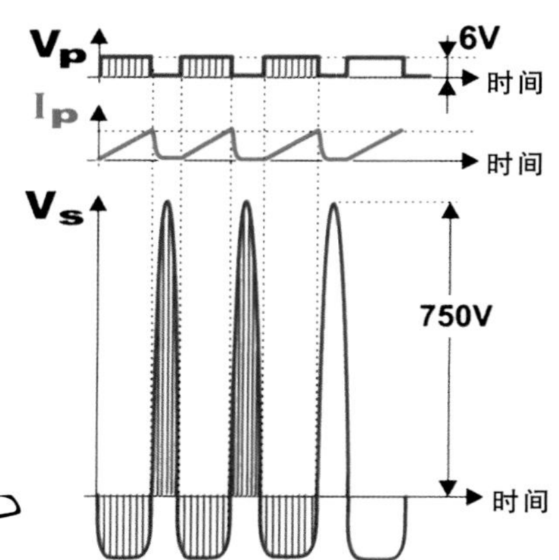

次级线圈感应的电压(V_S)也取决于通过初级线圈的电流(I_P)变化率。I_P 变化率越快,感应的电压 V_S 越高。当开关断开电池与初级线圈的连接时,初级电流(I_P)将快速下降至零,同时初级线圈中将感应出很高的电压。

A. F. Sinnaeve

 3 整流二极管

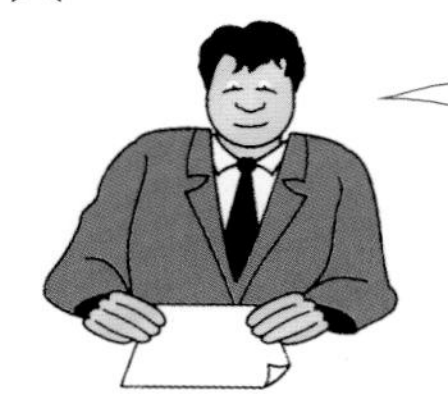

变压器仅在交流电压(AC)时运转。这是为什么开关阻断电池恒压(DC)的原因。然而,由于在除颤时需要 DC 电压,因此 HV 电容器必须也包含 DC 电压。所以,整流二极管用于将变压器次级线圈的交流电压重新转换为单向的 DC 电压。

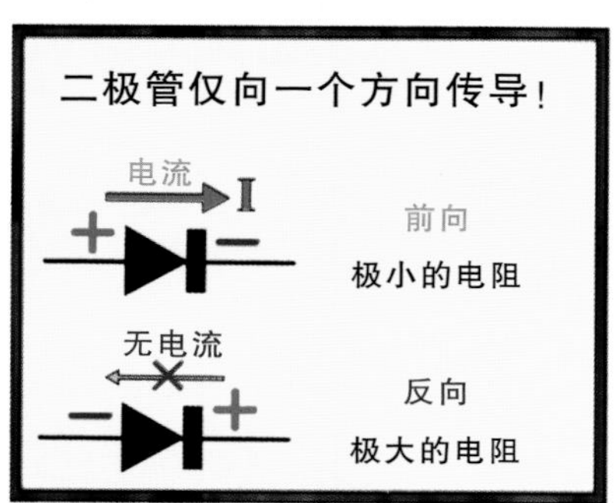

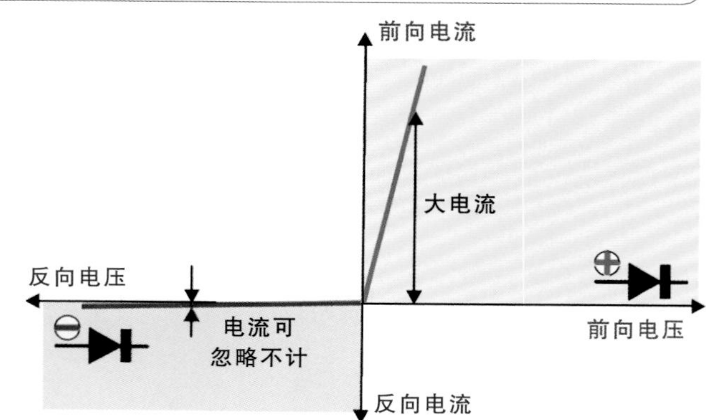

图 3.21

HV 充电环路:第 4 部分

整流二极管(续)

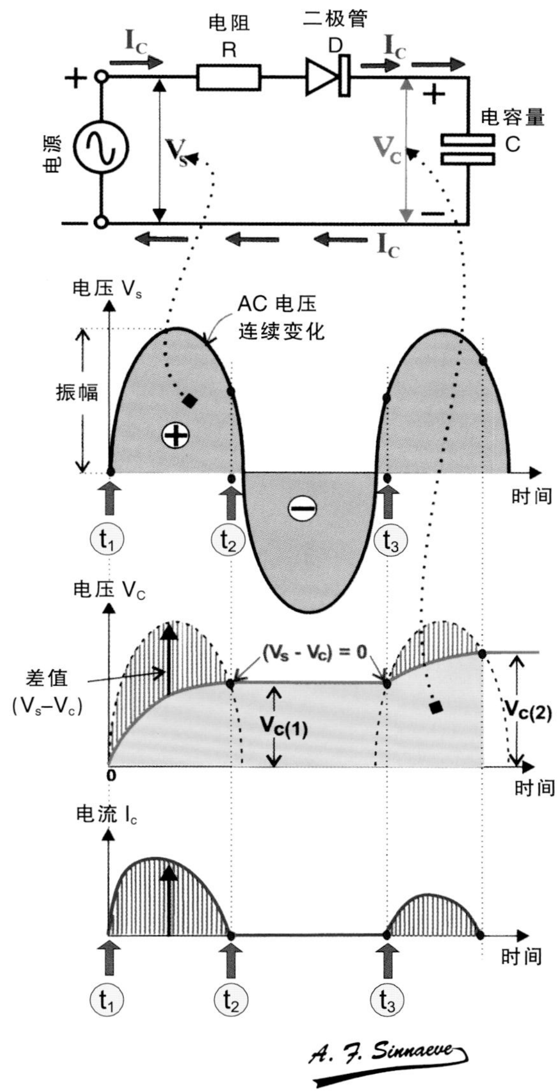

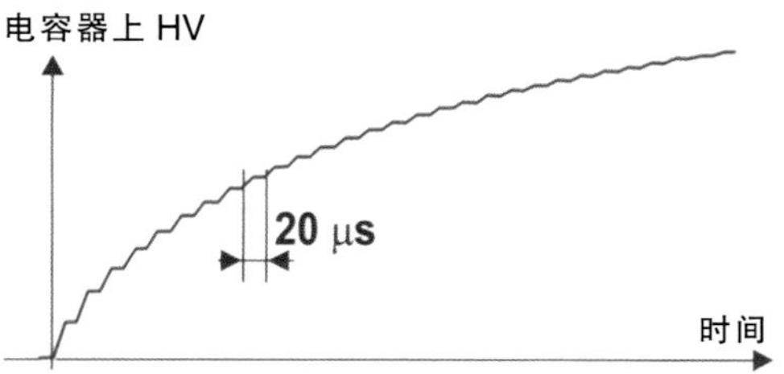

经由二极管采用 AC 电压对电容器充电

电流始终遵守欧姆定律!

$$I_C = \frac{(V_S - V_C)}{R}$$

(t_1) 开始时,Vs=0V,Vc=0V,因此电流 Ic=0

(t_1)→(t_2) 开始时,电源电压 Vs 增加快于电容器电压 Vc,因此(Vs−Vc)之差增加,电流 Ic 也是同样。

电流 Ic 对电容器充电,聚集为 Vc。

(t_2) 不久电源电压 Vs 开始下降,此时电容器电压 Vc 仍在上升。当差值变为零(Vs−Vc=0)时,电流停止。

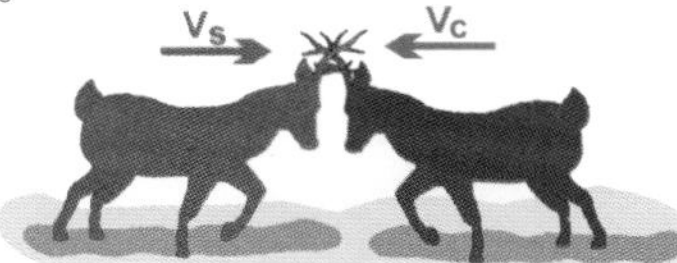

同样强壮:没有传递

(t_2)→(t_3) 当 Vs 变得小于 Vc(或负向)时,二极管被反向极化并发生阻滞。由于不再有电流流动,所以电容器电压 $Vc_{(1)}$ 保持恒定。

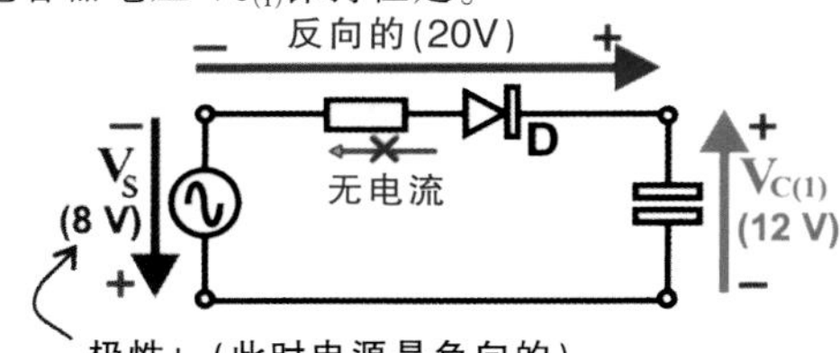

(t_3) Vs 上升刚超过 Vc,Ic 就又开始出现,同时电容器电压进一步聚集。

HV 电容器要一点一点充电!每一步电压均比前一步少一点。为了达到充电 30J,或许需要多达 25 万步。需要的 HV 越高,充电时间越长。

图 3.22

导线和电极
技术方面 1

❶ 单除颤线圈

集成双极系统

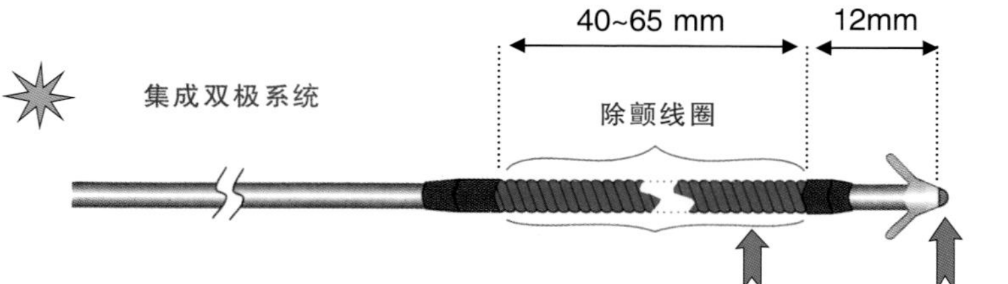

真双极系统

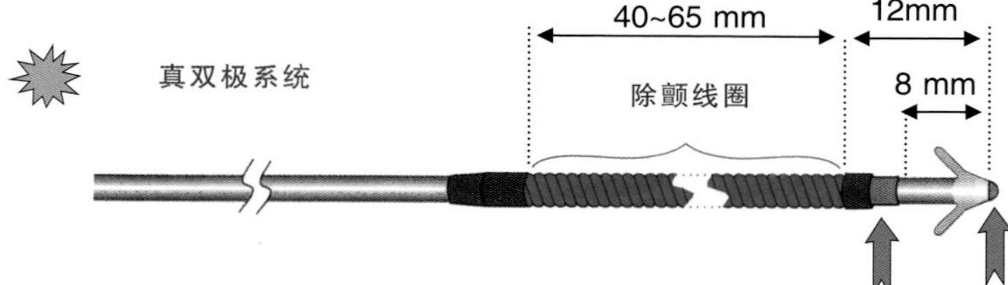

❷ 双除颤线圈

集成双极系统

真双极系统

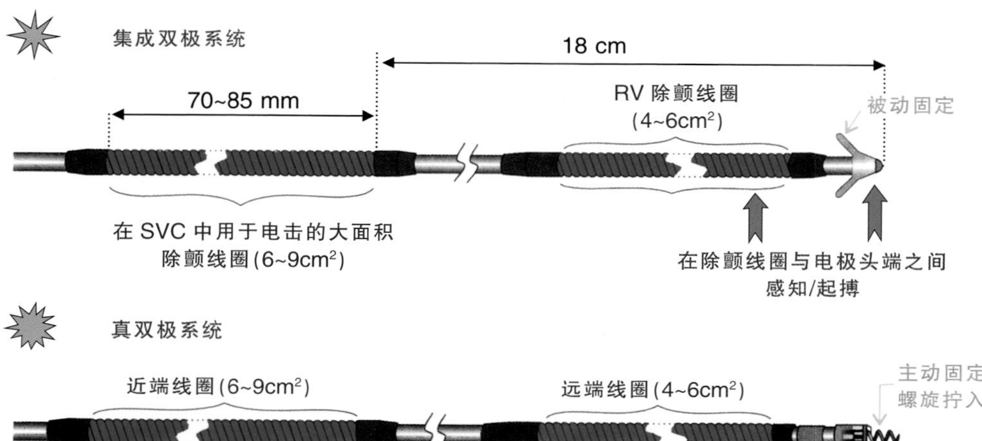

导线通过不同元件的组合表现出多种形式。

A. 除颤或电击：在 RV 的一个高压线圈或在 RV 和 SVC 的两个高压线圈。

B. 集成导线：采用 RV 线圈作为阳极来起搏和感知。

真双极导线：采用专门的环作为阳极(像普通的起搏导线)。

A. F. Sinnaeve

图 3.23

导线和电极
技术方面 2

心外膜除颤贴片和它们的部位

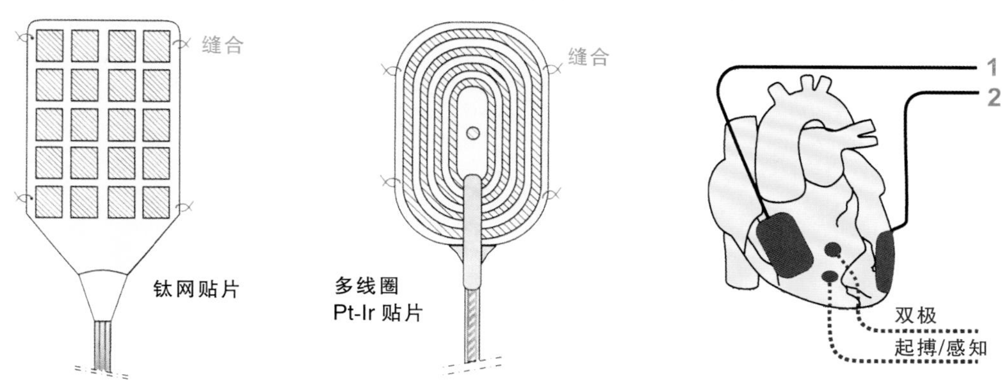

辅助除颤电极

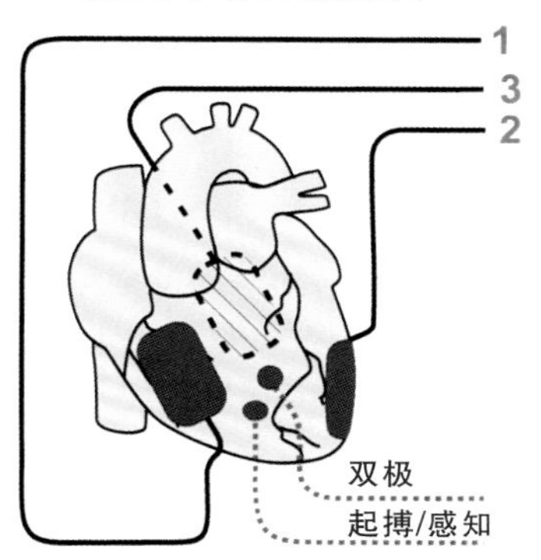

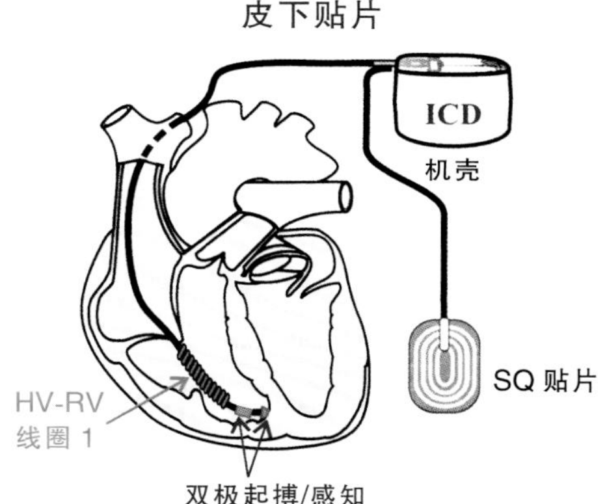

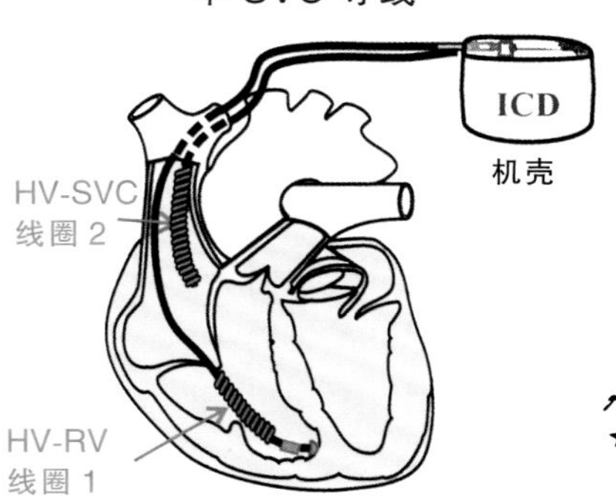

A. F. Sinnaeve

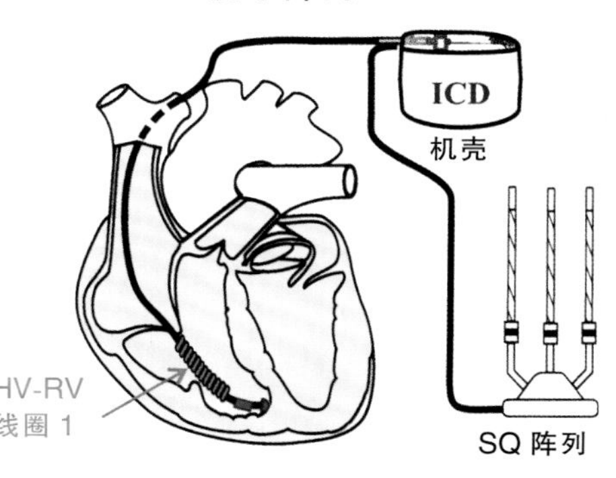

图 3.24

ICD 导线和电极
技术方面 3

你知道制造出好的导线多么不容易吗!

单除颤线圈导体
电极环导体
电极头端导体
同轴导线构造（1 个线圈）
置入后将会被移除的管芯针
绝缘层

SVC 除颤线圈导体
电极环导体
多腔导线构造(2 个线圈)
外侧 PTFE 绝缘层
增加导线电阻的外管腔
RV 除颤线圈导体
外侧聚氨酯绝缘层
置入时管芯针的部位
电极头端导体
硅树脂导线体部

卷曲导体:

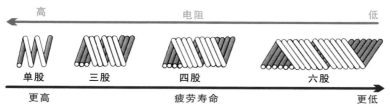

高 电阻 低

单股 三股 四股 六股

更高 疲劳寿命 更低

在不损害导线疲劳寿命的前提下,线圈导体的电阻应尽可能低。联合应用银和 MP35N 化合物。

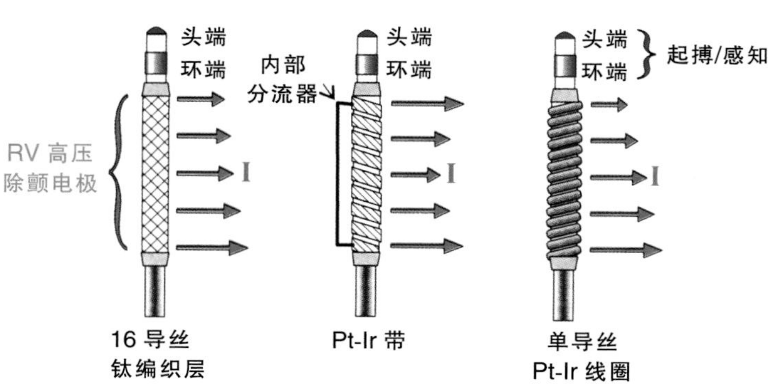

为了取得好的除颤效率,通过 HV 电极发放的电流应均匀地通过它的全部表面积。而且,阻抗和硬度应较低,疲劳寿命必须高!

A. F. Sinnaeve

缩写词:Pt-Ir=铂铱合金;MP35N=一种抗疲劳和耐腐蚀合金,含镍、铬、钼;PTFE=特氟隆(聚四氟乙烯树脂)。

图 3.25

导线连接

连接 ICD 十分复杂！除了国际标准外，老一代的连接仍在使用，因此，可能需要适配器。
各个厂家的 ICD 均采用不同的排列，因此，医生必须非常仔细地操作。

AAMI-ISO 标准：

IS-1 连接（起搏/感知）：

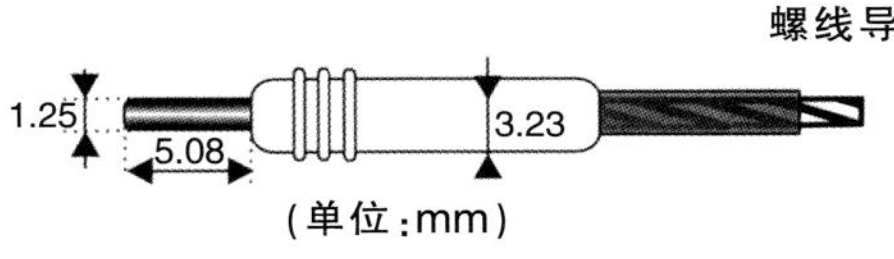

DF-1 连接（高压）：

1.25 5.08 3.23

（单位：mm）

一些实例

MEDTRONIC
单腔 ICD
热壳

HVX (DF-1)
P+P–/ S (IS-1)
HVB (DF-1)

Medtronic 术语：
HV=高压（除颤电极）
HVA=A 指活化（活化或热壳）
HVB=B 指底部（RV 线圈）
HVX=X 指额外（SVC 线圈）

HVX 和 HVA 始终极性相同
HVB<HVA 代表热壳为阳极，RV 线圈为阴极

所有的除颤系统均包含 2 或 3 根 HV 除颤电极（并非导线!!!）
一根 HV 除颤电极必须总是在 RV。
辅助 HV 电极可以是一根单独的血管内导线，正常时位于 SVC。

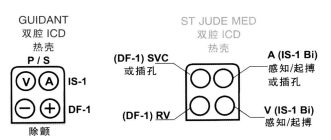

GUIDANT
双腔 ICD
热壳
P / S
V A IS-1
⊖ ⊕ DF-1
除颤

ST JUDE MED
双腔 ICD
热壳
(DF-1) SVC 或插孔
A (IS-1 Bi) 感知/起搏 或插孔
(DF-1) RV
V (IS-1 Bi) 感知/起搏

老一代排列
双腔 ICD
无热壳

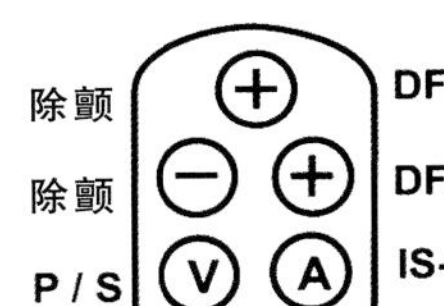

- 随着双相除颤波和“热壳”的到来，无论是具有单个 RV 线圈或 2 个线圈（RV 和 SVC）的除颤导线事实上对所有患者都将发挥满意的作用。在过去，额外导线是有用的，但随着现代技术的发展现已几乎不需要使用了。
- 若存在故障，例如当保持除颤线圈活化时，出现感知不良，那么应更换除颤导线的起搏/感知部分。除颤导线起搏/感知部分的 IS-1 插头是帽状的，同时一个新的独立起搏/感知起搏器导线是插入 IS-1 插孔。
- 必须塞住未使用的 DF-1 孔!!!
- 正常极性：习惯上 RV 的 HV 除颤线圈为负极，而热壳和所有辅助 HV 电极（SVC 线圈和 SQ 贴片或阵列）是阳极。

A. F. Sinnaeve

缩写词：AAMI=医疗器械促进协会；ISO=国际标准化组织；HV=高压；RV=右室；SVC=上腔静脉；SQ=皮下。
Medtronic 注意事项：P+P–/S=双极起搏和感知（P+：电极环端；P–：电极头端）。

图 3.26

四极连接器的新 ISO 标准

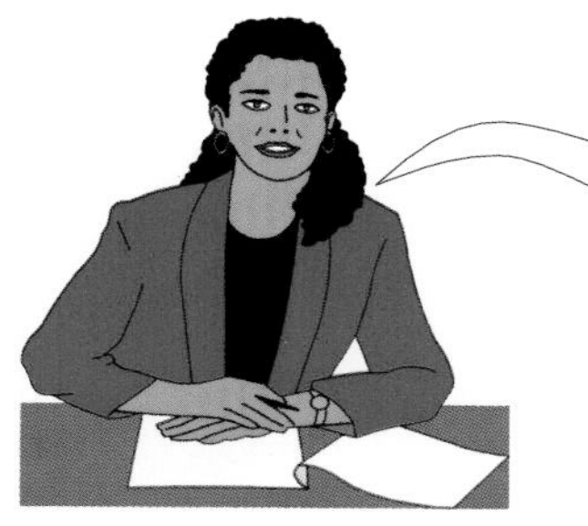

一项新的关于四极除颤器和起搏器连接器系统的“国际标准”已由来自多个厂家的专家组制定完成。

新的连接器将具有以下优点：

1. 新的连接器通过去掉导线双分叉/三分叉并减少插孔尺寸来缩小囊袋。
2. 高压和低压功能整合到除颤导线的单个连接器中。
3. 密封圈位于脉冲发生器插孔，而非导线连接器中，在每次脉冲发生器更换时提供新的密封圈。
4. 具有允许单个固定螺丝钉导线固定或被动(不用工具)固位的特性。

设立安全钥匙防止不慎将高压电击插入低压导线 (低压导线的圆柱插头要稍微厚一些)。

若导线安置合适(插入验证)，那么在插孔内指示带可见。

A. F. Sinnaeve

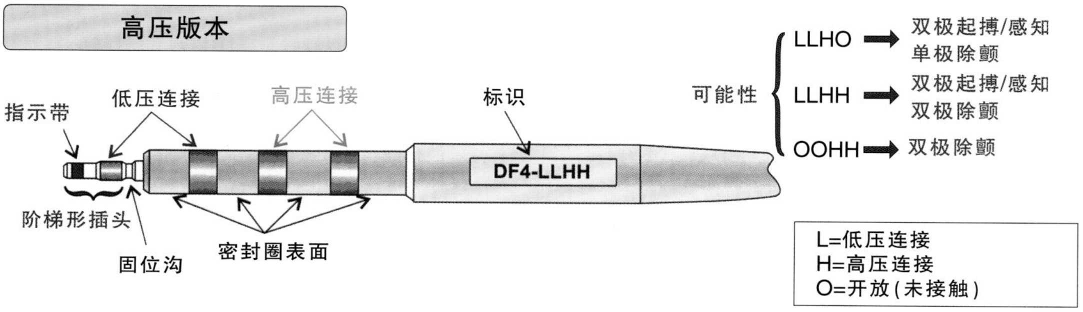

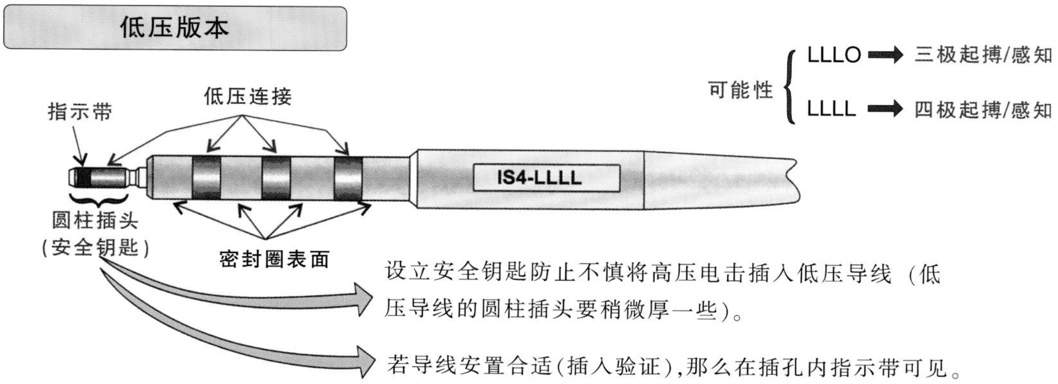

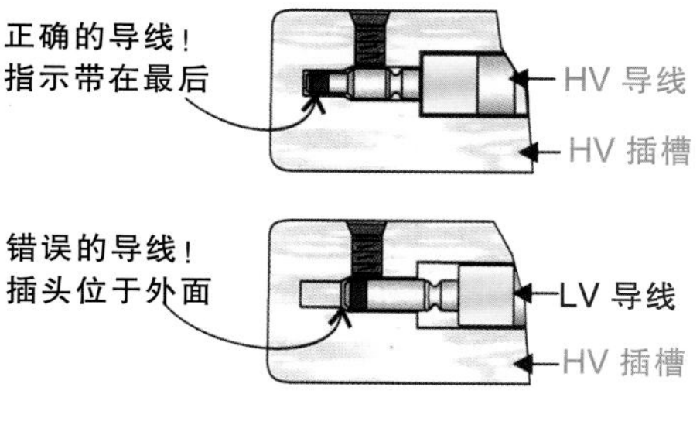

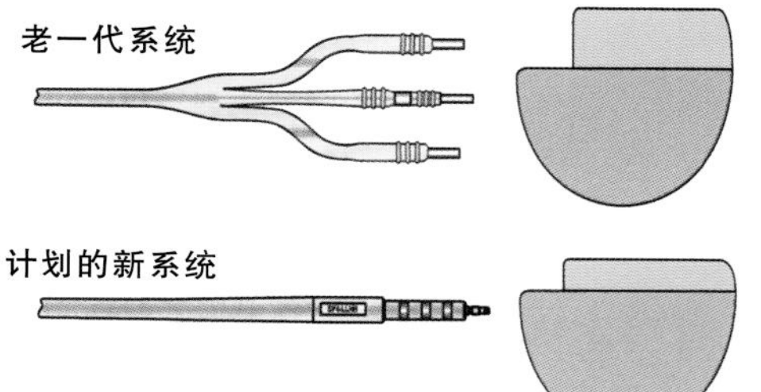

图 3.27

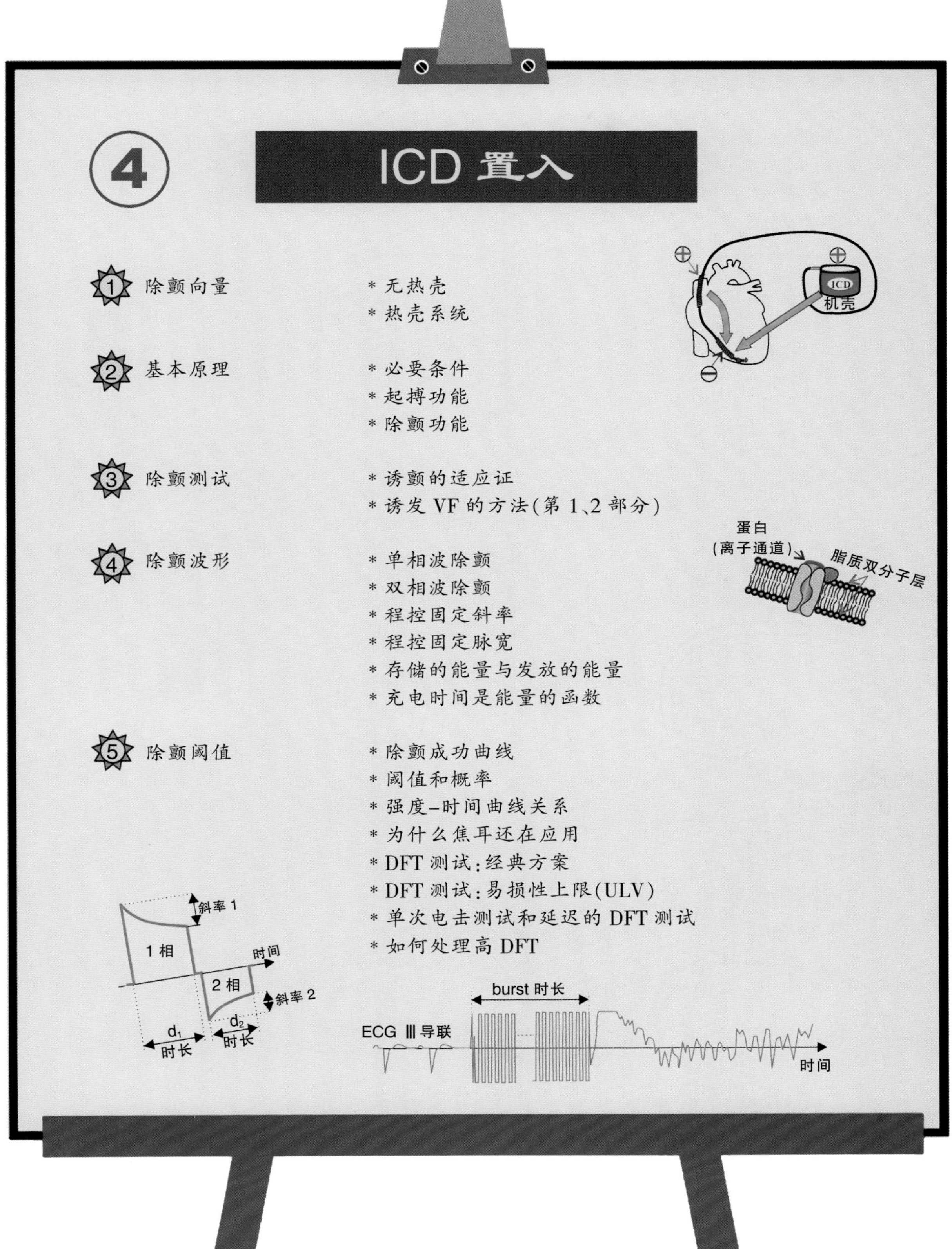
④
ICD 置入
① 除颤向量
* 无热壳
* 热壳系统
② 基本原理
* 必要条件
* 起搏功能
* 除颤功能
③ 除颤测试
* 诱颤的适应证
* 诱发 VF 的方法(第 1、2 部分)
④ 除颤波形
* 单相波除颤
* 双相波除颤
* 程控固定斜率
* 程控固定脉宽
* 存储的能量与发放的能量
* 充电时间是能量的函数
⑤ 除颤阈值
* 除颤成功曲线
* 阈值和概率
* 强度–时间曲线关系
* 为什么焦耳还在应用
* DFT 测试:经典方案
* DFT 测试:易损性上限(ULV)
* 单次电击测试和延迟的 DFT 测试
* 如何处理高 DFT
ICD
机壳
蛋白
(离子通道)
脂质双分子层
斜率 1
1 相
时间
2 相
斜率 2
d1
时长
d2
时长
burst 时长
ECG Ⅲ 导联
时间

图 4.00

除颤向量
无热壳

非热壳
正常极性

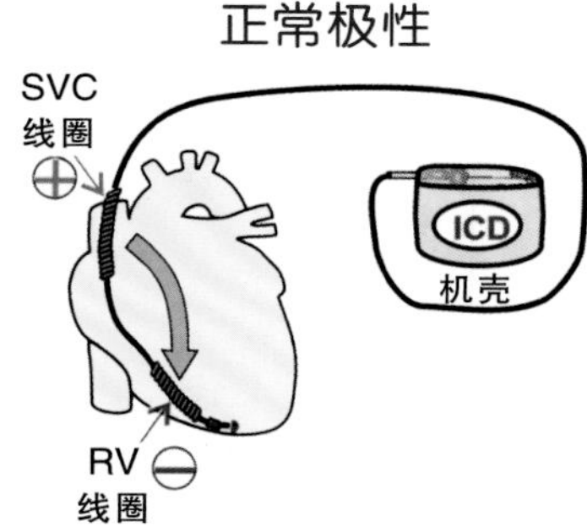

非热壳
反向极性

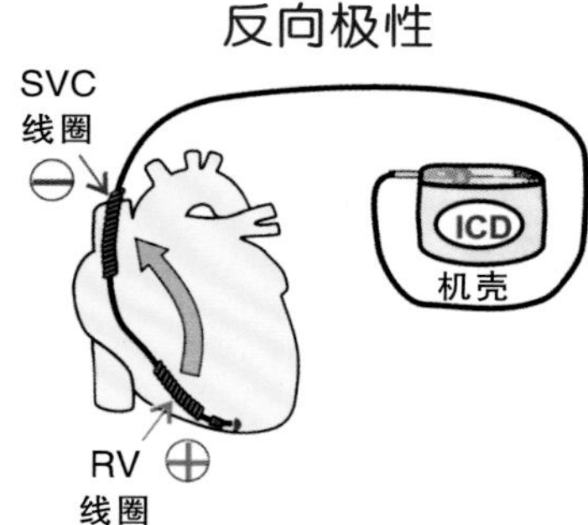

老一代的 ICD 系统并没有作为一个除颤电极的热壳。

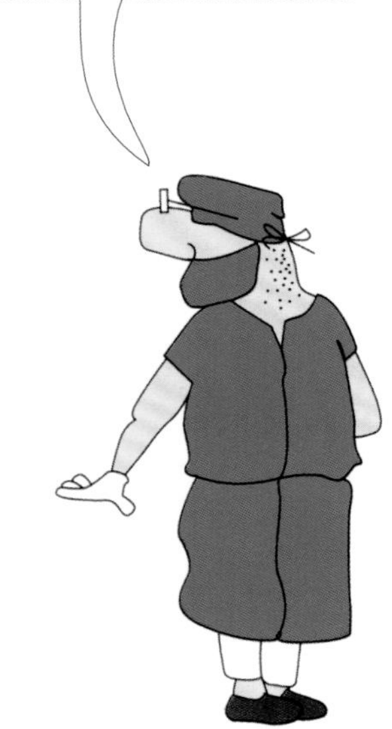

非热壳和
独立的 SVC 电极
正常极性

非热壳和
独立的 SVC 电极
反向极性

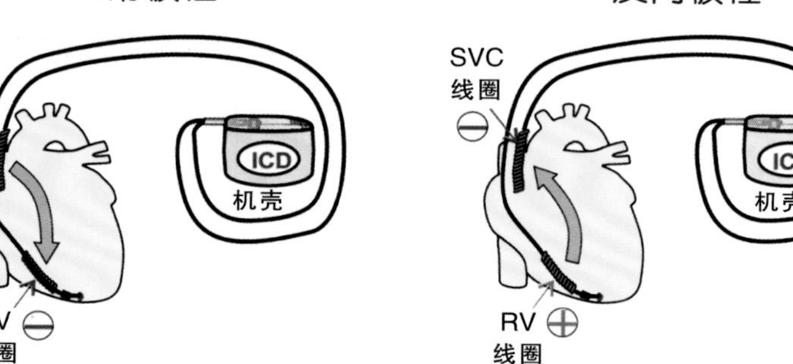

皮下贴片
正常极性

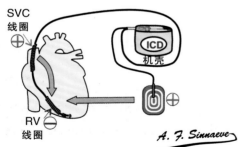

SVC
线圈
ICD
机壳
RV
线圈

A. F. Sinnaeve

皮下贴片
反向极性

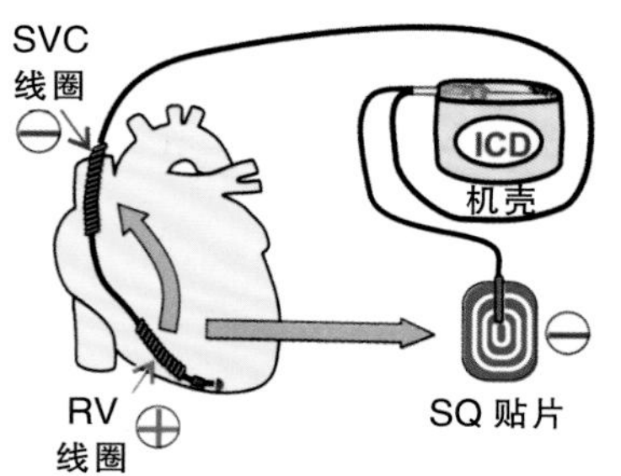

或

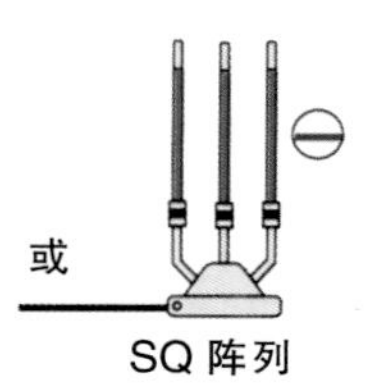

缩写词:HV=高压;RV=右室;SVC=上腔静脉;SQ=皮下。

图 4.01

除颤向量
热壳系统

双相波形显著降低了除颤能量。而且，机壳作为主动除颤电极（活化或热壳）应用常置入在左侧，几乎消除了皮下贴片或阵列的必要，而这些皮下贴片或阵列在过去更常用在老一代的系统中。这些辅助电极现在只有当遇到高除颤阈值(DFT)时才会用到。幸运的是，高除颤阈值并不常见。

热壳
正常极性

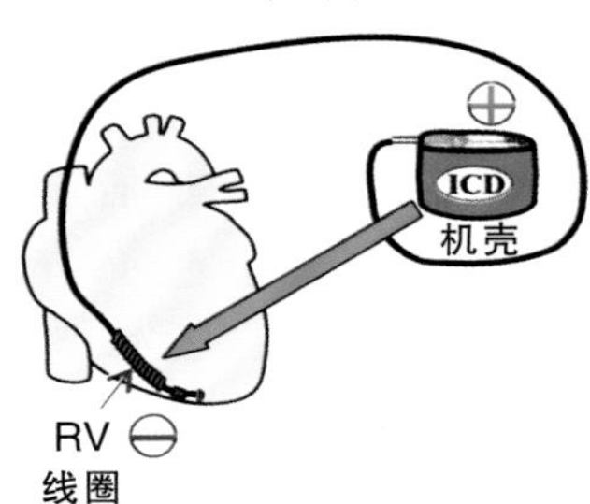

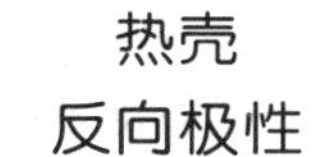

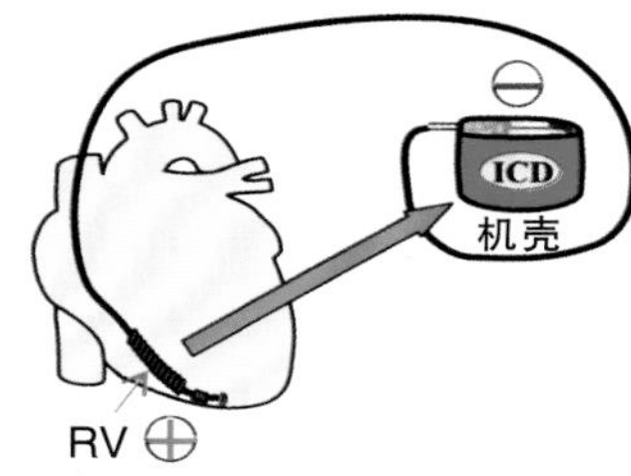

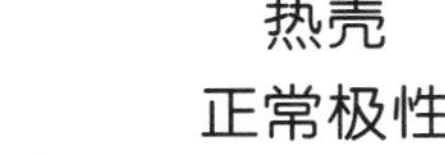

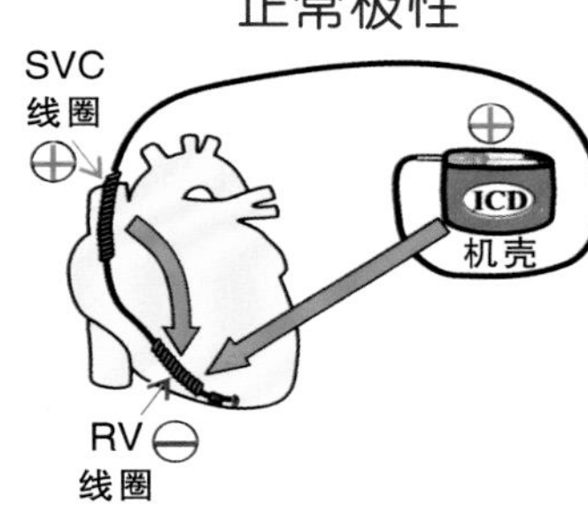

热壳
反向极性

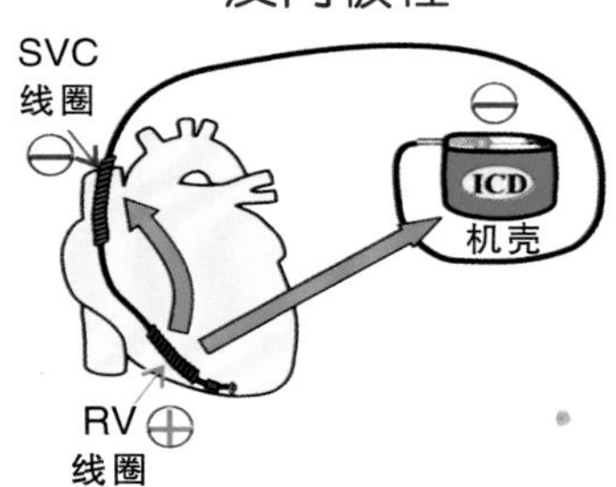

改变极性或许也是应对高 DFT 的一种尝试，但该方法并非总是有效。

注意：经重新程控可以改变极性！

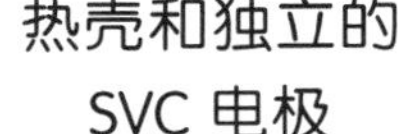

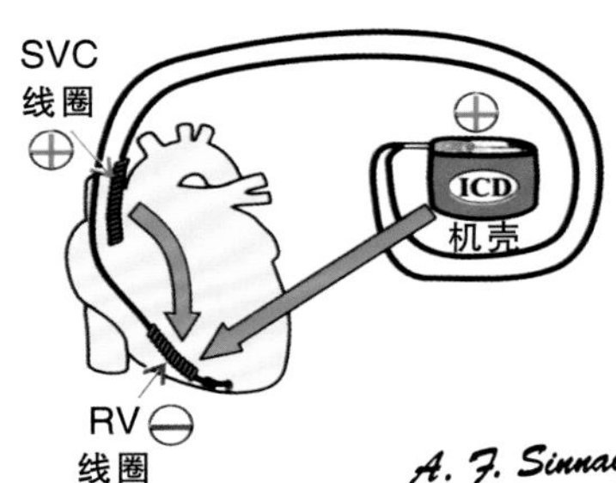

A. F. Sinnaeve

热壳和辅助的
SQ 贴片

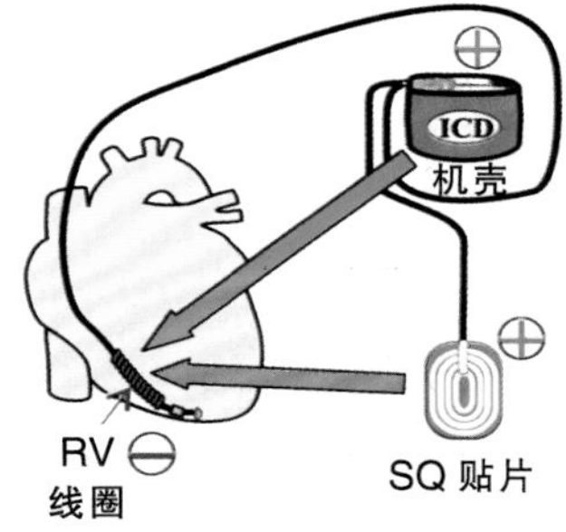

或

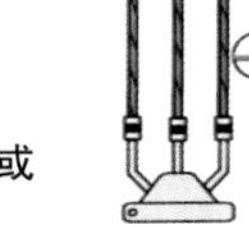

缩写词：DFT=除颤阈值；RV=右室；SVC=上腔静脉；SQ=皮下。

图 4.02

ICD 置入第 1 部分:必要条件

依据指南需要电生理的专业知识:

- 由于 ICD 体积较前减小,电生理专家已常规行胸部置入。然而,ICD 的急性测试和处理则要求大量的专业知识!
- 必须有技术熟练的支持人员(工程师、技师、受过 EP 培训的心血管护士)。
- 术者必须熟知 ICD(和起搏器)置入的适应证和官方指南!

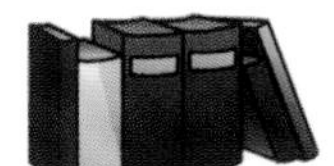
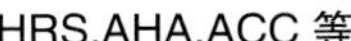

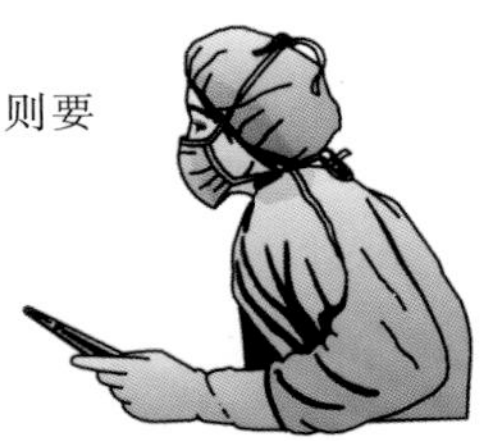

获取患者的完整记录:

- ICD 适应证
- 药物治疗
- 过敏反应
- 实验室检查(INR、血型……)
- 最近的 12 导联 ECG 和胸部 X 线片

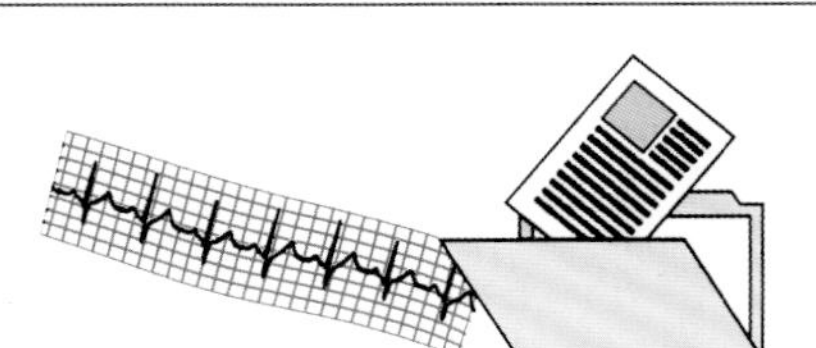
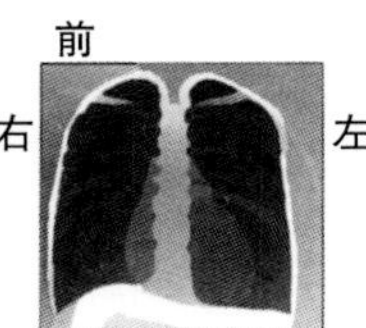

在开始手术前,应检查 ICD、导线、技术手册和程控仪是否均备好。

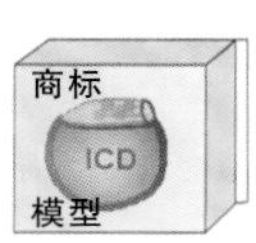

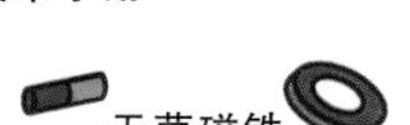

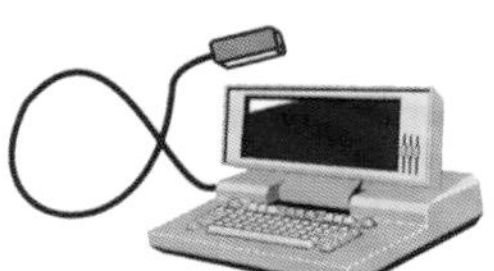
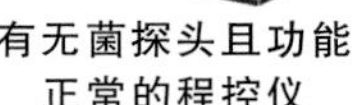

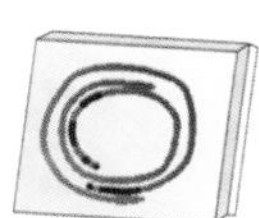
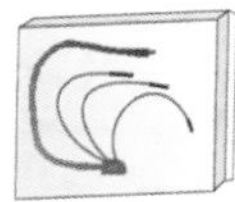
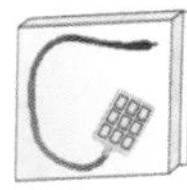

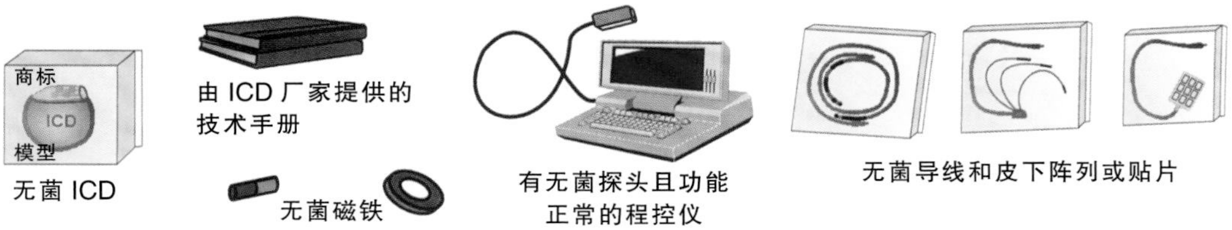

必需的设备

- 能监测 ECG、血压、氧饱和度和呼吸的生命体征记录仪是必需的。记录仪也被用于记录和分析电生理变量。

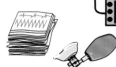

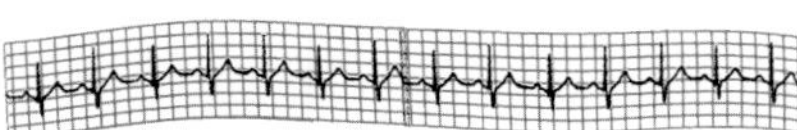
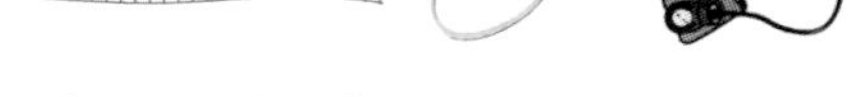

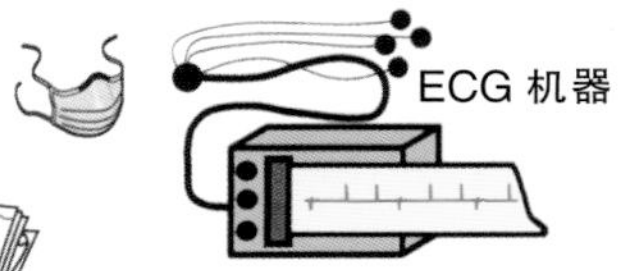

- 在除颤测试时,应始终备有两台功能正常的体外除颤器(最好是双相波形)。

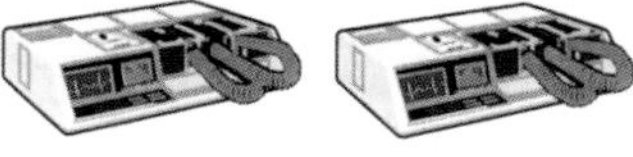

- 为除颤备用的皮肤贴片需在手术开始前贴于患者身上。

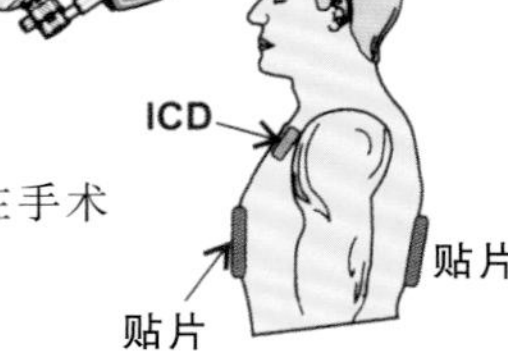

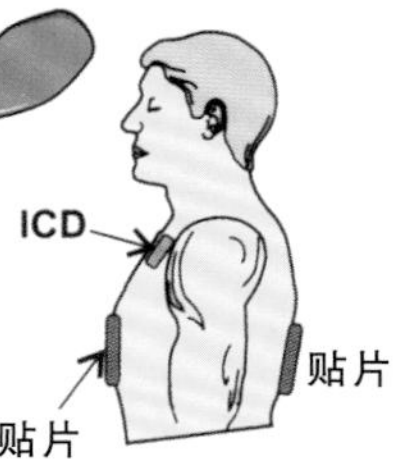

- 为了解电极位置的成像设备(X 线透视)是必需的。

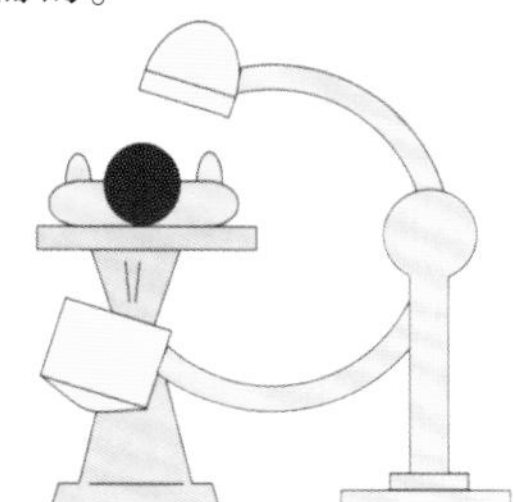

- 抗生素
- 氧气

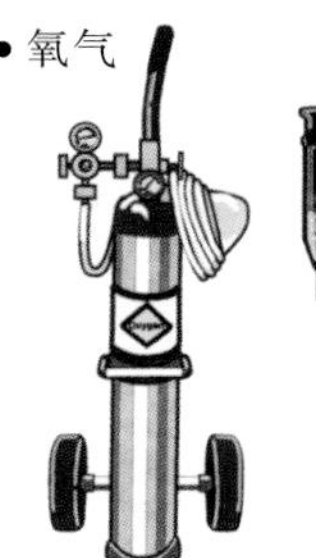

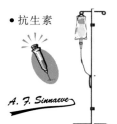

- 应对紧急情况的“抢救车”是必须具有的。

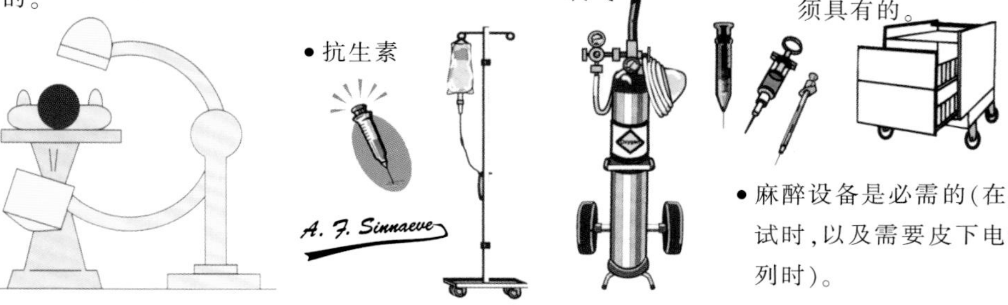

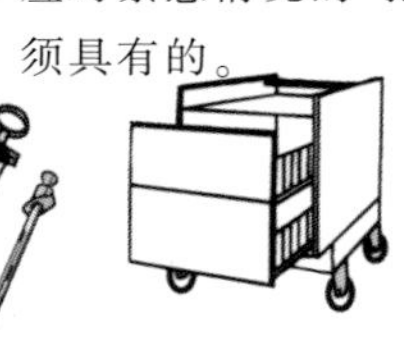

- 麻醉设备是必需的(在除颤阈值测试时,以及需要皮下电极贴片或阵列时)。

图 4.03

ICD 置入第 2 部分:起搏功能

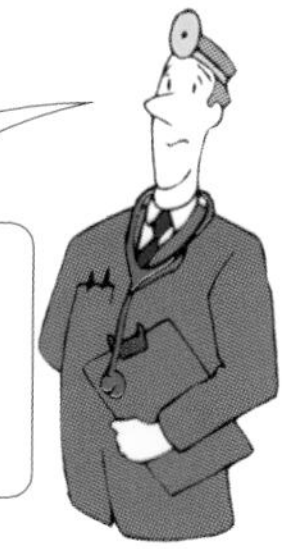

现代的 ICD 不仅能够治疗致命性室性心律失常,同时也可以通过双腔起搏治疗缓慢性心律失常,甚至可通过双心室起搏治疗充血性心力衰竭。
除颤导线置入的部位需满足最佳起搏、感知和除颤的需要。

测量、检查和校正!

应用起搏器分析系统(PSA)或程控仪测量起搏阈值和感知(心房和心室)。程控仪或 PSA 也可以测量起搏阻抗。

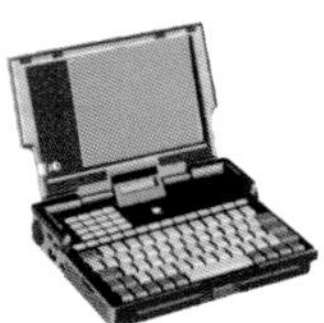

初始置入时可接受的参数值	心房	心室
电压阈值(脉宽 0.5ms)	≤1.5V	≤0.5~1.0V
双极心内膜感知	≥2.0mV	≥5mV
起搏阻抗(5V 和 0.5ms)*	<750Ω	<750Ω
转换速率(仅在振幅较小时测量)	—	≥0.75V/s

* 专门的高阻抗电极将记录更高的阻抗(查阅厂家说明)

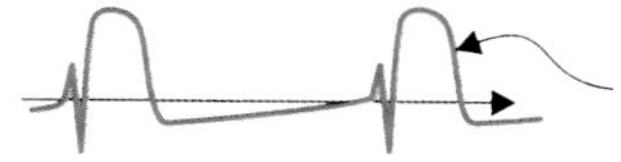

通过电极头端记录到 ST 段上移,这是由于损伤电流,提示电极在 RV 与心内膜接触良好。这可确保较低的起搏阈值。

- 采用阈值起搏时作深呼吸和咳嗽,来发现导线位置是否不稳定。
- 在侧位或接近侧位时透视来确定右室导线前端的位置和(或)心房导线是否位于右心耳。
- 如果当 ICD 置入皮下组织时出现感知,那么要重新程控以保证两条通道均能够起搏。ICD 中的磁铁并不会使抗心动过缓起搏消失。为了确认起搏功能,ICD 需临时程控为 DOO 模式。
- 心房和心室持续 10V 起搏是为了排除膈肌刺激。
- 在置入时或出院前寻找逆向 VA 传导。

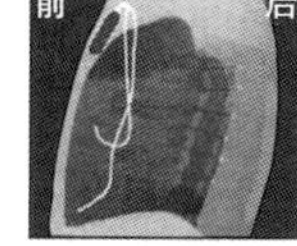

将导线与 ICD 连接及将其放入手术囊袋后,需通过 ICD 本身及程控仪重新测试起搏阈值、感知振幅和起搏阻抗。

标记和心内电图

采用同步记录 ECG 和带注释标记的腔内电图。无干扰的清晰记录或许是导线或连接故障的迹象。

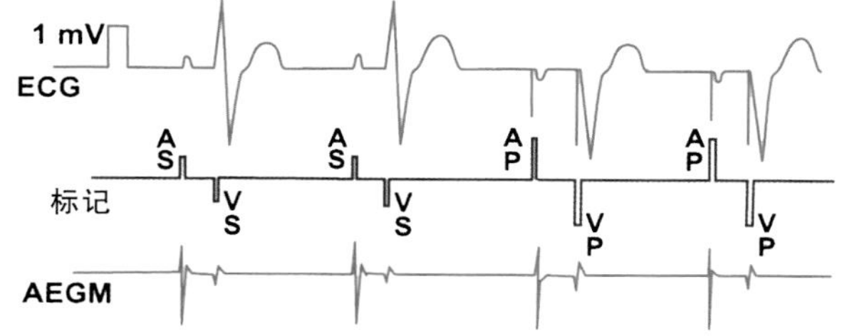

适当的心室感知极为重要,因为 VF 信号会变且可能很小!
一旦连接导线,那么在记录纸上取一长段节律记录来确认适当的感知和振幅。

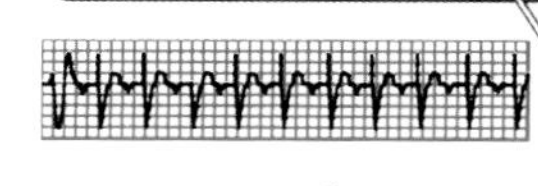

A. F. Sinnaeve

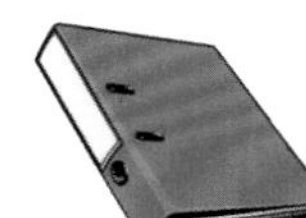

- 在置入后不久留存一张永久的 X 线胸片来确认电极位置,并排除气胸。
- 通过 X 线或透视检查连接插头固定良好。
- 若有必要,可询问 PM 并进行重新设定;打印出患者的文档。
- 在患者资料中记录所有置入数据。

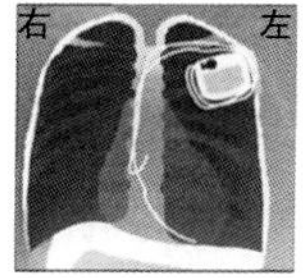

没有必要进行 ATP 测试或 VT 低能量转复!

图 4.04

ICD 置入第 3 部分：除颤测试

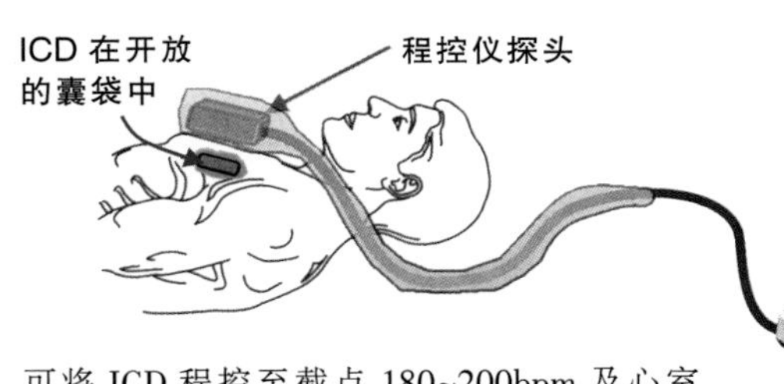

测试过程在 ICD 手术囊袋缝合前进行。装置本身能用于测试除颤效果（以装置为基础的测试）。程控仪探头必须放置在 ICD 上，以便进行连续遥测。目前，也可采用无线遥测来进行测试。

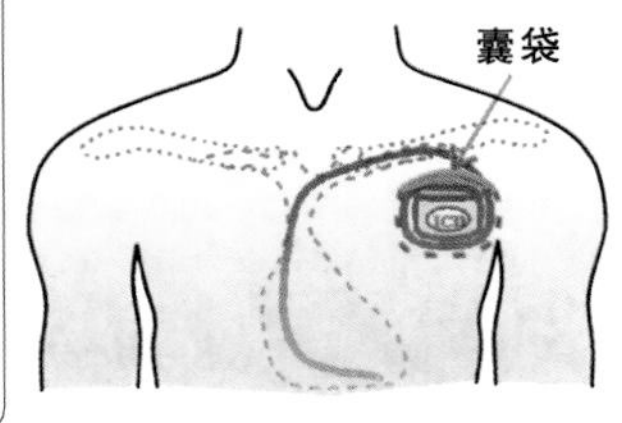

探头及其线缆应通过无菌管道（或用无线探头）与患者隔离。

可将 ICD 程控至截点 180~200bpm 及心室感知灵敏度 1.2mV。为保证长期功能，感知灵敏度常规设定为 0.3mV，测试时感知 VF 电位设为 1.2mV，能确保 VF 感知。首次电击值是用于测试。随后的电击必须是最大值！有许多问题必须回答。在电击发放时，什么是全身麻醉管理的最佳方案？VF 感知是否合适？识别（诊断）是否恰当？VF 经给予的电击是否转复？什么是从装置诊断到发放电击间的充电时间？什么是系统的高压（HV）或电击阻抗？置入时高压阻抗通常为 20~100Ω。过去，测量 ICD 患者电击（HV）导线阻抗的唯一方法是通过发放低能量的测试电击。现在，在绝大多数 ICD 中，测量电击（HV）阻抗是通过无痛阈值下脉冲的方法，并不夺获心脏，因此，在 DFT 测试前避免了小电击形式的有痛高压测试。

诱发 VF

* 选择的方式取决于厂家、装置及程控仪的性能。

- 在易损期 T 波上进行电击
- DC 电压（直流电诱颤——St Jude）
- 短阵刺激——50 Hz burst（Medtronic）
  ——V Fib burst（Guidant）
- 体外 AC 电压

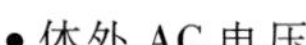

* 在诱发 VF 前，通过遥测检查起搏导线阻抗。在诱发 VF 前，也可通过手动电击来测试除颤阻抗（可选择）。

DFT 的确定和安全范围

- 一系列反复的颤动-除颤试验可确定除颤阈值（DFT）。有许多方案来确定 DFT。以下显示的可能是其中最为流行的一种 DFT 测试方案。
  在绝大多数情况中，“两次电击”方案被用于确保 10J 的安全测量范围（即测量的 DFT 至少比 ICD 的最大输出能量低 10J）。

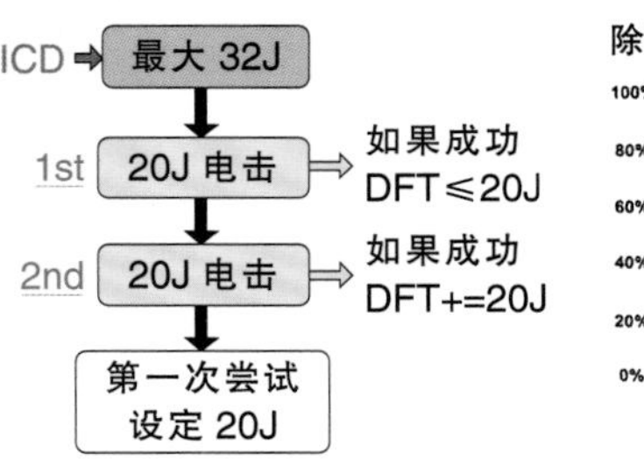

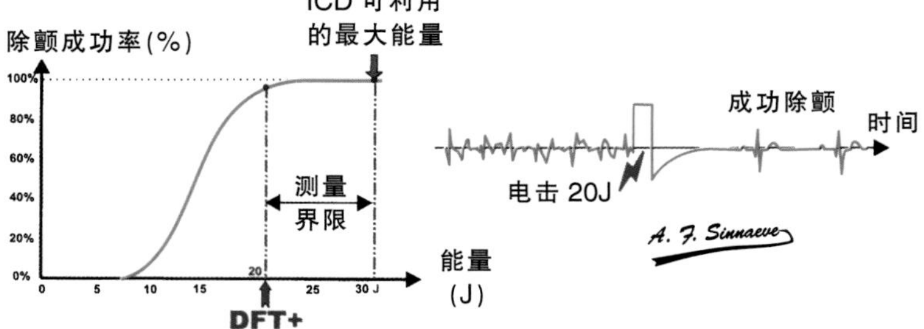

- **当再次识别到颤动时**（第一次尝试未成功），根据在 DFT 测试前设定的顺序治疗，下一次电击应是最大输出能量。
- **高 DFT 需特别留心**（检查所有连接的完整性；检查心外膜贴片的位置和固定；尝试调整导线位置和改变极性；若是双线圈导线，可增加一个 SVC 导线或让 SVC 电极失活；采用皮下阵列或贴片）。
- **异常的 HV 阻抗：**
  过高：导线不安全或导线损坏。
  过低：外部绝缘层已损坏。
  如果问题不能解决，应更换导线。

图 4.05

除颤测试的适应证

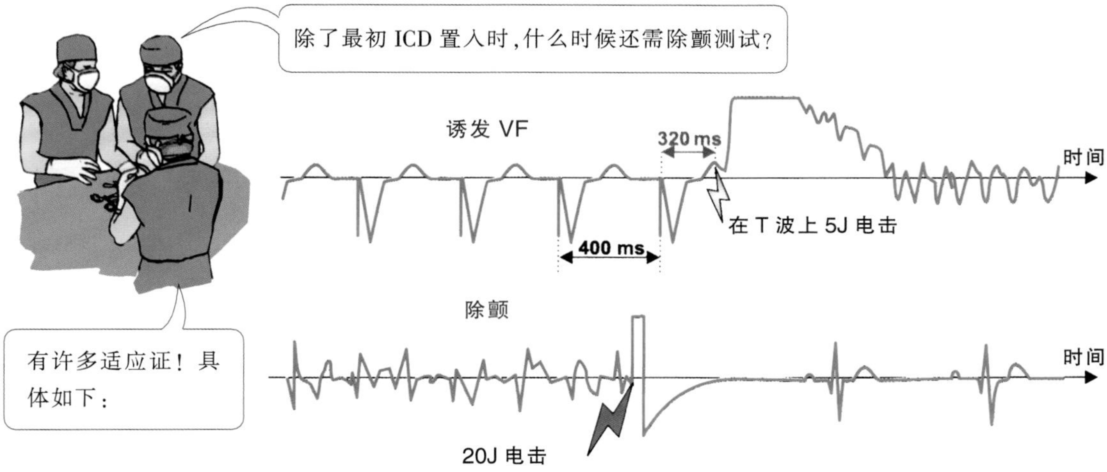

除了最初ICD置入时,什么时候还需除颤测试?

诱发 VF
320 ms
时间
在T波上5J电击
400 ms

除颤
时间
20J 电击

有许多适应证!具体如下:

1 电极移动或脱位。

移动
ICD
机壳
A. F. Sinnaeve

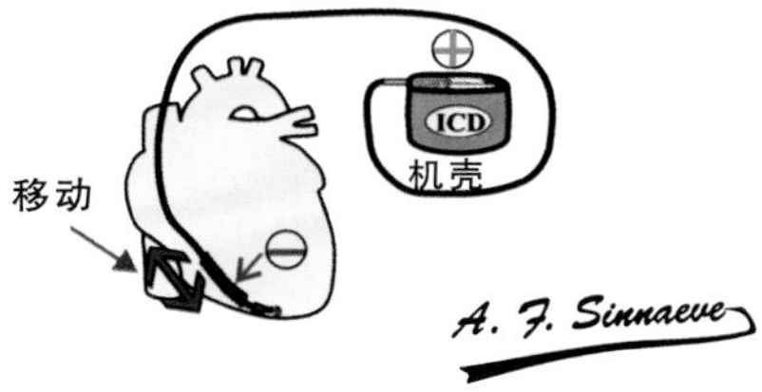

2 置入时可疑或高DFT。

3 ICD未能终止室性快速性心律失常。

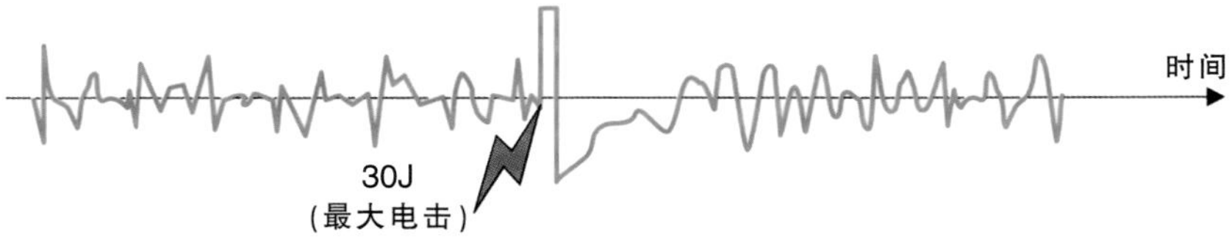

时间
30J
(最大电击)

4 ICD未能识别心律失常。

5 心室腔内心电图的振幅降低(VEGM应≥5mV)。由于与抗心律失常治疗可能有关的转换速率减慢,因此信号也欠佳。

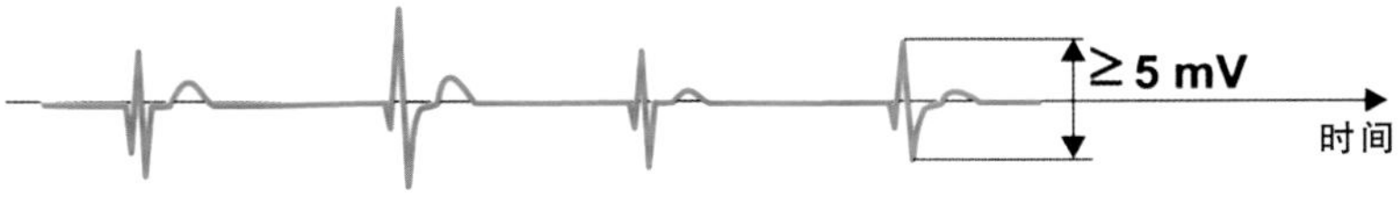

≥ 5 mV
时间

6 为防止过感知而降低心室感知灵敏度。

7 药物治疗改变(类型或剂量)。

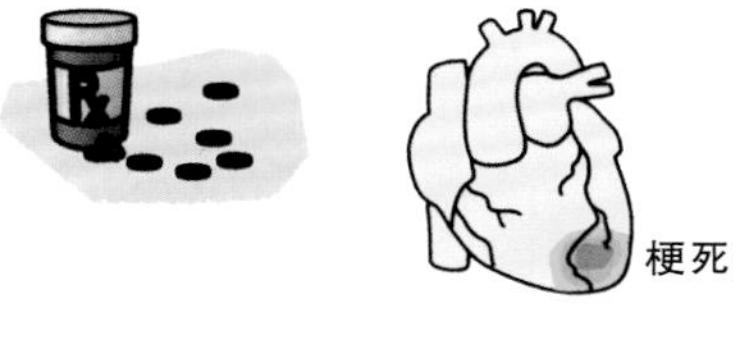

8 心肌基质改变:梗死等。

梗死

9 ICD更换后。

10 常规测试。这是可变的,并且适应证并未标准化:放电前、每年特别是在无电击时、医生的考虑……

缩写词:DFT=除颤阈值;VEGM=心室电图。

图 4.06

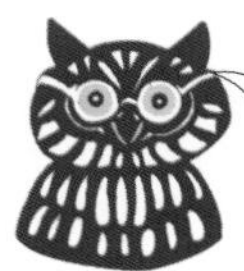

诱发 VF 的方法

1 在易损期 T 波上电击

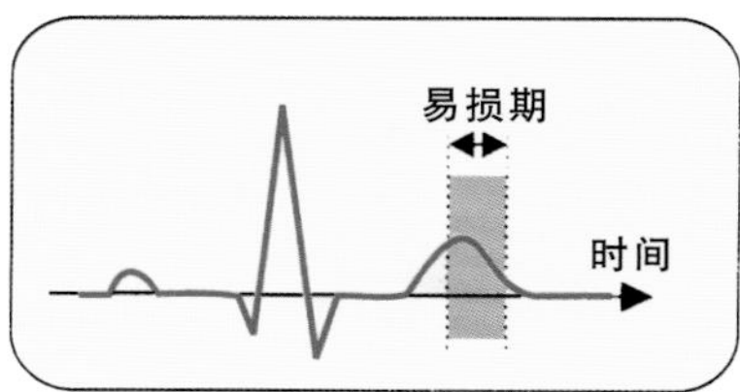

A 程控周长为 400ms 的一阵 8 个起搏脉冲,并确定脉冲与 T 波顶点之间的时间。

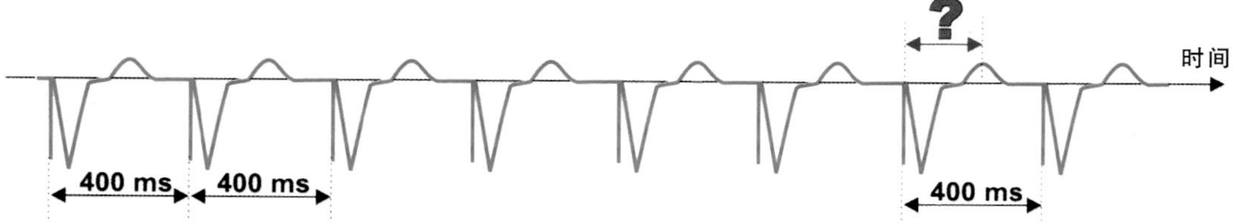

B 程控一阵新的起搏脉冲,在紧接着的易损期(联律间期常为 300~340ms)发放低能量电击。

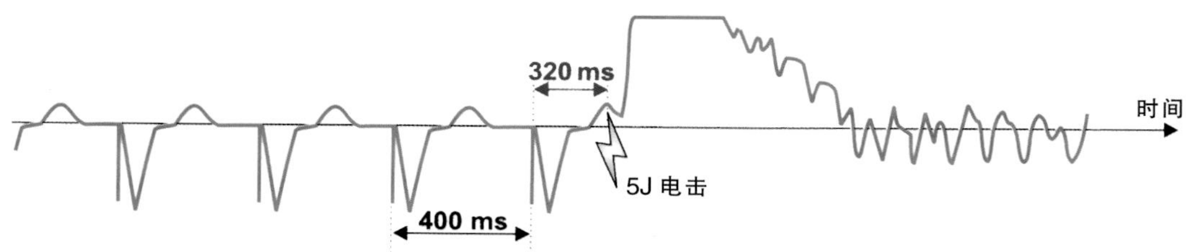

2 用 DC 电压诱发 (DC 诱颤 – ST.JUDE)

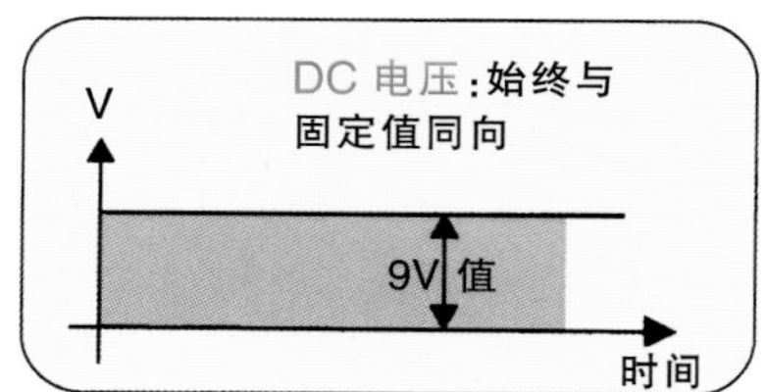

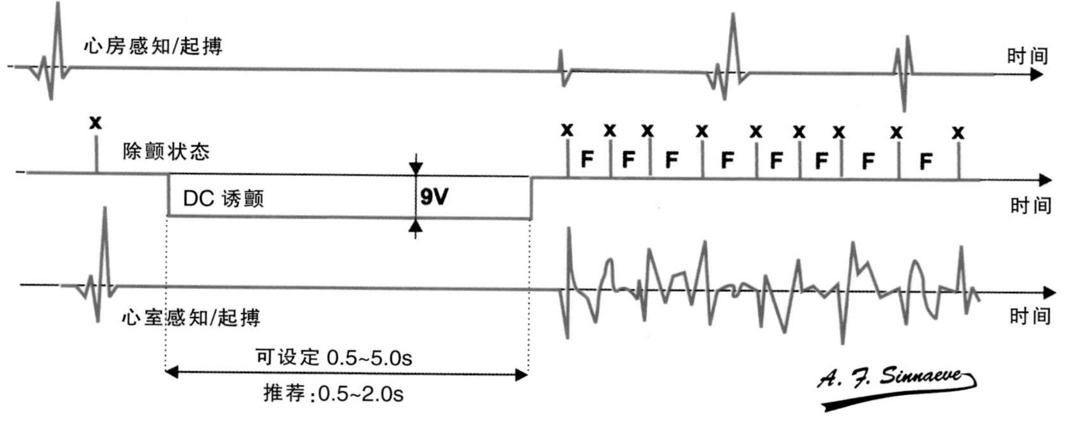

图 4.07

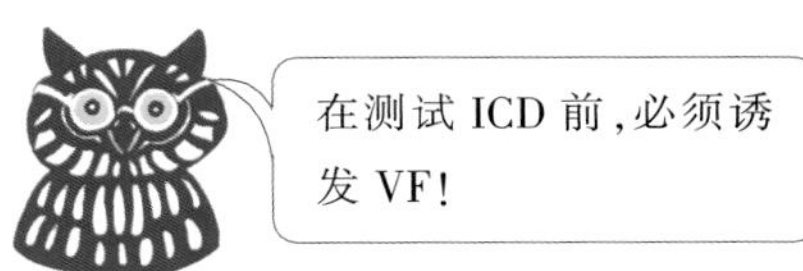

诱发 VF 的方法

3 用 50Hz 的 burst 诱发（Medtronic）

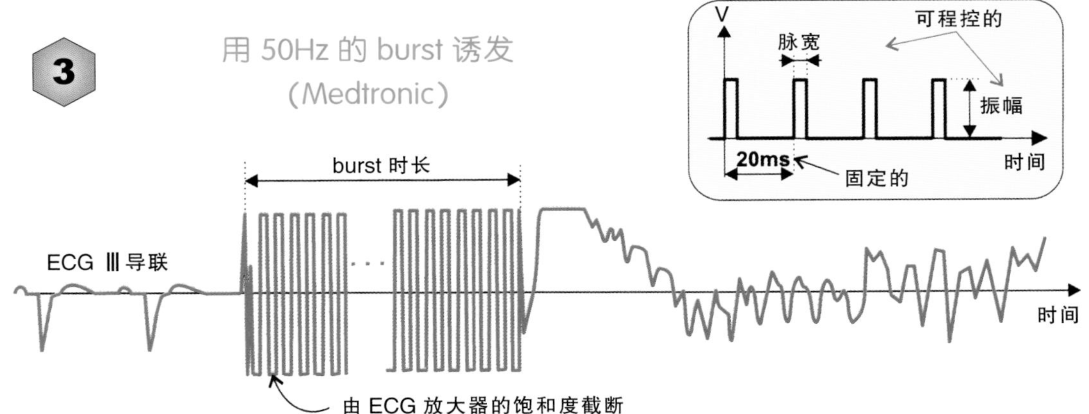

脉冲的重复频率固定在 50Hz，因此固定的周长是：

$$\frac{1}{50}\text{s}=0.020\text{s}=20\text{ms}$$

脉宽是可选择的（0.03；0.06；0.1；0.2；……1.6ms），脉冲振幅也是（1；2；……6；8V）。只要按下程控仪上的"Burst Press & Hold"按钮，ICD 将产生 50Hz 的 burst。

4 用"V Fib"burst 诱发（GUIDANT）

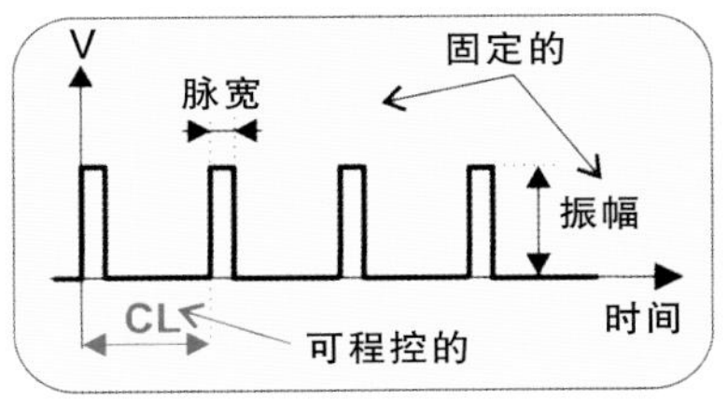

根据程控仪的命令，通过除颤电极发放高频率、高输出脉冲。大部分与 50Hz 的 burst 相同，除了振幅和脉宽是固定的，而周长是可选择的（50ms 是低 V Fib 或 30ms 是高 V Fib）。

5 用 AC 电压体外诱发

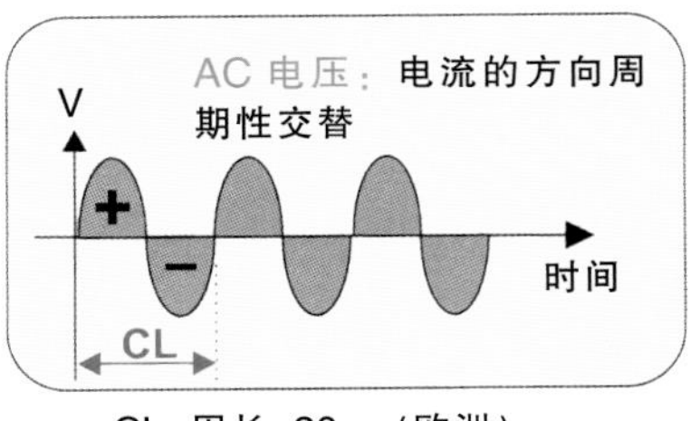

CL=周长=20ms（欧洲）
或=16.6ms（美国）

当采用体外电源诱发 VF 时，ICD 必须是对诱颤无识别能力的，因此它不会将其识别为心律失常。在诱发 VF 后，ICD 应恢复识别能力，因此可识别到 VF 并发放治疗。

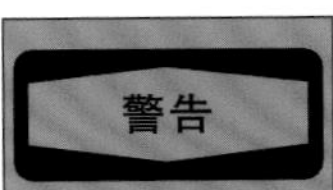

备有 1 台立即可用的体外除颤器（最好是 2 台）随时待命！在开始前，确认电池是有电的，并且整套设备已准备好随时可用！！！

A. F. Sinnaeve

图 4.08

除颤波形 1

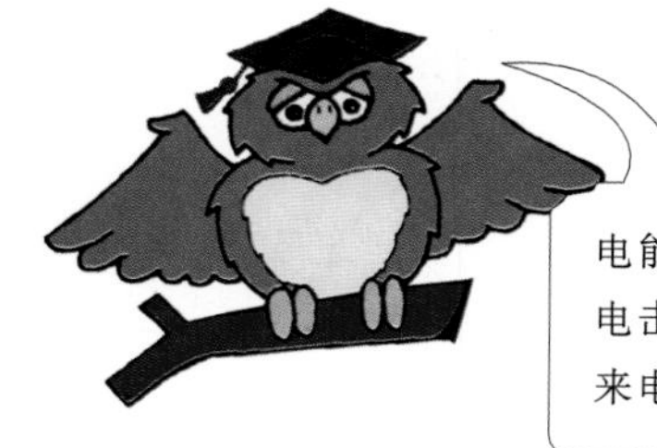

电能使心脏除颤的确切机制尚未确定。
电击被认为是通过激动处于不应期的细胞或通过延长它们的不应期，来电同步化细胞！

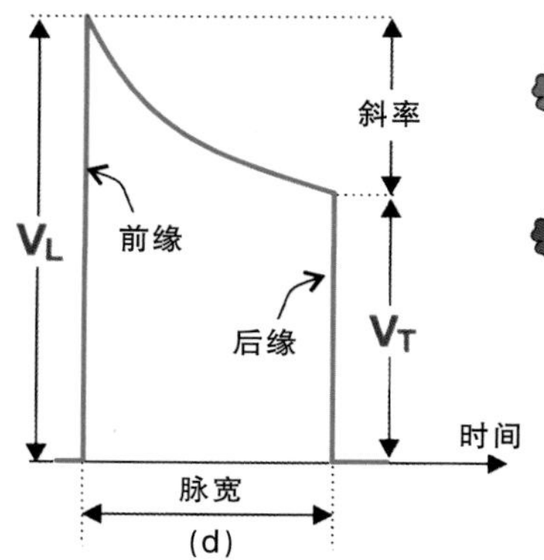

- 单相波电击除颤能够同步化大多数的心肌细胞(至少 60%，一些研究甚至达 90%)。
- 当延长已除极细胞的动作电位时，恢复期细胞(即那些处于电舒张期的细胞)被激动。
- 这一再同步化所需的电压是相当高的，即单相电击除颤阈值也很高。

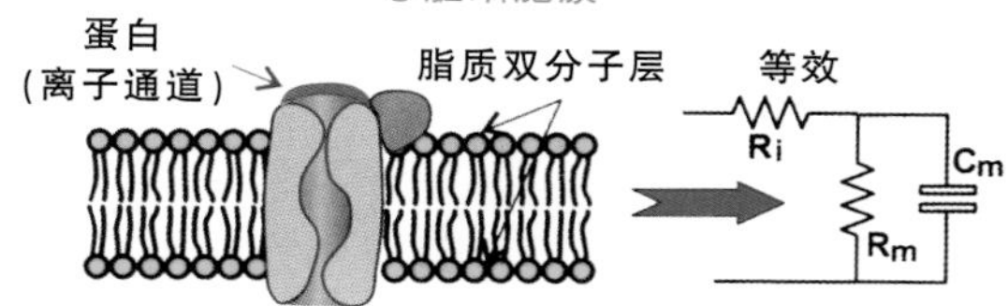

细胞膜的脂质双分子层是绝缘体，并在膜两边形成传导电解质的电容器。内在的蛋白等同于一个渗漏电阻。因此，细胞膜有一个时间常量 $R_m \times C_m$，若有固定电流通过时，将会对其指数级充电。然而，作用在心脏组织的 HV 脉冲同时也可在细胞间产生一个细胞间电阻 R_i。因此，总电阻是 R_i 和 R_m 之和。

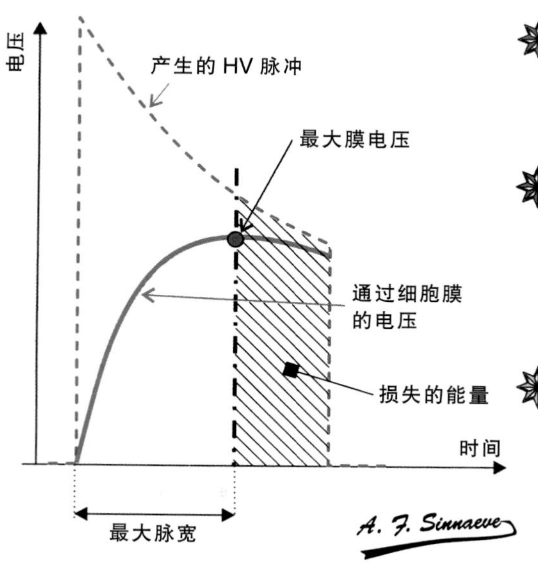

- 电击电压并不恒定且呈指数级降低，这是由于 HV 电容器放电所致。因此，膜电压上升至最大，后又再次下降。
- 很显然，在最大膜电压时，可夺获最多数量的细胞。电击超过这一点后，下降的电压可能会降低除颤成功的可能，这是由于其妨碍了在顶峰起始的电位夺获。
- 很显然，若脉宽过长，将会浪费大量能量(对应图中阴影区域)。由于储存在电容器中的能量要比实际需要的多，因此，上述情况将间接缩短电池的寿命。

缩写词：HV=高压。

图 4.09

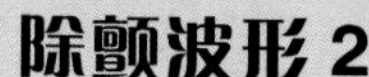

除颤波形 2

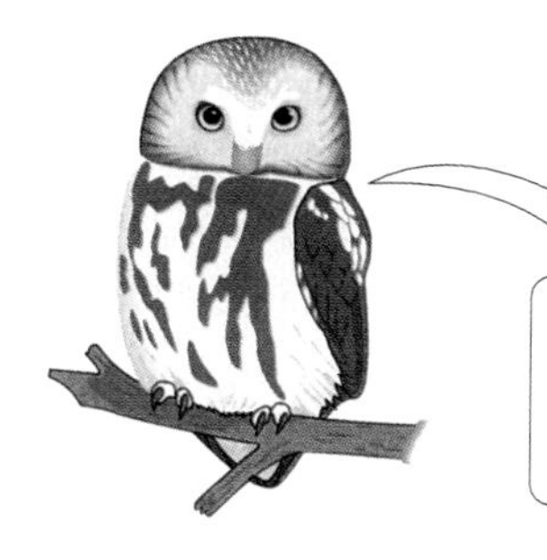

双相波形已成为绝大多数(并非所有)ICD 脉冲发生器的标准波形!
单电容器双相波形的有效性要优于过去应用的单相波形!

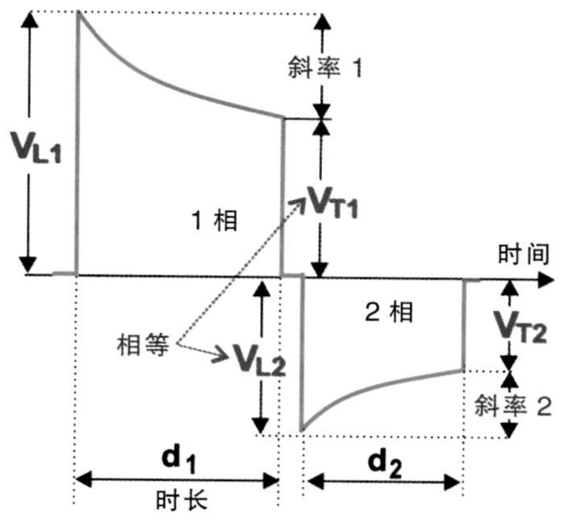

- 通过简单地转换 ICD 内的导线连接，脉冲的极性即可反向;因此,1 相的后缘始终等于 2 相的前缘。
- 相的作用与单相电击相同,实际是对所有的心室肌细胞除极和(或)延长不应期。
- 2 相的作用是去除那些未被“夺获”细胞上的剩余电荷(即那些没有延长不应期的)。这一“打嗝(burping)”现象减少了边缘兴奋细胞的数量,否则这些细胞表现的延迟兴奋可能会导致心脏失同步化。
- 2 相也适用于移除那些太靠近电极的细胞上的电荷,否则这些细胞会因为过大的电场受到一过性损伤。

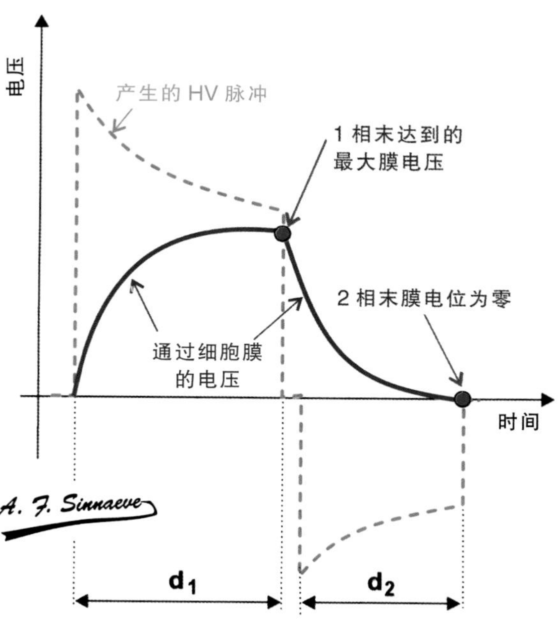

- 理想的情况下,细胞膜应该在 1 相末获得最大可能电压,而在 2 相末应恢复为零电压。
- 除颤阈值及由此达到最大膜电压可能的脉宽,取决于 ICD 类型(HV 电容器的值)、除颤电极的类型和位置(电击阻抗)以及患者细胞膜的时间常量(药物治疗)。
- 哺乳动物心脏组织的时间常量范围为 2~5ms。标准值:HV 电容器 120~140μF,电击阻抗约 50Ω,1 相时长 4~5ms,2 相时长 2.5~3ms。

注意:哺乳动物心脏组织的时间常量=穿过组织达到 63.2%可利用固定电压时的所需时间。
缩写词:V_L=前缘电压(电击开始时);V_T=后缘电压(电击终末时);d_1=1 相时长;d_2=2 相时长;HV=高压。

图 4.10

程控除颤波形 1

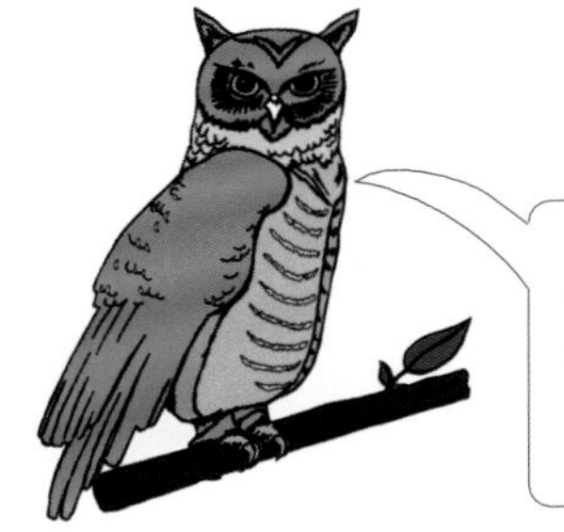

早期的研究者决定在 HV 电容器放电的一个固定时间点，即电压波发生 63.3%的衰变时，截断指数级下降的波形。这一历史上的"偶然事件"也许能解释为何现在大家广为接受斜率为 65%的波形。

程控固定的斜率

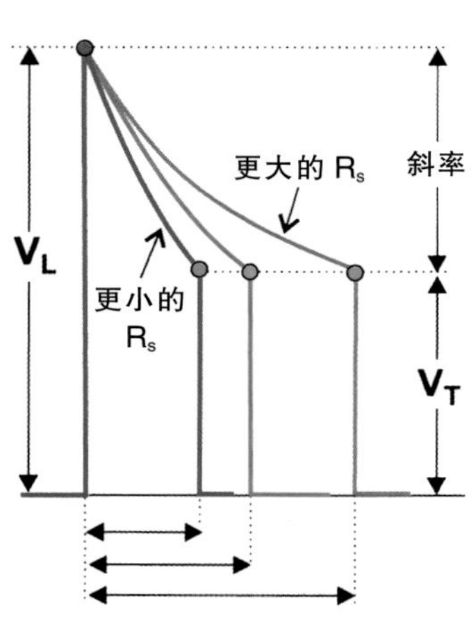

无论脉宽多少，在一给定斜率下的能量保持恒定。CHV、V_L、V_T 值在给定斜率下均保持恒定(C_{HV}=ICD 高压电容器)。
根据公式，所有这些波形的能量是相等的：

$$W_{发放} = \frac{C_{HV}}{2} \cdot (V_L^2 - V_T^2)$$

尽管脉宽变化，但提供的斜率仍然相同。

固定斜率 = 固定能量!

装置通过变化的脉宽发放固定能量，是患者电击电阻 R_s 的一种功能。高压电极间较小的电阻导致更短的脉宽。

- 研究表明，40%~65%的斜率优于 80%的斜率。
- 由于脉宽是自动调整的，因此应记住波形长于 10ms 实际能再次诱颤心脏！
- 当波形设定在固定斜率时，以焦耳为单位发放能量(峰电压可作为参考值给出)的程控方案即已确定。

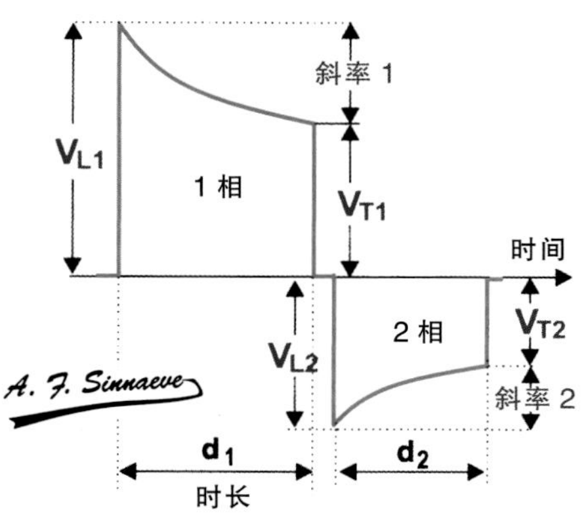

对所有厂家 $V_{L2}=V_{T1}$

MEDTRONIC(Marquis)
斜率 1 和斜率 2 均固定在 50%
时长 d_1 和 d_2 自动调整

GUIDANT(Vitality)
斜率 1 固定在 65%
时长 d_1 自动调整
时长 $d_2=0.66 \times d_1$

ST.JUDE MEDICAL(Photon)
可程控固定斜率为 42%、50%、60%、65%(同时，固定脉宽也是可以的)

缩写词：C_{HV}=ICD 内高压电容器(F)；HV=高压；R_s=电击阻抗(典型为 50Ω)；V_L=前缘电压；V_T=HV 脉冲的后缘电压。

图 4.11

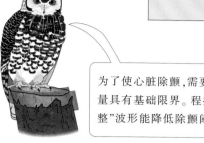

程控除颤波形 2

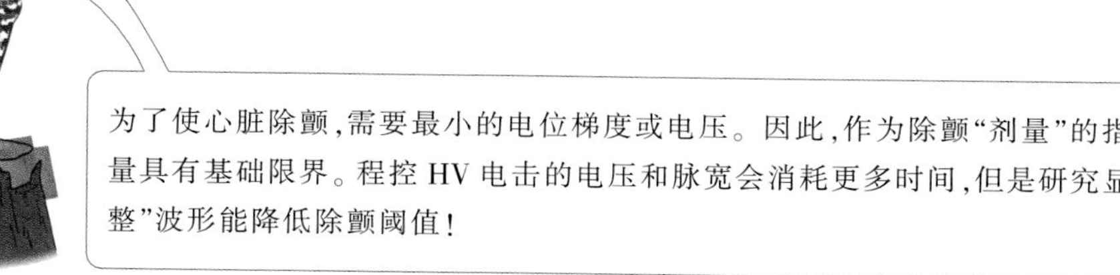

为了使心脏除颤，需要最小的电位梯度或电压。因此，作为除颤"剂量"的指标，能量具有基础限界。程控 HV 电击的电压和脉宽会消耗更多时间，但是研究显示"调整"波形能降低除颤阈值！

程控固定脉宽

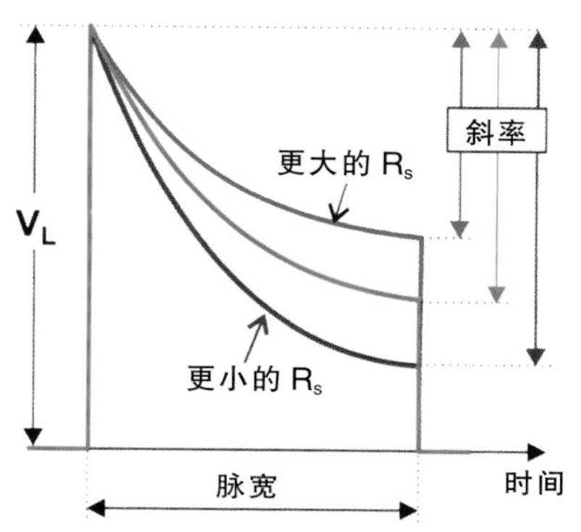

由于患者电击阻抗 R_s 的影响，除颤时装置发放的能量是不等的。高压电极间电阻越小，会产生更大的斜率并发放更多的能量。

同时调整（双相脉冲的）1 相和 2 相的时长，可根据"打嗝（burping）"理论，对输出进行细微调整。这种微调将产生最佳的除颤效率，即最低的除颤阈值。

- 避免可导致心脏再次纤颤的长脉宽（例如：长于 10ms）不再是问题！
- 当波形以固定脉宽设定时，以伏特为单位（可用的或存储的能量对应于峰电压，或许将作为参考值给出）程控的治疗方案即已确定。
- 采用小斜率和高平均压的短脉冲，能延长电池寿命。

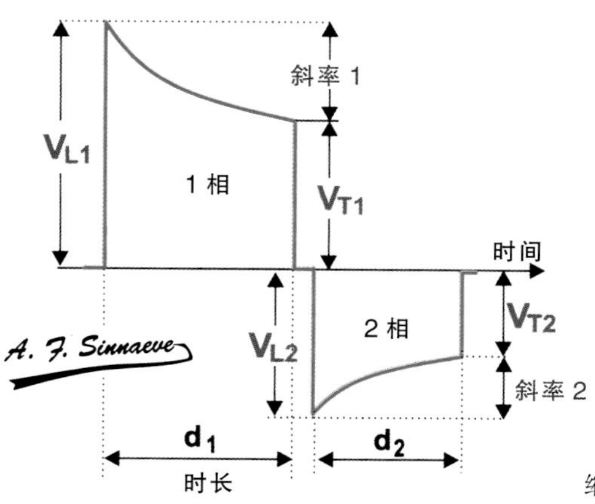

ST.JUDE MEDICAL（Photon）
程控固定脉冲宽度

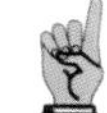

最大电压 V_{L1}（即 1 相的前缘）可设置为 50~800V，以 50V 为增量进行程控。

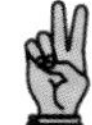

最佳脉冲时长 d_1 和 d_2 取决于 HV 电容器（随 ICD 类型改变）、电击阻抗 R_s（随电极改变）和心脏的时间常量（随患者改变）。根据这些参数，制造商公布了已经计算出的最佳参数表。

缩写词：HV=高压；R_s=电击阻抗（标准为 50Ω）。

图 4.12

好吧，你说当 HV 电容器充电至 30J 时，我没有给患者 30J 的电击!? 这真令人震惊!

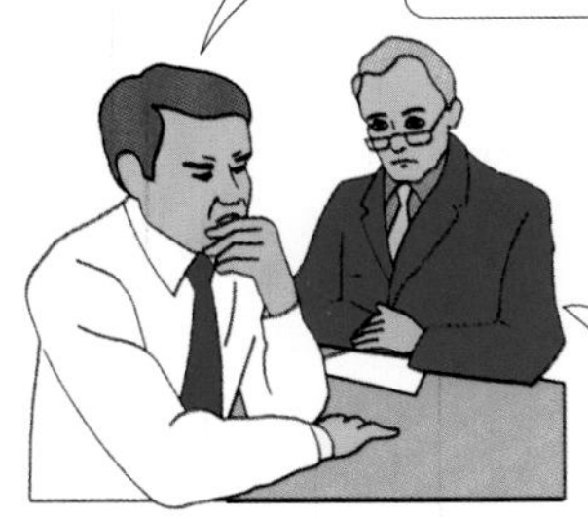

存储和发放的能量

是的! 这是因为电击总是被截断，并且在 HV 电容器中始终剩余部分电荷。

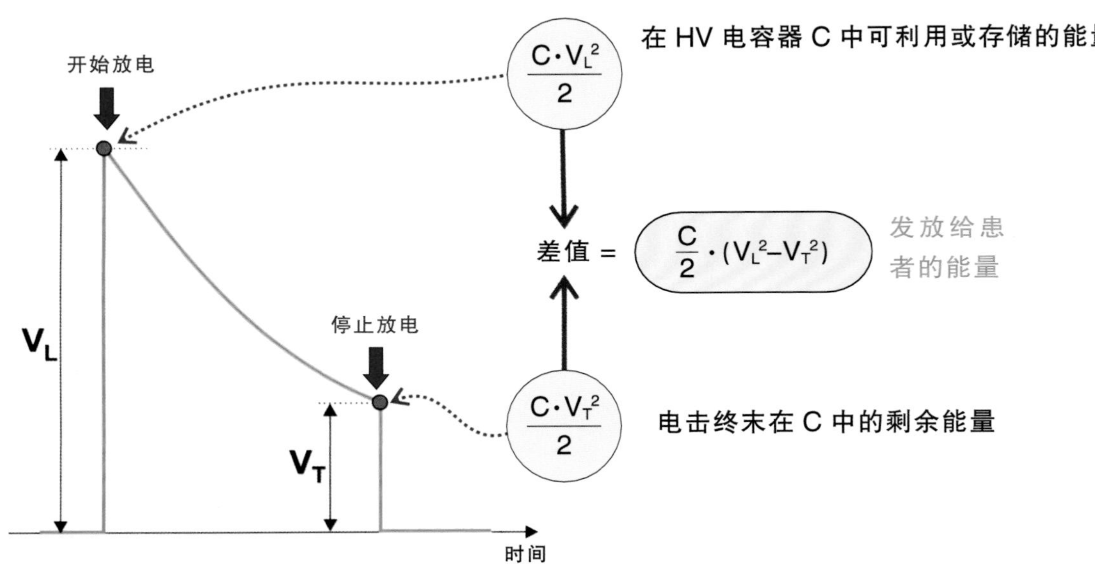

- 发放的能量总是小于在电容器中存储的能量。
- 当电击波形是“固定斜率”的类型时，程控仪常显示“发放的”能量。
- 当电击波形是“固定脉宽”的类型时，程控仪仅显示存储的能量，你并不知道向患者发放的确切能量值!

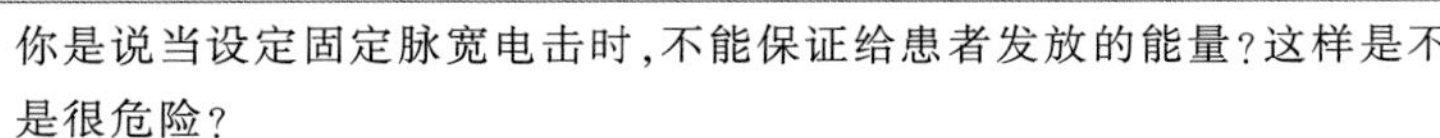

你是说当设定固定脉宽电击时，不能保证给患者发放的能量?这样是不是很危险?

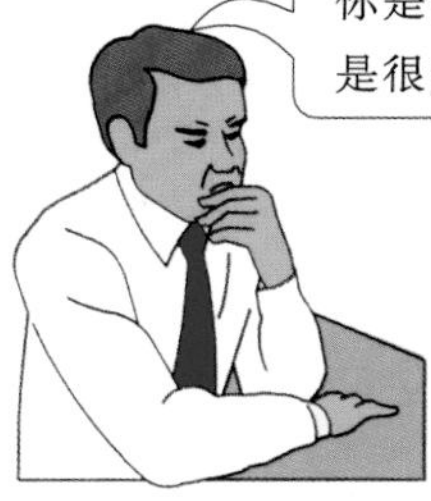

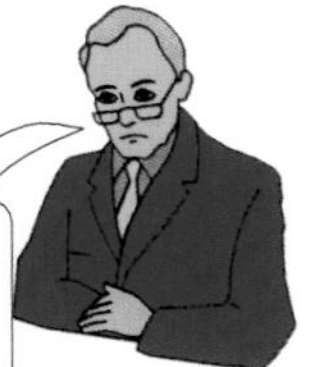

如果电击的脉宽足够长并且它的电压足够高，那么是没有关系的。事实上，是电压产生的力量来改变心脏细胞的状态! 程控仪上显示高压(HV)，也可看作是快速控制的存储电压!

A. F. Sinnaeve

图 4.13

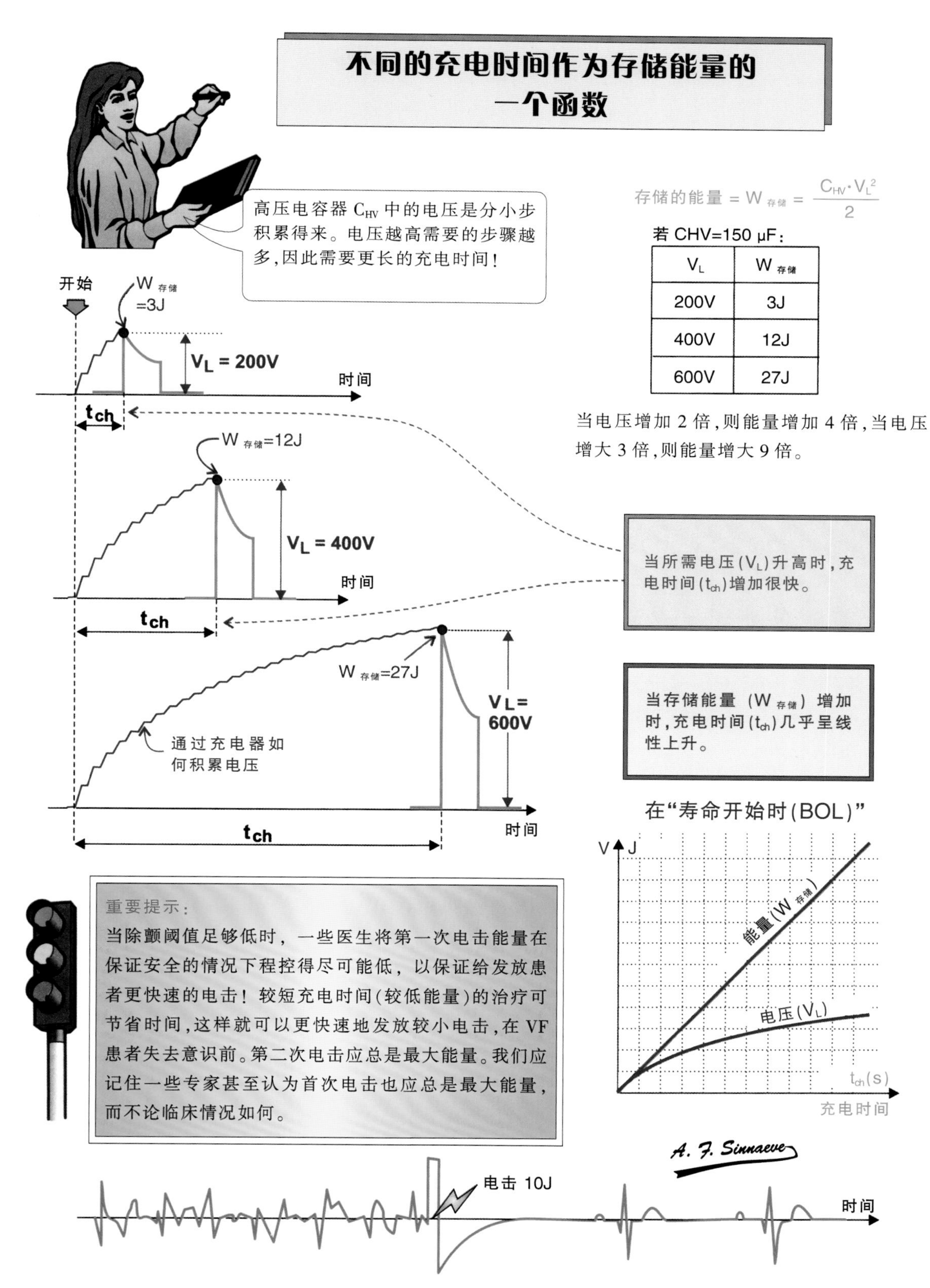

不同的充电时间作为存储能量的一个函数
高压电容器 C_HV 中的电压是分小步积累得来。电压越高需要的步骤越多,因此需要更长的充电时间!
存储的能量 = W 存储 = C_HV·V_L²/2
若 CHV=150 μF:
V_L | W 存储
200V | 3J
400V | 12J
600V | 27J
当电压增加 2 倍,则能量增加 4 倍,当电压增大 3 倍,则能量增大 9 倍。
开始
W 存储 =3J
V_L = 200V
时间
t_ch
W 存储=12J
V_L = 400V
时间
t_ch
当所需电压(V_L)升高时,充电时间(t_ch)增加很快。
W 存储=27J
V_L= 600V
通过充电器如何积累电压
时间
t_ch
当存储能量 (W 存储) 增加时,充电时间(t_ch)几乎呈线性上升。
在“寿命开始时(BOL)”
V J
能量(W 存储)
电压(V_L)
t_ch(s)
充电时间
重要提示:
当除颤阈值足够低时,一些医生将第一次电击能量在保证安全的情况下程控得尽可能低,以保证给发放患者更快速的电击!较短充电时间(较低能量)的治疗可节省时间,这样就可以更快速地发放较小电击,在 VF 患者失去意识前。第二次电击应总是最大能量。我们应记住一些专家甚至认为首次电击也应总是最大能量,而不论临床情况如何。
A. F. Sinnaeve
电击 10J
时间

缩写词:BOL=寿命开始时;C_{HV}=充电的高压电容器;HV=高压;t_{ch}=充电时间 (获得 V_L 的时间);VF=心室颤动;V_L=HV 脉冲的前缘电压(即:通过电容器的最高电压);$W_{存储}$=HV 电容器存储的能量。

图 4.14

除颤阈值(DFT)1

作用在那么多心肌细胞膜上的电场力对心室的各个部分永远是不相同的:
(a)在强度最强的区域,电击能够延长所有细胞的动作电位。
(b)在强度较弱的区域,电击能够延长 3 相细胞的动作电位。
(c)在强度最弱的区域,电击仅能"起搏"由此夺获可激动间歇的细胞。
这 3 个效应与波峰移动过程的相互作用(波峰扩步和再生)是随机的。具有较大变化性,且无法预知及控制。因此,除颤效率最好以剂量-反应(或除颤成功率)曲线来表示其发放能量的能力。

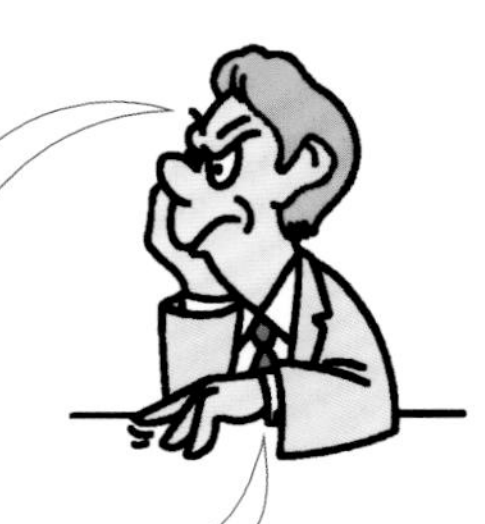

是的,你是对的!这一点也不容易……

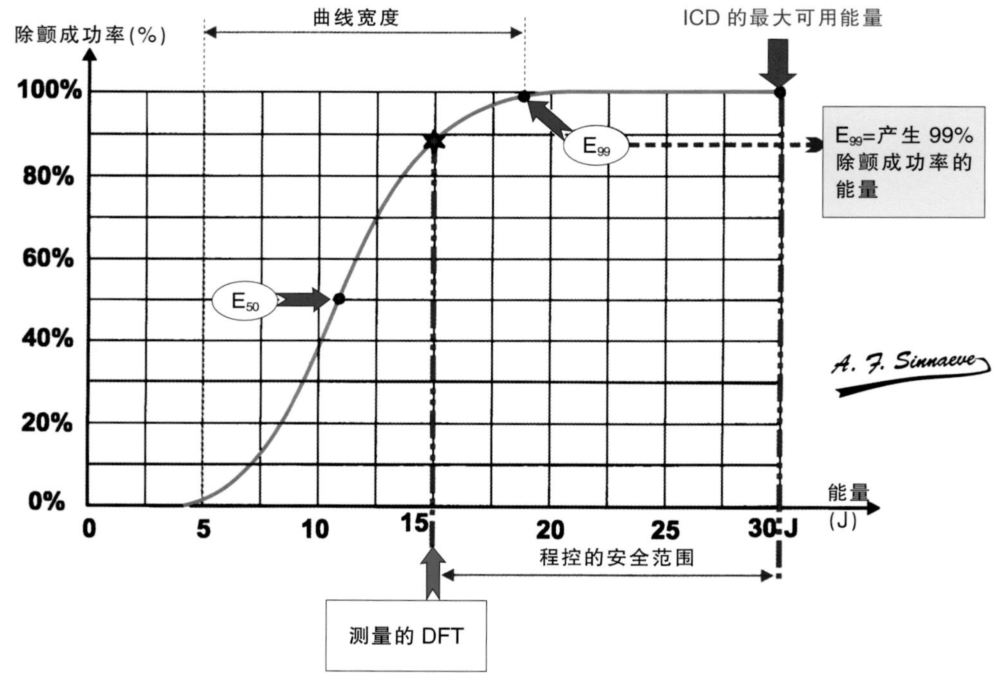

1. 除颤成功率曲线通常以曲线上特殊的点为特征,比如除颤能量可能为 50%或 99%的成功率(分别为 E_{50} 和 E_{99})。总的来说,除颤成功率曲线并不是临床上测试如此多次的电击来确定的。
2. E_{99} 是一个理论上的点,并不能在临床中测量。
3. 注意在 E_{50},能量剂量的小量增加将导致成功率的大幅增长,这是由于 E_{50} 在曲线的最陡峭部分。

缩写词:DFT=除颤阈值(成功除颤所需的最小能量)。

图 4.15

除颤阈值(DFT)2

随机的除颤成功率曲线本身并不固定！除颤需求可能发生改变，因为：
1. 心内膜导线系统位置改变
2. 颤动时间延长（例如：由于更长的充电时间）
3. 潜在疾病的进展
4. 缺血
5. 抗心律失常药物治疗改变
6. 其他未知因素

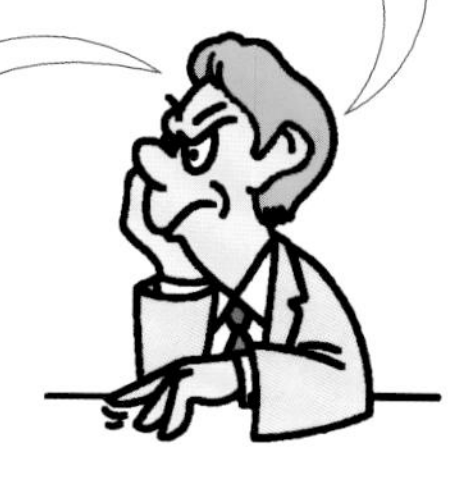

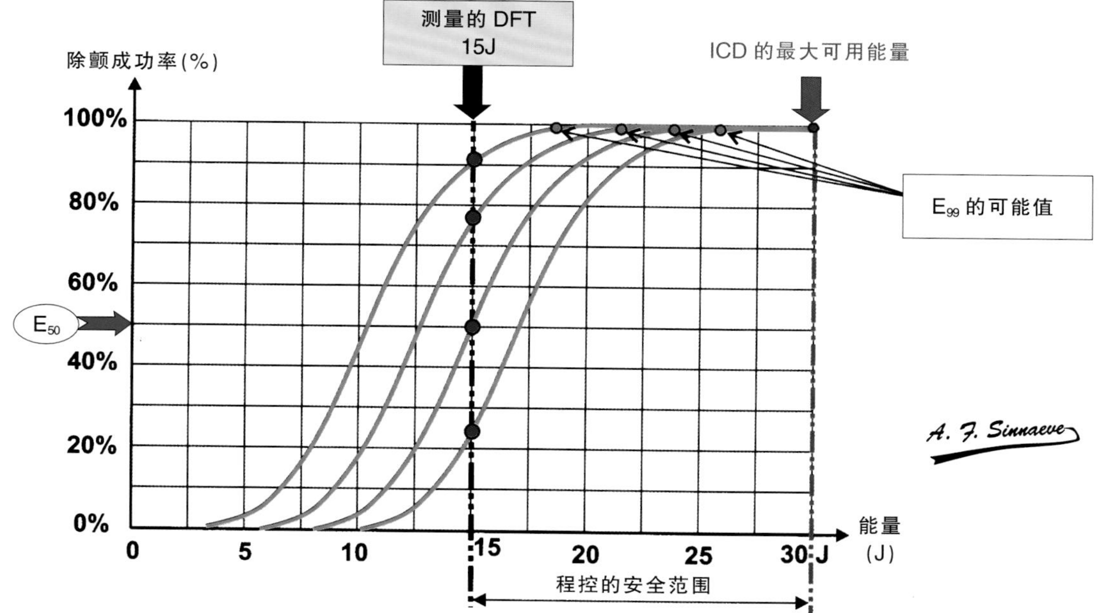

注意：这四条曲线永远不可能在临床中测试（这需要太多次除颤）；它们是从试验工作中获得的，并且有助于理解除颤的概念。

从 E_{99} 到 ICD 输出的平台越宽，情况越有利，这是因为在 ICD 最大输出时，除颤成功率可能高于 99%（接近 100%）。曲线极度向右偏移代表患者在曲线顶峰时平台最窄：这是最不利的情况，意味着除颤成功率可能低于 100%。

单次 DFT 测量并不足以决定如何程控 ICD，ICD 必须提供恰当的能量输出以保证最终稳定的除颤成功率。由于除颤是相当随机的过程，并不清楚是否测量的 DFT 位于特定曲线的底部、中部或接近顶部：测量的 DFT 为 15J，可能对应 25%、50%、78%或 91%，这取决于它们在变化的除颤成功率曲线上的确切位置。

缩写词：DFT=除颤阈值（成功除颤所需的最小能量）。

图 4.16

除颤阈值(DFT)3

人类的心脏除颤要求遵循平均电流法则,单相波除颤电击和双相波电击的1相均是如此。已证明这些要求也遵从 Weiss-Lapicque 强度–时间(SD)曲线,该曲线由基强度电流和时值时长来定义。然而,对极短或极长脉宽的反应,因为有其他效应影响,将会背离该原则。由于除颤的随机性,SD 曲线仅对特定的成功百分比有效(例如:50%);不同的除颤成功百分比(%)将产生不同的 SD 曲线。

这一信息来源于动物试验,并有助于理解除颤的基础概念。考虑到它的构建需要大量的电击,因此,这样的 SD 曲线并不能从人类身上获得。

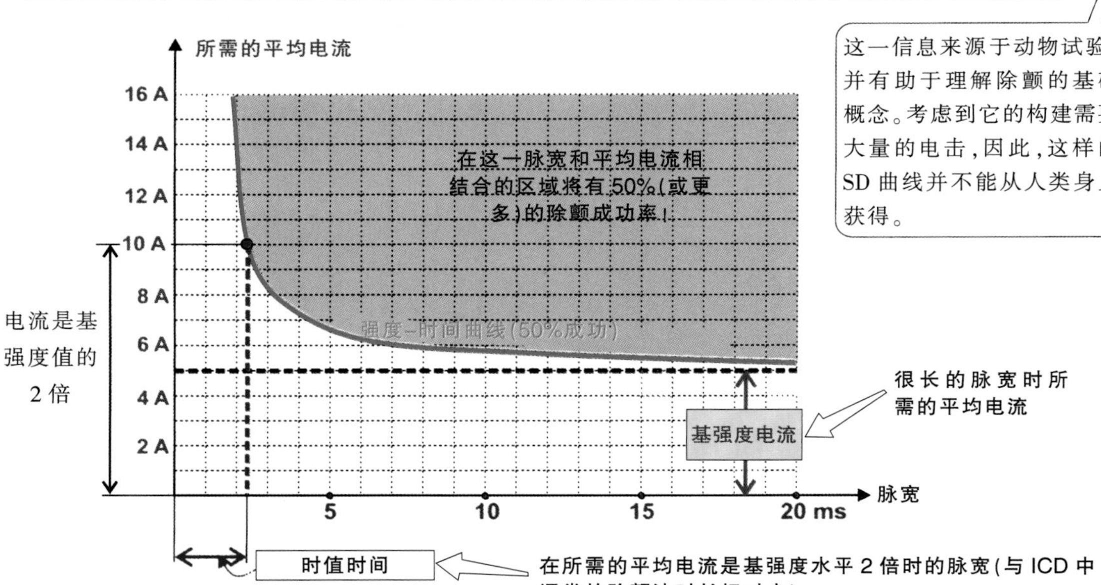

人类的基强度是2.3~5.6A,取决于除颤电极的表面积和位置。
人类的时值时间约为3.2ms(不同动物中:2~4ms)

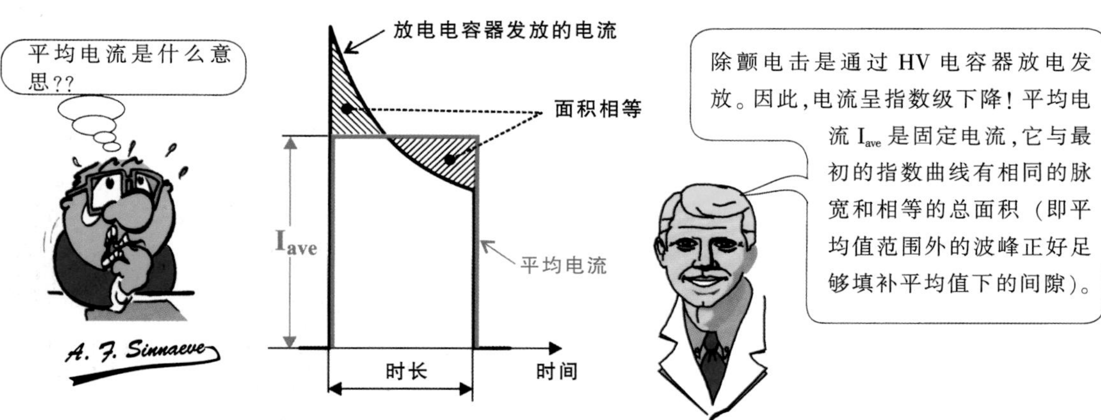

注意:高压电极间的电击阻抗低(常为50Ω;罕见情况高于100Ω)。在电击开始时,起始电压650V将产生650V/50Ω=13A(安培)的起始电流。

图 4.17

除颤阈值(DFT)4

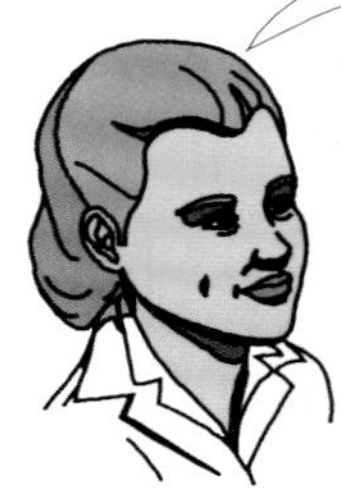

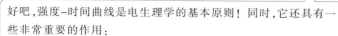

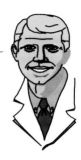

亲爱的同事,为什么平均电流和强度–时间曲线对你来说如此重要?

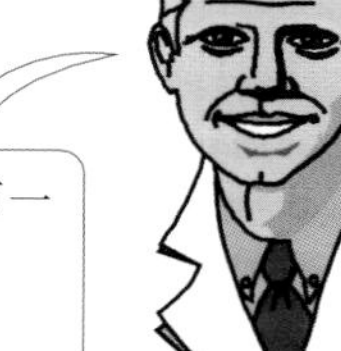

好吧,强度–时间曲线是电生理学的基本原则!同时,它还具有一些非常重要的作用:

1. 低于基强度的平均电流不能除颤。
2. 更长的脉宽,将发放更多能量,但并不一定更有效。

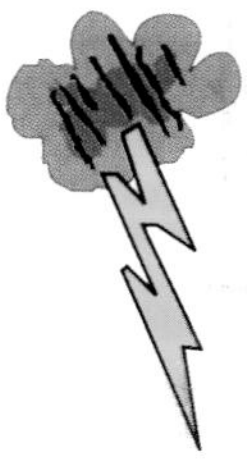

单相波电击或双相波电击的 1 相除颤,再同步化心肌细胞。
当延长这些已经激动细胞的动作电位时,处于电学舒张期的这些恢复期细胞就被激动了。
如果电击的平均电流小于强度–时间曲线要求的,那么部分心肌细胞将不能再同步化,颤动波不会终止或在电击后重新发作。

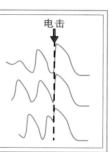

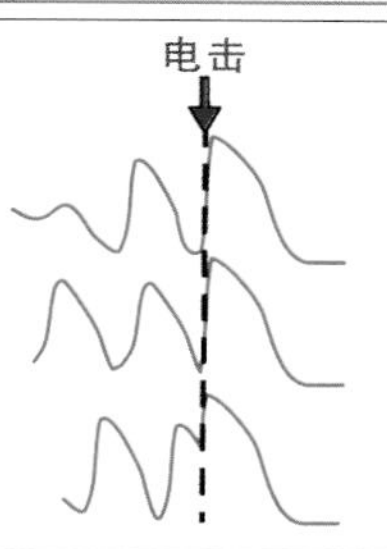

发放的能量通过以下公式计算:

$$E_{发放}=\frac{C}{2}\cdot(V_L^2-V_T^2)$$

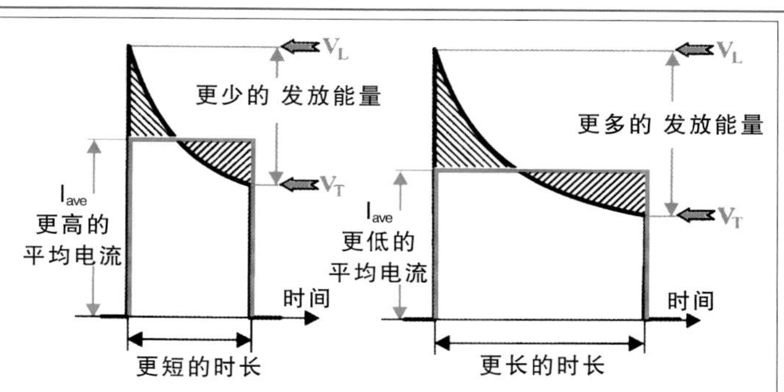

如果高压电容器 C 通过更长的时间进行放电,那么电击的最小电压 V_T 会更低,因此发放的能量会增加,但平均电流也会降低。如果平均电流小于基强度,VF 将不会被消除(或停止后再发作):很长的电击时长并不有效,即使它们提供了更大的电击能量。

由此可见,波形具有关键时长和电压的重要性,可产生最佳的除颤平均电流。尽管这些涉及能量(J),是一个间接测量指标,但仍然是描述“除颤剂量”的最重要参数。

如果平均电流(单位 A)是除颤的决定性指标,为什么我们要用能量(单位 J)?

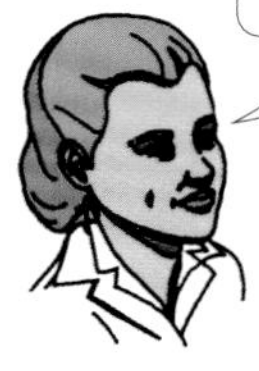

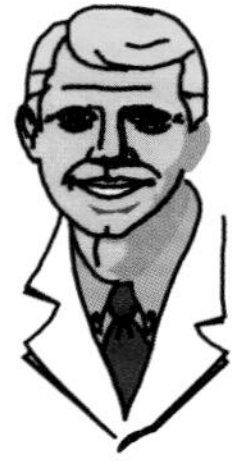

好吧,对 ICD 来说测量电流非常困难,特别是大的平均电流!然而,装置能很容易地测量出 HV 电容器上的 V_L 和 V_T。当知道 HV 电容器的电容量和这两个电压时,计算发放的能量是很容易的!所有厂家均测量和显示能量。仅仅是因为传统上和技术上更方便…

A. F. Sinnaeve

缩写词:V_L=最大电压或除颤电击前缘的电压;V_T=最小电压或除颤电击后缘的电压。

图 4.18

除颤阈值(DFT)5

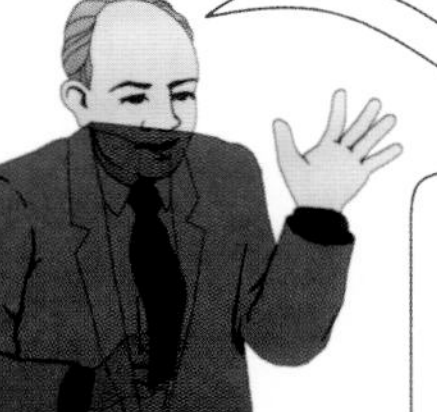

评估除颤效率的方法有许多,到底该用哪个!

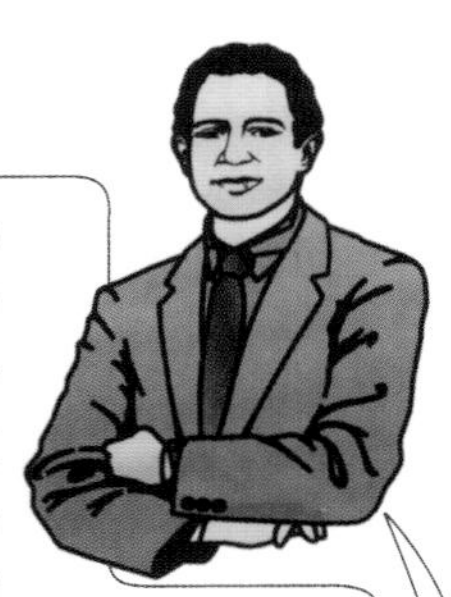

是的,但是有两个方法是主要的:单次-能量成功和逐步降低的方法。应用这两个方法中的任意一个将简化 ICD 置入时的 DFT 测试。对于这两种方法，首次电击均是设定在至少低于 ICD 最大输出 10J(常为 20J)。如首次电击成功,那么将重复相同的能量水平以确立 DFT+(例如:20J)。这是越来越流行的一种方法，在两次 20J 成功电击后,ICD 将被设定至 30J（例如:阈值为 20J,加上安全范围 10J)。由于只包括两次电击,因此过程简单！为了确保万一,相同的能量水平(20J)可重复两次,以确立 DFT++,并用同样的方式来程控 ICD。

这果然容易记住,同时患者仅接受两次测试电击!

是的,这是它变得越来越流行的原因,由于现代 ICD 的高效性,它也十分有用。然而,采用这一简单的方法,必须保证 ICD 首次电击程控为发放最大能量。
在“逐步降低方法”中,电击能量随着每一次尝试而降低,直到电击除颤失败。DFT 是能成功除颤的最低能量水平。这种方法可允许首次除颤程控至低于 ICD 最大输出的数值!

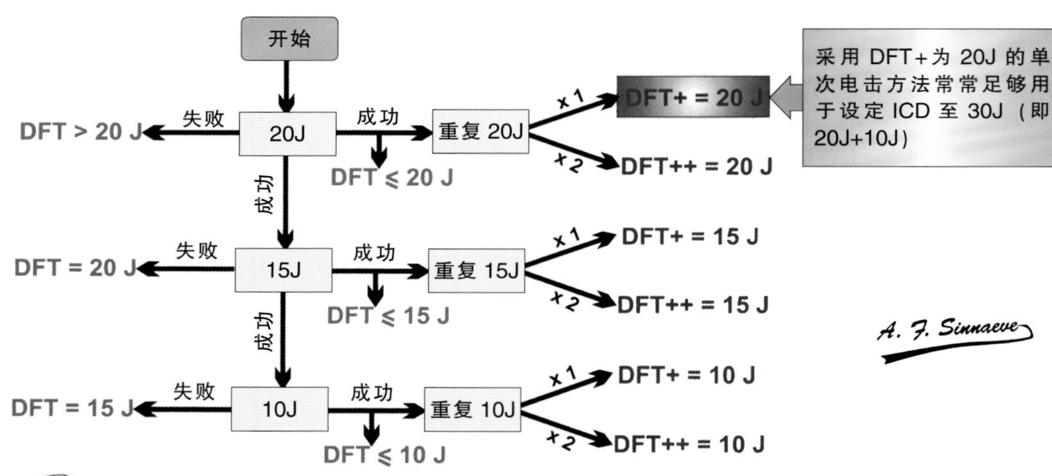

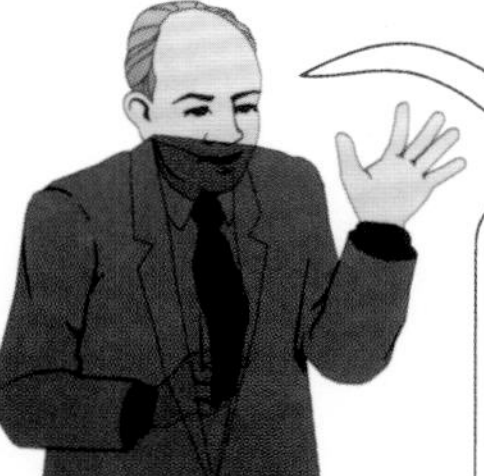

那么,神奇的数值仍然是 10J!?

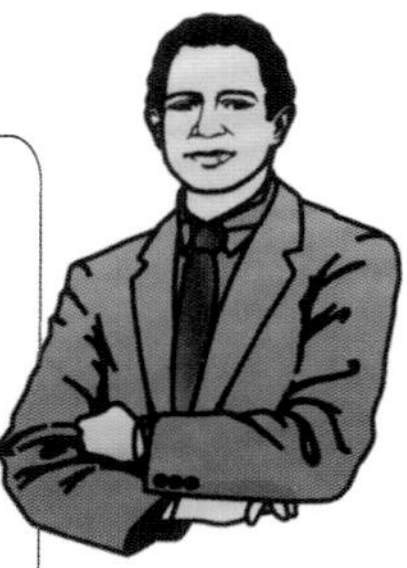

是的,但是也有许多其他精确确定 DFT 的方法。我同意将“10J”概念作为安全范围,这将使事情简化。
在绝大多数患者中,双相波形的慢性 DFT 是稳定的,但是大约有 15%的患者会出现 DFT 升高,这会降低除颤有效性,特别是长期应用胺碘酮治疗或急性心肌缺血的患者。所以,安全范围 10J 是必需的(但在部分罕见病例中并不足够)。

图 4.19

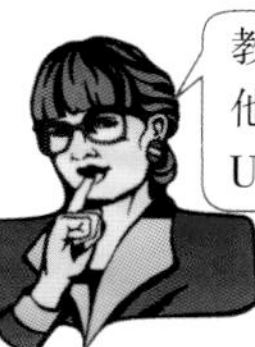
教授,对于 DFT 测试的其他问题您怎么看,比如说 ULV 方法?

DFT 测试:其他问题 1

易损性上限(ULV)

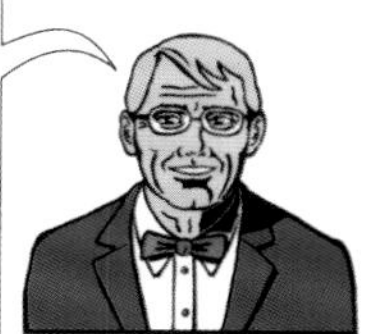
除颤(DFT)方法由于其直观性,应用最多。什么时候要考虑另外的测试方法?易损性上限(ULV)测试似乎很具吸引力,因为它可避免对病重患者诱发 VF。ULV 测试提供了一种除颤成功概率的精确评估方法,而且与逐步降低 DFT 方法相比,其重复性更强。易损性方法减少了 VF 或循环骤停的相关风险,例如:难治性 VF、脑灌注不足和心肌缺血等。对病危患者推迟 DFT 测试是否合适?我想是的,但也仅对部分选定的患者。

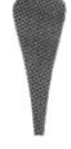

定义 ULV 是指当电击在易损期发放时,未诱发出心室颤动(VF)的最弱电击强度。
若能量小于临界值,在 T 波顶点的电击能仅诱发颤动。若应用更高能量,将不能诱发 VF!

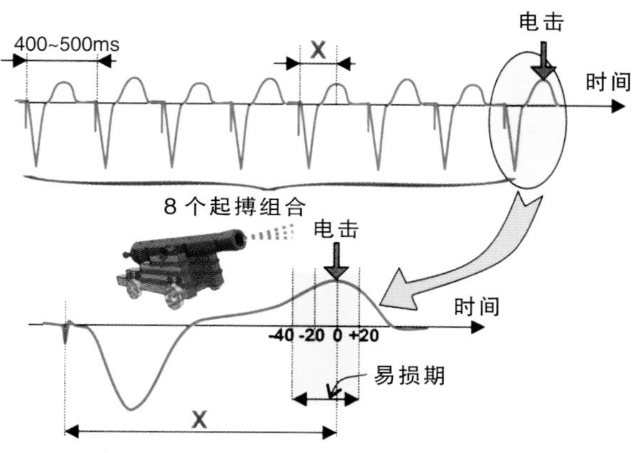

易损区间顶峰的时间取决于电击区域与复极顺序之间的空间关系。

- 应用周长为 400~500ms 的右室起搏。
- 检查所有的 12 导联体表 ECG,来选择具有单相 T 波最晚峰(与 QRS 极性相反)的导联。
- 在 T 波顶点发放电击,若未诱发出 VF,随后会在顶点前、后发放相同能量水平的电击。在相对于顶点–20ms,0ms 和+20ms 时,采用双线圈导线电击。在顶点的–40ms,–20ms,0ms 和+20ms 时,应用单线圈导线电击。若未诱发出 VF,采用低能量水平重复上述过程。
- 如果仅是需要确定安全范围,那么 20J 的单次电击测试可用于 30J 或 35J 的 ICD。若在 20J 时未诱发出 VF,ICD 则可程控为非常安全的 30J。

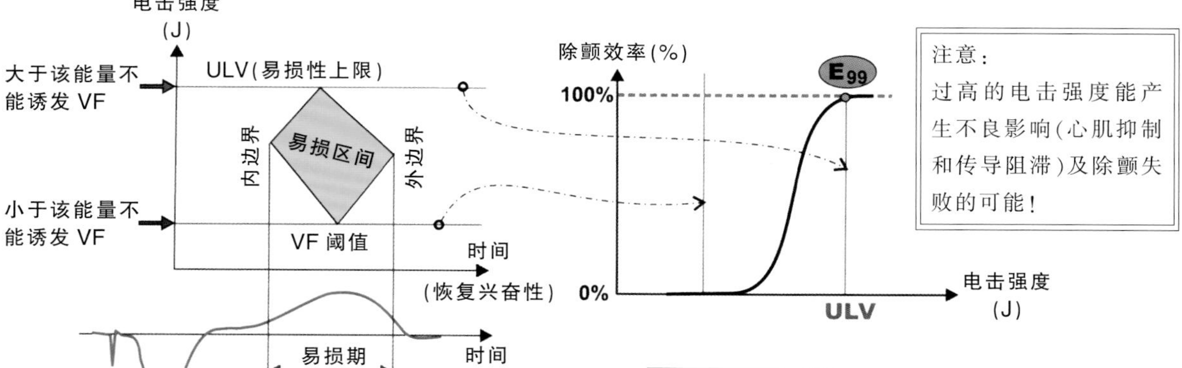

注意:过高的电击强度能产生不良影响(心肌抑制和传导阻滞)及除颤失败的可能!

- ULV 与 DFT 密切相关。而且,其评估在临床中安全、简便、可重复性高。
- (ULV+5J)对于安全程控 E_{99} 以上值似乎是一个良好估计。

- 应用 ULV 作为 DFT 测试的量度减少了诱发 VF 的次数及其相关风险。
- ULV 避免需要将 ICD 程控至最大电击强度,因此,减少了电池排放和充电次数。

图 4.20

似乎有一些医生在 ICD 置入时不进行 DFT 测试！其他人则说 14~15J 的单次电击足以确定除颤范围。
对于这些你怎么认为？

DFT 测试：其他问题 2

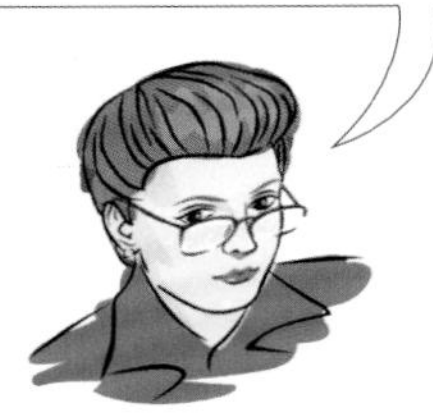

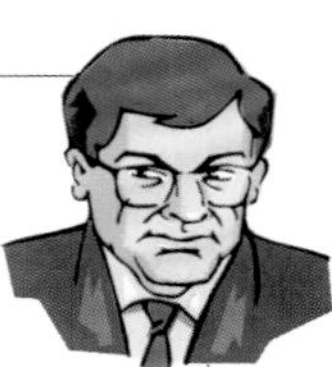

好吧，我首先想要声明 DFT 测试或许是有风险的！心室颤动的诱发，特别是在病危患者应严格限制。
然而，单次–电击除颤安全范围测试，以及延期或推迟 DFT 测试，都仅是对特定的患者才会考虑。在放弃 DFT 测试而采用简化的方法之前，必须用所获得的信息进行权衡评估额外 DFT 电击增加的发病率。

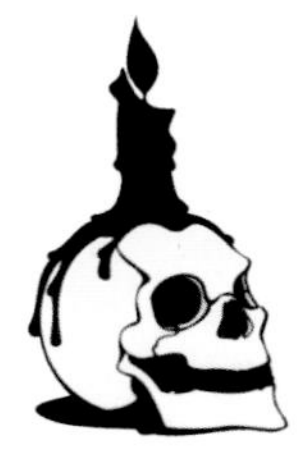

DFT 测试是危险的！！！
- 左心房血栓/AF 没有抗凝
- 近期脑缺氧
- 操作延长，低血压
- 心功能Ⅳ级 CRT 置入患者
- 不可靠的体外除颤
- 充分镇静或麻醉不安全
- 近期置入冠脉支架

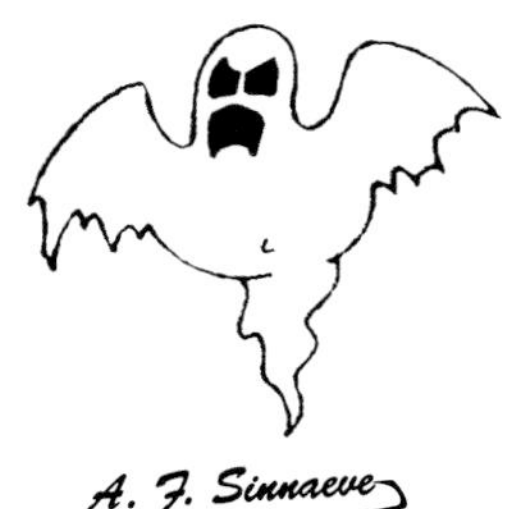
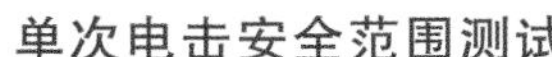

单次电击安全范围测试

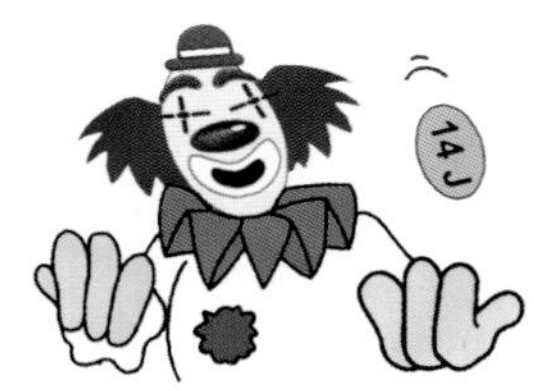

支持这种方法的证据显示 14~15J 电击是有效的。然而，这种方式的实践模式还不明确。需要更多的数据来标准化这种测试方法。
LESS 研究（Low Energy Safety Study）显示，在 91%的患者中，14J 的单次电击足够终止诱发的 VF。

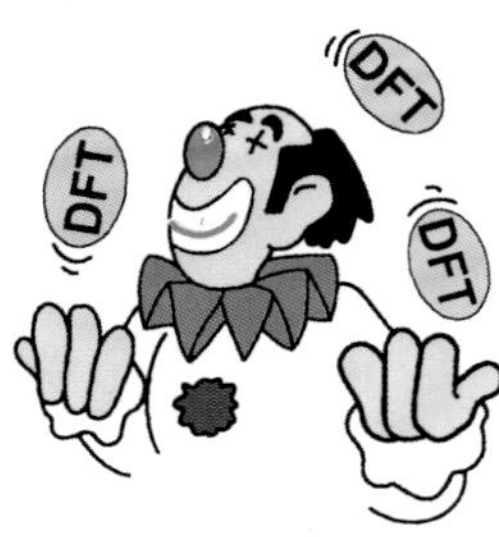

推迟的 DFT 测试

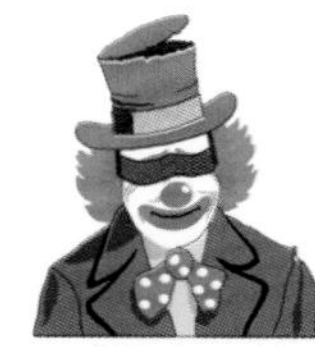

推迟测试的适应证是置入时有测试的禁忌证，该禁忌证在 1 个月或 2 个月后可解除。
这可能并不常发生。其存在风险，若置入时未测试，那么常常就再也不会进行了。
这种方法的证据有限，但可利用的证据正在逐渐增多。

目前推迟 DFT 测试的最常见原因是心房颤动未充分抗凝为确保血栓栓塞风险最小化（因为电击能引起转复窦律）、心脏再同步化治疗患者电击可导致被动 LV 导线移位或患者存在严重的心力衰竭。后者在经心脏再同步化起搏治疗 1 个月或 2 个月后症状可能好转，可以此时再考虑 DFT 测试。

注意 1：电击对于自发 VT/VF 的有效性低于诱发的 VF，即使 DFT 很低。决定电击对自发 VT/VF 成功率的因素（例如：缺血、自主神经张力）与 DFT 不同。
注意 2：不要低估装置合理程控的重要性。抗心动过速起搏的经验性程控在很多患者中能在电击治疗前终止 VT！

缩写词：AF=心房颤动；CRT=心脏再同步化治疗；DFT=除颤阈值；VF=心室颤动；VT=室性心动过速。

图 4.21

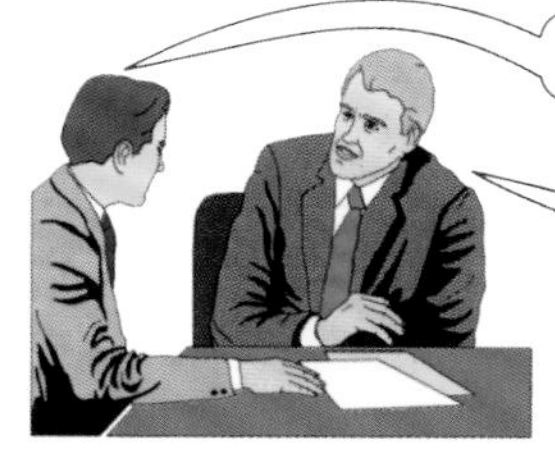
如何处理高除颤阈值？
好吧，安全是首要的！当然，由于要保证更低的 DFT，我总是采用双相电击波和在左侧锁骨下置入热壳系统！

如何处理高 DFT

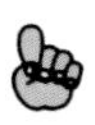

一 手动评估所有电连接处的完整性，并检查除颤通路的 HV 阻抗(正常为 20~100Ω)

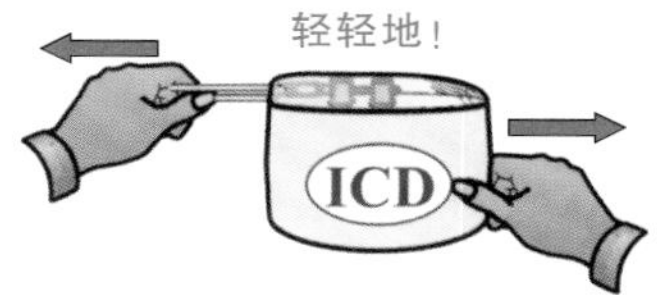

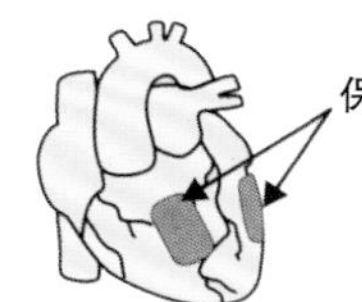

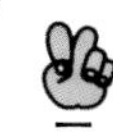

二 在心外膜系统：排除能量从心脏分流的可能性，例如：贴片太靠近或相接触(导线阻抗会非常低)，并排除贴片卷曲和贴片下有气或液体(导线阻抗会非常高)。

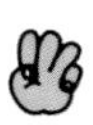

三 在现代技术下，高 DFT 目前已很罕见。高 DFT 的患者，需要寻找更佳的 RV 部位，另外要尽量改变电击极性(这并非总是有效)。

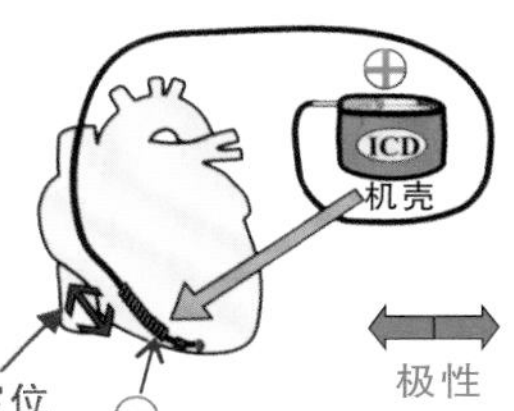

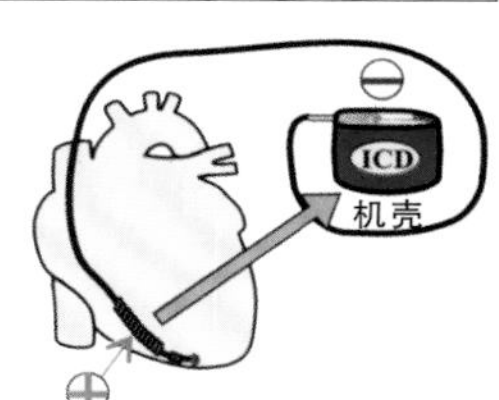

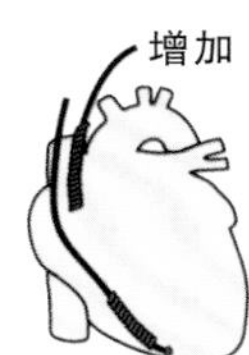

或

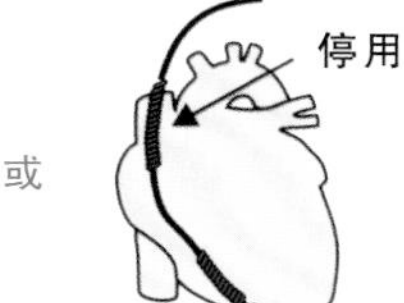

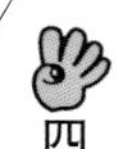

四 若为单线圈导线，增加一根 SVC 导线。若为双线圈导线，停用 SVC 部分。

五 一些 ICD(ST Jude)允许以斜率或脉冲宽度的形式程控波形。这或许有帮助，但必须按照厂家的建议严格执行。

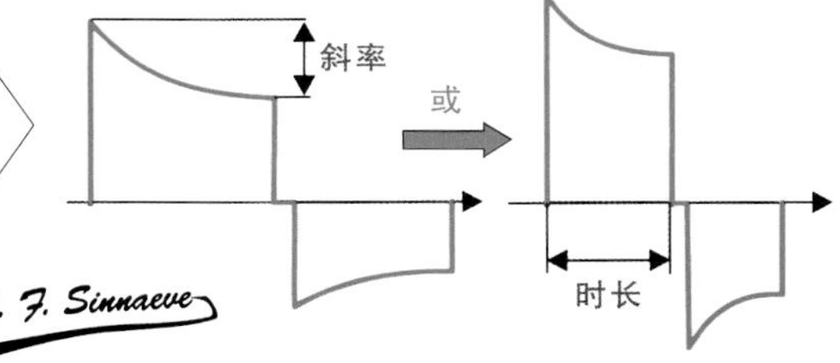

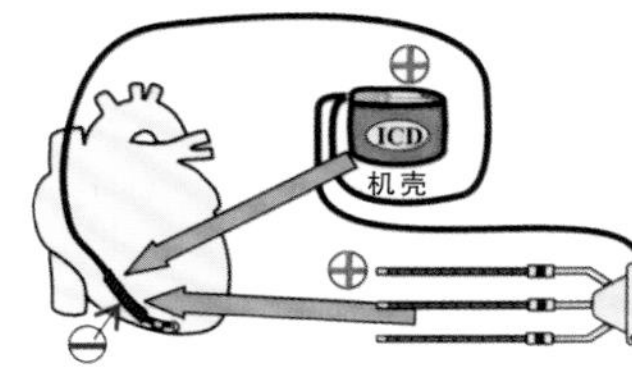

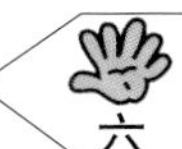

六 应用辅助的皮下电极阵列(或 SQ 贴片)。

- 25J 的 DFT+？尝试再次电击！若 DFT++=25J，那么置入最大输出能量为 33~35J 的 ICD 是合理的(如有必要，可应用高能量电击能力的装置，例如 40J)。
- 记住气胸可引起高 HV 电击阻抗，并且一根保留的失活电极会从理想的通路中分流电荷，在这种情况下应该拔除。
- 在个别患者中，随访测试应在置入数周后再考虑，特别是那些高 DFT 是与之前胺碘酮治疗有关的患者。
- 增加Ⅲ类抗心律失常药物(索他洛尔、多非利特)，对于降低 DFT 仅偶尔有效。

图 4.22

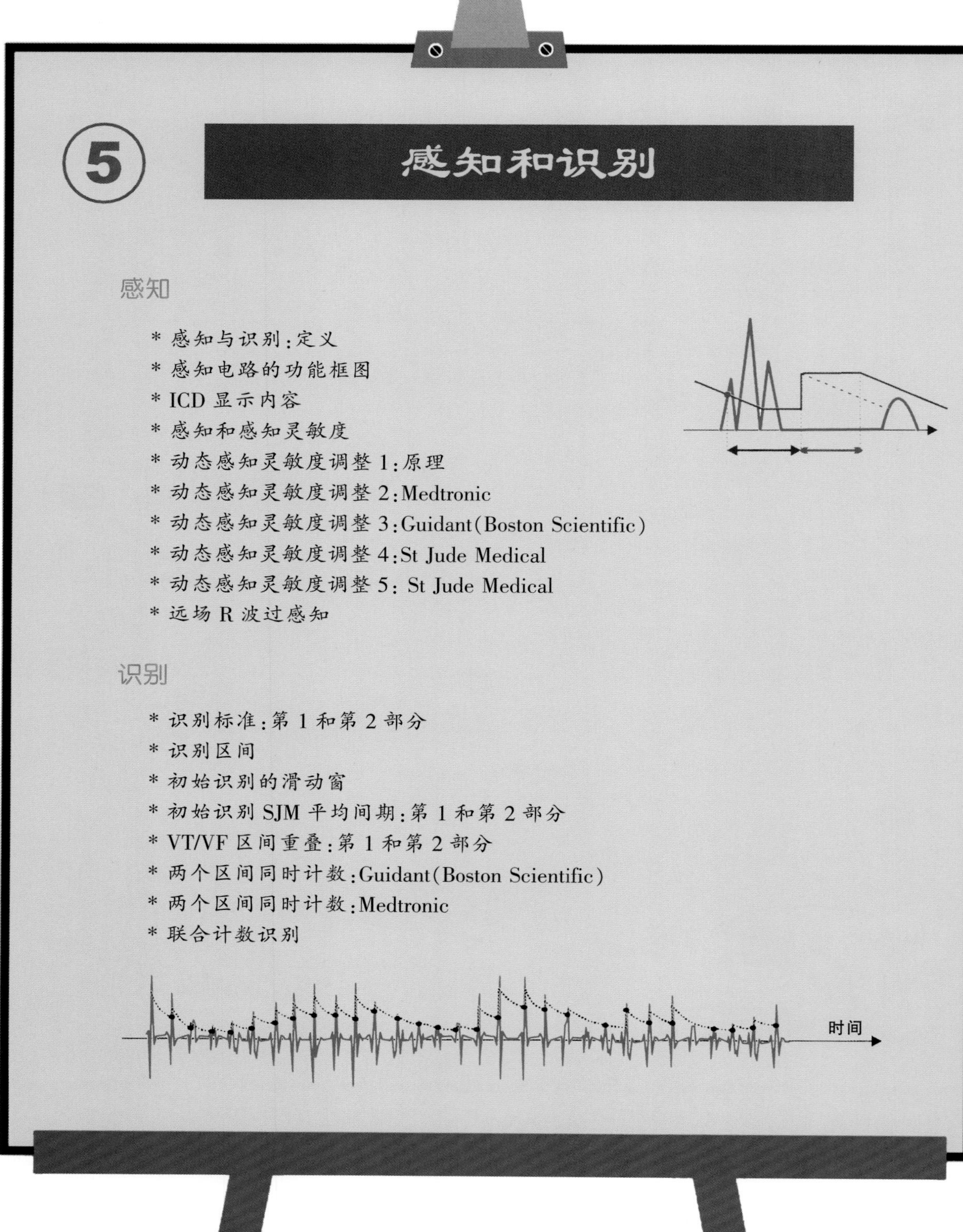
5
感知和识别
感知
* 感知与识别:定义
* 感知电路的功能框图
* ICD 显示内容
* 感知和感知灵敏度
* 动态感知灵敏度调整 1:原理
* 动态感知灵敏度调整 2:Medtronic
* 动态感知灵敏度调整 3:Guidant(Boston Scientific)
* 动态感知灵敏度调整 4:St Jude Medical
* 动态感知灵敏度调整 5: St Jude Medical
* 远场 R 波过感知
识别
* 识别标准:第 1 和第 2 部分
* 识别区间
* 初始识别的滑动窗
* 初始识别 SJM 平均间期:第 1 和第 2 部分
* VT/VF 区间重叠:第 1 和第 2 部分
* 两个区间同时计数:Guidant(Boston Scientific)
* 两个区间同时计数:Medtronic
* 联合计数识别
时间

图 5.00

感知和识别

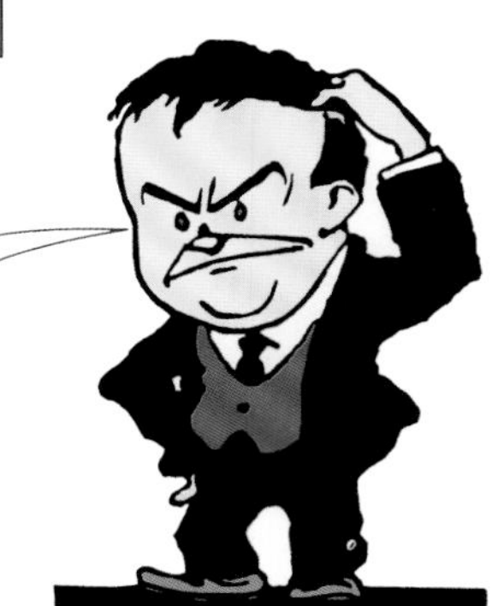

我始终认为感知和识别是同义的，但是很显然 ICD 并不这样认为……！??

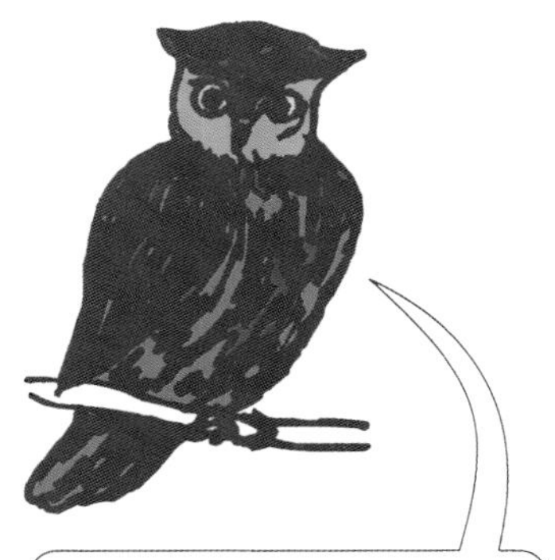

我将告诉你关于感知的问题和如何避免他们！

感知

- 感知总是关于两个电极间信号的实际测量。心室腔内心电图(VEGM)是这一测量的典型实例。
- 感知一个信号正常是直截了当的，但其可被体外信号妨碍(过感知的问题)或被 VF 时 VEGM 广泛波动的振幅弄得复杂(感知不良的问题)。
- 当然,导线性能稳定的需要对于确保可靠感知是必需的。

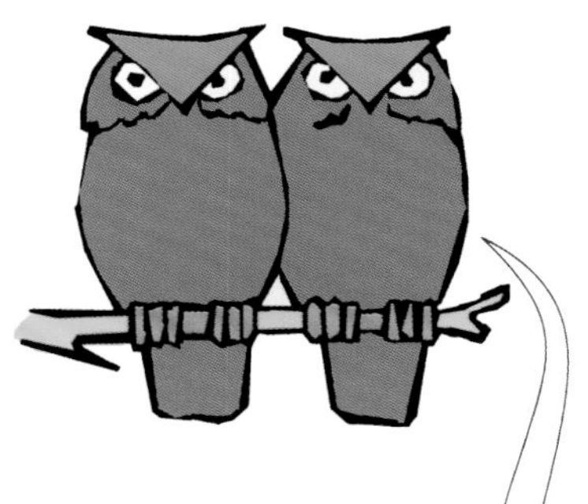

同时，我们将教你们所有算法及有关的问题。

识别

- 装置识别到一次快速性心律失常是以感知到内在心脏活动并满足一些设定的识别标准(算法)为基础的。
- 识别从来不是单次或瞬间的测量:在有限的时间范围内,它总是包含感知信号的处理过程。
- 识别算法已经从简单的频率识别演变到复杂的图形确认,但是他们的感知敏感性和特异性仍不是 100%。

A. F. Sinnaeve

注意

敏感性是识别所有应进行电击心律的能力

特异性是拒绝所有不应进行电击心律的能力

图 5.01

感知电路的功能框图

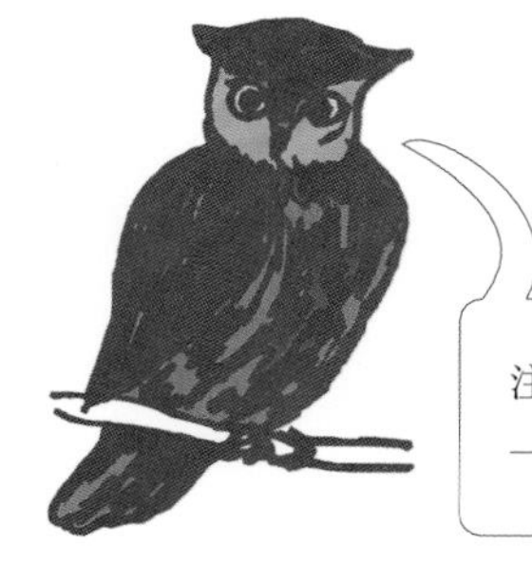

注意：没有不应期！仅有一个空白期来避免同一个 R 波被感知一次以上。在心室感知后仅有一个心室空白期！

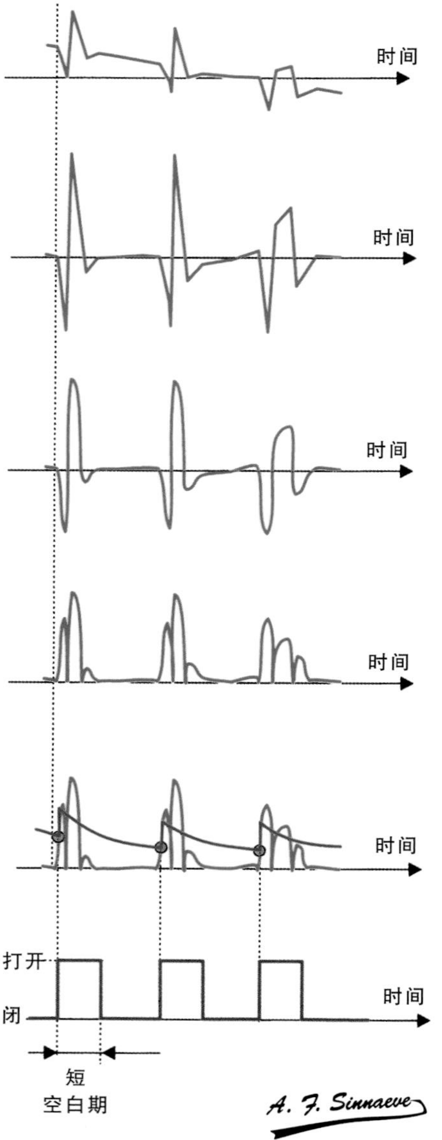

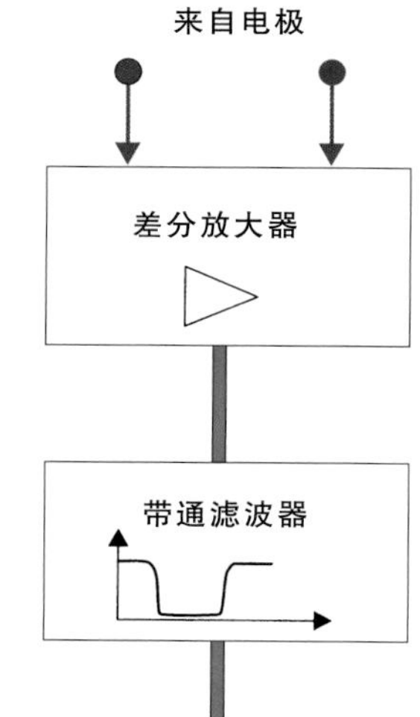

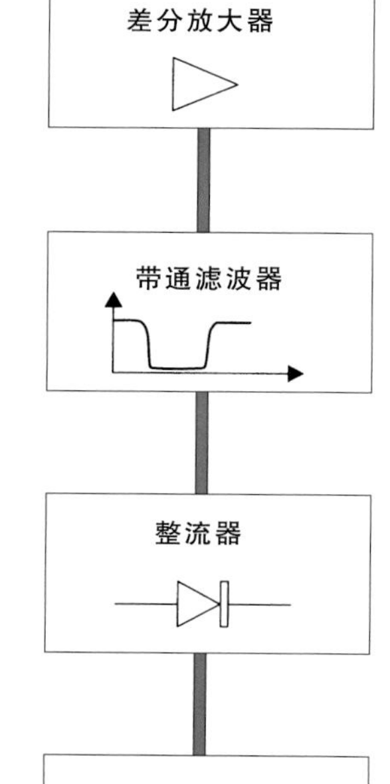

- 在起搏脉冲或除颤电击后快速恢复。
- 由于电极极性和应用于双输入的常规模式噪声，拒绝大的 DC 偏移。

- 拒绝更低频信号（例如 T 波）和更高频信号(例如肌电位)。
- 消除绝大多数的电磁干扰(EMI)。

- 一个全波的整流器会将任何负向信号向上翻转，因此感知阈值不会受不同节律时 R 波极性变化的影响。

- 一个比值器将整流信号与阈值电压相比较，并且当信号超过阈值时，感知 R 波。
- 当感知到一个 R 波时，比值器向外发送一个脉冲。

- 空白期的首要目的是使每次心室除极仅感知一次！
- 由于在 VF 时典型的 QT 或 RT 间期要长于最短的 RR 间期，因此，空白期并不能用于防止 T 波过感知。

图 5.02

ICD 显示内容

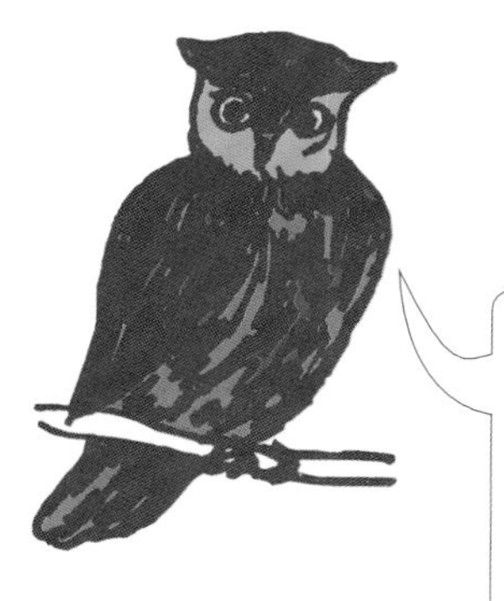

近场电图记录的是局部双极心室电图。它们代表电极头端附近的心肌活动。
远场电图可以是除颤电极之间或 RV 线圈与 ICD 热壳之间的记录。它们或多或少代表的是整个心脏的电活动。

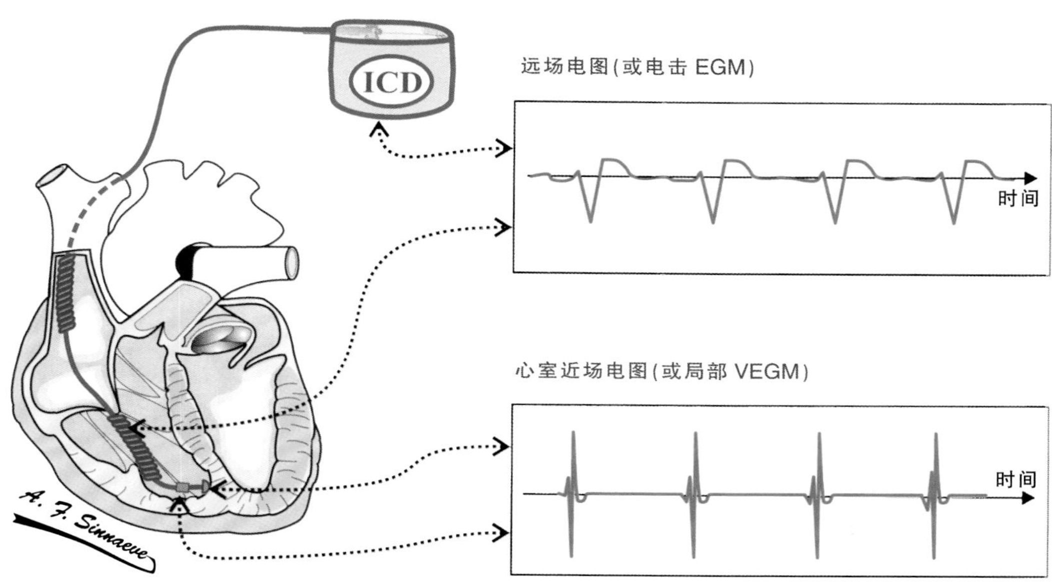

近场 VEGM 是唯一被 ICD 用于心律失常识别(VT 或 VF)的。由于电极头端表面积较小以及头端与环端之间距离短,因此,与远场 VEGM 相比,振幅和转换速率更大,时长更短。
存储的远场 VEGM 可用于帮助技师(并非装置!!!)进行事件诊断。这一电图可显示心房活动,以帮助鉴别心律失常。而且,室性心律失常图形上的改变常常比近场 VEGM 明显。

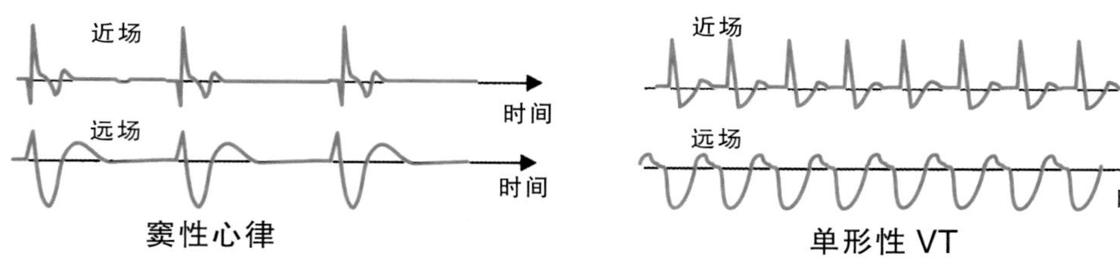

缩写词:RV=右心室;VEGM=心室电图;VF=心室颤动;VT=室性心动过速。

图 5.03

感知和感知灵敏度

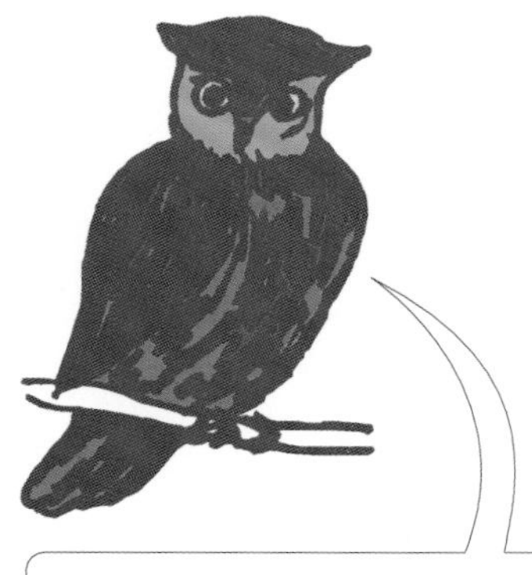

首先让我告诉你如何在 VF 时避免遗漏太多的碎裂低振幅心室信号。

在室颤时快速感知小振幅信号的能力，以及在没有快速性心律失常时不要过感知 T 波或噪声，都是正常的 ICD 所必需的功能。
室颤时，心室信号的振幅（以及频率）显著且混乱地波动（信号振幅常减少至窦性心律时正常 VEGM 振幅的约 25%）。

VF 时基础心室 EGM

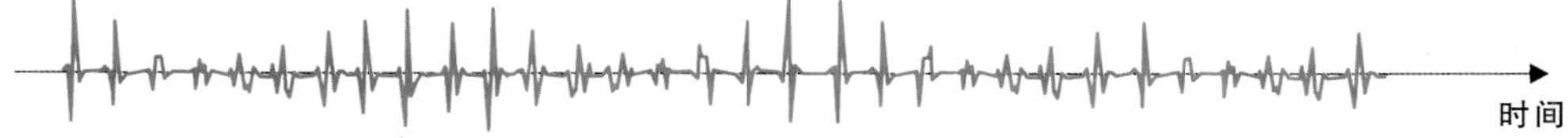

采用固定的感知灵敏度，可能会遗漏大量低振幅颤动电图。

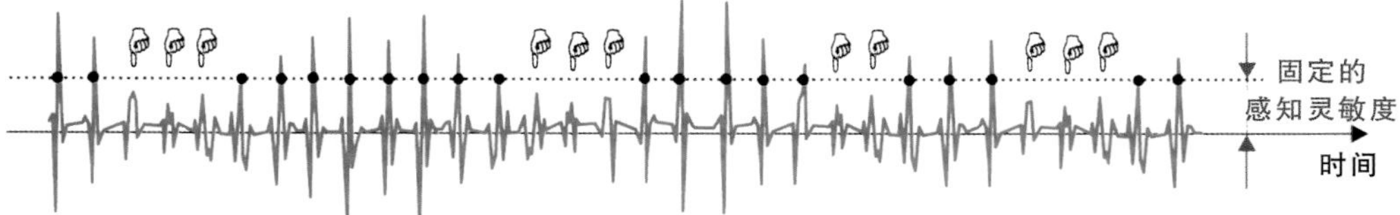

自动增益控制（AGC）是一个反馈系统，它对任何输入信号都试图保持放大器输出信号的振幅稳定，例如：输入信号越小，放大倍数（或增益）越大。

电子改良波形，来源于识别的 VEGM，并由感知放大器加工。

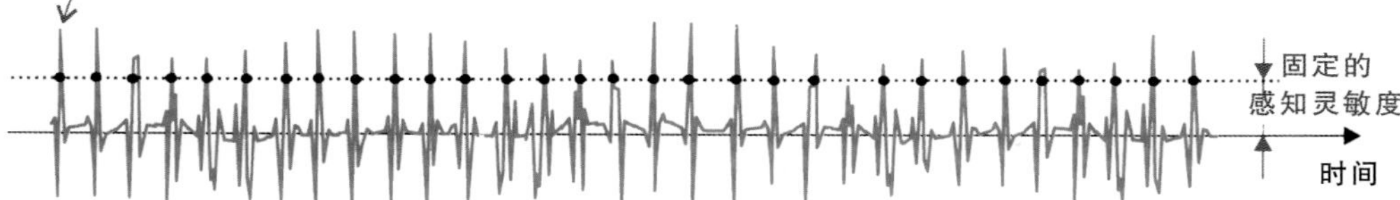

随着时间的推移，阈值自动调整或感知灵敏度的自动调整会增加心室事件之间的感知灵敏度。在每次感知事件后，阈值调整是根据测量的 VEGM 振幅，然后随时间衰减，产生一个更高的感知灵敏度。

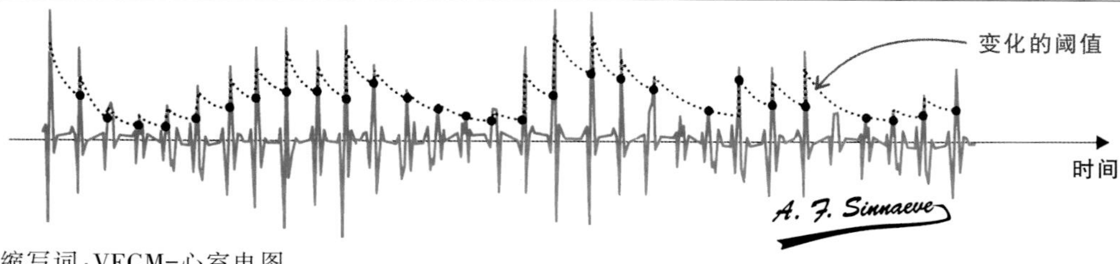

缩写词：VEGM=心室电图。

图 5.04

我还有一些关于感知阈值自动调整的问题！它是如何工作的？不同厂家的装置是相同的吗？

动态感知灵敏度调整 1

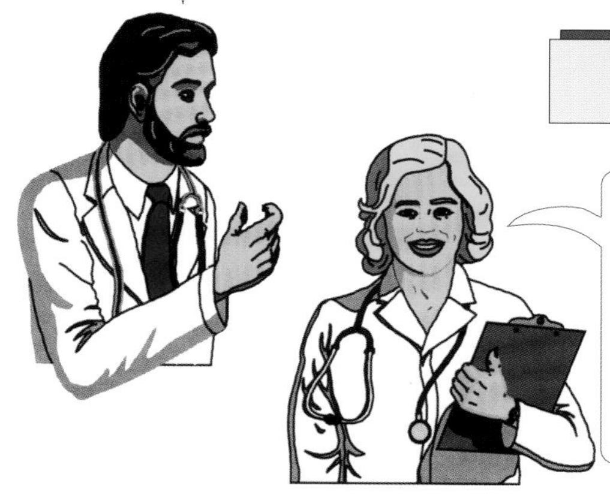

动态感知的原理很巧妙并且所有现代 ICD 都相同。变化的感知灵敏度可防止 T 波过感知，还允许在心脏周期中进一步进展为很高的感知灵敏度，以便能够感知小的 VF 电位！
然而，这些算法的功能根据厂家不同稍微有些差异。首先大体了解一下这些概念。

当感知到一个心室事件时，会测量信号的“峰值”并按这一峰振幅的百分比来确定“阈值起始”。在一个短的时间延迟后，感知灵敏度开始增大，例如：阈值下降直到感知到另一个信号或达到最大感知灵敏度。这一时间延迟是一个空白期，以避免双感知 VEGM。

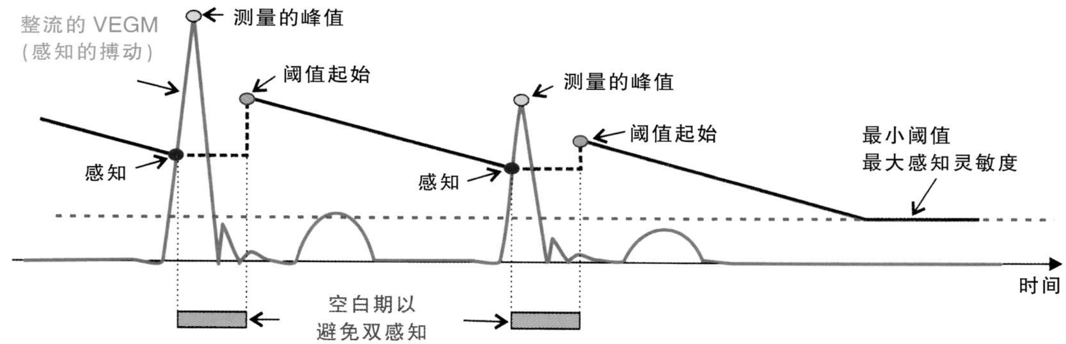

在一个起搏脉冲后，感知灵敏度阈值的起始点不同于感知自身 R 波时的起始。起搏脉冲后不会立即测量 R 波。而且，心室起搏后需要更长的心室空白期，以防止感知起搏的宽 QRS 和 T 波。

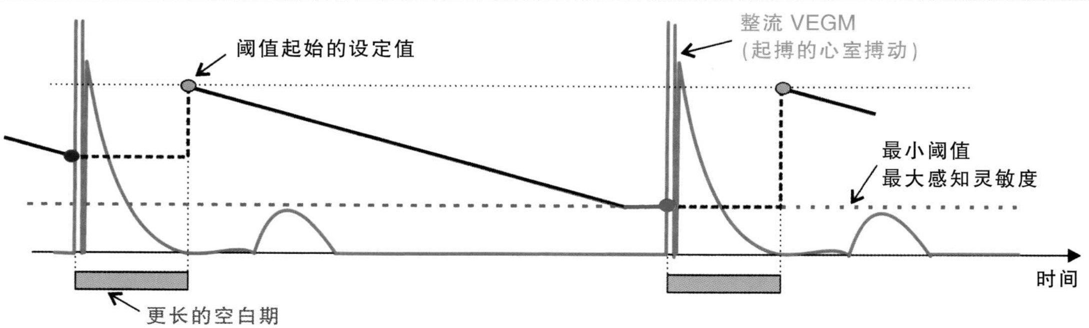

A. F. Sinnaeve

缩写词：VEGM=心室电图；VF=心室颤动。

图 5.05

动态感知灵敏度调整 2

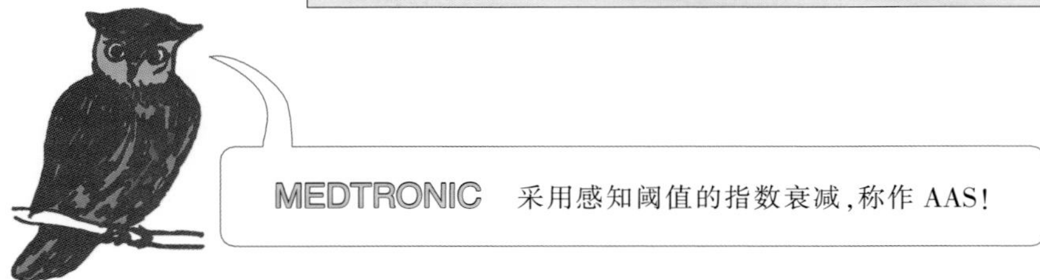
MEDTRONIC 采用感知阈值的指数衰减，称作 AAS！

1 心室感知事件后感知灵敏度自动调整

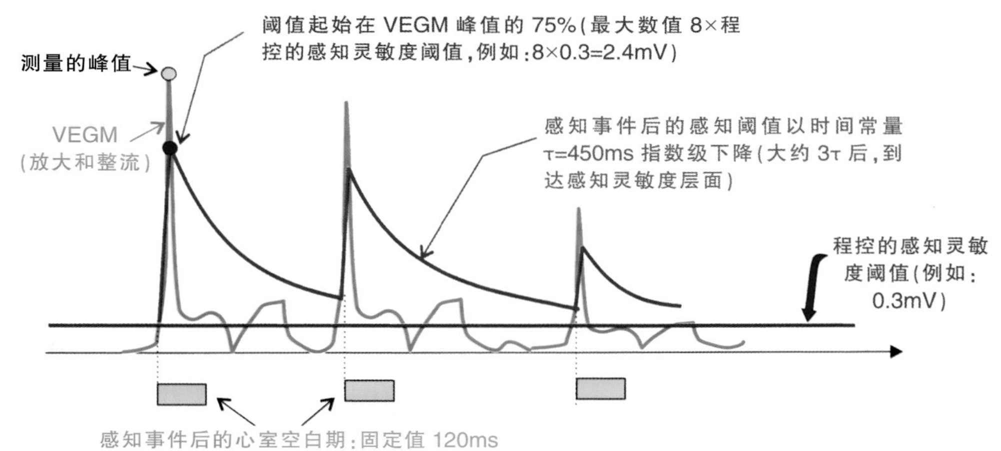
阈值起始在 VEGM 峰值的 75%(最大数值 8×程控的感知灵敏度阈值，例如：8×0.3=2.4mV)
测量的峰值
VEGM
(放大和整流)
感知事件后的感知阈值以时间常量 τ=450ms 指数级下降(大约 3τ 后，到达感知灵敏度层面)
程控的感知灵敏度阈值(例如：0.3mV)
感知事件后的心室空白期：固定值 120ms

2 心室起搏事件后感知灵敏度自动调整

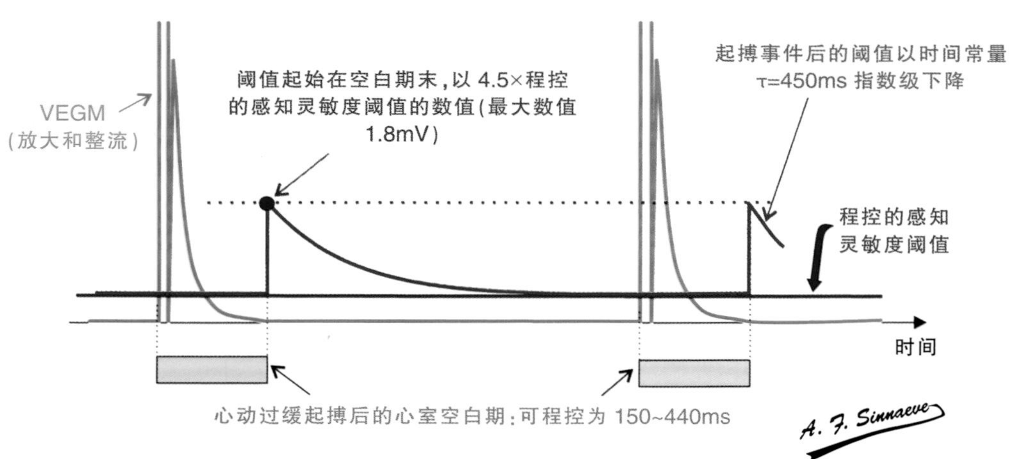
VEGM
(放大和整流)
阈值起始在空白期末，以 4.5×程控的感知灵敏度阈值的数值(最大数值 1.8mV)
起搏事件后的阈值以时间常量 τ=450ms 指数级下降
程控的感知灵敏度阈值
时间
心动过缓起搏后的心室空白期：可程控为 150~440ms
A. F. Sinnaeve

3 注意

- 在心脏复律末或除颤充电期后，空白期是 300ms。
- 在发放心脏复律或除颤治疗后，空白期是 520ms。

缩写词：AAS=感知灵敏度自动调整；VEGM=心室电图。

图 5.06

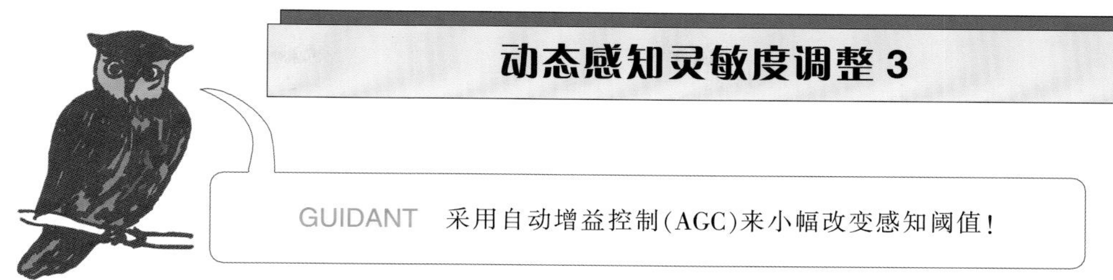

动态感知灵敏度调整 3
GUIDANT 采用自动增益控制(AGC)来小幅改变感知阈值!

1 心室感知事件后自动增益控制

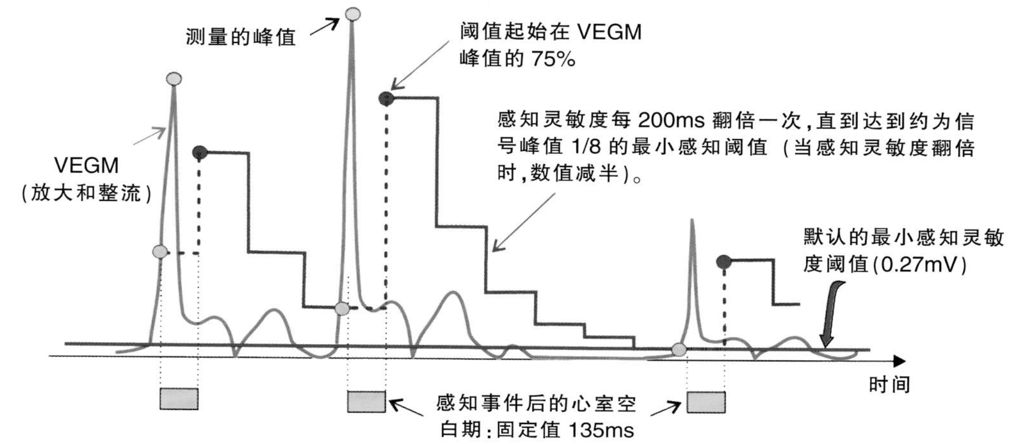

测量的峰值

感知灵敏度每 200ms 翻倍一次,直到达到约为信号峰值 1/8 的最小感知阈值(当感知灵敏度翻倍时,数值减半)。
VEGM (放大和整流)

2 心室起搏事件后自动增益控制

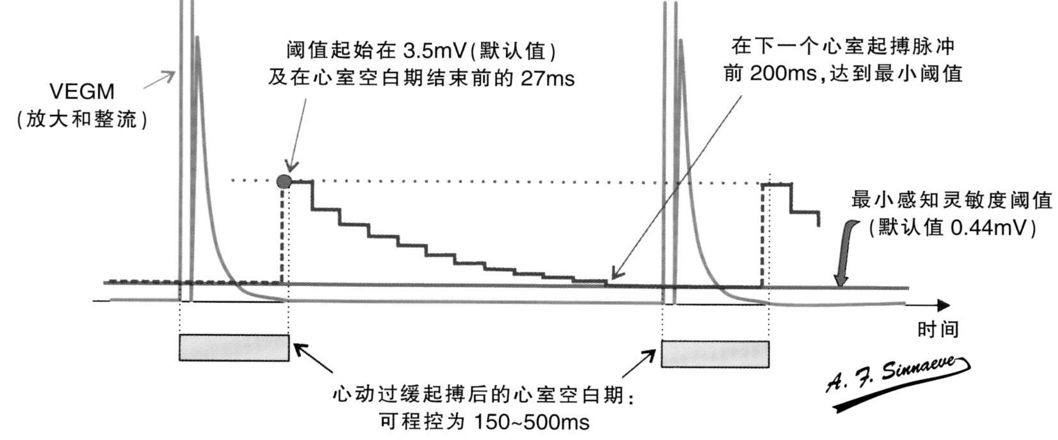

阈值起始在 3.5mV(默认值)及在心室空白期结束前的 27ms
在下一个心室起搏脉冲前 200ms,达到最小阈值
VEGM (放大和整流)

3 注意

- 起搏事件后的空白期可以是固定值(可程控的),也可以是动态的。如果动态选项开启,那么当起搏频率增加时,空白期会自动缩短。
- 起搏后的最小阈值和阈值起始点可程控为三个水平(最灵敏;默认值;不灵敏)。
- 起搏后的最小感知灵敏度阈值高于感知事件后的最小感知灵敏度阈值,以避免后电位的过感知等。

缩写词:AGC=自动增益控制;VEGM=心室电图;VRP=心室不应期。

图 5.07

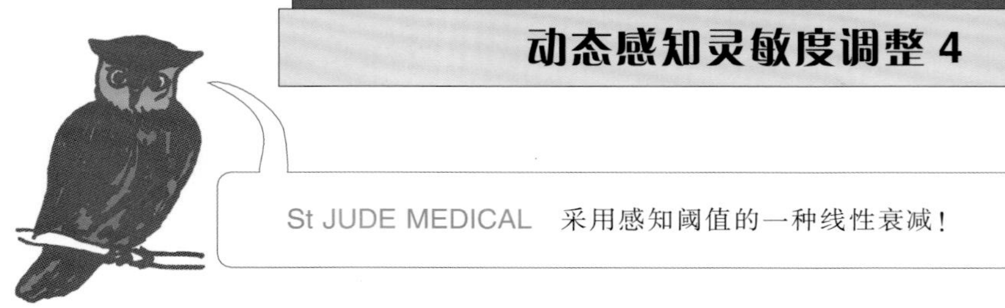

动态感知灵敏度调整 4
St JUDE MEDICAL 采用感知阈值的一种线性衰减！

1 心室感知事件后感知灵敏度自动调整

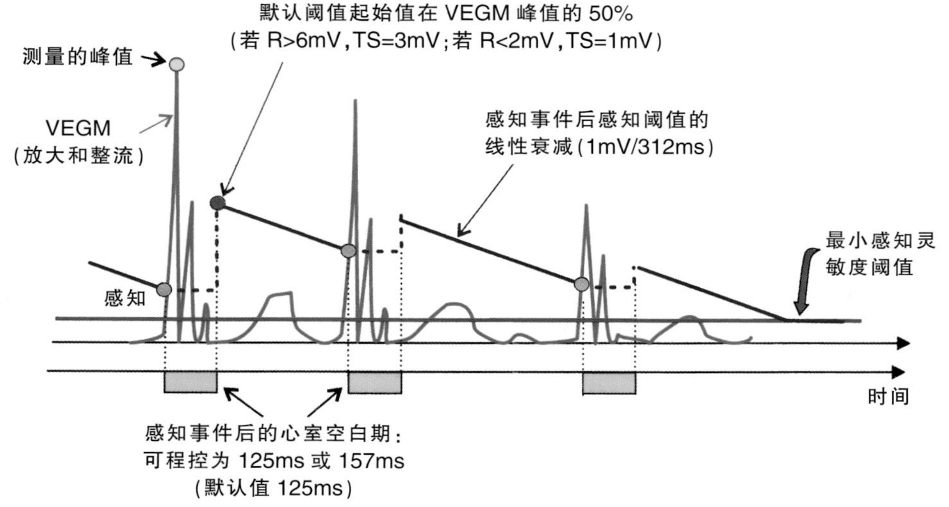

2 心室起搏事件后感知灵敏度自动调整

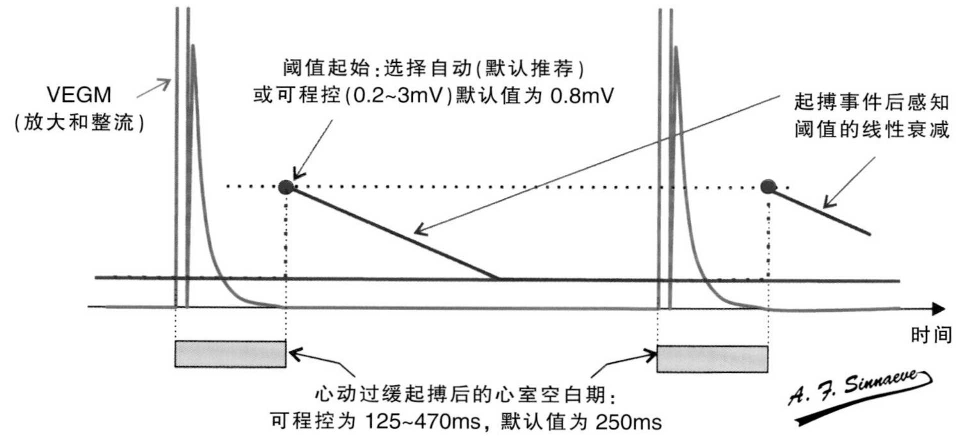

3 注意

如果“自动阈值起始”开启，那么当起搏频率增加时，阈值起始值将会降低。

缩写词：R=R 波（VEGM 峰）；TS=阈值起始；VEGM=心室电图。

图 5.08

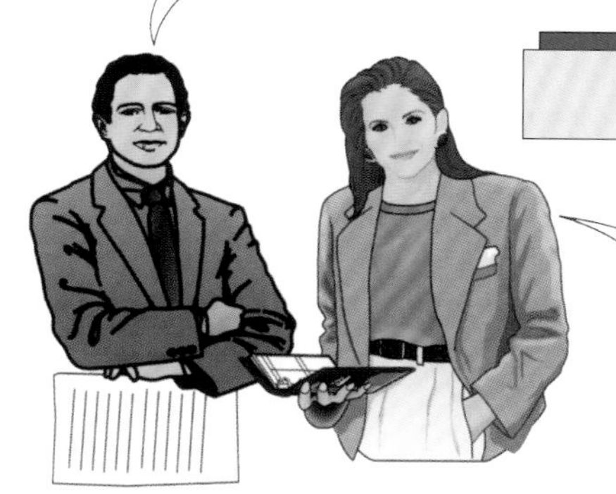
尽管 ASC……T 波过感知仍然被多次报道，尤其是对于长 QT 间期。

动态感知灵敏度调整 5

St JUDE MEDICAL

T 波过感知可能是由于识别水平下降过快的自动感知灵敏度控制(ASC)引起(即感知灵敏度增加太快！)
这种效应通过合理程控 St Jude ICD 可以很容易地避免。

在“感知的不应期”时，默认的“阈值起始”(TS)是感知的最大峰值振幅的 50%。然而，TS 可程控为 62.5%、75%和 100%。

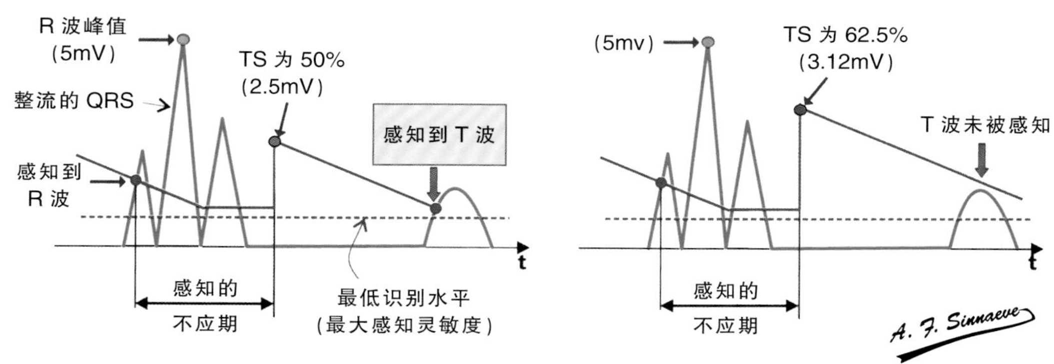

“衰减延迟”是指在“感知的不应期”后的一段时间，在这段时间装置的感知灵敏度在开始衰减前仍保持在“阈值起始”水平(即在装置开始变得更灵敏前的延迟)。

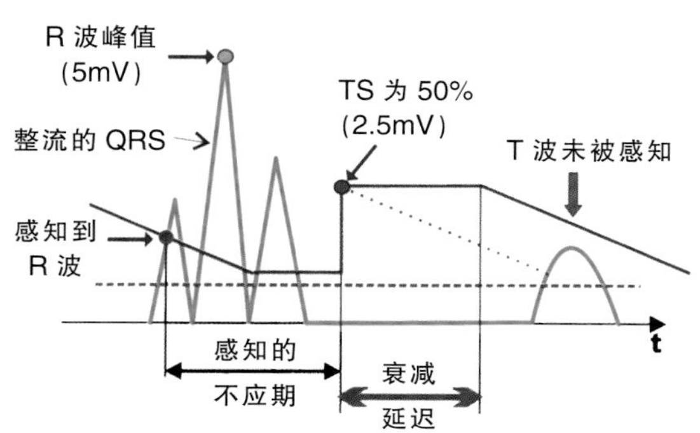

心室的衰减延迟可程控为：0(默认)，30，60，95，125，190，220ms

避免 T 波感知
衰减延迟使得感知灵敏度阈值在可程控时间内保持起始值（越过 T 波）

由于在最大感知灵敏度时识别水平很低，因此当感知阈值向其最小值衰减时，低频率起搏时可能发生肌电位过感知。

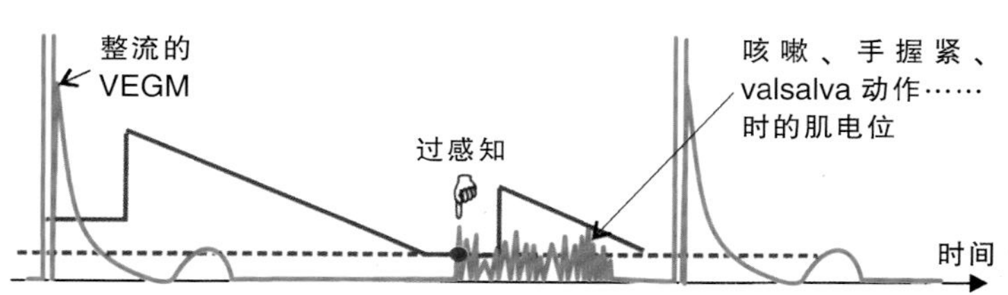

图 5.09

ICD 以多种方式避免远场信号!

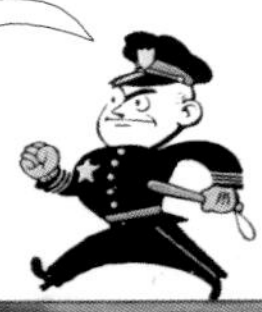

远场 R 波(FFR)过感知

1. FF R 波感知引起一个典型的长-短-长-短心房周期交替!
2. 心室后心房空白期(PVAB)与起搏器中应用的相似。程控 PVAB 带来心房感知不良的风险,特别是在房颤时。若上述情况发生,ICD 将低估房颤或房扑时的心房频率,引起不适当的 VT 识别。
3. 降低基线心房感知灵敏度可控制 FF R 波感知,但是会带来房颤感知不良的风险。
4. 心房和心室事件识别模式的算法就像 Medtronic 公司的 PR Logic 系统。FF 信号相对靠近于心室事件,因此,产生出由装置识别的短长交替的心房周长。
5. 一些 ICD 为了包含 FF 信号,提供心室事件后心房感知灵敏度自动下降的功能。这与心室感知中应用动态感知灵敏度类似。
6. FF R 波感知可引起 ICD 高估心房频率,因此,每当 FFR 波连续感知时,可出现不恰当的拒绝 VT 感知。另一方面,FFR 波的非连续感知可导致将 SVT 不恰当识别为 VT。

心房通道的远场 R 波感知

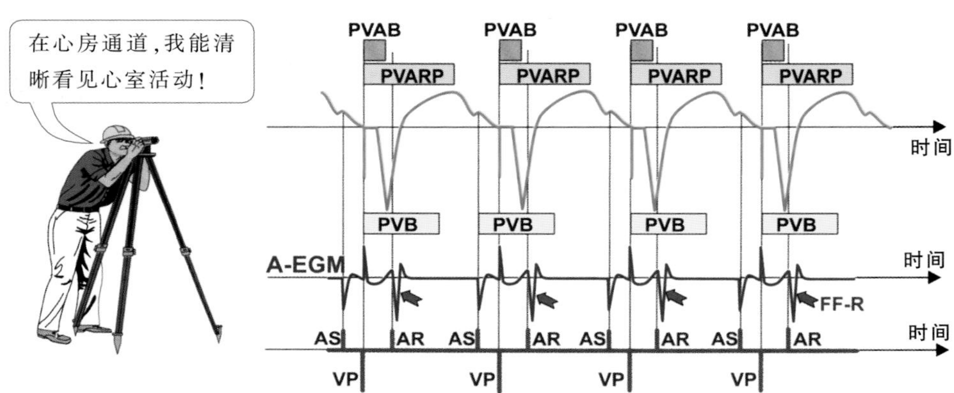

通过延长 PVAB 消除远场感知

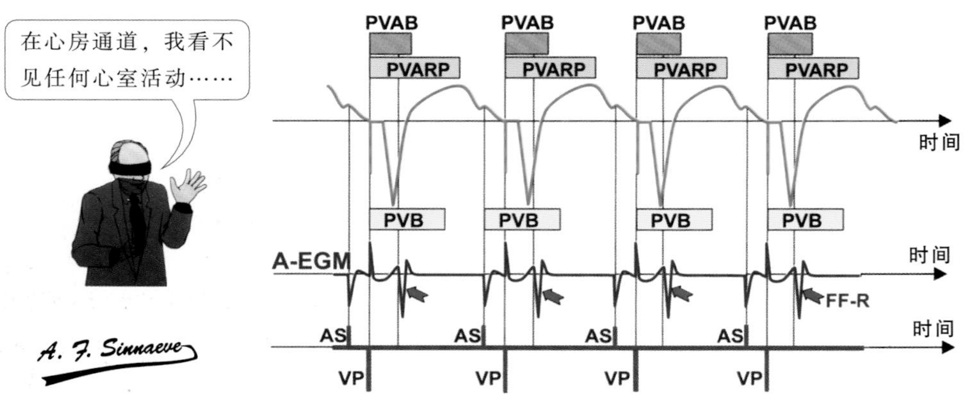

缩写词:AEGM=心房电图;AS=心房感知;AR=不应期内的心房感知;PVAB=心室后心房空白期;PVARP=心室后心房不应期;PVB=心室起搏后的心室空白期;VP=心室起搏。

图 5.10

识别标准 1

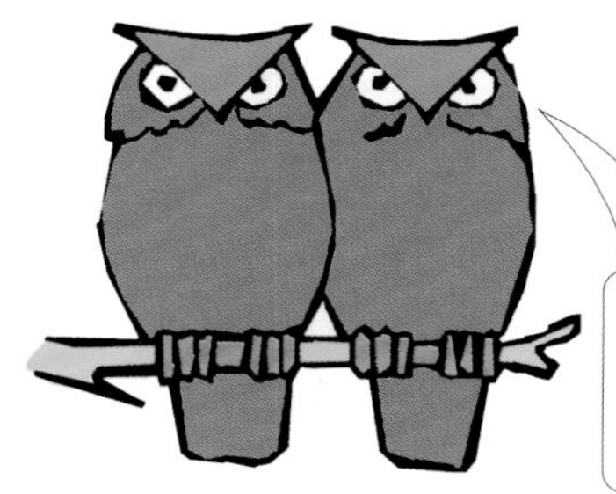

识别应迅速，以便在患者晕厥前、VEGM 振幅和转换速率衰减前、除颤阈值升高前发放治疗。

所有现代 ICD 均采用电子回路、微处理器和基于频率监测来识别 VF 的算法。它们均采用来自两根近距离电极的局部或近场 VEGM 来识别 VF 和 VT。

频率本身依然是室性心律失常最常用的识别方法。避免 SVT 引起的不恰当 ICD 电击仍是具有挑战性的任务！因此，厂家已引入多种识别增强方法来降低因窦性心动过速或 SVT 所致的 VF 或 VT 的错误诊断。

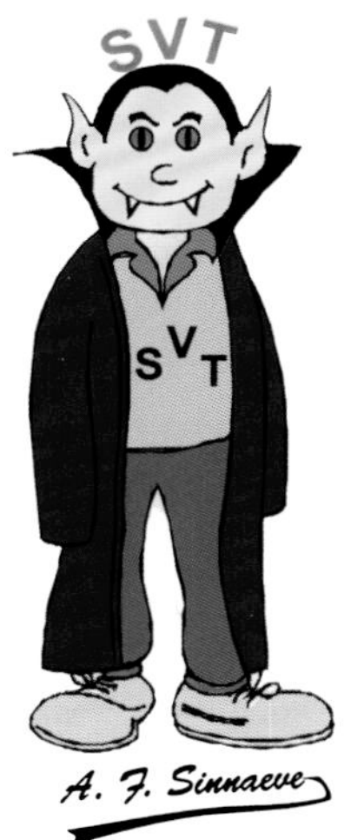

识别增强是为了避免由 SVT 触发的不恰当心室治疗，它可能会增加算法的特异性。这种特异性上的增加必须不以牺牲敏感性为代价。我们采用识别 SVT 和抑制心室治疗的算法，尽量不能以牺牲敏感性来使特异性大幅提升。宁愿对 SVT 进行不恰当的电击，也不能因敏感性下降而抑制对致命性室性快速性心律失常的治疗。因此，这一识别增强程序必须十分谨慎地应用和程控。

识别增强永远不会用在 VF 区

现代 ICD 设计可以抑制对快速非持续性及危险的快速性心律失常的电击。在电容器充电过程中和充电刚结束时，确认算法可用于寻找还在发作的心动过速。如果心动过速已终止，那么电荷将内部消散，不再发放给患者。具有“第二次看”功能的系统称作非约定式。无论在电容器充电过程中心动过速是否终止，约定式系统均要发放电击。

缩写词：VEGM=心室电图；VF=心室颤动；VT=室性心动过速；SVT=室上性心动过速。

图 5.11

识别标准 2
顺序或连续识别

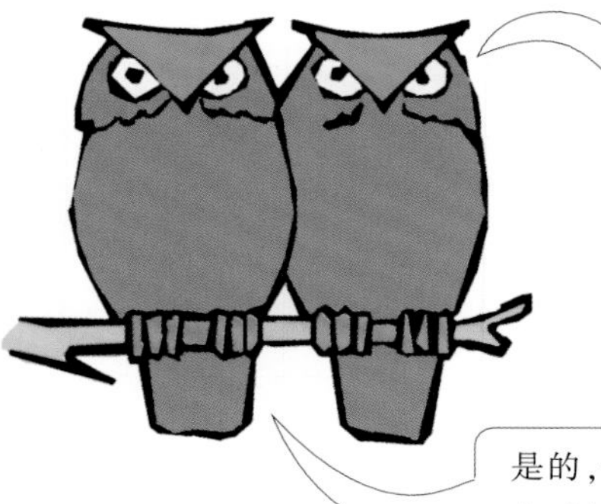

最为直接和简便的 VT 识别算法只基于 VEGM 的频率。每一次测量间期短于程控的心动过速识别间期(TDI)时,VT 计数器会增加 1 个单位。当连续间期达到程控值“NID”时,将发放治疗。如果有一个周长落于心动过速识别区间外,识别计数器将重置为零,程序再次重新开始。

是的,但是我们不能用它来识别 VF……由于信号过小或者波动,装置可能会感知不到,所以识别 VF 需要一个概率系统。

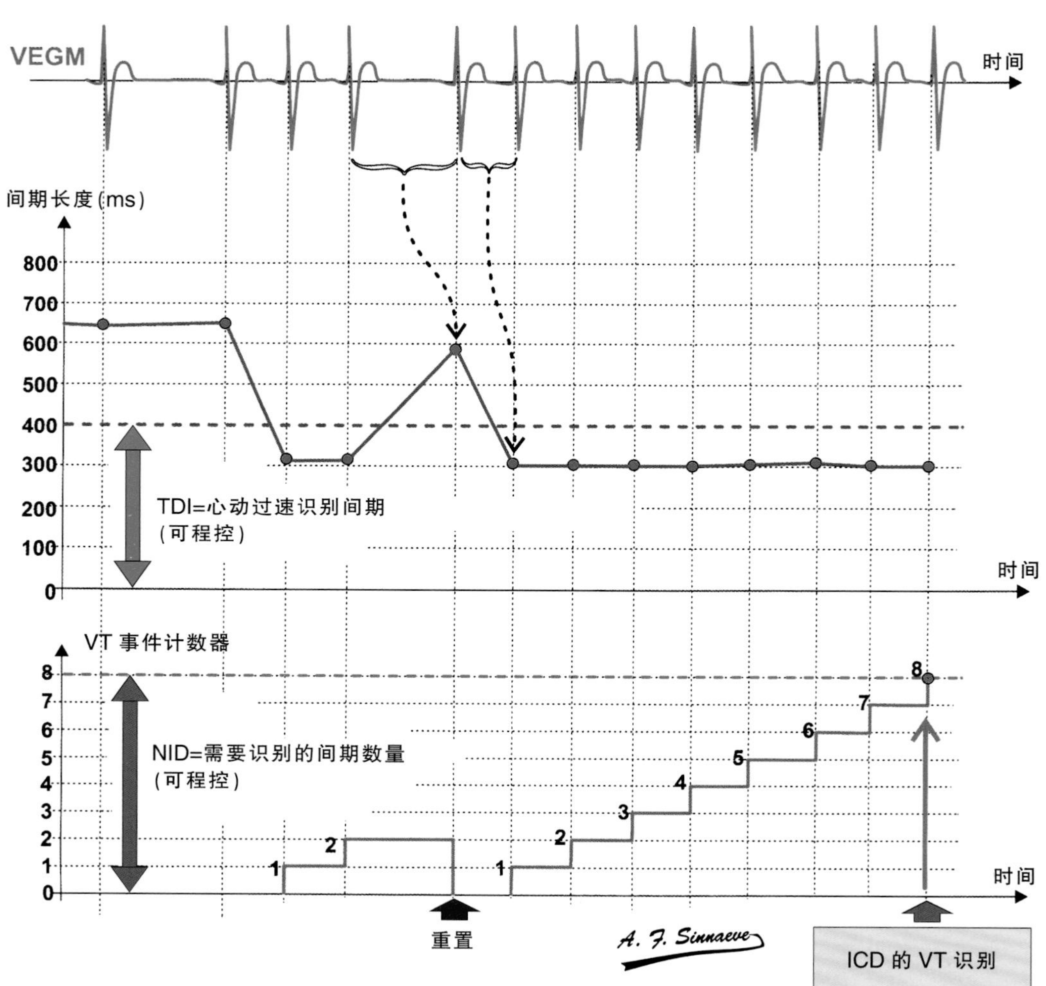

缩写词:VEGM=心室电图;VF=心室颤动;VT=室性心动过速。

图 5.12

识别区间

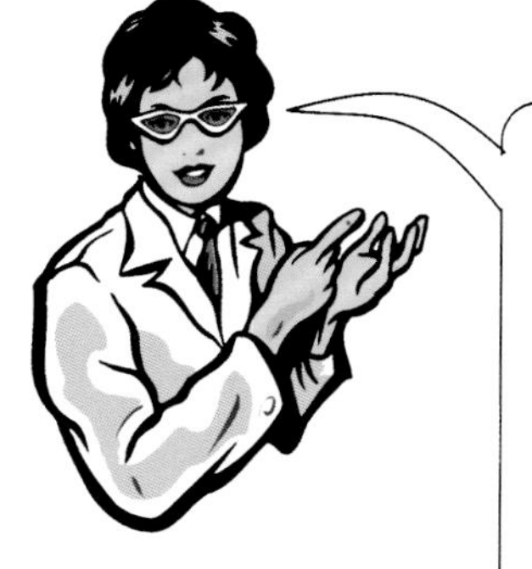

识别心动过速的第一步包括测量连续心室除极间的周长（或频率）。每一次识别的周长或间期被分配到一个相应的识别区间并计数。对于心动过速，当一个给定的区间收集到程控数量的满足时长标准的周长时，ICD会做出明确诊断。然后，装置会根据这个特定区间程控的顺序，开始针对心律失常进行治疗。

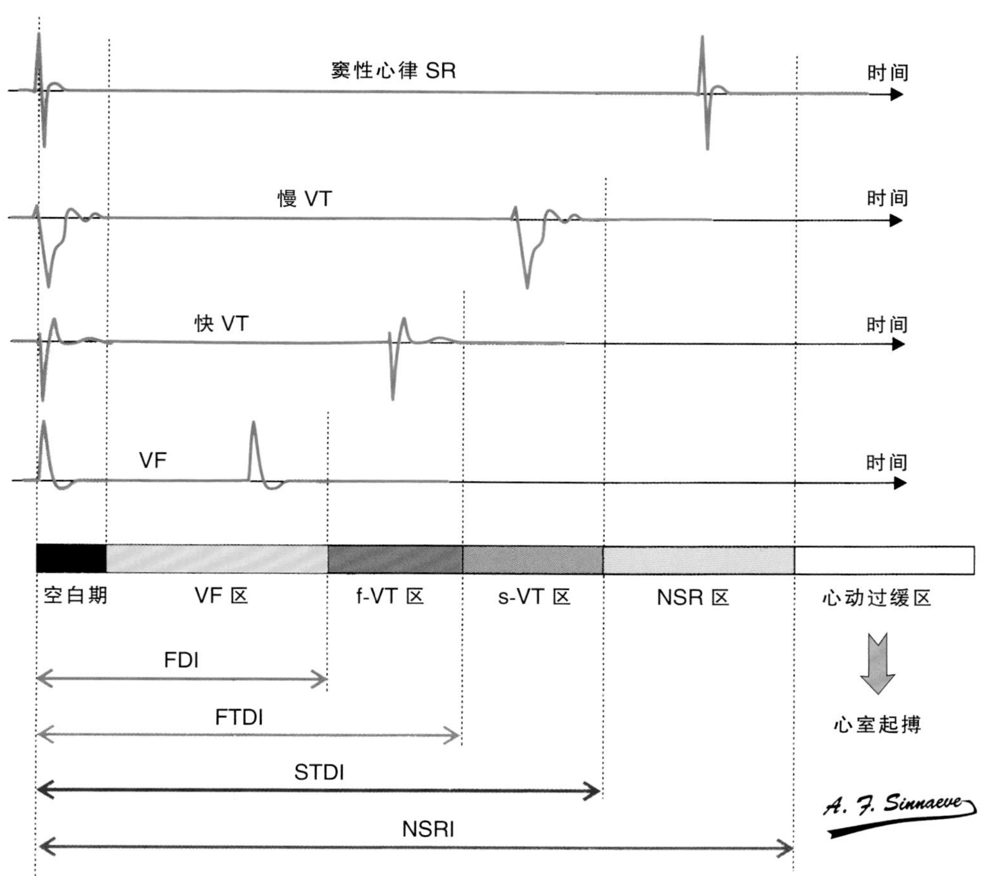

缩写词：f-VT=快速室性心动过速；
FDI=心室颤动识别间期；
FTDI=快速室性心动过速识别间期；
NSRI=正常窦性心律间期；
SR=窦性心律；NSR=正常窦性心律；
s-VT=缓慢室性心动过速；
STDI=缓慢室性心动过速识别间期；
VF=心室颤动；VT=室性心动过速。

图 5.13

初始 VF 识别滑动窗

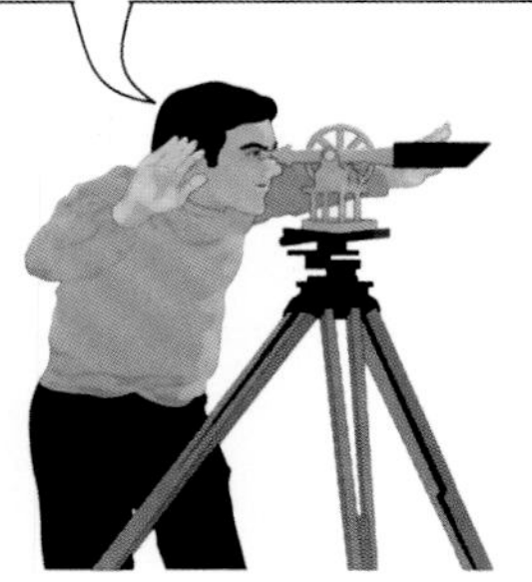

在 VF 时,VEGM 的振幅和频率可能是杂乱波动的。遗漏一次这种快速心律不应重置 VF 计数器并延迟 VF 识别。计算连续周期数量的算法可能是灾难性的!有一种识别 VF 更加灵敏的算法,即一次心动过速中仅有一定百分比的间期(例如 75%或 80%)短于颤动识别间期,这种算法被称为“y 计数中有 x”。

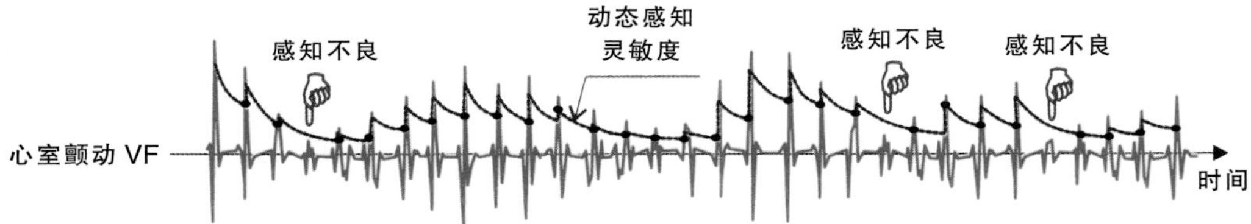

让我们来检查一个从 10 个间期中识别 8 个(80%)的算法
识别的间期数量(NID)=8/10

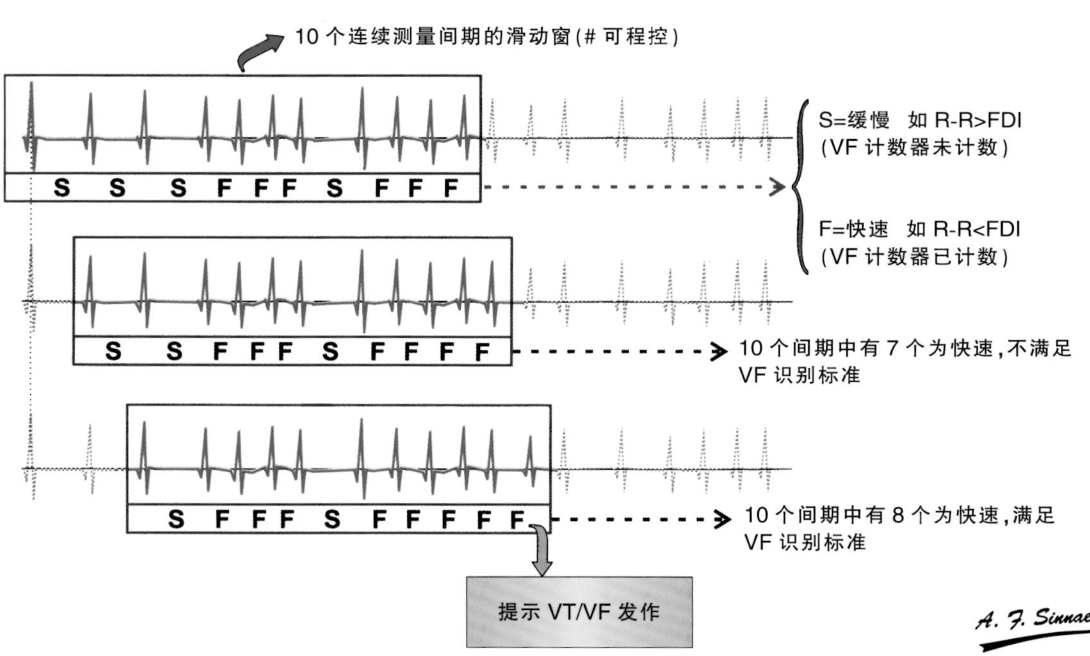

缩写词:FDI=心室颤动识别间期;VF=心室颤动。

图 5.14

SJM 的初始识别平均间期:第 1 部分

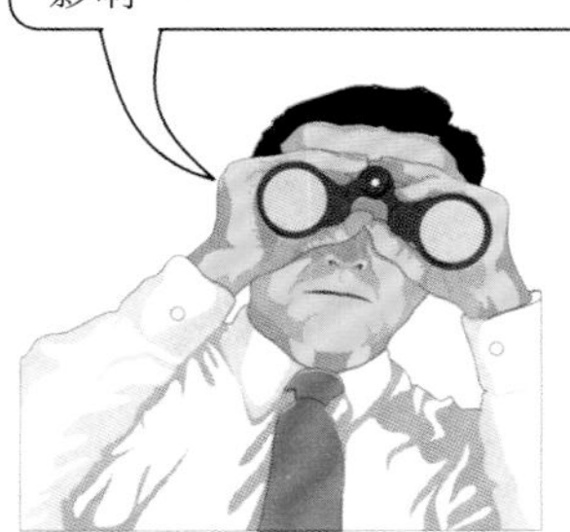
我在仔细寻找室性快速性心律失常，我采用了一种特殊技术，能够在识别时提供平滑效应，使得一两次跳动变异不会产生大的影响……

- 累积平均间期通过测量实时间期(单位 ms),将实时间期加上前面 3 个间期,两者之和再除以 4。
- 当实时间期与平均间期落入同一区间时，该实时间期进入此区间的计数仓。
- 当实时间期与平均间期未落入同一区间时，该实时间期进入较快区间的计数仓(通常出于安全考虑！)。
- 如果实时间期或平均间期被分在“窦性区间”,那么该间期不进入计数仓(用于诊断计数)。
- ICD 计数的仅仅是进入计数仓的间期。

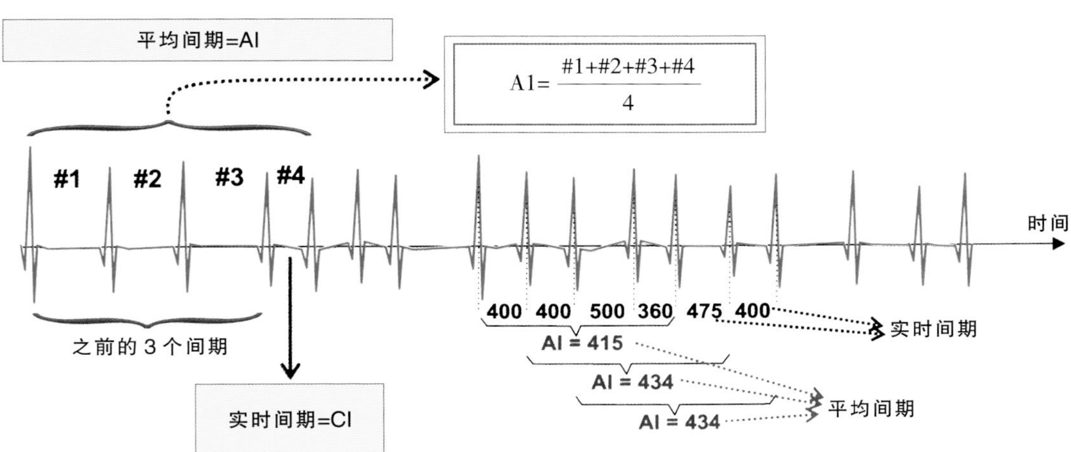

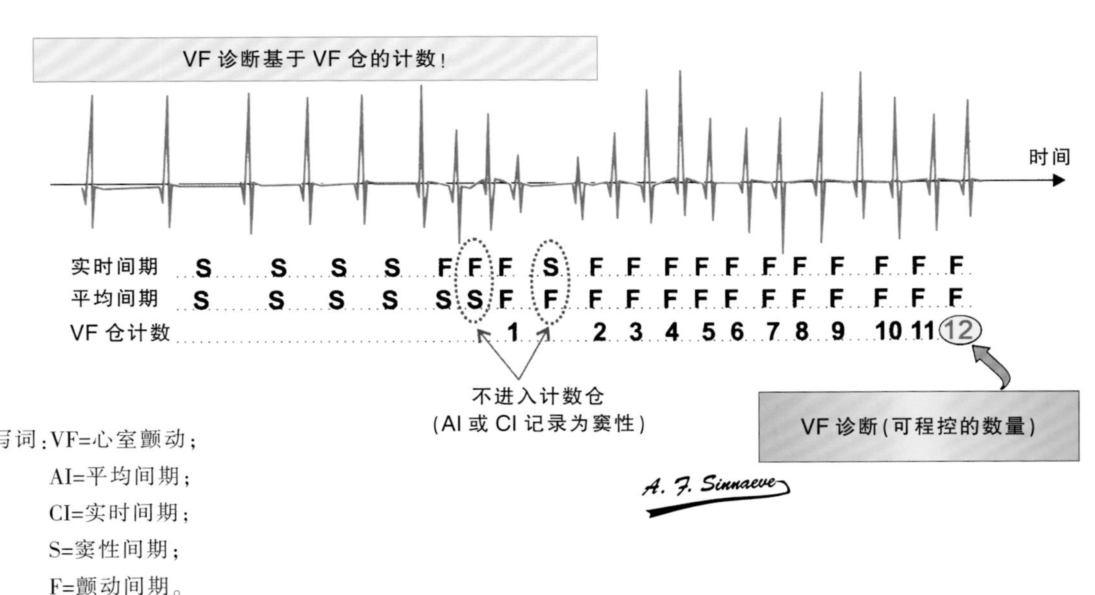

缩写词:VF=心室颤动;
AI=平均间期;
CI=实时间期;
S=窦性间期;
F=颤动间期。

图 5.15

SJM 的初始识别平均间期:第 2 部分

间期的定义

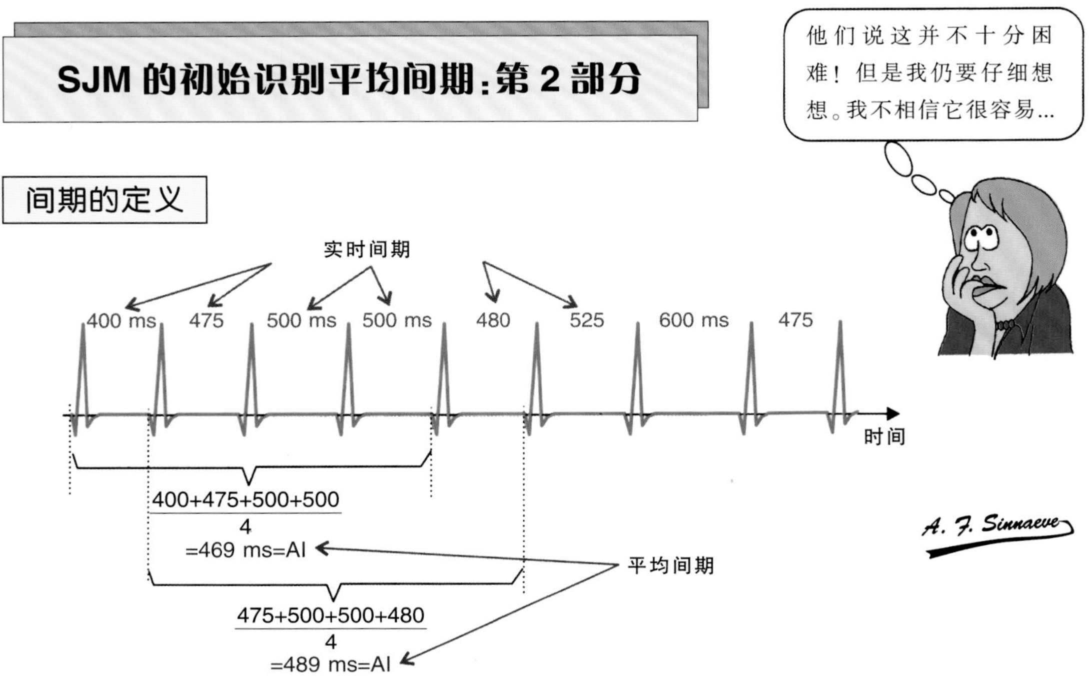

实时间期(CI):在任何两个感知事件、起搏事件或其组合之间,以 ms 为单位测量时间。
平均间期(AI):实时间期(ms)与之前 3 个间期之和再除以 4(这有助于为识别提供一种平滑效应,所以,一两次跳动变异并不会对识别产生大的影响)。

进入计数仓规则

- 进入计数仓是为了进行节律诊断而计数平均间期的过程。因此,平均间期是不进入计数仓、不被清除和不计数的。
- 当实时间期与平均间期分类在相同区间时(例如,均是 VF),该间期进入此区间的计数仓。
- 当实时间期与平均间期未分类在相同区间时(例如,VT 和 VF),该间期进入较快区间的计数仓(通常出于安全考虑!)。
- 如果实时间期或平均间期被分类到窦性区间,那么该间期不进入计数仓(防止一次跳动变异而影响识别)。

		实时间期				
		Fib	**Tach B**	**Tach A**	**Tach**	窦性区间
平均间期	Fib	Fib	Fib	Fib	Fib	不进入计数仓
	Tach B	Fib	Tach B	Tach B	N/A	不进入计数仓
	Tach A	Fib	Tach B	Tach A	N/A	不进入计数仓
	Tach	Fib	N/A	N/A	Tach	不进入计数仓
	窦性区间	不进入计数仓	不进入计数仓	不进入计数仓	不进入计数仓	窦性区间

N/A=不适用(Tach 仅代表 1 个 VT 区间;Tach A 和 Tach B 代表 2 个 VT 区间)。

图 5.16

VT/VF 区间重叠:第 1 部分

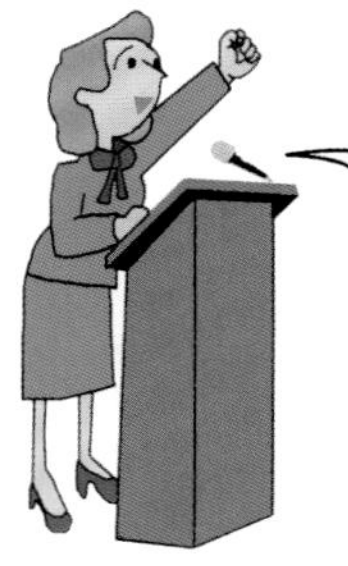

你已了解到我们可以程控 3 个心动过速区间 VF、f-VT 和 s-VT 区。但是,你是否知道 f-VT 区可以与 VF 或 VT 区重叠?这一排列应用在 Medtronic 的 ICD 中,其中诊断 VT 需要识别连续的心室间期。该算法的目的是给快速(相对规律的)VT 提供 ATP 治疗,否则其可能被分在 VF 区而给予电击治疗。

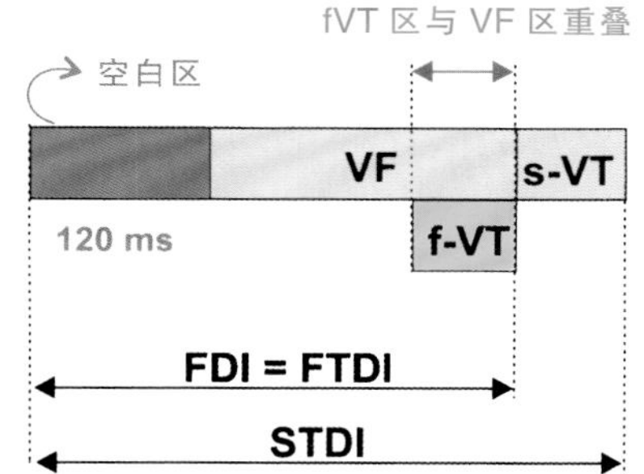

在 VF 区的快速 VT

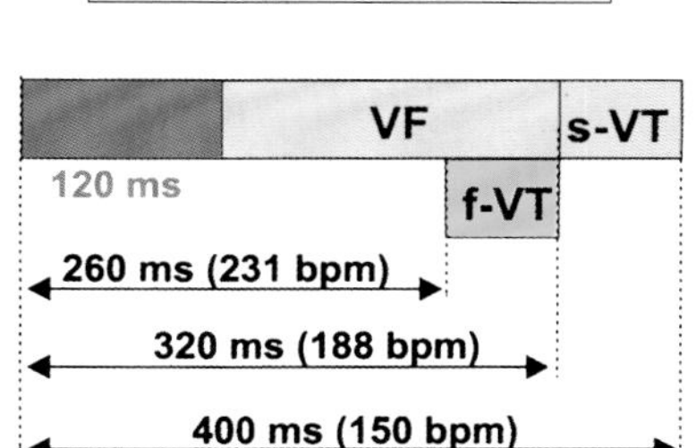

遵循 VF 规则进行识别。如果患者表现为通常应属于 VF 区(在该区电击是唯一的治疗手段)的快速性 VT,那么"在 VF 区的快速 VT"能被程控为更灵活的可替代治疗方式。

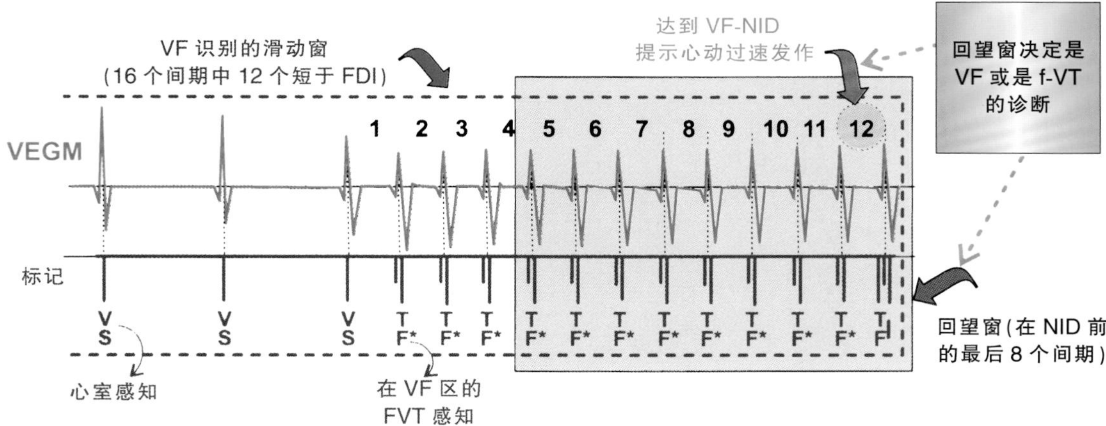

- 如果在回望窗的任一个间期短于 f-VT 区间程控的间期范围,那么心动过速事件将被划分为 VF。
- 如果在回望窗的所有 8 个间期均在 f-VT 区间内,那么心动过速事件将被划分为 f-VT。然后,发放不如电击积极的治疗,比如在 f-VT 区可以程控 ATP 治疗。

缩写词:ATP=抗心动过速起搏;FDI=心室颤动识别间期;NID=需要识别的间期数量;VEGM=心室电图;VF=心室颤动;VT=室性心动过速;f-VT=快速室性心动过速;s-VT=缓慢室性心动过速;FTDI=快速室性心动过速识别间期;STDI=缓慢室性心动过速识别间期。

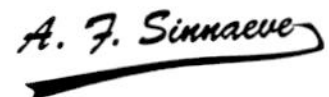

图 5.17

VT/VF 区间重叠：第 2 部分

这里有关于其他可能性的更多信息。谨记，在某些情况下，再次识别心动过速时，“在 VF 区的快速 VT”和“在 VT 区的快速 VT”算法可能出现重叠的区间。

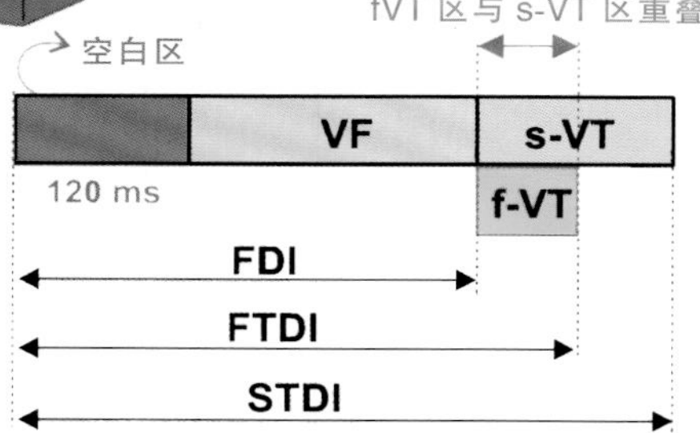

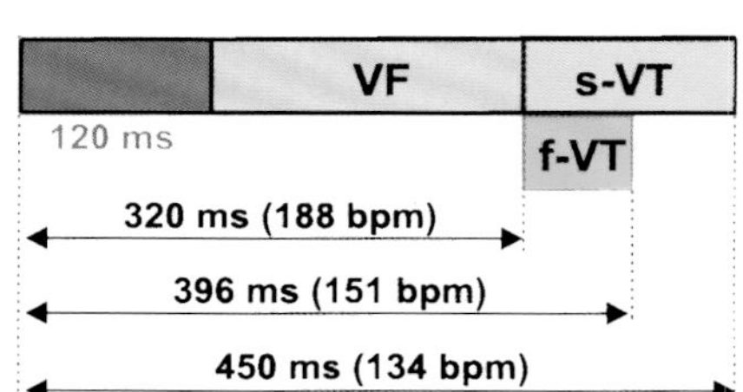

如果患者表现为两种临床 VT，且均位于 VF 区外，那么必须程控“在 VT 区的快速 VT”，以防止被错误地分到 VF 区，同时对每一种 VT 提供独立的治疗计划。

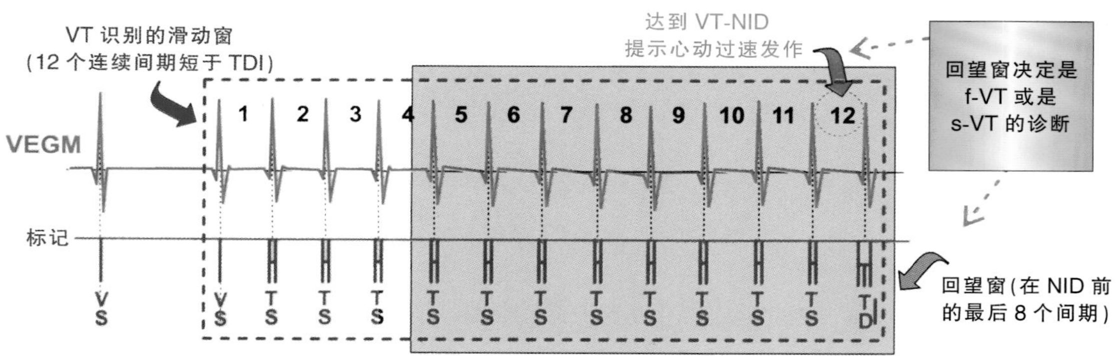

- 如果在回望窗的任一个间期短于 FTDI 或 FDI，那么心动过速事件将被识别为 f-VT。
- 如果在回望窗的所有间期均在 VF 区和 f-VT 区外，那么心动过速事件将被识别为 s-VT。

标记符号(MEDTRONIC)

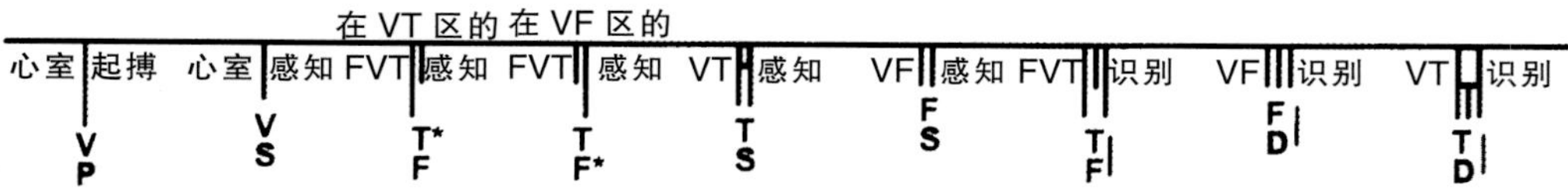

缩写词：ATP=抗心动过速起搏；FDI=心室颤动识别间期；NID=需要识别的间期数量；VEGM=心室电图；VF=心室颤动；VT=室性心动过速；f-VT=快速室性心动过速；s-VT=缓慢室性心动过速；FTDI=快速室性心动过速识别间期；STDI=缓慢室性心动过速识别间期。

A. F. Sinnaeve

图 5.18

在两个区间 VF 和 VT 同时计数

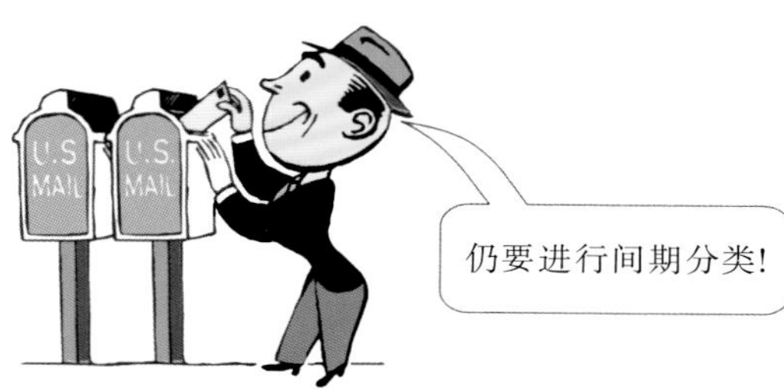

GUIDANT

- 每一个区间均有其自身的识别窗。
- 在 VF 窗,所有间期与颤动识别间期(FDI)进行比较,若其短于 FDI,那么将分类为快速(F);若其更长,那么将分类为慢速(S)。VF 计数器仅计数快速(F)间期。
- 在 VT 窗,所有间期与心动过速识别间期(TDI)进行比较,并且进行相应分类。VT 计数器仅计数快速(F)间期。
- 在较高的窗(例如,VF)被识别为快速(F)的间期,在任何较低的窗(例如,VT)也将划分为快速(F)。
- 在任一区间中,当 10 个间期中有 8 个是快速的,那么就满足这一区间的识别窗。

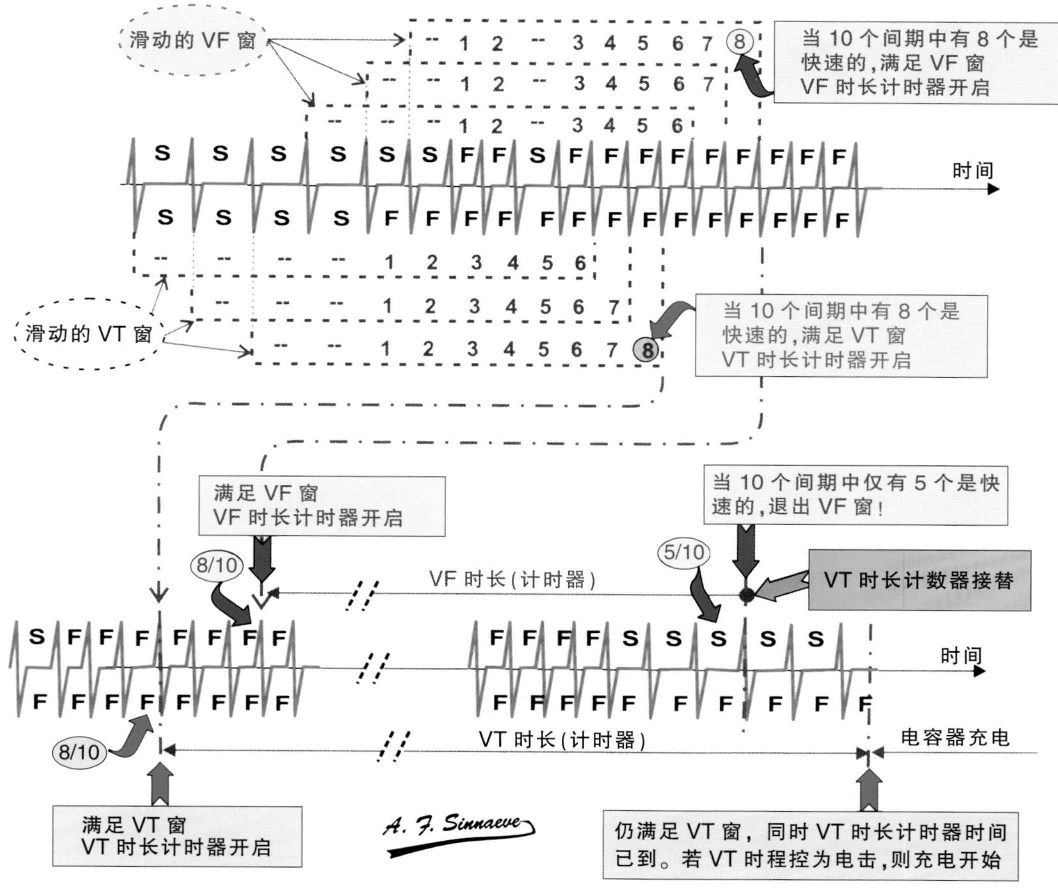

时长计时器(时间长度)是可以程控的。当一个窗的特定区间得到满足并持续消减时,只要区间识别窗持续被满足(6/10 个间期),那么时长计时器就将持续开启。时长计时器确保在启动治疗前快速性心律失常仍然持续存在。一般来说,VF 的计时时长应短于 VT。

注意:当一个较高区间的时长计时器(例如,VF)持续进行时,它优先于较低区间的时长计时器(例如,VT)。一旦较高区间退出,更低区间将继续计时。

图 5.19

在两个区间同时计数

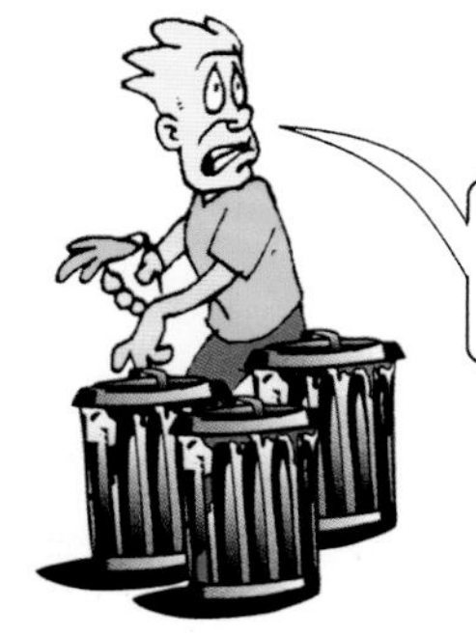

间期必须放置在合适的位置(区间)。
每个厂家有不同的规则,使得这个内容较难理解!

MEDTRONIC

- 较长间期永远不能重置 VF 计数器。
- 落入窦性区间的较长间期可以重置 VT 计数器,而在 VF 区间计数的较短间期则不能重置 VT 计数器。

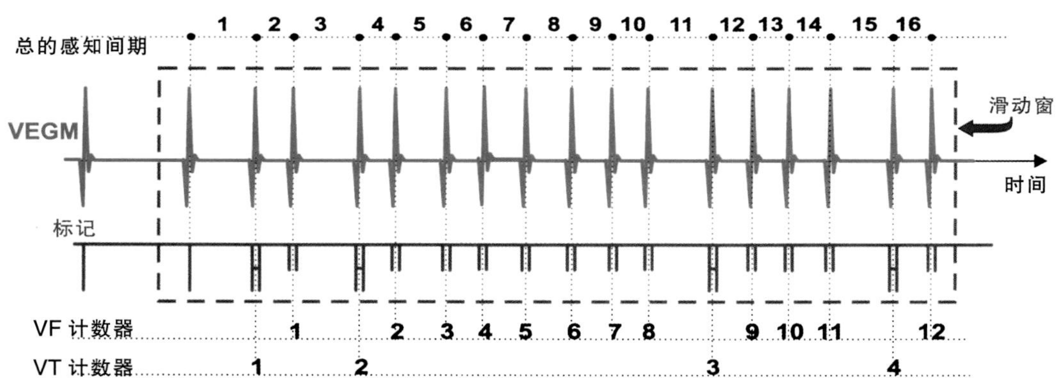

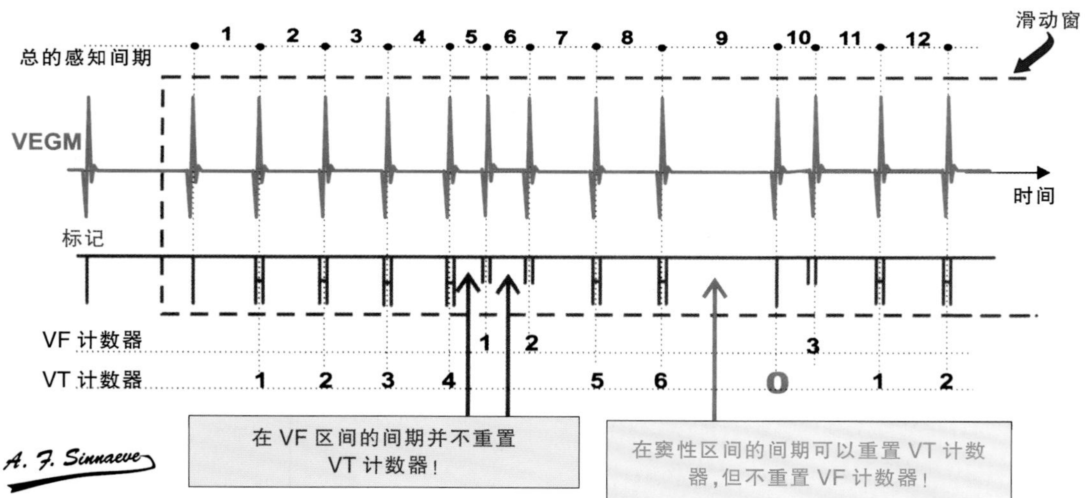

图 5.20

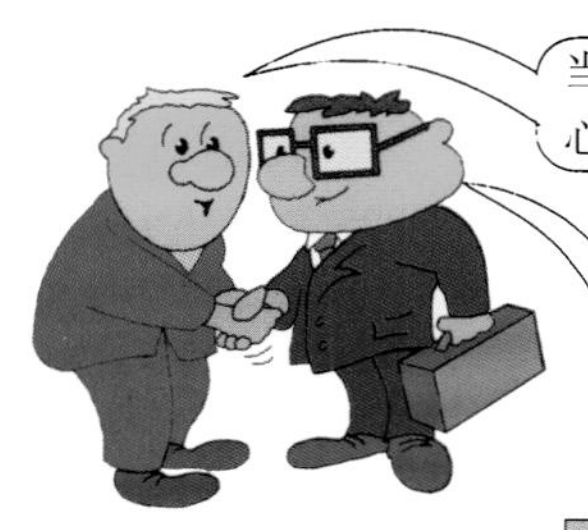

当间期在 VF 和 VT 区之间波动时，将消耗非常长的时间来识别心动过速！
是的，但"联合计数识别"有助于 ICD 迅速识别上述室性快速性心律失常……
让我来解释一下它是如何工作的！

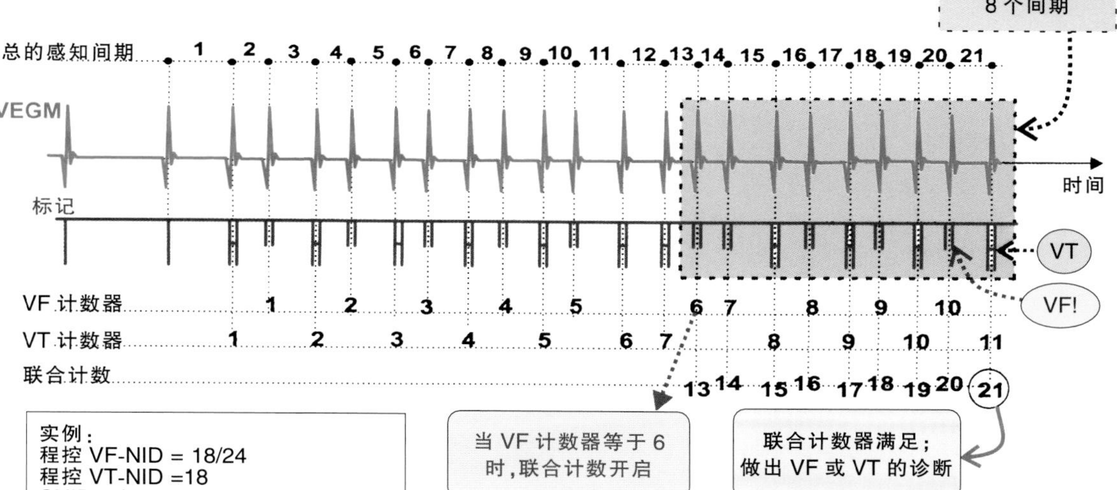

实例：
程控 VF-NID = 18/24
程控 VT-NID =18
CNID=7/6×18 =21
在总共 21 个感知间期后，识别到心律失常（这里是 VF）

A. F. Sinnaeve

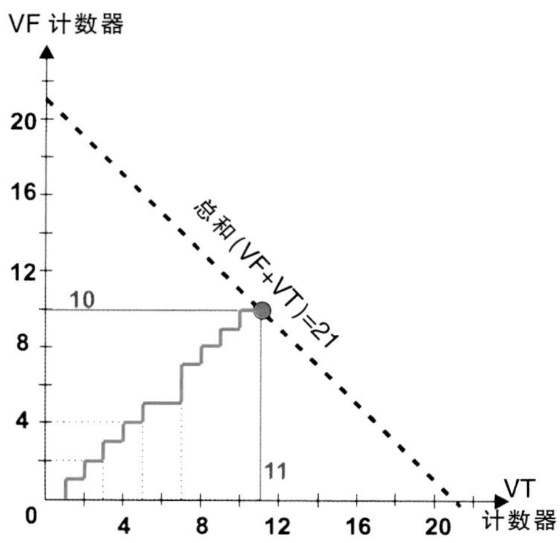

规则：

- 当能够进行 VT 识别并且不使之失活时，联合计数器是自动的（例如，非程控）！
- 当 VF 计数器达到 6 个，将自动应用联合计数识别。
- 当知道识别的 VF 的间期数目（VF-NID）时，ICD 根据：CNID=VF-NID×7/6（四舍五入）计算得出联合识别的间期数量。
- 每当 VF 和 VT 计数器之和等于 CNID 时，将实现联合计数识别。
- 当达到 CNID 时，ICD 将回顾之前识别的 8 个间期：
  a/ 若 8 个间期中的任何一个落在 VF 区间，那么这次事件将划分为"VF"。
  b/ 若 8 个间期均在 VF 区间外，那么这次事件将划分为"VT"。

缩写词：VF=心室颤动；VT=室性心动过速；NID=识别的间期数目；CNID=识别的联合间期数目；VEGM=心室电图。

图 5.21

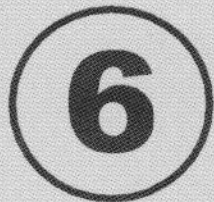

SVT/VT 鉴别诊断

* 心律失常识别和鉴别诊断：
  * 一般原理
  * 敏感性和特异性

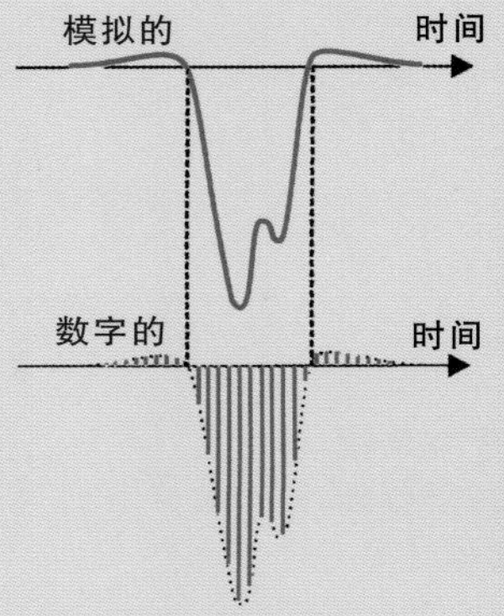

* 单腔鉴别方法：
  * 概率小结
  * 稳定性标准
  * 突发性标准
  * 由 EGM 形态识别：
    技术原理：1~3
  * Medtronic Marquis VR 系统：第 1 和第 2 部分
  * St Jude Medical 系统
  * Guidant(BS)系统

* 双腔鉴别方法：
  * 概率小结
  * Guidant Rhythm ID：第 1~4 部分
  * SJM 频率分支算法：第 1~6 部分
  * Medtronic PR Logic：第 1~5 部分

* 基于时长的特征覆盖鉴别标准：
  * Guidant：持续频率的持续时间
  * SJM：最长诊断时间
  * 感知、识别和治疗小结

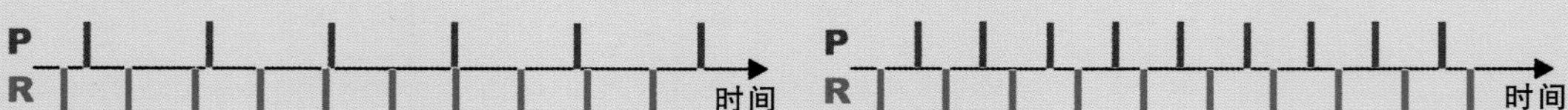

图 6.00

心律失常的识别和鉴别诊断

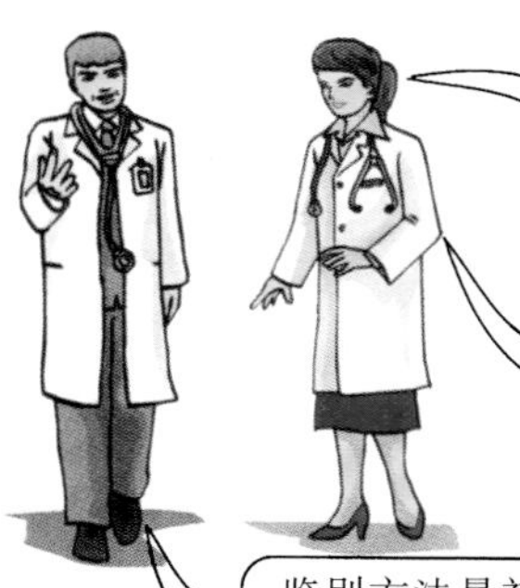

我知道在所有 ICD 中 VF/VT 的识别都是以平均心室率高于预设值为基础。我得知达到 VF/VT 的诊断标准可以采用连续计数的方式，或采用更好更安全的滑动窗或平均间期的方式。

你现在谈论的是鉴别方法！你能告诉我它们是什么和为什么需要它们吗？

鉴别方法最初打算通过鉴别 VT 和 SVT 来避免 SVT 的不恰当治疗。
接下来，我将开始对现有的所有鉴别方法进行概述！在以下几页中，我将给出更多的细节。

<table>
<tr><th colspan="2">鉴别方法</th></tr>
<tr><th>单腔 ICD</th><th>双腔 ICD</th></tr>
<tr><td>也称作识别增强：
• 稳定性(R-R 间期规律性)。
• 心室活动的突发性。
• 心室 EGM 形态。

并非一个真正的鉴别方法：
• 持续频率的持续时间。</td><td>• 心房和心室频率计数(V 频率高于 A 频率？)。
• 房室关系。
• P:R 模式。
• 心腔起源。
• 主动的或期前刺激。</td></tr>
</table>

A. F. Sinnaeve

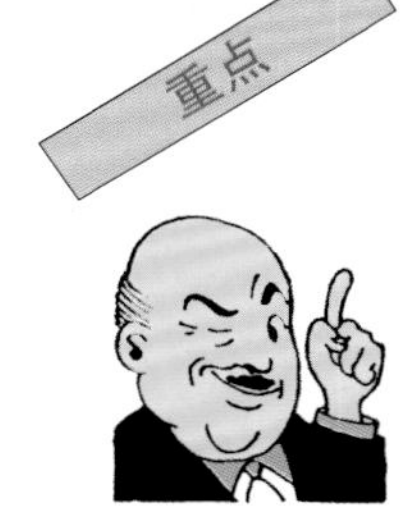

识别：基于周长/频率和间期数目。
VT 诊断：装置将识别的心律失常认为是室性心动过速。
只有 VT 诊断才能开启治疗。
鉴别方法：能够抑制 VT 诊断！
对于避免 SVT 的不恰当治疗很有必要。
可程控为 OFF、MONITOR 或 ON。
• OFF：未应用，不诊断。
• MONITOR：未应用，诊断收集。
• ON：用于诊断，诊断收集。
如果鉴别方法未程控为 ON，识别=诊断。

缩写词：EGM=电图；SVT=室上性心动过速；VF=心室颤动；VT=室性心动过速。

图 6.01

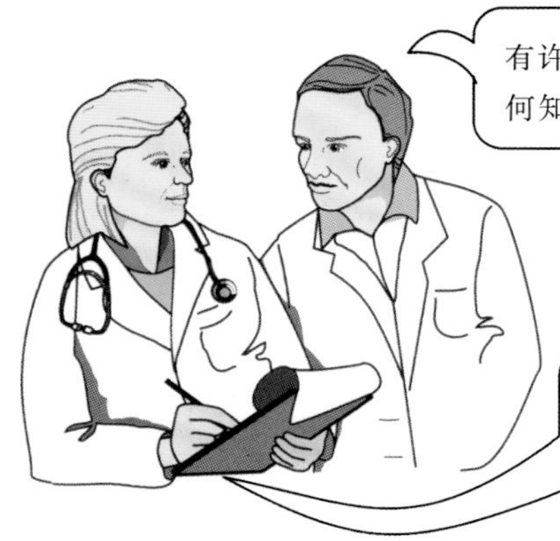
有许多不同的识别心律失常的算法！有一些确实很高级，但是我们如何知道它们是有效的呢？我们又应如何比较它们？
我们需要一些统计数据！这是科学和所有循证医学的基础！让我来解释两个事情……

敏感性和特异性

1 应用 VF 识别算法的概率

- 真阳性(TP)：患者有 VF，同时算法正确识别
- 假阴性(FN)：患者有 VF，但算法未识别出
- 真阴性(TN)：患者无 VF，同时算法识别为无
- 假阳性(FP)：患者无 VF，然而算法识别为有

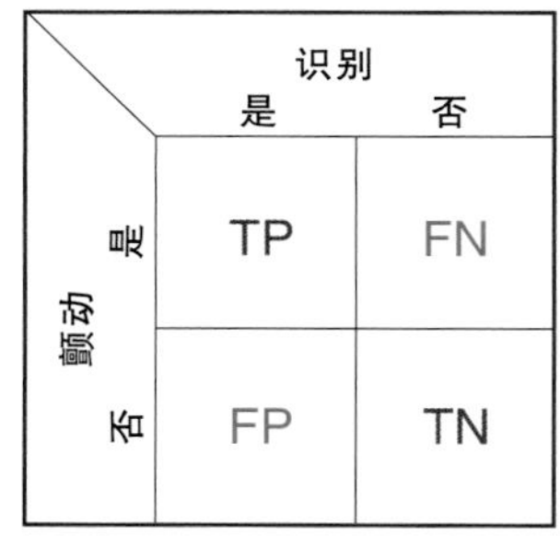

		识别	
		是	否
颤动	是	TP	FN
	否	FP	TN

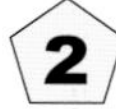

$$算法的敏感性(\%) = \frac{TP}{TP + FN} \times 100$$

敏感性是对识别出所有应被治疗的节律这一能力的量度。其定义为 VF 患者被正确识别为 VF 的百分比。

敏感性越高越好(理想应为 100%)，即假阴性的数量越少越好。

$$算法的特异性(\%) = \frac{TN}{TN + FP} \times 100$$

特异性是对否定所有不应被治疗的节律这一能力的量度。其定义为非 VF 患者被正确识别为无 VF 的百分比。

特异性越高越好(理想应为 100%)，即假阳性的数量越少越好。

缩写词：VF=心室颤动。

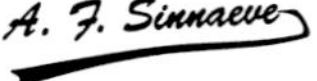

图 6.02

单腔和双腔 ICD 中的鉴别方法都是不完美的！他们有利于减少不恰当电击，但却并不能消除不恰当电击。术语和算法在不同厂家间存在不同。在一些装置中，鉴别方法仅能用在较低 VT 区间。随访过程也很复杂。

单腔鉴别方法

① **心室稳定性**：基于 R-R 间期的规律性，鉴别单形性 VT 和 AF。

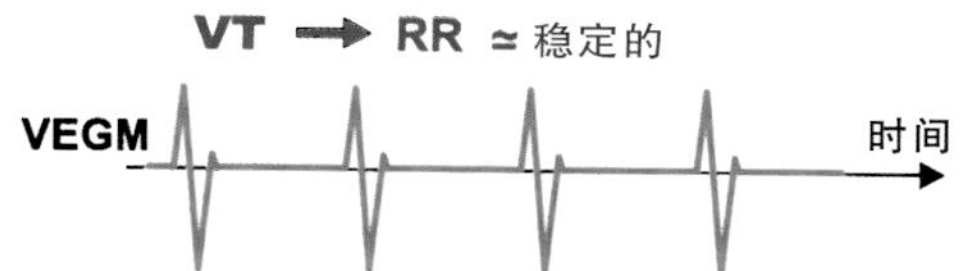

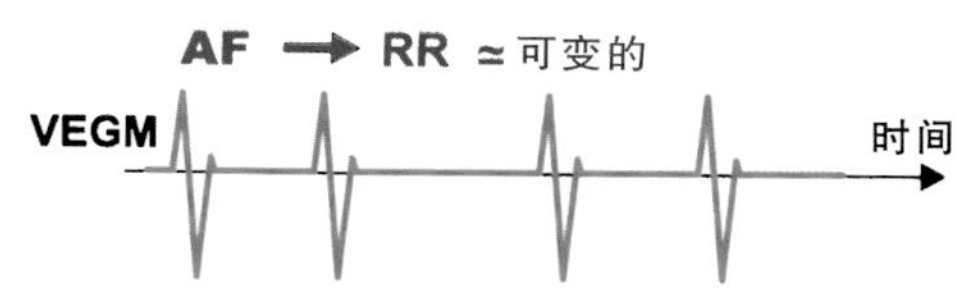

不足之处：房颤时的 R-R 间期在频率较快时，会倾向于变得更加规律。间期稳定性不能可靠辨别 VT 和心室率高于 170/min 的 AF。不稳定的多形性 VT 也可能导致假阴性。

② **突发性**：通过对频率逐渐增加的心动过速暂不治疗来鉴别 VT 和 ST。

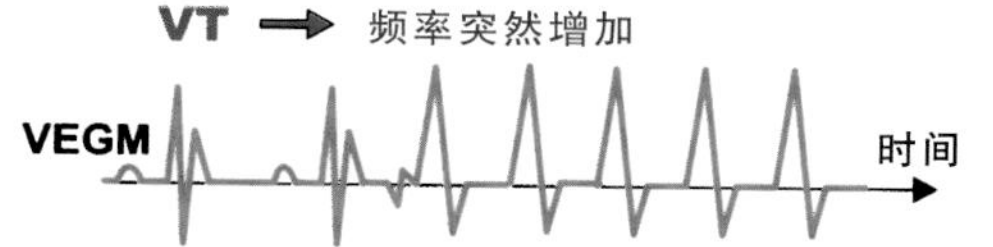

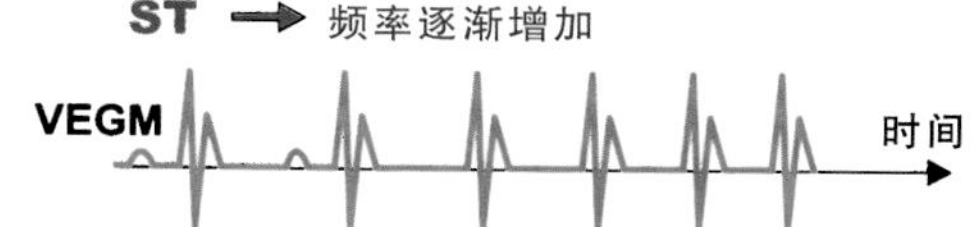

不足之处：①不能鉴别突然发作的 SVT；②可能遗漏比心动过速识别频率低的频率开始，然后逐渐加速的 VT；③可能遗漏在 SVT 或窦性心动过速（ST）时开始的 VT；④对缓慢 VT 应用这个鉴别方法前，确定是否可能不恰当治疗 SVT 很重要（运动负荷试验、Holter 记录等）。考虑应用 β- 阻滞剂。

③ **形态**：以窦性心律（模板）和心动过速（采用近场 EGM-St Jude）电图之间的形态差异为基础来鉴别 VT 和任何 SVT。

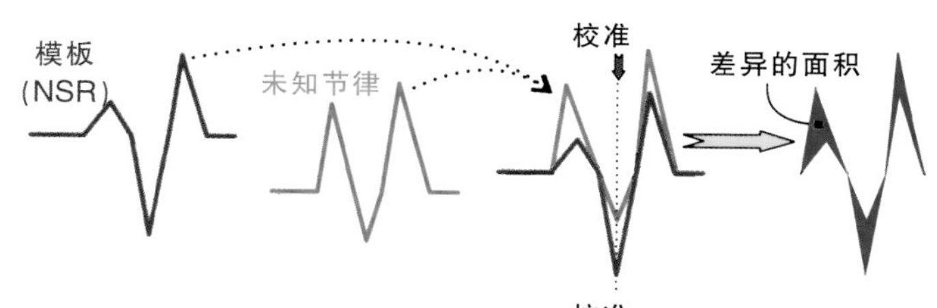

不匹配！→VT

差异面积大，匹配百分比数值低。当匹配百分比低于程控数值（例如，70%）时，未知节律将识别为 VT。

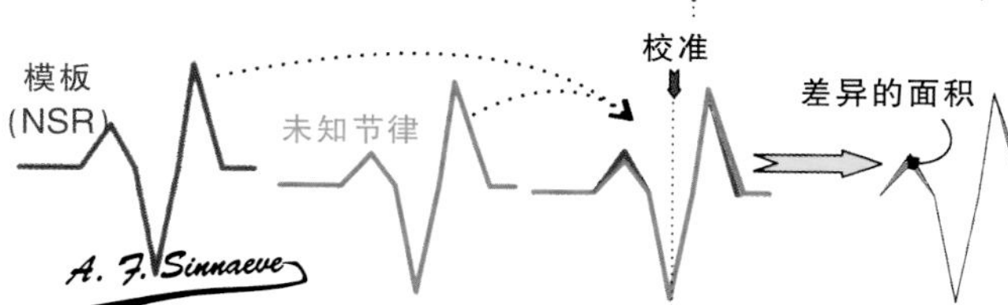

匹配！→SVT

差异面积极小，未知节律将识别为 SVT（匹配百分比高于程控数值）。

不足之处：①模板采集到很多 VPC 或室性自主节律；②过大的信号导致电图截断；③校准错误；④由于系统采用远场 EGM，所以过感知胸部肌电位；⑤束支传导阻滞；⑥电击后不久 EGM 形变。

注意：5%~10%的 VT 产生的 VEGM 与窦性心律形态相似。

缩写词：AF=心房颤动；EGM=电图；NSR=正常窦性频率；ST=窦性心动过速；SVT=室上性心动过速；VEGM=心室电图；VF=心室颤动；VT=室性心动过速。

图 6.03

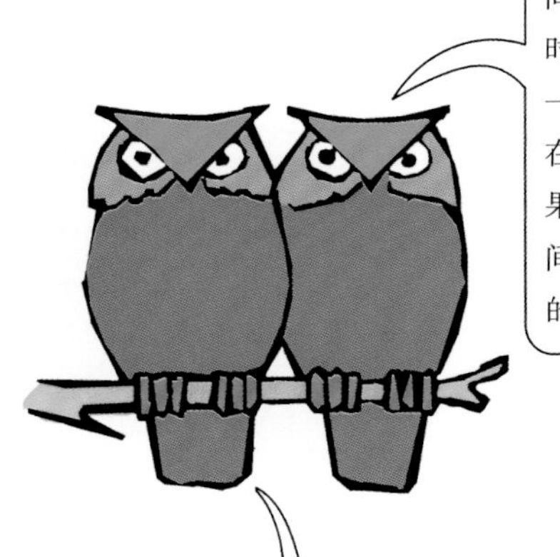
间期稳定性标准采用在 AF 时 R-R 间期的固有变异性来与 VT 区别，VT 时 R-R 间期通常是规律的。
一个特定的稳定性算法是“回望”该间期前一个间期的时长。该算法仅在 VT 计数器达到 3 个以后才开始工作。60ms(可程控)的稳定性是指如果一个间期的时长比前一个间期的时长长 60ms 以上，那么短于 TDI 的间期将不会被计数(标记)为 VT。在上述患者中，基于感知连续 VT 周期的 VT 算法将重置 VT 计数器为零。
记住，稳定性以及突发性增强算法在 VF 区间不起作用！

稳定性标准

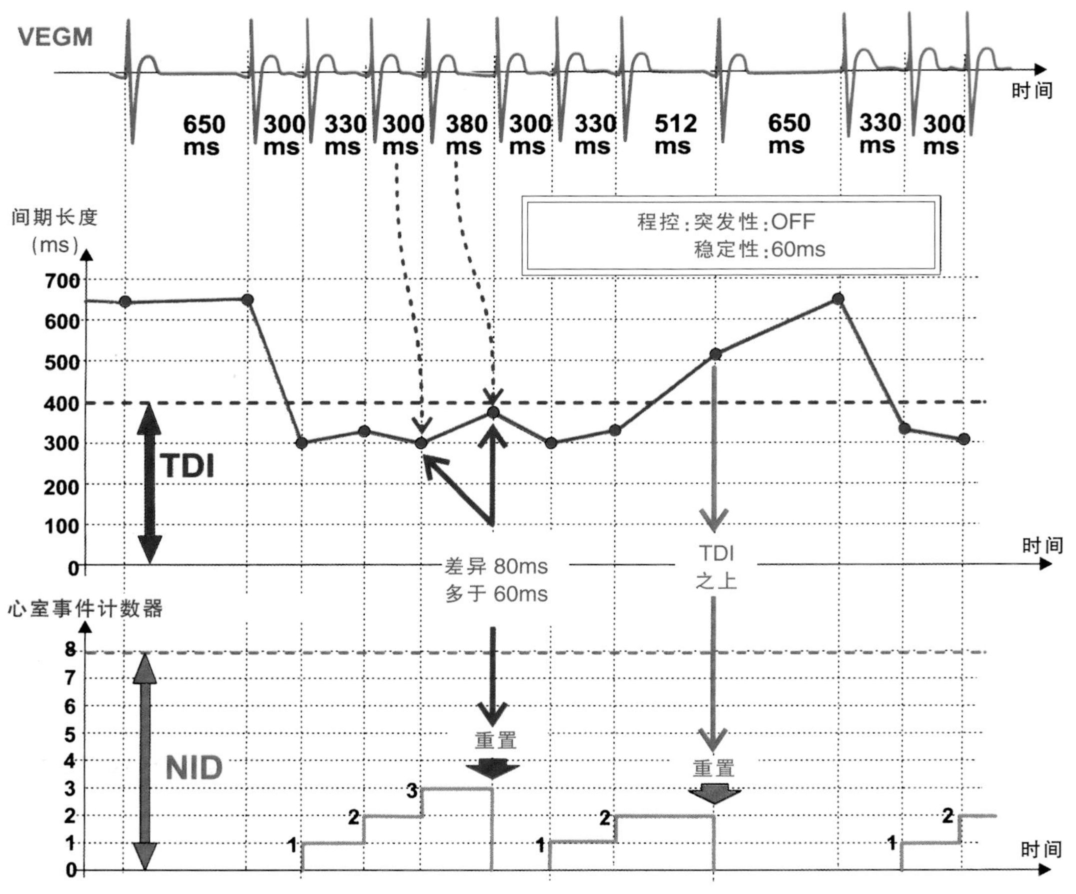

A. F. Sinnaeve

缩写词：VEGM=心室电图；TDI=心动过速识别间期；NID=需要识别的间期数目；AF=心房颤动；VF=心室颤动；VT=室性心动过速。

图 6.04

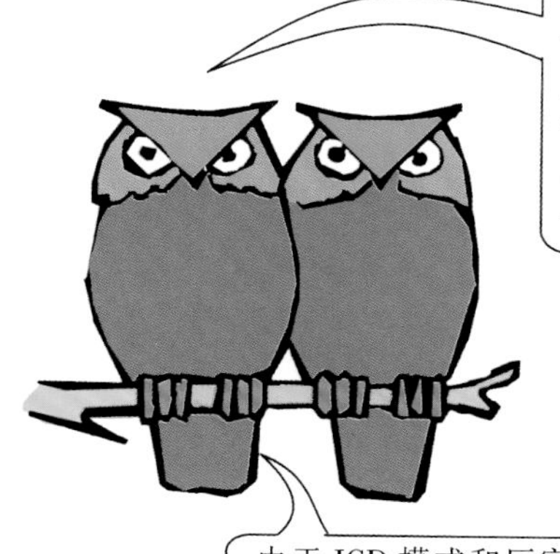

突发性标准有助于区分相对缓慢的 VT 与窦性心动过速。周长的突然降低将被识别为 VT，而频率逐渐增加被认为是窦性心动过速，不会被识别为 VT。

让我们思考一个相对简单的算法，“回望”在心动过速周期之前短于 TDI 的部分周期（例如，4 个）的平均值。当心动过速的周期长于平均值且达到一定百分比（例如，80%）时，该心动过速周期将不被计数。

突发性标准

由于 ICD 模式和厂家不同，算法和术语会有所改变。

记住，这些识别增强算法在 VF 区间不起作用！

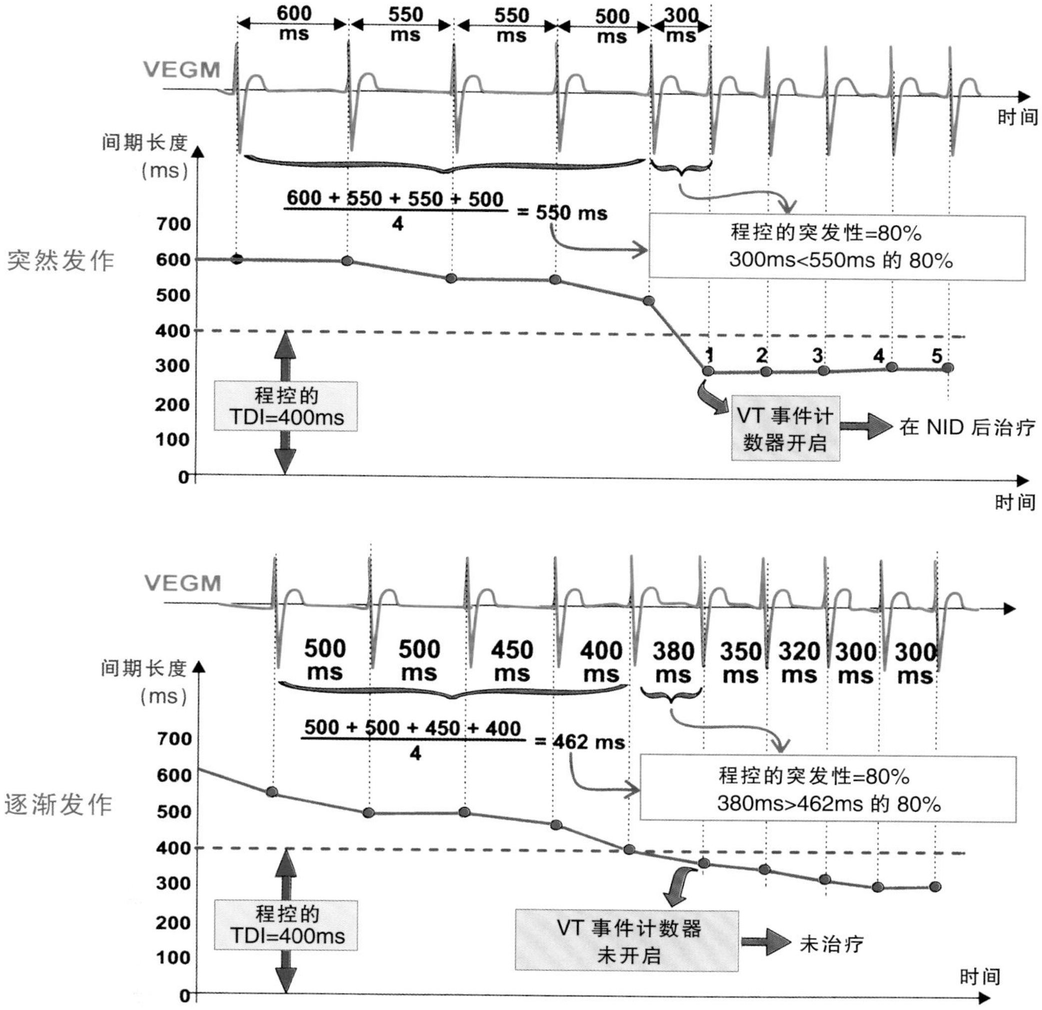

缩写词：NID=需要识别的间期数目；TDI=心动过速识别间期；VEGM=心室电图；VF=心室颤动；VT=室性心动过速。

图 6.05

通过电图形态识别 1

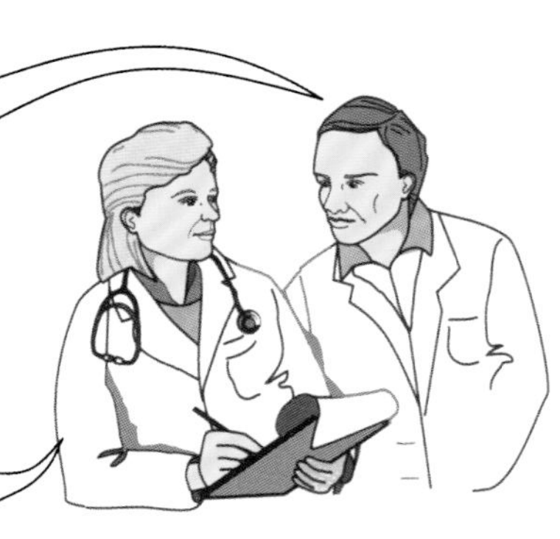

请你告诉我，为什么程控 ICD 如此困难？我看窦性心律和心室颤动之间的区别是一目了然的。每个人都能注意到室性期前收缩和规律心搏之间的差异！

记住，ICD 不能采用与我们相同的方式去"看"！ICD 是一种相对简单的装置，配备有部分计算能力和内存。对于外部世界的探索，它仅能测量时间和电压！因此，我们称作"形状"或"形态"的东西在 ICD 中必须翻译为时间和电压。这就是我们需要算法的原因。

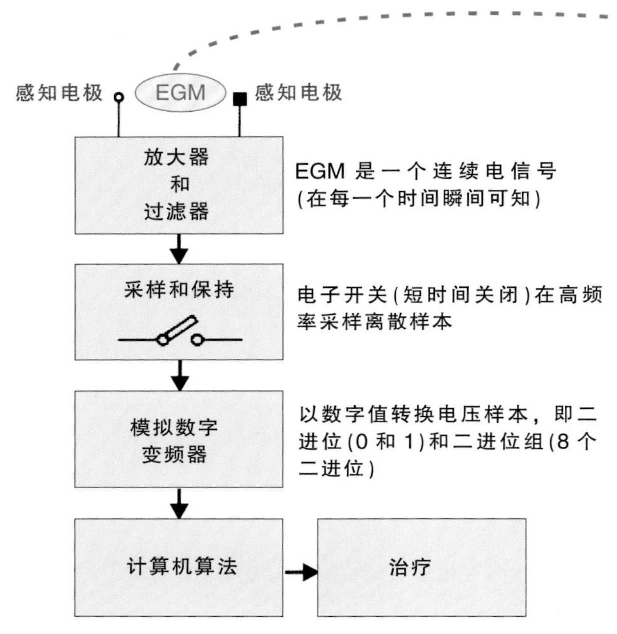

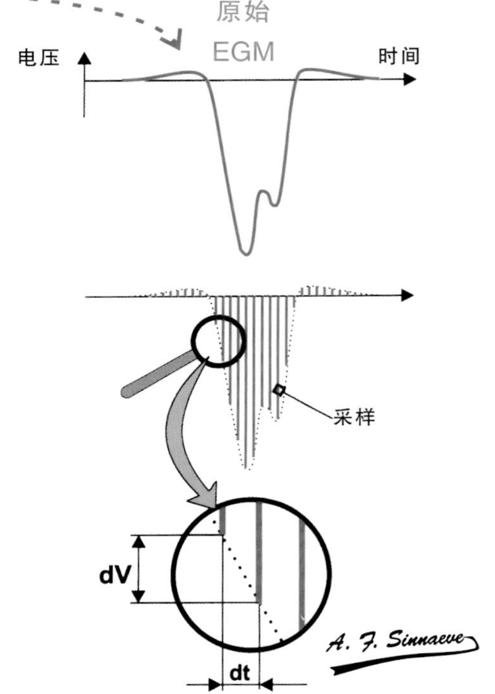

该算法是一个计算机程序：
- 确定每个 EGM 的最大值(+或-)
- 校准 EGM(即对应峰值)
- 在窦性心律时，计算 EGM 数目的平均值(称作模板；为了进行比较，该模板存储在装置的内存中)
- 将每个新的 VEGM 与模板比较(即进行一些计算)
- 将 VEGM 和模板之间的差异用数值来表达
- 决定新 EGM 是 VT 还是 SVT

现代形态学算法：
- St Jude：比较峰值表面积
- Medtronic：将 VEGM 分解为许多 Haar 微波
- Guidant：计算心脏向量的方向

图 6.06

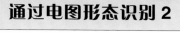

通过电图形态识别 2

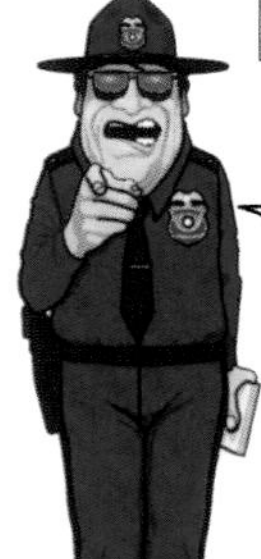

形态学识别以比较可疑快速性心律失常的 VEGM 与存储的正常传导窦性心搏的 VEGM 为基础的。
理论上，SVT 的 VEGM 实际上应与正常心室波相同，而 VT 的 VEGM 则与之明显不同。这种鉴别方法在实践中很适用，但也有例外（例如，当患者仅在快速窦性频率或 SVT 时，出现 BBB，表现为宽 QRS 波）。
装置识别所采用的 VEGM 模板是以给定的"n"个窦性 VEGM 计算出的平均值作为模版存储在装置里的。

仔细校准 n 次峰值
心搏 B1
心搏 B2
心搏 B3
心搏 B4
心搏 B5
心搏 B6
采样以每秒 256 个样本进行，每 4ms 一个样本。仅有分布在波峰附近的有限数量的样本存储在内存中。
注意：这里显示的并非是所有样本！
在采样和数字化后，记录基线节律的心搏次数（例如，6 次）
模板是平均值
B1+B2+B3+……+Bn
n
ICD 的工作就像一台数字计算机，即对所有对应的样本单独进行平均化（例如，每次心搏的蓝色样本），并且由于每次心搏均要存储样本（例如，50 次），因此需要多次重复。
定期自动更新以代偿导线老化影响和药物改变！
模板
存储目的是在快速性心律失常时进行比较
A. F. Sinnaeve

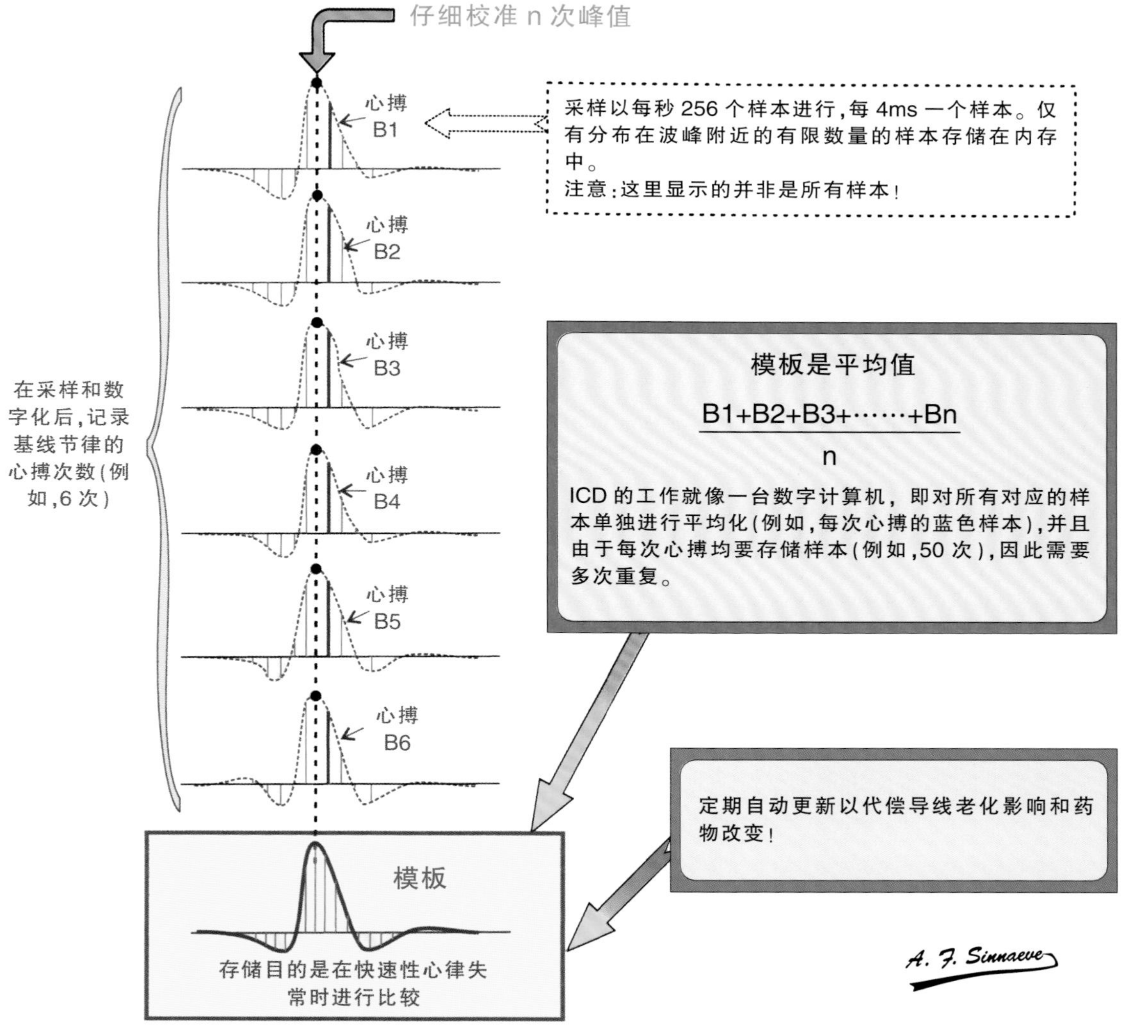

现代 ICD 能够自动或在需要时可手动获取模板（排除起搏搏动、起搏搏动后紧随的心跳以及正常窦性区间过快的搏动）。

缩写词：BBB=束支传导阻滞；SVT=室上性心动过速；VT=室性心动过速；VEGM=心室电图。

图 6.07

通过电图形态识别

MEDTRONIC MARQUIS VR:第 1 部分

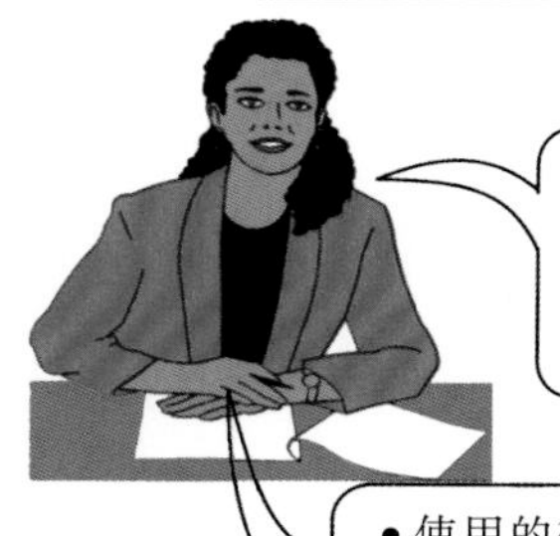

- 为了计算量最小化(因此节约能量),模板以及被分析的 VEGM 被分解为一系列“Haar”微波。
- 为了区分 VT 和 SVT,把模板与未知 VEGM 两者均微波重构后进行比较。

- 使用的微波越多(即分解得越小),重构后会越接近原始形态。
- 在噪声过滤后(即去除极小微波),采用典型的系数为 8~20 的微波来描述模板或 VEGM 信号。

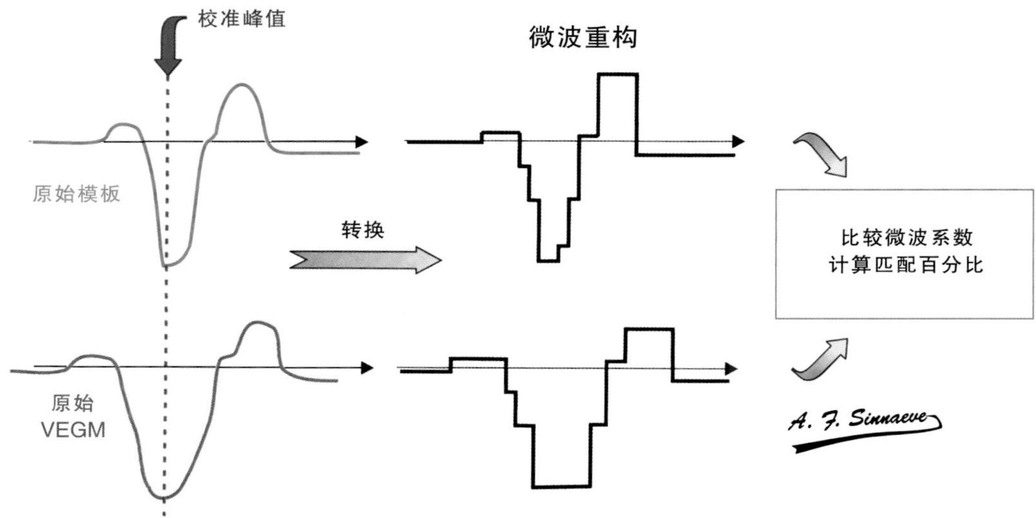

ICD 中匹配是通过比较模板与心动过速 VEGM 的微波系数进行的。ICD 以百分比来表示匹配程度。若两者系数相等,那么 100%匹配,则识别心动过速为 SVT。两者间系数差异越大,则匹配百分比越低。若百分比小于预设的“匹配百分比”(可程控,例如 70%),则识别心动过速为 VT。

- 用于形态学分析的 EGM 的来源及范围可由操作者程控,可以是近场或远场电位。
- 仅有当 VT 事件达到 NID(需识别的间期数目)时,该微波算法才会激活,之后 ICD 通过由 8 个 QRS 波群组成的“回望”窗回顾这些 QRS 波群。
- 该微波算法仅应用在初始识别时。如果满足 VT 识别标准,那么再识别时将不会应用该算法。

缩写词:NID=需要识别的间期数目;SVT=室上性心动过速;VEGM=心室电图;VT=室性心动过速。

图 6.08

通过电图形态识别
MEDTRONIC MARQUIS VR：第 2 部分

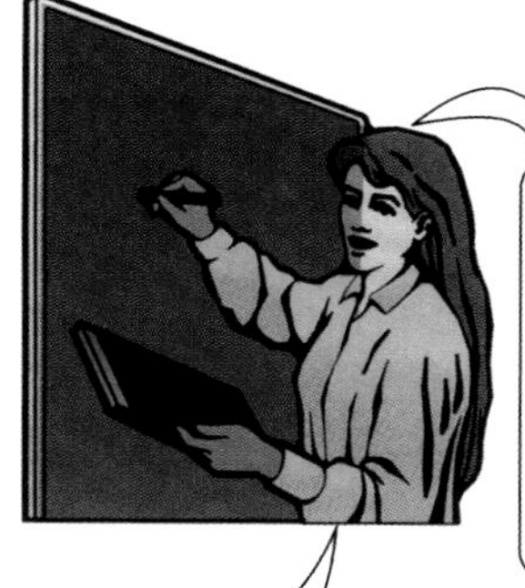

理解微波

- 每个波形无论多么参差不齐或不规则，均能以一系列简单基础波形之和来表示。这些基础波形称为微波。微波有许多种类。
- "Haar"微波是简单的矩形波形。它们是简单的数学函数，通过成对系数（振幅和位置）可以很容易定义。每个较高的 Haar 微波的时长是前一个较低微波时长的一半（例如，H2 的时长是 H1 时长的 50%）。

- 我将省略微波分解的积分和更复杂的数学原理……

以下仅展示 3 个 Haar 微波的代数和，这已能够给出一个复杂的波形。

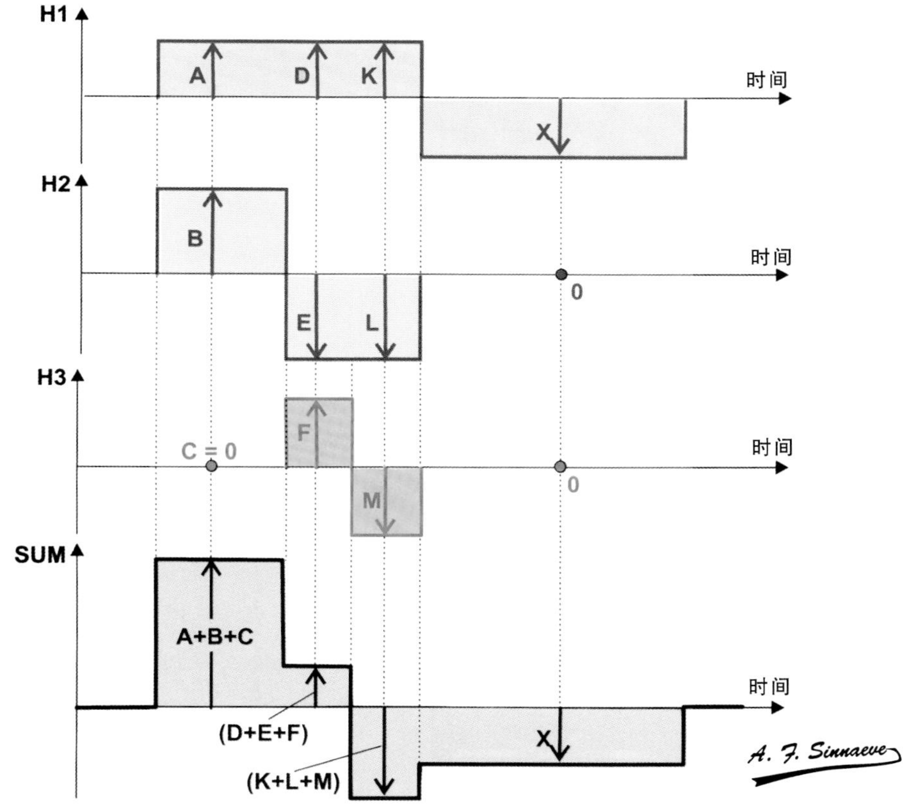

历史备注：

- Alfred HAAR 是匈牙利的一名数学家（1885 年于布达佩斯出生，1993 年于塞格德逝世）。他首次提出简单（非正弦式的）波形，即现在所说的微波。
- 微波分析是著名的 Fourier 分析（分解为一系列正弦和余弦函数）的现代延续。这两种语言显然属于同一个家族。

图 6.09

通过电图形态识别

MEDTRONIC MARQUIS VR:第 3 部分

好的!我理解了 ICD 如何将 QRS 波群分解为许多简单微波,并以相等的分解模板来进行比较。我也理解了单个 VEGM 如何识别为 VT 或 SVT。但是,如何应用这些信息来区分一个快速频率是 SVT 或 VT,以及什么时候开启 ATP 治疗呢?

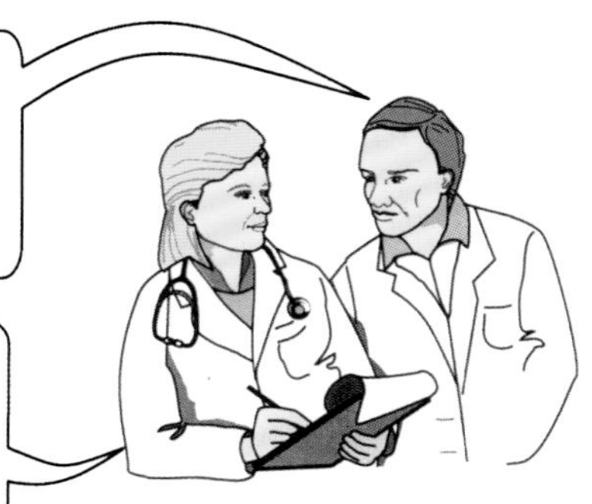

好吧,微波算法仅有当 VT 事件达到 NID(初始的或联合的)时才会激活。
然后,ICD 通过包含之前 8 个波群的"回望"窗来回顾 QRS 波,但是不包括满足识别标准的事件……

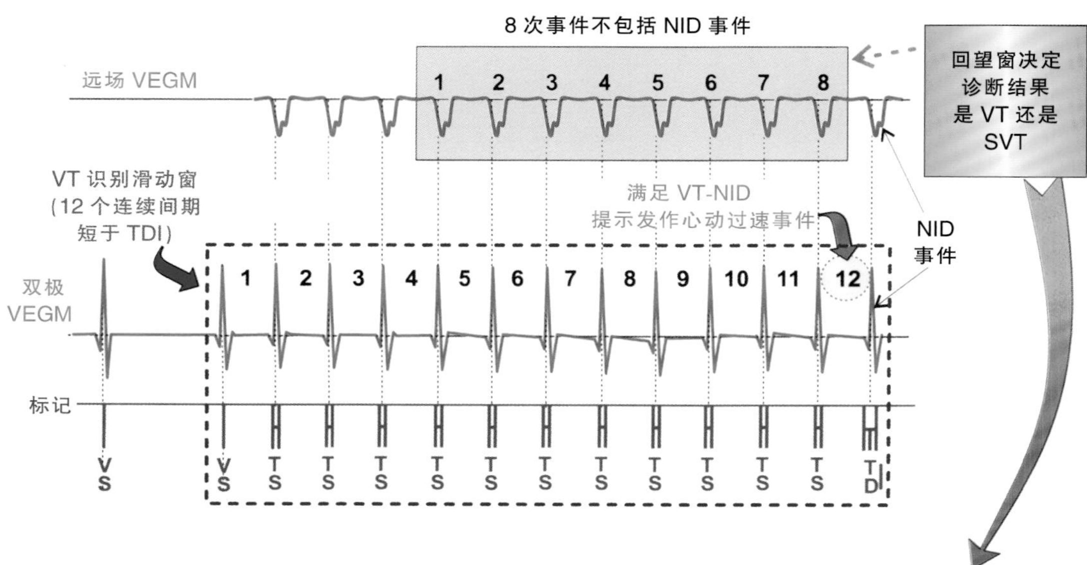

- 如果在"回望窗"的 8 个波群中有 6 个或更多与模板"不匹配",那么 ICD 将识别事件为 VT。
- 如果 3 个或更多波群与模板相"匹配",那么 ICD 将识别事件为 SVT,并且 VT 计数器(滑动窗)重置为零。

注意:微波算法取代了之前以 QRS 宽度为基础的比较 SVT 和 VT 的增强算法。

A. F. Sinnaeve

缩写词:NID=识别的间期数目;SVT=室上性心动过速;VT=室性心动过速;VEGM=心室电图。

图 6.10

通过电图形态识别
St JUDE MEDICAL

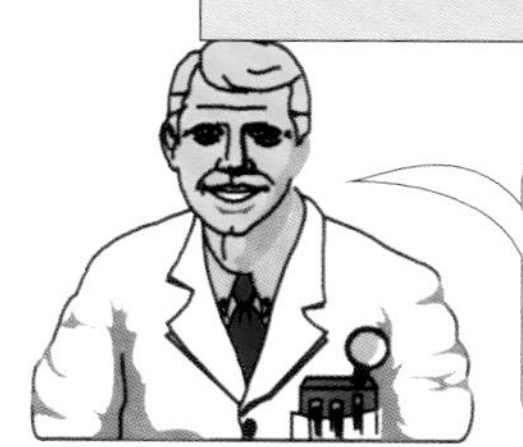

现代ICD具备更强的计算能力，使得较新的鉴别方法成为可能，其以更复杂的电图特征为基础。这些形态学算法中的其中一种是“面积差值方法”。它的原理相对简单，但是它观察VEGM的经验类似心血管专家。

- St Jude Medical的“形态学鉴别方法”采用频率通道的双极VEGM。
- 该算法以许多形态学特征为基础：①波峰数目（正向或负向）；②波峰顺序；③波峰极性；④振幅和波峰面积。
- 厂家建议采用一个“好的”模板系统（如基线节律与模板节律80%或以上匹配）。
- 形态学增强不适用于伴频率相关BBB或VT形态与基线相似的患者。
- 形态学模板匹配能够程控为“仅监测”，此时仅存储数据，而不用于ICD诊断。

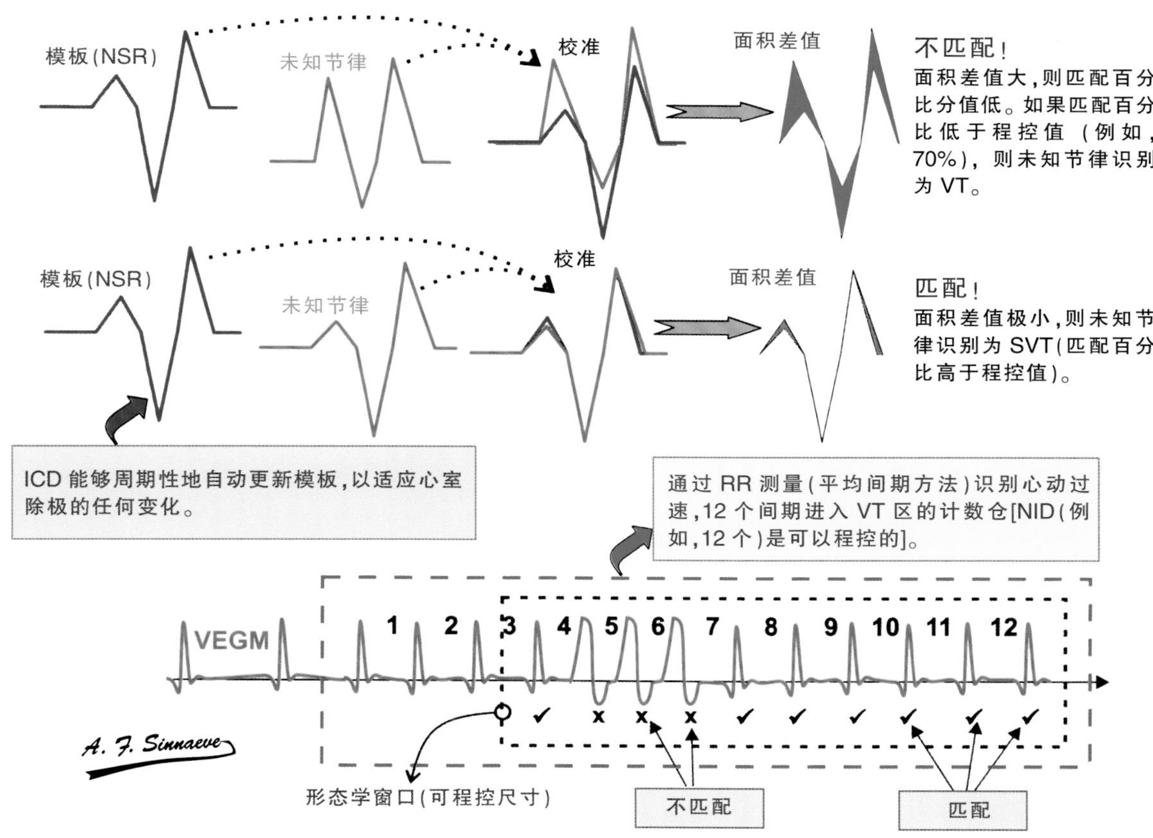

如果在形态学窗口中的“匹配”数目等于或多于程控的百分比（例如，8个中有5个达到60%匹配），那么心动过速识别为SVT。如果匹配数目较少，那么装置将做出VT诊断。

缩写词：BBB=束支传导阻滞；NID=需要识别的间期数目；NSR=正常窦性心律；SVT=室上性心动过速；VT=室性心动过速；VEGM=心室电图。

图6.11

通过电图形态识别
GUIDANT VITALITY 向量计时算法

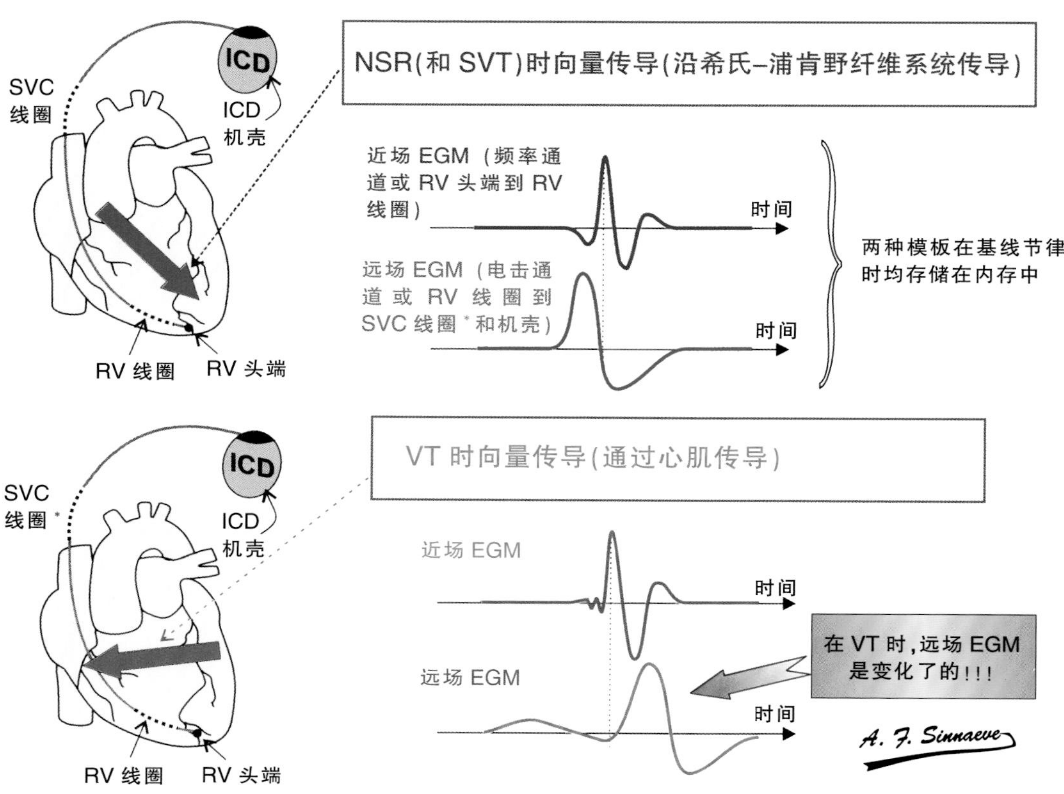

校准两种近场 EGM(NSR 和心动过速的记录)的波峰,以便分析远场信号的时间差异,进而得出 VT 或 SVT 的诊断。

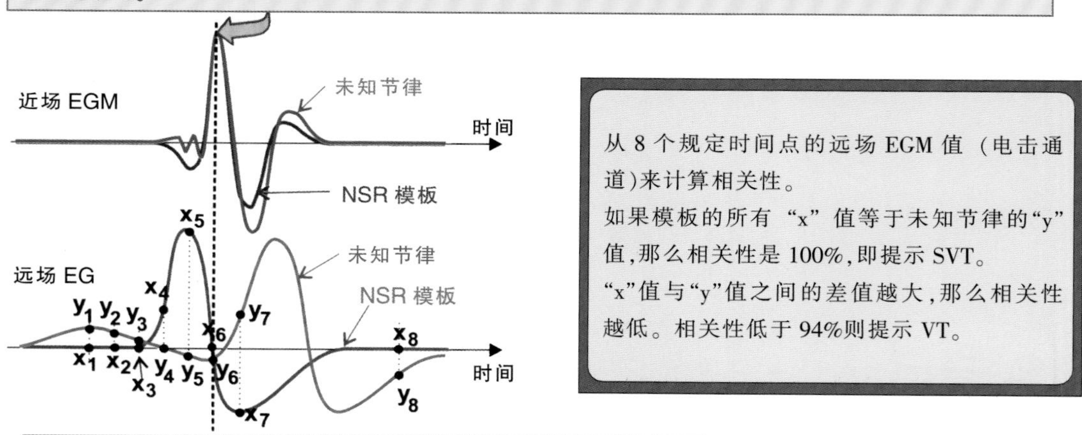

从 8 个规定时间点的远场 EGM 值 (电击通道)来计算相关性。
如果模板的所有 “x” 值等于未知节律的“y”值,那么相关性是 100%,即提示 SVT。
“x”值与“y”值之间的差值越大,那么相关性越低。相关性低于 94%则提示 VT。

在程控的“时长周期”结束时,向量计时算法将回望:如果最后 10 次搏动中有 8 次不相关(即相关性<94%),那么心动过速将按 VT 分类和治疗。

缩写词:EGM=电图;NSR=正常窦性心律;RV=右心室;SVC=上腔静脉;SVT=室上性心动过速;VT=室性心动过速;SVC 线圈*:如果存在。

图 6.12

双腔鉴别方法

一般原理

要知道这并不容易！

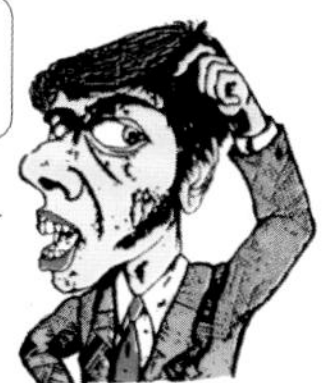

双腔 ICD 的设计是基于单腔的经验。用于单腔 ICD 的鉴别方法(稳定性、突发性和形态学)，由于设计和厂家不同，也许有或没有结合入双腔 ICD 中。双腔算法联合心房和心室电图来进行诊断。

A. F. Sinnaeve

① 心房和心室频率计数：

VT→V 频率 > A 频率

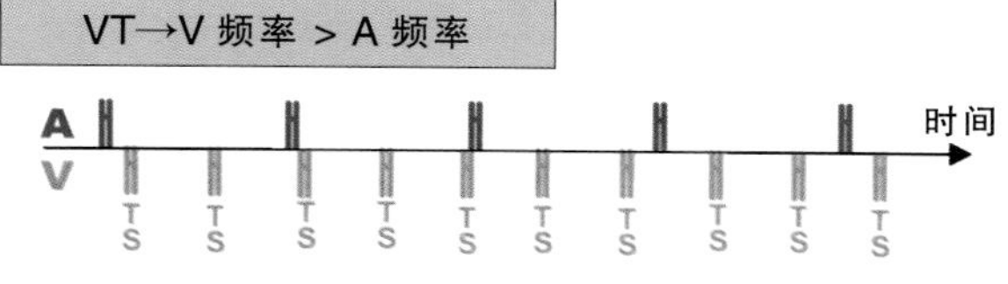

每当 V 频率超过 A 频率，双腔 ICD 将做出 VT 诊断。幸运的是，这种情况在 VT 中经常发生(超过 90%的 VT)！

VT 伴 1:1 AV 关系和稳定的 PR，是 SVT 和 VT 鉴别中是最困难的挑战。

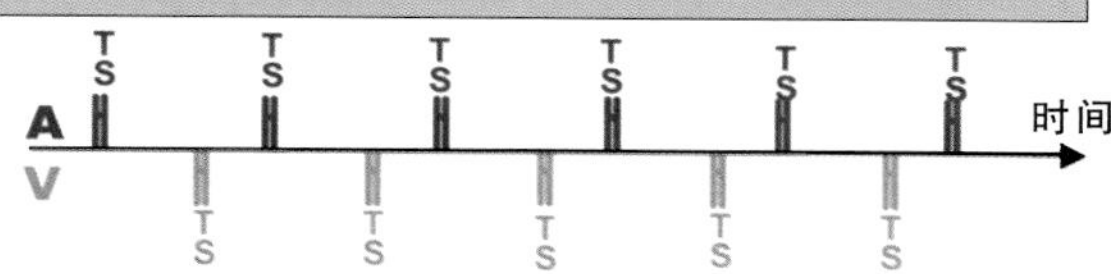

不足之处：

- 感知不良(AF 时)和过感知(在 VT 中，由于 VA 远场感知)。
- 不能区分 VT 伴 1:1 AV 关系；在两种心动过速中的假阴性，比如 AF+VT。

② 房室关系：

A 扑动→稳定的 2:1 AV 关系

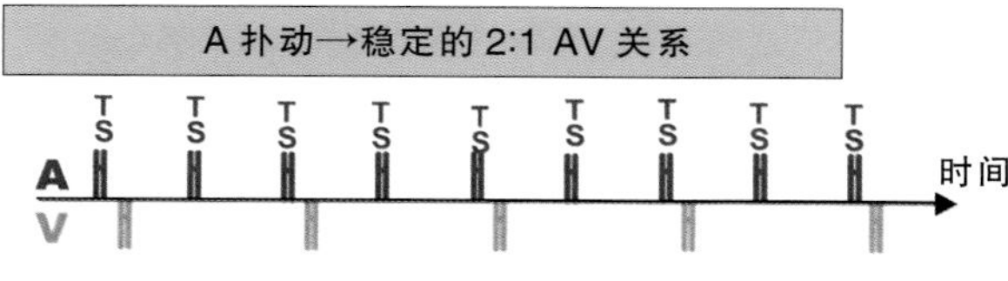

在心动过速时，AV 相关鉴别将监测 P-R 或 R-P 间期的稳定性。
由于厂家不同，方法会有所不同。

A 扑动+VT→AV 分离

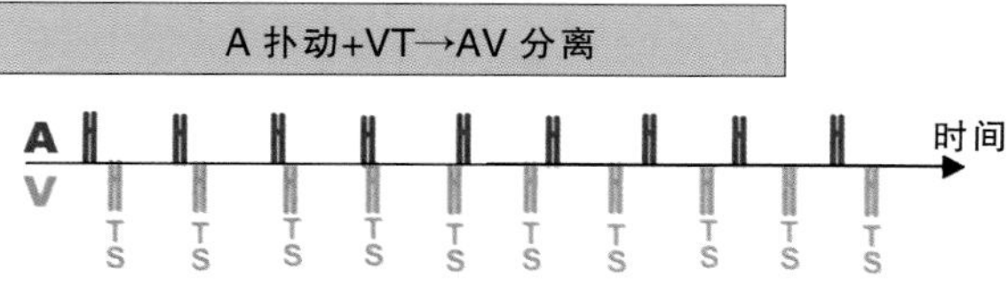

不足之处：

- 心动过速伴 1:1 AV 或 VA 传导；
- 感知不良和过感知；阻滞程度不同因而在心动过速时 P-R 或 R-P 间期可能变化。

③ P/QRS 关系的细节分析：

Medtronic 的 PR Logic 算法根据 AEGM 在 VV 间期中的位置，将心动过速伴 1:1 AV 关系划分为窦性或 AV 交界性。通过在每个 VV 周期中计数心房事件数目来寻找是否有房颤。根据在心房 EGM 中的信号位置也可以区分远场 R 波感知和真正的心房事件。

缩写词：AEGM=心房电图；A 扑动=心房扑动；AF=A 颤动=心房颤动；AV=房室；EGM=电图；VA=室房；SVT=室上性心动过速；VT=室性心动过速。

图 6.13

鉴别诊断算法
Rhythm ID™（Guidant）1

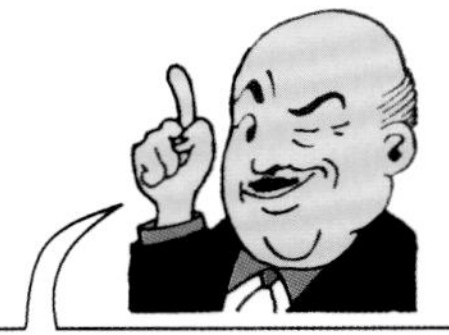

这是一种可以直接操作和管理的 SVT 鉴别特征！并且程控参数最少！

开始

在 f-VT 或 s-VT 区识别到未知节律

是否 V 频率比 A 频率快 10bpm 或更多？ 是 → VT 和治疗；否 →

是否 VTC 与基线模板相匹配？ 是 → SVT；否 →

是否 A 频率>200bpm 且 V 频率不稳定？ 否 → VT 和治疗；是 →

是否 SRD 超时？ 否 → SVT；是 → VT 和治疗

"Rhythm ID"是一种鉴别 SVT 与 VT 的复杂算法，其目的是减少不恰当治疗。

- 应用称作向量计时和相关性或 VTC（在周期性更新中根据患者的节律变化自动调整存储的模板）为基础的形态学方法。
- 整合其他基于间期的鉴别方法（即心房颤动频率阈值和间期稳定性）。

A. F. Sinnaeve

1 V 频率>A 频率

是否 V 频率比 A 频率快 10bpm 或更多？ 是 → 发放治疗；否 → 应用鉴别方法

- 一旦识别快速心律，将分析心室和心房频率。
- 如果心室频率显著快于心房频率（至少快 10bpm 以上），那么将诊断为 VT 并发放治疗。
- 如果心室频率慢于心房频率，那么将应用 SVT 鉴别方法（增强标准）。

2 V 频率≤A 频率
基于形态学的鉴别方法

否 → 是否 VTC 与基线模板匹配？ 是 → SVT；否 → 应用其他鉴别方法

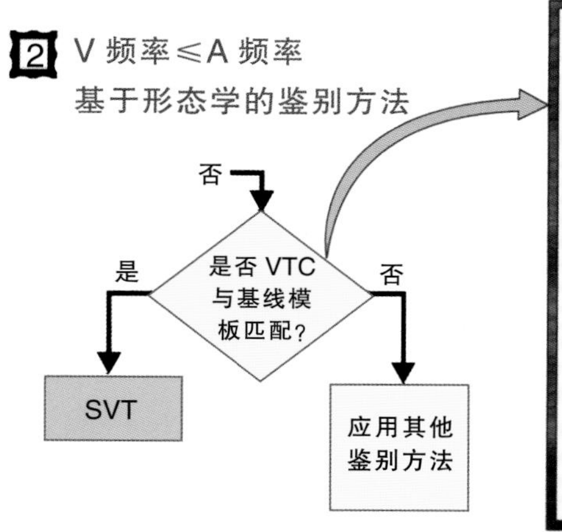

- 向量计时和相关性（VTC）计算出一个模板（基线时记录）与实际信号（如前所述）之间的相关系数。
- 如果模板与实际信号间匹配良好（相关系数>94%），那么该节律识别为 SVT。
- 如果不匹配（最后 10 次搏动中有 8 个不相关），则可应用其他的鉴别方法。
- 模板每 140min 自动更新，不过也可手动更新。

缩写词：SRD=持续频率的持续时间；SVT=室上性心动过速；VT=室性心动过速。

图 6.14

鉴别诊断算法
Rhythm ID™ (Guidant)2

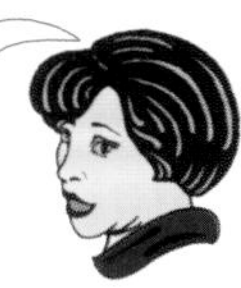
应用和程控都非常简单！
但是好的特异性不能以
牺牲敏感性为代价！

3 V 频率≤A 频率
基于间期的鉴别方法

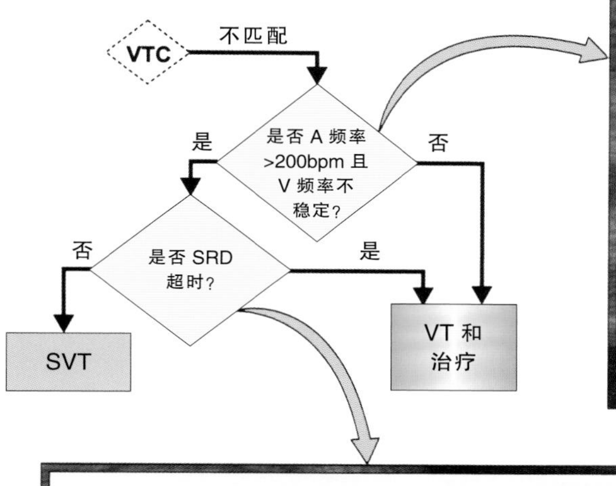

当"VTC"(形态)不能找到合适匹配时,则该节律可能是 VT,要用到其他的增强标准。

- 心房颤动频率阈值：如果心房频率高于心房颤动阈值(固定在 200bpm),则该节律可能识别为 SVT。
- 心室频率稳定性：心律失常的稳定性是通过计算 R-R 差值来评估的。如果平均差值大于 20ms(固定值),则该节律可识别为 SVT。

注意:必须"稳定性"和"心房颤动频率"均满足(及符合),才能断定该节律为 SVT,并抑制治疗!

当心动过速在程控的时间段内持续，但是 SVT 抑制标准提示抑制治疗，那么持续频率的持续时间(SRD)将允许发放治疗。

- SRD 计时器可程控(设置:OFF,10s,……60min,默认值为 3min)。
- 在 SRD 的整个过程中,"Rhythm ID"算法贯穿始终并逐跳继续分析节律,此时治疗被抑制直到：
  - –SRD 计时器超时。
  - –频率升高到更高区间,并且在该区间满足治疗标准。
  - – Rhythm ID 确定节律满足治疗标准(例如,如果 V 变得比 A 快,或 VTC 确定节律不再相关)。

4 电击后鉴别方法

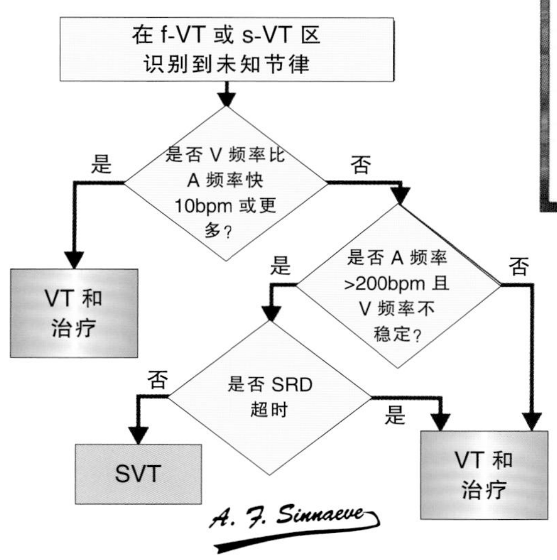

- 由于电击发放可能改变节律形态,因此"Rhythm ID"算法并未采用向量计时和相关性(VTC)的方法。在没有 VTC 时采用频率依赖的增强方法(V>A,A 颤动频率阈值和稳定性)。
- 电击后"持续频率的持续时间"(SRD)是独立程控的(默认值为 15s)。

注意:VR 或单腔装置

双腔装置在不需要或不希望有心房信息时,例如若心房端口堵塞或心房感知可疑时，可选择 VR 模式。

在 VR 模式中,未用到心房信息(V>A,心房颤动频率阈值)。另外,稳定性也未用到。

只有 VTC 用于初始识别,以及只有稳定性(最大差值为 30ms)用于电击后操作。

缩写词:A 颤动=心房颤动;SRD=持续频率的持续时间;SVT=室上性心动过速;VT=室性心动过速;VTC=向量计时和相关性。

图 6.15

鉴别诊断算法
OBDE（Guidant)3

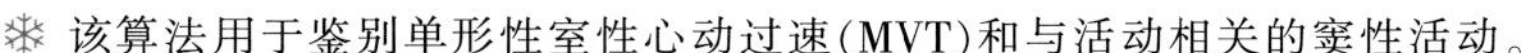

突发性(SO)

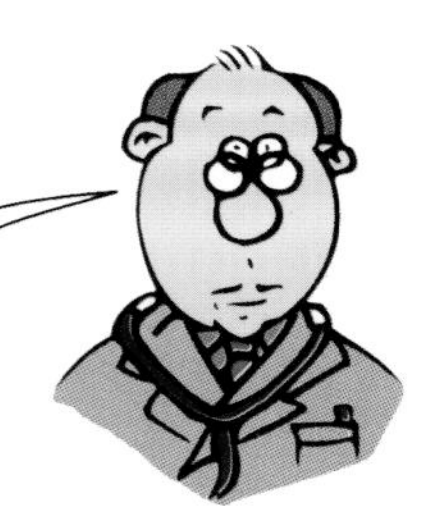

- ❊ 该算法用于鉴别单形性室性心动过速(MVT)和与活动相关的窦性活动。
- ❊ 分两个阶段，该算法对周长如何突然从“正常节律”变化为快速节律进行评估。
- ❊ SO 仅在多区间装置的最低区间可用，可程控为 ms 或百分比。
- ❊ 当确定一次事件时，SO 对每次事件仅能测量一次。

阶段 1：寻找转折间期

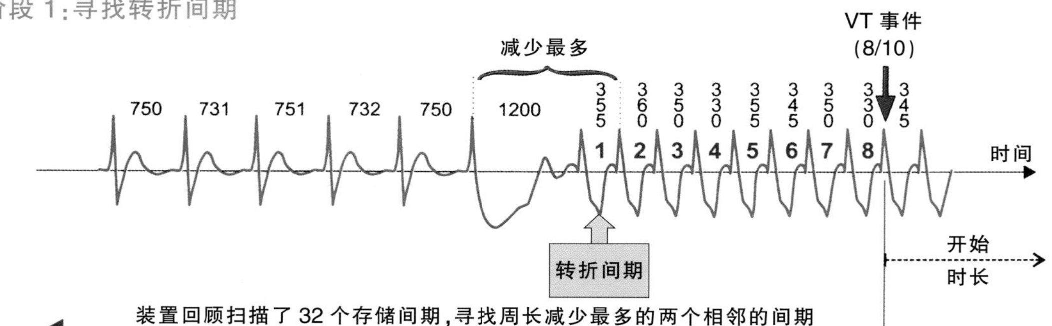

- 最短的两个相临间期是转折间期。
- 转折 Δ 是两个临近间期的差值：1200−355=845ms。

阶段 2：基线平均值比较

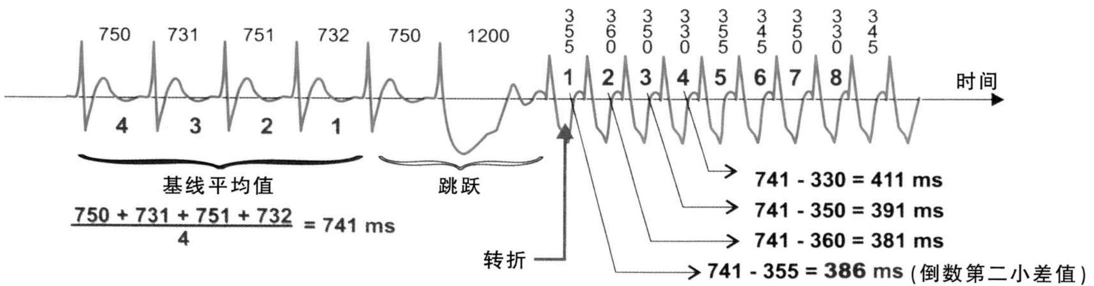

- 装置计算转折间期前的 4 个间期的平均值来确定基线平均值(跳过转折间期前的头两个间期)：741ms。
- 分别计算基线平均值与转折间期后每 4 个间期的差值。如果转折间期后有 3/4 的间期差值均大于“突发性阈值”，那么突发性诊断成立。
- 识别倒数第二小差值并用于比较：386ms(注意：越快的频率，即越短的间期，与基线平均值将产生越大的差值)。

阶段 3：最终比较和决定

- 较短的转折 Δ(阶段 1)和倒数第二小差值(阶段 2)是在事件细节中记录的测量值：845ms>386ms，所以采用 386ms。
- 将这个记录值与程控的“突发值”(可在 9%~50%程控，例如 12%)进行比较。

$$\frac{386}{741}\times 100\%=52\%>12\% \longrightarrow$$ 突然发作！！！

注意：OBDE=一键识别增强

图 6.16

鉴别诊断算法 Rhythm ID™ 和 OBDE(Guidant)4

稳定性

- 稳定性算法评估周长变异性，以鉴别稳定性与不稳定性室性节律。
- 有两种可能性：
  - –"稳定抑制"(Rhythm ID)：如果节律诊断为"不稳定"，那么将抑制治疗(用于区分 AF 时不规律心室反应和规律的 MTV)。在多区间装置中，仅在最低区间可用。
  - –"若不稳定则电击"(OBDE)(治疗加速器)：如果节律开始被识别为"不稳定"或跳过 ATP 治疗，那么将开启电击治疗(用于区分 MVT 与多形性 VT/VF)。可用在设置 2 个或 3 个区的 VT 区间(f-VT)。在 3 个区间装置中，"若不稳定则电击"可以用在 f-VT 区间，与此同时，治疗抑制方法也可用在 s-VT 区间。应用在"初始识别"和"再识别"(在 ATP 的 burst 之间)时。

- 当识别满足(诊断 VT)并持续整个"时长"时，稳定性计算开始。
- 应用诊断 VT 前的最后 5 次连续间期(4 个变量)来计算平均变量。
- 在时长中，由于增加了新的间期，将调整这个平均变量。
  87.5%的加权变量 + 12.5%的下一个 Δ 值 = 新的加权平均变量。
- 在时长结束时，将加权平均值与程控的稳定性阈值进行比较。
  如果测量的加权平均值 > 程控的稳定性阈值→节律提示不稳定。

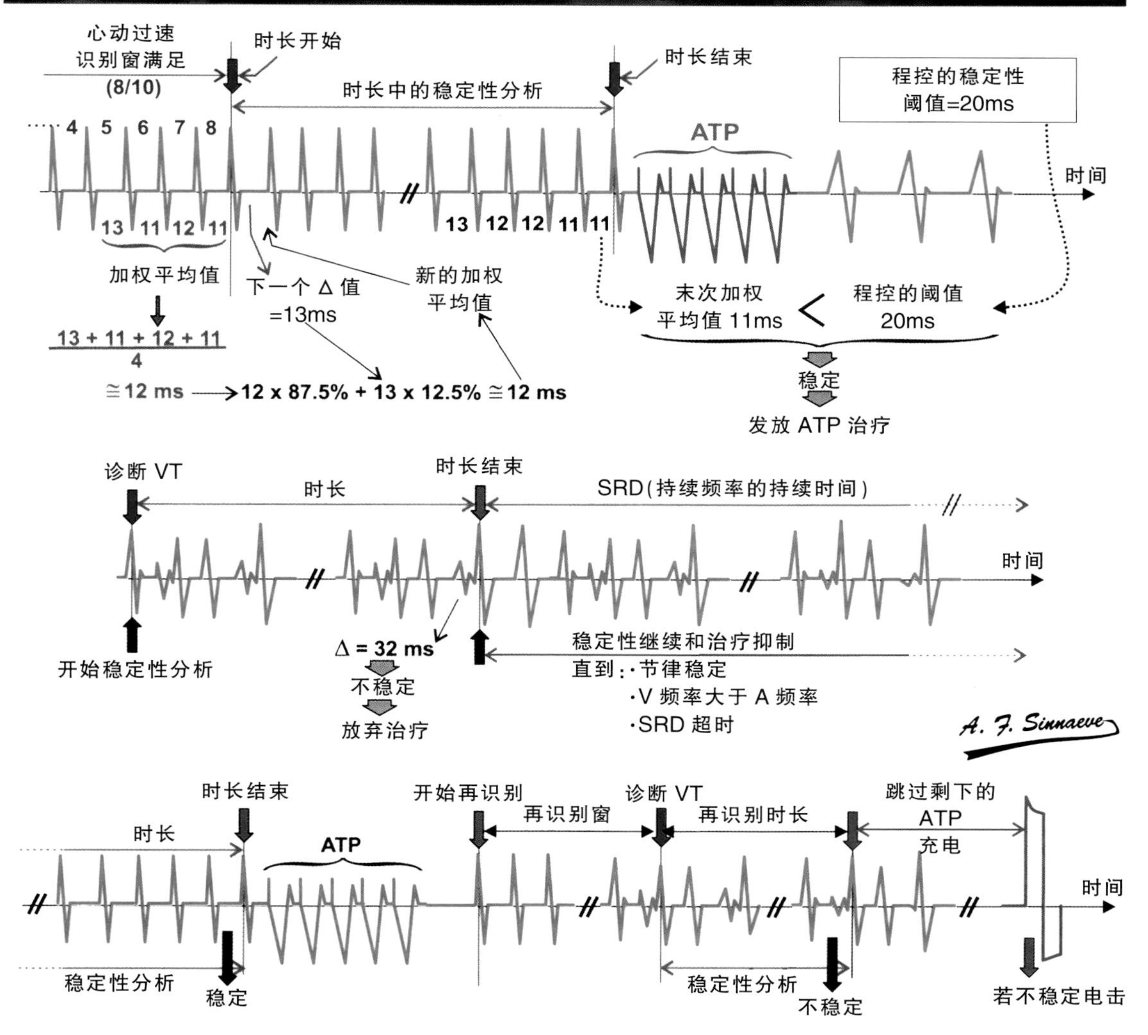

图 6.17

鉴别诊断算法
St Jude 系统:第 1 部分

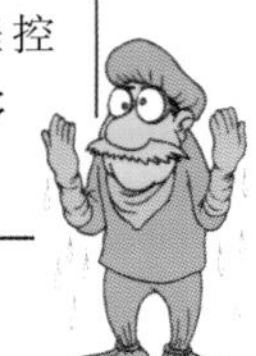

在你能够正确程控 ICD 之前,有很多东西需要学习!

双腔方法

1 频率分支算法

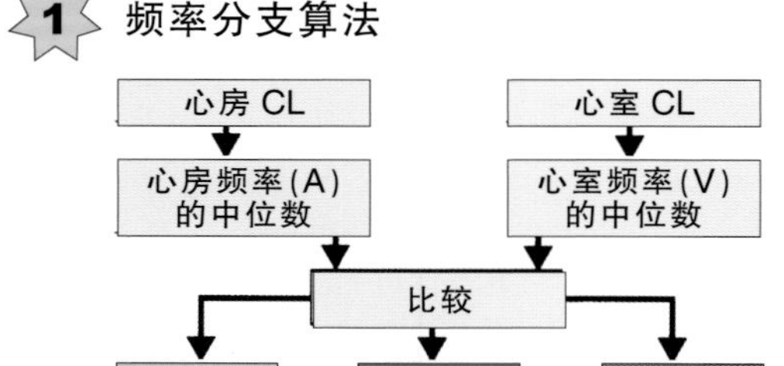

- "频率分支"算法识别时是在窗口观察 A-A 和 V-V 间期。
- A 和 V 的频率是按该窗口中 A-A(或 V-V)间期的中位数确定的。

2 V>A 分支

3 V=A 分支

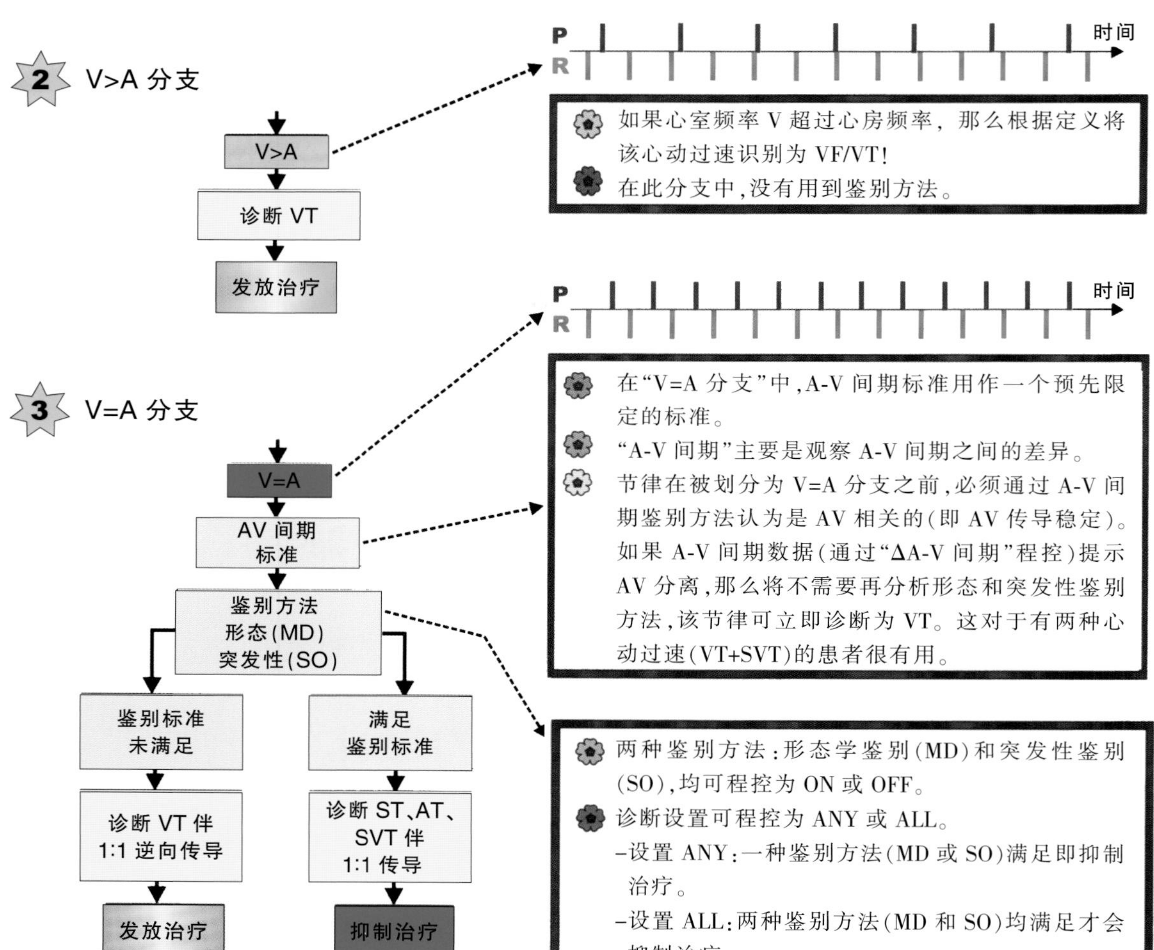

- 如果心室频率 V 超过心房频率,那么根据定义将该心动过速识别为 VF/VT!
- 在此分支中,没有用到鉴别方法。

- 在"V=A 分支"中,A-V 间期标准用作一个预先限定的标准。
- "A-V 间期"主要是观察 A-V 间期之间的差异。
- 节律在被划分为 V=A 分支之前,必须通过 A-V 间期鉴别方法认为是 AV 相关的(即 AV 传导稳定)。如果 A-V 间期数据(通过"ΔA-V 间期"程控)提示 AV 分离,那么将不需要再分析形态和突发性鉴别方法,该节律可立即诊断为 VT。这对于有两种心动过速(VT+SVT)的患者很有用。

- 两种鉴别方法:形态学鉴别(MD)和突发性鉴别(SO),均可程控为 ON 或 OFF。
- 诊断设置可程控为 ANY 或 ALL。
  - –设置 ANY:一种鉴别方法(MD 或 SO)满足即抑制治疗。
  - –设置 ALL:两种鉴别方法(MD 和 SO)均满足才会抑制治疗。
- 最安全的设置:MD=ON,SO=ON,标准=ANY。

A. F. Sinnaeve

缩写词:AT=房性心动过速;AV=房室;CL=周长;MD=形态鉴别方法;SO=突发性鉴别方法;ST=窦性心动过速;SVT=室上性心动过速;VF=心室颤动;VT=室性心动过速。

图 6.18

鉴别诊断算法
St Jude 系统：第 2 部分

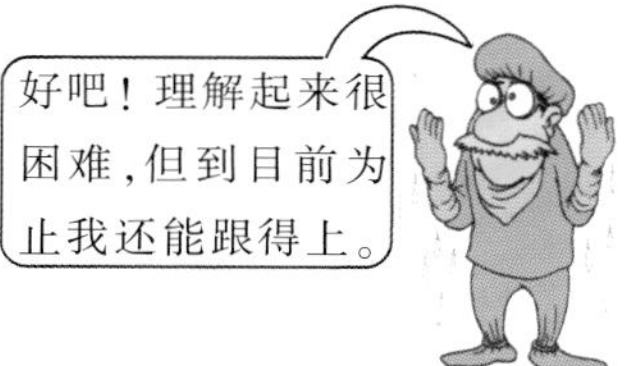
好吧！理解起来很
困难，但到目前为
止我还能跟得上。

双腔方法

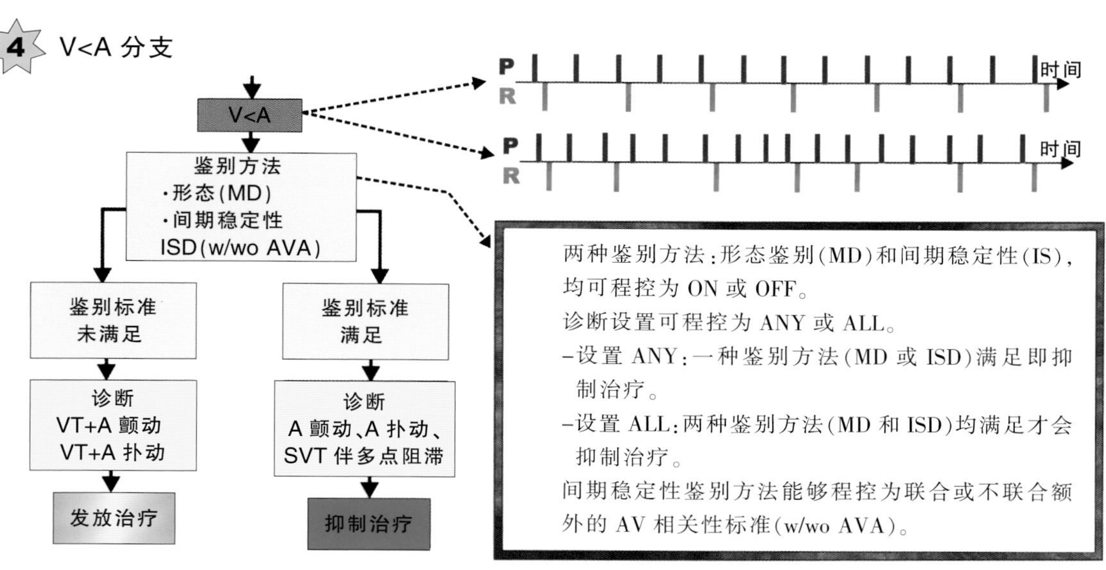

小结

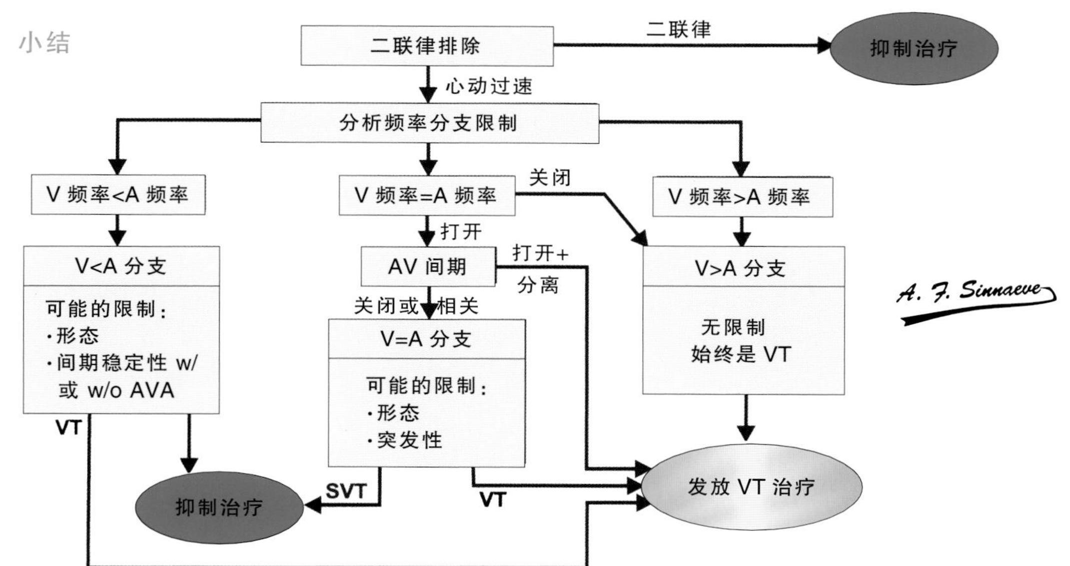

注意：二联律平均间期可能短于心动过速识别间期。为了防止在单个心动过速结构或心动过速 A 结构(若程控了两个心动过速频率，即指较慢的心动过速)中发放治疗，ICD 必须在发放治疗前识别比窦性间期更多的心动过速间期。

缩写词：A 颤动=心房颤动；A 扑动=心房扑动；AVA=AV 相关性；SVT=室上性心动过速；VT=室性心动过速。

图 6.19

鉴别诊断算法
St Jude 系统:第 3 部分

间期稳定性鉴别方法(ISD)

间期稳定性鉴别方法(ISD)曾在单腔 ICD 中介绍过,但是它也可用在双腔 ICD 的 V<A 分支中。

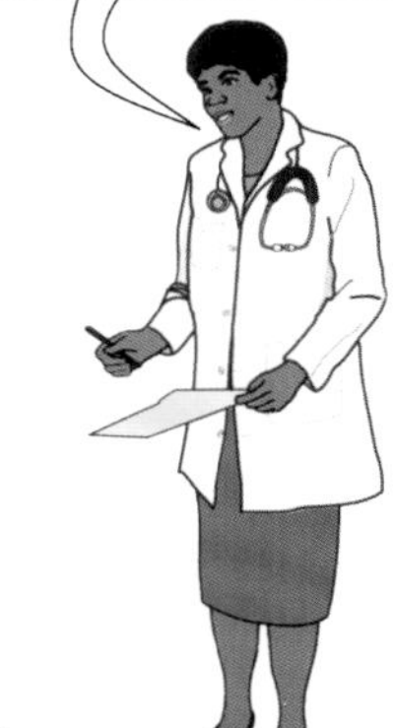

- ★ “间期稳定性”用于鉴别 VT 和伴心室快速下传的房颤。
- ★ 该鉴别方法通过测量心动过速时逐跳变化的周长来尽力区分节律。房颤时心室率和周长是不规律的,而典型 VT 仅有极少的频率变异。

程控:

心动过速识别(平均间期): 535ms/112bpm NID=12	间期稳定性:ON 间期稳定性 Δ 值:50ms 稳定性窗口(ISD 计数器):12

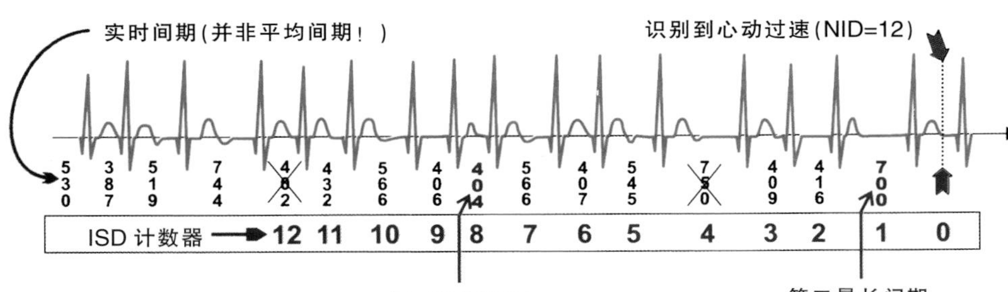

第二最长间期−第二最短间期=700−404=296

与程控的稳定性 Δ 值比较:296 > 50ms

结论:不稳定 ⇒ AF

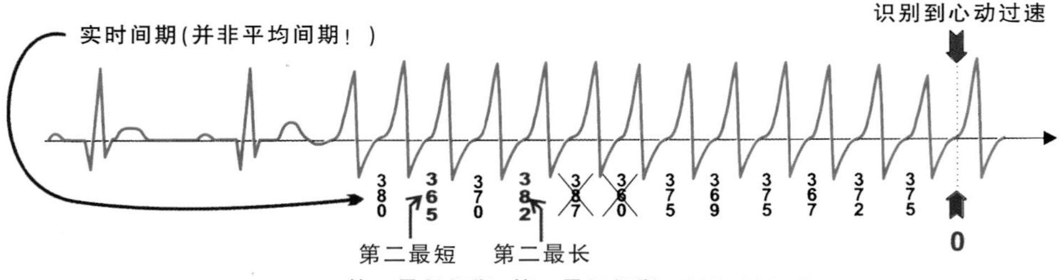

第二最长间期−第二最短间期 =382−365=17

与程控的稳定性 Δ 值比较:17< 50ms

结论:稳定 ⇒ VT

A. F. Sinnaeve

- 对于心动过速的识别,正如之前定义的一样,装置观察 4 个周期的平均间期(实时间期与之前 3 个间期之和,再除以 4)以及实时间期。这两个间期均需进入到计数仓方案!
- 当识别到心动过速时,ICD 以实际程控的 R-R 间期数目回望(设定 8,9,……20;默认值为 12)。计算第二最长和第二最短间期之间的差值,并与程控的“稳定性 Δ 值”(设定为 30,35,……500ms;默认值为 80ms)进行比较。
- 如果差值大于程控的“Δ 值”,那么节律识别为不稳定(AF);如果差值小于程控的“Δ 值”,那么节律识别为稳定,并按 VT 治疗。

缩写词:AF=心房颤动;Δ=差值的数学符号;ISD=间期稳定性鉴别方法;NID=识别的间期数目;VT=室性心动过速。

图 6.20

鉴别诊断算法
St Jude 系统：第 4 部分

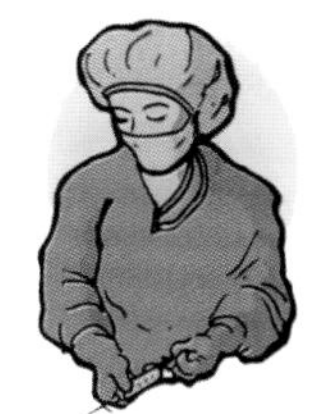

双腔 ICD 中 AV 的相关性(AVA)

- AVA 或 AV 相关性算法通过观察心房和心室电图以确定它们是否相关或相互独立。ICD 测量由 R 波到前一个 P 波的间期，在时间上寻找变异性。
- 变异的范围可以程控，当没有 AV 相关性时识别为 VT。
- 在 St Jude 的装置中，这个标准必须与间期稳定性鉴别算法(ISD)联合应用。
- 当心室频率小于心房频率且 SVT 显得规律如房扑时，这个功能最为有用。AV 相关提示为 SVT。

心房扑动 + VT

“间期稳定性鉴别方法”(ISD)提示 VT；检查 AVA！

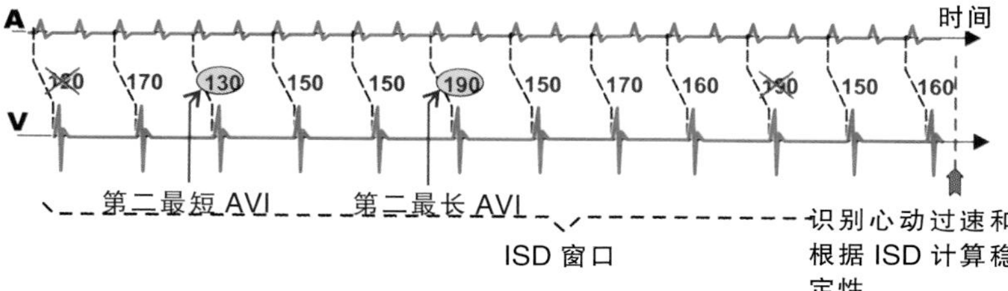

程控 AVA 的 Δ 值：40ms

AVI 差值：第二最长－第二最短
AVI =190－130=60ms

AVI 差值 > AVA 的 Δ 值：
60ms > 40ms
AVA → 分离的

最终稳定性提示=VT

心房扑动伴 2:1 传导

“间期稳定性鉴别方法”(ISD)提示 VT；检查 AVA！

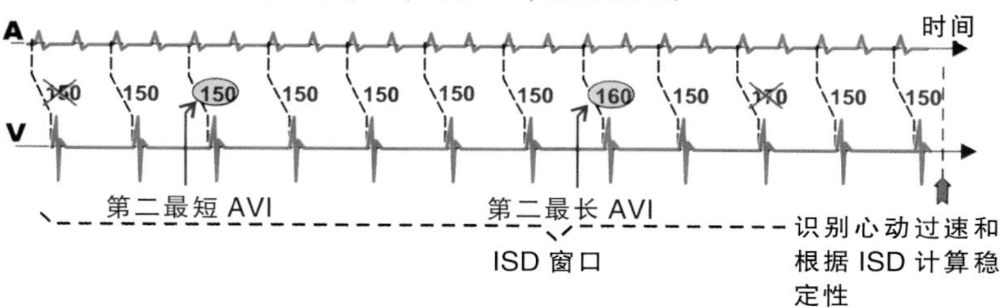

程控 AVA 的 Δ 值：40ms

AVI 差值：第二最长－第二最短
AVI =160－150=10ms

AVI 差值 < AVA 的 Δ 值：
10ms < 40ms
AVA → 相关的

最终稳定性提示=SVT

- 如果间期稳定性鉴别方法(ISD)是“AVA ON”并且 ISD 提示 VT，那么需检查 AV 相关性。一个有效的 AV 间期(AVI)是测量每个心室感知事件到它前一个心房事件的间期。
- 第二最长和第二最短 AVI 之间差值的计算在由程控的 ISD 窗口(用于检验稳定性)定义的最近一个间期群组中进行。然后用这个差值与程控的 AVA Δ 值(设定为：30，40，……，150ms；默认值为 60ms)相比较。
- 如果测量的 AVI 差值小于程控的 AVA Δ 值，则 AV 间期稳定或相关，并提示 SVT。当 AVI 差值大于程控的 AVA Δ 值时，则提示 VT。
- 注意：程控的 AVA Δ 值越小，更可能将节律识别为 VT。

A. F. Sinnaeve

缩写词：AF=A 颤动=心房颤动；A 扑动=心房扑动；AV=房室；AVA=AV 相关性标准；AVI=房室间期；ISD=间期稳定性鉴别方法；SVT=室上性心动过速；VT=室性心动过速。

图 6.21

鉴别诊断算法
St Jude 系统:第 5 部分

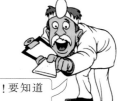

这并不简单!一点都不!要知道你有许多需要记忆的!

突发性(SO)

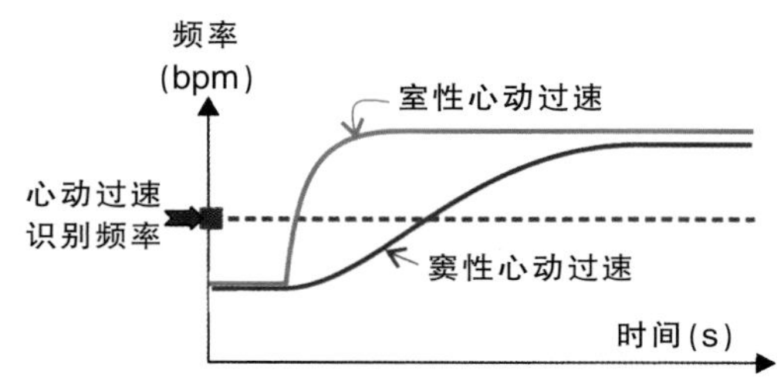

- ★ 这种鉴别方法尽力通过确定心动过速的突发性来辨别节律。理论上,VT 突然开始,而 ST 则缓慢开始。
- ★ 该特征设计用于鉴别最大窦性频率能超过其最慢 VT 频率的患者的 ST 与 VT。
- ★ 适用于单腔 ICD 和双腔 ICD(如部分 V=A 分支)。

- "突发性"标准采用一个程控的"突发 Δ 值"来评估心动过速频率的突发性(设定为:30,35,……500ms,默认值为 100ms,或 4%,6%,……86%)。
- 对于心动过速识别(通过计数进入计数仓的心动过速事件数目来进行),St Jude 系统同时采用平均间期和实时间期。根据之前提到的方法,通过比较平均间期和实时间期来确定是否进入计数仓。
- 只要心动过速事件进入计数仓,并因此识别为心动过速,那么为了确定差值是否足够大得能满足突发性标准,装置将观察之前的 8 个平均间期,每隔一个平均间期与心动过速平均间期进行比较(在下面的例子中,428ms 是第一个进入 VT 计数仓的间期)。
- 如果任何一个平均间期减去心动过速平均间期的差值大于程控的 SO Δ 值,那么突发性标准满足并提示 VT。每一个新的间期将继续用这种方法进行比较,直到计数满足识别标准。

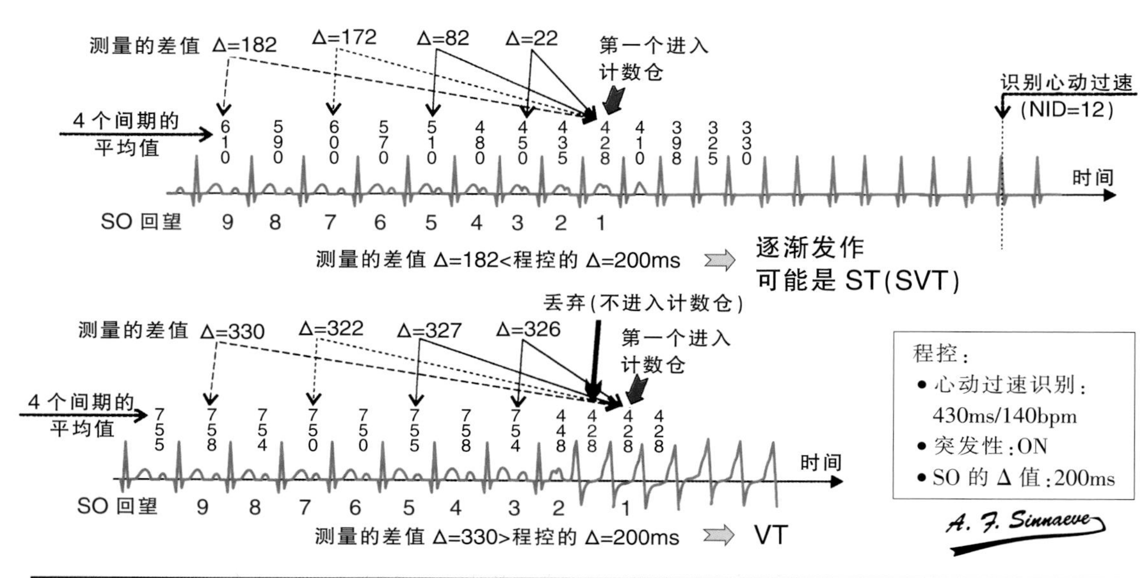

- 由于平均间期是用于比较,因此随频率逐渐增加的单个长间期可能(恰当地)导致不能满足 SO 标准。
- 另外,在周长的突然变化大于设定的 SO Δ 值后,在许多短间期中的单个长间期可能仍能让 SO 标准被满足。
- 程控的 SO Δ 值越小,节律将越可能识别为 VT。
- 有时运动负荷试验对于选择一个恰当的 SO Δ 值很有帮助。

缩写词:NID=需要识别的间期数目;SO=突发性;ST=窦性心动过速;SVT=室上性心动过速;VT=室性心动过速。注意:Δ=差值的数学符号。

图 6.22

鉴别诊断算法
St Jude 系统:第 6 部分

这是一个单腔鉴别方法！仅用于只有心室感知到心律失常的时候。

窦性间期记录(SIH)

★ SIH 提供了一种附加的随时间推移的间期不稳定性评估方法。
★ SIH 识别在“心动过速识别”时出现的长间期。
★ SIH 可用于鉴别规律 AF。
★ 若“间期稳定性鉴别方法”识别节律可能为 VT,那么 SIH 仅在此时进行检查。

- 当节律识别考虑为 VT 时,SIH 开始确定窦性间期或平均间期的数目。
- 如果窦性间期或平均间期的数目多于或等于设定的 SIH 阈值,则认为该节律可能是规律下传的 AF。

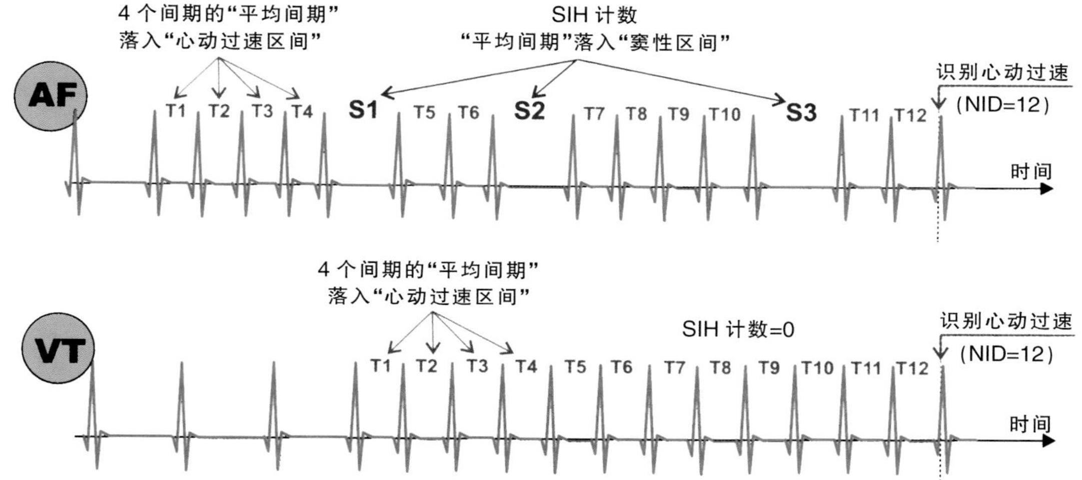

- 如果“间期稳定性”是“SIH ON”,并且间期稳定性提示 VT,则要检查窦性间期或心律失常识别时平均间期的数目。最大的 SIH 计数可以程控。一旦每个间期均处于下面任一情况,SIH 计数将增加:
  - –间期的“实时间期”值在窦性区间。
  - –间期的“平均间期”值在窦性区间。
  - –“实时间期”和“平均间期”值均位于窦性区间。
- 如果窦性间期的计数数量少于程控的 SIH 计数,那么结合稳定性/SIH 计数算法提示是 VT。
- 当间期稳定性是“SIH ON”,并且间期稳定性提示 SVT 时,将不会再检查 SIH 计数。
- 程控的 SIH 计数越大,节律将越可能识别为 VT。

A. F. Sinnaeve

缩写词:AF=心房颤动;SIH=窦性间期记录;SVT=室上性心动过速;VT=室性心动过速;NID=需要识别的间期数目。

图 6.23

鉴别诊断算法
PR Logic™(Medtronic)1

PR Logic™对之前的两个 R-R 间期进行分析,分析心房信号相对于 R 波的数目和位置,也就是说它采用 V-V、A-A、A-V 和 V-A 间期来鉴别 VT 与 SVT。以心房信号在 R-R 间期中的位置为基础,心房活动可划分为顺向、逆向或交界性。该算法制订了 19 种模式编码来对应心房事件相对于 R 波的数目。将该模式编码与 SVT 中顺序出现的特定节律和模式相比较。模式编码包括 P/R 模式的变异,并考虑到 VPC 的存在。从模式编码中获得的信息与波形算法的其他部分联合应用。

1

心室感知
心房感知
心室感知
V-V 间期中,这部分的心房感知是交界性的
50%
50 ms
80 ms
这部分的心房感知是逆向的
这部分的心房感知是顺向的
Vs
Vs

1:1 的 VT-ST 边界将顺向和逆向区间分开。顺向区间的默认值是 V-V 间期的 50%(最小为 80ms),但也可程控为不同的值,这将改变顺向和逆向区间的相对大小。如果缓慢逆向或顺向事件发生在错误的区间,这是很有用的。

- 如果一个长 P-R 间期的 P 波落入逆向区间:延长顺向区间(例如,从 50%到 60%),因此,要减少逆向区间至 34%。
- 如果一个长的逆向 R-P 间期落入顺向区间:减少顺向区间(例如,从 50%到 25%),因此,要延长逆向区间至 75%。

2

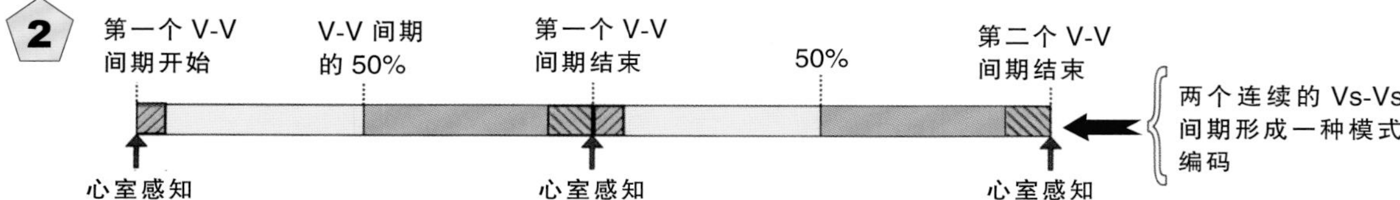

3 能够识别 19 种不同的模式编码。通过一个字母对其进行辨别,并整理在一个查找表格中。

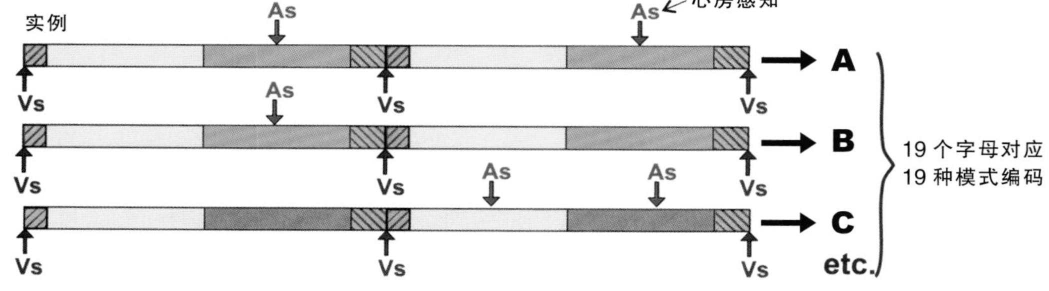

4 任何心律都会产生一系列编码字母。装置解析一串编码字母以确定其是否与 SVT 或 VT 或 VF 或两种心律失常(SVT 和 VT)相一致的已知顺序的存储模式相匹配。

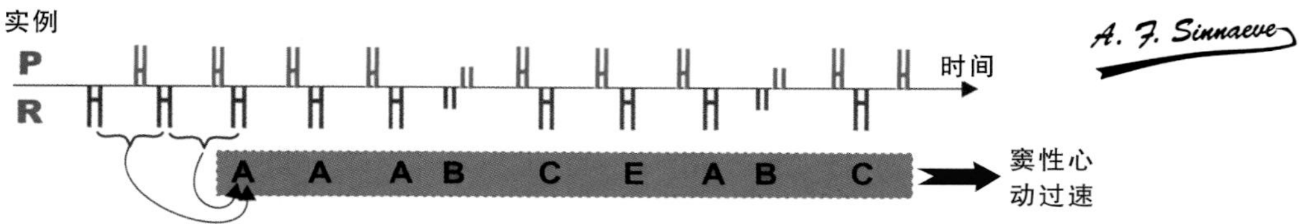

缩写词:As=心房感知;ST=窦性心动过速;SVT=室上性心动过速;VF=心室颤动;VPC=室性期前收缩;Vs=心室感知;VT=室性心动过速。

图 6.24

鉴别诊断算法
PR Logic™(Medtronic)2

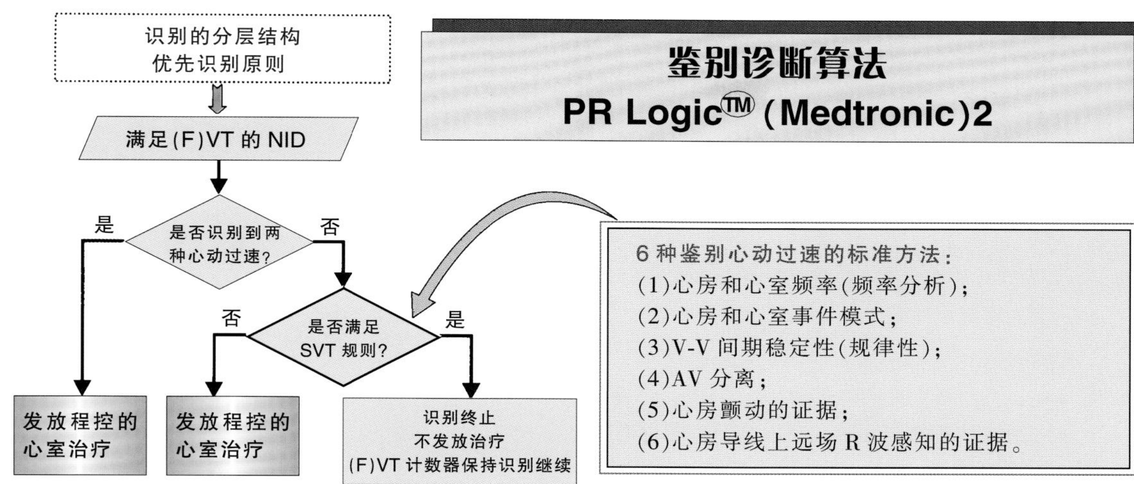

6种鉴别心动过速的标准方法：
(1)心房和心室频率(频率分析)；
(2)心房和心室事件模式；
(3)V-V间期稳定性(规律性)；
(4)AV分离；
(5)心房颤动的证据；
(6)心房导线上远场R波感知的证据。

SVT限制：定义为装置应用PR Logic标准中的最小心室间期(默认值为320ms，常常程控为与VF识别间期相同的值)。假如满足VT、VF或快速VT识别标准，那么当心室间期中位数小于程控的SVT限制时，装置将发放治疗。

1 频率分析

VV中位数用于确定节律是否落入SVT限制中。如果VV中位数小于SVT限制，则节律将按VF/FVT/VT治疗。

计算AA中位数，并与VV中位数相比较。这个信息是用来区分心律失常的其中一个标准。

在缓冲器中(先进先出)存储最近的12个心室周期：
350 370 390 390 350 350 380 400 390 350 360 400

VV中位数是两个存储间期中间较大的：
350 350 350 350 360 370 380 390 390 390 400 400

在缓冲器中(先进先出)存储最近的12个心房周期：
280 270 290 300 270 260 280 290 290 270 250 300

AA中位数是两个存储间期中间较大的：
250 260 270 270 270 280 280 290 290 290 300 300

VV中位数 > AA中位数 ➡ SVT

2 模式：见前页

A. F. Sinnaeve

3 规律性或V-V间期稳定性

规律性是用于定义A颤动或A扑动以及识别两种心动过速(VT和SVT)的一个标准。通过比较最近的18个心室事件中(包括所有的V-V间期≥240ms)两种最常出现的间期出现的频繁程度来确定这些心室事件的规律性。这些间期并不需要彼此相邻。规律性数值必须≥75%，才能识别节律规律。

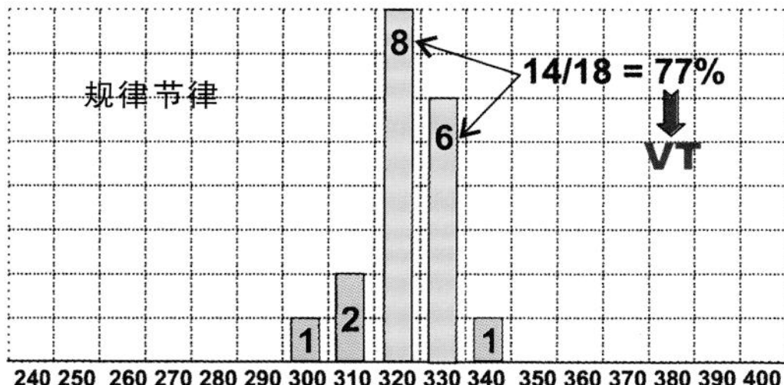

在“两种心动过速”中，大于或等于75%将识别为VT

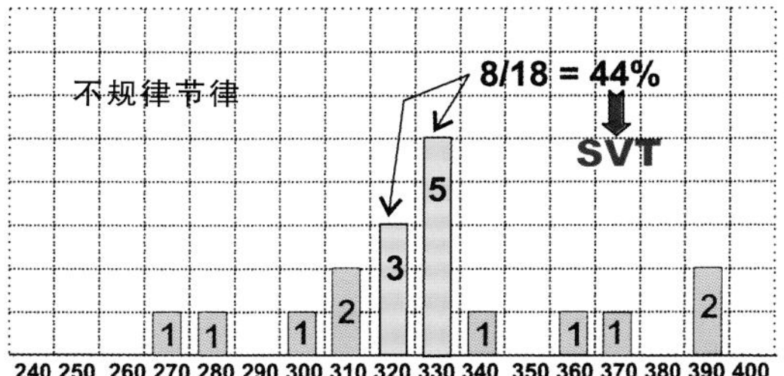

小于或等于50%或更少将否定VT诊断
(基于A颤动规则)

缩写词：AV=房室；A颤动=心房颤动；A扑动=心房扑动；VF=心室颤动；VT=室性心动过速；(F)VT=快速型室性心动过速；SVT=室上性心动过速。

图6.25

鉴别诊断算法
PR Logic™ (Medtronic)3

记住所有这些要素很困难。我很幸运有这本书!

4 AV 分离

装置观察每一个 V-V 间期,并决定 A-V 间期是否一致(AV 相关)或不一致(AV 分离)。这部分算法旨在(与其他识别标准一起)确定是否有两种心动过速(VT 和 SVT)的存在。

如果最近的 8 个 V-V 间期中有 4 个表现为下列任一项,那么考虑该节律是分离的:

- 在心室间期中无心房事件。
- 一个 A-V 间期与之前 8 个 A-V 间期平均值之差大于 40ms。

5 AF 的证据标准

AF 证据标准可识别那些没有重复成对编码模式的房性心律失常。根据每个 V-V 间期中的心房事件数量,计数器的计数将相应增加或减少。当计数器的计数≥6 就满足初始识别标准,只要计数器计数持续≥5,这个标准就持续被满足。

- 当 2 个或更多心房事件发生在一个 V-V 间期中时,计数器计数增加(+1)。
- 如果没有或只有 1 个心房事件发生在一个 V-V 间期中,那么计数器计数保持不变。
- 如果当前和之前的 V-V 间期均显示 0 或 1 个心房事件,那么计数器计数减少 1。

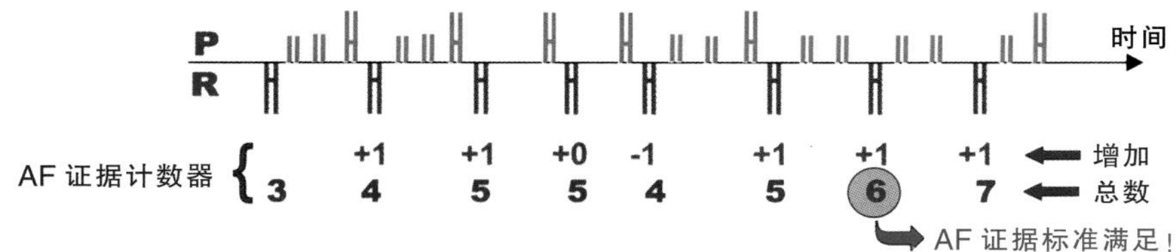

6 远场 R 波标准

任何时候只要在 V-V 间期中有两个心房事件时,远场 R 波标准就将分析 AA 模式。心房事件的模式和位置相一致则提示其中一个心房事件确实是远场 R 波感知。

在以下情况时,满足远场 R 波标准:

- A-A(P-P)间期的短-长模式和……
- 短 P-R 间期(<60ms)或……
- 短 R-P 间期(<160ms)。
- 在最近 12 个 V-V 间期中至少有 10 个识别为远场 R 波。

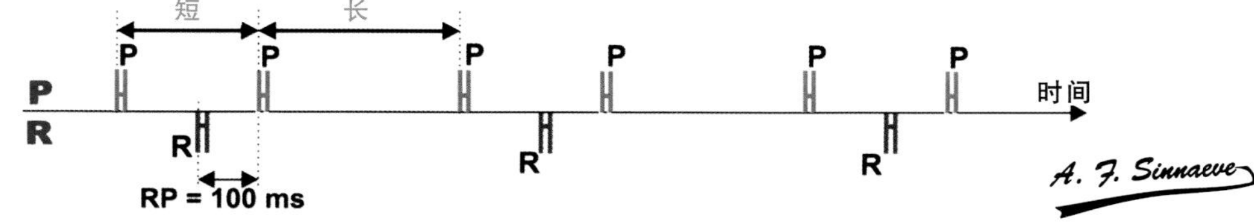

注意:心律失常的识别总是包括许多标准。
例如,识别为心房颤动,需要满足:①RR 中位数在 SVT 限制中;②不满足远场 R 波标准;③满足 AF 证据计数器;④规律性标准显示不规律节律;⑤PP 中位数小于 RR 中位数。

缩写词:AF=心房颤动;AV=房室;SVT=室上性心动过速; VT=室性心动过速。

图 6.26

鉴别诊断算法
PR Logic™（Medtronic）4

PR Logic 很容易程控：
- 一键程控 3 种鉴别标准（ST、心房颤动/心房扑动、其他 1:1 SVT）
- 无测试或重新程控的必要。

1:1 VT-SVT 边界(%)

VT-SVT 边界可以程控为 35%、50%、66%、75%和 85%。对于缓慢传导（逆向或顺向），事件可能发生在错误的区间。因此，1:1 SVT 伴长 A-V 间期的心房事件可能落入逆向区间，并被识别为 VT。同样地，如果心房事件落入顺向区间，VT 伴延迟的 1:1 V-A 传导可能被识别为 SVT。因此，必须知道患者的电生理特征以避免这种错误的划分。

可通过程控 1:1 VT-SVT 边界来增加这些心律失常适合区间的大小。例如，如果一名患者在 VT 时表现出长 VA 传导，那么选择 35%。如果在 SVT 时有长 A-V 间期，那么选择一个在心动过速时观察到的超过 AV/VV 比值的值。

其他 1:1 SVT

用于识别 1:1 下传的 SVT，这时心房和心室几乎同时激动，因此心房事件落入心室间期的“交界”节段。主要用于鉴别常规 SVT，如 AVNRT 和 AVRT。

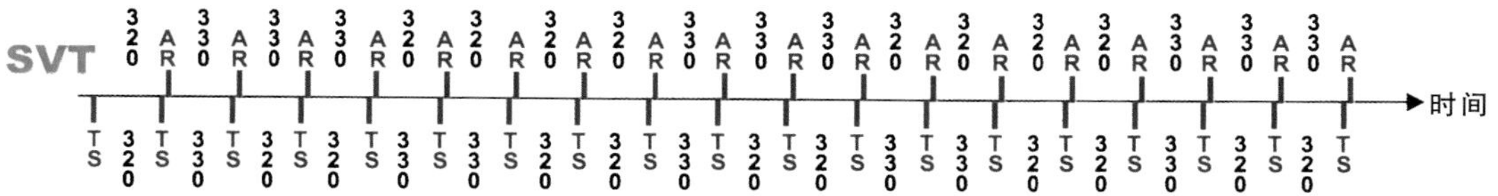

当因心房导线移位导致心房感知受损的时候，这个标准可能会不恰当地抑制治疗。所以只有当心房导线稳定后，才能程控该功能。因此，建议等一个月后再程控该功能。在 VT/VF 时表现为缓慢 1:1 VA 传导的患者中程控该功能时，需要谨慎应用。在部分患者中，治疗不会被抑制，并且可以特意程控 ATP 来治疗那些经常可以被心室 ATP 终止的 AVNRT 和 AVRT。

心房颤动

除了满足 AF 证据计数器外（并排除远场 R 波感知），A 颤动规则要求 AA 中位数 < VV 中位数的 94%（或 AA 中位数比 VV 中位数短 6%）以及心室周长规律性 < 50%。

心房扑动

诊断 A 扑动要求 AV 相关。装置诊断 A 扑动不需要规律性计数。通过 AV 分离可识别出 VT 伴 2:1 房扑。

窦性心动过速

ICD 识别的典型模式：每个心室事件对应有一个心房事件，典型的是位于心室间期的顺向节段。

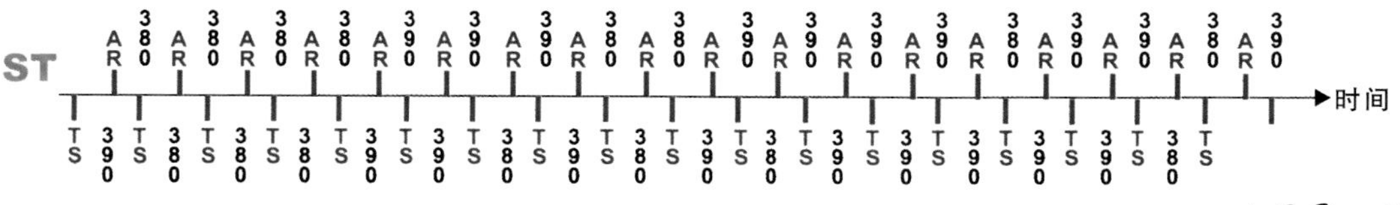

A. F. Sinnaeve

远场 R 波感知

这很常见，因为没有心室感知后心房空白期（PVAB），而在心室起搏后仅有 30ms 的心室起搏后心房空白期。很容易识别到远场 R 波感知，但通过 PR Logic 算法可消除。

再识别

再识别时不使用双腔鉴别算法。因此，再识别不能排除 ST 或 SVT。

缩写词：AF=A 颤动=心房颤动；A 扑动=心房扑动；AV=房室；AVNRT=AV 结折返性心动过速；AVRT=伴有旁路参与的房室心动过速；PVAB=心室后心房空白期；ST=窦性心动过速；SVT=室上性心动过速；VA=室房；VF=心室颤动；VT=室性心动过速。

图 6.27

Medtronic ICD 中升级的 PR Logic 算法
ST 法则

Medtronic 的 ICD 中 PR Logic 算法很难理解。我发现，就像其他算法一样，PR Logic 算法不恰当治疗的最常见原因是窦性心动过速(ST)或房性心动过速伴长 P-R 间期。

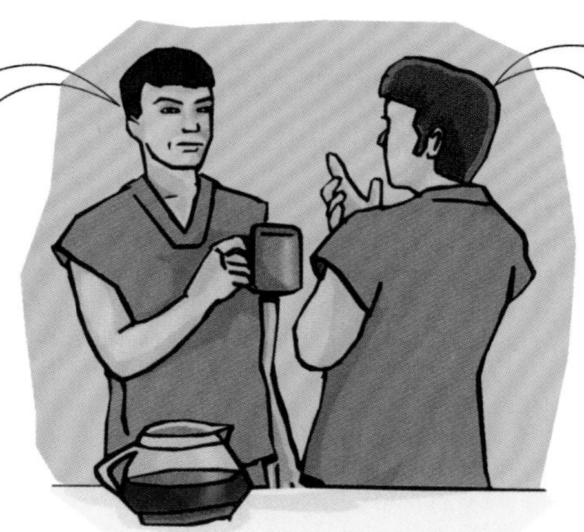

ST 的抑制算法是 PR Logic 中最常“应用”的部分，需要对其进行改进。PR Logic 的主要改变是增加一个新的 ST 识别法则。执行新的 PR Logic 算法是从 Entrust DR 型号开始。新的 ST 识别法则避免了调整 VT/ST 边界的需要，因此不再程控顺向/逆向区间。这个新的 ST 法则似乎可以减少因 ST 而导致不恰当电击的数目。

新的 ST 识别法则提供了鉴别 ST 和 VT 的方法，是基于：

- 1:1 传导。仅有 1:1 AV 传导的搏动会用在后续的计算中。
- 近期的心率(R-R 间期)和内在 P-R 间期记录。换句话说，装置的判断是以内存的数据为基础，这些测量是否是落入患者期望的范围内或“不期望”的范围外。
- 联合这些结果被传送到累积的 ST 证据计数器。

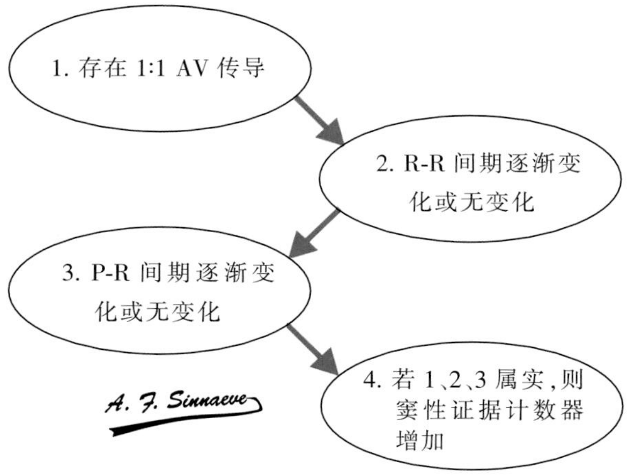
1. 存在 1:1 AV 传导
2. R-R 间期逐渐变化或无变化
3. P-R 间期逐渐变化或无变化
4. 若 1、2、3 属实，则窦性证据计数器增加
A. F. Sinnaeve

1:1 AV 传导

R-R 间期划分为 1:1，如果：

- 1 个心房事件 或
- 2 个心房事件伴最后 12 次搏动中至少有 4 次搏动 FFRW 过感知

和

近期记录符合 1:1，如果：

- 大多数近期的搏动划分为 1:1 AV 或
- 最近的 4 次搏动划分为 1:1 AV

当 ST 证据计数器≥6 时，就存在窦性心动过速。在这个点上，假定满足 NID，那么 PR Logic 算法基于窦性心动过速将放弃治疗。

这个法则需考虑下列因素：

- 心房过感知或 FFRW 感知
- 间歇性异位搏动(PVC，PAC)
- 起搏

缩写词：AV=房室；FFRW=远场 R 波；NID=需要识别的间期数目；PAC=房性期前收缩；PVC=室性期前收缩；ST=窦性心动过速；VT=室性心动过速。

图 6.28

基于时长特征超越鉴别标准 1

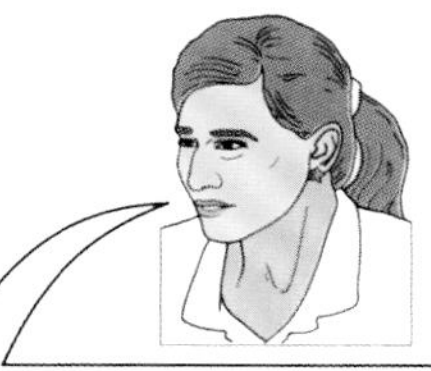

如果将 VT 或 VF 误识别为 SVT,那么 SVT-VT 鉴别诊断会抑制或延迟治疗。如果一次心律失常满足心室标准(VF 或 VT),并持续足够长的时间,即使鉴别诊断提示 SVT,这些可程控的特征也可以防止治疗的持续抑制。就 ICD 发放治疗前识别心动过速的最长时间而言,超越鉴别标准和 ICD 治疗抑制是可程控的选项。这形成了一个"安全网"。应用这种基于时长的特征意味着我们对于 ICD 得出 SVT 确切诊断的能力缺乏足够信心,担心会遗漏 VT,进而长时间没有进行合理的治疗。

记住"分层治疗"和可程控的行为

空白窗	VF 高能量电击	f-VT ATP2 低能量电击 高能量电击	s-VT ATP1 和 ATP2 低能量电击 高能量电击	正常窦性 无	心动过缓 心动过缓起搏

- "安全网"的功能不适用于 VF 或仅用于程控为 VF 识别时。
- 记住,虽然 SVT 偶尔能由心室治疗终止,但安全网功能会对 SVT 或窦性心动过速发放不恰当治疗。因此,应用时必须慎重。

GUIDANT:持续频率的持续时间(实例)

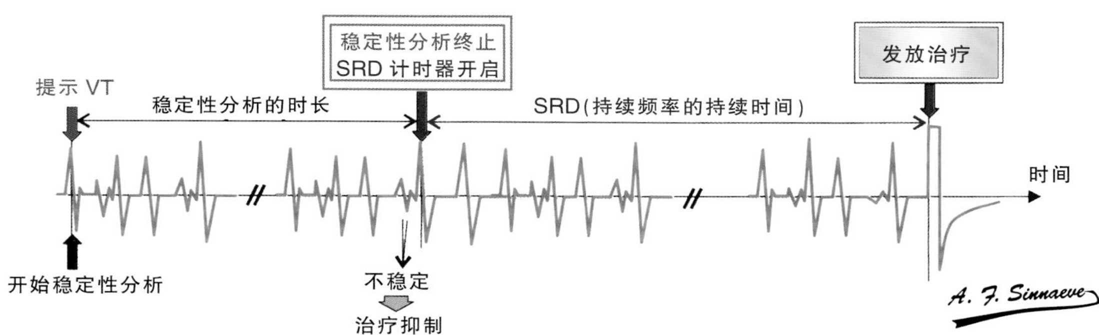

当做出一个抑制治疗的决定时,SRD 计时器将在"时长"结束时开启。如果在最低区间的识别标准持续至程控的 SRD 周期,那么在 SRD 周期结束时将发放程控的治疗。如果在 SRD 过程中,心律失常消失,则事件结束。

SRD 可程控范围是 10s 到 60min。不适用于 VF 区间。

直到发生以下其中一种情况,发放治疗抑制才会停止:

1. 频率增加至更高区间,并且满足该区的"时长"(所有区间同时被激活)。
2. 稳定性标准抑制治疗,节律被重新划分为稳定。
3. 心房颤动频率阈值标准抑制治疗发放,并且心房频率下降至阈值以下。
4. V 频率 > A 频率程控为 ON,并且成为"真实"(识别到 VF 或 VT)。
5. SRD 计时器超时。

缩写词:ATP=抗心动过速起搏;f-VT=快速型室性心动过速;s-VT=缓慢型室性心动过速;SVT=室上性心动过速;VF=心室颤动。

图 6.29

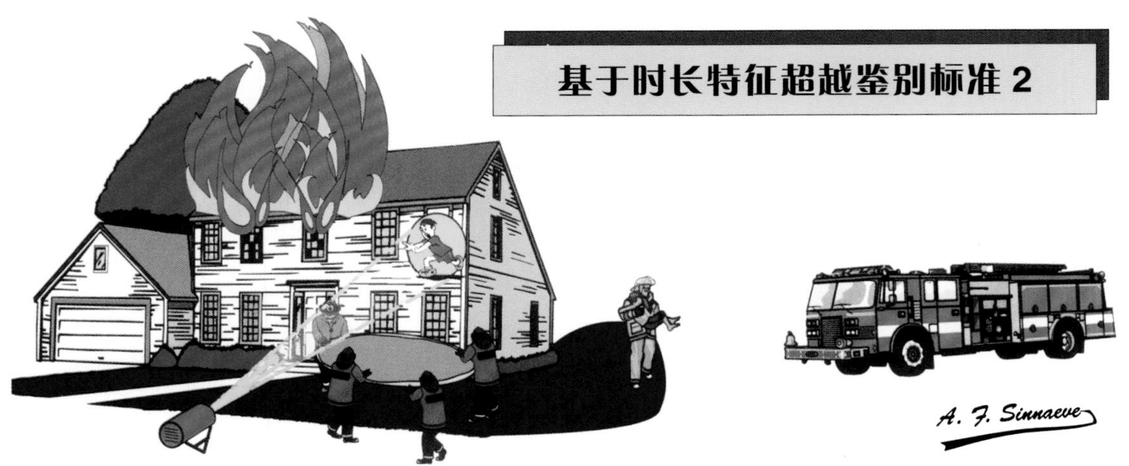

St Jude：最长鉴别诊断时间(MTD)

- 如果满足快速性心律失常最慢区间的心律失常长于程控时长 (MTD 识别时间，可程控范围从 20s 到 60min)，那么 ICD 将放弃应用所有的 SVT 鉴别方法(包括频率分支)，并开启程控的 MTD 治疗。
- 如果 MTD 治疗程控为“颤动治疗”，当 MTD 计时器时间到，装置将开始为程控的第一次颤动治疗充电。
- 如果 MTD 治疗程控为“心动过速治疗”，当 MTD 计时器时间到，ICD 将开启 s-VT 或 f-VT 区间程控的第一次治疗(ATP 或为心脏复律充电)。

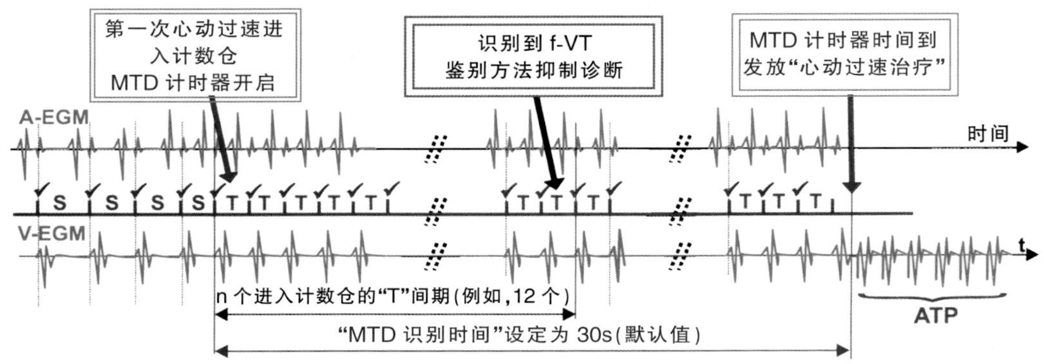

- “最长颤动治疗时间”(MTF)对于那些在接受侵略性较小的治疗过程中仅能短时间耐受其心律失常的患者有效。当 MTF 计时器时间到，ICD 将放弃心动过速治疗，而直接发放颤动治疗。

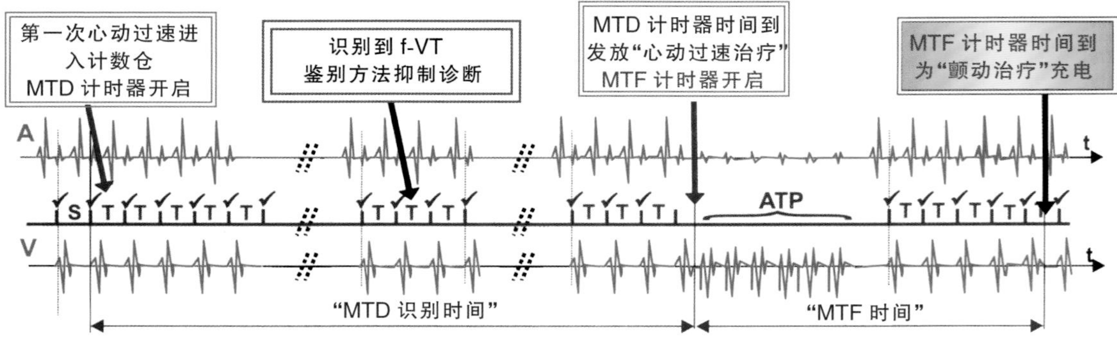

- 如果 SVT 鉴别方法未打开，那么 MTD 是不可用的！在这个实例中，当第一次"心动过速间期"进入计数仓时，MTF 开启。MTF 程控范围从 10s 到 5min(默认值为 20s)。

缩写词：ATP=抗心动过速起搏；f-VT=快速性室性心动过速；s-VT=缓慢性室性心动过速；SVT=室上性心动过速；T=心动过速间期；S=窦性间期。

图 6.30

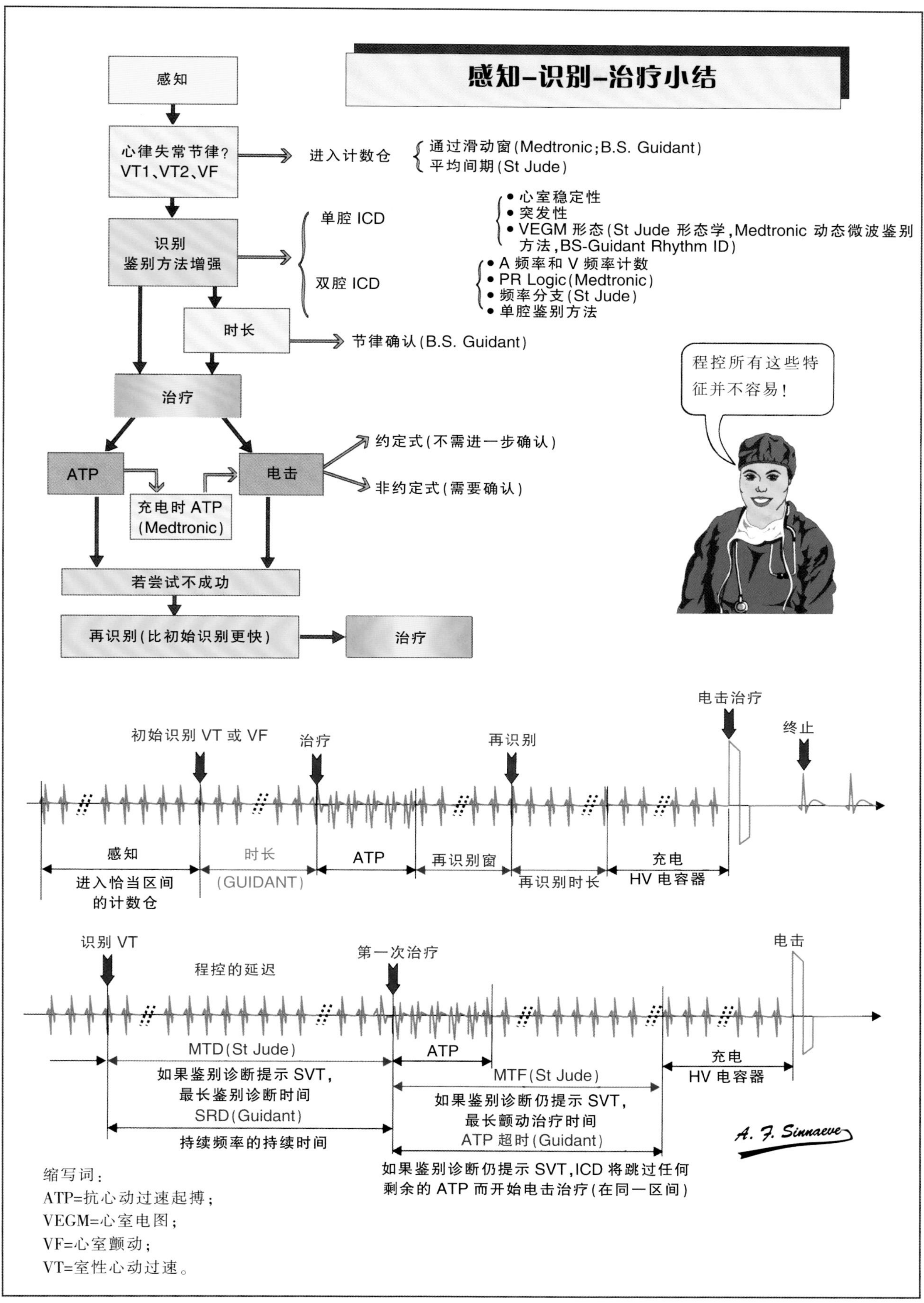

缩写词：
ATP=抗心动过速起搏；
VEGM=心室电图；
VF=心室颤动；
VT=室性心动过速。

图 6.31

ICD 治疗

高能量电击治疗

* 心动过速识别和电击治疗
* 约定式电击治疗
* 非约定式电击治疗
* 再识别：第 1 和第 2 部分

抗心动过速起搏(ATP)

* 通过 ATP 终止折返性心动过速：第 1 和第 2 部分
* 分层治疗
* 抗心动过速起搏(第 1 部分)：burst
* 抗心动过速起搏(第 2 部分)：ramp
* ATP 的秘密：第 1 和第 2 部分
* 在 ATP 治疗中递减
* ATP 阵列的可程控性：第 1 和第 2 部分
* 简化 ICD 程控：快速 VT 的 8 原则
* 简化 Medtronic ICD 对快速 VT 的程控治疗
* ATP 时电容器充电：第 1 和第 2 部分

通过 ICD 进行心动过缓起搏

* 起搏参数间的差异
* 最小化 RV 起搏

心房治疗

* 特殊的 ICD 功能
* 心房治疗

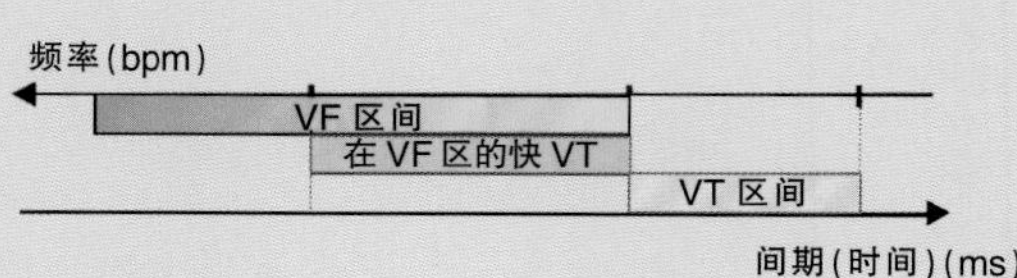

图 7.00

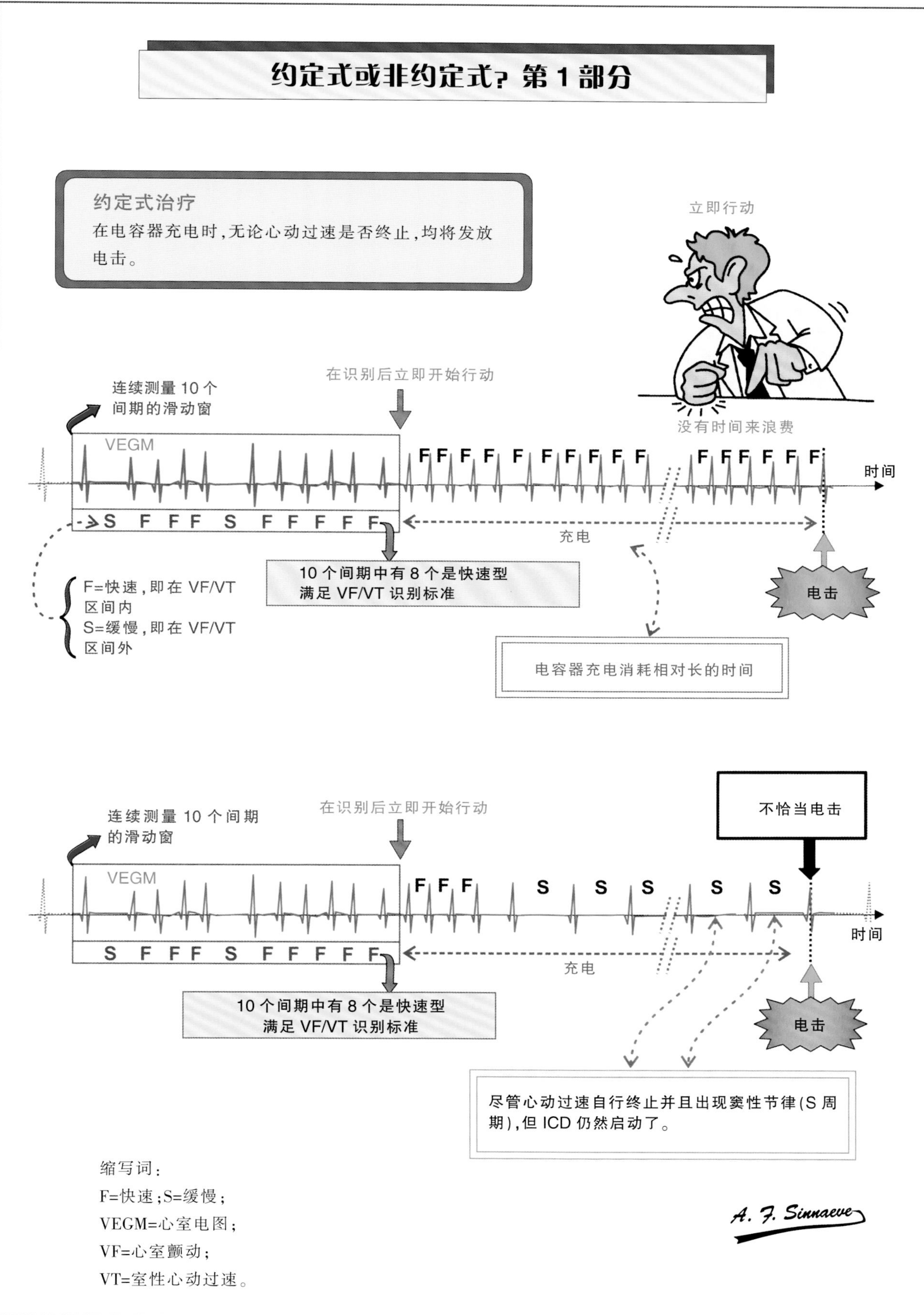
约定式或非约定式？第 1 部分
约定式治疗
在电容器充电时，无论心动过速是否终止，均将发放电击。
立即行动
没有时间来浪费
连续测量 10 个间期的滑动窗
在识别后立即开始行动
VEGM
S F F F S F F F F F
时间
充电
10 个间期中有 8 个是快速型满足 VF/VT 识别标准
F=快速，即在 VF/VT 区间内
S=缓慢，即在 VF/VT 区间外
电击
电容器充电消耗相对长的时间
连续测量 10 个间期的滑动窗
在识别后立即开始行动
不恰当电击
VEGM
F F F S S S S S
S F F F S F F F F F
时间
充电
10 个间期中有 8 个是快速型满足 VF/VT 识别标准
电击
尽管心动过速自行终止并且出现窦性节律(S 周期)，但 ICD 仍然启动了。
缩写词：
F=快速；S=缓慢；
VEGM=心室电图；
VF=心室颤动；
VT=室性心动过速。
A. F. Sinnaeve

图 7.01

约定式或非约定式？第 2 部分

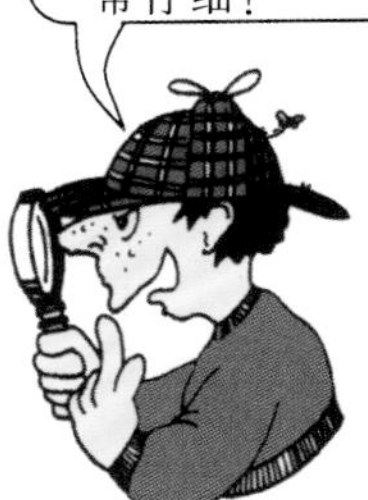
我观察得非
常仔细！

非约定式治疗

一种在电容器充电时继续寻找心动过速的确认算法。

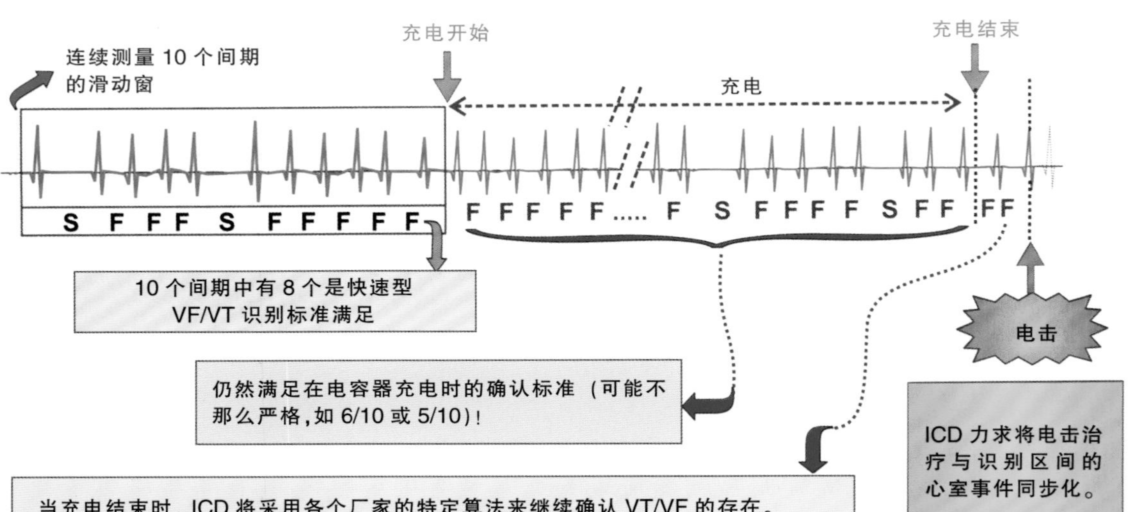
充电开始
充电结束
连续测量 10 个间期
的滑动窗
充电
S F F F S F F F F F
F F F F F..... F S F F F F S F F F F
10 个间期中有 8 个是快速型
VF/VT 识别标准满足
电击
仍然满足在电容器充电时的确认标准（可能不那么严格，如 6/10 或 5/10）！
ICD 力求将电击治疗与识别区间的心室事件同步化。
当充电结束时，ICD 将采用各个厂家的特定算法来继续确认 VT/VF 的存在。

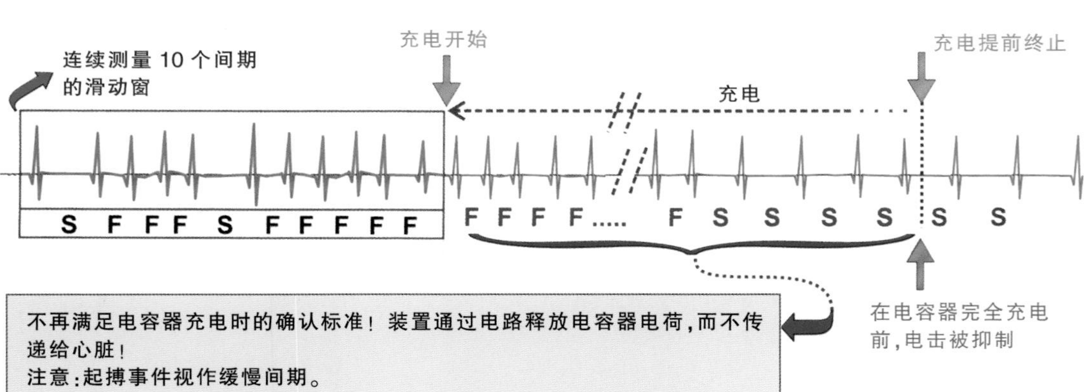
充电开始
充电提前终止
连续测量 10 个间期
的滑动窗
充电
S F F F S F F F F F
F F F F..... F S S S S S S
在电容器完全充电
前，电击被抑制
不再满足电容器充电时的确认标准！装置通过电路释放电容器电荷，而不传递给心脏！
注意：起搏事件视作缓慢间期。

注意：在初始诊断后及电容器充电前，Guidant 的 ICD 有一个额外可程控的 VT/VF 时长。

缩写词：VEGM=心室电图；F=快速；S=缓慢；VF=心室颤动；VT=室性心动过速。

A. F. Sinnaeve

图 7.02

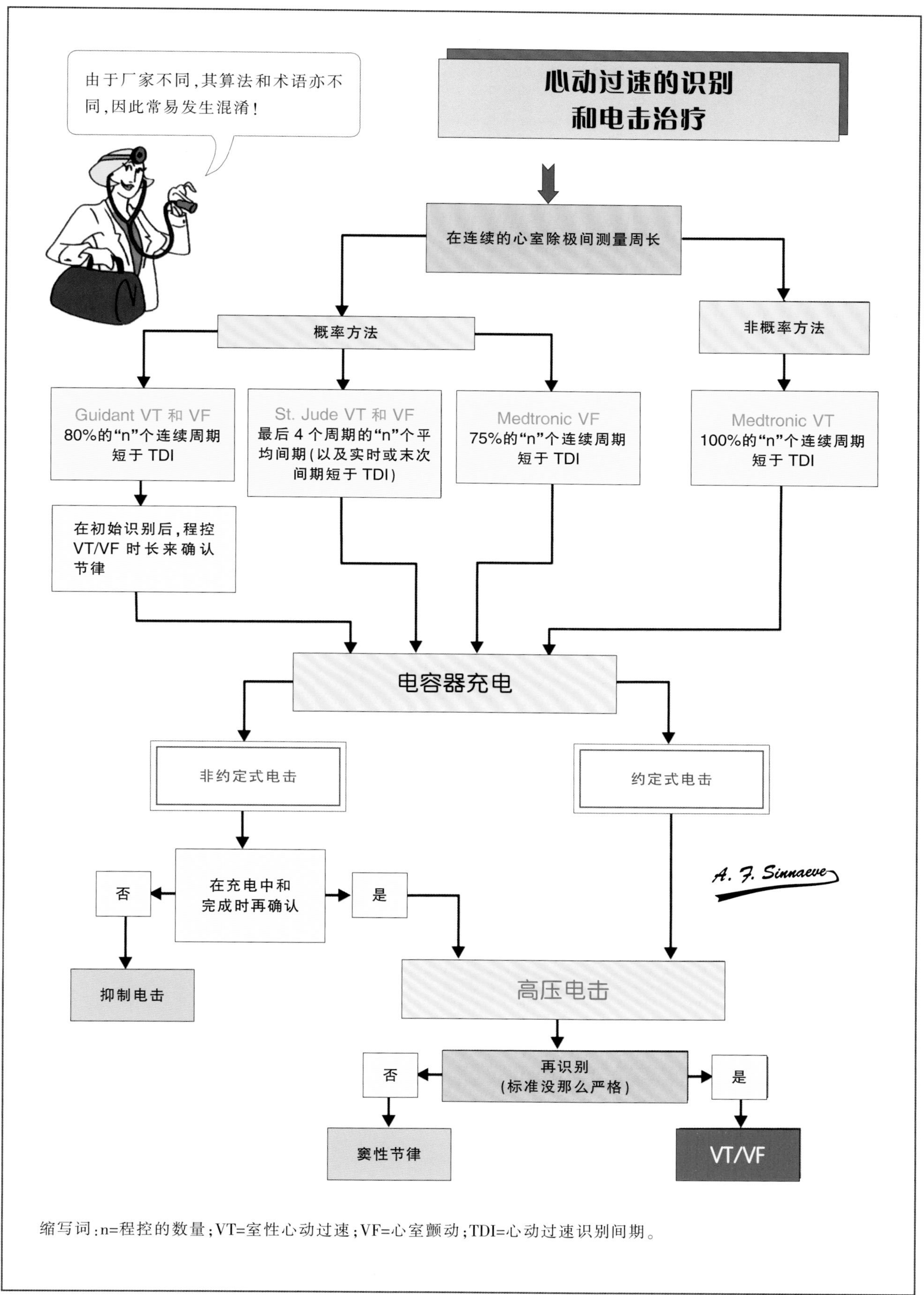
由于厂家不同,其算法和术语亦不同,因此常易发生混淆!
心动过速的识别
和电击治疗
在连续的心室除极间测量周长
概率方法
非概率方法
Guidant VT 和 VF
80%的"n"个连续周期短于 TDI
St. Jude VT 和 VF
最后 4 个周期的"n"个平均间期(以及实时或末次间期短于 TDI)
Medtronic VF
75%的"n"个连续周期短于 TDI
Medtronic VT
100%的"n"个连续周期短于 TDI
在初始识别后,程控 VT/VF 时长来确认节律
电容器充电
非约定式电击
约定式电击
在充电中和完成时再确认
否
是
抑制电击
A. F. Sinnaeve
高压电击
再识别
(标准没那么严格)
否
是
窦性节律
VT/VF
缩写词:n=程控的数量;VT=室性心动过速;VF=心室颤动;TDI=心动过速识别间期。

图 7.03

再识别,你是什么意思？一次识别不够充分？

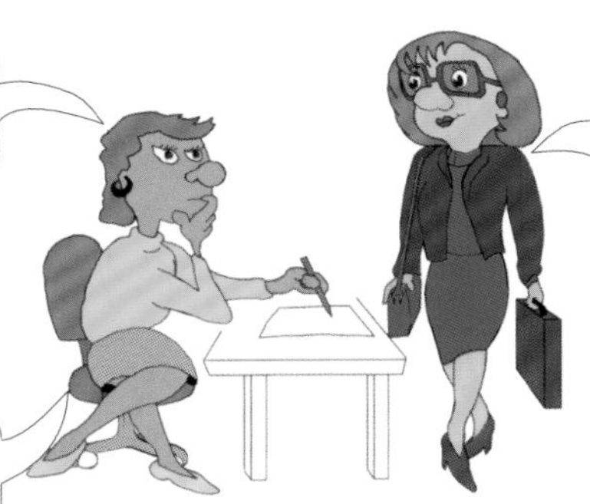

不幸的是,ICD 发放的治疗并非总能成功！抗心动过速起搏(ATP)或电击治疗可能会失败,更糟的是可能导致恶化快速性心律失常。
有必要在 ICD 发放治疗后立即再评价心脏节律。

再识别 1

所以,在治疗后有三种可能性:心脏恢复窦性节律;心动过速持续未改变;加速为更快的(规律的或多形性的)VT 或恶化为 VF!

实例

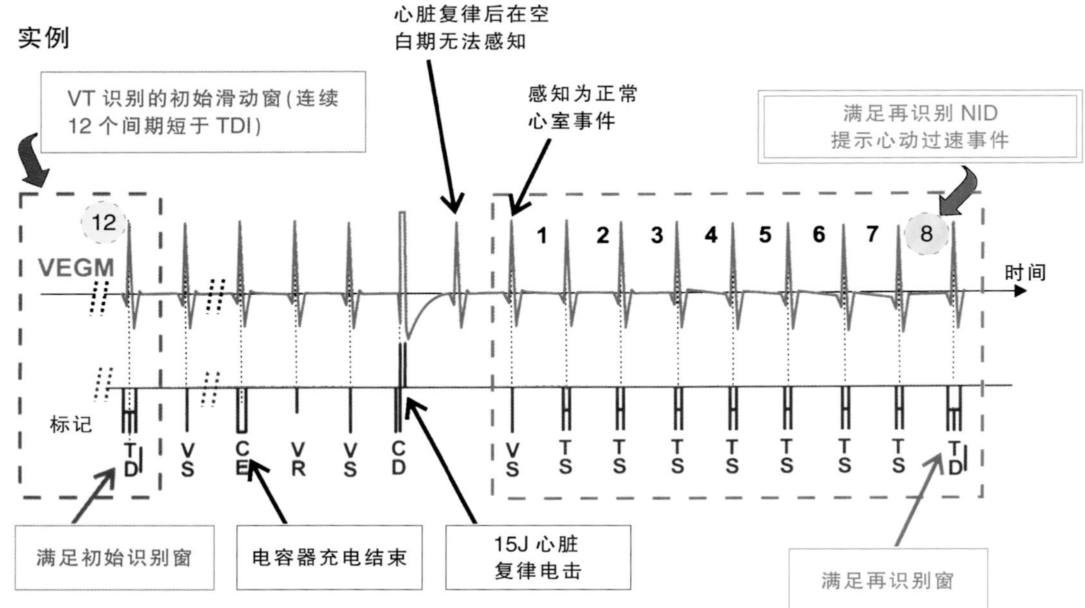

- 治疗后识别算法与初始识别时应用的算法相类似。
- 通过关闭治疗发放后的识别增强,绝大多数再识别算法都简化了初始识别标准。
- 通过减少再识别间期的数量或程控更短时间的时长计时器,使事件的全部时长最小化。
- 由于持续的心律失常提示治疗失败,所以心律失常的再识别通常会引发更具侵略性的治疗措施(分层治疗！)。

A. F. Sinnaeve

缩写词:ATP=抗心动过速起搏;NID=需要识别的间期数量;TDI=心动过速识别间期;VT=室性心动过速;VEGM=心室电图;标记以 Medtronic 格式表示。

图 7.04

再识别 2

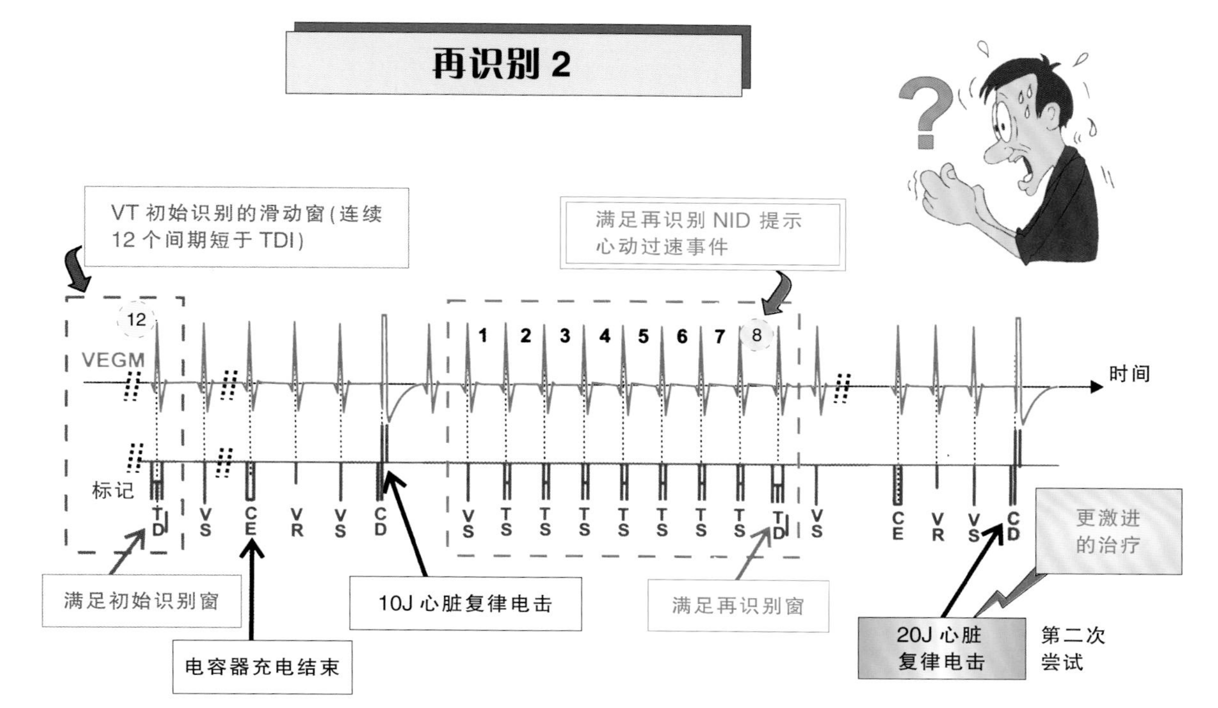

实例:VT 由 ATP 加速,被最大电击终止

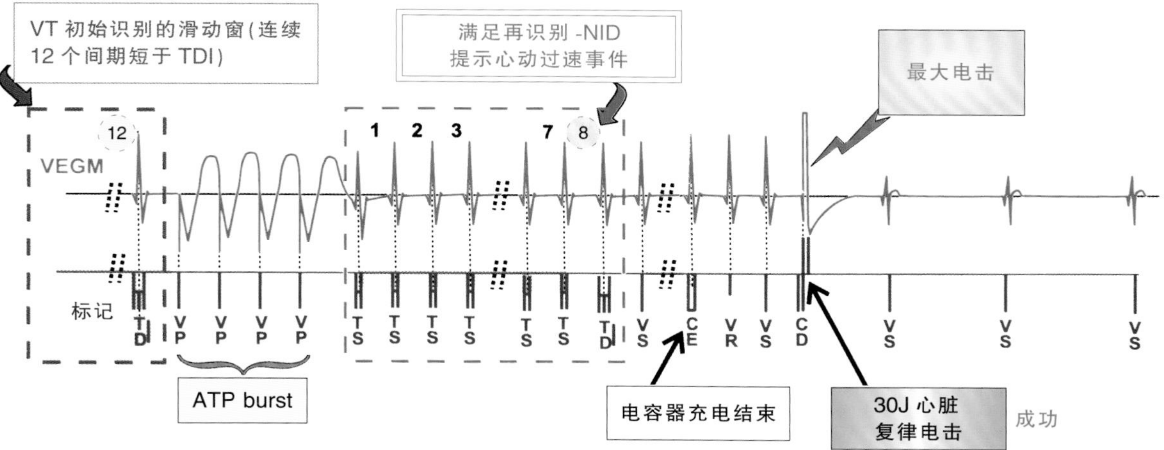

事件终止重置所有序列至初始值,而初始快速性心律失常的识别也要重新开始:

Medtronic:①如果连续8个间期长于或等于TDI或②如果在20s内没有心室间期短于TDI。

Guidant:①如果ATP治疗结束后,10s内或②电击治疗后30s,没有心室间期短于TDI。

St Jude:如果程控的间期数量(3、5或7)均在窦性区间进入计数仓(根据用于识别的平均化算法),则ICD认为事件结束。

A. F. Sinnaeve

缩写词:ATP=抗心动过速起搏;NID=需要识别的间期数量;TDI=心动过速识别间期;VT=室性心动过速;VEGM=心室电图;标记以Medtronic格式表示。

图 7.05

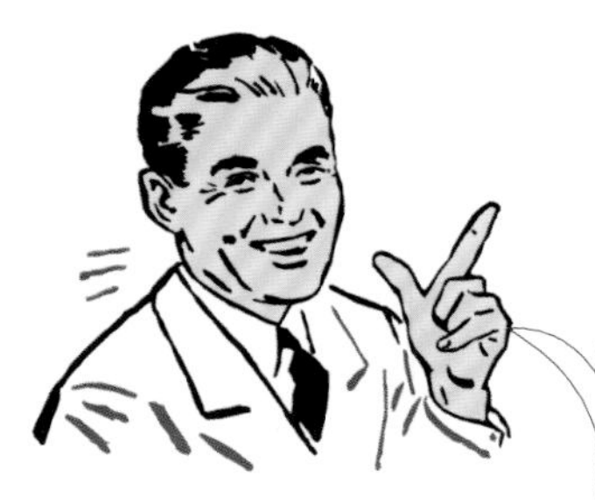

通过 ATP 终止折返性心动过速 1

绝大多数折返性心动过速能够通过抗心动过速起搏(ATP)终止。ATP适用于终止心动过速,而非预防心动过速!

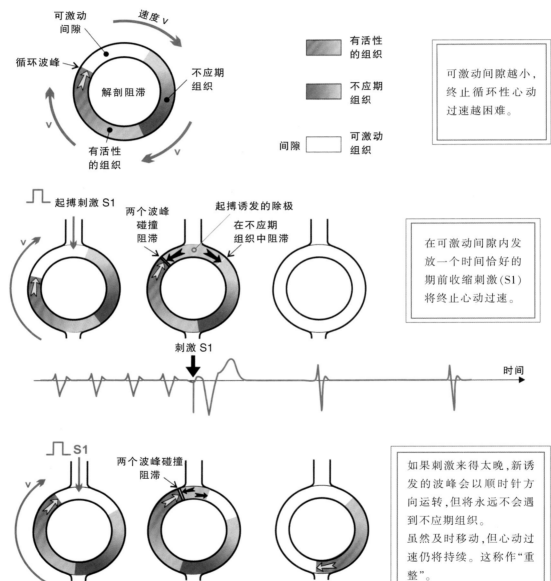

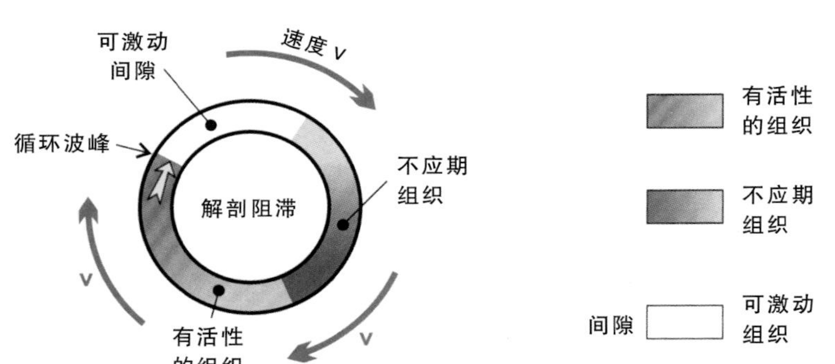

有活性的组织

不应期组织

间隙 可激动组织

可激动间隙越小,终止循环性心动过速越困难。

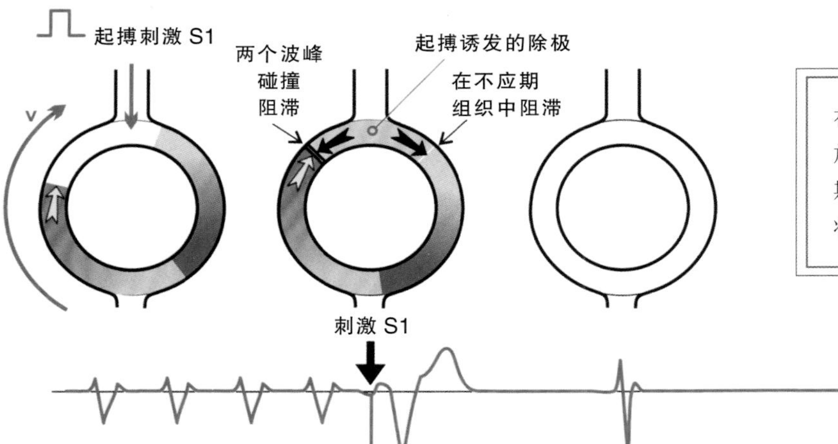

在可激动间隙内发放一个时间恰好的期前收缩刺激(S1)将终止心动过速。

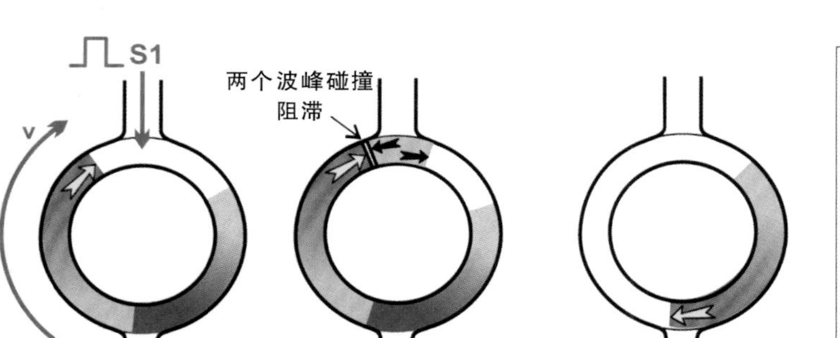

如果刺激来得太晚,新诱发的波峰会以顺时针方向运转,但将永远不会遇到不应期组织。

虽然及时移动,但心动过速仍将持续。这称作"重整"。

A. F. Sinnaeve

图 7.06

通过 ATP 终止折返性心动过速 2

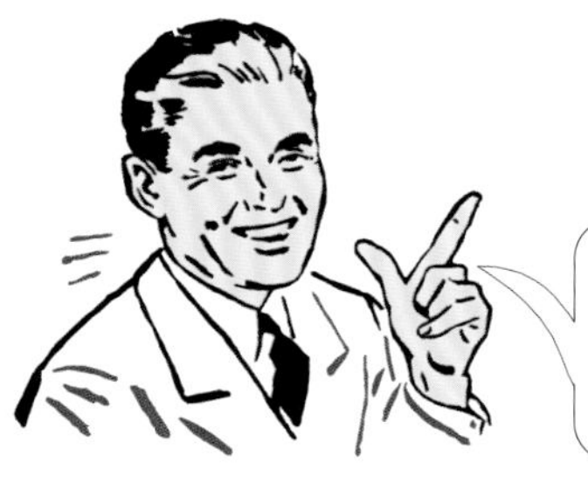

采用一次时间精确的起搏刺激并非总是有终止折返性心动过速的可能。当起搏部位离折返环太远时，起搏器诱发的除极并不能到达可激动间隙。

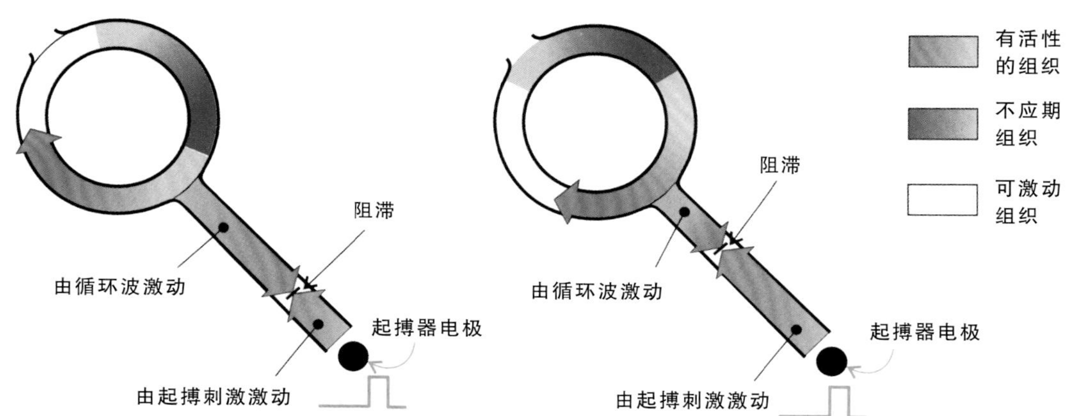

如果应用两次时间接近的成对刺激，第一次刺激将对不应性“清除道路”，以便第二次刺激能在适当的时间侵入折返环（心肌不应期是频率依赖性的，并且随着频率增加，不应期时长逐渐减小。起搏频率增加，心肌不应期时长会减少）。

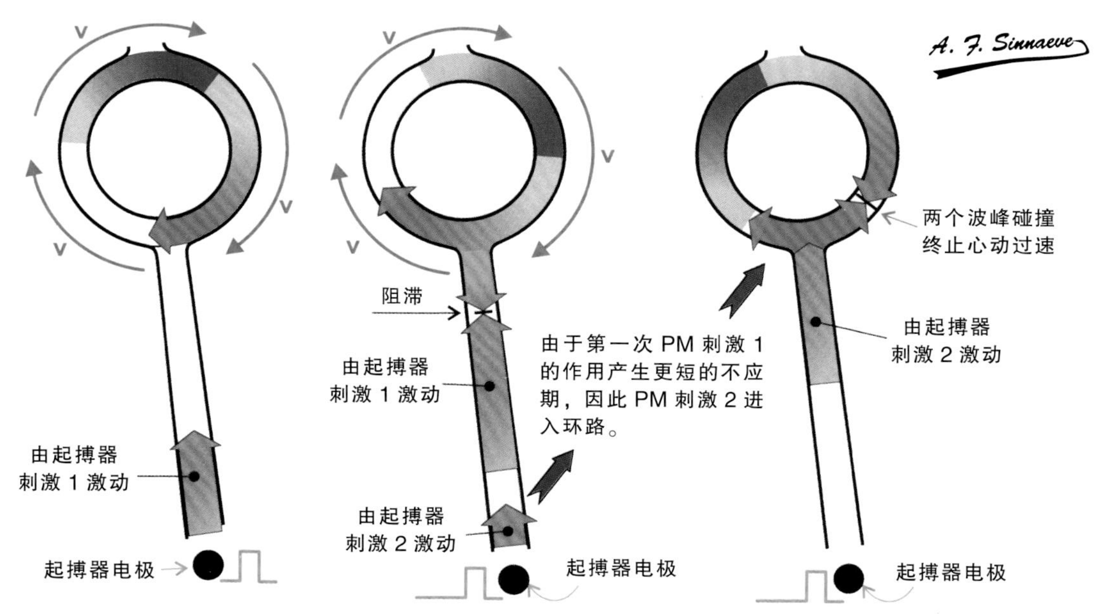

这个过程被称为不应期的“剥开”，可能需要两个以上的 PM 刺激来允许时间精确的 PM 刺激能进入环路而抑制折返。

图 7.07

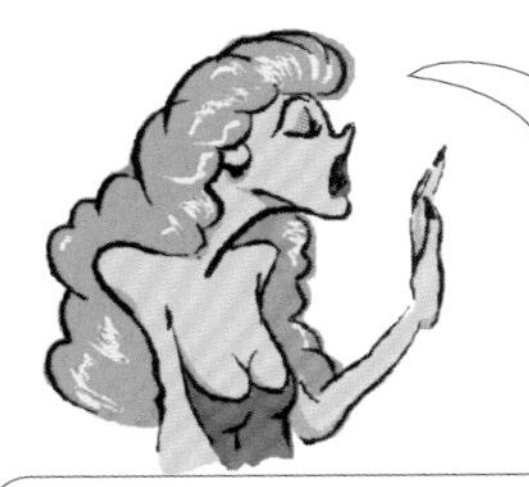
分层治疗？是不是类似于剧场中的排和列，一个位于另一个之上？

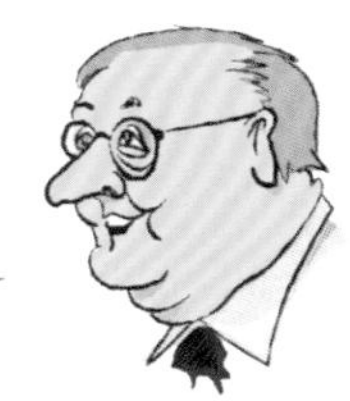

分层治疗

事实上，它仅仅是室性快速性心律失常分层治疗的方法！依据不同室性快速性心律失常的机制和频率，使其都能够获得最佳的治疗。分层治疗常包括不重叠的两三个区间。目的是用侵略性较小的方法(如 ATP 或低能量心脏复律)，治疗不太严重的室性快速性心律失常(如相对慢的 VT)，避免应用常用于 VF 的最大能量电击。因此，侵略性较小而 ATP 阵列较多的治疗(伴更长的识别时间)可以程控在 3 个区间中的最低区间(即缓慢 VT 区间)，这个区间的 VT 在血流动力学上更易耐受。快速 VT(FVT)程控为更具侵略性的治疗，但其仍可能通过 ATP 终止。换句话说，分层治疗试图在这两个 VT 区间(缓慢和快速 VT 区间)延迟发放电击。

← 耐受性降低　　OK　　耐受性降低 →

FVT 和 VF 区间可能重叠

区间	心动过缓	正常窦性	缓慢 VT	快速 VT	VF
频率(bpm)	低于 50	50~140*	140~200	重叠 200~250	重叠>200 即使 FVT 是 200~230
				无重叠 200~230	无重叠>230
治疗	心动过缓起搏	无	ATP 低能量电击 高能量电击	ATP 高能量电击	高能量电击

*采用<140 的频率对于很慢的 VT 需谨慎

可能用到 SVT 识别增强

没有 SVT 识别增强可用！治疗仅包含中等或高能量电击

A. F. Sinnaeve

警告！

在初始治疗后，ICD 永远不允许跟一个更低级别的治疗，因此，治疗将逐渐变得更具侵略性

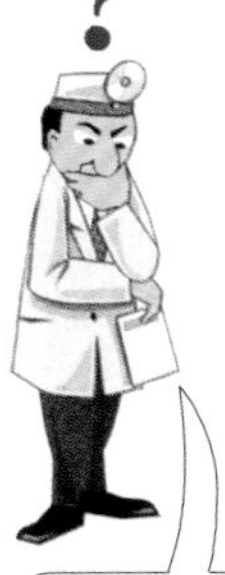

分层治疗的优点：

- 与发放高能量电击相比，ATP 是一种更温和的终止 VT 的手段（采用 20J 或 30J 电击来治疗缓慢的耐受性好的 VT 等同于用一把射大象的枪来射老鼠）。
- 当治疗关闭时，VT 区间可进行诊断监测。

分层治疗的缺点：

- 可能潜在地引起必要的高能量治疗的长时间延迟。目前，通过在电容器充电时对快速 VT 发放一阵 ATP 刺激，能够克服这个局限。如果 ATP 终止了快速 VT，那么将中止电击。
- 可导致更快的室性快速性心律失常(致心律失常作用)，但这在较慢的 VT 中不常见。
- 增加程控和随访的复杂性。
- 程控较低频率的区间增加了 SVT 不恰当治疗的可能性。

程控一个频率更快的 FVT 区而非 VF 区是让人困惑的！我期望能够得到关于在 ICD 中 FVT 与 VF 区间重叠的解释，另外，我想了解在充电时能够发放 ATP 的 ICD。

缩写词：ATP=抗心动过速起搏；FVT=快速室性心动过速；SVT=室上性心动过速；VF=心室颤动；VT=室性心动过速。

图 7.08

抗心动过速起搏 1：burst

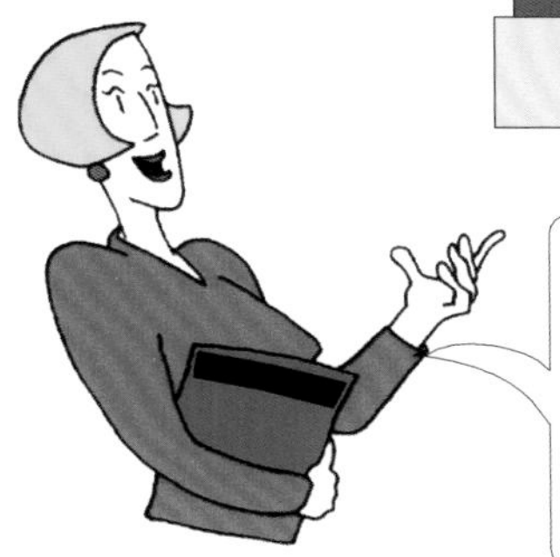

在“burst 起搏”中，以快于 VT 频率的固定周长，发放可程控数目的刺激。
起搏刺激的数量不应过多，刺激频率不应过快，以最小化 VT 加速或恶化为 VF 的风险。
无论程控的阵列如何，若周长短于出于安全考虑所程控的最小起搏间期（例如，200ms），将不能发放起搏治疗。

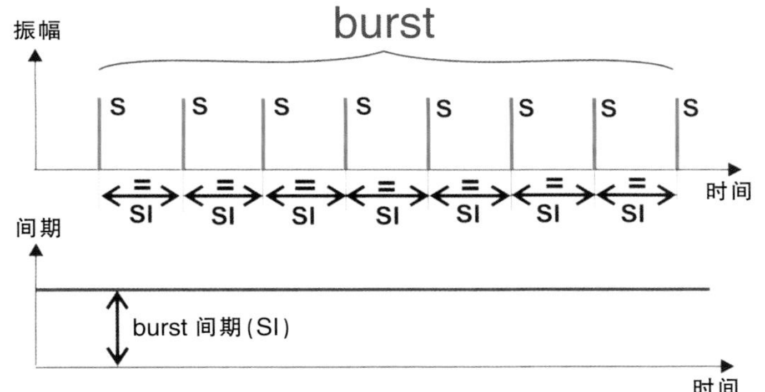

burst 间期（SI）短于心动过速间期（TI）。SI 可以是心动过速周长的一个固定值或最后 4 个间期平均值的百分比（百分比常是适合的）。每阵 burst 中的脉冲数目总是可程控的。

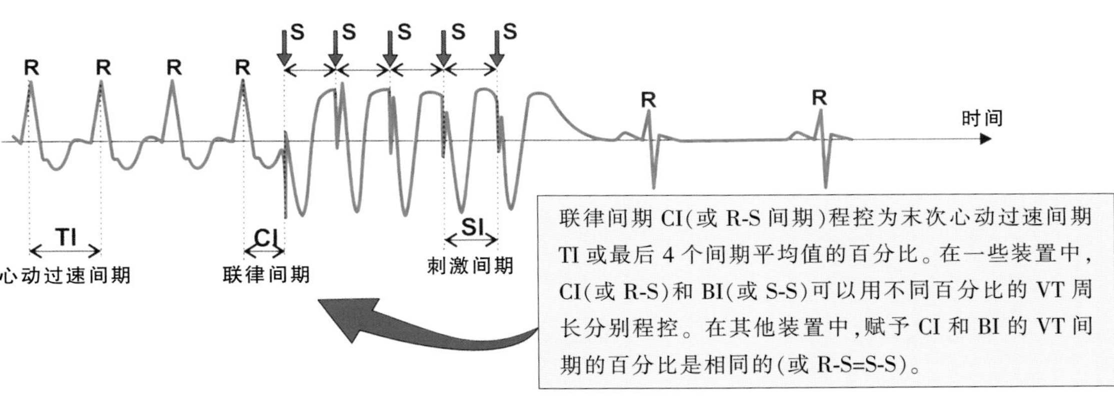

联律间期 CI（或 R-S 间期）程控为末次心动过速间期 TI 或最后 4 个间期平均值的百分比。在一些装置中，CI（或 R-S）和 BI（或 S-S）可以用不同百分比的 VT 周长分别程控。在其他装置中，赋予 CI 和 BI 的 VT 间期的百分比是相同的（或 R-S=S-S）。

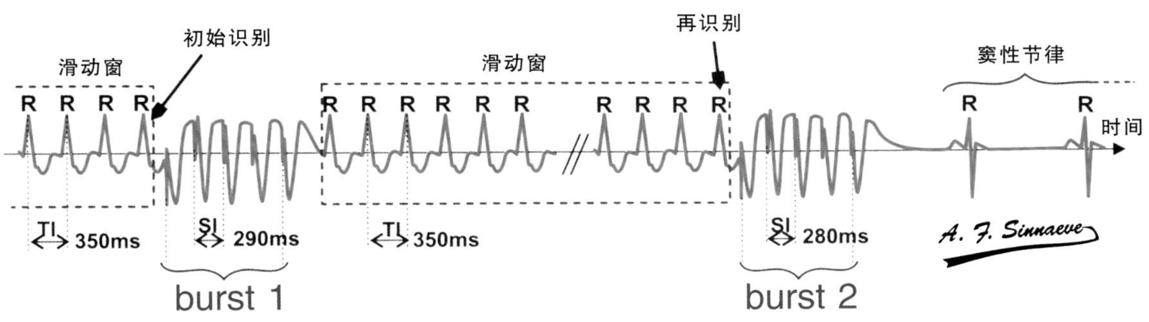

burst 阵列的数目是可程控的（1~n）以备不能成功终止 VT。VT 再识别时，若 n>1，装置将发放另一阵 burst。起搏间期（SI）在下一阵 burst 时可按程控的递减量（例如：10ms）缩短。这称作“间期递减”。
在每个连续的 burst 方案中，每阵 burst 的刺激数目可以增加（通常增加 1 个）。

图 7.09

关于 ramp 起搏是什么意思？我看不见任何 ramp！它应该如何程控？

抗心动过速起搏 2：ramp

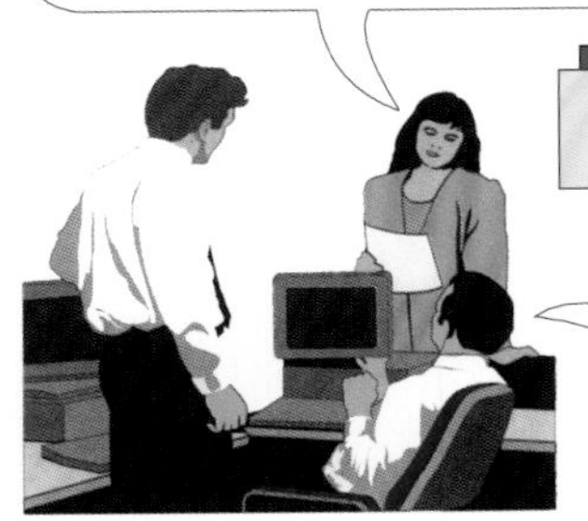

在“ramp 起搏”中，起搏频率从慢到快不断变化。它也可以定义为 burst，但在每一阵连续的刺激与刺激之间的间期会缩短或减小。

振幅
S S S S S S S S
SI = x　x - 10　x - 20　x - 30　x - 40　x - 50　x - 60　时间
间期
ramp
更长的 SI
更短的 SI
时间
心动过速间期 420ms
第一次刺激间期 75% 或 420×0.75=315ms
联律间期 91%或 420×0.91=382ms
间期递减量 10ms 315–10=305ms 305–10=295ms
再识别后，将计算 CI(91%)和 SI_1(75%)的新值
TI 420　CI 382　SI_1　305　295
TI　CI　SI_1
时间
初始识别
再识别
第一次 ramp 的脉冲数量=4
脉冲数量的增量=1
下一次 ramp 的脉冲数量=5
A. F. Sinnaeve

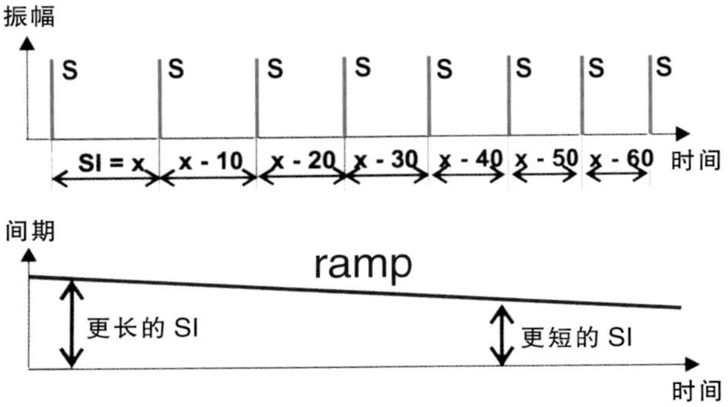

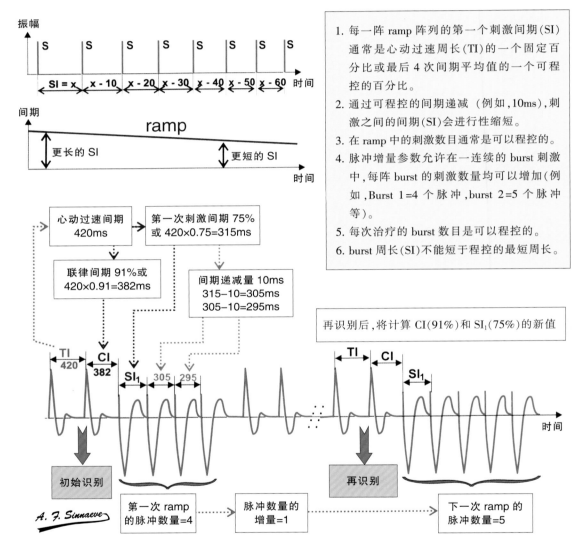

1. 每一阵 ramp 阵列的第一个刺激间期(SI)通常是心动过速周长(TI)的一个固定百分比或最后 4 次间期平均值的一个可程控的百分比。
2. 通过可程控的间期递减（例如，10ms），刺激之间的间期(SI)会进行性缩短。
3. 在 ramp 中的刺激数目通常是可以程控的。
4. 脉冲增量参数允许在一连续的 burst 刺激中，每阵 burst 的刺激数量均可以增加(例如，Burst 1=4 个脉冲，burst 2=5 个脉冲等)。
5. 每次治疗的 burst 数目是可以程控的。
6. burst 周长(SI)不能短于程控的最短周长。

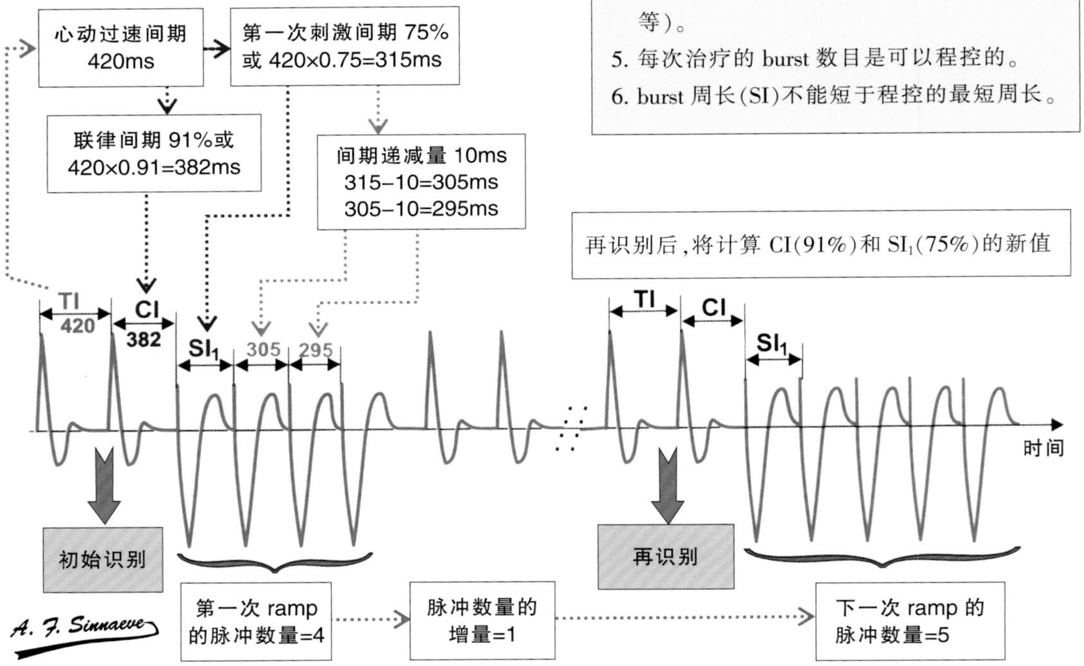

自动变化的而非固定的值(绝对时间用 ms 表示)常用于计算和程控 CI 和 SI。在这个实例中，CI 随时间变化且根据不同心室频率计算出来的数值是自动变化的。SI 也是自动变化的，且采用的是与 CI 不同的心动过速间期百分比数值。

缩写词：ATP=抗心动过速起搏；CI=联律间期；TI=心动过速间期；SI=刺激间期或 burst 周长。

图 7.10

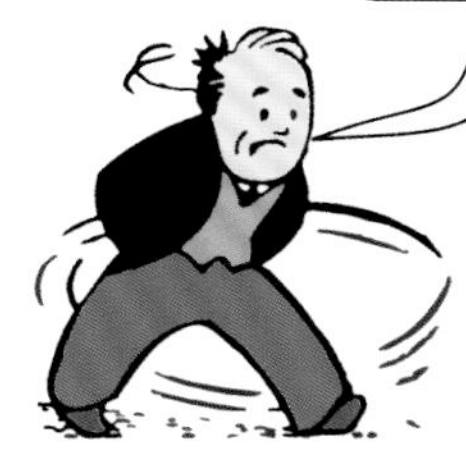

ATP 诱发加速是什么意思？

目前还没有正式的定义，但是许多人认为加速表现为 CL 变化大于 10%~25%，进展为多形性 VT 或恶化为 VF。

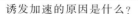

ATP 的秘密：第 1 部分

诱发加速的原因是什么？

当 CL 减小(即快速 VT)时，加速的风险增加。

缓慢和快速 VT 是什么意思？

以 ATP 治疗来说，缓慢 VT 是 CL >320~300ms(对应于频率慢于 188~200bpm)，而快速 VT 的 CL 是 320~240ms(即频率为 188~250bpm)。由于 ATP 能有效终止 85%~90%的缓慢 VT 并且加速的风险低(1%~5%)，因此这样划分十分重要。近期发现，ATP 也能终止约 75%的快速 VT 且引起室速加速的比例低。

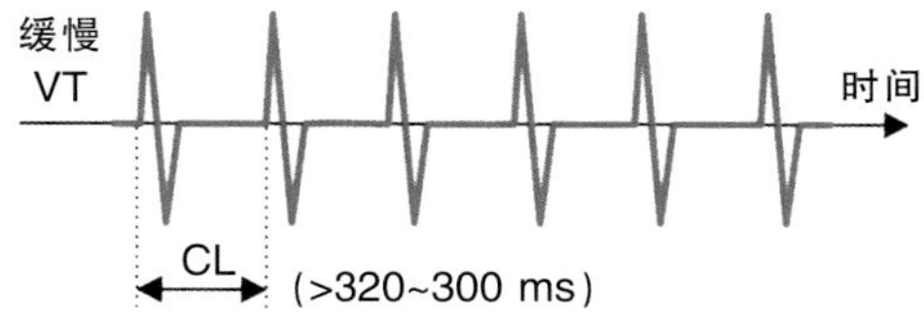

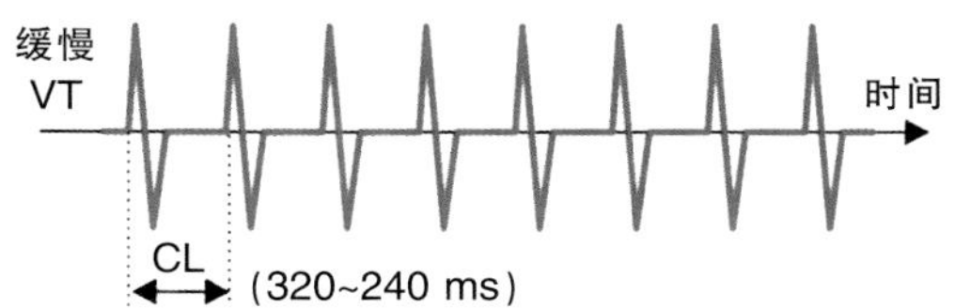

这是否意味着实际应对所有患者都程控 ATP？

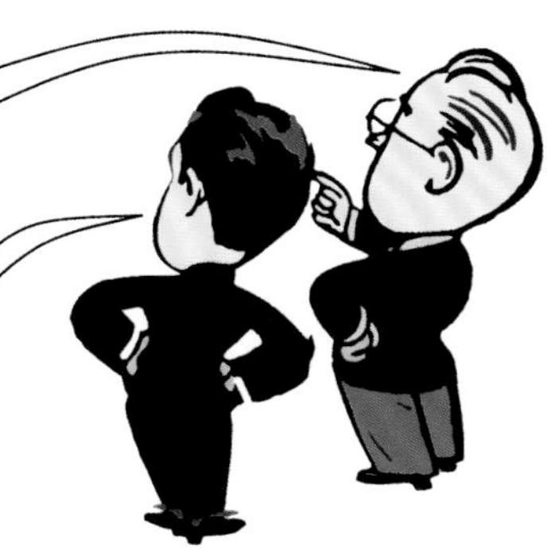

是的，因为缓慢和快速 VT 很常见。可能恶化为 VF 的快速 VT 通过早期 ATP 治疗可避免发放电击。然而，对于只有 VF 病史的患者，程控 ATP 应非常谨慎。

我过去常常不时地遭到可怕的电击，那是让人极为痛苦的。后来，我的医生将我的 ICD 治疗改为了 ATP，它工作时真正是无痛的！

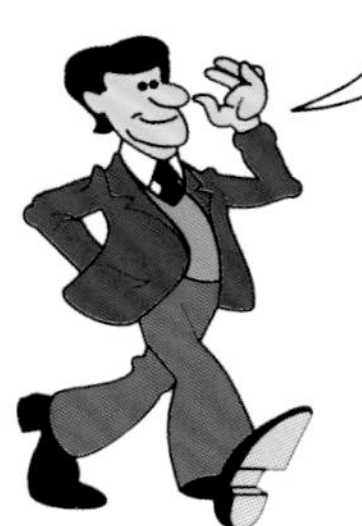

A. F. Sinnaeve

ATP 能够在 70%~90%的患者中无痛性终止 VT。
ATP 可改善生活质量。
ATP 可延长 ICD 的寿命。
用于快速 VT 的 ATP 可减少超过 70%的电击，而不会增加终止时间或明显增加加速的风险。在过去，快速 VT 被视作 VF，会发放电击治疗。

缩写词：ATP=抗心动过速起搏；CL=周长；VF=心室颤动；VT=室性心动过速。

图 7.11

ATP 有许多变化！怎么知道如何程控 ATP 呢？我们是否必须诱发 VT 来测试 ATP 的有效性？

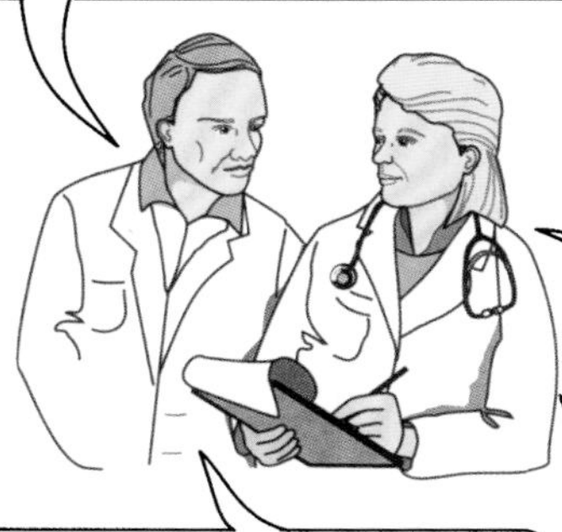

ATP 的秘密：第 2 部分

比你认为的要简单一些：
- 首先，你必须认识到不同的 ATP 方案仅有很少的在临床获益上的区别。
- 第二，对于缓慢 VT 来说，burst 起搏和 ramp 起搏同样有效。在快速 VT 中，ramp 起搏比 burst 起搏更可能诱发加速。
- 第三，在出院前，没必要为测试 ATP 方案而诱发 VT。

你是说你能够不诱发室速就程控 ATP？你是怎么做的？

记住，约与 50%在传统 VF 区间(<300~320ms)识别的快速性心律失常由单形性 VT 组成。ATP 程控取决于临床情况。对于仅有 VF(无 VT)史的患者，程控 3 个区间会工作得很好：快速 VT 区(CL：300~240ms)12/16 识别，2 阵 8 个脉冲、88%VT 周长的 burst 起搏，第二阵 burst 的联律间期减少 10ms(递减量为 10ms)。VF 区程控在 240ms，缓慢 VT 在 340ms。

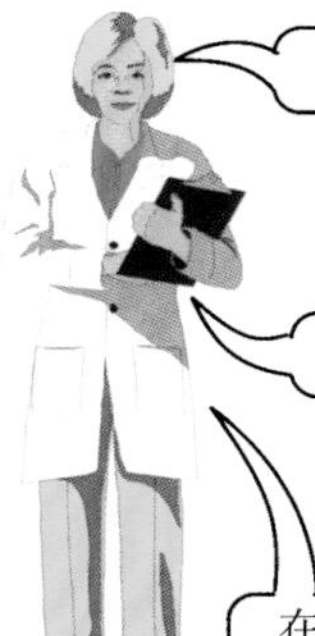

对于有 VT 史的患者，你会怎样程控？

VF 和快速 VT 是相同的。根据记录的 VT 频率，程控 VTDI。

对于缓慢 VT，你将如何程控 ATP 阵列？

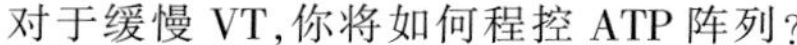

一个好的方案包括 88%CL 的 3~5 阵 burst（每阵 8 个脉冲）和接下来 91% CL 的以 10ms 递减的 2~3 阵 ramp 起搏。

在 Medtronic 的装置中，快速 VT 程控在 VF 的重叠区。其他厂家的装置是什么样的呢？

对于快速 VT，程控 1~2 阵 burst，然后发放电击(在 DFT 水平，最大能量)。VF 程控为<220~240ms，根据程控，允许周长从 220~240ms 到 300~320ms 的 VT 的 ATP 治疗。

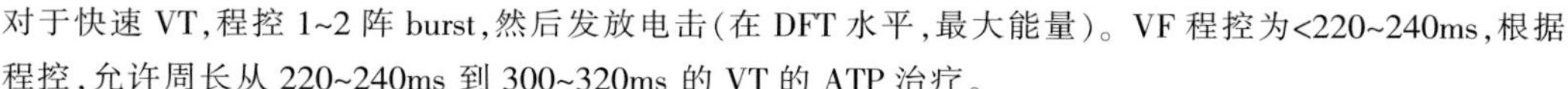

在绝大多数患者中，你不需要根据患者诱发的 VT 订制 ATP 阵列。这简化了程控及随访。

ICD 似乎变成了在需要时备用除颤的 ATP 装置！目前，在 ATP 时 ICD 也能够对电容器充电，因此，在必要时也能发放电击治疗而不会过度延迟。

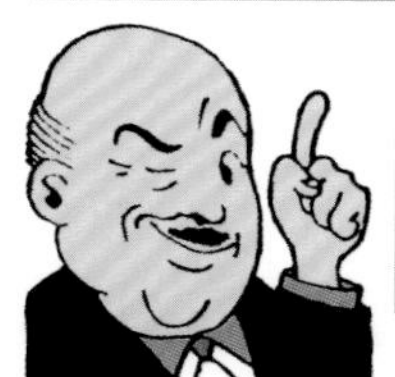

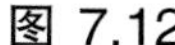

影响 ATP 成功的因素：
1. VT 周长
2. 存在可激动间隙及其时长
3. 从刺激部位到 VT 部位的传导时间
4. 刺激部位和 VT 部位的不应性

CL 是最重要的因素！
越短的 CL 产生的可激动间隙越短。

缩写词：ATP=抗心动过速起搏；CL=周长；DFT=除颤阈值；VF=心室颤动；VT=室性心动过速；VTDI=室性心动过速识别间期。

图 7.12

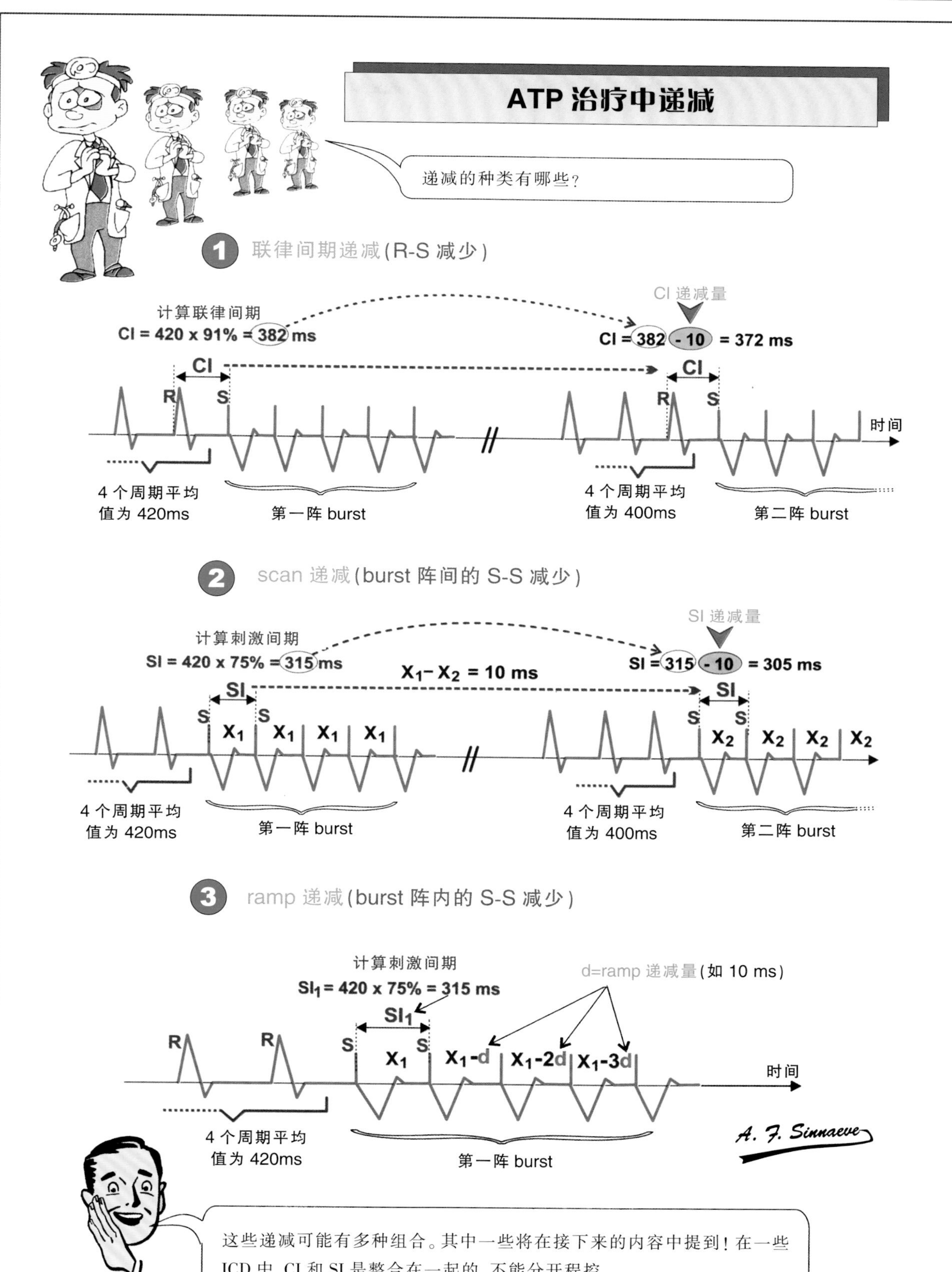

ATP 治疗中递减
递减的种类有哪些?
1 联律间期递减(R-S 减少)
计算联律间期
CI = 420 x 91% = 382 ms
CI 递减量
CI = 382 - 10 = 372 ms
CI
R
S
时间
4 个周期平均
值为 420ms
第一阵 burst
4 个周期平均
值为 400ms
第二阵 burst
2 scan 递减(burst 阵间的 S-S 减少)
计算刺激间期
SI = 420 x 75% = 315 ms
SI 递减量
SI = 315 - 10 = 305 ms
X1 − X2 = 10 ms
SI
S
X1
X2
4 个周期平均
值为 420ms
第一阵 burst
4 个周期平均
值为 400ms
第二阵 burst
3 ramp 递减(burst 阵内的 S-S 减少)
计算刺激间期
SI1 = 420 x 75% = 315 ms
d=ramp 递减量(如 10 ms)
SI1
R
S
X1
X1-d
X1-2d
X1-3d
时间
4 个周期平均
值为 420ms
第一阵 burst
A. F. Sinnaeve
这些递减可能有多种组合。其中一些将在接下来的内容中提到!在一些ICD 中,CI 和 SI 是整合在一起的,不能分开程控。

缩写词:CI=联律间期;SI=刺激间期。

图 7.13

ATP 阵列的可程控性 1

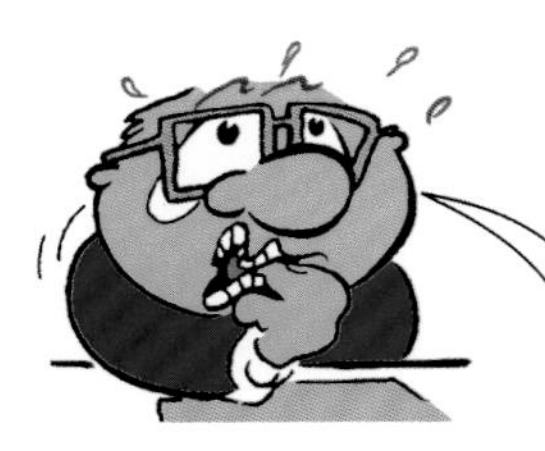

脉冲增加的简单 burst 方案
程控：burst 的数量为 4；起始脉冲数为 3；脉冲增加量为 1；最大脉冲数量为 5

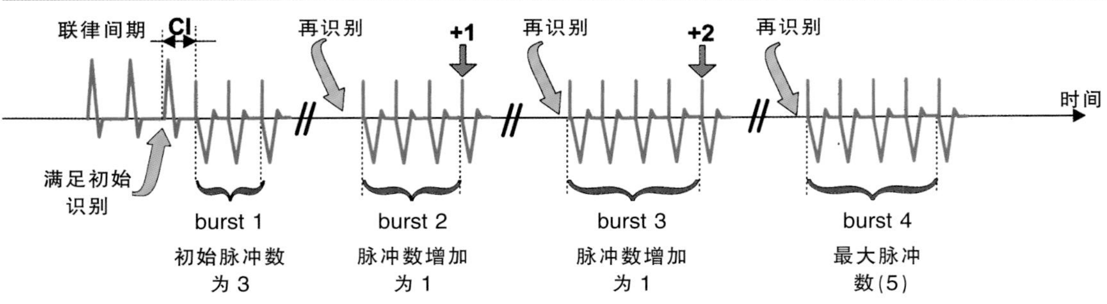

适应性联律间期：再识别后重新计算 CI
程控：联律间期为之前 4 个周期平均值的 91%

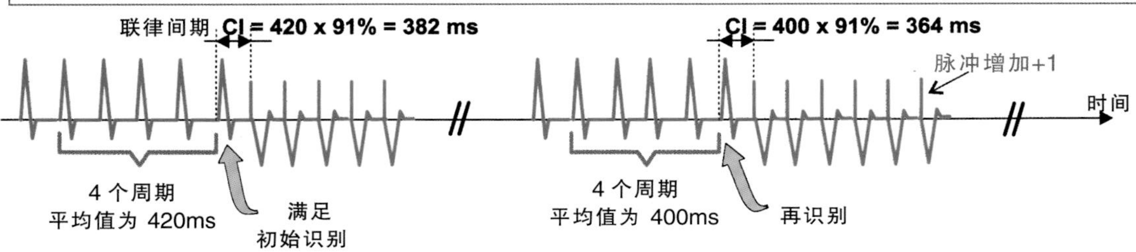

联律间期递减：再识别后不重新计算 CI
程控：联律间期为在初始识别之前 4 个周期平均值的 91%；CI 递减量为 10ms

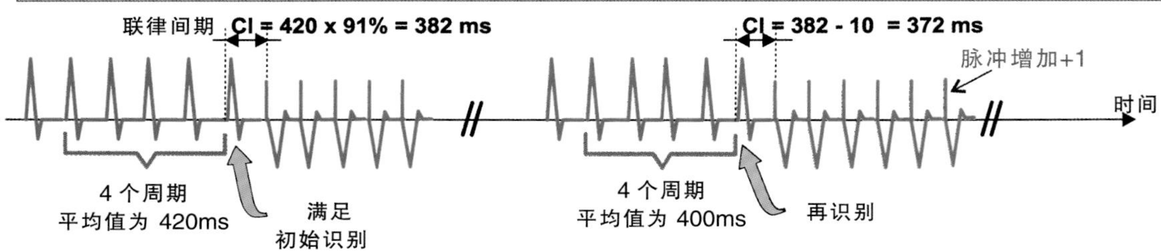

频率适应性 burst：独立的刺激间期(SI)和联律间期(CI)
程控：联律间期为识别前 4 个周期平均值的 91%；刺激间期为识别前 4 个周期平均值的 75%

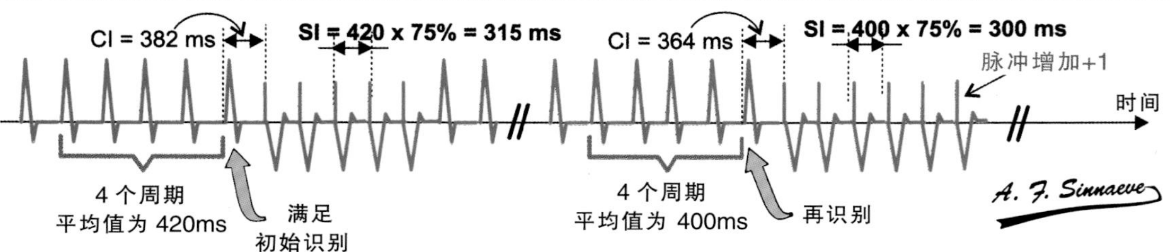

图 7.14

ATP 阵列的可程控性 2

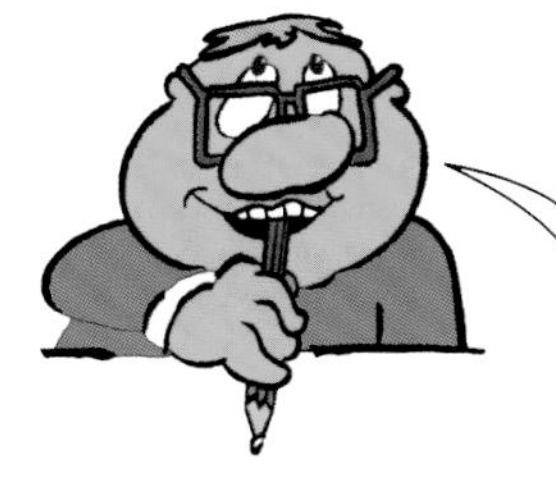

适应性 ramp 方案：ramp 递减（在 burst 阵内 R-R 减少）
程控：联律间期为 4 个周期平均值的 91%；刺激间期为 4 个周期平均值的 75%；ramp 递减量=10ms；最小间期=270ms

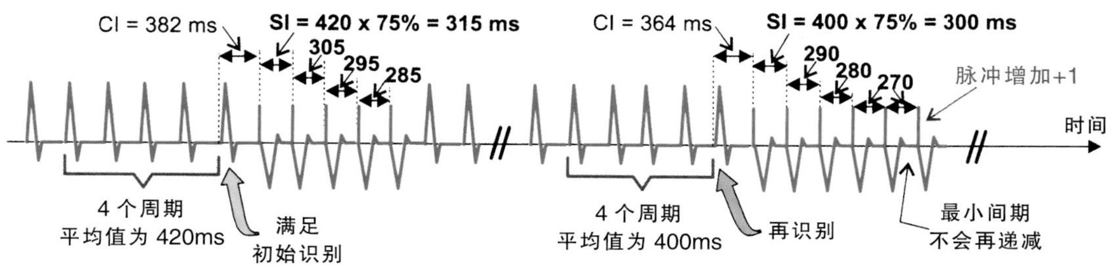

burst-scan 方案：非适应性刺激间期（SI）的 burst 和 scan 递减（在 burst 阵间的 R-R 减少）
程控：联律间期为 4 个周期平均值的 91%；刺激间期为 4 个周期平均值的 75%；scan 递减量=10ms；最小间期=270ms

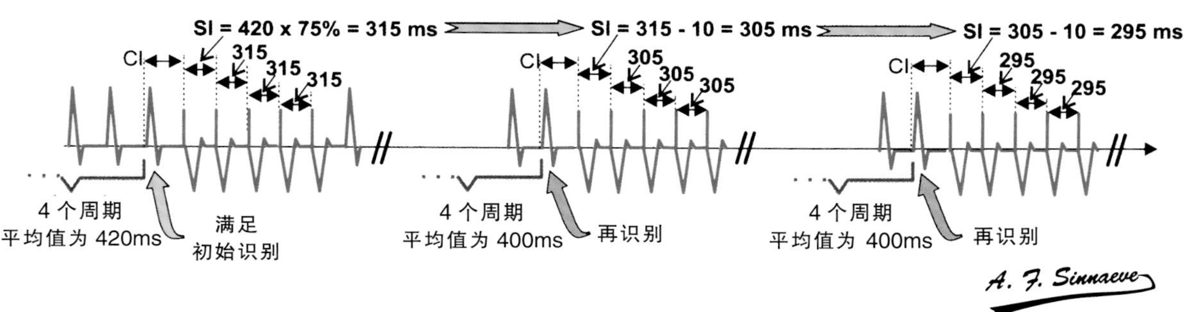

ramp-scan 方案：ramp 递减（在 ramp 内的刺激间期 SI）和 Scan 递减（在 ramp 间的 R-R 减少）
程控：初始刺激间期为 4 个周期平均值的 75%；每阵 burst 初始脉冲数量=3；脉冲增加量=1；每阵 burst 最大脉冲=6；ramp 递减量=10ms；scan 递减量=20ms；最小间期=235ms

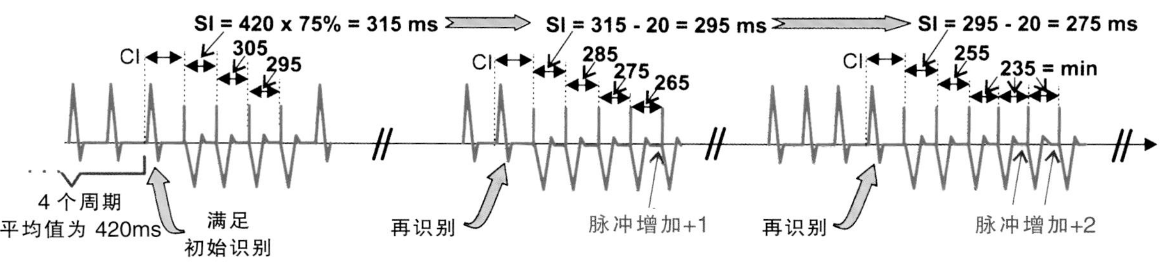

图 7.15

简化的 ICD 程控

1. 快速 VT 的 8 规则

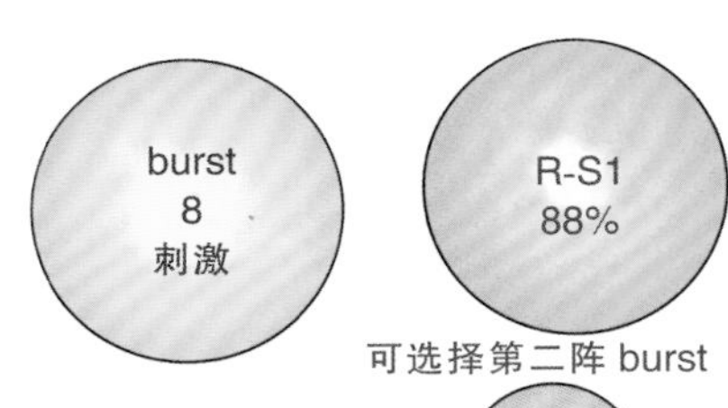

8 规则引申于 burst 中的字母 B,因为 B 看起来像 8
R-S1=联律或适应性间期
如果 VT 周长是 x，那么第一阵 burst 的周长将是 x 的 88%或 0.88x。可选择的第二阵 burst 的周长将再短 10ms。

可选择第二阵 burst

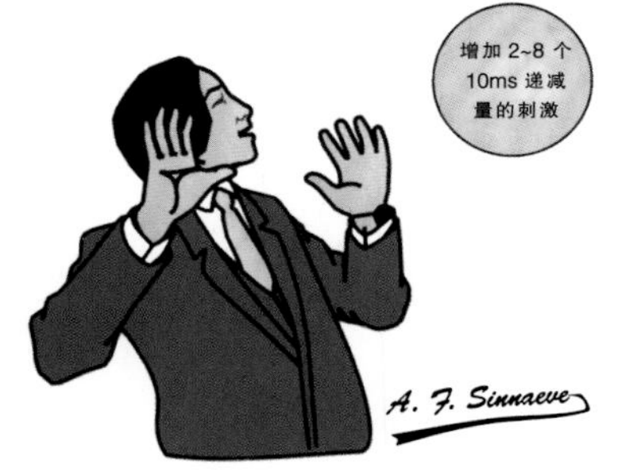

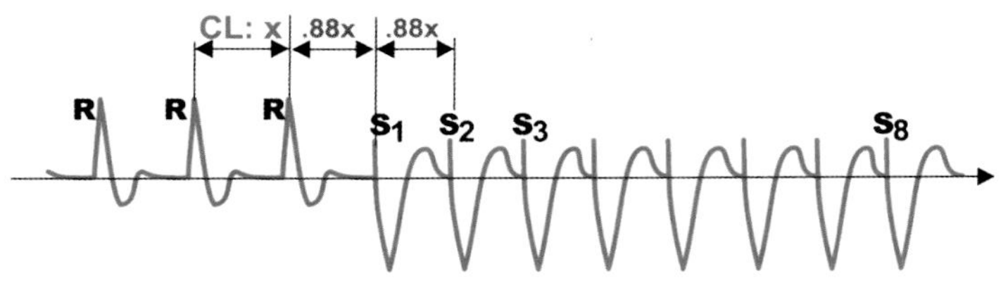

2. 经验性程控 ICD

近期的研究指出,在临床指标和电击相关发病率方面,Medtronic ICD(经验性)简化的预先设定的程控与医生个体化的程控是等效的。

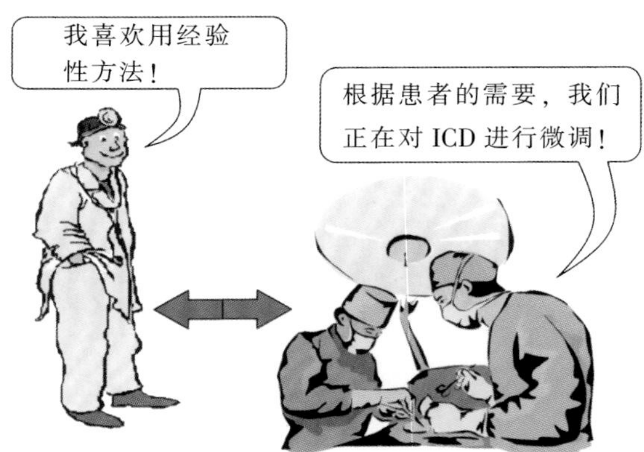

我喜欢用经验性方法!
根据患者的需要，我们正在对 ICD 进行微调!

Medtronic ICD 对 VT/VF 的经验性设定

室性快速性心律失常	截点	识别	治疗
室颤区	250 次/分	18/24	30J×6
在 VF 区的 FVT	200 次/分	(18/24)	burst(1 阵),30J×5
室速区	150 次/分	16	burst(2),ramp(1),20J,30J×3

室上性心动过速标准用于：心房颤动/心房扑动，窦性心动过速（1:1 VT-ST 边界=66%),SVT 限制=200 次/分。burst ATP:8 个间期,R-S1=88%,20ms 递减。ramp ATP:8 个间期,R-S1=81%,10ms 递减。

从 burst 到 burst 的周长递减(burst 阵间递减)称为递减扫描,但每一阵 burst 内的周长是不变的。在 ramp 起搏中,从刺激到刺激(burst 阵内的步长)都会发生周长的改变。阵间递减和阵内递减功能可联合应用。

缩写词:ATP=抗心动过速起搏;VF=心室颤动;VT=室性心动过速;FVT=快速室性心动过速;SVT=室上性心动过速;ST=窦性心动过速。

图 7.16

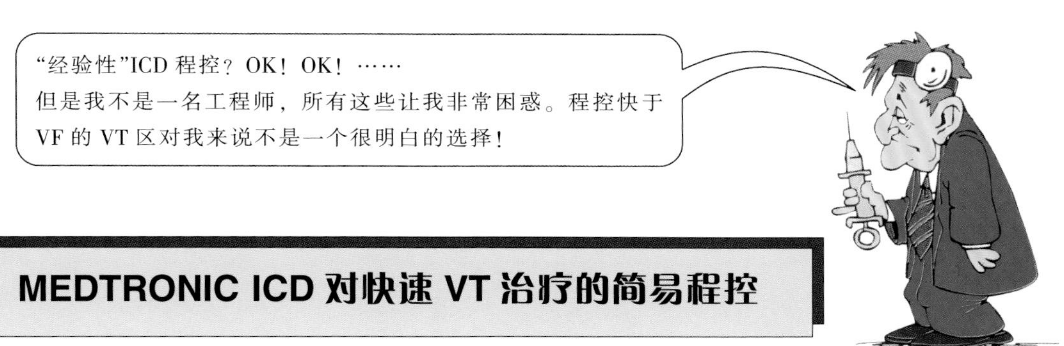

MEDTRONIC ICD 对快速 VT 治疗的简易程控

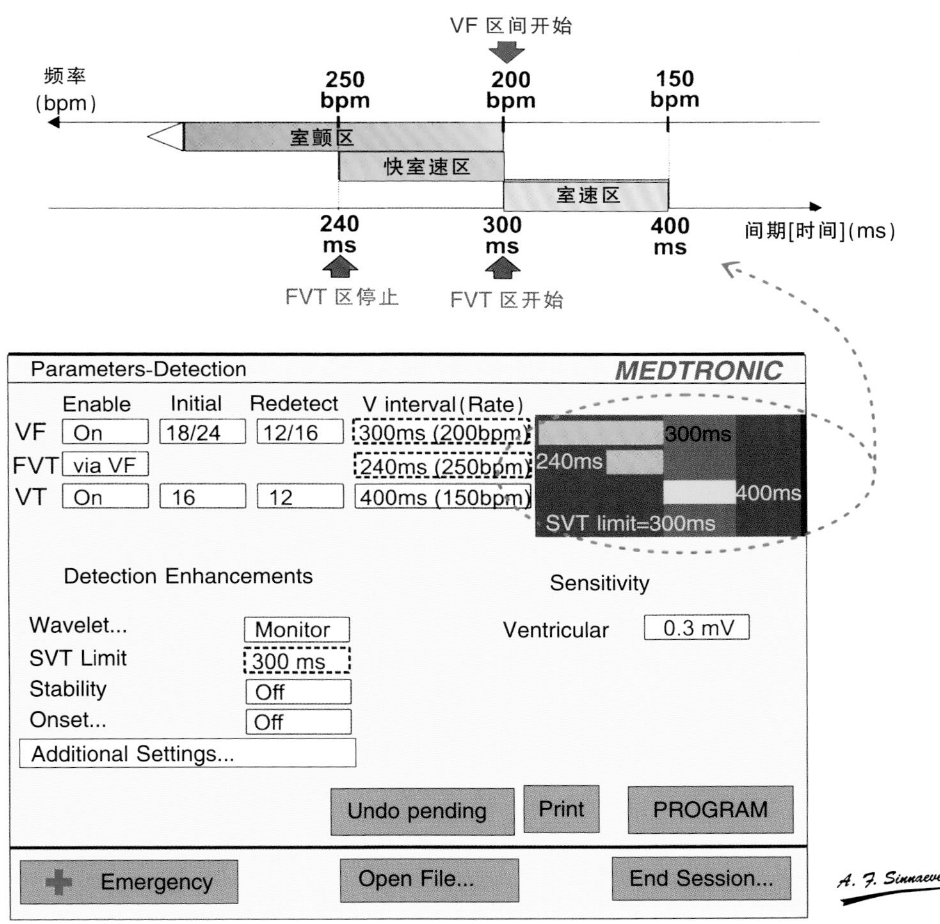

当程控在 VF 区的快速 VT 时，要应用到"最后 8 个间期回望"。如果 24 个间期中有 18 个<300ms(FDI)，那么分别运转的计数器将确定是否最后 8 个间期<300ms 但>240ms。当最后的 8 个间期均在这个 FVT 区间内时，则该节律识别为 FVT，并给予 ATP 治疗。如果最后 8 个周期中有 1 个或更多间期短于 240ms，那么该节律划分为 VF，并给予电击治疗。

缩写词：ATP=抗心动过速起搏；FDI=心室颤动间期；FVT 或 fVT=快速室性心动过速；VF=心室颤动；VT=室性心动过速。

图 7.17

ATP 时电容器充电：第 1 部分

充电时 ATP 允许 ATP 事件发生，
如果有需要也不会延误电击治疗

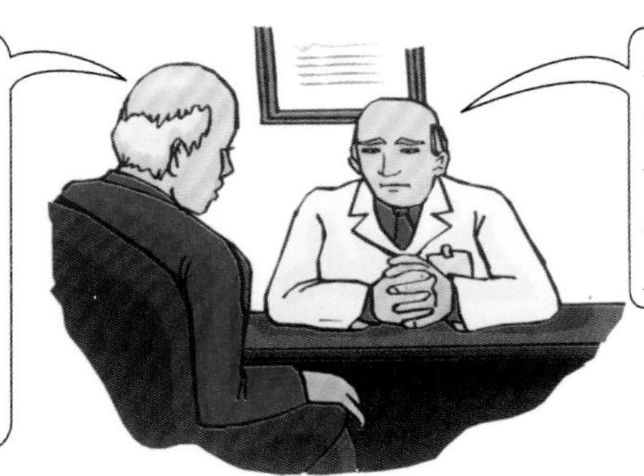
我知道 ATP 治疗是无痛的并且能够终止许多快速性心动过速（特别是单形性 VT）。
然而，如果 ATP 终止快速 VT 失败（或使其加速），则会因为再识别和电击前电容器充电而浪费许多时间。这种延迟可能增加晕厥的发生率并降低电击的有效性。
为了防止电击治疗的延迟，设计了一个新的功能用于在电容器充电时发放 ATP 治疗。

Medtronic 解决方案

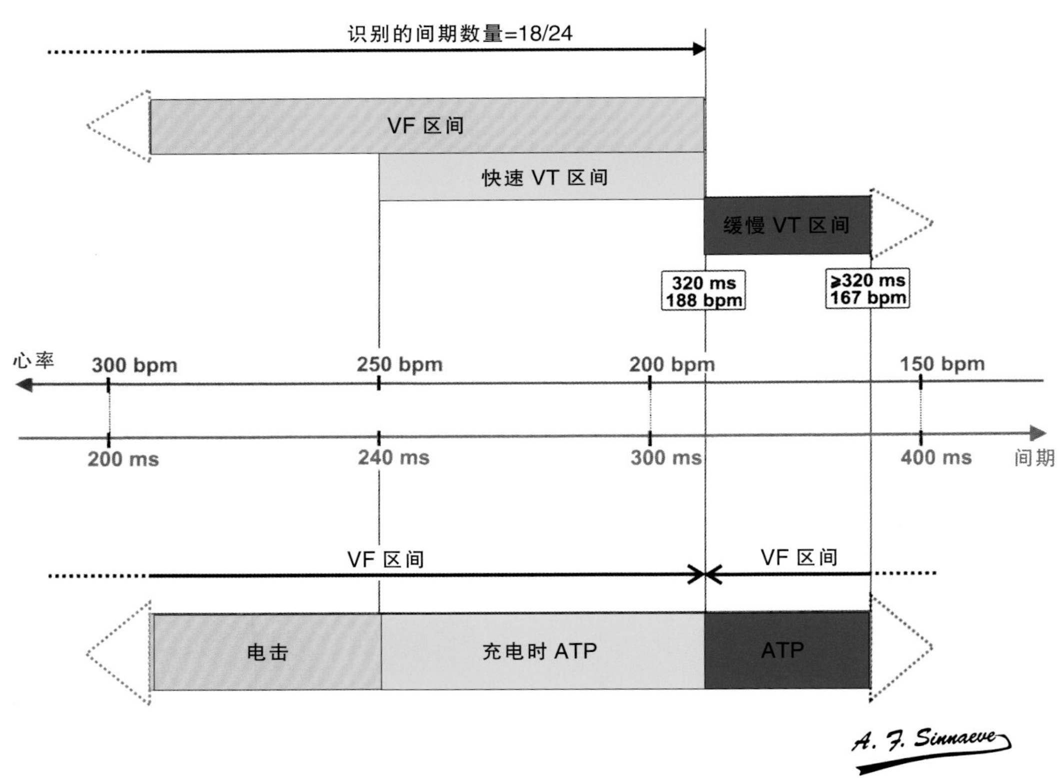

缩写词：ATP=抗心动过速起搏；VF=心室颤动；VT=室性心动过速。

图 7.18

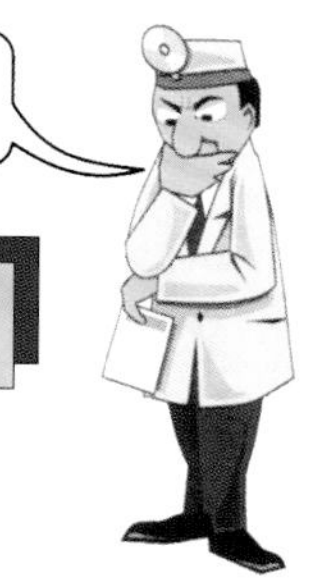
我确信充电时 ATP 非常有用！但是，你能解释一下它是如何工作的吗？

ATP 时电容器充电：第 2 部分

充电时 ATP 允许 ATP 事件发生，
如果有需要也不延误电击治疗

成功的充电时 ATP

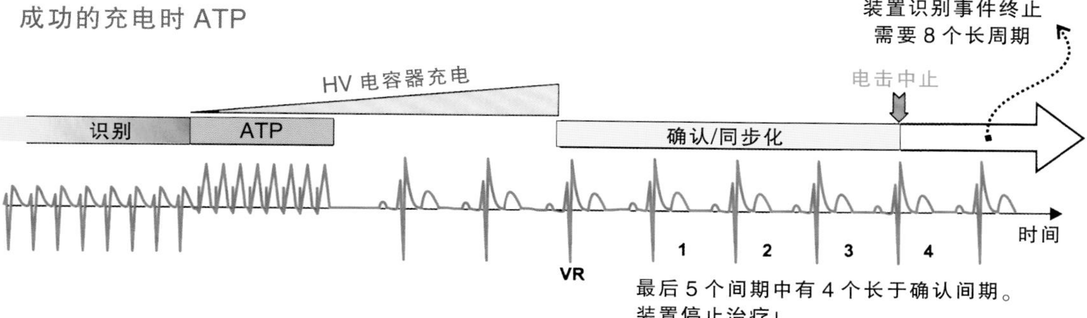

失败的充电时 ATP

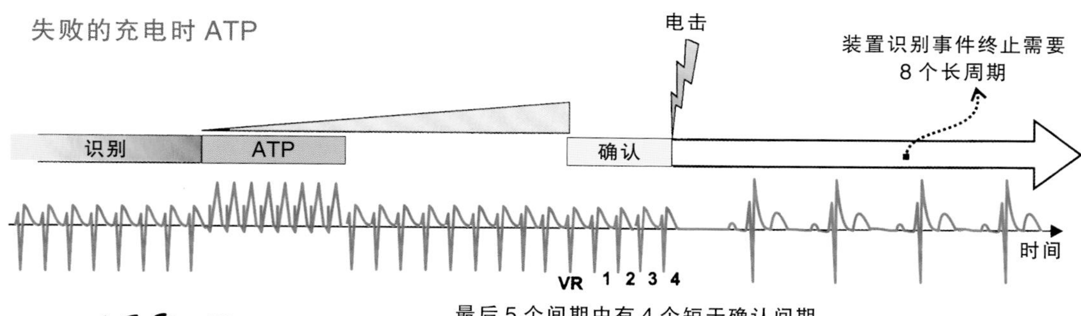

A. F. Sinnaeve

- 充电时 ATP 必须程控为“ON”。
- 确认间期：程控的 VT 间期 + 60ms。
- 如果开启充电时 ATP，那么在充电结束后装置进行 VF(快 VT)的确认。与之相反，如果关闭充电时 ATP 不能使用，那么只要电容器充电开始，装置就将进行 VF(快 VT)的确认。
- 如果开启充电时 ATP，那么在充电完成后的第一次间期，将开始确认间期的计数。如果 5 个周期中有 4 个长于确认间期，装置将放弃治疗。这意味着 2 个长周期将中止电击。另一方面，2 个短周期将触发电击！因此，尽管 VT 成功终止，但 VPC 也可能产生 2 个短周期并触发电击。

缩写词：ATP=抗心动过速起搏；HV=高压；VPC=室性早搏；VS=感知的心室事件；VT=室性心动过速。

图 7.19

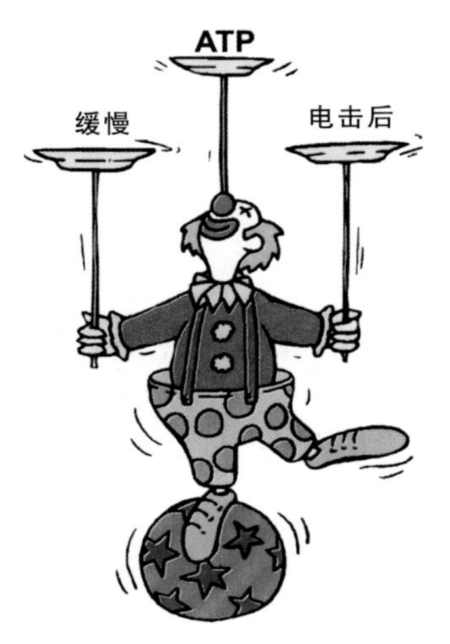

起搏参数间的差异

规律抗心动过速起搏

根据强度–时长曲线、起搏阈值和安全范围来进行电压输出的标准设定。

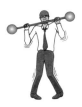

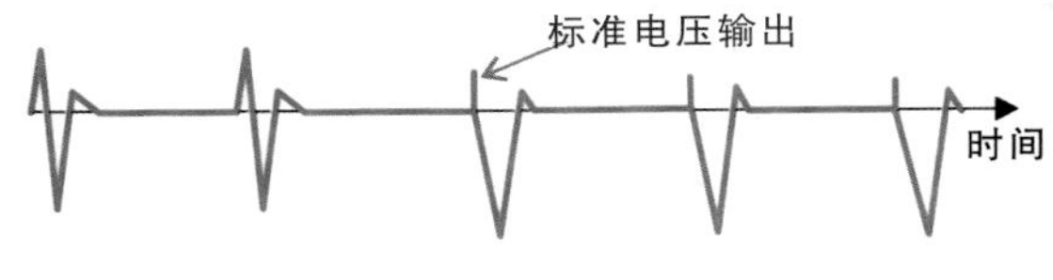

ATP 起搏

前缘
振幅
脉宽

ATP 电压输出(振幅和脉宽)在“缓慢起搏”和“电击后”的参数是分开程控的。然而，无论所在的区间和位置如何,ATP 脉宽和 ATP 振幅对所有 ATP 方案都是一样的。

由于在极快的频率起搏时起搏阈值会升高,因此需要程控高的 ATP 电压输出(接近最大值)。为了保证夺获,厂家将默认值设定为 7.5V 或 8V 及 1ms 或 1.6ms。

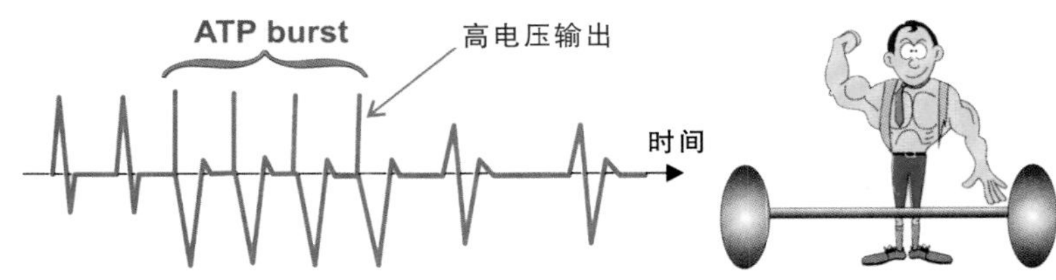

电击后起搏

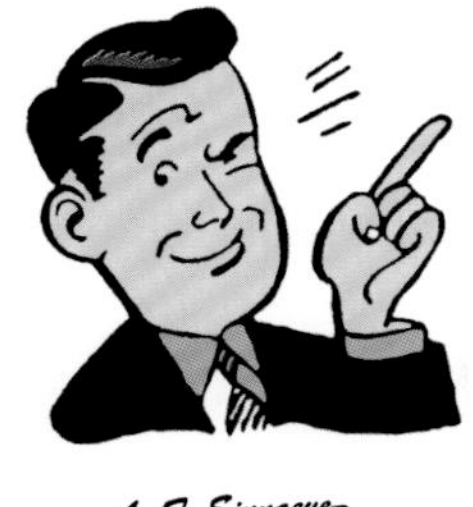

在发放 HV 电击后,起搏阈值常在 1min 内短暂升高。电击后心动过缓起搏在一段相对短的时间内程控到一个高的电压输出和脉宽,这个时间是可以程控的。因为心动过缓起搏可产生致心律失常作用,因此一些 ICD 允许在起搏开始前程控一个电击后间歇。在一些 ICD 中,电击后即刻一段时间内的电击后起搏模式和起搏频率也是可以程控的。ICD 最终将恢复到它平常程控的抗心动过缓参数。

缩写词:HV=高压;

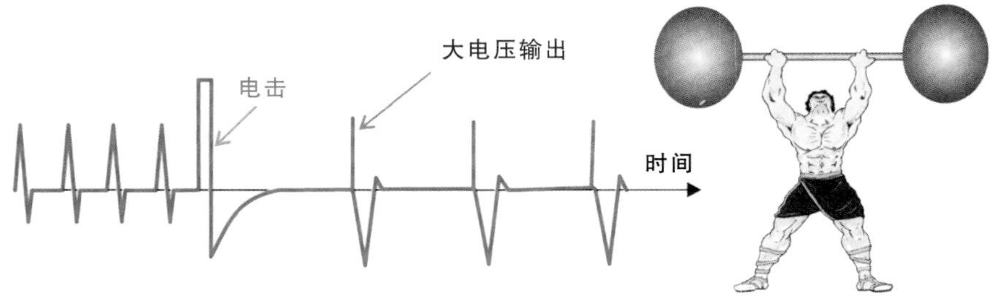

图 7.20

最小化 RV 起搏

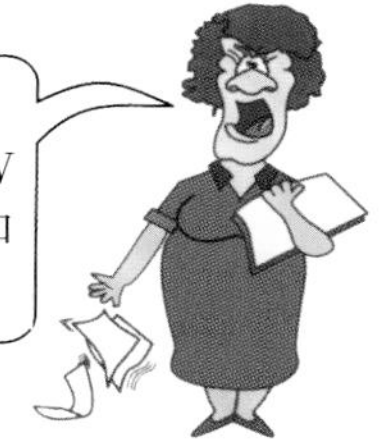
我很吃惊……
教授刚刚说 RV 起搏可能有害！他说 RV 起搏会损害 LV 功能，并增加 AF 风险和 CHF 住院率！?

RV 起搏类似 LBBB
→ LBBB
→ 改变心室收缩
→ LV 收缩延迟
→ LV 和 RV 不同步 → LV 舒张时间减少
→ 异常间隔活动
→ 异常 LVEF

如何最小化 RV 起搏？

① 如无必要，不要起搏
- 采用 DDD(R)伴长 AV 延迟(注意！许多缺点！)。
- 程控低的下限频率(根据自身节律活动)。
- 采用 AV 搜索算法(克服了一些固定长 AV 延迟的缺点)。

② 采用 AAI 和 AAIR 模式
- 在欧洲，用于经仔细筛选的有 SSS 但不伴束支阻滞和 AV 传导延迟的患者。

③ 采用双心室(BiV)或单腔 LV 起搏
- 用于选定的 LVEF≤35%的患者(甚至没有 CHF)。
- 特别是二尖瓣反流和预计 VP 起搏百分比较高(例如，完全性 AV 阻滞)的患者。

④ 采用支持 AAI 或 AAIR 起搏的算法
- 心室起搏管理(MVP)：Medtronic 的这个算法提供 AAIR 起搏(或 AAI)伴心室监测以及在 AV 阻滞时，DDDR(或 DDD)备用起搏。

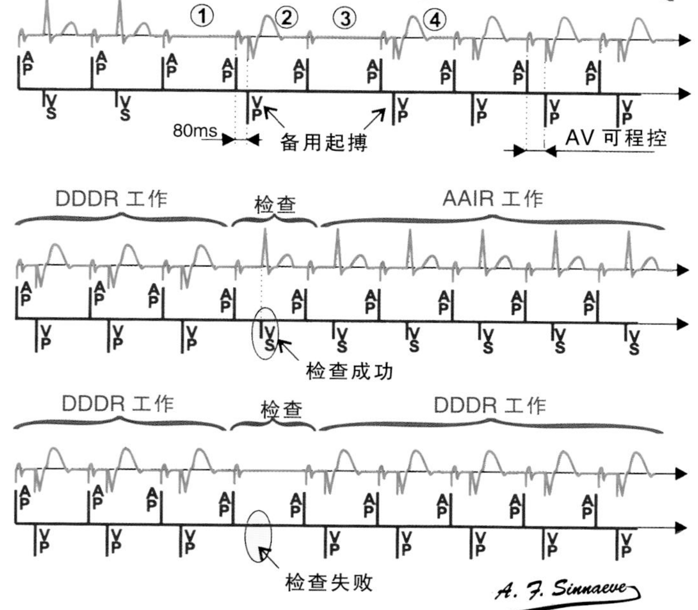

从 AAI(R)转换为 DDD(R)

对于 AV 传导暂时脱落，装置仍保持 AAIR 模式，并提供备用起搏(在 A-A 逸搏间期后 80ms)。

如果最近的 4 个 A-A 间期中有 2 个后面缺少心室事件，那么装置认为是 AV 传导持续脱落，将转换为 DDDR。

从 DDD(R)转换为 AAI(R)

装置对 AV 传导定期进行周期性检查。第一次检查发生在 1min 后。后续的检查发生在进行性延长的间期后(2,4,8……min)直到 16h，然后此后每 16h 进行一次。

如果在检查时感知到心室事件，那么装置将返回到 AAI(R)模式。

缩写词：AF=心房颤动；AP=心房起搏；AV=房室；CHF=充血性心力衰竭；LBBB=左束支传导阻滞；LV=左心室；LVEF=左室射血分数；RV=右心室；VP=心室起搏；VS=心室感知。

图 7.21

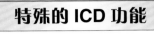

特殊的 ICD 功能

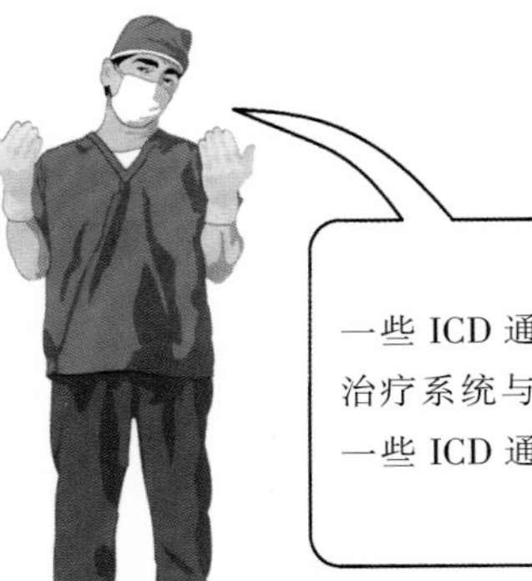

一些 ICD 通过心室除颤标准电极同时提供心室和心房的除颤。然而，房颤的识别和治疗系统与心室的识别与除颤系统是相独立的。
一些 ICD 通过左室或右室起搏为左室失同步的患者提供心室再同步化治疗。

心房和心室 ICD 同时对心房和心室提供 ATP 和除颤

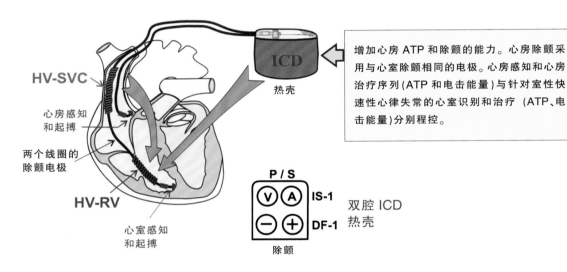

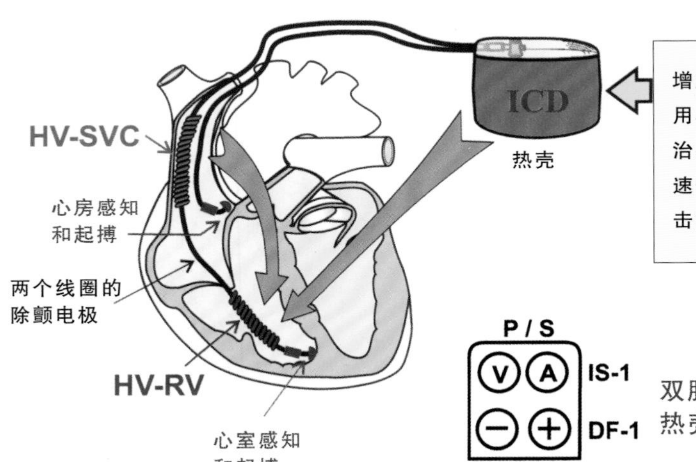

增加心房 ATP 和除颤的能力。心房除颤采用与心室除颤相同的电极。心房感知和心房治疗序列(ATP 和电击能量)与针对室性快速性心律失常的心室识别和治疗 (ATP、电击能量)分别程控。

P / S
V A IS-1
− + DF-1
除颤
双腔 ICD
热壳

双心室 ICD

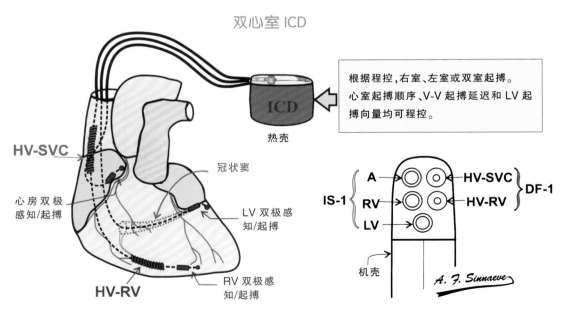

根据程控，右室、左室或双室起搏。
心室起搏顺序、V-V 起搏延迟和 LV 起搏向量均可程控。

ICD
热壳
HV-SVC
冠状窦
心房双极
感知/起搏
LV 双极感
知/起搏
HV-RV
RV 双极感
知/起搏
IS-1
A
RV
LV
HV-SVC
HV-RV
DF-1
机壳
A. F. Sinnaeve

缩写词：ATP=抗心动过速起搏；HV=高压；LV=左心室；RV=右心室；SVC=上腔静脉；V-V 延迟=RV 和 LV 起搏脉冲之间的间期。

图 7.22

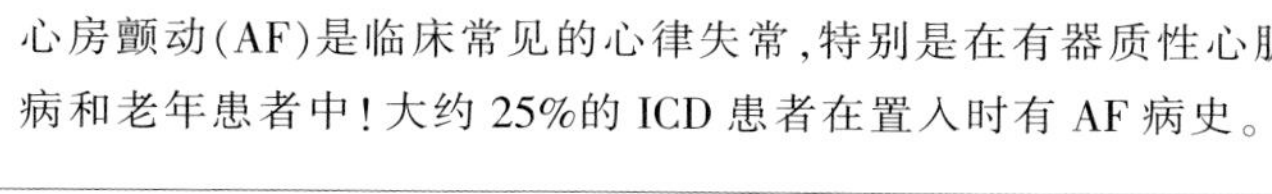

心房颤动(AF)是临床常见的心律失常,特别是在有器质性心脏病和老年患者中!大约 25%的 ICD 患者在置入时有 AF 病史。

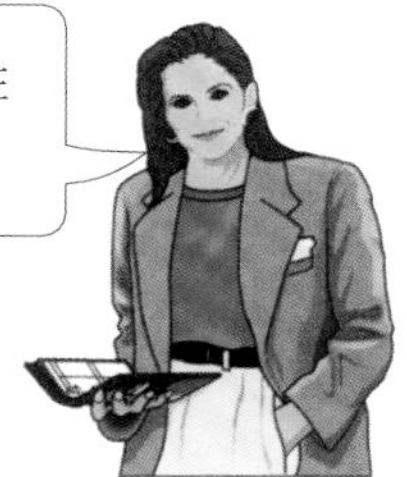

心房治疗

科技是惊人的！一些 ICD 通过标准 ICD 导线系统同时为心室和心房提供除颤。这些装置就像置入的冠心病监护病房，实际上能够治疗所有缓慢性和快速性心律失常。

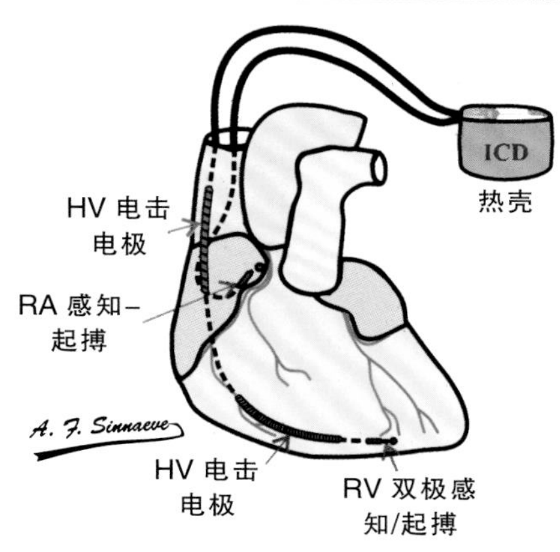

双腔心房除颤器

- 能够通过常规心室电极配置按程控的能量发放电击治疗。
- 分层心房治疗是可能的:ATP(ramp 或 burst),HF burst 起搏(50Hz)和电击。
- AF 比 VF 更常发生,并可自行终止。
- AF 治疗没那么紧急。
- 两种工作模式:患者激活或自动激活。在自动模式中,可按预先设定时间发放电击,如清晨患者睡眠时。

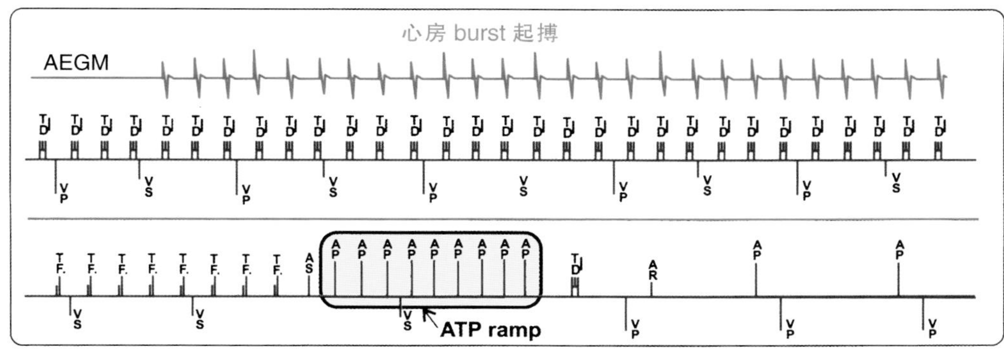

标记:AP=心房起搏;AS=心房感知;TD=AT/AF 识别;TF=在 AT 区间的 FAT 识别;VS=心室感知;VP=心室起搏;CE=充电结束;CD=心脏复律/除颤脉冲。
(TF 标记应用于 Medtronic EnRhythm/EnTrust 之前的系列中。它表示在 AT/AF 重叠区间的 AT/AF 事件。这个标记不再用于 Medtronic 有心房治疗的装置)

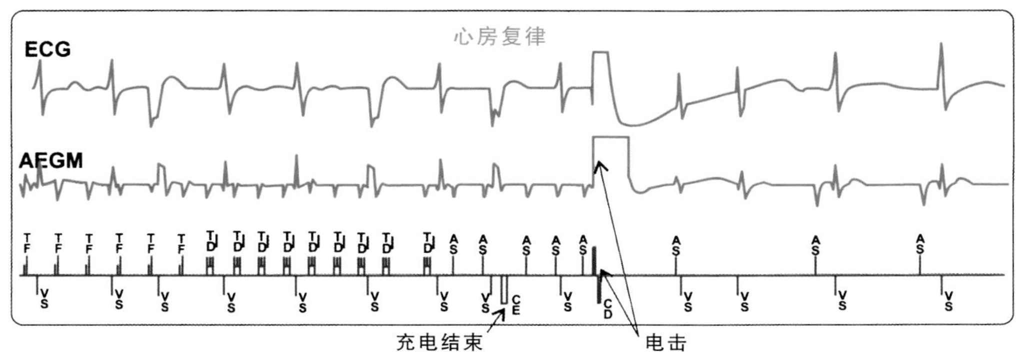

缩写词:AEGM=心房电图;AF=心房颤动;AT=房性心动过速;ATP=抗心动过速起搏;FAT=快速房性心动过速;HF=高频;HV=高压;RA=右心房;RV=右心室。

图 7.23

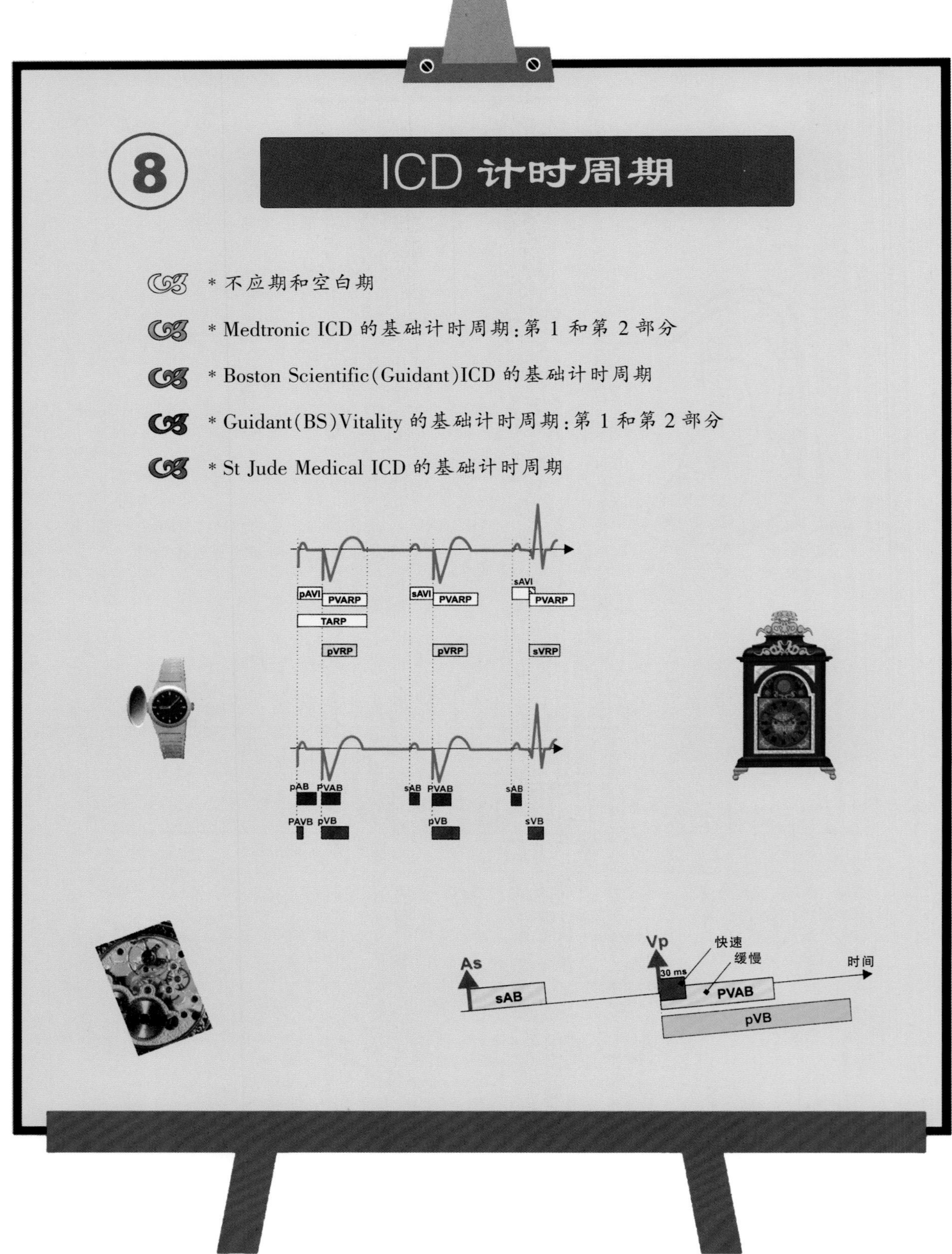
8
ICD 计时周期
* 不应期和空白期
* Medtronic ICD 的基础计时周期:第 1 和第 2 部分
* Boston Scientific(Guidant)ICD 的基础计时周期
* Guidant(BS)Vitality 的基础计时周期:第 1 和第 2 部分
* St Jude Medical ICD 的基础计时周期
pAVI
PVARP
sAVI
PVARP
sAVI
PVARP
TARP
pVRP
pVRP
sVRP
pAB
PVAB
sAB
PVAB
sAB
PAVB
pVB
pVB
sVB
As
sAB
Vp
快速
缓慢
30 ms
PVAB
pVB
时间

图 8.00

ICD 计时
不应期和空白期

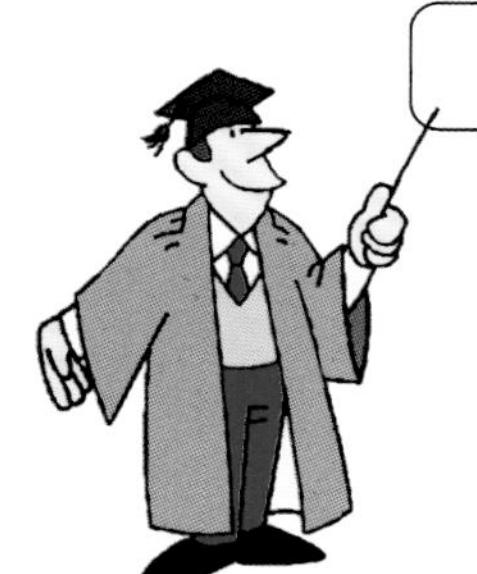
理解空白期和不应期以及它们的关系和差异很重要！

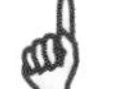

不应期

- **生物学：**
  心肌对刺激无反应的时间长度(由于细胞复极仍不完全，钠通道未正常工作，因此电刺激不能引起任何反应)。

- **对于装置：**
  在某个事件后的时间长度，在这段时间里感知放大器对事件，如诱发反应、T 波、逆向 P 波等无反应。
  在不应期，部分事件可以被识别并显示在标记通道上。它们可能存储在装置内存中，以便操作者检索和分析。
  在不应期识别的事件不能开启 AV 延迟或低限频率间期。然而，在不应期识别的事件可以用于多种功能，如自动模式转换(AMS)中。

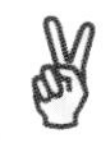

空白期

- 一个预先设置或程控的间期，在该间期，所有进入的信号感知放大器暂时关闭或看不见的所有进入的信号。
  空白期在输出脉冲发放或装置感知到内在活动时开启。
  双腔装置中的交叉心腔空白期是为了防止不恰当识别到对方心腔的信号(即消除交叉感知)。

注意 1：不应期的第一部分是空白期。
注意 2：在一些装置中，pAB 可延伸至整个 AV 延迟(pAVI)。

缩写词：AVI=房室间期(pAVI=心房起搏的 AV 延迟；sAVI=心房感知的 AV 延迟)
PVARP=心室后心房不应期；TARP=总心房不应期=AVI+PVARP；
VRP=心室不应期 (pVRP=心室起搏后；sVRP=心室感知后)；
AB=心房空白期(pAB=心房起搏后；sAB=心房感知后)；
PVAB=心室后心房空白期；PAVB=心房后心室空白期；
VB=心室空白期(pVB=心室起搏后；sVB=心室感知后)。

图 8.01

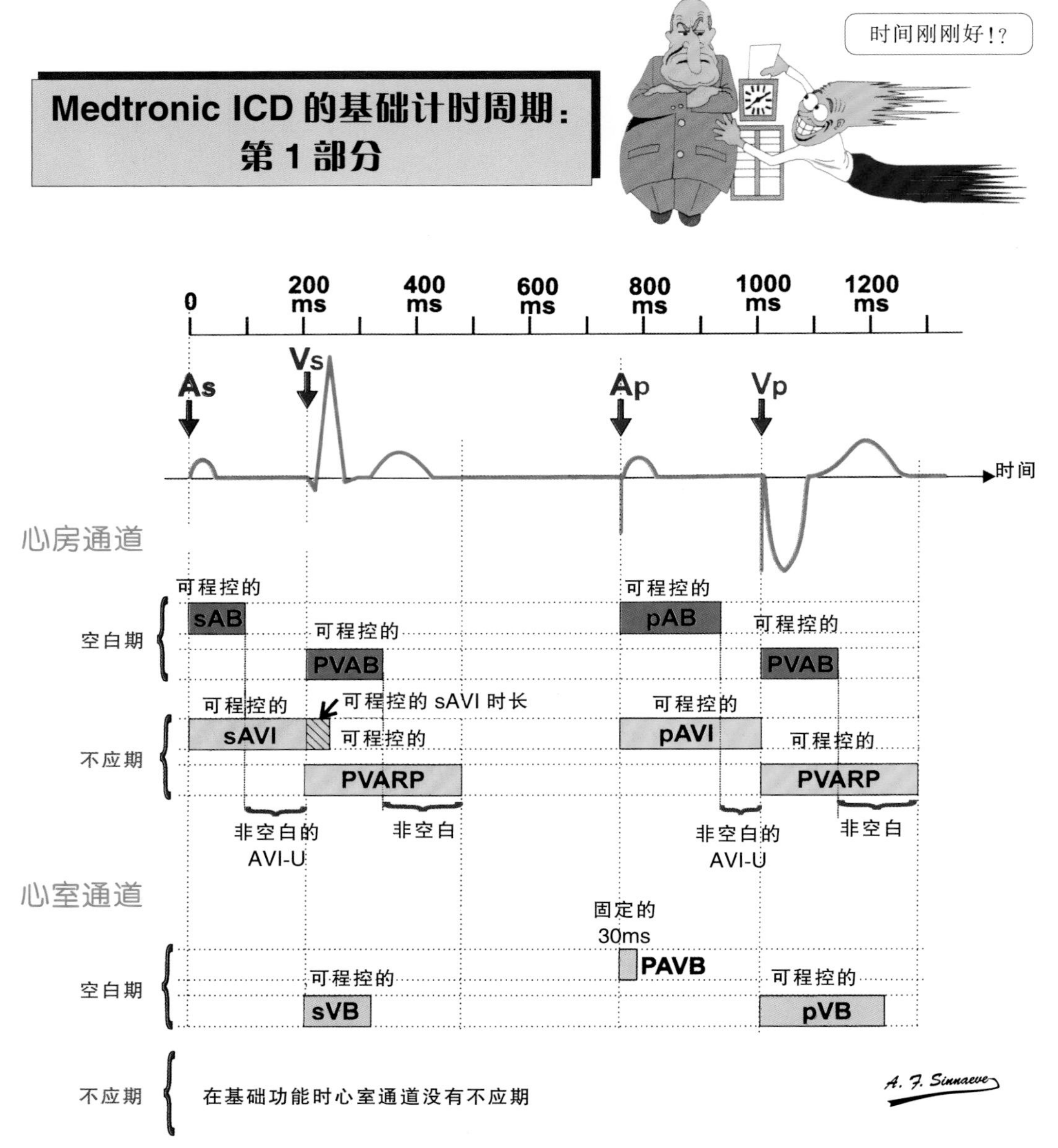

注意:sAB 和 sVB 在老一代 ICD 型号中不可程控。

在这个简图中,PVAB 仅涉及心动过缓功能。ICD 识别房性快速性心律失常或鉴别算法活动时,PVAB 只有 30ms,见下一页。

sVB 的时长对于防止心室通道 QRS 波双重计数很重要。
pVB 的时长对于防止心室通道 T 波过感知很重要。

缩写词:pAVI=心房起搏的 AV 间期;AVI-U=AV 延迟的非空白部分;
AB=心房空白期(pAB=心房起搏后;sAB=心房感知后);
PVAB=心室后心房空白期;PAVB=心房后心室空白期(为了防止交叉感知);
PVARP=心室后心房不应期;
VB=心室空白期(pVB:起搏后;sVB:感知后)。

图 8.02

Medtronic ICD 的基础计时周期：第 2 部分

心动过速时过短的 PVAB 会引起频繁的 QRS 波远场感知，但 ICD 根据 PR logic 算法能得出心动过速的诊断，所以 ICD 功能不受影响。

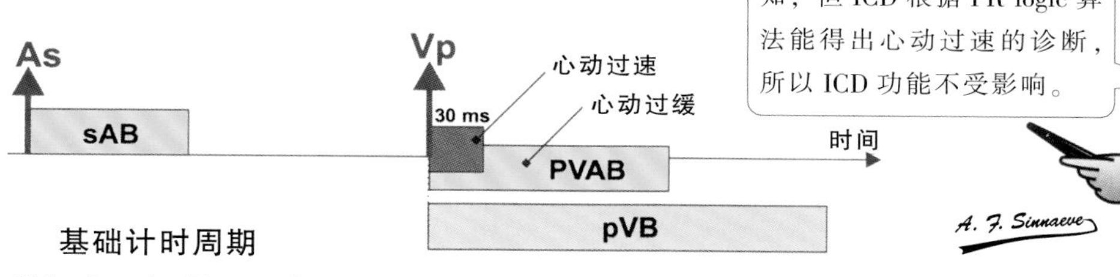

基础计时周期
(Medtronic-Entrust)

心房空白期：

pAB=可程控为 150~250ms(默认值=200ms)

sAB=可程控为 100~170ms(默认值=100ms)

心动过缓 PVAB=可程控为 10~300ms(默认值=150ms)

心动过速 PVAB=30ms(固定值)

心房不应期：

PVARP=可程控为变量或 150~500ms（最小 PVARP=PVAB)(默认值为 310ms)

PVC 后 PVARP 延长：400ms(若程控的低于这个值)

pAVI=可程控为 30~350ms(频率适应性)

sAVI=可程控为 30~350ms(频率适应性)

假如 pAVI>pAB 或 sAVI>sAB，在 pAB 或 sAB 结束后，非空白的 AVI(AVI-U)开启

心室空白期：

pAB=可程控为 150~450ms(默认值=200ms)

sAB=可程控为 120~170ms(默认值=120ms)

PVAB=30ms(固定值)

心室安全起搏：

VSP=110ms。当起搏频率超过 VSP 转换频率时，一个较短值(70ms)起作用。计算公式如下：

$$\frac{60\ 000}{2\times(pVB+110ms)} \text{ 每分钟}$$

心室后心房空白期(PVAB)

可程控三种形式的 PVAB：

部分 PVAB

心室起搏后有一个不可程控的 30ms 的心房空白期，心室感知后(0ms)没有心房空白期。在这个硬件中看不到空白期的(即第一个 30ms)标记。落入为程控的心动过缓 PVAB 内(“软件空白”期)的心房事件仅用于 PR Logic 算法，在 Entrust 之前的型号中标记为 AR。Ab 是新标记，开始于 Entrust ICD，表示 PVAB 内的心房感知。如果程控的 PVAB 是 150ms，那么 PVARP 开始后 30~150ms 识别的心房信号目前将被标志为 Ab。被描述为 Ab 的事件在模式转换、PVC 反应、非竞争性心房起搏（NCAP)和 PMT 介入算法中将被忽略。

绝对 PVAB

整个 150ms(假定的 PVAB 值)对于心动过速和心动过缓功能均是空白的。没有事件用于 PR Logic 算法。然而，可以看见 Ab 标记。

部分 PVAB+

这个间期与部分 PVAB 相类似，但是在心室起搏或感知事件后的短暂时间内，心房感知灵敏度将下降(更高的数值)，以便提供远场 R 波与自身心房事件之间以振幅为基础的鉴别诊断。

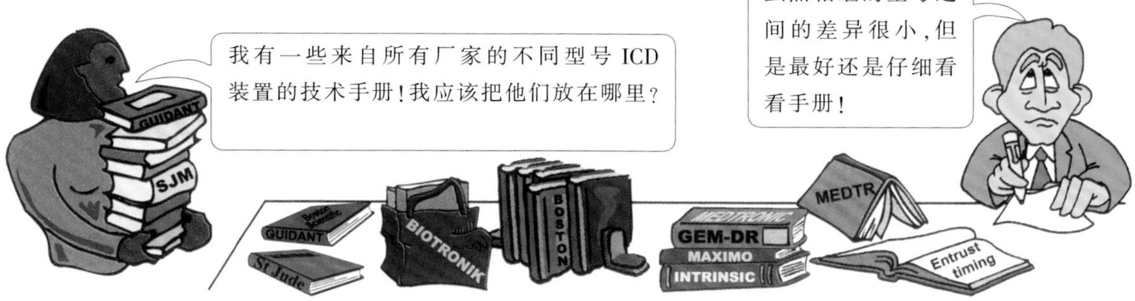

我有一些来自所有厂家的不同型号 ICD 装置的技术手册！我应该把他们放在哪里？
虽然相继的型号之间的差异很小，但是最好还是仔细看看手册！
GUIDANT
SJM
GUIDANT
St Jude
BIOTRONIK
BOSTON
MEDTRONIC
GEM-DR
MAXIMO
INTRINSIC
MEDTR
Entrust timing

缩写词：AB=心房空白期(pAB，起搏后；sAB，感知后)；PVAB=心房后心室空白期(为防止交叉感知)；PVC=室性早搏；PVAB=心室后心房空白期；AVI=房室间期或 AV 延迟(pAV=心房起搏后；sAVI=心房感知后)；PVARP=心室后心房不应期；VB=心室空白期(pVB，起搏后；sVB，感知后)；VSP=心室安全起搏；PMT=起搏器介导的心动过速。

图 8.03

Boston Scientific (Guidant) ICD 的基础计时周期

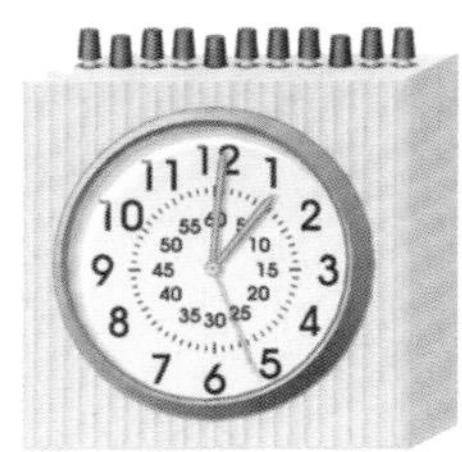

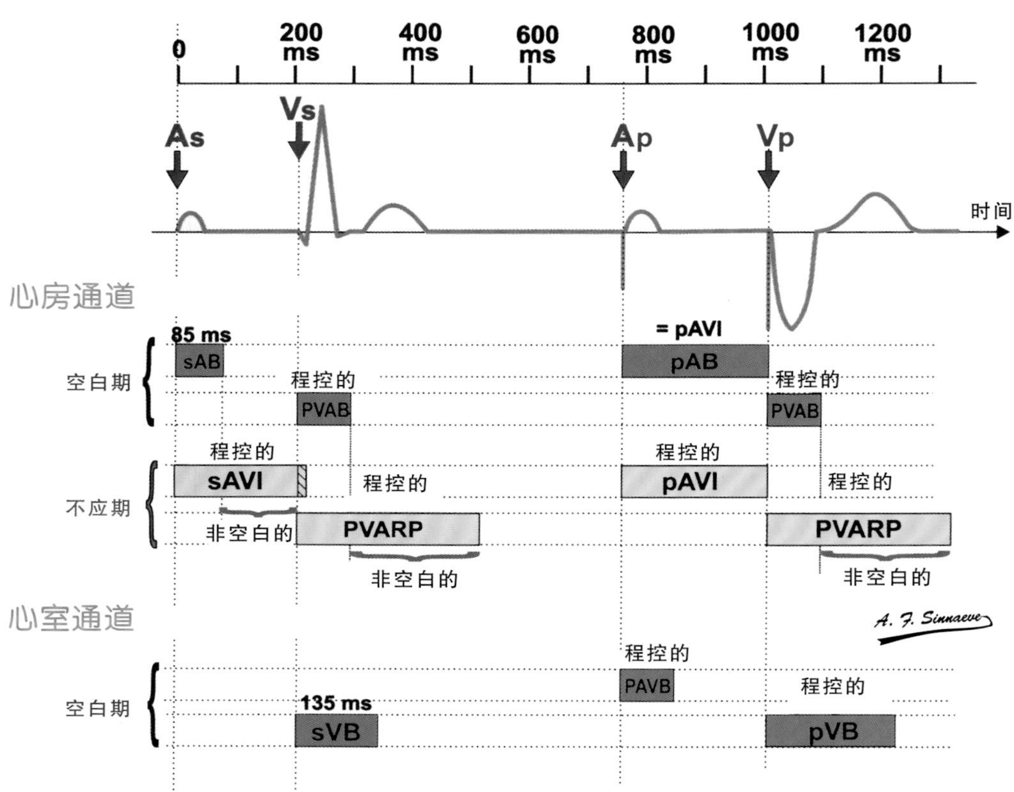

sAB=心房感知后心房空白期:固定值 85ms
pAB=心房起搏后心房空白期:始终等于 pAVI
pAVI=心房起搏后程控的 AV 延迟:动态 OFF 或动态 ON
动态 OFF:可程控的固定值 10,20,……300ms
动态 ON:可程控的最大值 20,30,……300ms
可程控的最小值 10,20,……290ms
sAVI=心房感知后程控的 AV 延迟:与 pAVI 相同,但是可由“感知的 AV 偏移”而变短(为了代偿感知和起搏心房事件之间的血流动力学差异):可程控为 OFF,-10,-20,……-100ms
PVARP=心室后心房不应期:动态 OFF 或动态 ON
动态 OFF:可程控的固定值 150,160,……500ms
动态 ON:可程控的最大值 160,170,……500ms
可程控的最小值 150,160,……490ms
PVAB=心室后心房空白期:可程控为 45,65 或 85ms
PAVB=心房后心室空白期:可程控为 45,65 或 85ms
sVB=心室感知后心室空白期:固定为 135ms
pVB=心室起搏后心室空白期:动态 OFF 或动态 ON
动态 OFF:可程控的固定值 150,160,……500ms
动态 ON:可程控的最大值 160,170,……500ms
可程控的最小值 150,160,……490ms

图 8.04

计时周期:Guidant(Vitality)1

好的计时就是一切!

心房通道–双腔模式

A 感知 V 感知　A 感知 V 起搏　A 起搏 V 感知　A 起搏 V 起搏

时间

sAVI　sAVI　pAVI　pAVI

sAB　PVARP　PVARP　PVARP　PVARP

A. F. Sinnaeve

心房感知事件后程控的 AV 延迟(包括 85ms 的绝对不应期,即空白期)

心房起搏事件后的 AV 延迟(整个延迟中绝对不应期=空白期)

可程控的心室后心房不应期 PVARP(包括程控的心房交叉腔空白期)

PVAB V 起搏后的 A 空白期(可程控值 45ms、65ms、85ms)

PVAB V 感知后的 A 空白期(可程控值 45ms、65ms、85ms 和 SMART sensing™)

sAB A 感知后的心房空白期(固定在 85ms)

1 AV 间期(AVI)　AV 延迟能程控为下列两个操作之一:

- ✦ AV 延迟:一个固定的间期(可程控值 10,20,……300ms,默认值设定为 180ms)。
- ✦ 动态 AV 延迟:能够程控为 Off 或 On。

  动态 AV 延迟是以其前面的 A-A 间期为基础,在频率增加时,AVI 会自动缩短。

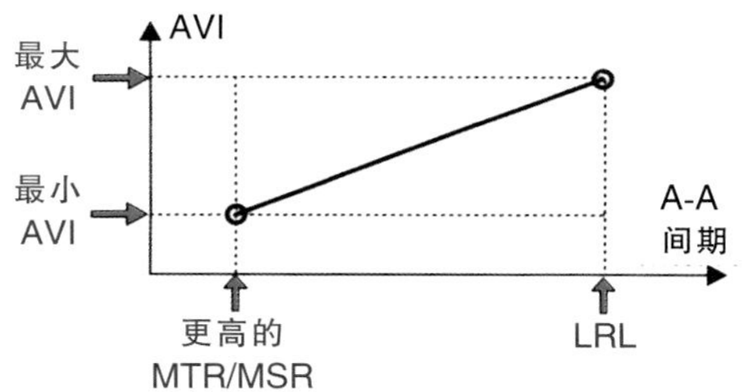

最大 AVI:可程控值 20,30,…300ms　默认值设定:180ms
最小 AVI:可程控值 10,20,…290ms　默认值设定:80ms

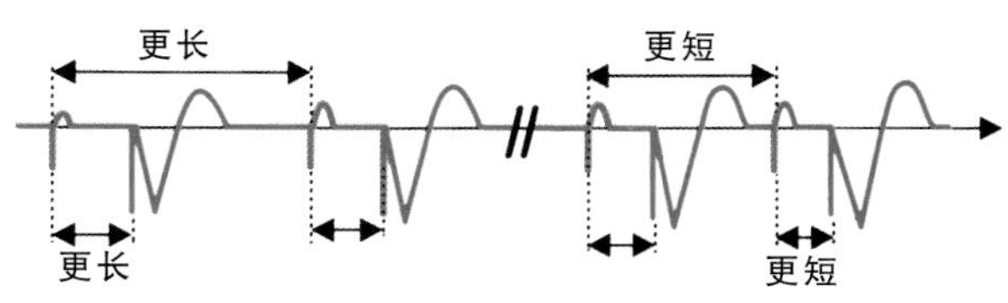

2 心室后心房不应期(PVARP)

- ✦ 固定的 PVARP:可程控值 150,160,……500m,默认值设定为 250ms。
- ✦ 动态 PVARP:能程控为 Off 或 On。

  当频率增加时,这个功能可以自动缩短 PVARP。

  最大 PVARP:可程控值 160,170,……500ms,默认值设定为 250ms。

  最小 PVARP:可程控值 150,160,……490ms,默认值设定为 240ms。
- ✦ PVC 后的 PVARP:有助于防止由于逆向传导所导致的起搏器介导的心动过速,典型的起搏器介导的心动过速与 PVC 直接相关。这个功能可以程控为 Off 或 On。

  可程控值 150,200,……500ms,默认值设定为 400ms。

缩写词:AB=心房空白期;AVI=房室间期;LRL=低限频率;MSR=最大传感器驱动频率;MTR=最大跟踪频率;PVAB=心室后心房空白期;PVARP=心室后心房不应期;PVC=室性早搏;s……=感知后(如 sAB);p……=起搏后(如 pAVI)。

图 8.05

计时周期:Guidant(Vitality)2

计时对于理解 PM 和 ICD 十分必要!

3 SMART sensing™:仅有 V 感知后 A 空白期

提高装置感知 P 波的能力,并避免 FFRW 感知(通过自动调整振幅增益),特别是在房性和(或)室性快速性心律失常时。

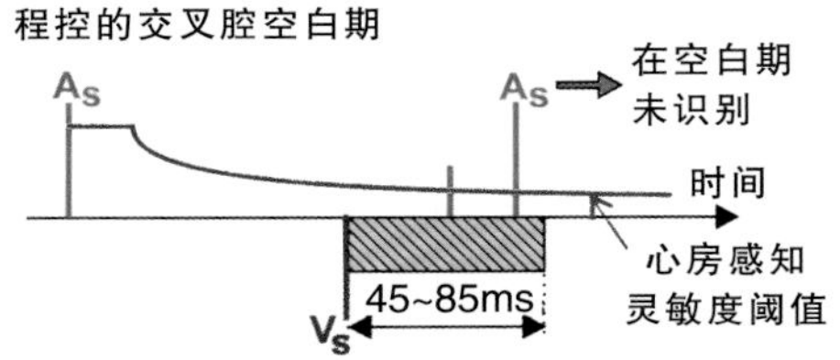

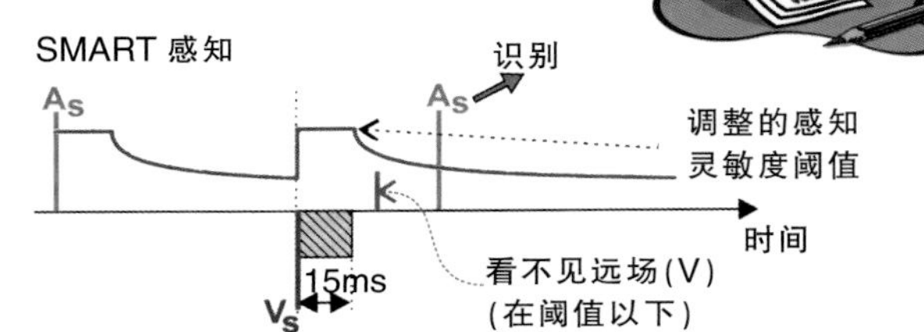

心室通道–双腔模式

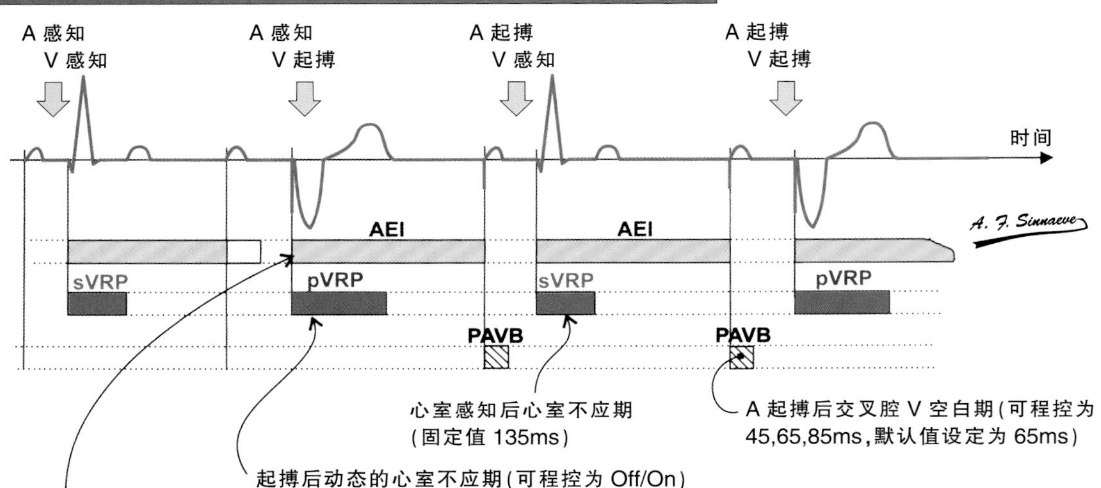

厂家采用术语“心室不应期”来代表 ICD 中实际的“心室空白期”!

心室不应期(pVRP)

- pVRP:一个固定间期(可程控值 150,160,……500m,默认值设定为 250ms)。
- 动态 VRP:能程控为 Off 或 On。

  动态 VRP 以之前的 V-V 间期为基础,频率增加时,VRP 自动缩短。

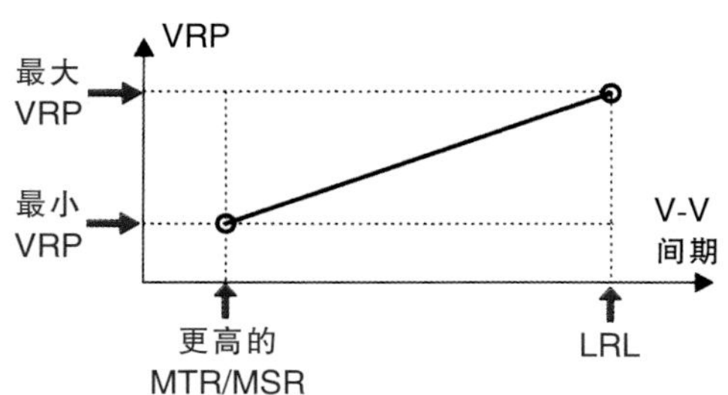

最大 VRP:可程控值 160,170,……500ms,默认值设定为 250ms
最小 VRP:可程控值 150,160,……490ms,默认值设定为 240ms

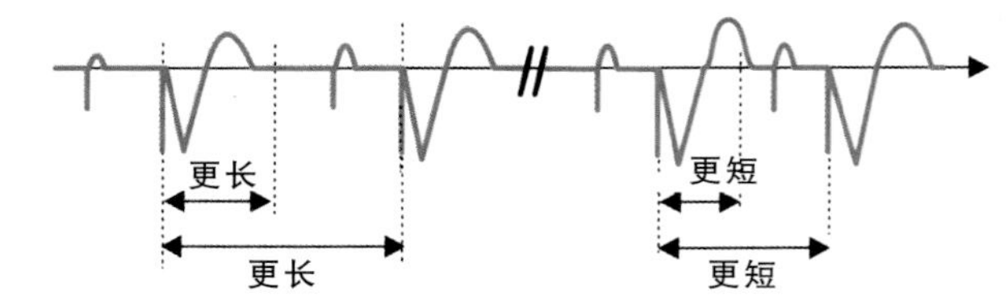

缩写词:AEI=心房逸搏间期;PAVB=心房后心室空白期;pVRP=心室起搏后心室不应期;sVRP=心室感知后心室不应期。

图 8.06

St Jude Medical 的基础计时周期

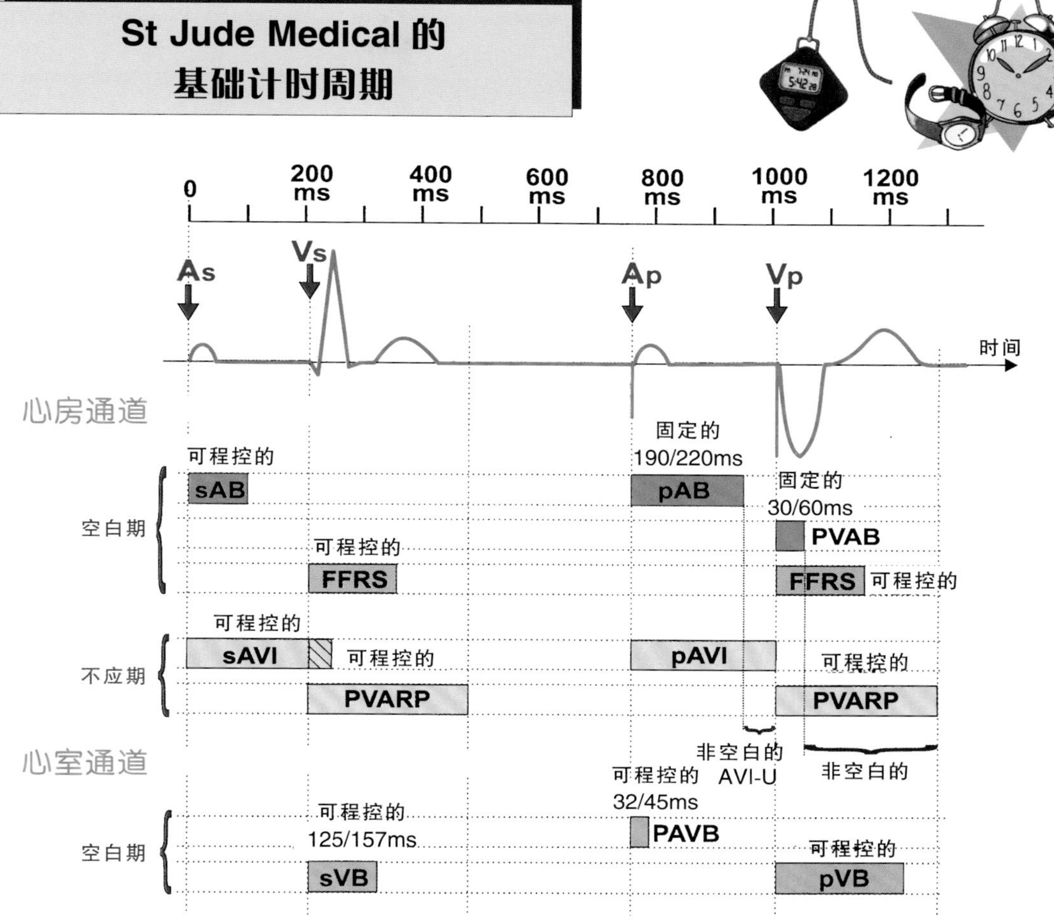

注意：固定的 PVAB 和可程控的 FFRS 在之前的模式中被单一的可程控的 PVAB 间期所取代。

pAVI=可程控 35~350ms(默认值为 170ms)，最大 pAVI 由程控的"基础频率"限制

sAVI=可程控 25~325ms(默认值为 150ms)，短于或等于 pAVI 但比 pAVI 短不超过 100ms

pAVI 和 sAVI 均可以是频率适应性(可程控为 Off，Low，Medium，High)

若为频率适应性：最小的 pAVI 和 sAVI 可程控为 35~120ms(默认值为 50ms)

pAB=固定值为 190ms 或 220ms；装置根据心房起搏振幅自动调整

sAB=可程控为 93ms、125ms 或 157ms(默认值为 93ms)

pVB=可程控为 125~470ms(默认值为 250ms)(=绝对不应期)

必须程控为短于 PVARP

pVB 可以是频率适应性(Off，low，medium，high，默认值为 medium)

若为频率适应性，最小 pVB 必须程控为：125~470ms(默认值为 220ms)

sVB=可程控为 125ms 或 157ms(默认值为 125ms)

PVARP=可程控为 125~470ms(默认值为 280ms)(=相对不应期)

PAVB=由医生选择：32ms 或 45ms(默认值为 32ms)

感知的 P 波后没有 PAVB

PVAB=固定在 30~60ms，装置根据程控的电压、脉宽和最大起搏频率可以自动调整；心室感知后没有 PVAB。

FFRS=远场 R 波抑制间期可程控为 OFF，20~200/250ms(默认 OFF)，且仅当心律失常感知是"双腔"时，才可应用。与 PVARP 不同，FFRS 是一个真实的空白期，这是由于落入 FFRS 的心房事件不影响 ICD 的任何功能，并且不进入自动模式转换计数。

FFRS 开始于一个心室起搏或感知后。一次心室刺激后，FFRS 的第一部分为 PVAB。

! 由于对心房感知可能有不良影响，并且间接地影响 SVT 鉴别诊断和自动模式转换，因此，应用远场 R 抑制时需谨慎！

图 8.07

ICD 治疗的并发症

* ICD 治疗的并发症总结:第 1~3 部分
* 线圈或导线连接颠倒
* ICD 治疗缺失或延迟

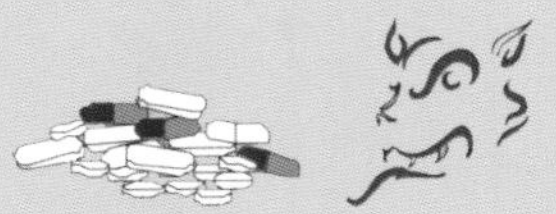

* 治疗后心动过速继续
* 电击有效性的错误分类
* 药物治疗和 ICD 之间的重要相互作用
* ICD 和抗心律失常药物治疗
  1. AA 药物的潜在获益
  2. AA 药物的分类:与 ICD 的相互作用
  3. AA 药物对 ICD 的潜在不良作用
  4. AA 药物引起的致心律失常作用
* ICD 和致心律失常作用

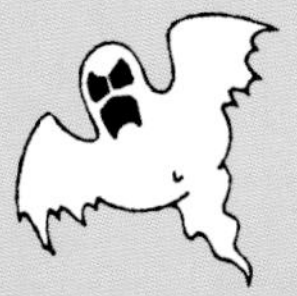

* ICD 诱发的致心律失常作用
* 电风暴
* 心理问题和应激
* 出院时患者指导:第 1 和第 2 部分

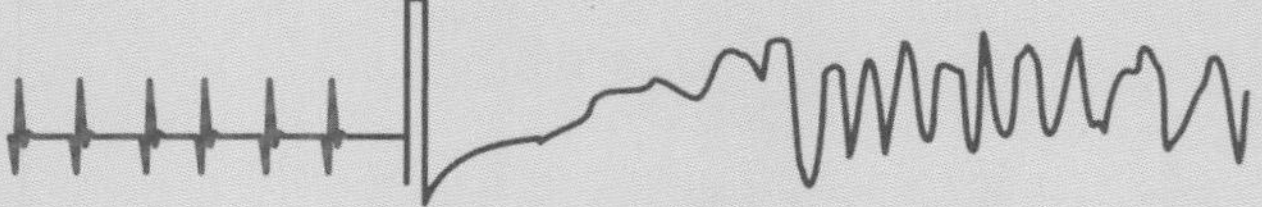

图 9.00

ICD 治疗的并发症

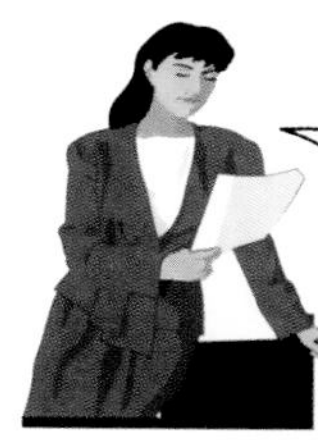

要知道，围术期的死亡率低于 0.5%！

是的，但是有 1%~2%的感染并需要移除 ICD。感染发生率在 CRT-D 装置中更高。

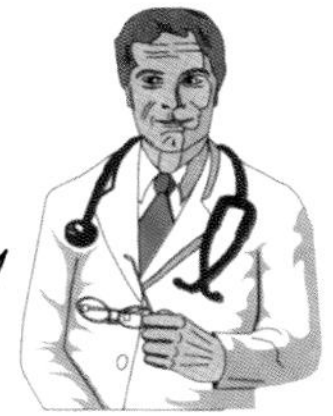

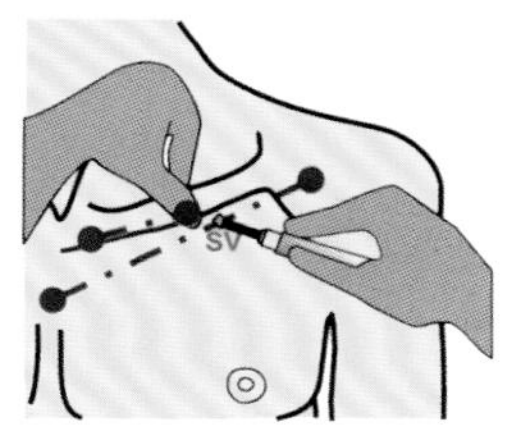

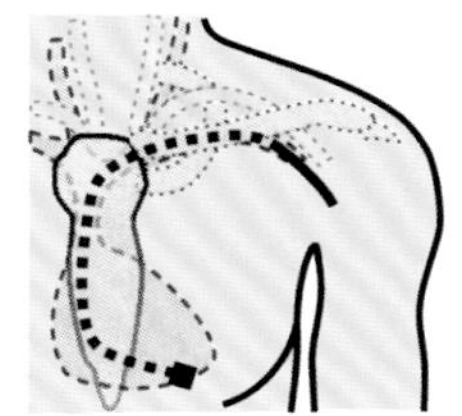

静脉途径的并发症

锁骨下静脉盲法穿刺相关的并发症取决于：
(1)术者的技术
(2)患者的解剖

- 气胸
- 咯血
- 血胸或血气胸
- 空气栓塞
- 静脉血栓
- 肺栓塞
- 臂丛神经损伤

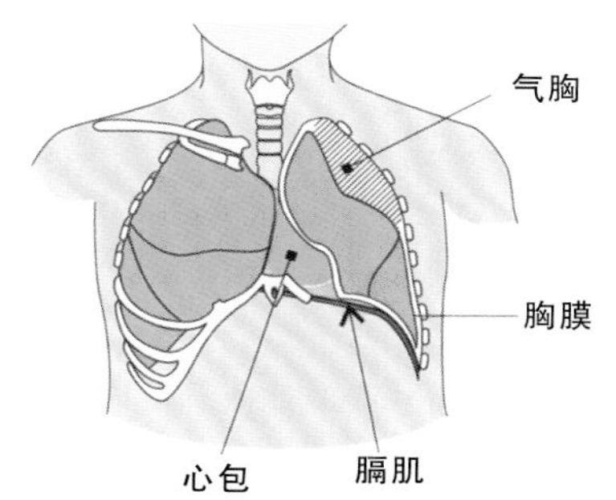

囊袋相关的并发症

- 囊袋积液
- 囊袋血肿
- 囊袋破溃
- 囊袋局部感染或合并系统感染（后者可能与经超声可识别的导线上脓毒性血栓有关）

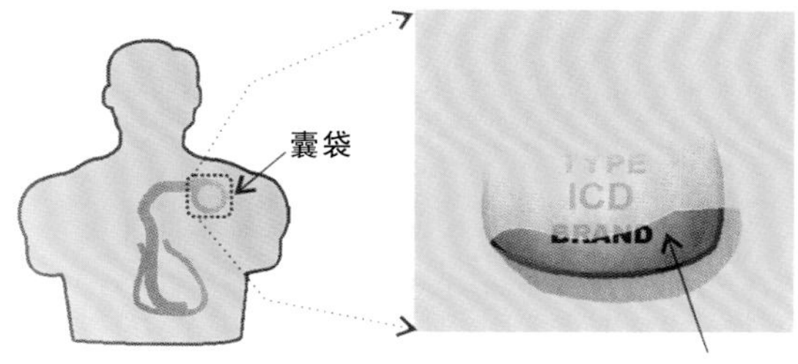

导线相关并发症

- 导线错位
- 导线脱位
- RV 导线穿孔(可导致起搏/感知丧失、膈肌刺激、心脏压塞)
- 导线断裂
- 隔缘层破损
- 固定螺丝松动
- 绝缘帽破损
- 连接错误
- Twidler 综合征

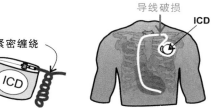

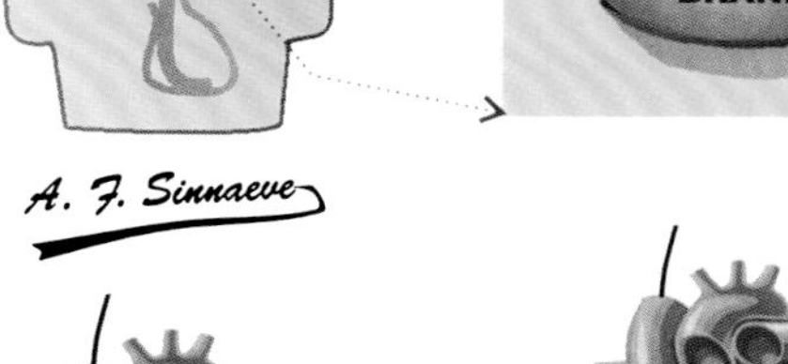

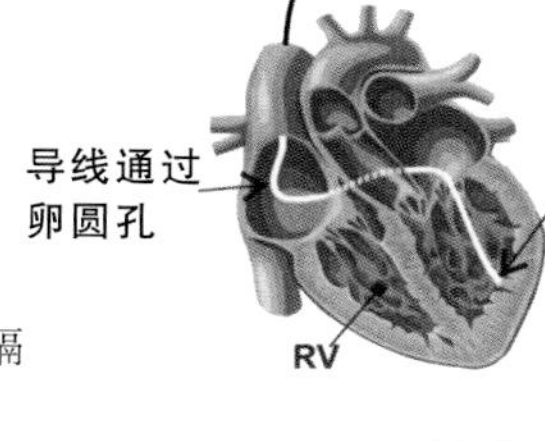

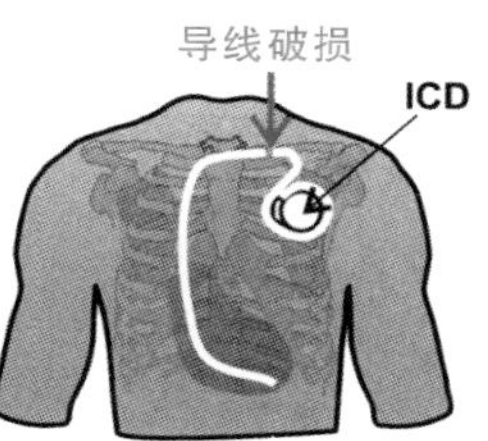

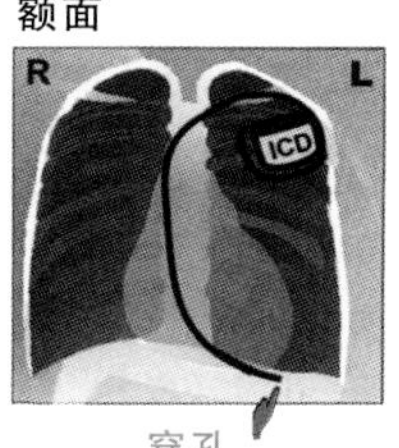

缩写词：LV=左心室；RV=右心室；CRT=心脏再同步化治疗。

图 9.01

ICD 治疗的并发症续

ICD 是极为复杂的高科技装置，置入以及程控都必须掌握熟练的技术！

ICD 发电器：急性并发症

- 测试时功能异常
- 不充分的 DFT
- VT/VF 感知不良

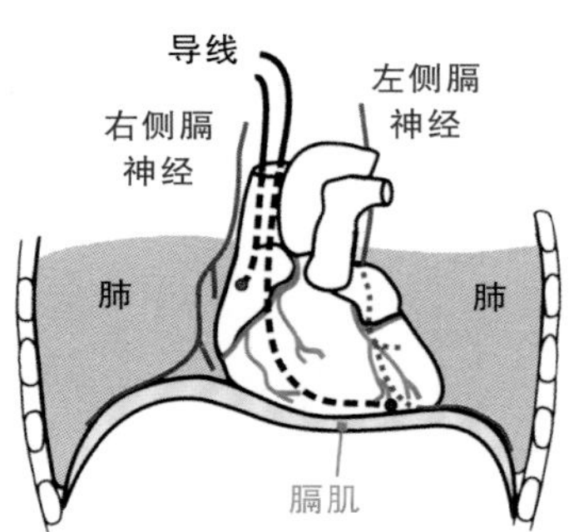

A. F. Sinnaeve

其他并发症

- ICD 移位至腋窝
- 围术期脑缺血(罕见)
- 心外刺激
  心房导线和 RV 导线的右侧膈神经刺激：膈(伴或不伴穿孔)和胸壁肋间肌刺激(伴穿孔)
- 明显局部疼痛需要重新手术
- 大腿深静脉术后血栓
- 冷冻肩

CRT 的并发症

- 冠状窦夹层
- 冠状窦穿孔
- 左侧膈神经刺激
- RV 导线操作时，在原有 LBBB 基础上出现 AV 阻滞
- 不能经静脉置入 LV 导线

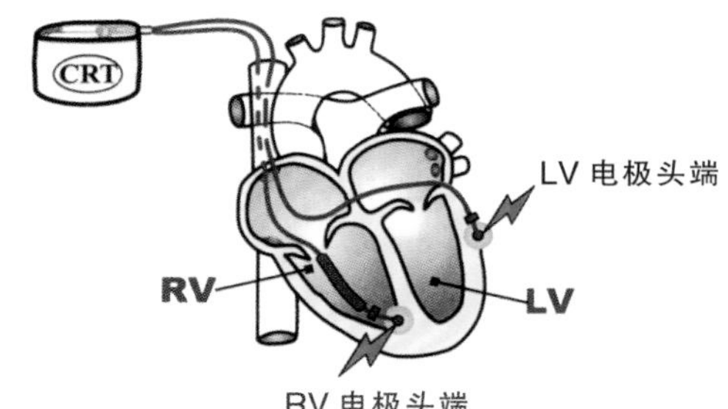

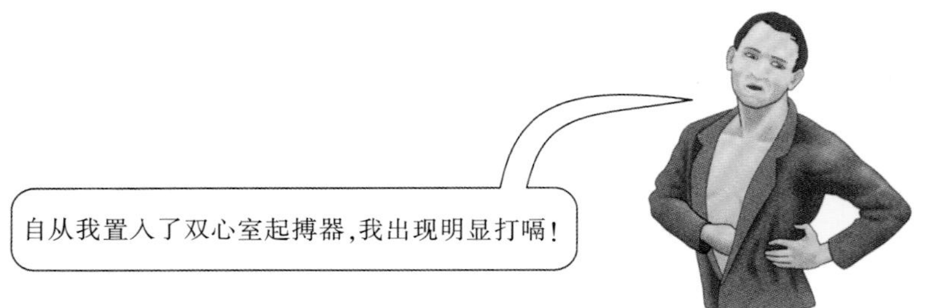

自从我置入了双心室起搏器，我出现明显打嗝！

缩写词：AV=房室；CRT=心室再同步化治疗；DFT=除颤阈值；LBBB=左束支传导阻滞；LV=左心室；RV=右心室；VF=心室颤动；VT=室性心动过速。

图 9.02

ICD 治疗的并发症续

并发症虽然不常见,但也是存在的!
急性并发症发生在置入时(如气胸、血肿等)。迟发并发症可在数天,甚至数月后出现(如导线故障、电极头端过度纤维化等)。

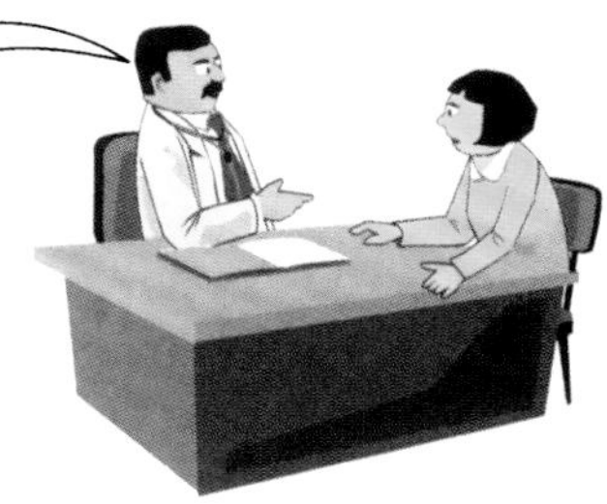

远期并发症

导线故障[断裂和(或)绝缘层破损]是最常见的远期并发症

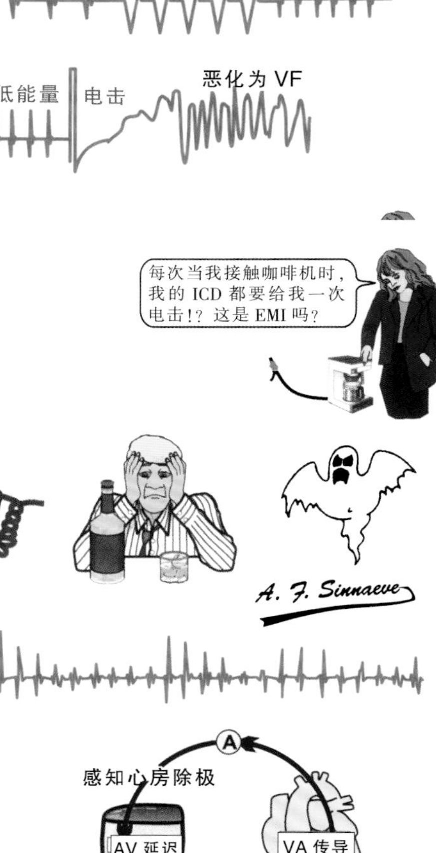
ATP
VT 加速
低能量
电击
恶化为 VF
每次当我接触咖啡机时,
我的 ICD 都要给我一次
电击!? 这是 EMI 吗?
ICD
A. F. Sinnaeve
感知心房除极
A
AV 延迟
VA 传导
ICD
在心室起搏
V

药物治疗和 ICD 的相互作用
- 药物诱发的致心律失常作用
- DFT 增高(暂时性)
- VT 周长延长
- 房颤转变为房扑

ICD 诱发的致心律失常作用
- 在窦性节律时发放的电击基本不会致命
- 快速性心律失常恰当治疗(ATP 或电击使 VT 加速)
- 快速性心律失常不恰当治疗(由低能量电击诱发 VF)
- 缓慢性心律失常

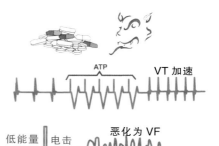

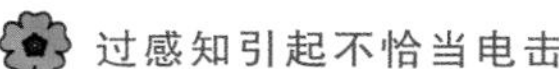

过感知引起不恰当电击
- 心内信号(T 波和 P 波感知的 R 波双计数)
- 肌电位
- 电磁干扰(在家、工作中、医院的 EMI)

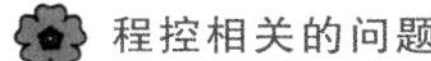

程控相关的问题
- 识别心动过速的频率截点不恰当
- 有意的或错误的装置失活伴重新激活 ICD 失败

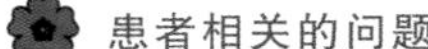

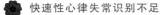

患者相关的问题
- 心理问题和应激
- 幽灵放电
- twiddler 综合征
- 起搏器综合征和 LV 失同步
- DFT 增加 (由于电极组织接口或心肌基质的不良改变)

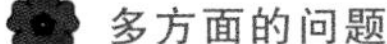

多方面的问题
- VT/VF 的转复延迟或缺失
- 基础节律时 VEGM 振幅逐渐降低(局部反应),导致 VT/VF 感知不良
- 电风暴
- 起搏器介导的心动过速

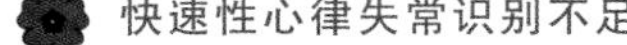

快速性心律失常识别不足
- 算法的特异性和敏感性小于 100%(对 SVT 和 ST 的不恰当电击)

ICD 相关的问题
- 电池早期耗竭和(或)充电时间延长
- 随机的 ICD 元件失灵
- 因 ICD 设计而非功能障碍的不良影响

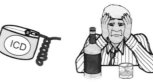

缩写词:ATP=抗心动过速起搏;DFT=除颤阈值;EMI=电磁干扰;LV=左心室;ST=窦性心动过速;SVT=室上性心动过速;VEGM=心室电图;VF=心室颤动;VT=室性心动过速。

图 9.03

线圈或导线连接颠倒

在双线圈集成导线中线圈颠倒

一根集成导线的远端除颤线圈参与部分起搏和感知功能！

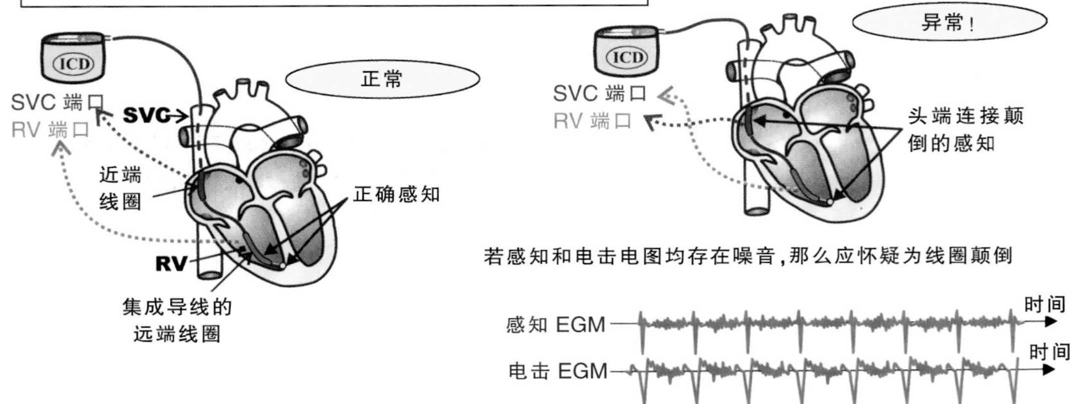

这个问题可引起胸部肌电位和心房活动的感知，并导致ICD抑制和（或）不恰当治疗（电击）

两根心室导线(CRT)颠倒

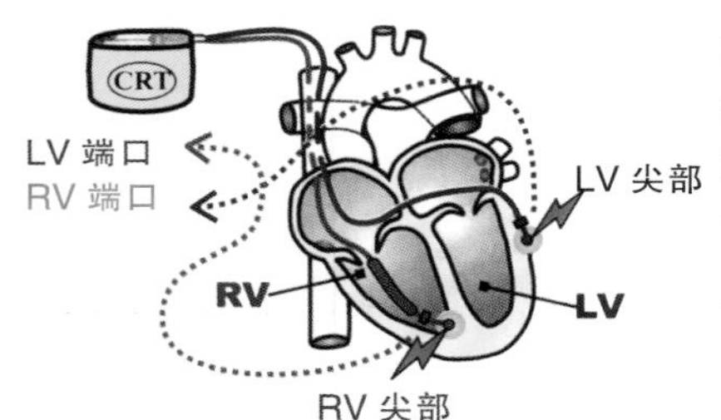

如果双心室起搏时心室间期（V-V）为零，那么左心室和右心室导线连接颠倒可能不明显。程控为单LV起搏将表现为RV起搏图形不伴V1导联明显的正向QRS波。假如LV导线起搏正确放置于冠状静脉系统内，那么程控为单RV起搏将在V1导联中表现为RBBB起搏图形。

心房和右心室导线颠倒

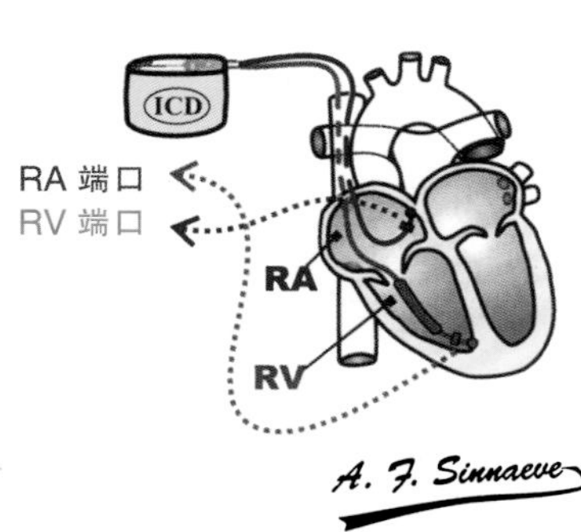

- 起搏异常。
- 由于装置起始时将VT和VF识别为室上性，所以它们常被遗漏。高于截点频率的SVT将被识别为VT/VF，并发放治疗。

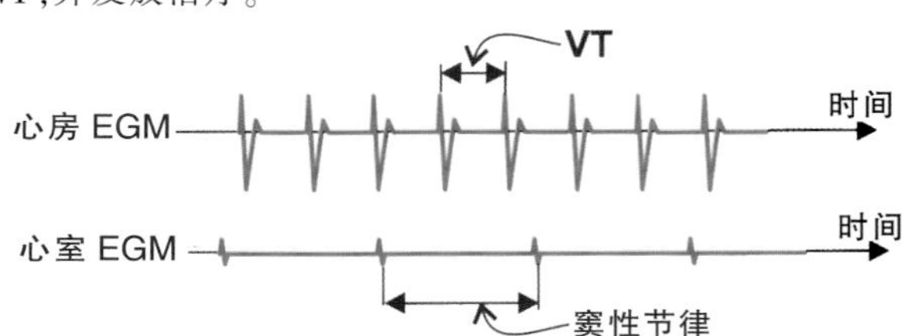

缩写词：CRT=心脏再同步化治疗；EGM=电图；LV=左心室；RA=右心房；RV=右心室；SVC=上腔静脉；SVT=室上性心动过速；VF=心室颤动；VT=室性心动过速；RBBB=右束支传导阻滞。

图 9.04

ICD 治疗缺失或延迟

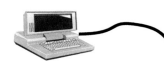

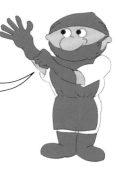

常规手术后不要忘记重新程控在术中失活的装置！

① 失活的 ICD

② VEGM 感知不良

- 感知的 VEGM 低振幅（不常见）
- 电击失败后的 VEGM 低振幅
- VEGM 的振幅波动：VEGM 的自发改变可引起伴自动增益或自动阈值控制 ICD 的信号缺失

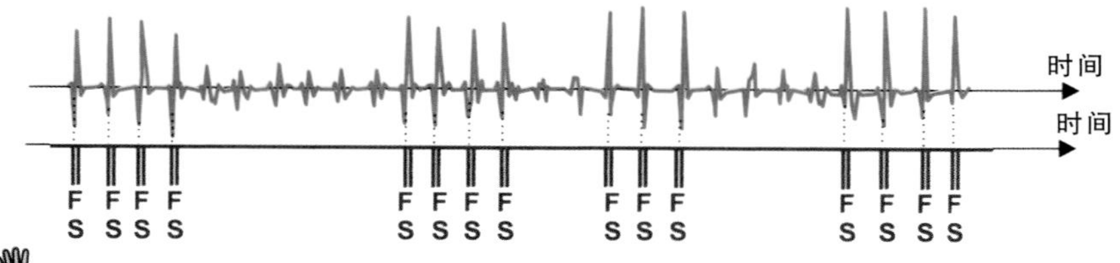

- 导线功能障碍（断裂、绝缘层破损，……）和移位
- 装置功能障碍（电池、电容器、电子元件，……）

③ 快速性心律失常识别不足

- VT/VF 频率截点程控过高

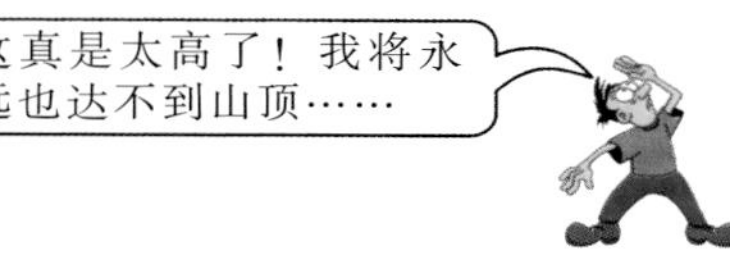

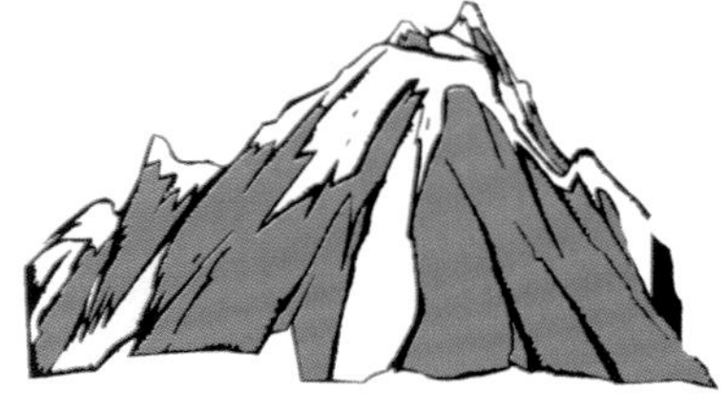

- 一个或更多程控的鉴别方法未被满足
- 多个程控的心动过速区间：频率接近 VT/VF 间期的心动过速

④ 程控的 VT 治疗不恰当

ATP 阵列或低能量电击

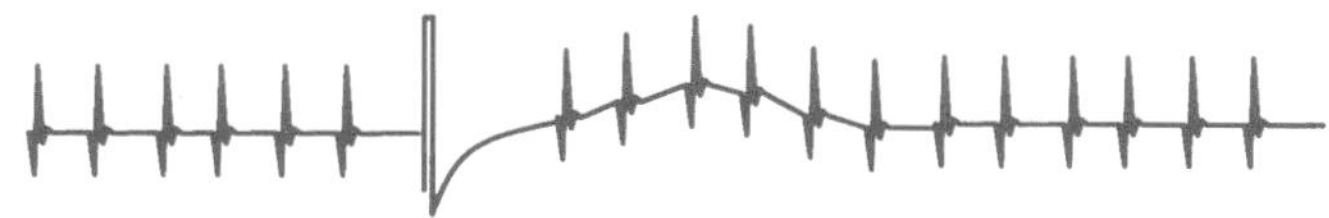

A. F. Sinnaeve

⑤ 干扰

来源于另一个起搏器的噪音或信号（在现代 ICD 中已不再见到）

缩写词：VEGM=心室电图；VF=心室颤动；VT=室性心动过速。

图 9.05

治疗后心动过速继续

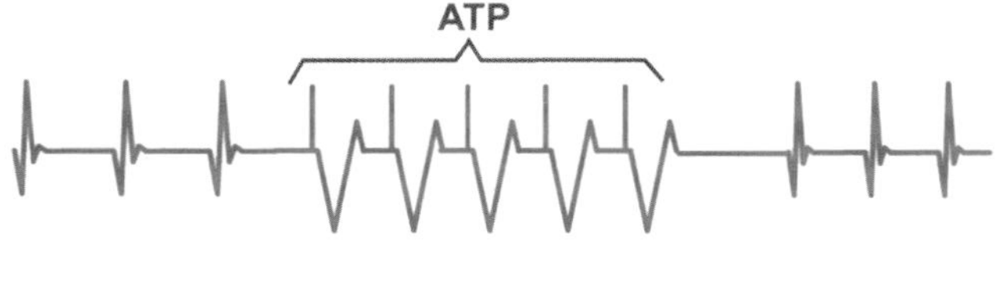

在治疗后记录到心动过速继续。你能告诉我如何诊断吗？初始心动过速真正是VT/VF 或 SVT 吗？

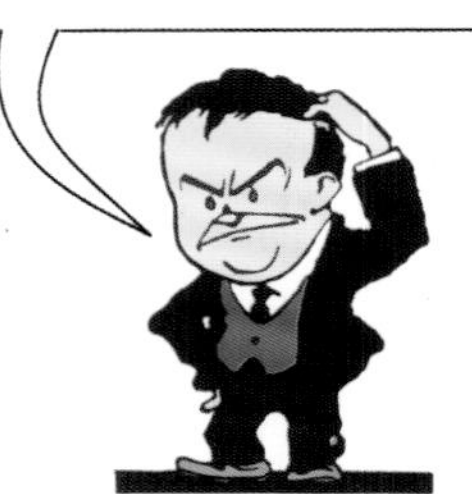

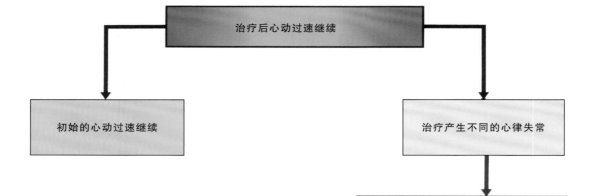

治疗后心动过速继续

- 初始的心动过速继续
- 治疗产生不同的心律失常
  1. VT 治疗后的 SVT
  2. VT 治疗后不同的 VT
  3. SVT 不恰当治疗后的 VT
  4. SVT 不恰当治疗后不同的 SVT

准确的诊断取决于仔细观察心房和心室 EGM，以及对多种程控的 VT 和 SVT 鉴别方法的全面掌握。

A. F. Sinnaeve

图 9.06

电击有效性的错误分类

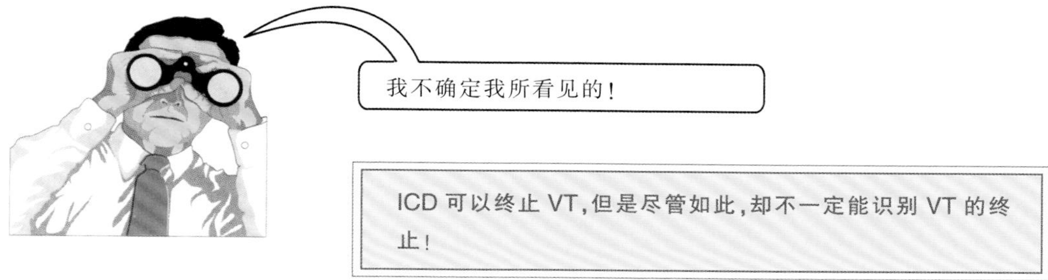

我不确定我所看见的！
ICD 可以终止 VT，但是尽管如此，却不一定能识别 VT 的终止！

1 电击后，在 ICD 能识别到窦性节律恢复之前，VT 复发。室性心动过速复发是由于出现新的持续或非持续 VT。

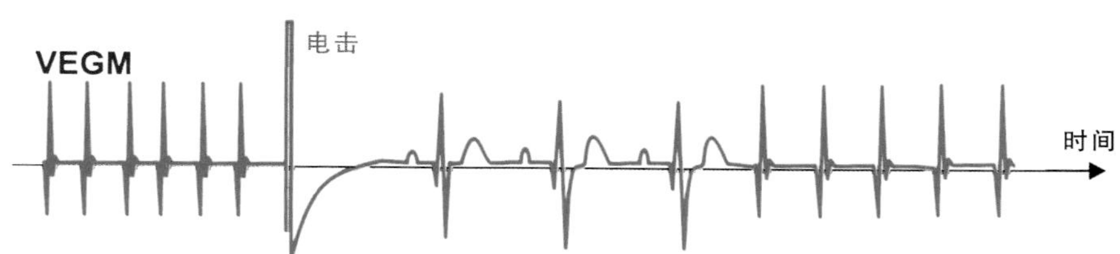

治疗：减少窦性节律再识别的心搏数量。对于非持续 VT，增加 VT 再识别所需要的心搏数量。

电击产生 SVT 落入 VT 区间

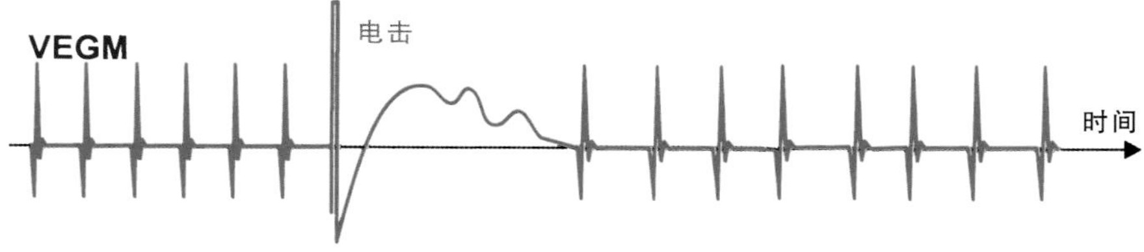

治疗：如同不恰当 SVT 识别的处理。

A. F. Sinnaeve

缩写词：VEGM=心室电图；VF=心室颤动；VT=室性心动过速；SVT=室上性心动过速。

图 9.07

药物治疗和ICD之间的重要相互作用

心律失常的识别可由以下因素影响

- VT 频率减慢至识别频率截点以下

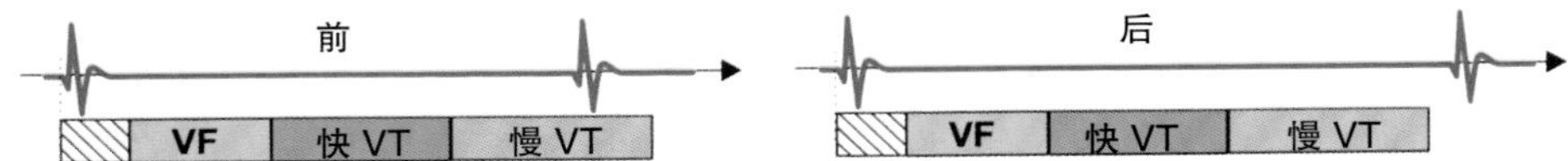

- 快速 VT 减慢允许采用 ATP 终止而非电击
- 降低转换速率(EGM 电压的变化频率)
- QRS 增宽,改变室性心律失常识别标准(例如,见形态)

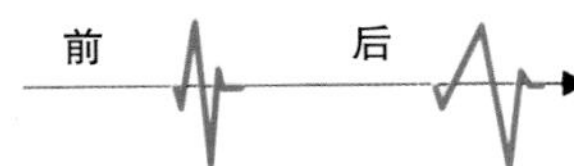

起搏

- 抗心动过缓起搏夺获阈值升高

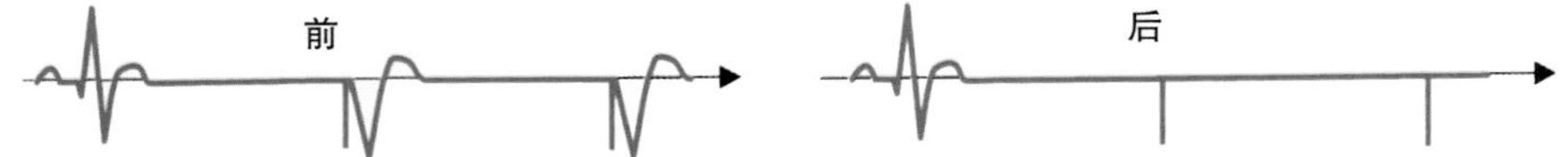

- 快速频率起搏时夺获阈值升高("频率依赖性")
- 诱发窦性心动过缓和(或)AV 阻滞,必要时需要抗心动过缓起搏

除颤

- 产生致心律失常作用,以之前存在的快速性心律失常恶化为特征[事件增加和(或)频率更快)和(或)诱发出新的、不同的及更快的室性心律失常而需要更多的电击,偶尔在 ATP 或低能量电击复律时更容易诱发室颤。

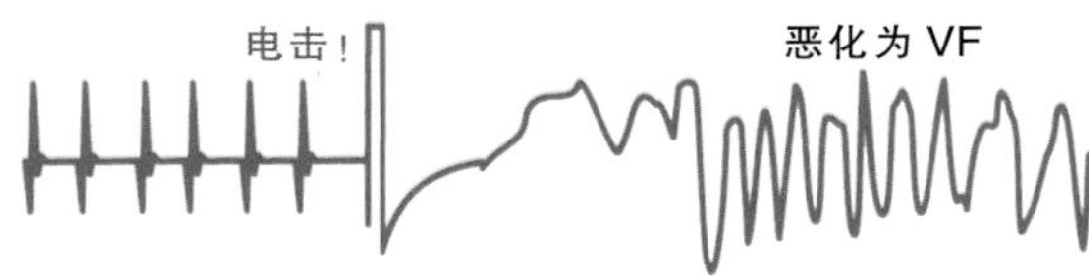

- 除颤阈值降低:Ⅲ类药物(但并非胺碘酮)可以降低除颤阈值,对有高除颤阈值的情况有帮助
- 增加除颤阈值

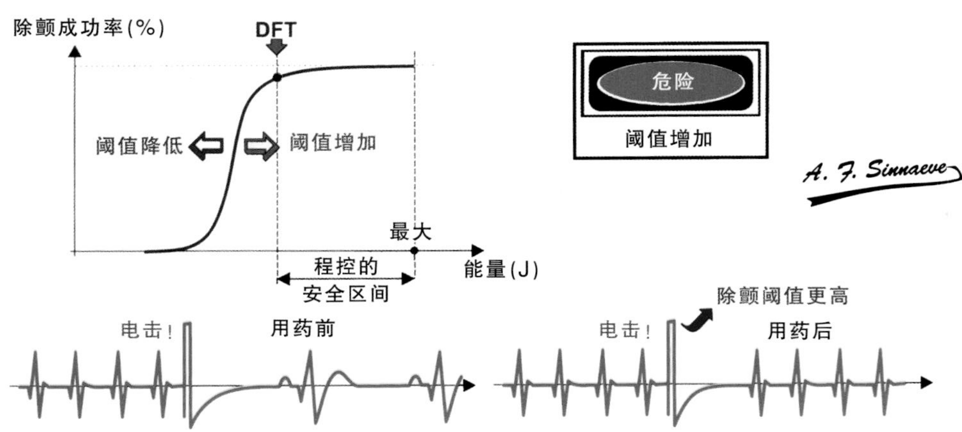

消除或减少 VT 和 SVT 的发生

图 9.08

ICD 和抗心律失常药物治疗 1

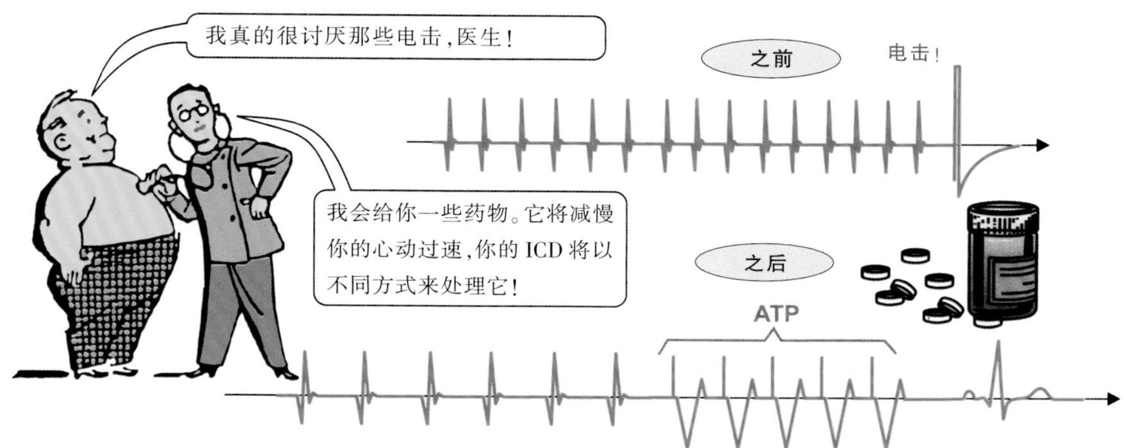

大约 50%或以上的 ICD 患者需要抗心律失常(AA)药物！

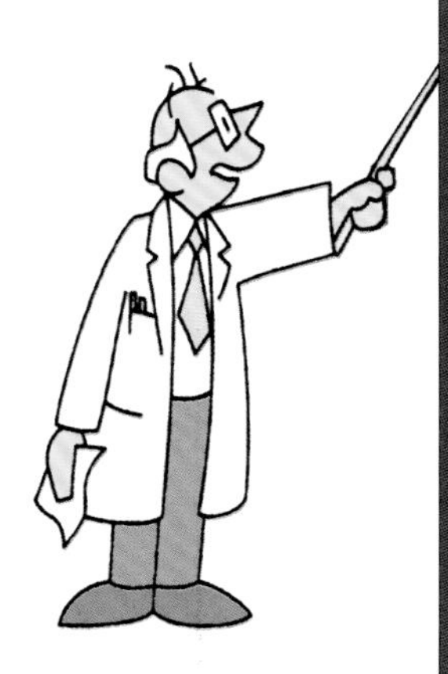

AA 药物的潜在获益

1. 减少持续性(和非持续性)症状性 VT/VF 事件的数量，因而限制了有痛性高能量电击治疗的数量并保留了电池寿命。
2. 抑制共存的室上性快速性心律失常可以控制不恰当治疗的数量。药物也能降低室上性快速性心律失常的频率，因此通过这种方法也减少了不恰当的电击治疗。
3. 减慢 VT 频率并可能使不规律 VT 变得更加规律。较慢的 VT 有更好的血流动力学耐受性，并且使 ATP 治疗更易无痛性终止 VT，避免了有痛性电击。换句话说，增强了无痛性 ATP 终止 VT 的有效性。VT 频率减慢使之更适合消融治疗。
4. 减慢窦性频率也可减少不恰当电击治疗。
5. Ⅲ类药物(索他洛尔、多非利特和阿奇利特)似乎能降低除颤所需的能量。这也许对伴有临界除颤阈值(DFT)的患者有潜在获益。

缩写词：AA 药物=抗心律失常药物；ATP=抗心动过速起搏；DFT=除颤阈值；VF=心室颤动；VT=室性心动过速。

图 9.09

ICD 和抗心律失常药物治疗 2

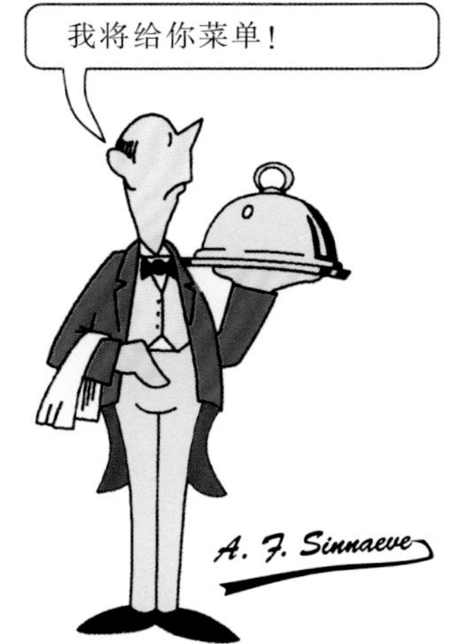

抗心律失常药物分类

Ⅰ类：钠通道阻滞剂

　ⅠA：奎尼丁、普鲁卡因胺、丙吡胺

　ⅠB：利多卡因、美西律

　ⅠC：氟卡尼、普罗帕酮

Ⅱ类：β- 阻滞剂

　普萘洛尔、美托洛尔

Ⅲ类：钾通道阻滞剂

　索他洛尔、多非利特、胺碘酮*、阿奇利特

Ⅳ类：钙通道阻滞剂

　维拉帕米、地尔硫䓬

*胺碘酮包含所有Ⅳ类药物的活性，但被划分为Ⅲ类药物。

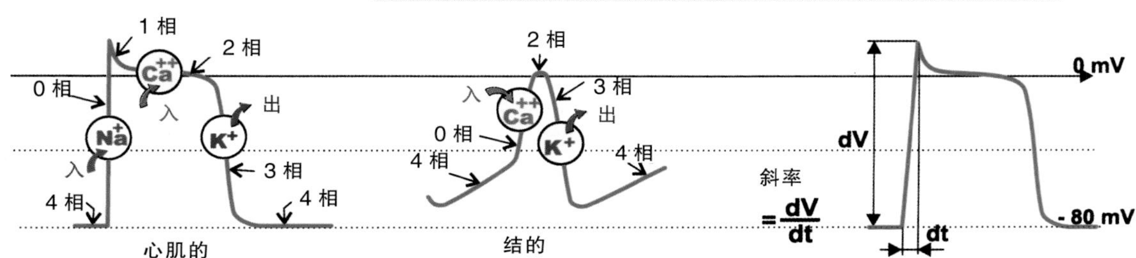

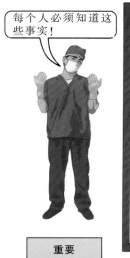

每个人必须知道这些事实！

ICD 和抗心律失常药物治疗的相互作用

- 钠通道阻滞剂增加 DFT 或成功除颤的能量。
- 钾通道阻滞剂降低 DFT。
- 抗心律失常药物可影响起搏阈值，使夺获变得更加困难。
- 抗心律失常药物从本质上减慢传导，即它们减慢动作电位的 dV/dt，因而延长了电图中的 QRS 波，并有双计数和不恰当电击可能。

重要

抗心律失常药物治疗的改变，包括剂量或新药物，需要重新测试 DFT(除颤阈值)来确保 ICD 系统的持续有效。

图 9.10

ICD 和抗心律失常药物治疗 3

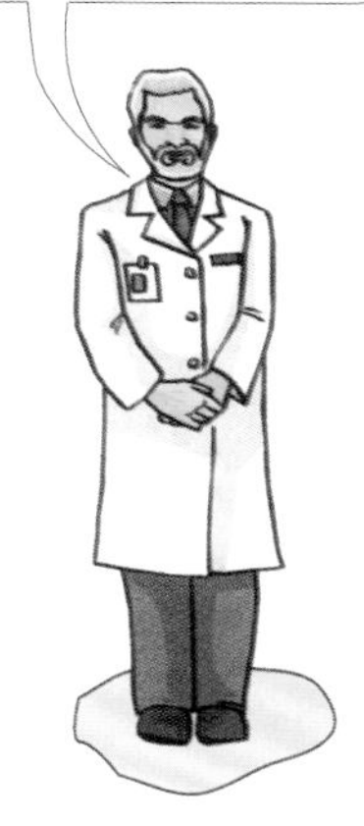
给予 ICD 患者 AA 药物需非常小心!

ICD 患者使用抗心律失常药物的潜在不良影响

- DFT 增加,可导致装置除颤失败。钠通道阻滞药物(特别是ⅠC 类)可增加心室电图的时长,从而引起双计数并导致不恰当放电。
- VT 周长延长至低于程控的心动过速识别频率。患者可能未察觉到较慢 VT,并且在持续缓慢 VT 许多天后出现心力衰竭。
- 房颤转复为房扑伴 1:1 AV 下传,快速心室频率导致血流动力学受损和不恰当电击。
- 心动过缓:心室起搏可引起起搏器综合征、LV 不同步伴发心力衰竭的风险。起搏也可导致装置电池更快耗竭。
- 致心律失常作用。

A. F. Sinnaeve

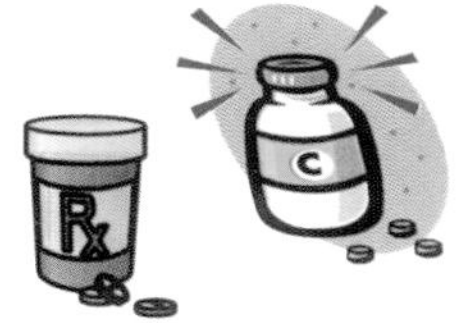

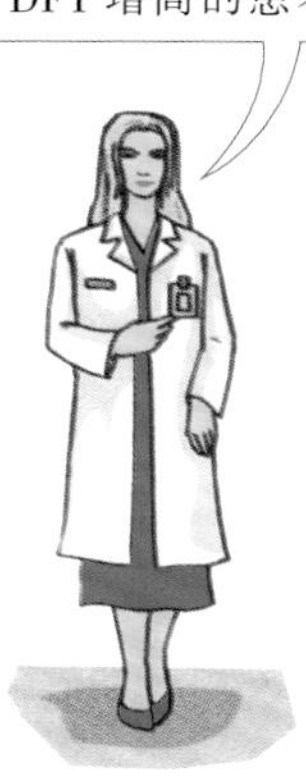
小心!AA 药物[种类和(或)剂量]改变对于 ICD 患者是重要的事情,这是由于这常常需要重新测试 DFT,尤其对于置入时 DFT 增高的患者。

AA 药物治疗对 DFT 的影响

增加	降低	可变
奎尼丁*	索他洛尔	普罗帕酮
丙吡胺*	多非利特	溴苄铵
利多卡因		
美西律		
氟卡尼		
普萘洛尔		
胺碘酮**		
维拉帕米		
地尔硫䓬		

*ⅠA 类药物显示不一致的结果,但是在部分研究中奎尼丁增加 DFT。
**对选定的有潜在致命性后果的患者,口服胺碘酮能够增加 DFT。静脉胺碘酮对 DFT 无重要影响。

缩写词:AA 药物=抗心律失常药物;AV=房室;DFT=除颤阈值;LV=左心室;VT=室性心动过速。

图 9.11

ICD 和抗心律失常药物治疗 4

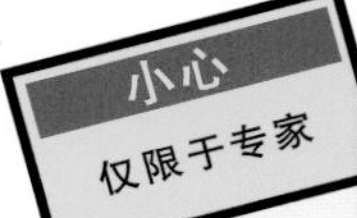

致心律失常作用

抗心律失常药物能够使临床的心律失常恶化，增加其频率或引发新的心律失常，这称作致心律失常作用！

药物诱发的致心律失常可发生在有或无 ICD 的患者中。但更可能在有 ICD 的患者中发生，这是因为他们常常存在缺血性心脏病和左心室功能下降以及高龄。一般来说，除了索他洛尔和胺碘酮，上述患者不应服用抗心律失常药物。

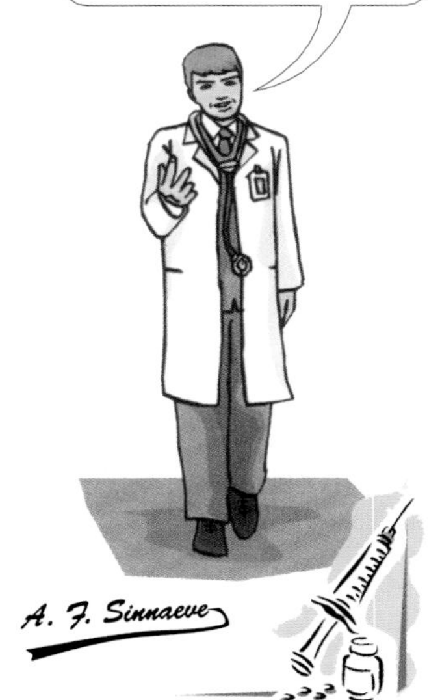
注意！对于一些患者来说，AA 药物可能是危险的！

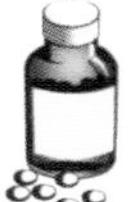

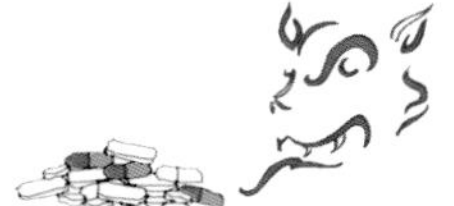

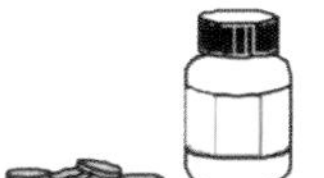

A. F. Sinnaeve

致心律失常作用分类

抗心律失常药物	致心律失常作用
ⅠA	尖端扭转型室性心动过速：尖端扭转（长 QT），低钾血症时加重
ⅠC 氟卡尼 普罗帕酮	持续性或无休止 VT、多形性 VT/VF（罕见）。VT 很难除颤。心率增加可诱发 VT。减慢房扑频率引起 1:1 传导至心室，伴有快速心室率和类似于 VT 的宽 QRS 波。
Ⅱ类 β- 阻滞剂	重度窦性心动过缓
Ⅲ类 索他洛尔 多非利特	尖端扭转型室性心动过速(长 QT) 低钾血症时加重
Ⅳ类 维拉帕米 地尔硫䓬	重度窦性心动过缓

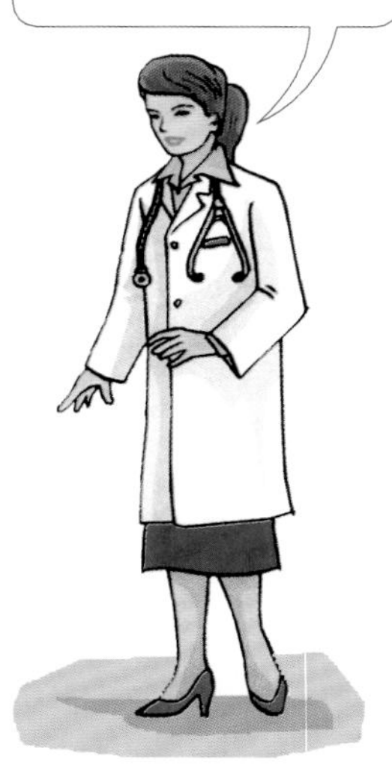
尤其要考虑左室功能不全及老年患者发生心律失常的风险

缩写词：AA 药物=抗心律失常药物；AV=房室；LV=左心室；VF=心室颤动；VT=室性心动过速；长 QT=长的 Q-T 间期。

图 9.12

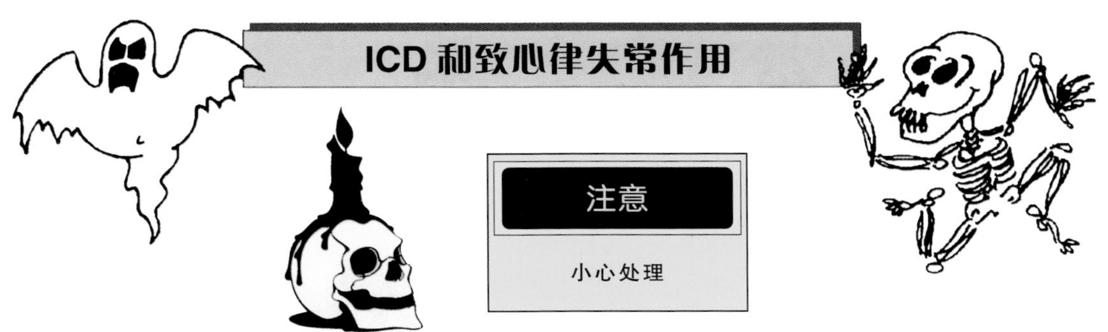

ICD 和致心律失常作用
注意
小心处理

 像药物一样,ICD(通过 ATP 或电击)能够诱发或加重心律失常。

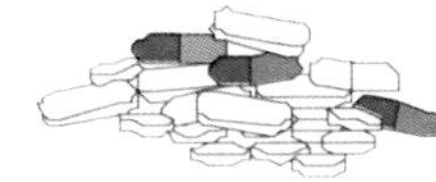
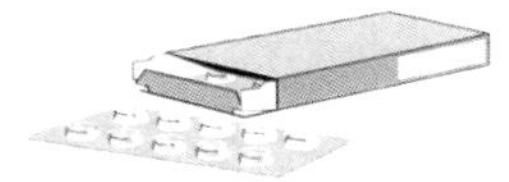
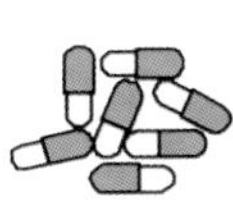
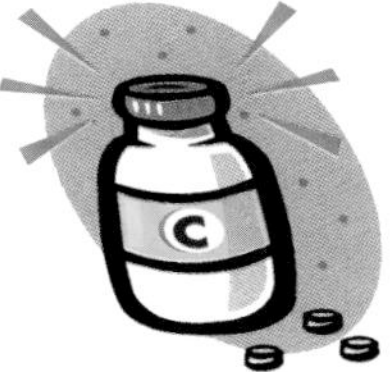

 ICD 诱发的致心律失常作用极少致命。

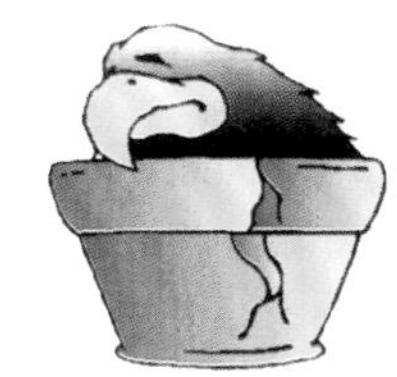

 任何恰当治疗均可能诱发 ICD 致心律失常作用。

 ICD 致心律失常作用常常是装置程控不恰当的结果。

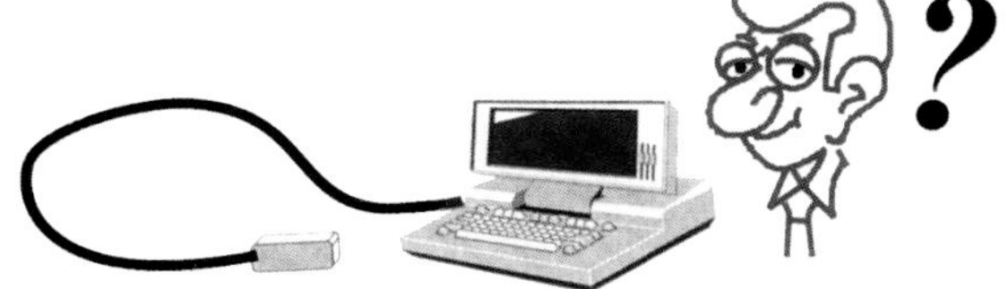

5 ATP 和低能量电击的致心律失常作用风险较高。

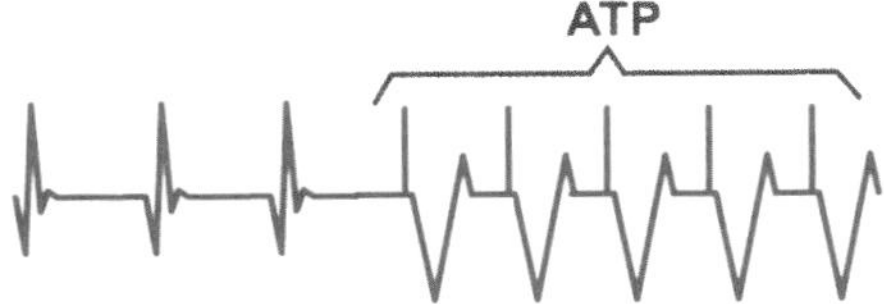

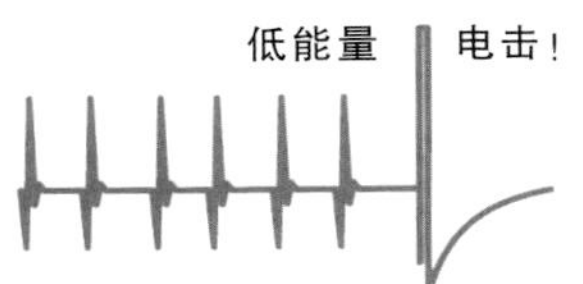

6 备用除颤常常能成功治疗恶性的致心律失常作用。

 ICD 诱发的缓慢性心律失常可以通过所有 ICD 都具有的备用起搏功能来解决。因此,在 ICD 正确程控时,缓慢性心律失常在临床上并不那么重要。

A. F. Sinnaeve

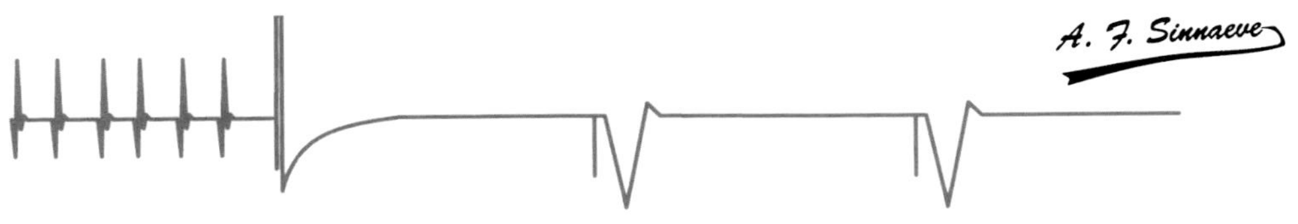

图 9.13

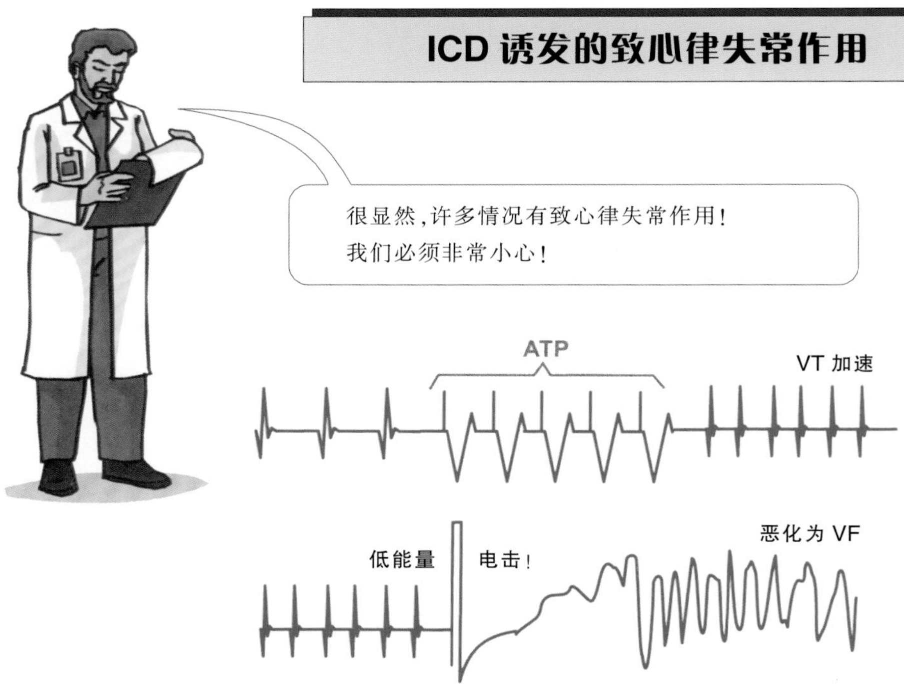
ICD 诱发的致心律失常作用
很显然，许多情况有致心律失常作用！
我们必须非常小心！
ATP
VT 加速
低能量
电击！
恶化为 VF

1. 快速性心律失常

A. 恰当的心动过速治疗

1)VT 加速或恶化为快 VT 或 VF

2)VT 减速；VT 减慢至识别频率以下

3)SVT(常为暂时性)

B. 不恰当的心动过速治疗

1)SVT；这将诱发 VT/VF 和(或)另一种不同的 SVT

2)非持续 VT 的约定式放电

3)任何形式的过感知：由治疗产生的 VT/VF 和(或)SVT

2. 缓慢性心律失常

1)起搏系统感知不良

2)电击后心动过缓和传导阻滞

3)电击后起搏阈值增加伴失夺获

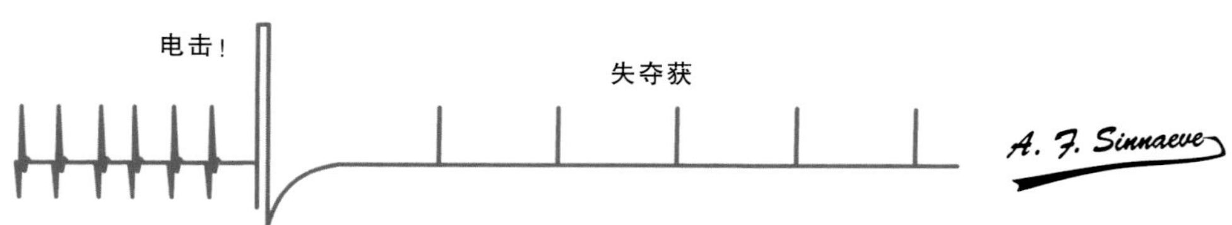
电击！
失夺获
A. F. Sinnaeve

图 9.14

电风暴

ICD 置入后第 1 周内反复发作的 VT 不属于电风暴的范畴！在文献中，电风暴的定义让人困惑。在 ICD 患者中电风暴目前常定义为无论是否给予治疗，在 24 小时内发作 3 次或更多次独立的室性快速性心律失常。在 VT 区存储的未治疗的 VT 必须是持续的（即>30s）。

我认为诊断需要 24 小时内有 3 次独立电击？

关于无休止性 VT 呢？

不！用 ATP 治疗的 3 次事件也认为是电风暴。很显然，VT 的电击数量将取决于 ICD 对 VT 治疗如何程控以及 VF 事件的数量。在过去，VT 电击更为常见，而现在我们学会了如何更有效地运用 ATP。

无休止性 VT 是指在技术上成功治疗后不久（≥1 次窦性周期之后以及 5 分钟内）又重新开始，它构成了电风暴定义的一部分，这是因为它代表了电风暴最严重的情况。

临床表现：
- 仅有 20%以下的患者有明确病因（缺血、心力衰竭、低钾血症）。
- 交感活跃在电风暴起源中起到重要作用。
- 绝大多数患者表现为单形性 VT。
- VF 发生率低。

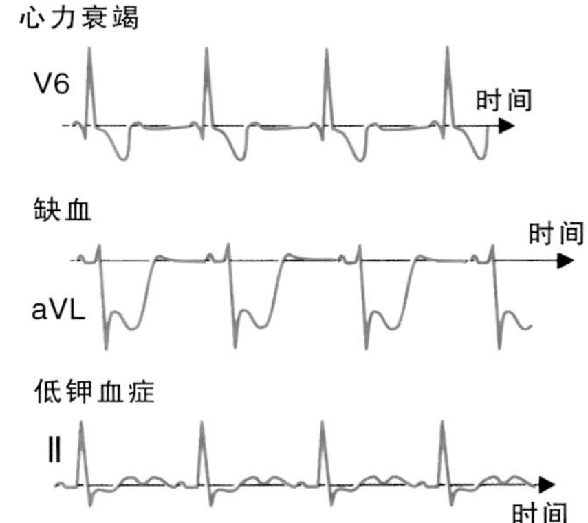

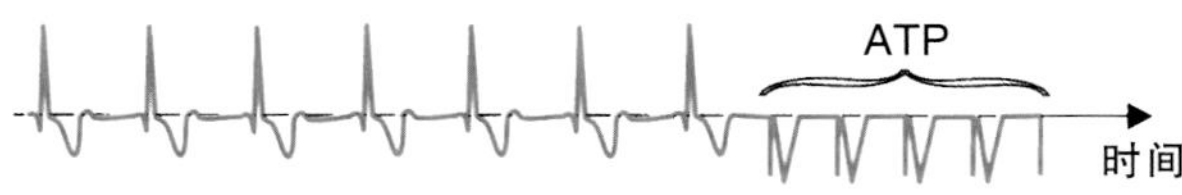

预后：短期预后不明确，尤其是当 ATP 快速终止 VT 时。因此，ATP 可能让电风暴变为相对良性的事件，但如果根本病因（例如缺血、心力衰竭恶化）未获得治疗，也可能带来巨大风险。电风暴被认为是远期预后不良的预测因素。

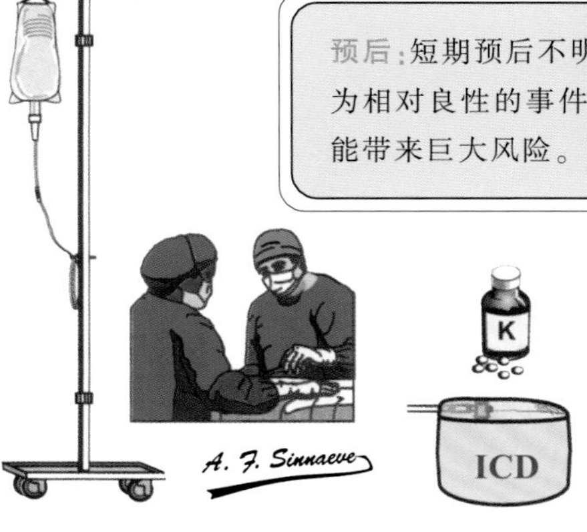

治疗：
- β 受体阻滞剂和静脉使用胺碘酮。
- 射频消融治疗。
- 镁剂和钾剂可能有帮助，尤其对于 Q-T 间期延长或低钾血症的患者。
- ICD：增加识别 VT 周期的数量，以便允许 VT 自行终止。
- ICD：通过增加低限起搏频率来超速起搏可能终止电风暴。

缩写词：ATP=抗心动过速起搏；ICD=置入式心律转复除颤器；VF=心室颤动；VT=室性心动过速。

图 9.15

心理问题和应激

医生告诉患者：

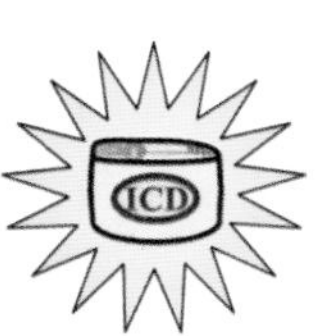

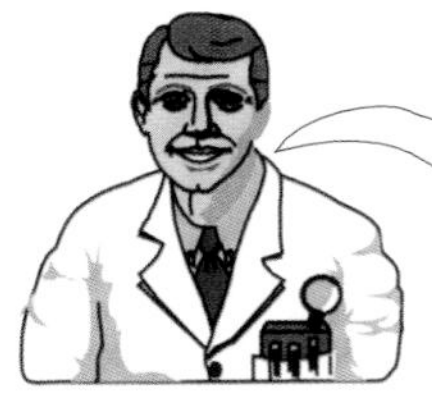

ICD 是一个很棒的电子元件；它能防止你的心脏跳得太慢或太快。你将感觉你重获新生。它能防止你出现晕厥或意识丧失以及猝死！你的 ICD 可以拯救你的性命！

患者认为：

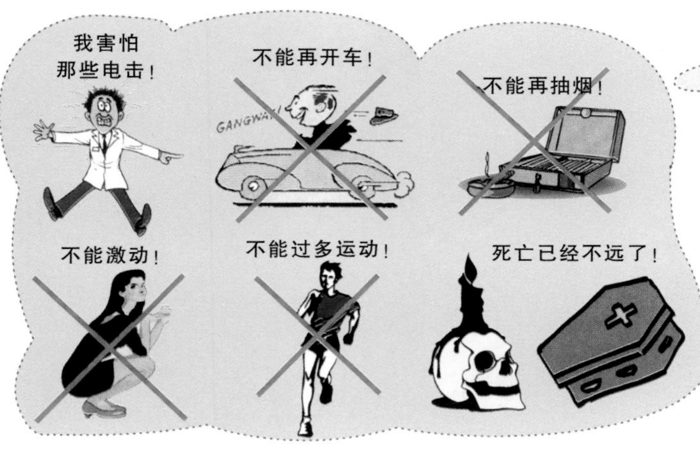
我害怕
那些电击！
不能再开车！
GANGWAY!
不能再抽烟！
不能激动！
不能过多运动！
死亡已经不远了！

晕厥？猝死！？那是我生命的终点！

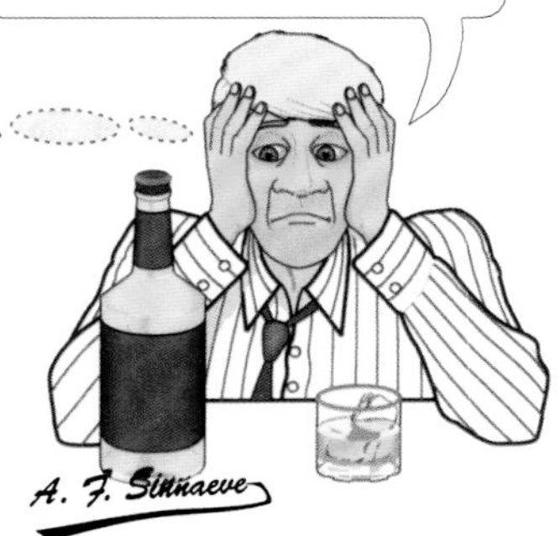

ICD 治疗可能引起身体、社会和心理的不良结局：惊恐反应、自身形象的负面影响、假想的电击、面对死亡和对未来的不确定性、由于限制驾驶丧失独立性等。

总的来说，大约有一半的 ICD 患者经历了抑郁或焦虑，因此，心理咨询常常是必需的！

电击的数量仅仅只是引发抑郁和焦虑的一个原因。意外的电击发放是一个应激事件，特别是在很短的时间内反复发生。这种“濒临死亡的经历”可能引发严重的焦虑状态。部分遭受到过电击的患者的生活质量更差，尤其是那些遭受过 5 次或以上电击的患者。因此，为了使恶化生活质量的有痛性电击最小化，应对每一个 ICD 患者激活快速 VT 的 ATP 治疗。

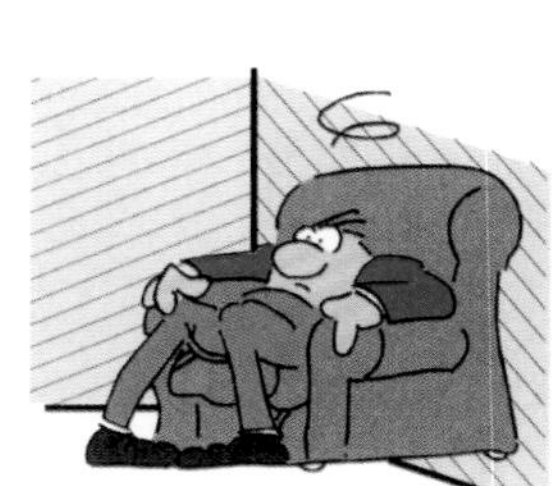

我们能做什么：

- 早期开展患者心脏康复计划。
- 评估患者及其家人的焦虑程度，并给予适当教育。
- 组织和指导 ICD 患者形成互助小组；鼓励社会交往。
- 对一些患者，认知行为治疗可能有帮助。

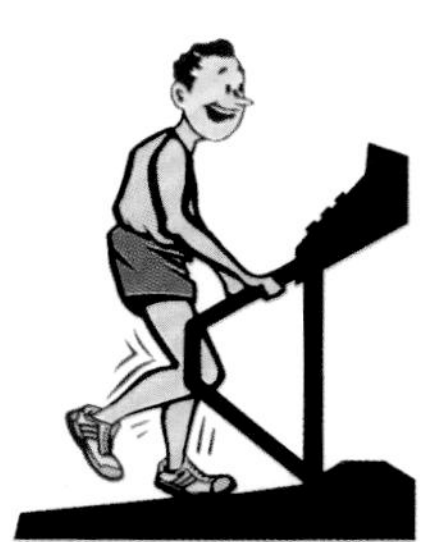

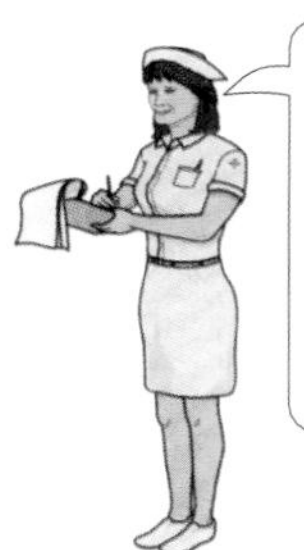

我是心血管护士，我将帮助你康复。我们将尽力回答你的所有问题！

图 9.16

出院时患者指导 1

在患者能够回家前,必须做一些测试,并且给予一些指导:

- 确保装置是激活状态!
- 执行末次装置程控。
- 通过胸部 X 线记录导线位置,测量 R 波振幅以排除早期导线移位。
- 对患者及家属进行指导。
- 拟订出院患者随访计划。

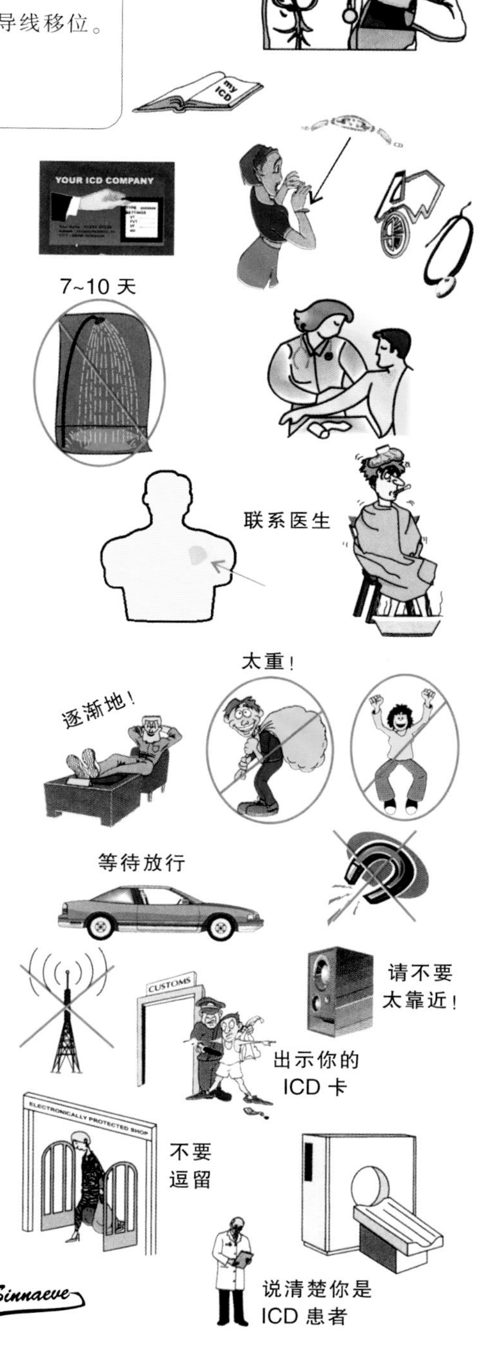

常规指导:

- 随身携带 ICD 识别卡(或医疗报警腕带或项链)。
- 保持切口干燥 7 天(淋浴或泡澡时注意)。
- 避免触碰或摩擦切口。
- 在第一次复查(术后 7~10 天)时,由护士拆除胶布(或绷带)。
- 观察到 ICD 周围有任何发红、发热、肿胀、疼痛,均要通知医生。如果你有发冷或发热,要联系医生。

活动的注意事项:

- 逐渐恢复你的日程活动(包括性行为)。
- 避免粗暴地接触 ICD、提携重物、伸手超过头部或跨过肩部。

特别注意:

- 在你的医生允许前不要开车。
- 避免强的静电磁场(大的变压器、立体声扬声器、没有屏蔽的有磁性的首饰或玩具等)。
- 避免强的电磁场(无线电发报机、雷达、俯身在运转的汽车发动机旁边)。
- 在机场告知安检人员并出示你的 ICD 识别卡。不要在商店、图书馆等场所的门前逗留。
- 告知医疗人员你装置有 ICD(MRI 扫描、放射治疗、透热疗法、经皮电神经刺激,TENS 单元、电刀)。

图 9.17

出院时患者指导 2

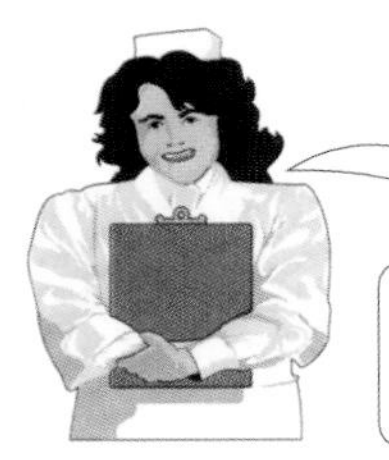
来电话不要犹豫！
我将很乐意回答你的问题或与医生预约。

电击后需要做什么

- 当你有任何心脏节律不正常的症状时，躺下来休息。
- 当你受到电击后，后来感觉情况良好并且脉搏是规律的，此时没必要去急诊室。
- 保留一个事件记录，包括日期、时间、症状和电击时的活动。
- 电击后并且意识丧失超过 1min，应立即开始 CPR（电击时，与患者身体接触的人可以感觉到低振幅电流，但这对旁边的人完全无害）。
- 如果短时间内连续发放 2 次或以上的电击，应呼叫救护车。患者在任何情况下均不应驾车去医院。

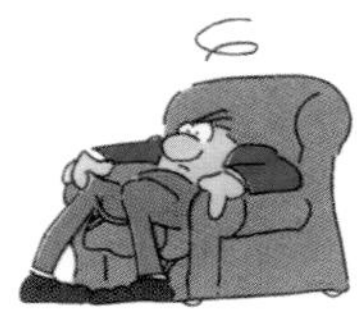
我感觉头晕并且我的心脏正在被猛烈重击。

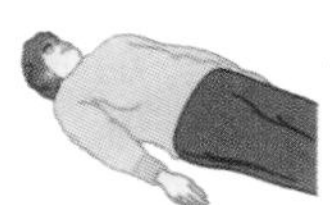

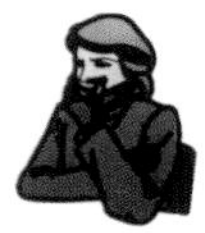
是的，我有过一次电击。但现在我感觉好多了！?

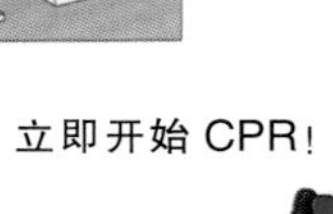
保留记录（纸上或电脑上）。
立即开始 CPR！

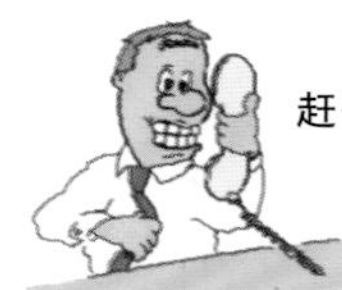

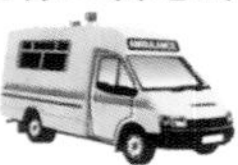
赶快！我已经有三次电击！

随访和装置检查

- 对于大部分无症状的患者，建议每 3~6 个月一次的长期随访（评估和记录常规装置工作和临床进展情况）。对于一些现代 ICD，长期随访可远程进行，并与门诊随访相结合。对于住得离测试中心远的患者可以主要采用远程监测。
- 有症状、发放 ICD 治疗、治疗失败、怀疑装置失灵、患者警报、患者忧虑均提示需要额外评估（这常引起治疗改变、装置重新程控、改变患者的医疗计划）。
- 当电池提示耗竭信号时，患者随访的就诊频率应增加。
- 当观察到警报（声音或振动）时，马上通知你的医生。

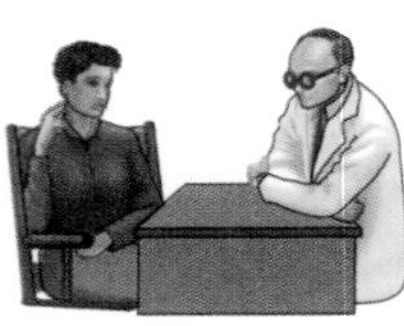
你的情况很好，ICD 也显示良好！6 个月后再来复诊。

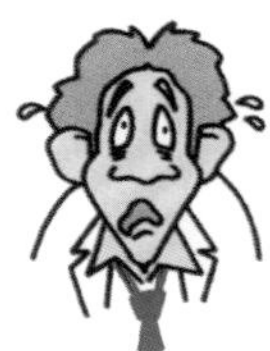
不要惊慌！我将重新程控 ICD 的 ATP 治疗，这个问题将得到解决。

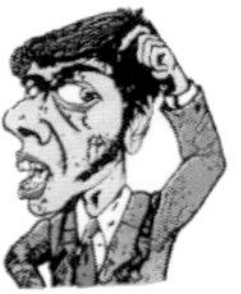
医生，在许多场合我能听到铃声，不是我的手机响而且我也没有喝醉！

A. F. Sinnaeve

图 9.18

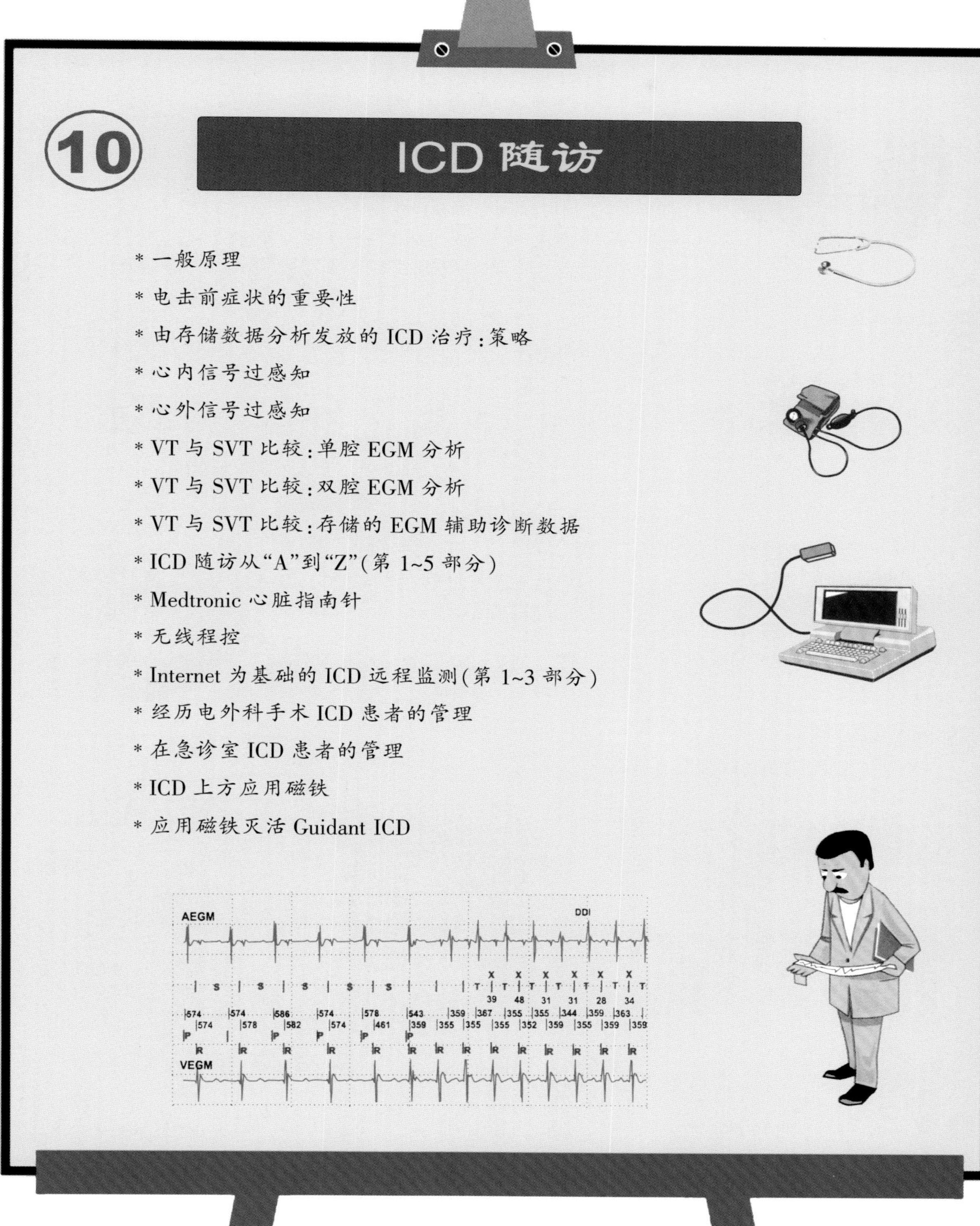
10
ICD 随访
* 一般原理
* 电击前症状的重要性
* 由存储数据分析发放的 ICD 治疗：策略
* 心内信号过感知
* 心外信号过感知
* VT 与 SVT 比较：单腔 EGM 分析
* VT 与 SVT 比较：双腔 EGM 分析
* VT 与 SVT 比较：存储的 EGM 辅助诊断数据
* ICD 随访从“A”到“Z”(第 1~5 部分)
* Medtronic 心脏指南针
* 无线程控
* Internet 为基础的 ICD 远程监测(第 1~3 部分)
* 经历电外科手术 ICD 患者的管理
* 在急诊室 ICD 患者的管理
* ICD 上方应用磁铁
* 应用磁铁灭活 Guidant ICD
AEGM
DDI
VEGM

图 10.00

随访：一般原理

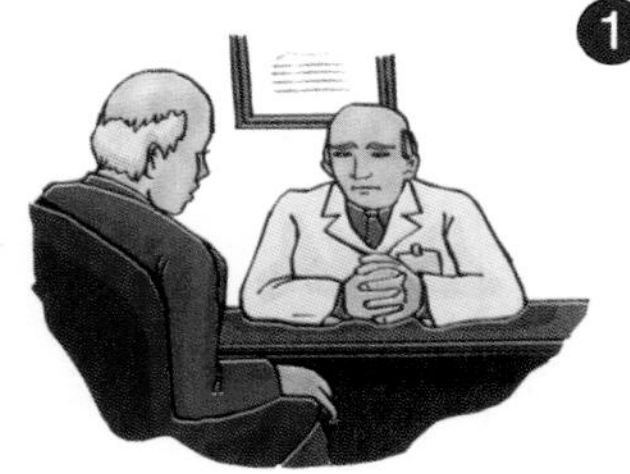

❶ 病史和体格检查

- 发生电击或晕厥？
- 发放治疗？什么体位触发治疗？
- ICD 感染或破溃？
- 既往药物治疗的改变？新的药物治疗？
- VT 诱发的因素（检查是否有 CHF、梗死、缺血）？
- SVT 诱发的因素（检查是否有阻塞性肺疾病、感染、贫血、脱水）？
- 是否有可能降低心源性猝死的情况（β- 阻滞剂、他汀、ACE 抑制剂）？

❷ 系统元件测试

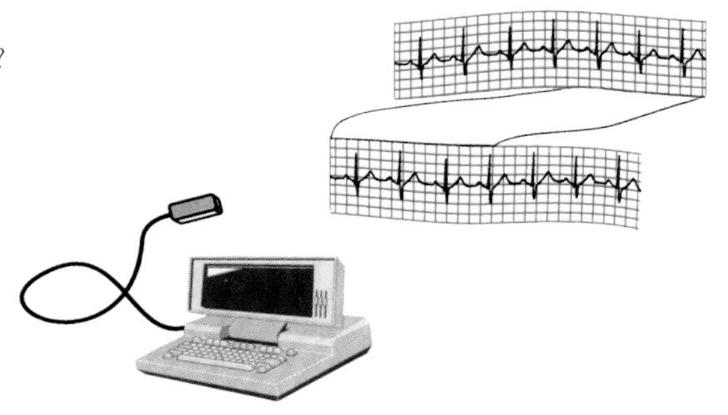

- 感知：心房及心室的 EGM 振幅（最终左侧和右侧）？
  - 检查手臂活动、深呼吸、咳嗽……
  - 肌电位？T 波感知？远场感知？
  - 双重计数？
- 导线阻抗？
- 电池电压？
  - ERI？
- HV 电容器充电时间？
  - ERI？
  - HV 电容器末次重整？
- 心房与心室的起搏阈值（左侧及右侧）？
  - 刺激的电压（或脉宽）能否更低（保护电池）？
- 打印数据。

心动过缓起搏	正常窦律	缓慢 VT	快速 VT	VF

EGM
周长
突然发作
时间

❸ ICD 程控

- 室性快速性心律失常识别。
  - 过感知？
  - SVT 或 VT 标准？鉴别诊断？增强？
  - 形态学模板？
- 室性快速性心律失常治疗。
  - 分层治疗区间？
  - ATP 参数（burst、ramp、scan、递增量……）？
  - 电击参数（能量、时长……）？
- 心动过缓治疗参数。
  - 模式？
  - 电压和脉宽？
  - 基础频率（LRL）？

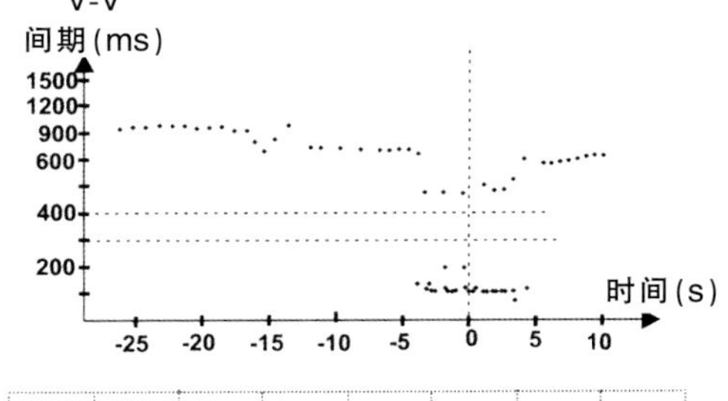

❹ 存储的 EGM、事件、趋势……

- 电击前事件？恰当电击治疗？
- 趋势正常？
- 打印条带！

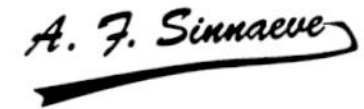

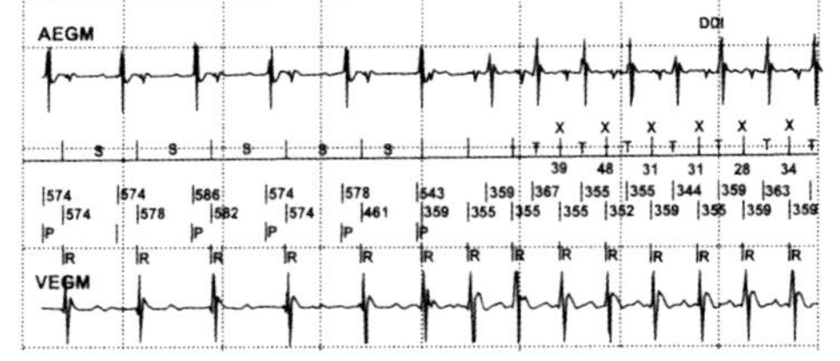

缩写词：ATP=抗心动过速起搏；CHF=充血性心力衰竭；EGM=电图（心内的）；ERI=择期更换指征；HV=高压；LRL=低限频率；SVT=室上性心动过速；VF=心室颤动；VT=室性心动过速。

图 10.01

电击前症状的重要性

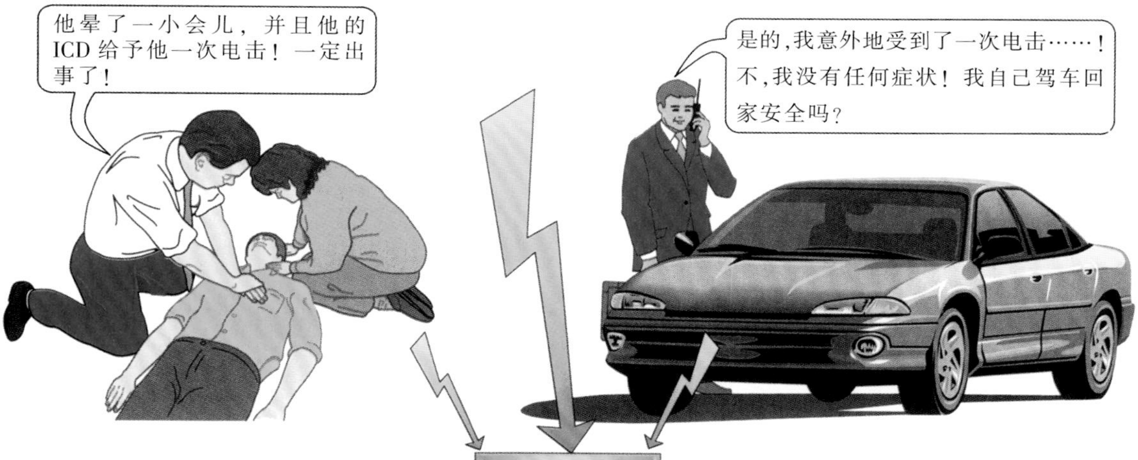

他晕了一小会儿，并且他的ICD给予他一次电击！一定出事了！

是的，我意外地受到了一次电击……！不，我没有任何症状！我自己驾车回家安全吗？

电击

病史

主要症状

心悸
头晕
近乎晕厥
晕厥
胸部不适
呼吸困难

前驱症状提示电击发放是针对心动过速，但并不一定是VT。排除SVT！

有意识和症状轻的患者

1. 最常见的原因是血流动力学耐受的VT。不常见地，VF可能被很快终止以致于患者症状很轻。
2. 满足程控的识别标准的SVT。
3. 非持续性VT伴ICD约定式放电功能。
4. 心源性或非心源性的各种不想要的信号（过感知）。

A. F. Sinnaeve

记住

1.大约30%的电击是不恰当的！
2.电击并不能证明患者有VT或VF！
3.完全没有症状不能排除恰当电击！

图 10.02

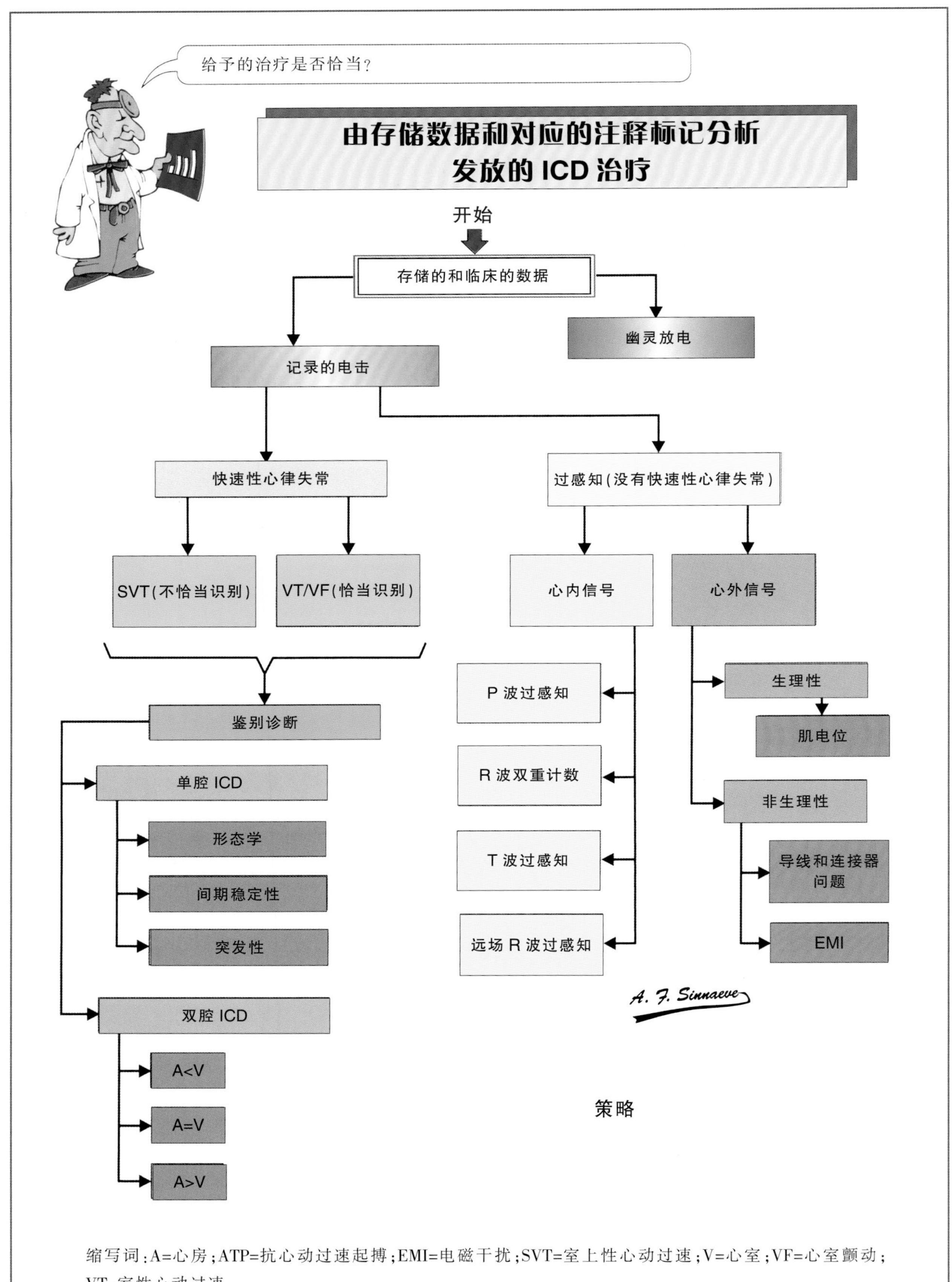
给予的治疗是否恰当？
由存储数据和对应的注释标记分析
发放的 ICD 治疗
开始
存储的和临床的数据
幽灵放电
记录的电击
快速性心律失常
过感知（没有快速性心律失常）
SVT（不恰当识别）
VT/VF（恰当识别）
心内信号
心外信号
鉴别诊断
P 波过感知
R 波双重计数
T 波过感知
远场 R 波过感知
生理性
肌电位
非生理性
导线和连接器问题
EMI
单腔 ICD
形态学
间期稳定性
突发性
双腔 ICD
A<V
A=V
A>V
A. F. Sinnaeve
策略
缩写词：A=心房；ATP=抗心动过速起搏；EMI=电磁干扰；SVT=室上性心动过速；V=心室；VF=心室颤动；VT=室性心动过速。

图 10.03

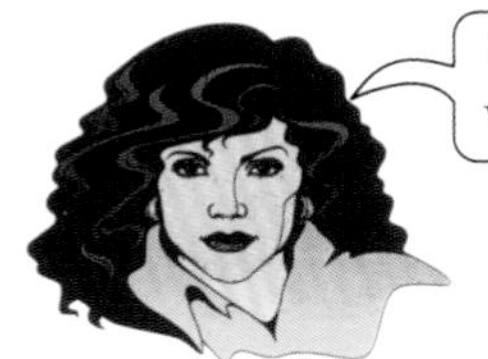

自动增益或自动感知灵敏度调整能确保在 VF 时 ICD 感知低振幅和可变的 VEGM。这个功能(与动态高感知灵敏度相关)使得 ICD 容易过感知!

心内信号过感知

窦性节律时 P 波过感知

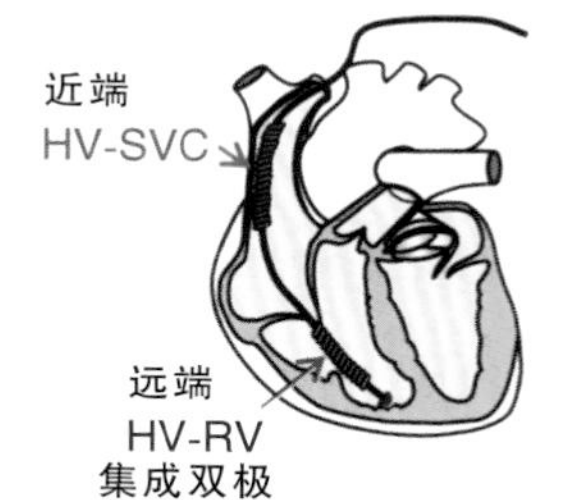

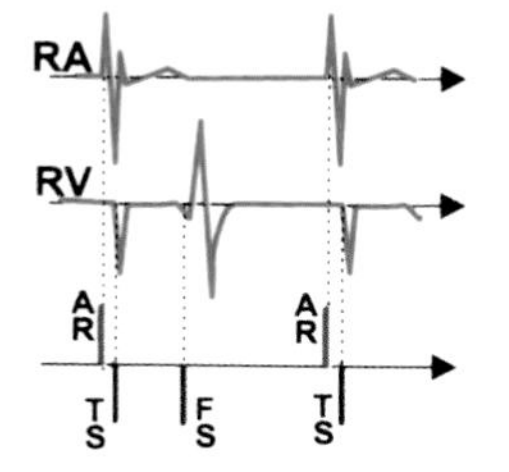

原因:

集成双极导线的远端线圈过于靠近三尖瓣。在儿童中可能出现,但在成人中罕见(仅仅在导线从心尖部脱位时)。AF 或 AFL 时,不恰当识别为 VF。

治疗:

- 校正导线。
- 强制心房起搏(采用 DDR 或动态超速抑制模式)。

R 波双重计数

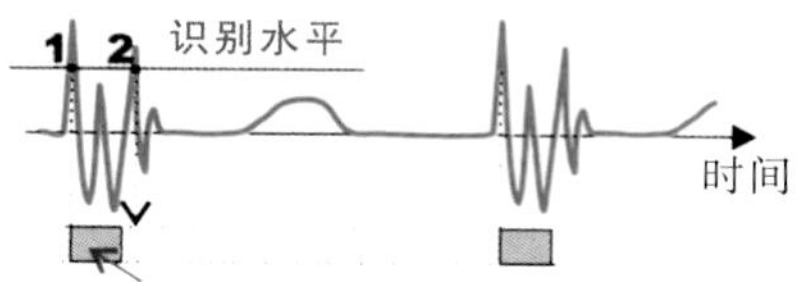

在间期点图中典型的“铁轨结构”(长短交替)

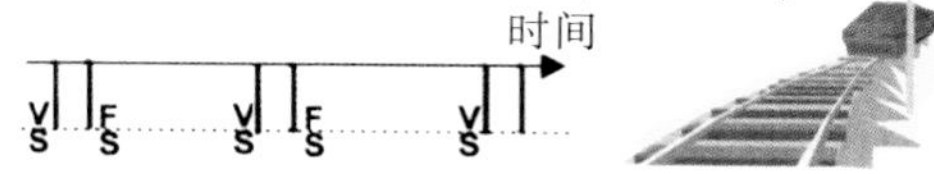

原因:

时长长于心室空白期的分裂或碎裂的 VEGM(尤其对应用钠通道阻滞药物有依赖性)。

采用 Y- 适配器的老一代心脏再同步化装置能分别感知 RV 和 LV。

治疗:

- 校正导线。
- 若可以调整,那么增加心室空白期(VB);较长的 VB 可使 VF/VT 感知受损。
- 降低心室感知灵敏度;保证 VF/VT 仍然充分感知。

T 波过感知

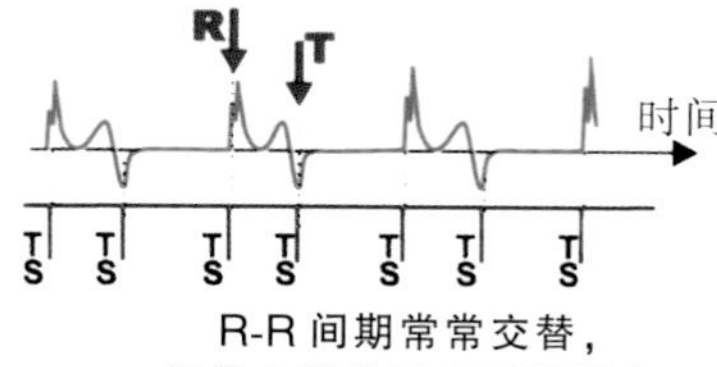

R-R 间期常常交替,
但是交替的幅度可能很小

原因:

可能由于 Q-T 间期延长、束支传导阻滞进展或很小的 R 波(带来最大的心室感知灵敏度)。

T 波过感知可能是短暂的(高血糖症、高钾血症)或更加确定的。

治疗:

- 与 R 波双计数相同。
- 重新程控“衰减延迟”(仅 SJM 装置)。

远场 R 波过感知

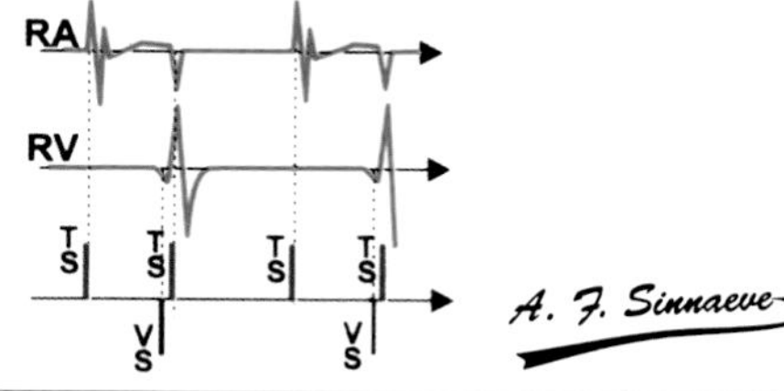

原因:

心房通道感知到心室除极(R 波)。

可能混淆 SVT-VT 鉴别诊断,但是如果心室频率在窦性区间,将不会引起 VT 不恰当识别;可能导致不恰当的模式转换。

A. F. Sinnaeve

注意:由于感知电极接触到被遗弃的导线片段,这样也可能产生非生理性心内信号。

缩写词:AF=心房颤动;AFL=心房扑动;RA=右心房;RV=右心室;SVT=室上性心动过速;VF=心室颤动;VT=室性心动过速;VEGM=心室电图。

图 10.04

与心脏周期无固定关系的高频噪音取代等电位线是心外信号过感知的特征。

心外信号过感知

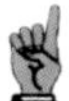

心外的电磁干扰(EMI)

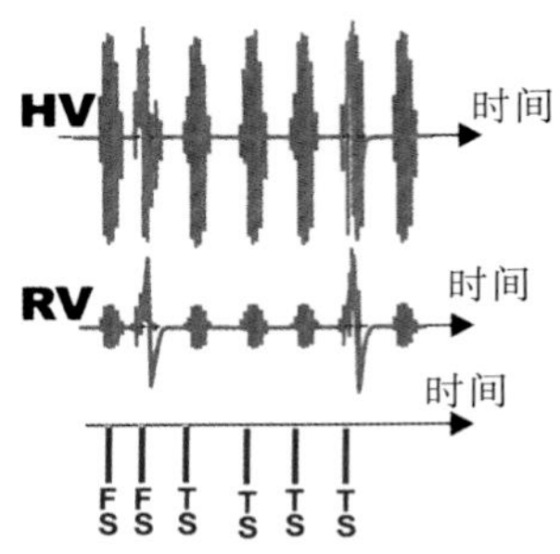

电极之间的空间越大,干扰信号的振幅越大(高压 EGM 为宽大的两极间感知,右室 EGM 采用空间紧密的真正双极感知)。

原因:

EMI 信号可以是连续的或跳动的。EMI 绝大多数来源于医疗设备(扫描机、影像、碎石术、放射治疗……)、工业机械(电钻、电弧焊……)或电子设备(EAS 防盗系统、海关探测门、手机……)。

治疗:

- 避免所有 EMI 信号源(保持距离)。

导线/连接器问题

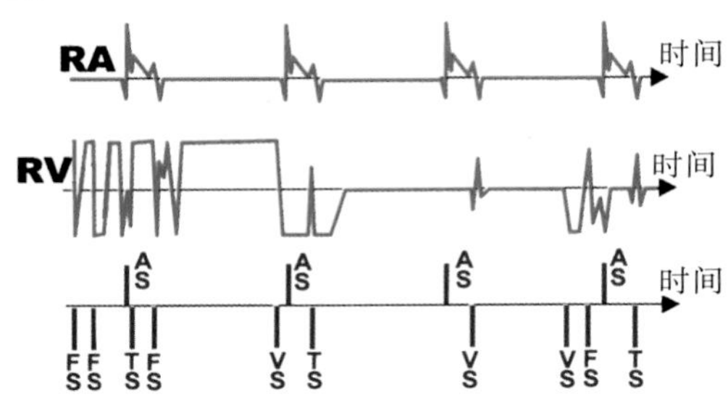

原因:

过感知可能由于插孔、固定螺丝钉、变压器或导线本身的原因。

问题大多数是间断性的，仅发生在心脏周期的一小部分时间,并常与体位改变有关。

起搏导线阻抗常常是异常的。

治疗:

- 校正导线(检查固定螺丝钉和密封塞)。

肌电位过感知

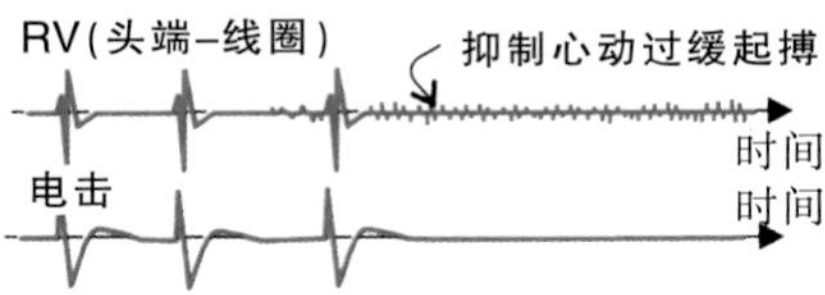

原因:

当感知放大器灵敏度(或增益)达到最大时,在长的心脏舒张期后或心室起搏事件后常常发生过感知。

膈肌肌电位是最可能的起搏抑制的原因。胸部肌电位可见于包含 ICD 机壳的远场 EGM，但是这些 EGM 并不用于频率计数(采用形态学算法鉴别 VT-SVT 除外)。

持续的过感知引起起搏抑制，进而可产生 VF 的不恰当识别和电击!
临床上可表现为晕厥之后不恰当电击。常规认为电击前晕厥提示恰当电击,但这是一个例外情况。

治疗:

- 降低心室感知灵敏度（确保 VF 的感知和识别仍然可靠)!

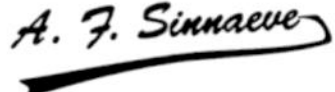

图 10.05

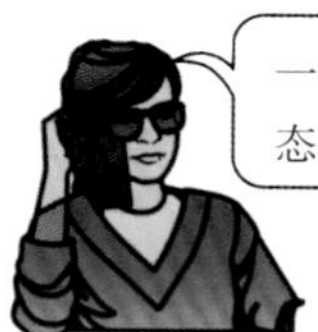

一旦单腔 ICD 识别心动过速，仅有 3 个识别增强的方法能用于鉴别 VT 和 SVT：形态学、突发性和间期稳定性。

VT 与 SVT 比较：单腔 EGM 分析

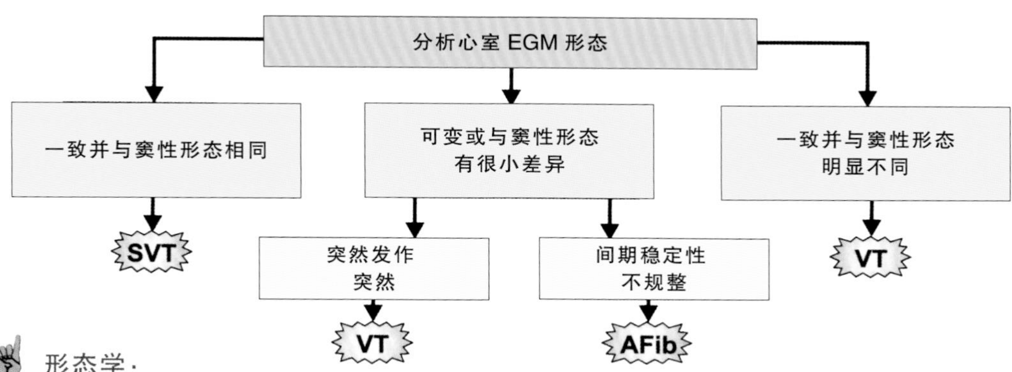

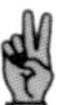

形态学：

* EGM 形态必须通过所有记录通道分析，理想的包括远场偶极(即：近场 RV-EGM 和远场 HV-EGM)。在 5%~10%的 VT 患者中，通过近场 EGM 不能明显鉴别 SVT 和 VT。
* 用实时传输的基础节律模板与存储的 EGM(最好采用相同体位)进行形态比较。
* 警告！
  - SVT 伴频率相关的 BBB 时将被分类为 VT。
  - 电击后 EGM 形态变形（导线极化/局部电穿孔），直到其恢复前均不能用于鉴别 VT 与 SVT。

间期稳定性：

* 特征：
  - 在单形性 VT 时，心室节律规整。
  - 在房颤时，心室节律不规整。
* 例外：
  - RR 间期在心室频率较快时变得更加规整，因此间期稳定性在频率 170bpm 以上时不再可靠。
  - 在较慢频率时，由于心房节律暂时性规整，因此下传的心室节律可以是规整的。
  - 胺碘酮(ⅠC 类抗心律失常药物)可引起单形性 VT 变得明显不规整，或多形性 VT 变慢，导致真正 VT 时的不规整间期。

突发性：

* 特征：
  - 窦性心动过速是逐渐加速
  - VT 或阵发性 SVT 是突然发作
* 警告！
  - 如果 VT 突然发作，但是初始频率在程控的 VT 识别频率以下，那么存储 EGM 的起始段不能记录心律失常发作的起始。当 VT 逐渐增加超过程控的窦性-VT 边界时，它可能将被划分为 SVT。

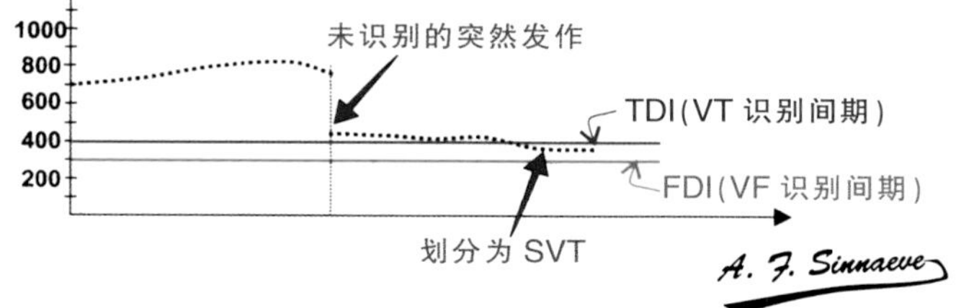

缩写词：Afib=心房颤动；BBB=束支传导阻滞；EGM=电图；HV=高压；VT=室性心动过速；SVT=室上性心动过速；VF=心室颤动。

A. F. Sinnaeve

图 10.06

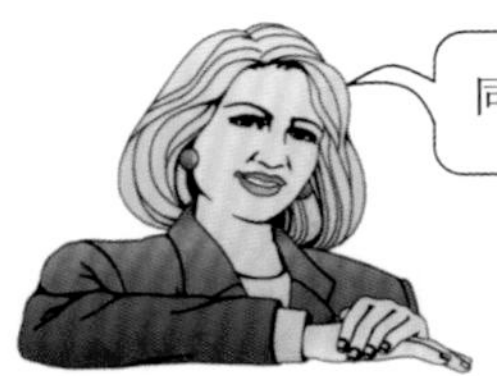
同时分析心房和心室频率以及房室关系是双腔节律分析的基础！

VT 与 SVT 比较：双腔 EGM 分析

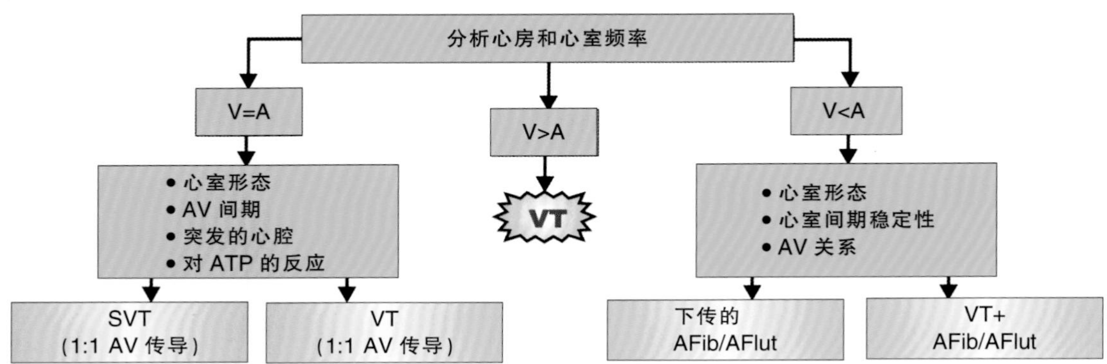

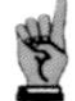 心室频率>心房频率(V>A)：

* 始终诊断 VT

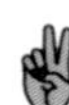 心室频率=心房频率(V=A)：

* 心动过速伴 1:1 AV 关系
    - 绝大多数心动过速伴 1:1 AV 关系是 SVT
    - 小于 10%的患者为 VT 伴 1:1 VA 传导
    - 一过性 AV 阻滞可以诊断 SVT
    - 一过性 VA 阻滞可以诊断 VT
* 房性心动过速通常以短 PP 间期后紧跟短 RR 间期开始
* VT 通常以短 RR 间期开始
* 在 1:1 AV 下传稳定前，可出现一些 AV 分离的心搏
* 在窦性心动过速中，房性节律以大致稳定的 PR 间期逐渐加速

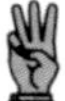 心室频率<心房频率(V<A)：

* 消除 R 波远场感知。
* 阵发性房颤时，绝大多数 VT 足够快而能被划分到 VF 区间。
* 房颤时，异常的心室形态和规律的心室频率对于诊断 VT 最有帮助。
* 在异常心室形态出现时，如果存在一致的 2:1 AV 关系或莫氏 1 型 AV 阻滞，可诊断下传的房扑。
* 房扑时 VT 的诊断基于异常的心室形态和 AV 分离。

缩写词：AFib=心房颤动；AFlut=心房扑动；AV=房室；SVT=室上性心动过速；VT=室性心动过速。

图 10.07

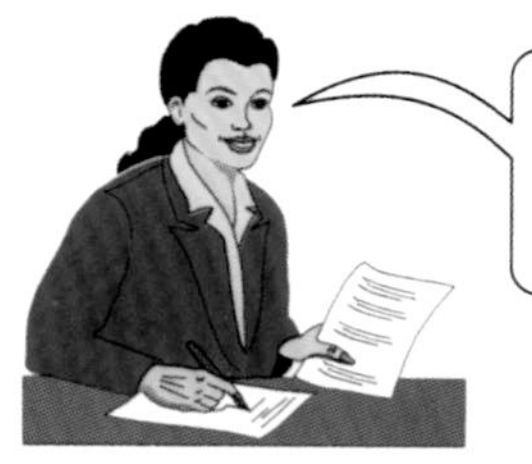

当分析存储 EGM 不能下结论时，临床情况、对治疗的反应和患者心律失常病史的信息可提供支持数据。应询问患者关于电击或晕厥的发作情况！

VT 与 SVT 比较：存储 EGM 的辅助诊断数据

 临床数据：

* SVT 的不恰当治疗不会发生在完全性心脏阻滞（AVB Ⅲ）的患者中。
* 快速下传的房颤病史提示房颤的不恰当治疗。
* 剧烈运动时多次无效电击提示窦性心动过速的不恰当治疗（如果证实电极是完整的）。
* 不伴前驱症状的电击不能区分 SVT 和 VT。

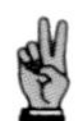 对治疗的反应：

* 当心房频率超过心室频率（A>V）时：
    - 通过抗心动过速起搏（ATP）的单次尝试能终止的心动过速倾向于 VT 诊断。
    - 在房颤时，来自心室 ATP 的隐匿性逆传可引起起搏后停顿和（或）减慢前向传导，这必须与 VT 真正终止相区分。
* 在心动过速伴 1:1 关系中：
    - 一过性的 AV 阻滞允许诊断 SVT，而暂时性的 VA 阻滞允许诊断 VT。
    - 由于起搏可终止>50%不恰当识别的 1:1 病理性 SVT，所以成功的心室 ATP 对诊断并无帮助。
    - 在起搏时，仅当心房频率加速时，心室 ATP 可以终止房性心动过速。
    - 在 ATP 开始但不伴心房频率加速时，如果高度 VA 阻滞发生，则能够诊断 VT。
    - 如果在心室 ATP 时心房周长未改变，那么诊断为 SVT（由于房性心动过速并非依赖于逆传）。
    - 如果在心室 ATP 时心房频率加速至心室频率，当心动过速恢复时显示 AAV 反应，那么诊断为 SVT。
* 因为通过一次或两次电击大多数 VT 可终止，那么多次高能量电击终止规律心动过速失败，提示窦性心动过速。反过来则不正确。
* 如果心动过速的频率和形态在房颤时和窦性节律时相同，那么房颤时规律的心动过速可能被识别为 VT。

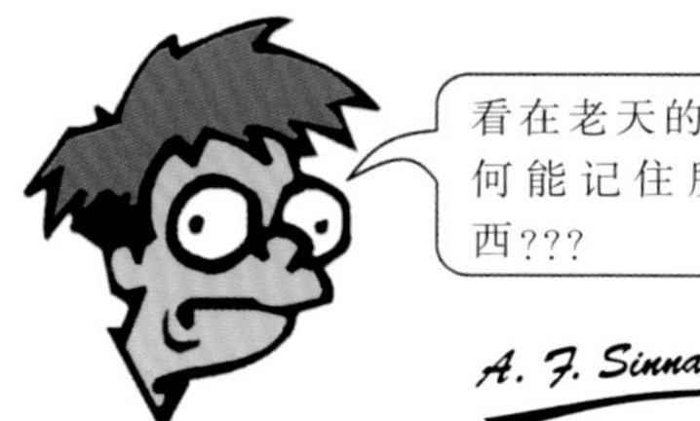
看在老天的份上！我如何能记住所有这些东西???
A. F. Sinnaeve

缩写词：AFib=心房颤动；ATP=抗心动过速起搏；AV=房室（前向）；AVB Ⅲ=三度房室传导阻滞；EGM=电图；SVT=室上性心动过速；VA=室房（逆向）；VT=室性心动过速。

图 10.08

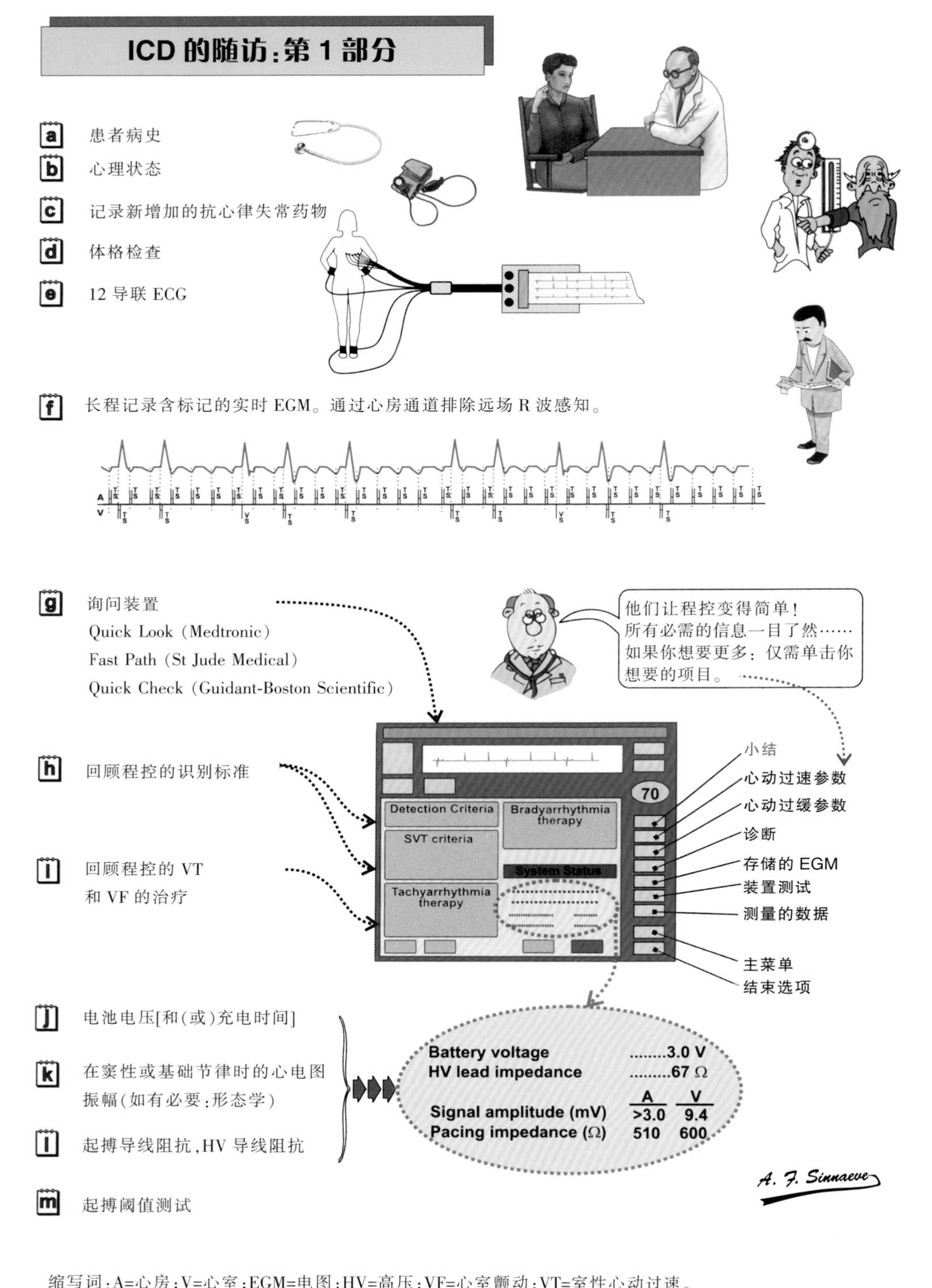
ICD 的随访：第 1 部分
a 患者病史
b 心理状态
c 记录新增加的抗心律失常药物
d 体格检查
e 12 导联 ECG
f 长程记录含标记的实时 EGM。通过心房通道排除远场 R 波感知。
g 询问装置
Quick Look（Medtronic）
Fast Path（St Jude Medical）
Quick Check（Guidant-Boston Scientific）
他们让程控变得简单！
所有必需的信息一目了然……
如果你想要更多：仅需单击你想要的项目。
h 回顾程控的识别标准
i 回顾程控的 VT 和 VF 的治疗
70
Detection Criteria
Bradyarrhythmia therapy
SVT criteria
System Status
Tachyarrhythmia therapy
小结
心动过速参数
心动过缓参数
诊断
存储的 EGM
装置测试
测量的数据
主菜单
结束选项
j 电池电压[和(或)充电时间]
k 在窦性或基础节律时的心电图振幅(如有必要：形态学)
l 起搏导线阻抗，HV 导线阻抗
m 起搏阈值测试
Battery voltage ....3.0 V
HV lead impedance ....67 Ω
A V
Signal amplitude (mV) >3.0 9.4
Pacing impedance (Ω) 510 600
A. F. Sinnaeve
缩写词：A=心房；V=心室；EGM=电图；HV=高压；VF=心室颤动；VT=室性心动过速。

图 10.09

ICD 的随访:第 2 部分

n 包含事件记录的诊断数据:事件发生和治疗发放的时间

o 引起识别和可能治疗的所有心律失常的 R-R 间期和存储的腔内心电图。中止的电击数量和原因

p 评估记录的 SVT 事件:增加频率截点和激活鉴别诊断

q 诊断数据:模式转换事件的数量和时长(代表房性心律失常)

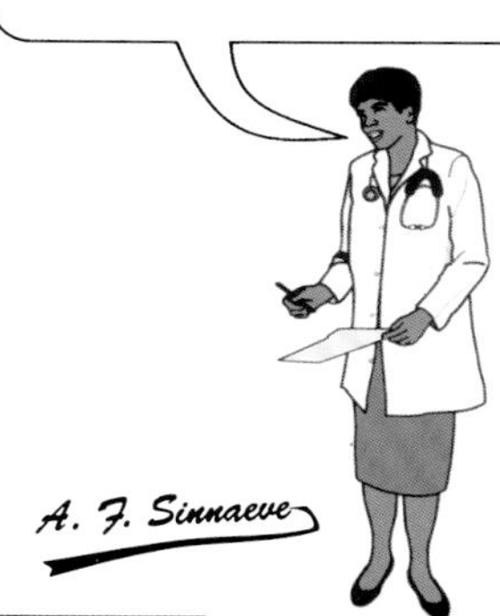
现代 ICD 的随访并不十分复杂。新的程控仪和算法对随访非常有帮助!当然,你必须知道许多缩写词和每个厂家的一些专用术语。
A. F. Sinnaeve

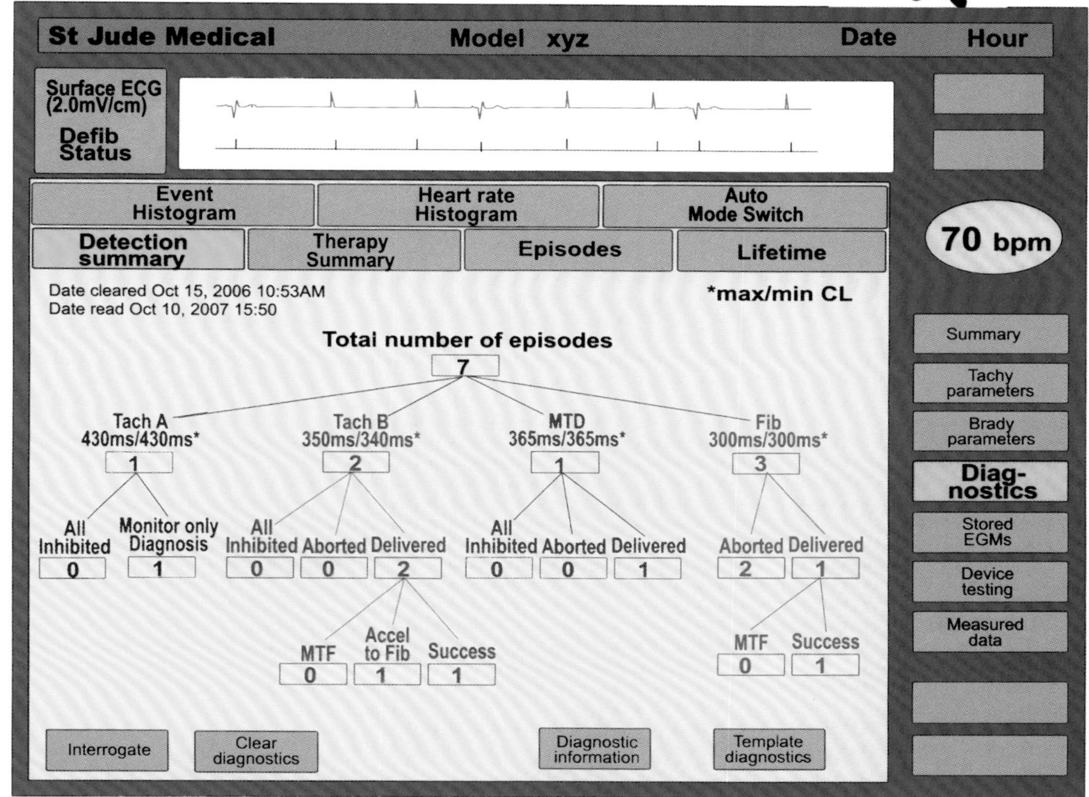

*max/min CL=事件的最大/最小周长

Tach A=缓慢室性心动过速(缓慢 VT)

Tach B=快速室性心动过速(快速 VT 或 FVT)

MTD=最长的诊断时间(若由于 SVT 鉴别诊断,一次心律失常持续时间超过了程控的 MTD,那么将发放程控的 MTD 治疗)

Fib=心室颤动

MTF=最长的颤动治疗时间(装置尝试心动过速治疗的最大时间,例如 ATP)

图 10.10

ICD 的随访：第 3 部分

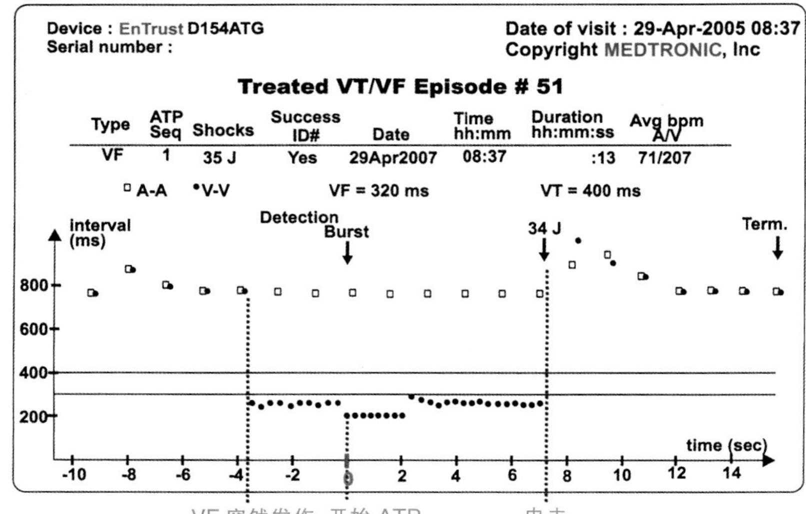

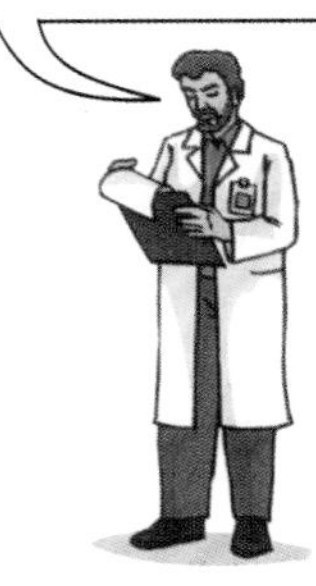
当然，你能看到每次心动过速事件的细节。你可以看见治疗的效果和心动过速是如何开始的。
A. F. Sinnaeve

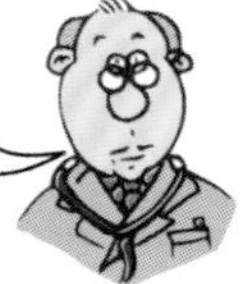
不要忘记起搏器的常规功能！

心动过缓状态和直方图
如有可能，减少 RV 起搏比例

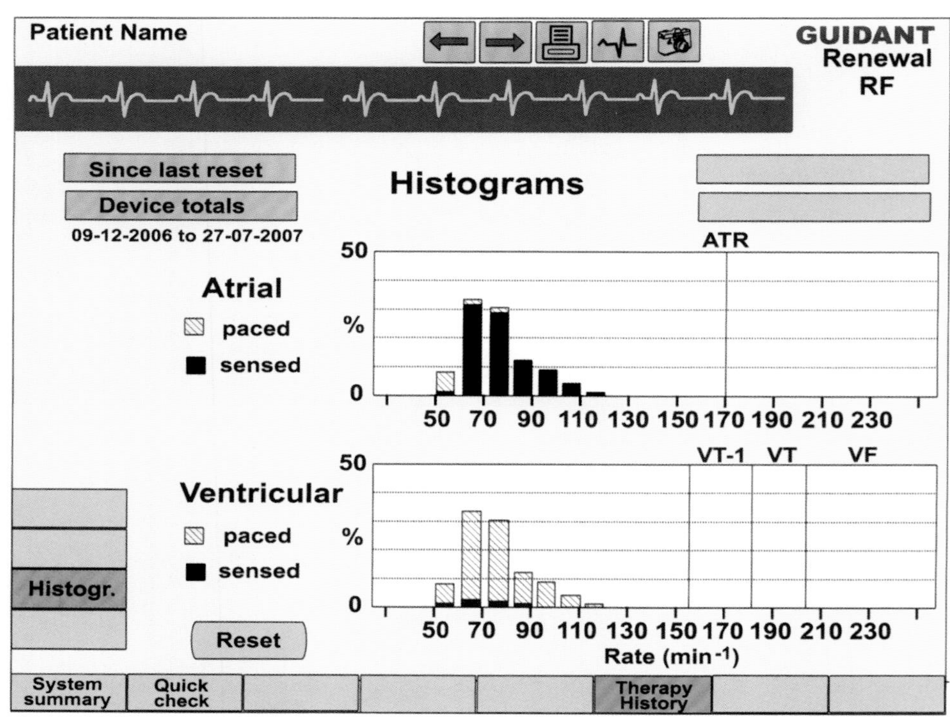

图 10.11

ICD 的随访:第 4 部分

s 电击阻抗包括既往发放电击时记录的电击阻抗数值

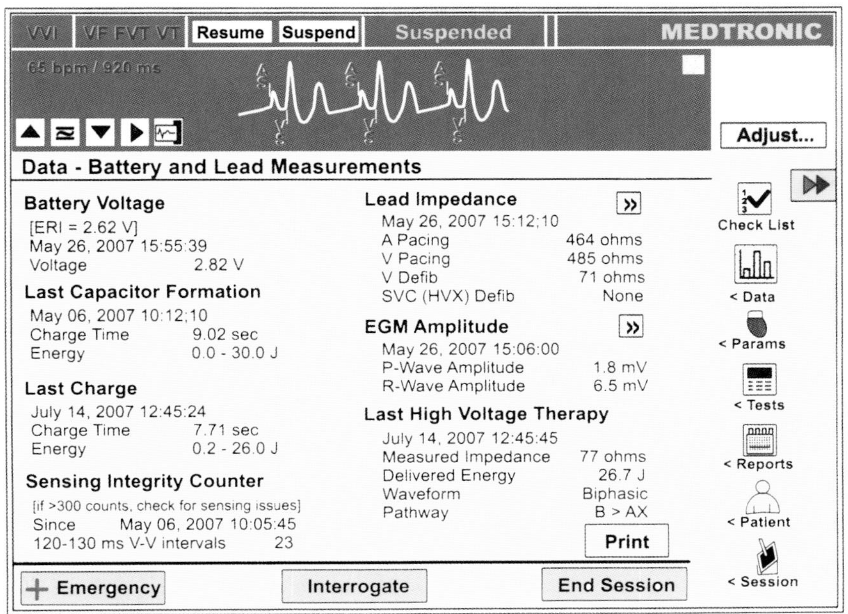

t 在图表中应检查和记录择期更换指征的数据(ERI)。

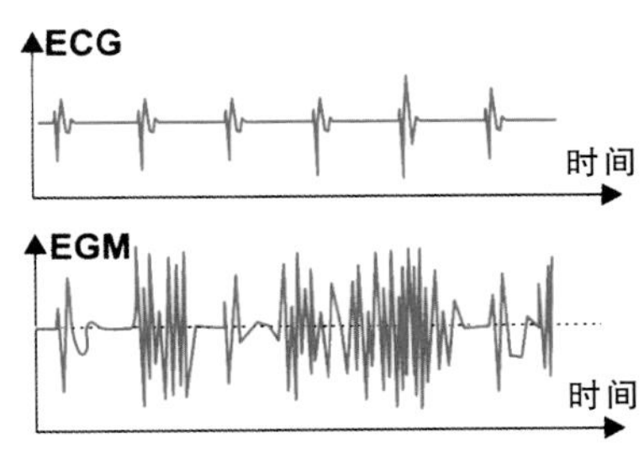

u 过感知:做诱发过感知的动作同时记录实时的 EGM。在怀疑导线功能异常时,尝试推动囊袋内的 ICD 以诱发伪信号。通过深呼吸来诱发膈肌肌电位过感知。诊断数据可显示许多非生理性间期的记录。

v 重新程控以优化 ICD 功能:识别,避免感知室上性快速性心律失常或感知不想要的信号。

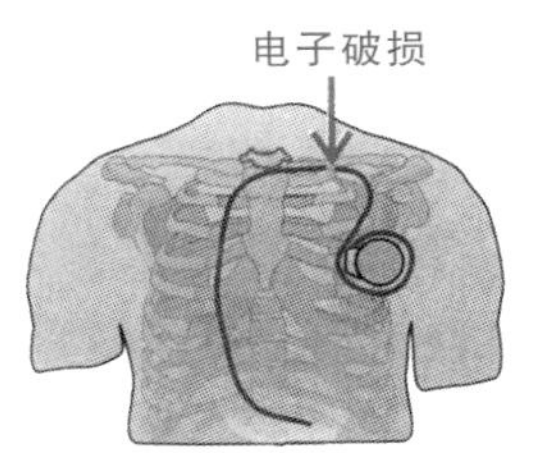

w 每年一次胸部 X 线透视以识别导线是否存在破损,通过其他方面的常规检查不易辨别导线破损。

x 软件升级。

y 检查最终设定的参数并与初始参数相比较。

z CRT 患者的特殊测试

评估心室感知百分比、优化 AV 和 VV 间期、关于肺内液体状态的胸腔内阻抗数据、对选定患者进行运动试验以寻找异常,比如在静息时不明显的心房感知不良或阈值问题。

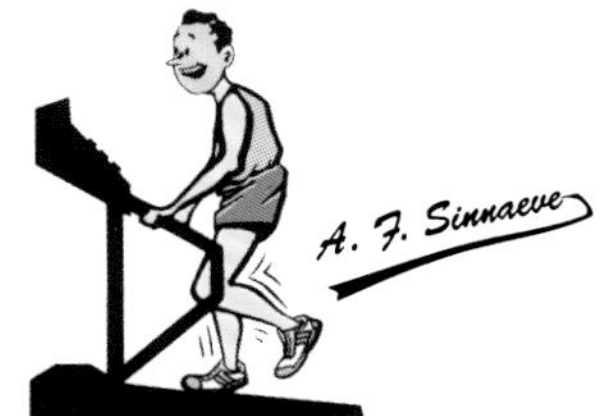

图 10.12

ICD 随访：诊断价值
（Medtronic 心脏指南针）

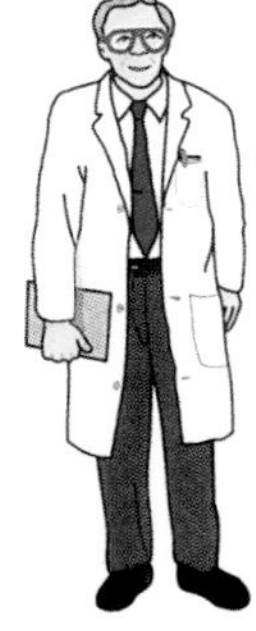

在 7 月份的常规随访时，心脏指南针趋势记录到 100%AF 负荷伴控制的心室反应。在 10 月份患者因进展性和难治性心力衰竭而回访评估。心脏指南针显示在 9 月份的心脏复律依然成功，但是患者完全是起搏状态。

基于症状和心脏指南针的证据，将装置升级为双心室 ICD。在 1 月份，他到诊室回访时症状明显改善，同时心功能提高到 NYHA Ⅱ级。

患者开始服用华法林

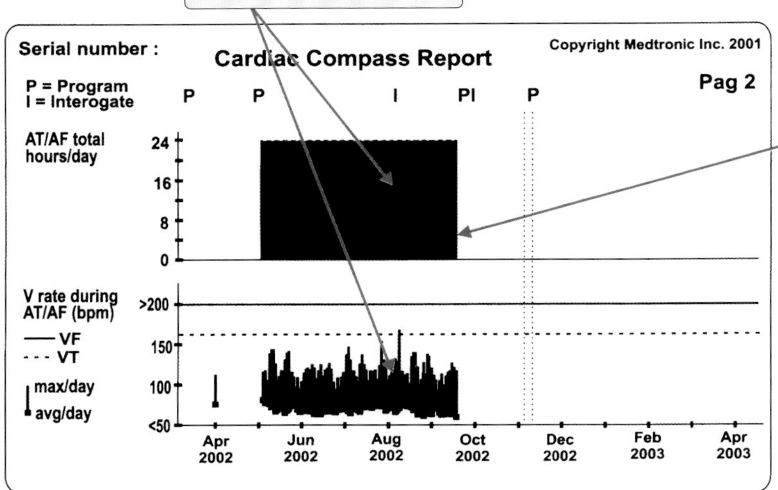

在 9 月份，患者为了负荷胺碘酮和转律收入住院。转律成功，患者保持窦性/起搏心律，心脏指南针趋势证实没有 AF 负荷。

新的抗心律失常药物治疗方案降低了窦房结功能，此时几乎需要 100%心房和心室起搏。

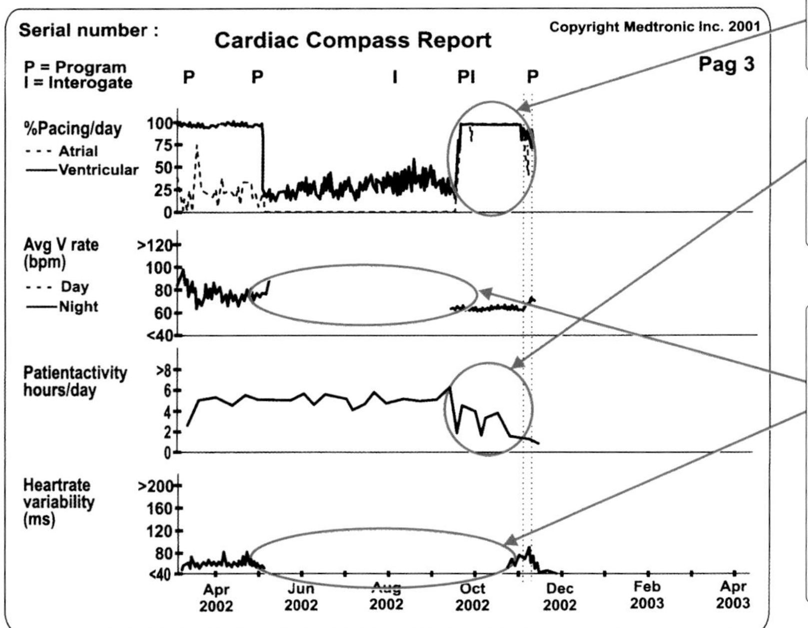

患者活动量减少可能是心力衰竭恶化的指征，这与患者症状是相关的。

心率变异性和平均心室率的间隙是由于慢性 AF 的存在。AT/AF 趋势图中的心室率可提供在这一时段的心室频率信息。排除了在 VT/VF、AT/AF 和手动操作时收集的数据。心率变异性趋势图也要排除起搏的心搏。

图 10.13

无线程控

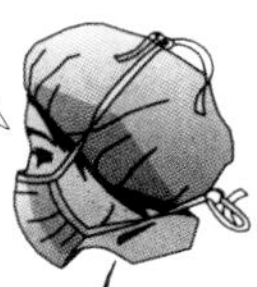

无线程控仪容易操作并不复杂。它的速度更快并且增加了保险性和安全性！

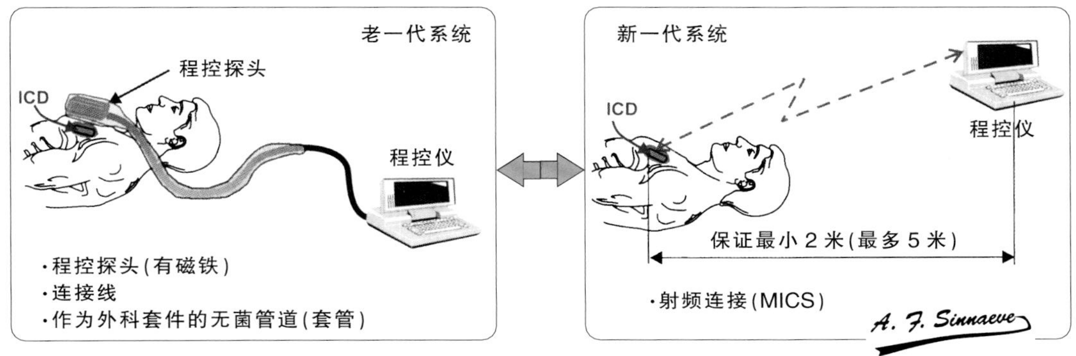

优点：
- 更方便（感染更少，不再需要无菌套管，当以一定距离程控装置时，医生可以靠近伤口）
- 读取数据速度更快
- 在随访时装置优化（平板试验等）

MICS（医疗置入通信系统）

★ FCC 认可的特殊频率带（Federal Communications Committee，联邦通信委员会）

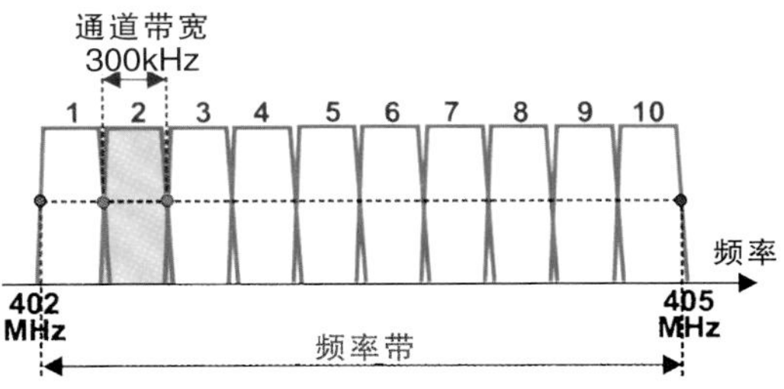

- MICS 工作频率带为 402~405Hz，具有传导性，对人体进行无线电信号传输
- 有效的辐射能量最大为 25μW
- 在最大带宽 300kHz 时，有 10 个通道可用
- 不允许声音传输
- Medtronic 应用的 MICS 称作 “Conexus 无线连接遥测（Conexus Wireless Telemetry）”，在最新的装置中工作

★ 为了延长电池的工作寿命，应用了一种环戊噻嗪低能量 RF 收发器和工作唤醒模式。

- ICD 内的收发器在正常情况下是“休眠状态” 并且从电池流出的电流极小（小于 1μA）
- 一个手执激活器用于“唤醒”回路并且能够与程控仪通信

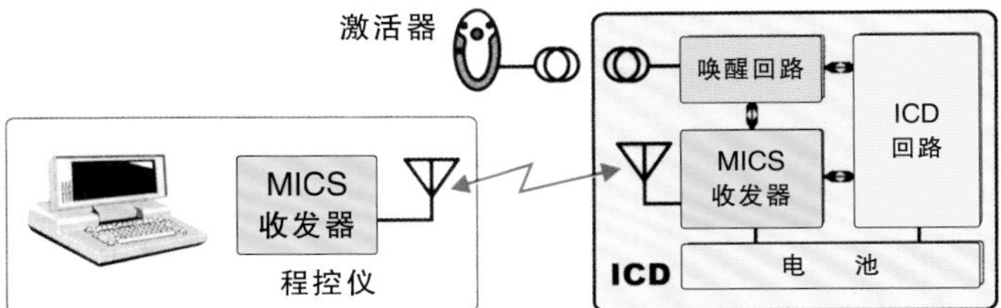

★ 为了避免干扰，该系统对确立遥测前的 MICS 带上的所有 10 个通道进行扫描。最低周围信号水平的通道（即最少噪音的通道）或周围信号水平在一定阈值以下的第一条通道将选择用于遥测（LBT=先听后说 Listen Before Talk）。

Medtronic 采用“智能广播（Smart Radio）”，这是“Conexus 无线连接遥测”选择最小干扰通道的一个方案。这个方案允许同时收集多种程控部分而无干扰。

注意：

1. 程控探头最初的信息交换需要激活遥测。
2. “Invisi-Link”无线遥测（St Jude Medical）也采用 402~405MHz 频率带。
3. Boston Scientific（Guidant）有一个相似的系统称为“ZIP 无线遥测（ZIP wandless telemetry）”，在 914MHz 的 ISM 带工作。（ISM：工业的–科学的–医学的）。

图 10.14

Internet 为基础的 ICD 远程监测 1

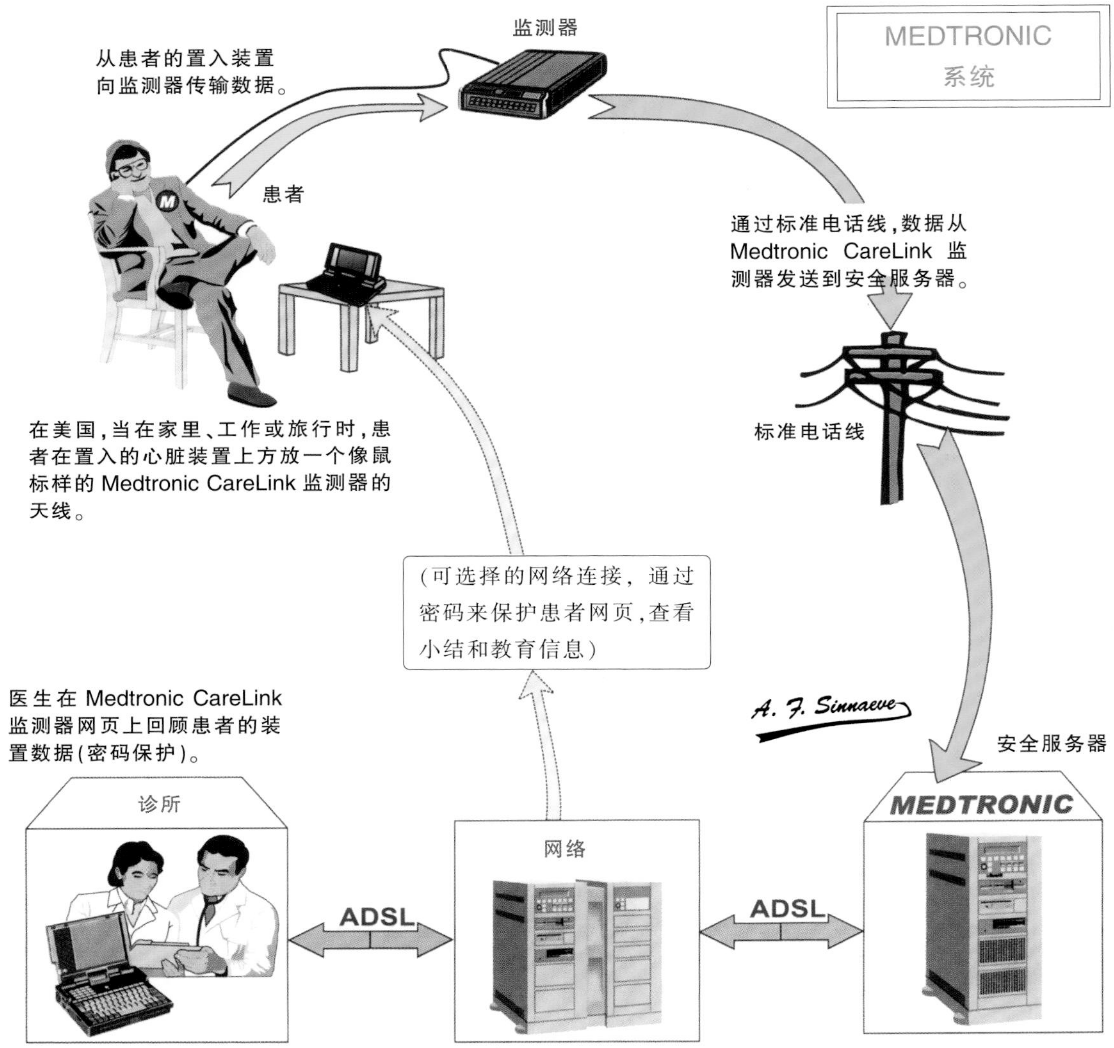

MEDTRONIC
系统

监测器

从患者的置入装置
向监测器传输数据。

患者

通过标准电话线，数据从 Medtronic CareLink 监测器发送到安全服务器。

在美国，当在家里、工作或旅行时，患者在置入的心脏装置上方放一个像鼠标样的 Medtronic CareLink 监测器的天线。

标准电话线

（可选择的网络连接，通过密码来保护患者网页，查看小结和教育信息）

医生在 Medtronic CareLink 监测器网页上回顾患者的装置数据（密码保护）。

A. F. Sinnaeve

安全服务器

诊所

ADSL

网络

ADSL

MEDTRONIC

自动功能

床旁监测器

电话线到安全服务器

RF 连接在 MICS 带
(402~405MHz)

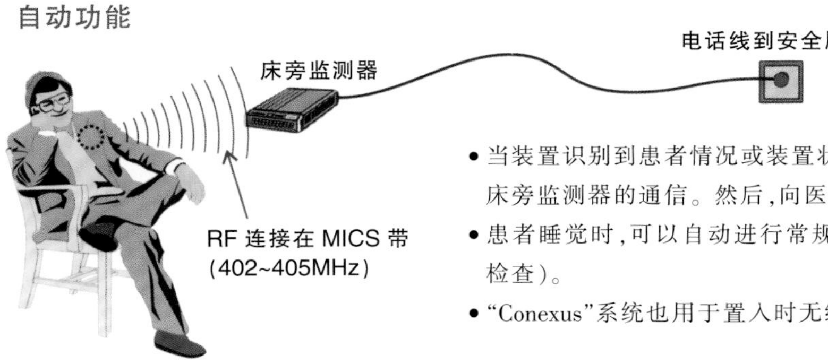

- 当装置识别到患者情况或装置状态显著改变时，将开启 ICD 与床旁监测器的通信。然后，向医生传送报警。
- 患者睡觉时，可以自动进行常规随访（能够预先程控 6 次装置检查）。
- “Conexus”系统也用于置入时无线程控。

缩写词：MICS=医疗置入通信系统；ADSL=非对称式数据用户线。

图 10.15

Internet 为基础的 ICD 远程监测 2

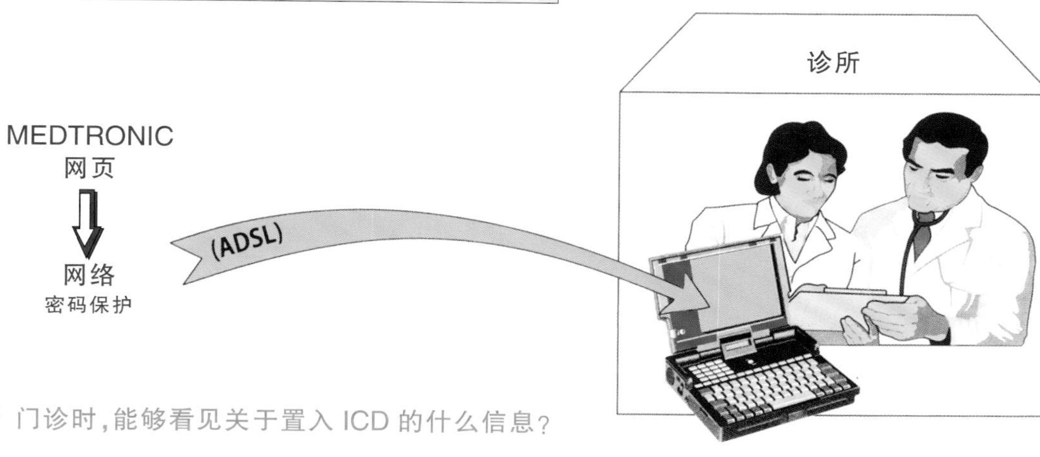

门诊时，能够看见关于置入 ICD 的什么信息？

- 所有在装置内存储的数据
  - 患者参数
  - 装置参数(ICD 状态、导线信息、……)
  - 存储的事件(VF-FVT-VT-SVT-NST- 模式转换 -%起搏 -……)
- 所有诊断
  - 存储的腔内心电图
  - 当前节律的 10s 实时心电图

通过远程监测做不了什么？

- 与 ICD 之间通信和询问是不可能的。
- 通过电话传输重新程控装置在目前还不能实现。

优点是什么？

- 远程随访容易应用，并且由于它可减少临床回访频次，因此为患者提供了方便。
- 远程随访向临床医生提供了在过去诊室随访时，用于评估装置治疗和操作合理性的相同信息。
- 以网络为基础的随访可作为分流工具，以确定哪些患者需要进一步医疗关注。
- 置入装置收集的大量生理数据资源对发现未记录和无症状心律失常、新疾病进程和慢性疾病管理包括药物起始和滴定等方面也很重要。
- 远程随访为拥挤和不堪重负的诊室提供了另一种选择。

图 10.16

Internet 为基础的 ICD 远程监测 3

BIOTRONIK 家庭监测系统(HOME MONITORING SYSTEM)

数据传输的标准完全由临床医生程控,根据每个患者的需要允许个体化的报告。

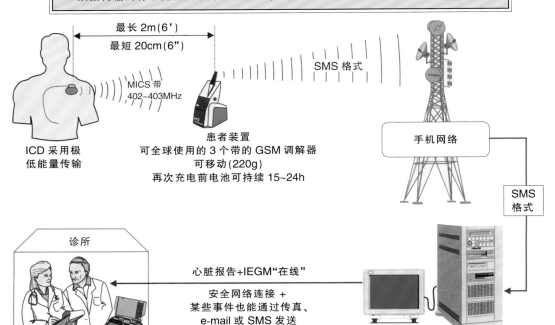

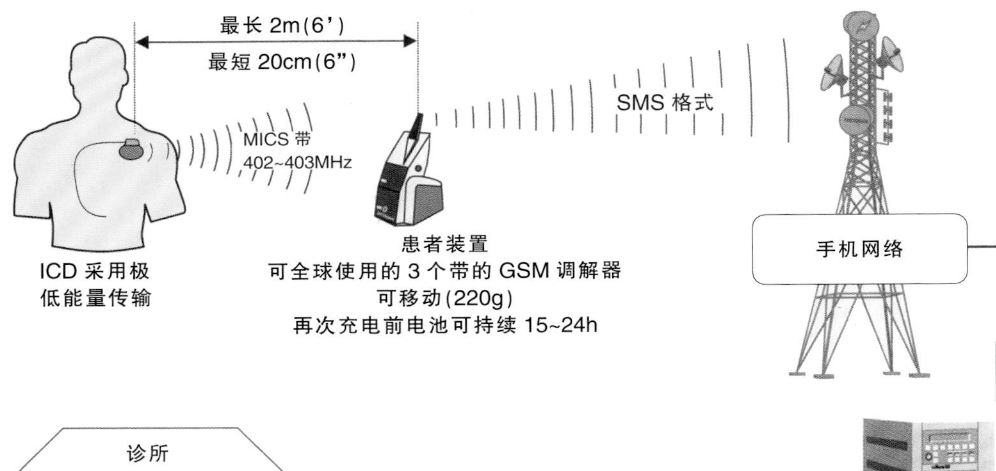

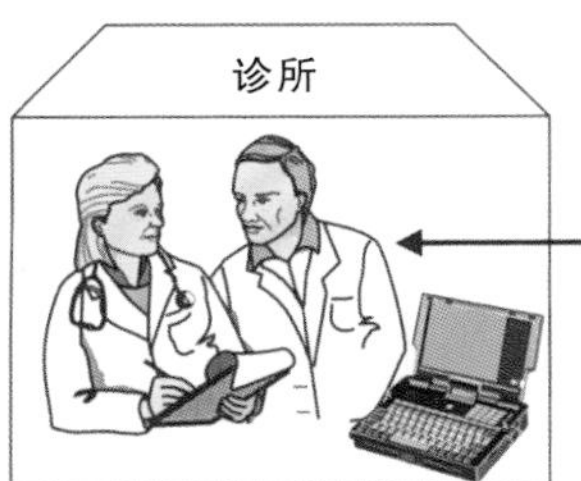

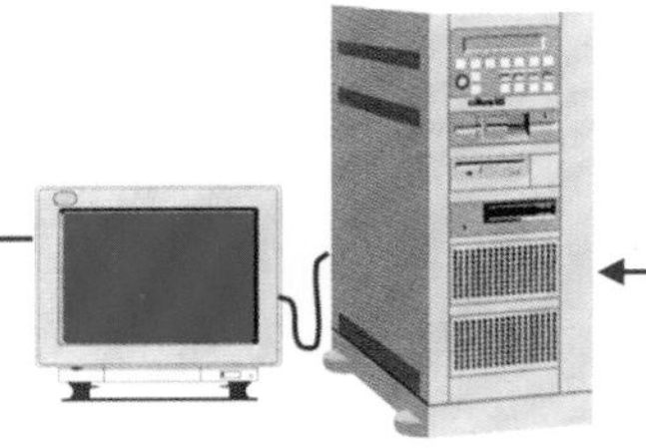

应用每日"Home Monitoring"通信最多可缩短 2 个月的电池寿命(保守估计,假定通过"心脏信使<Cardio Messenger>"每日传输、偶然事件报告和每年 12 次 IEGM)

趋势报告

- 控制传输时间(0:00~23:50 之间的任何时间)
  (推荐 0:00~4:00,此时患者处于睡眠中)
- 监测间期:1 天
- 数据以图和表的形式呈现。当在网络上查看报告时,心脏报告能够为每一个患者个体化设定

事件报告

- 当识别终止时,发送事件控制信息
- 当超过测量范围时,也发送事件触发信息

Home Monitoring 范围的功能

- 监测系统完整性
  - –电池状态、电池电压
  - –识别和治疗活动
- 监测导线完整性
  - –心房和心室起搏导线阻抗
  - –电击阻抗
- 心动过缓和心动过速节律和治疗监测
  - –感知/起搏计数
  - –识别的事件
  - –SVT 频次
  - –发放的治疗
  - –成功的 ATP 和电击

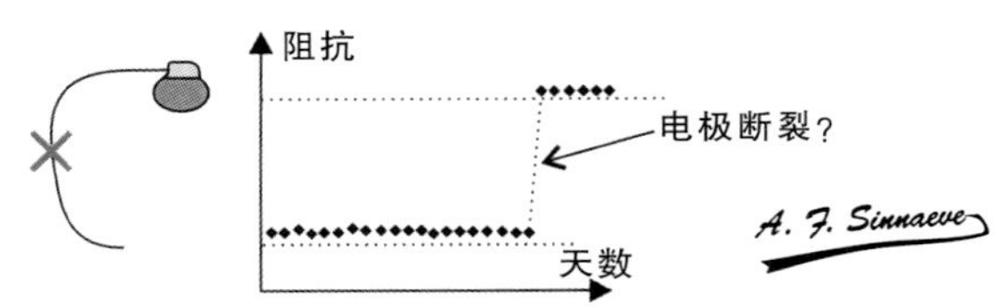

缩写词:ATP=抗心动过速起搏;GSM=移动通信全球系统;IEGM=内部电图;MICS=医疗置入通信系统;SMS=短讯服务;SVT=室上性心动过速。

图 10.17

经历电外科手术 ICD 患者的管理

术前

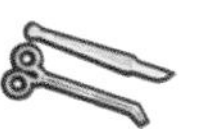

- 请外科医生考虑另一种不产生 EMI 的工具(刀和结扎线、超声或激光外科手术刀)
- 检查装置(程控、遥测、阈值、电池状态等)

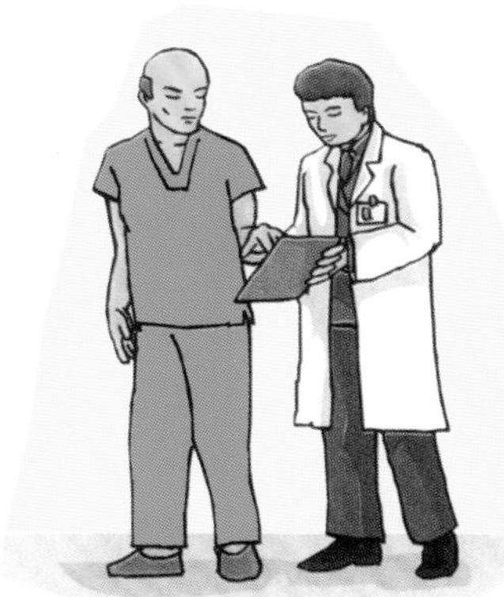

在手术室

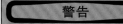

- 关闭 ICD 的快速性心律失常治疗(例如:采用磁铁)
- 灭活频率反应性功能
- 如果患者是起搏器依赖的:
  - 降低最大感知灵敏度
  - 程控噪音反转模式至非同步(DOO,VOO)(Guidant 装置非同步模式要求在手术时持续应用程控探头)
  - 提前应用体外经胸腔起搏系统
  - 有可用于临时静脉起搏的设备
- 监测外周脉搏、血氧饱和度或心房内血压(由于电刀干扰,ECG 可能模糊不清)
- 放置底板以保持活化到分散电流的路径尽可能地远,并且与脉冲发生器到电极的通路相垂直
- 如有可能,采用双极电刀
- 限制切割电流为至少有 10s 中断间隙的短阵促发模式
- 采用最低有效切割或电凝输出能量
- 在装置附近不要用电刀

警告

记录

所有程控的改变(装置激活或灭活)必须立即记录下来。这是临床实践中的主要问题,常常因不这样做,而导致处理中的重要错误!!!

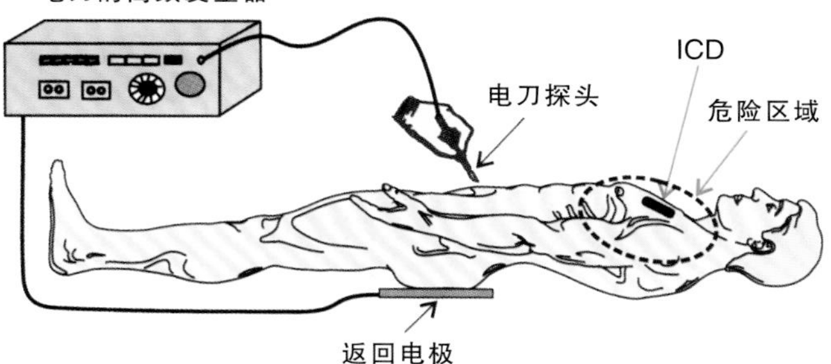

电刀可能导致的并发症

- EMI 过感知
  - 不恰当电击
  - 多次电击
- 起搏抑制
- 不能识别
- 上电复位和错误的寿命终止提示
- 诱发 VF(罕见)
- 慢性起搏阈值高(罕见)
- 主要元件失灵

术后

- 尽快重新激活快速性心律失常治疗
- 检查装置(程控、遥测、阈值、电池状态等)
- 如果记录到电路损坏,那么更换发生器
- 如果起搏阈值过高,那么更换导线

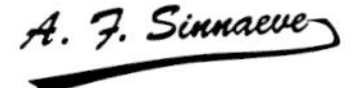

图 10.18

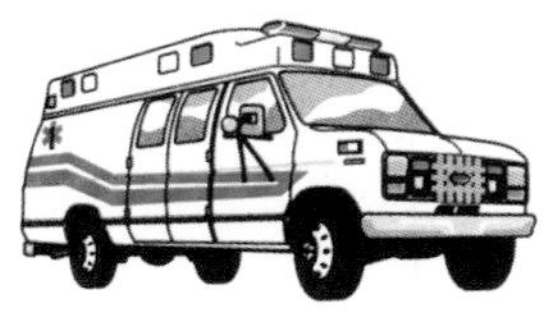

在急诊室 ICD 患者的管理

不伴明显症状的单次电击并不构成一次紧急事件,通常建议患者不用去 ER(急诊室)。可以在 24~48 小时内进行装置询问。

到 ER 来的受到电击的 ICD 患者的管理并不是将其本身简单地交给一个算式方法。入院/出院标准和立即/选择性的装置询问没有特定的标准。在 ER 的评估应主要着眼于识别那些有急性心脏失代偿风险的患者。

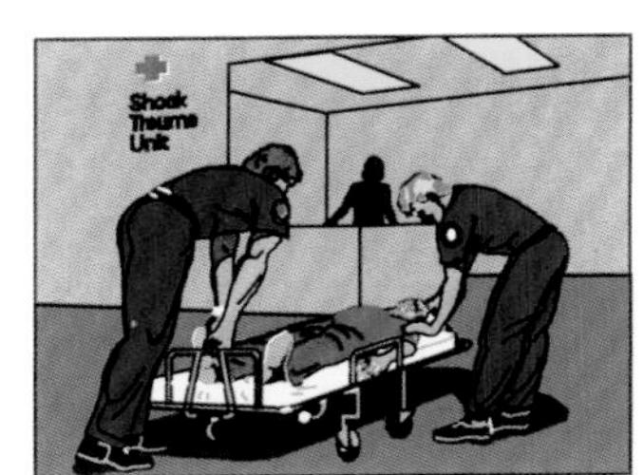

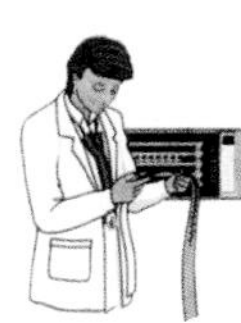

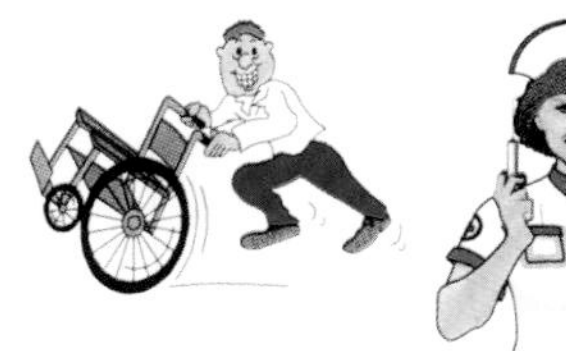

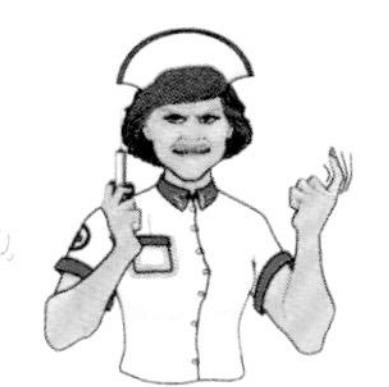

能够出院的患者

许多在 ER 的患者,在承受单次电击后看起来和感觉均很良好。

如果这是首次电击或电击模式无改变,同时体格检查、节律监测、ECG、胸部 X 线和血钾水平都正常或无改变,那么有理由让患者回家。ICD 并无必要在 ER 程控,只要安排在接下来一两天进行 ICD 门诊随访即可。

需知

记住:一些患者经历了“幽灵放电(phantom shocks)”,它常常在夜间发生,提示患者的焦虑而并非是真实的 ICD 放电。

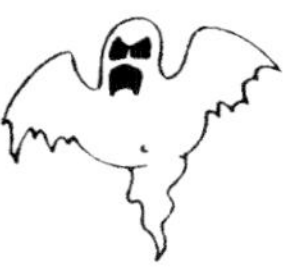

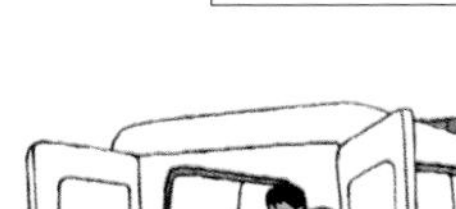

需要入院的患者

在 1 天内超过 3 次电击代表电生理紧急情况!

所有有过多次 ICD 电击的患者均需要入院。在医院中,需要重新评估心脏状态,他们的 ICD 和药物治疗要进行相应调整。

患者明显晕厥了一阵或近乎晕厥事件,即使是在单次电击后,通常也需要入院。他们可能已被多次电击而自己未意识到,这是一种提示有新的心脏事件或 ICD 功能异常的信号。

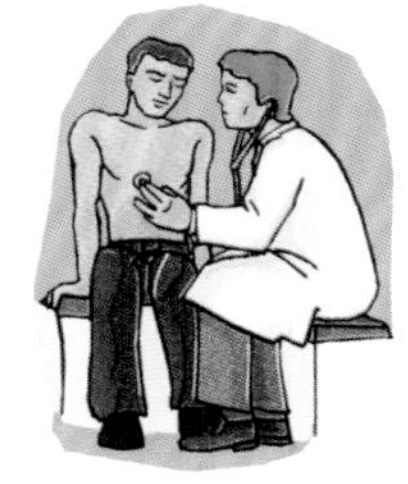

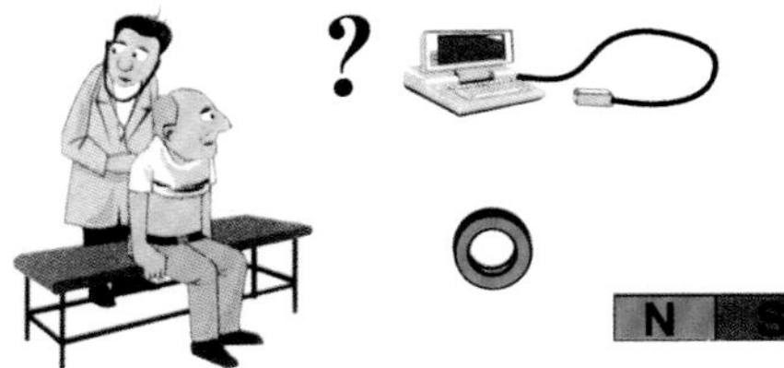

通过将磁铁放置在发生器上方而暂停心动过速识别,直到重新询问程控装置,这样能够处理 SVT 的不恰当治疗。

A. F. Sinnaeve

缩写词:ECG=心电图;SVT=室上性心动过速。

图 10.19

当专门的程控仪不可用时，将一块磁铁放在所有型号 ICD 的上方，都能暂时使快速性心律失常功能不能工作!!!

在 ICD 上方应用磁铁

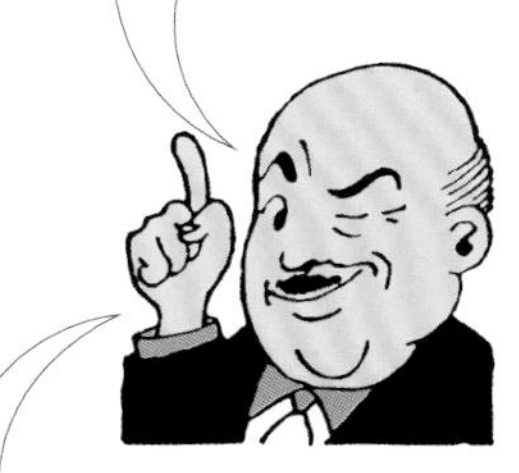

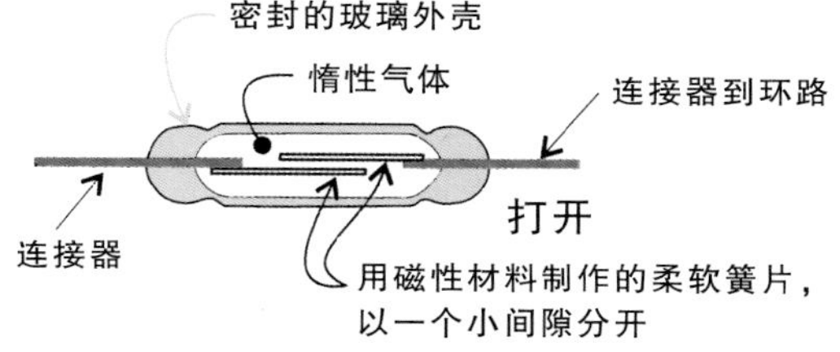

磁铁和磁性簧片开关与普通起搏器中的相同。在发生器回路中磁场可以关闭簧片开关，根据厂家不同触发反应略有不同。

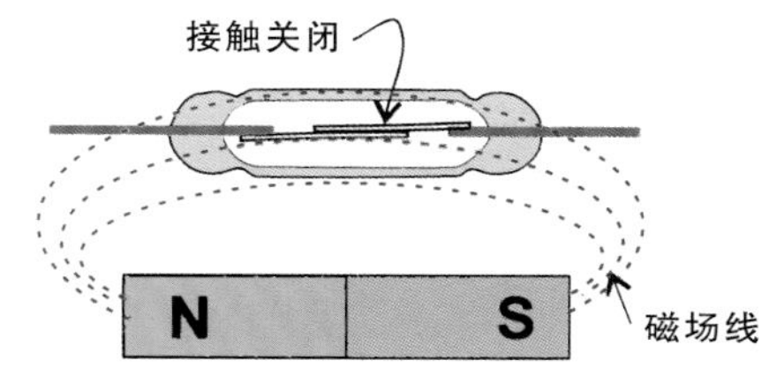

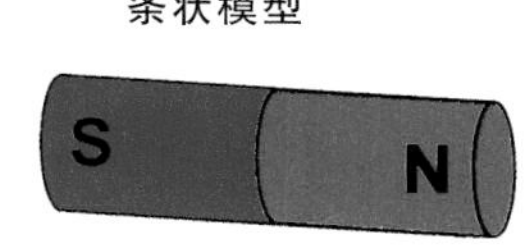

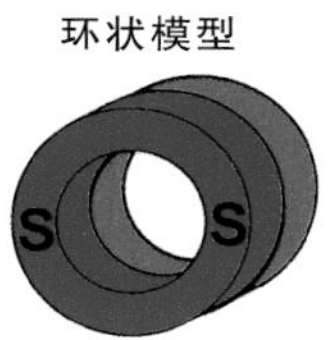

起搏器		ICD
磁铁应用迫使起搏器的程控模式变为非同步模式(双腔装置为 DOO 或单腔装置为 VOO/AOO)。	↔	磁铁应用不影响心动过缓功能。心动过缓的感知和起搏保持在程控时的模式(例如:DDD)。
感知回路完全失活，并且不能识别任何心脏活动。	↔	感知回路仍保持激活: • 抗心动过缓功能仍未受影响，但是 • 应用磁铁时，心动过速功能完全失活。

在紧急情况下需要中止电击时，磁铁反应很有用。对于多次电击(提示不恰当治疗的情况)，假定患者已处于监护状态，为了确定潜在的节律，可由医务人员应用磁铁。
在外科手术采用电刀时，在手术室也可应用磁铁。万一出现必须治疗的心律失常，在手术过程中通过这种方式灭活装置更可取。
一般来说，磁铁不应给患者，除非在有医务人员在场的情况下应用。

A. F. Sinnaeve

图 10.20

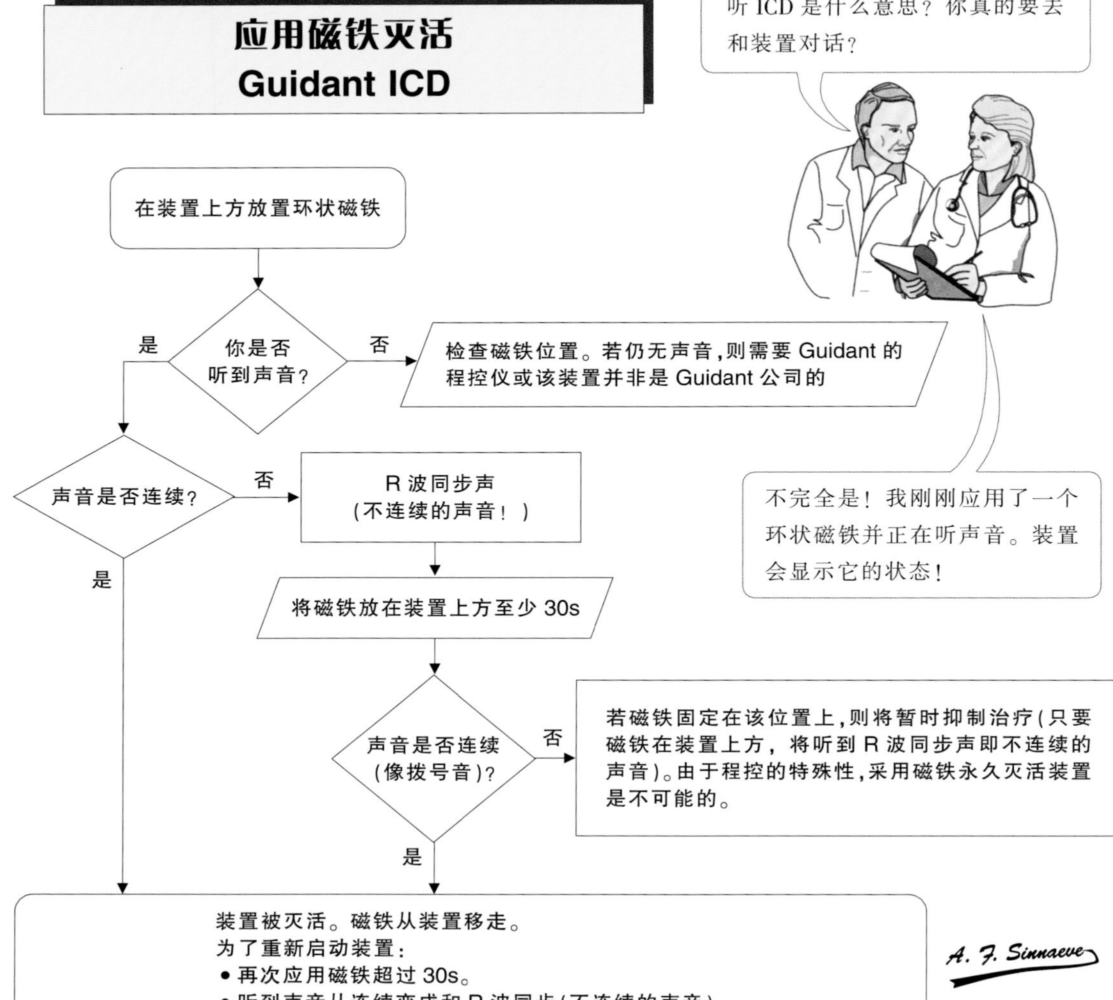
应用磁铁灭活
Guidant ICD
听 ICD 是什么意思？你真的要去和装置对话？
在装置上方放置环状磁铁
你是否听到声音？
是
否
检查磁铁位置。若仍无声音，则需要 Guidant 的程控仪或该装置并非是 Guidant 公司的
声音是否连续？
否
R 波同步声（不连续的声音！）
是
不完全是！我刚刚应用了一个环状磁铁并正在听声音。装置会显示它的状态！
将磁铁放在装置上方至少 30s
声音是否连续（像拨号音）？
否
若磁铁固定在该位置上，则将暂时抑制治疗（只要磁铁在装置上方，将听到 R 波同步声即不连续的声音）。由于程控的特殊性，采用磁铁永久灭活装置是不可能的。
是
装置被灭活。磁铁从装置移走。
为了重新启动装置：
• 再次应用磁铁超过 30s。
• 听到声音从连续变成和 R 波同步（不连续的声音）。
A. F. Sinnaeve

- 应用磁铁不影响心动过缓起搏！！！
- “开启磁铁应用（Enable Magnet Use）”是主要开关。当程控为“OFF”时，磁铁没有作用。需要程控仪来转换“心动过速模式（Tachy Mode）”ON/OFF。“Enable Magnet Use”程控为 OFF 对于暴露在强磁场的患者可能有帮助。
- 如果“Enable Magnet Use”程控为“ON”，同时“用磁铁改变心动过速模式（Change Tachy Mode with Magnet）”程控为“OFF”，那么只要应用磁铁，磁铁将抑制任何心动过速治疗并且装置将发出与心脏频率同步的嘟嘟声。在移走磁铁 2s 后，可恢复正常工作。这在外科操作时很有用，因为它允许在装置上固定磁铁以便在电刀止血时抑制心动过速治疗，但是万一心律失常发生，通过简单移走磁铁，装置就可恢复活化状态。
- 如果“Enable Magnet Use”和“Change Tachy Mode with Magnet”均程控为“ON”，那么磁铁将抑制心动过速治疗，但是若应用>30s，心动过速模式将转换为“OFF”。
- “患者触发监测（Patient Triggered Monitor）”：当程控为“ON”时，磁铁应用将触发 EGM 和间期、时间标记和 A & V 频率的存储，同时将灭活其他的磁铁操作（发出嘟嘟声和心动过速治疗抑制）。
- 新信息：近期和将来的 ICD 型号将继续保留“Enable Magnet Use”并作为一个可程控的选项，然而将不再应用“用磁铁改变心动过速模式（Change Tachy Mode with Magnet）”。

图 10.21

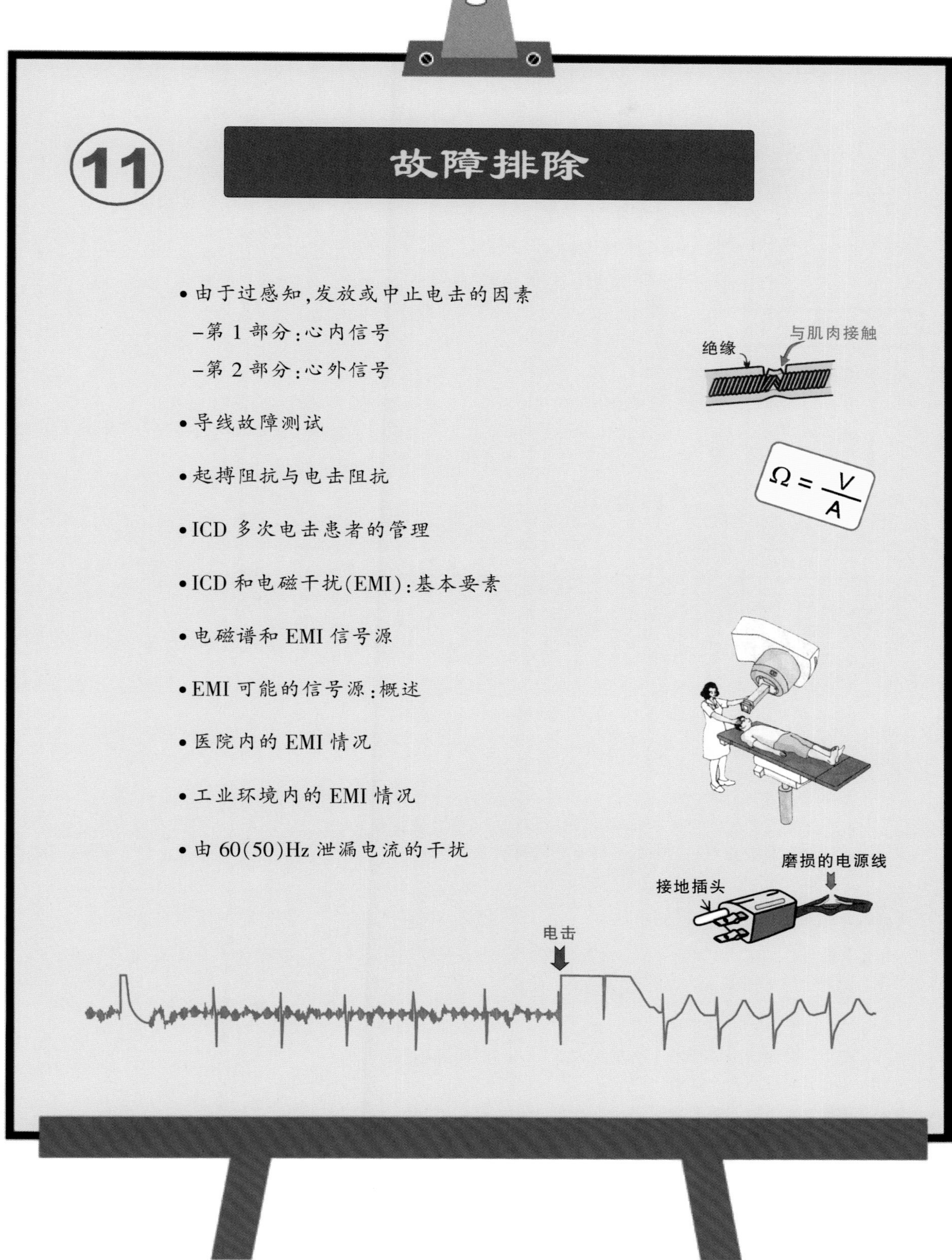
11
故障排除
• 由于过感知，发放或中止电击的因素
–第 1 部分：心内信号
–第 2 部分：心外信号
• 导线故障测试
• 起搏阻抗与电击阻抗
• ICD 多次电击患者的管理
• ICD 和电磁干扰（EMI）：基本要素
• 电磁谱和 EMI 信号源
• EMI 可能的信号源：概述
• 医院内的 EMI 情况
• 工业环境内的 EMI 情况
• 由 60(50)Hz 泄漏电流的干扰
绝缘
与肌肉接触
Ω = V/A
磨损的电源线
接地插头
电击

图 11.00

由于过感知,发放或中止电击的原因:第 1 部分 心内信号

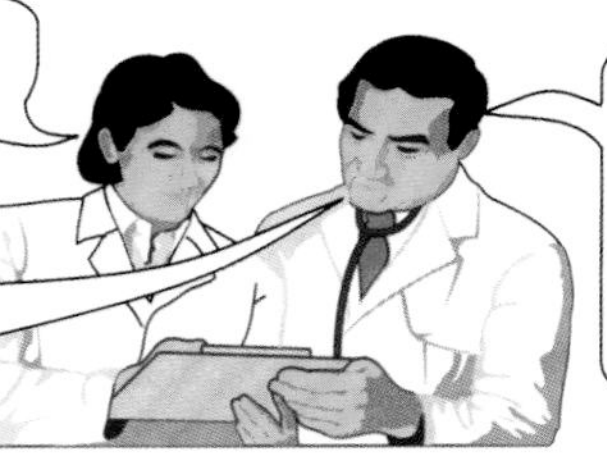

是否临床病史有助于诊断过感知?
不是很多,除了一些由EMI 原因引起的过感知诊断。
记住,由于 T 波感知或 QRS 双计数引起的VEGM 过感知,能够通过间期特征性的变化和由清晰等电位线分隔的 EGM 的形态(例如:T-Q 与 Q-T 间期)来识别。

1. 生理性

a 自身 T 波过感知

自动增益或自动调整感知灵敏度以确保 ICD 在 VF 时能感知低振幅的和可变的 VEGM。这个功能(与动态高感知灵敏度相关)是造成 ICD 无意中感知到 T 波的原因。因为这个原因,小 R 波(VEGM)比大 R 波更常引起 T 波感知。T 波过感知更常见于集成 ICD 导线中。

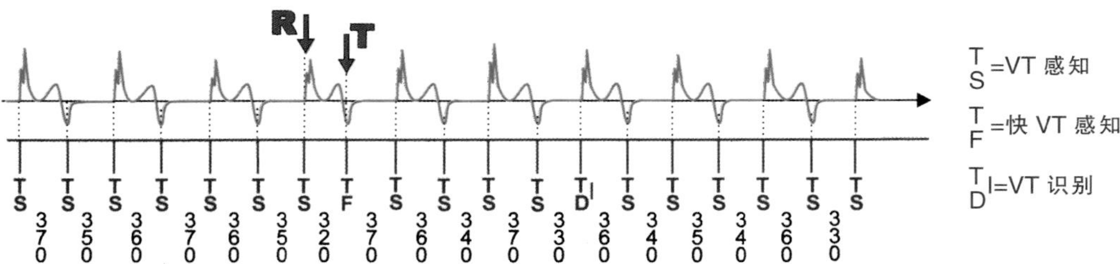

T 波过感知可能与小或大的 VEGM 相关,可以是短暂的(高血糖症、高钾血症)或更长期的。易患因素包括:低振幅 R 波、延长的 Q-T 间期和偶然的束支传导阻滞进展。所有在窦性心动过速下的设定均允许"双计数"心室事件直到达到 ICD 识别的临界心室频率,并伴有发放不恰当电击的风险。

治疗:

a. 降低心室通道的感知灵敏度,然后再(通过诱发 VF)证实这个较低感知灵敏度设置是恰当的。

b. 偶尔需要重置或更换感知导线,以便获得较大的 R 波振幅,反过来也可以防止 T 波过感知。

c. 一些 ICD 允许程控较长的感知空白期来覆盖过感知的 T 波,但是由于其可能损害 VT/VF 感知,因此需谨慎应用。

b P 波过感知

这很罕见;来自于 P 波感知的不恰当治疗在理论上有可能,但还未见报道,需排除感知导线向三尖瓣移位所致。

治疗:重置导线。

c R 波(VEGM)双计数

若一个分裂的或碎裂的 VEGM 的时长,长于感知后心室空白期,那么其可能被两次计数。

治疗:与 T 波过感知相同。

注意:含有 Y 适配器的老一代心脏再同步化装置能够分别感知 RV 和 LV 电图。

1 2 识别水平

时间

心室空白期

A. F. Sinnaeve

2. 非生理性

感知电极与旷置导线片段相接触

治疗:拔除无功能电极

缩写词:EMI=电磁干扰;VEGM=心室电图;VF=心室颤动;VT=室性心动过速。

图 11.01

由于过感知，发放或中止电击的原因：第 2 部分 心外信号

看，并非所有引起过感知的信号均由心脏产生!!!

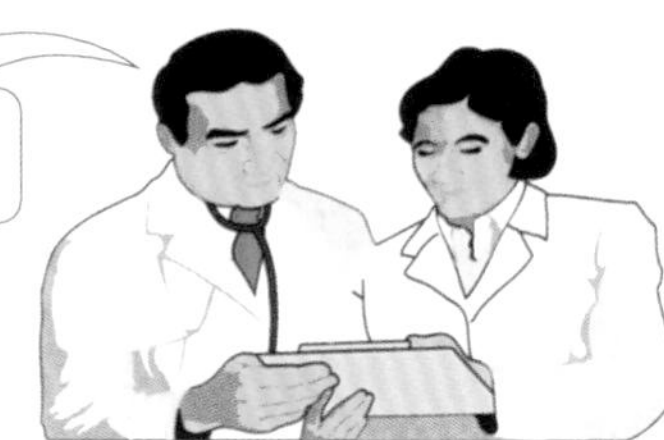

1. 生理信号(肌电位)

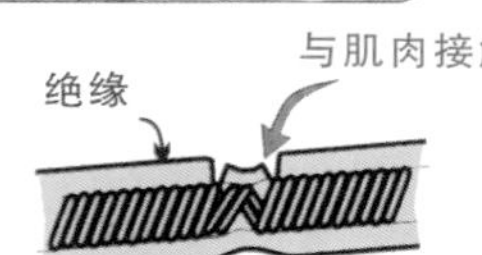
与肌肉接触
绝缘

a 导线绝缘故障伴肌电位感知(通常为胸部的)。

b 膈肌肌电位。

ICD 将干扰识别为非持续性或持续性 VT。通常情况下，干扰是在 EGM 感知导线上产生低振幅的高频信号。

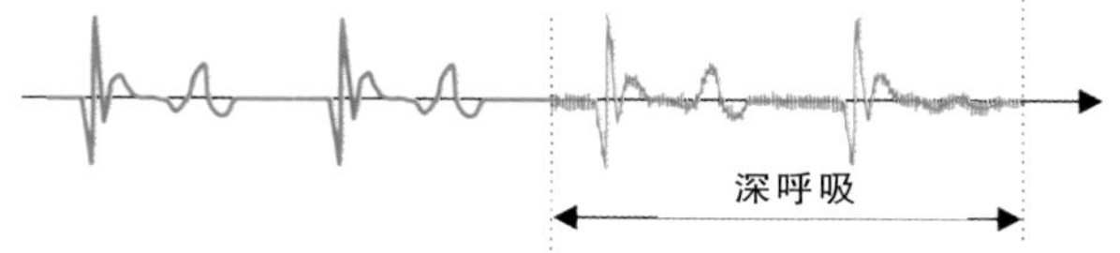
深呼吸

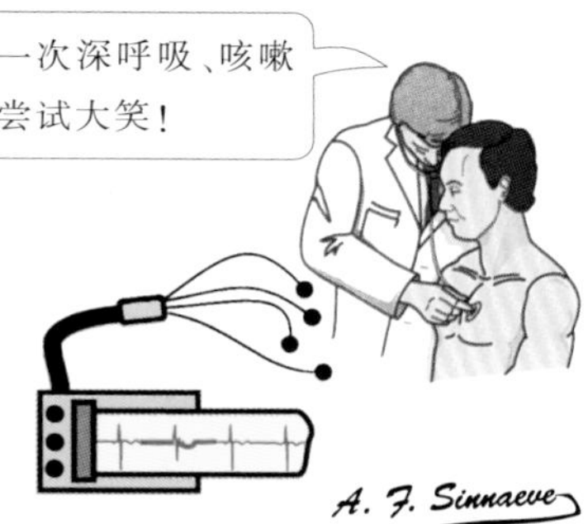
做一次深呼吸、咳嗽并尝试大笑!

诊断：通过深呼吸、Valsalva 动作、咳嗽等诱发膈肌肌电位。

治疗：降低感知灵敏度，重新测试 ICD 感知 VF 的能力；重置导线或采用真正双极导线取代集成导线。

A. F. Sinnaeve

2. 来自 ICD 系统的非生理性信号

a 导线断裂。

活动左上肢

(因 RV 感知导线断裂引起的伪信号)

诊断：

高起搏阻抗提示感知导线完全或部分电中断。X 线常常对诊断无帮助!

b 导线绝缘层破损：

导线可显示起搏阻抗低于 200Ω。X 线常常对诊断无帮助。

小心：
- 起搏阻抗可以无变化。
- 阻抗是一个对绝缘层问题不敏感的测量指标。
- 可保持起搏夺获。

c 固定螺丝钉或适配器松动。

d 主动固定导线“摇晃”。

记住!!!!!

1.破损导线的“连续和断开”信号或连接故障常常是间歇性的。由于 R-R 间期临近感知的心室空白期(120~140ms)，因此 ICD 常过感知这种信号。这种短间期不会发生在 VF/VT 中。一些 ICD 可记录这些可疑的短 R-R 间期的数量，为诊断隐藏的导线问题提供有用的数据，但是 QRS 波(VPC)双计数也将增加短 R-R 计数。

如果你看见许多 NSVT 事件，那么要怀疑可能是产生了伪信号的导线问题!!!

2.进行身体活动。当 VEGM 遥测时，为了诱发出异常，与过感知相关的导线或连接器的评估应包括改变体位、推动囊袋、等长运动、同侧上肢各种活动等。

3. 电磁干扰

电刀、碎石术、MRI、防护欠佳的设备等

诊断：

噪音同时影响心房和心室通道，而且 ICD 可能将干扰识别为两种心动过速(心房的和心室的)。

缩写词：VEGM=心室电图；VF=心室颤动；VT=室性心动过速；NSVT=非持续性室性心动过速；MRI=磁共振成像。

图 11.02

ICD 故障排除：导线故障测试

1 仔细学习近场和远场(电击)电图

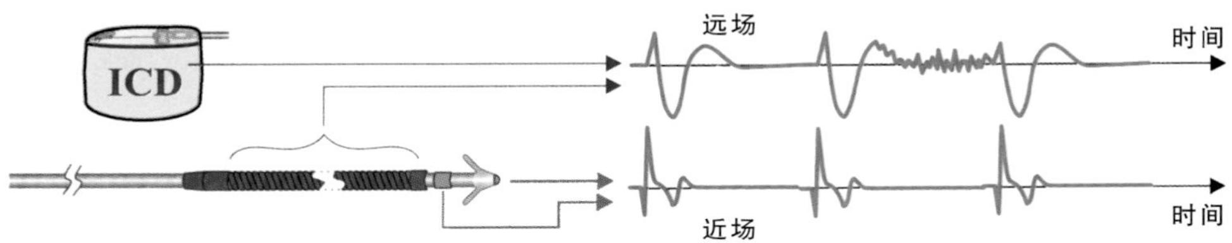

比较**近场**和**远场** EGM 能帮助确定是哪个导线受影响。噪音仅出现远场 EGM 提示破损在电击导线，而非感知导线。

在体位改变、咳嗽、同侧上肢活动、推动囊袋和 Valsalva 动作时寻找异常。区分肌电位和伪信号，但两者可并存。
轻度降低感知灵敏度(0.3~0.45mV)，可消除肌电位干扰，但不太可能消除伪信号。
注意：绝缘层破损可能为过感知胸部肌电位提供条件。

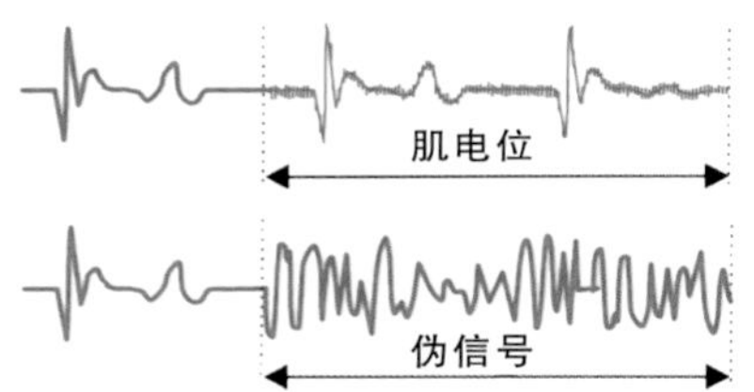

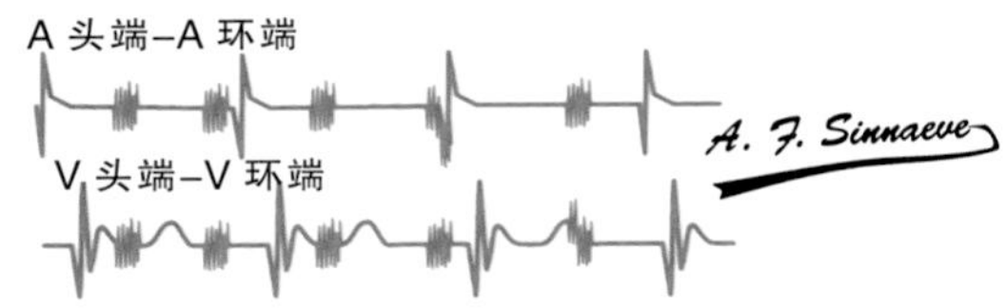

一根以上的导线有噪音(AEGM 和 VEGM)提示 EMI。

2 检查起搏阻抗和高压(电击通路)阻抗

高压电击阻抗测量值为 20~100Ω。当发放电击时，始终会记录这个电击阻抗。该值升高提示断裂，该值降低提示绝缘层破损。在过去，电击阻抗是通过特意发放一个小的电击来测量。在现代装置中，通过小测试脉冲进行无痛性测量。在一些 ICD 中，这些无痛性脉冲会周期性发放，以便记录电击阻抗趋势图。

起搏阻抗与导线设计有关。数值低于 200Ω 提示绝缘层破损，而数值高于 2000Ω 则提示断裂、固定螺丝钉松动或适配器损坏(注意：高阻抗电极不会引起起搏阻抗高于 2000Ω)。
在老化的导线中，阻抗值变化超过 30%提示功能异常。导线阻抗趋势对于诊断断裂有帮助。
导线故障偶尔表现为正常阻抗。

3 记住

- 许多由于过感知而中断电击提示导线故障。
- 无前驱症状的多次电击也可能是由导线故障引起。
- 如果故障涉及电击导线，那么可能出现 VT/VF 无效电击。
- 导线故障能够激活可听见的“患者警报(Patient Alert)”。

缩写词：AEGM=心房电图；EMI=电磁干扰；VEGM=心室电图；VF=心室颤动；VT=室性心动过速；HV=高压。

图 11.03

起搏阻抗与电击阻抗

低压阻抗

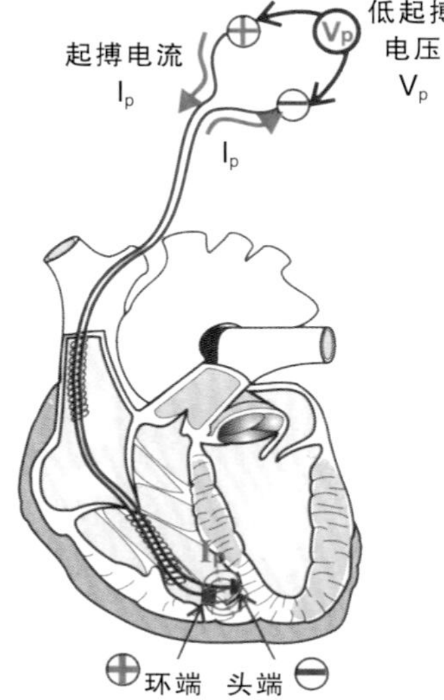

起搏阻抗(导线+组织)

$$R_p = \frac{\text{起搏电压 } V_p}{\text{起搏电流 } I_p}$$

绝缘层破损 <250Ω	正常起搏阻抗大约 500Ω	导线断裂 >2000Ω

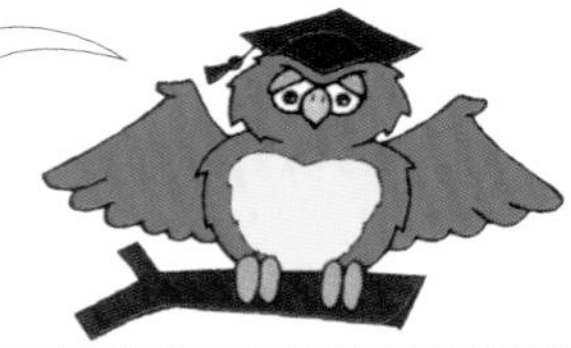

所有阻抗的测量都是根据欧姆定律。然而,在不同电极间应用不同的电压。

$$\text{阻抗}(\Omega) = \frac{\text{电压(伏特)}}{\text{电流(安培)}}$$

$$R(\Omega) = \frac{U(V)}{I(A)}$$

A. F. Sinnaeve

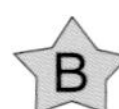

高压阻抗

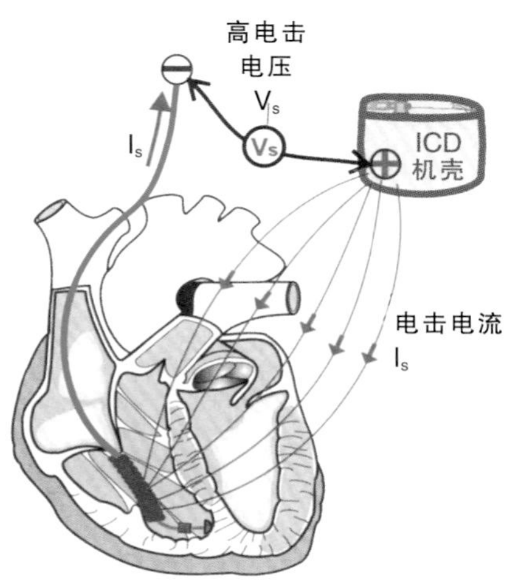

电击阻抗(导线+组织)

$$R_s = \frac{\text{电击电压 } V_s}{\text{电击电流 } I_s}$$

绝缘层破损 <20Ω	正常起搏阻抗 20~100Ω	导线断裂 >100Ω

注意:

在老一代系统中,测量电击阻抗是对心脏发放真实的电击。在现代系统中,其是采用无痛性的低电压(Vs)(虽然高于起搏电压)的方法。

图 11.04

ICD 多次电击患者的管理

多次电击（24h 内 3 次或以上放电）会对患者造成明显的心理压力，因此它们构成一次医疗紧急事件！引起多次电击的原因是什么以及做什么能够控制它们？

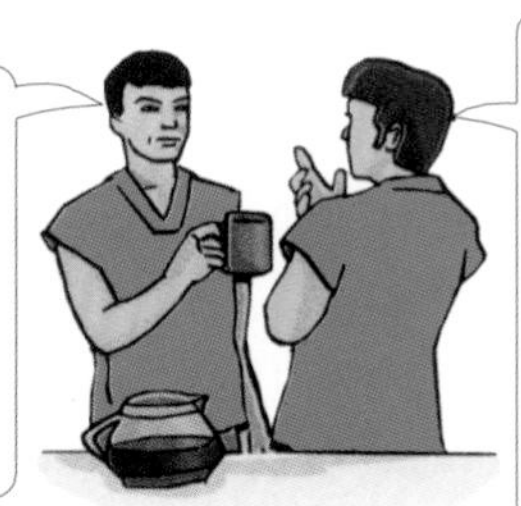

多次 ICD 电击的原因很多。正确管理需要准确的鉴别诊断！由于分析回顾数据和存储的 EGM 有利于阐明复杂的心律失常事件，所以必须尽快询问装置。经历多次电击患者的初始评估应在有 12 导联 ECG 监测的环境中进行，在那里能立即实施高级心脏急救！

恰当的多次电击

频繁反复发作的 VT 或 VF（电风暴；无休止 VT）

急性期处理：• 静脉应用抗心律失常药物或 β- 阻滞剂
• 考虑暂时灭活装置

关键性治疗：• 优化口服的抗心律失常药物
• 抗心动过速起搏
• VT 消融

终止 VT 或 VF 失败

原因：• 程控不恰当的低电击输出
• 抗心律失常药物作用
• 电击导线脱位或故障
• 同侧气胸

急性期处理：• 体外心脏复律/除颤
• 避免应用 Ⅰ 类抗心律失常药物

关键性治疗：• 重新程控装置
• 优化口服抗心律失常药物
• 外科手术纠正

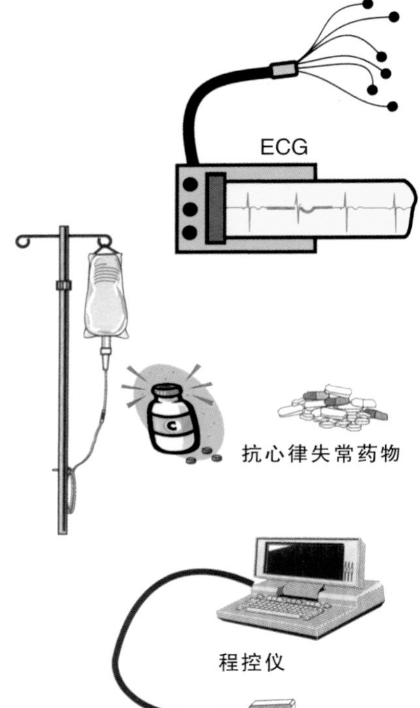

不恰当(不合理)的电击

对非持续性室性心动过速**“约定式放电”**

急性期处理：• 静脉应用抗心律失常药物
• 考虑暂时性灭活装置

关键性治疗：• 重新程控装置
• 优化口服抗心律失常药物

室上性快速性心律失常

急性期处理：• 暂时性灭活装置
• AV 结阻滞药物
• 药物复律或电复律

关键性治疗：• 重新程控装置
• 优化口服抗心律失常药物
• 心律失常导管基质消融
• AV 交界区导管消融

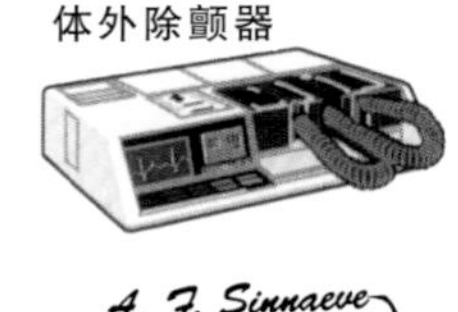

基础节律时过感知

原因：• 心内信号过感知(T 波感知)
• 膈肌肌电位过感知
• 感知导线故障
• 体外电磁干扰(EMI)

急性期处理：• 暂时性灭活装置

关键性治疗：• 重新程控装置
• 外科手术纠正
• 避免和消除 EMI 信号源

体外除颤器

A. F. Sinnaeve

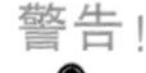

注意：电击导致电池大量消耗！近几年设计的 ICD，其由于无休止的放电能够使电池在几天内变得接近耗竭！

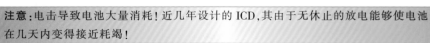

多次放电可导致心脏组织损伤!!!

图 11.05

ICD 和电磁干扰(EMI)

EMI 是一个复杂事件,由 3 个基本要素组成:

☆ 一个罪犯(即电磁源)发射一些电磁能量

★ 一个受害者(这里是置入的 ICD)由于接收到一些不必要的 EM 能量而不能正常工作

★ 一个偶联通路在以上两者间,允许信号源干扰接收器

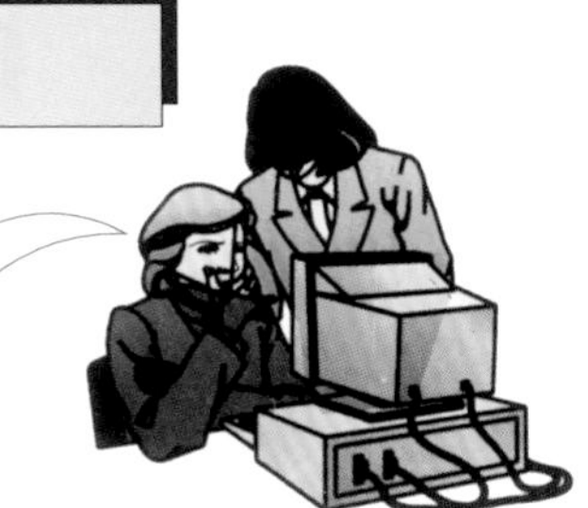

在日程生活中的绝大多数 EMI 情况对 ICD 来说是良性的

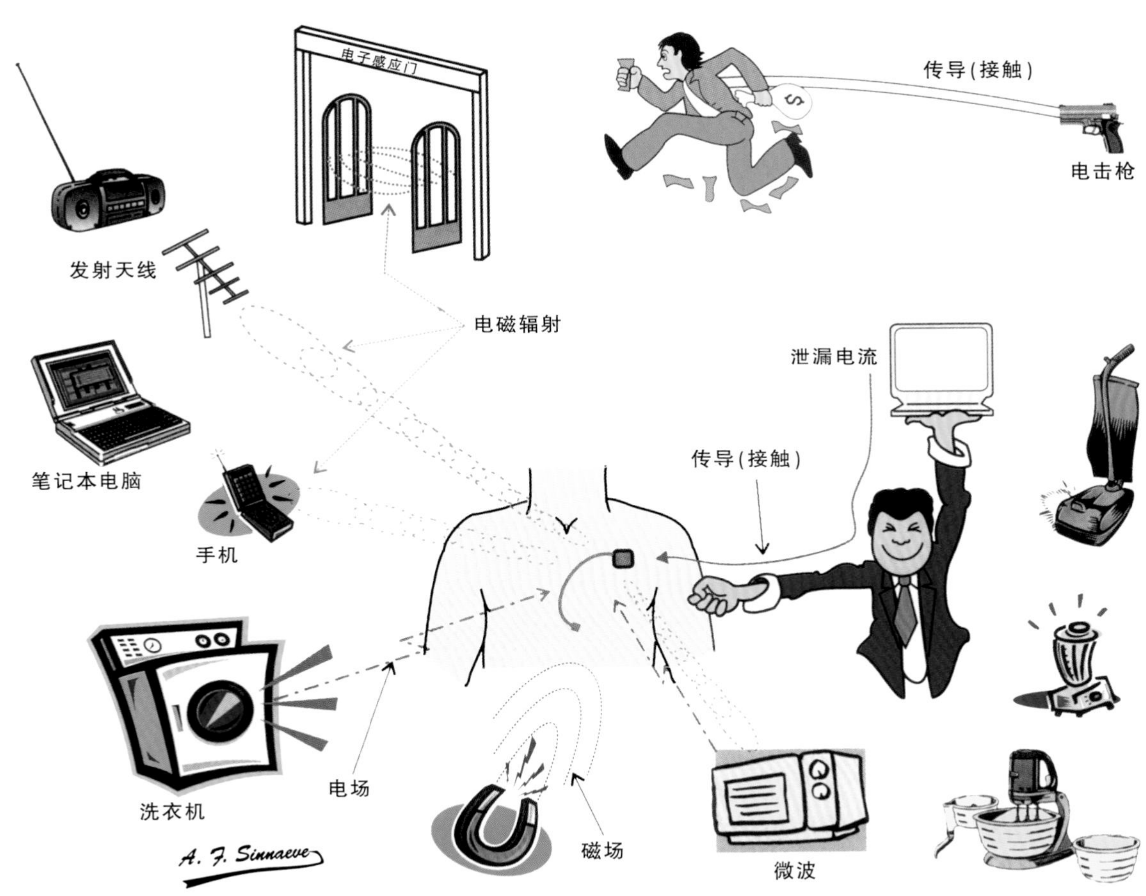

几种耦合方法是可能的:
- 单纯的电磁辐射(例如:来自 HF 电子设备)
- 传导(例如:触摸泄漏器具——60 或 50Hz)
- 通过磁场(例如:靠近强磁体或应用强交流电的装置)
- 通过电场(例如:在交流高电压附近)

EMI 依赖于:
- 场的强度(EMI 信号源的能量)
- EMI 的波长(波谱)
- EMI 信号源的距离
- ICD 的类型和程控(参数设置)
- 导线的类型和位置

缩写词:HF=高频;LF=低频。

图 11.06

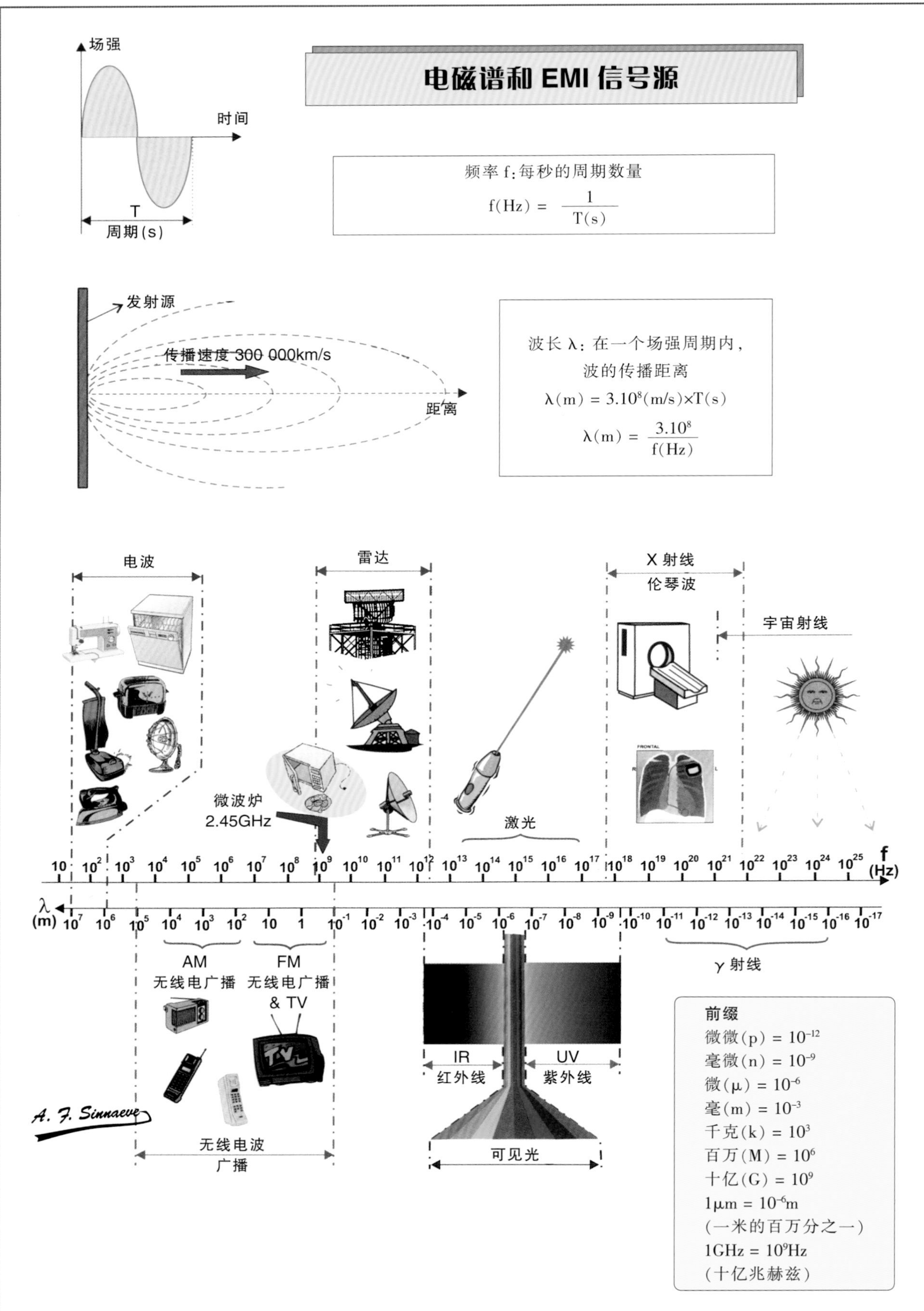
场强
时间
T
周期(s)
电磁谱和 EMI 信号源
频率 f:每秒的周期数量
f(Hz) = 1 / T(s)
发射源
传播速度 300 000km/s
距离
波长 λ:在一个场强周期内,
波的传播距离
λ(m) = 3.10⁸(m/s)×T(s)
λ(m) = 3.10⁸ / f(Hz)
电波
雷达
X 射线
伦琴波
宇宙射线
微波炉
2.45GHz
激光
f
(Hz)
λ
(m)
AM
无线电广播
FM
无线电广播
& TV
γ 射线
IR
红外线
UV
紫外线
可见光
无线电波
广播
A. F. Sinnaeve
前缀
微微(p) = 10⁻¹²
毫微(n) = 10⁻⁹
微(μ) = 10⁻⁶
毫(m) = 10⁻³
千克(k) = 10³
百万(M) = 10⁶
十亿(G) = 10⁹
1μm = 10⁻⁶m
(一米的百万分之一)
1GHz = 10⁹Hz
(十亿兆赫兹)

图 11.07

EMI 可能的信号源:概述

当非心脏或非生理性来源的电信号,影响或妨碍置入性电子装置(例如:ICD)正常功能时,电磁干扰发生(或 EMI)。

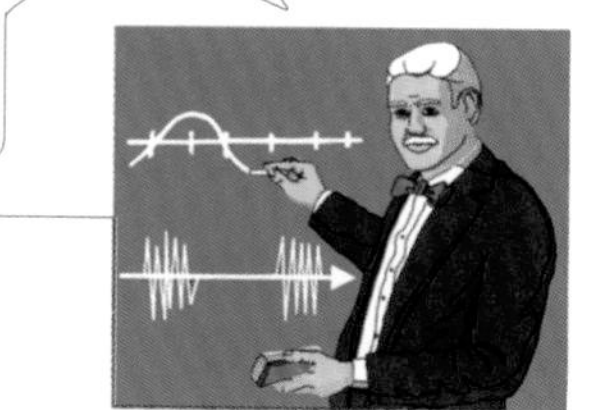

为了临床目的,认识不同的 EMI 信号源是有价值的。

放射性 EMI 可能是:

- 有意的(如为通信目的,例如:手机)
- 无意的(例如:电子刮胡刀中电机工作)

传导性 EMI 传入身体的动电电流:

- 在治疗上[例如:经皮电神经刺激(TENS)]
- 身体意外地接触到未正确接地的电力设备[大多数能量频率在 50Hz(欧洲)或 60Hz(美国)]

EMI 可能的信号源

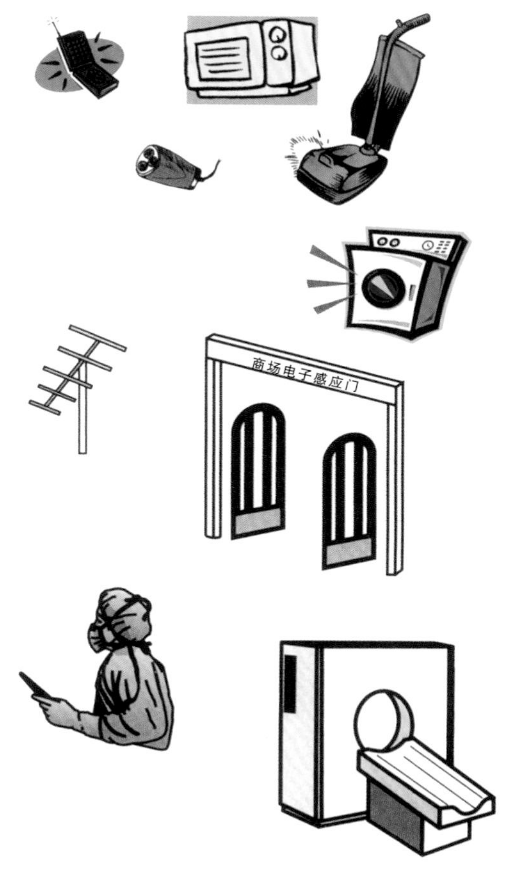

电磁场

日常生活:

- 手机
- 电子防盗系统(EAS)装置
- 机场安检装置
- 金属探测器(手持和步行通过)
- 射频(RF)远程控制(例如:玩具)
- 家用电器(搅拌器、剃须刀、感应炉,……)
- 未正确接地的器械和工具与身体密切接触
- 投币机
- 大的立体扬声器

工作和工业环境:

- 高压能量线缆
- 工业变压器和电机
- 电熔炉(感应)
- 电焊设备(弧)
- 大的 RF 发射器(广播、雷达,……)
- 消磁线圈

医疗环境:

- 磁共振成像扫描仪
- 电外科设备
- 透热治疗
- 起搏器程控仪
- 体外除颤器
- 神经刺激器和 TENS
- 射频(RF)导管消融

电离辐射

医疗环境:放射治疗(例如:用于肿瘤)

声波辐射

医疗环境:碎石术(通过电击波震碎肾脏结石和胆结石)

图 11.08

医院内的 ICD 和 EMI

医院内许多 EMI 情况对 ICD 是危险的

注意！ICD 患者要避免一些医疗操作，对一些必要操作我们必须非常小心！

电外科手术和电刀：
- 尽量避免，并且与 ICD 和导线保持几英寸距离
- 灭活快速性心律失常识别/治疗功能
- 灭活频率反应功能
- 必须严密监测 ECG
- 附近应有体外除颤器
- 在操作后，必须重新存储所有功能，并且应充分询问和检查 ICD！

心脏复律或除颤：
- 更倾向于通过置入的 ICD 进行体内心脏复律
- 如果要应用体外除颤，一个程控仪和一个体外起搏器应备用
- 体外心脏复律必须采用双相波和最低有效能量
- 应采用后–前位电极板
- 在体外心脏复律后，有必要对 ICD 及其所有功能进行一次完整分析。

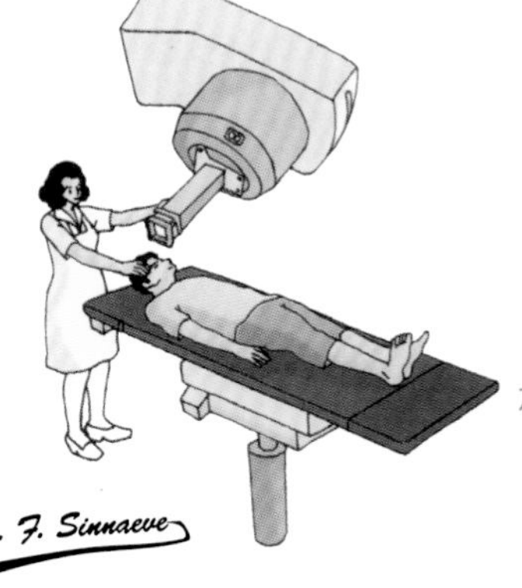

伦琴射线
- 绝大部分 X 线(比如牙科医生采用的)对 ICD 是无害的

放射治疗：
- 直接电离辐射对 ICD 电子元件是致命性的
- 必须屏蔽导线或移除 ICD

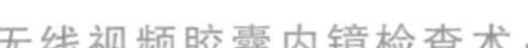

磁共振成像(MRI)：
对 ICD 患者是绝对禁忌！

碎石术：
如果电击波不靠近 ICD，碎石术是可以的

无线视频胶囊内镜检查术：
Pill-Cam©发射 434.09MHz 的信号。绝大多数 ICD 不受干扰，但是也记录到一些过感知和不恰当治疗。

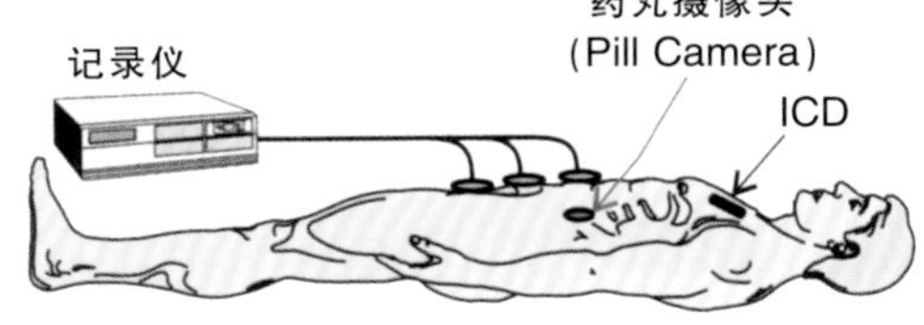

图 11.09

工业环境内的 ICD 和 EMI

并非所有工业环境或工作场所都是危险的！如果涉及强辐射、高压或强电流，我们必须小心。一般来说：

- 当距离增加时，场强快速降低：所以与可疑的信号源保持距离。
- 在工业环境中的 ICD 患者应安装真正（专用的）双极感知电极来最小化 EMI 拾波。

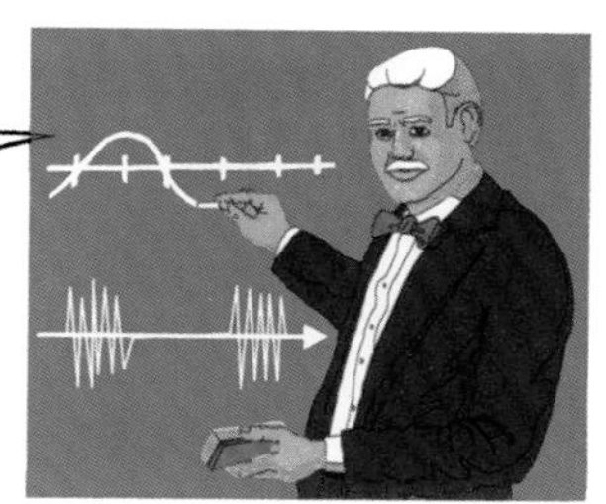

工业 EMI 情况需实地评估，并应联系 ICD 厂家！

雷达和广播发射器

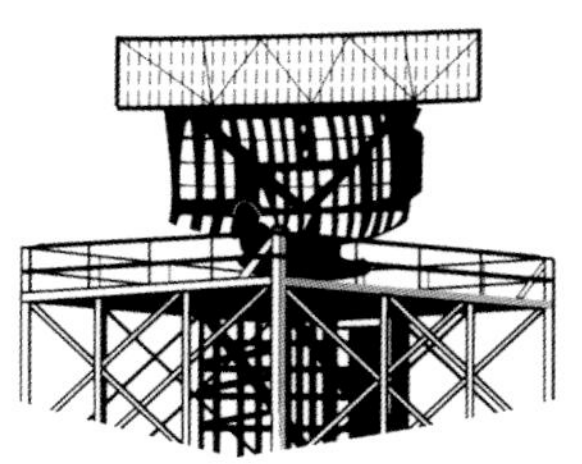

高压电线

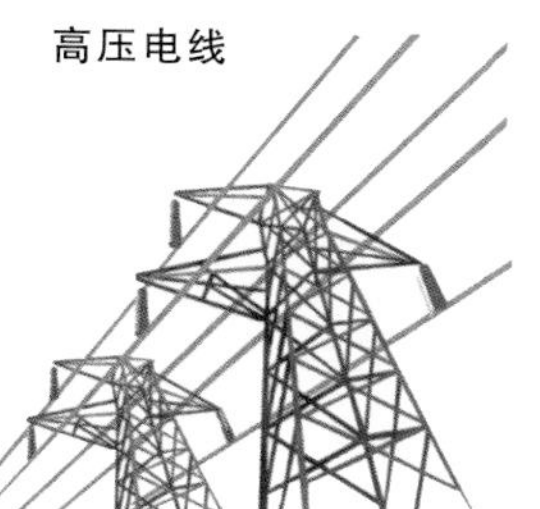

电焊（弧）

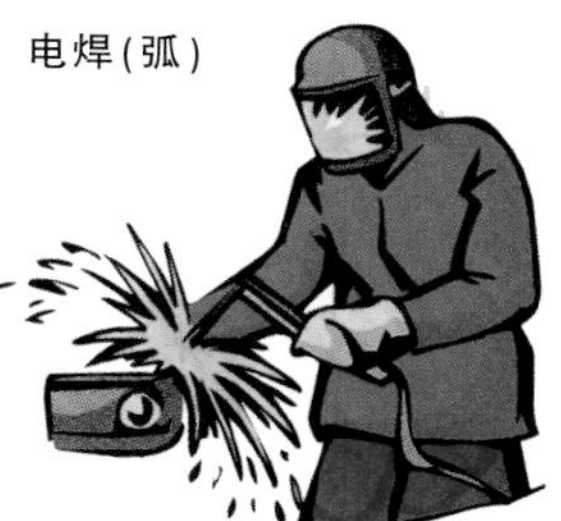

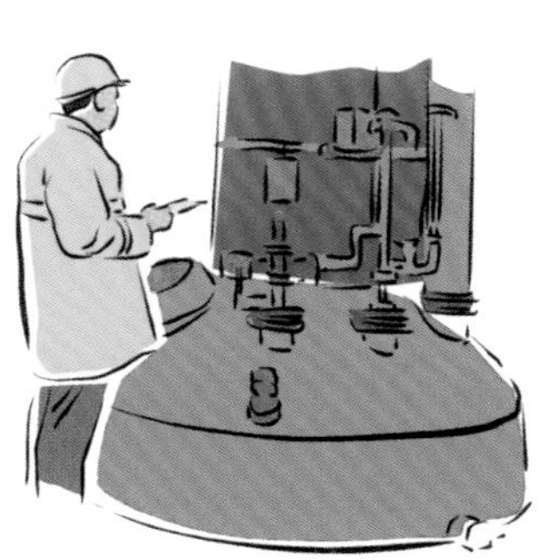

重型机械

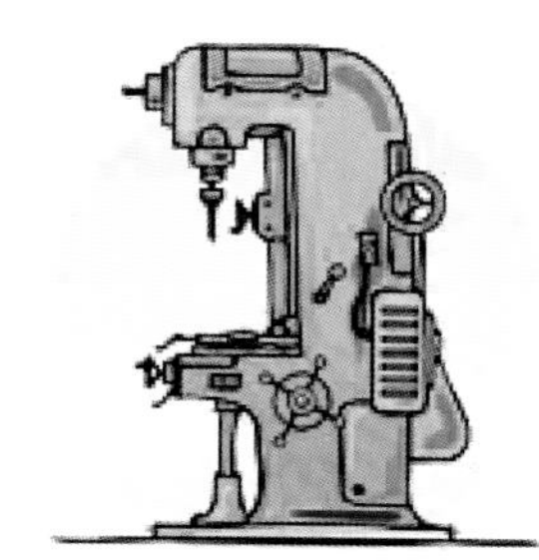

电机

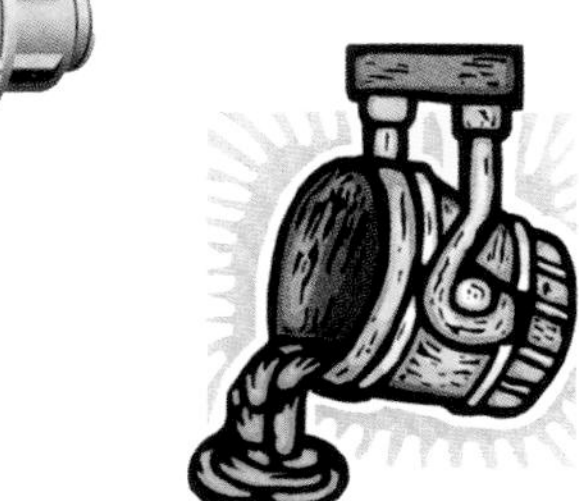

电熔炉（感应）

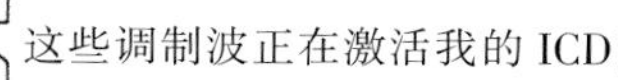

这些调制波正在激活我的 ICD!

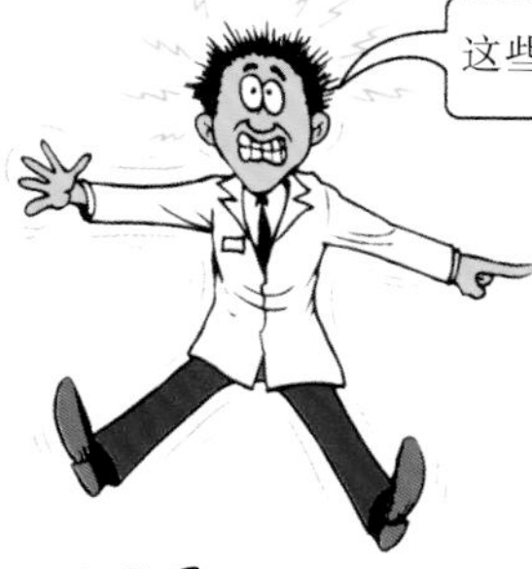

调制的高频（NF）波比稳定振幅的连续波更危险。电子元件可识别低频调制（即：大的振幅变化），并触发 ICD 功能。

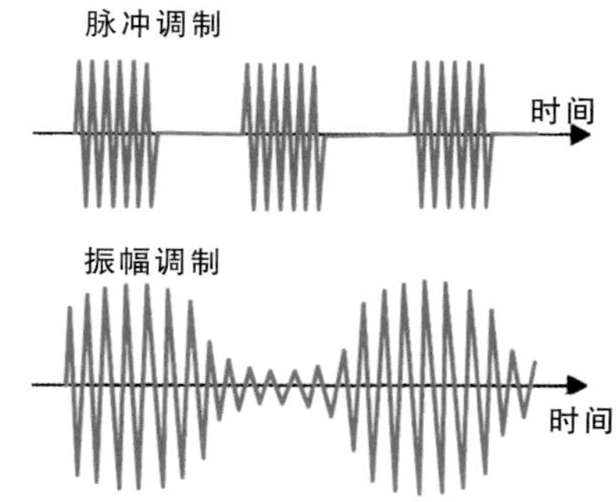

图 11.10

来自 60(50)Hz 泄漏电流的干扰

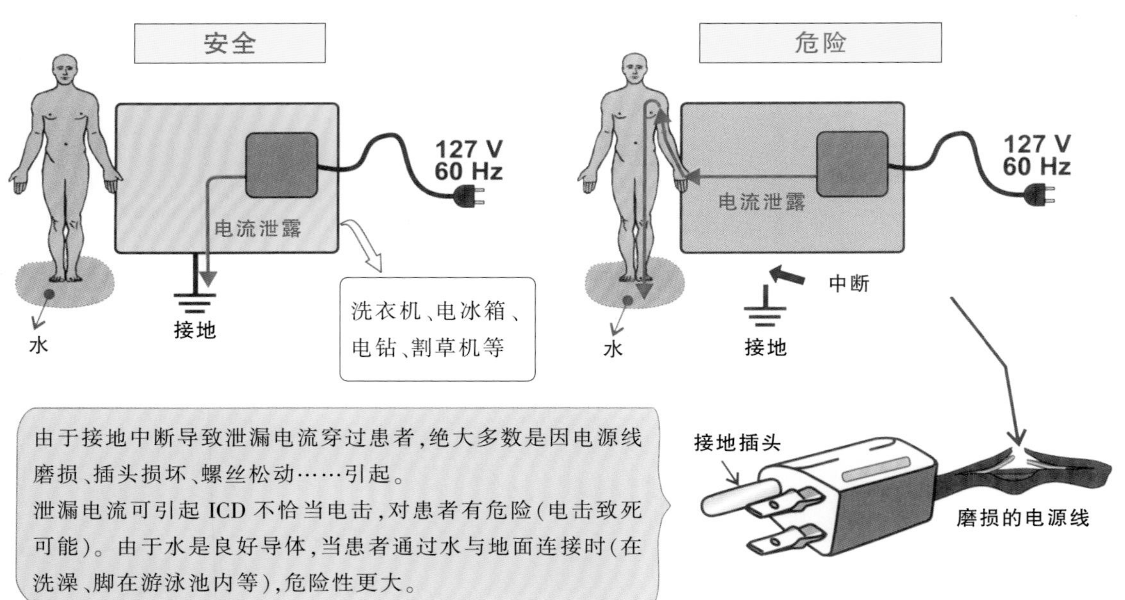

由于接地中断导致泄漏电流穿过患者，绝大多数是因电源线磨损、插头损坏、螺丝松动……引起。
泄漏电流可引起 ICD 不恰当电击，对患者有危险(电击致死可能)。由于水是良好导体，当患者通过水与地面连接时(在洗澡、脚在游泳池内等)，危险性更大。

电击后不恰当 VF 的识别和终止

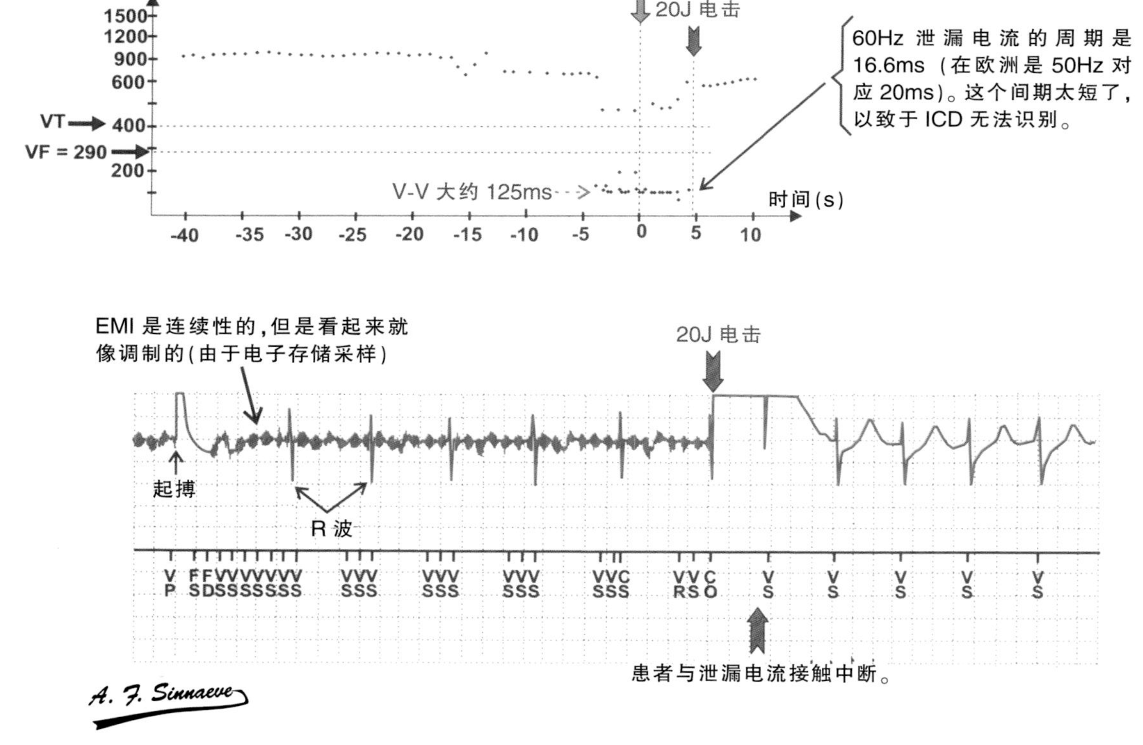

图 11.11

特殊的 ICD 功能和心脏再同步化治疗

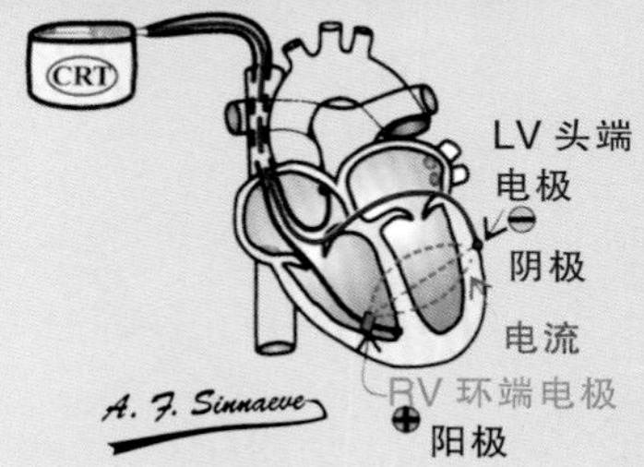

- ICD 对心房和心室的治疗和双心室 ICD
- 左心室不同步和 CRT 反应性
- 双心室(BiV)起搏系统和心室导线极性
- 膈肌刺激
- CRT 临床反应差的原因
- 单腔心室起搏和双心室起搏时的额面电轴
- 双心室起搏器患者的单腔 LV 起搏
- RV 导线在心尖部的双心室起搏器患者的 ECG
- RV 导线在右室流出道(RVOT)的双心室起搏器患者的 ECG
- BiV 起搏时 V1 导线缺乏明显的 R 波
- BiV 起搏及与自身 QRS 波心室融合
- BiV 起搏系统:RV 阳极刺激效应
- 单腔 LV 起搏时 RV 阳极夺获:第 1 和 2 部分
- 双心室起搏器电学失同步化
- P 波跟踪和心室去同步化
- 心房跟踪恢复(Atrial tracking recovery):一个 Medtronic 算法
- CRT 上限频率限制:第 1 和 2 部分
- 双心室起搏器的优化程控
- 优化 A-V 和 V-V 间期:第 1~4 部分
- 装置监测肺液体量

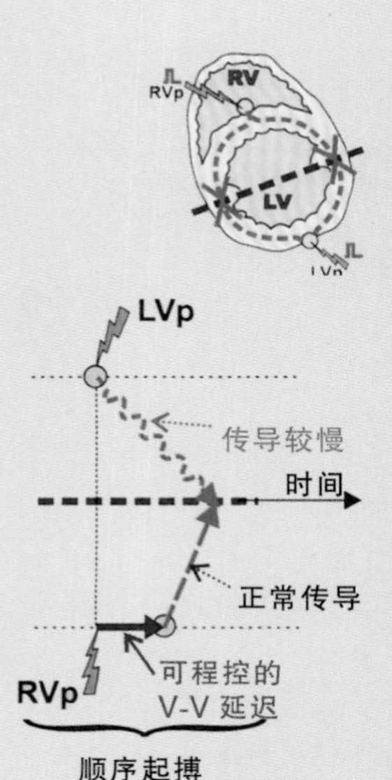

图 12.00

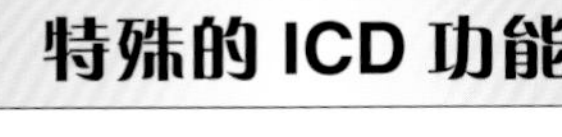

一些 ICD 采用标准心室除颤电极提供心室和心房同时除颤。然而，房颤的识别和治疗与心室识别和除颤系统相互独立。
另一些 ICD 通过左侧起搏以及对左室不同步患者进行右室起搏也可提供心室同步。

心房和心室 ICD 对心房和心室同时提供 ATP 和除颤

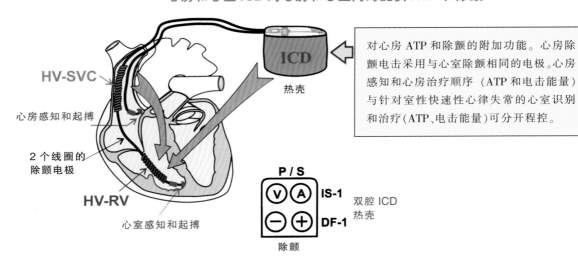

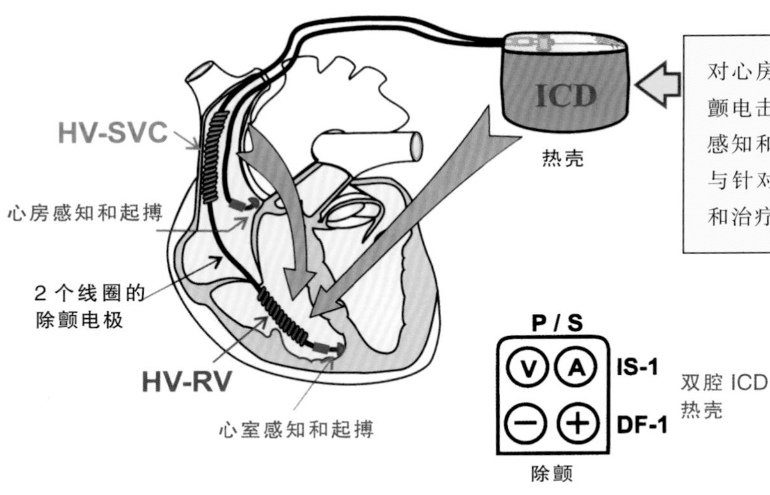

对心房 ATP 和除颤的附加功能。心房除颤电击采用与心室除颤相同的电极。心房感知和心房治疗顺序（ATP 和电击能量）与针对室性快速性心律失常的心室识别和治疗(ATP、电击能量)可分开程控。

双心室 ICD

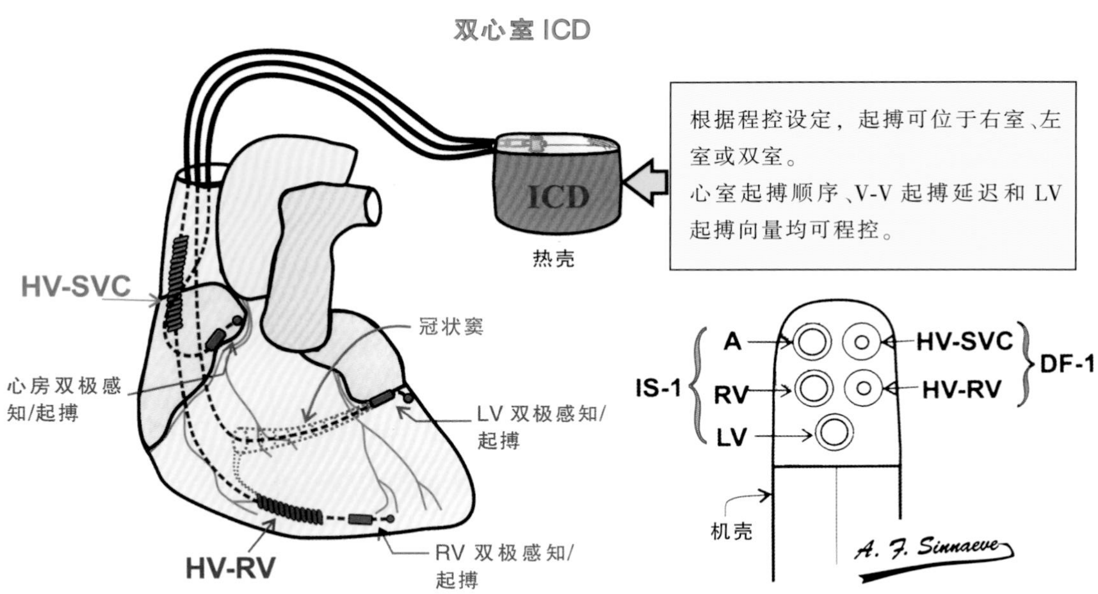

缩写词：ATP=抗心动过速起搏；HV=高压；LV=左心室；RV=右心室；SVC=上腔静脉；V-V 延迟=在 RV 和在 LV 起搏脉冲之间的间期。

图 12.01

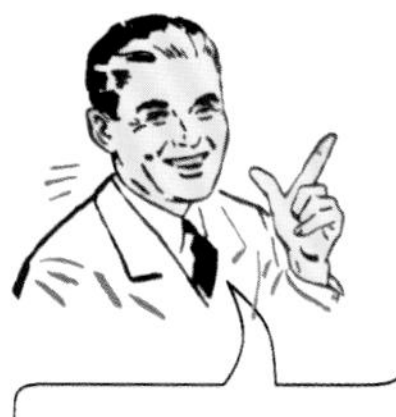

左心室不同步和 CRT 的反应性

越来越多的人已接受 CRT 作为心力衰竭(HF)、低射血分数(EF)和 LV 壁收缩不同步患者的一种治疗方法。

然而,有一点目前已经逐渐清楚,即多达 30%的患者对 CRT 没有反应。因此,在 ICD 置入前识别出对 CRT 可能有反应的患者十分重要!

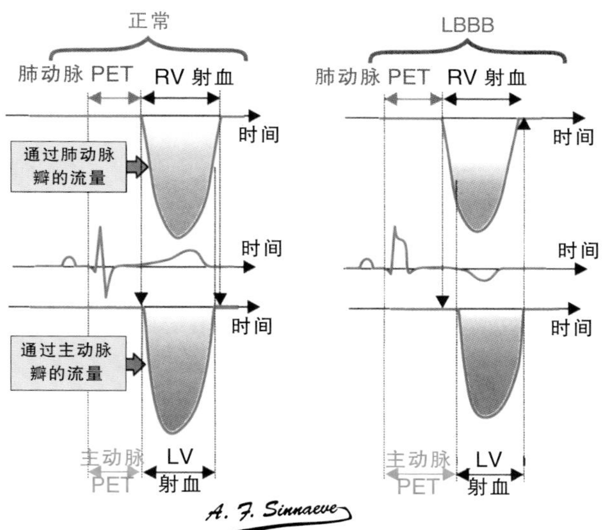

由于左束支传导阻滞(LBBB),心室间不同步。LV 相对于 RV 延迟。

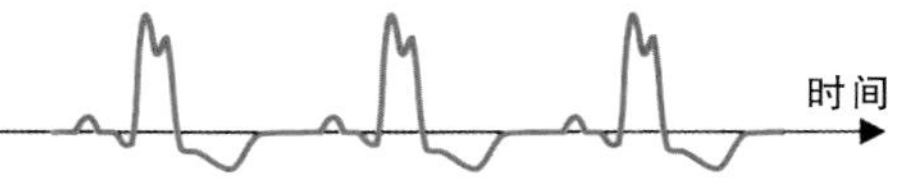

正常情况下,肺动脉和主动脉的射血前时间(PET)相等。对于完全性 LBBB,注意有一个明显的主动脉射血前时间的延迟。

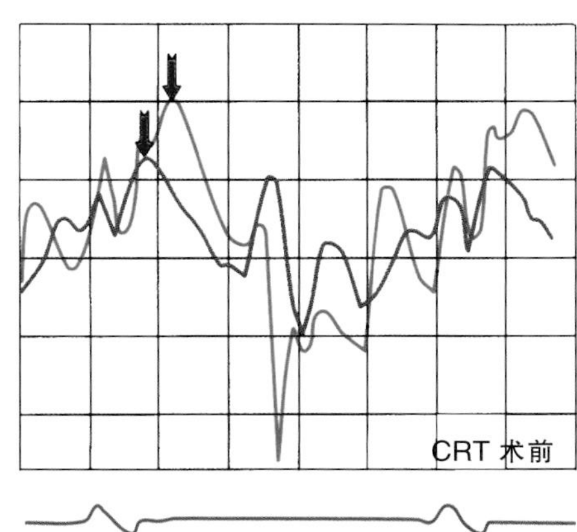

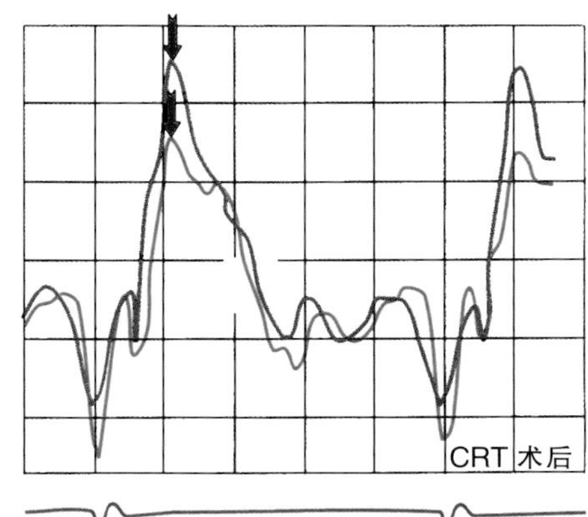

心室内或 LV 机械不同步:在本例中,组织多普勒显像(TDI)显示患者室壁后基底部相对于室壁前间隔基底部延迟 90ms;CRT 治疗后,上述延迟完全消除。在每个视图中,射血阶段的收缩期峰值速度用箭头显示。

研究表明,LV 不同步范围大的患者对 CRT 的反应性好。

图 12.02

双心室起搏系统和心室导线极性

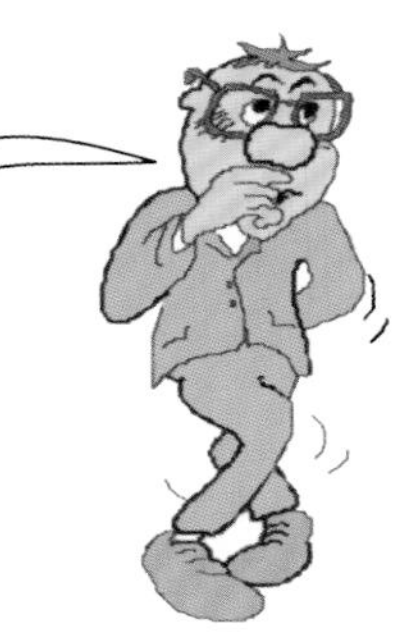

在 BiV 起搏系统中,RV 和 LV 导线可都是单极,也可都是双极！而且,单极系统可以采用机壳或一个共享的通用环端！这让人困惑吗!?
以及在什么时候 BiV 系统可能存在 RV 阳极刺激呢?

装置机壳
⊕ 阳极

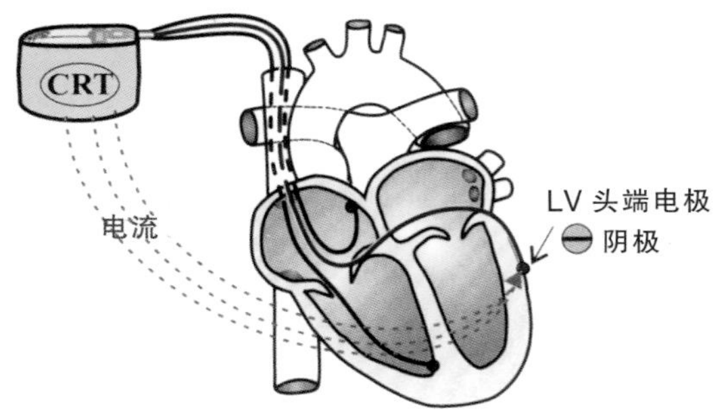

双心室单极

- 两根导线均是单极
- 在 LV 起搏时，在 LV 头端电极和 ICD 机壳之间存在电流
- 没有 RV 阳极夺获可能

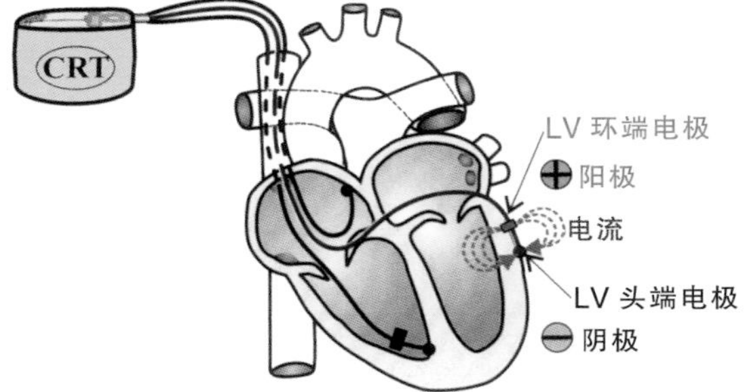

双心室双极

- 两根导线均是双极
- 在 LV 起搏时,在 LV 头端电极和 LV 环端电极之间存在电流
- 没有 RV 阳极夺获可能

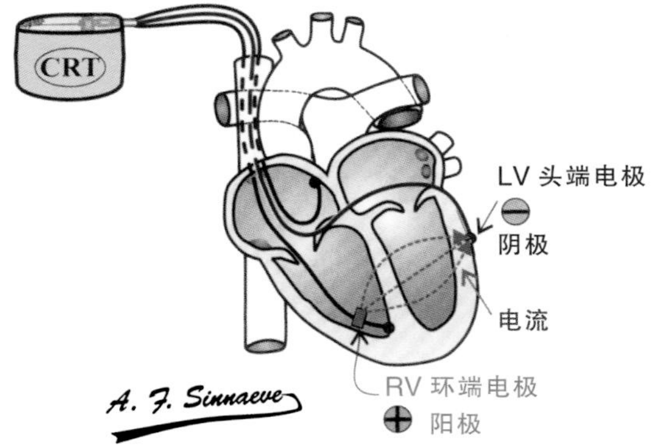

RV 环端电极
⊕ 阳极

共享的通用环端双极

- LV 导线是单极;RV 导线是双极同时 RV 环端是共享的
- 在 LV 起搏时，在 LV 头端电极和共享的 RV 环端电极之间存在电流
- 如果 LV 脉冲电压足够大，则存在 RV 阳极夺获可能

注意：

1. 正常 RV 阈值低于 LV 阈值(由于接触性更好)。
2. 阳极夺获是由于高 LV 输出,在 RV 阳极产生高电流密度引起的。RV 阳极刺激的阈值是变化的,它可能高于或低于 LV 起搏阈值。

缩写词:CRT=心脏再同步化治疗;BiV=双心室;LV=左心室;RV=右心室。

图 12.03

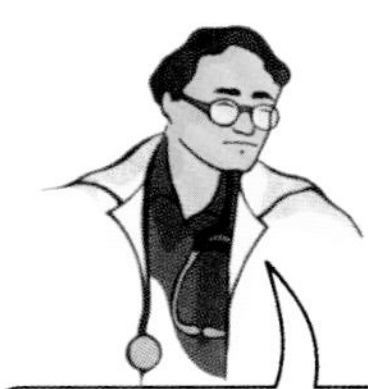

膈神经刺激

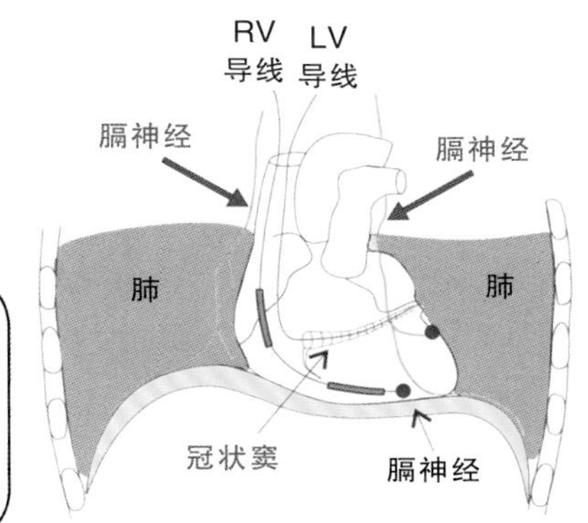

在 LV 起搏时，膈神经刺激并不少见(5%~10%的患者)，由于：

- 当 LV 导线置入心后或侧后冠状静脉内时，心外膜冠状静脉导线邻近左侧膈神经。这也可以由导线脱位引起。
- 冠状静脉解剖限制。

如何避免膈刺激

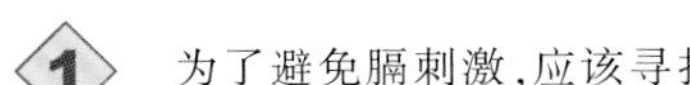

1. 为了避免膈刺激，应该寻找另一个部位(但 LV 起搏阈值可能更高！)。

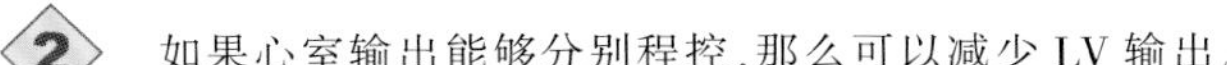

2. 如果心室输出能够分别程控，那么可以减少 LV 输出。
3. 改变为"电学重置(Electronic Repositioning)"(Guidant-Boston Scientific)，即从延伸的双极(实际为单极)到专用的双极 LV 导线。

LV 头端到 RV 线圈
延伸的双极起搏向量

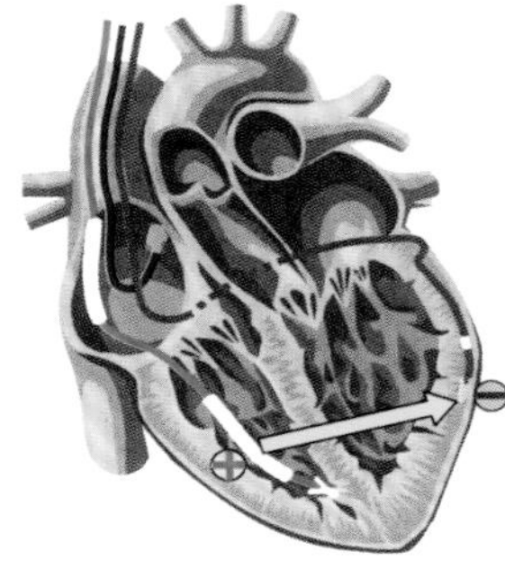

LV 环端到 RV 线圈
延伸的双极起搏向量

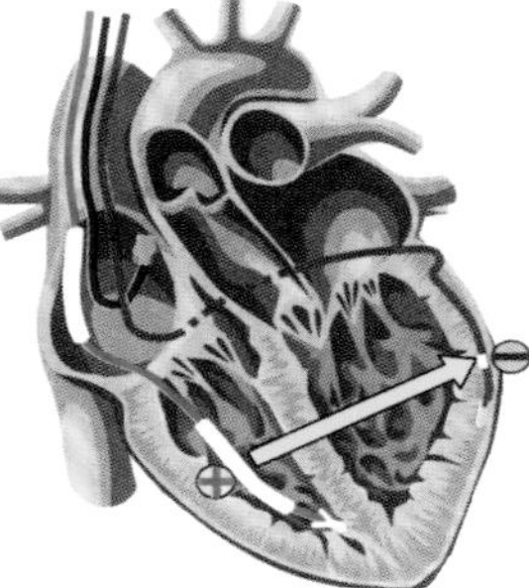

LV 头端到 LV 环端
专用的双极起搏向量

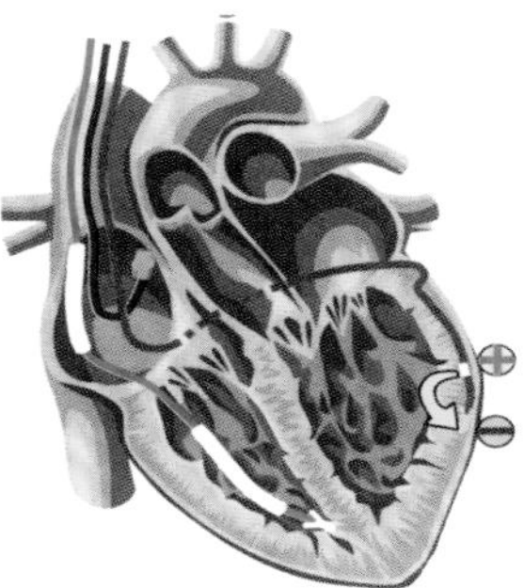

LV 环端到 LV 头端
专用的双极起搏向量

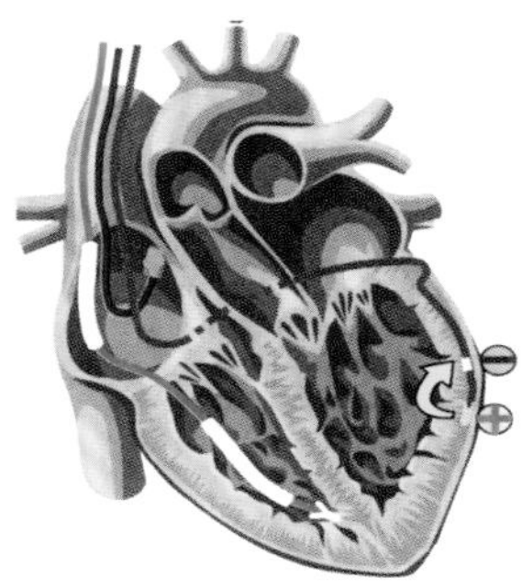

A. F. Sinnaeve

如何测试膈神经刺激

1 置入时：
置入时膈神经刺激的评估可通过 10V 高压输出和深呼吸动作评估。

2 置入后：
膈神经刺激发生在 LV 导线置入后的早期，可能是由于 LV 导线移位，这种移位甚至在胸部 X 线上都不明显。
如果 LV 夺获阈值远低于膈神经刺激阈值，那么降低 LV 起搏电压(伏特)至膈神经刺激阈值之下即可简单地解决这个问题。这个方法有 LV 失夺获的风险，所以常常必须重置导线。通过增加脉宽来保证低电压输出时的 LV 夺获很少有效。
近来，一些双极起搏 LV 导线和装置(Guidant-Boston Scientific)允许重新程控 LV 导线起搏的构型，以降低膈神经刺激，同时不需要侵入性的校正过程。

缩写词：LV=左心室；RV=右心室。

图 12.04

CRT 临床反应性差的原因

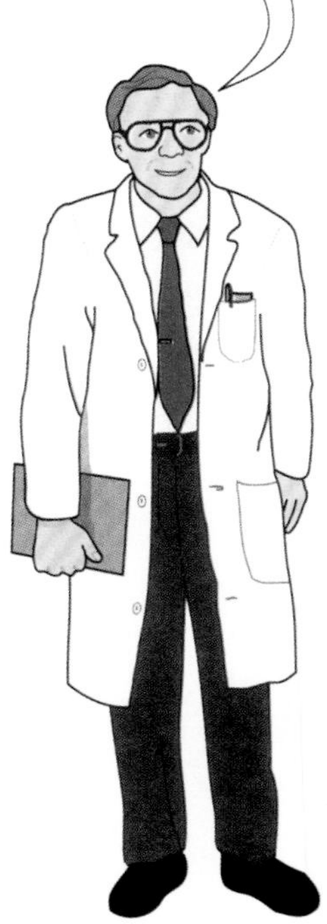

我的部分患者对 CRT 无反应！有许多可能原因，因此，必须仔细检查患者和装置系统！

- LV 导线脱位或高阈值
- LV 导线位于心前或心中静脉
- LV 导线在坏死心肌上
- 尽管是宽 QRS 波，但没有 LV 不同步
- 不可逆的二尖瓣反流
- 长 AV 延迟
- 欠佳的 AV 延迟和(或)VV 延迟
- 房性快速性心律失常伴快速心室率
- 频发 VPC
- 严重心肌功能受损
- 合并症
- 延迟的 LV 激动：LV 延迟增加，或严重的局部心肌内传导延迟，或以上两者并存
- 过于严格的有反应定义

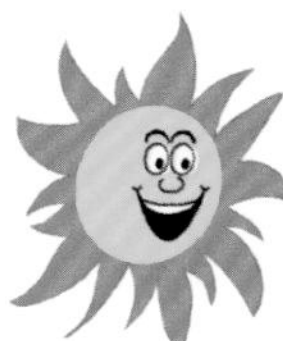

对比剂增强 MRI 对识别瘢痕和潜在活性组织可能有希望！

A. F. Sinnaeve

缩写词：AV=房室；CRT=心脏再同步化治疗；LV=左心室；MRI=核磁共振成像；VPC=室性期前收缩；VV 延迟=心室间延迟。

图 12.05

单腔心室起搏和双心室起搏时的额面电轴

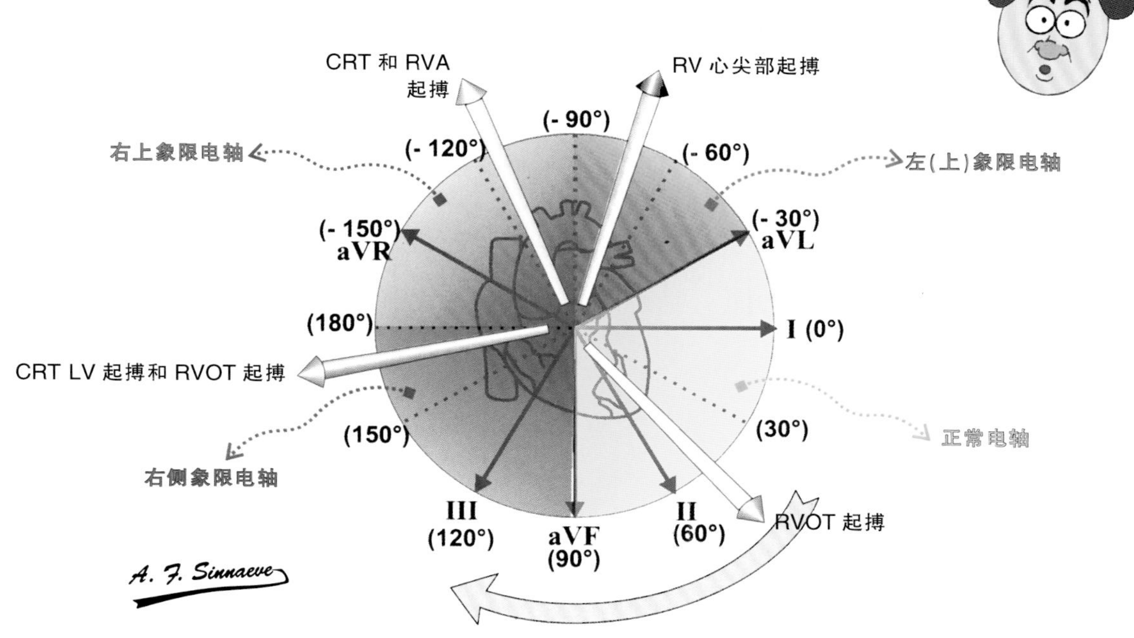

① 单腔 RV 起搏

在 RV 流出道/间隔起搏,电轴可在"正常"部位即左下象限,当刺激部位朝向肺动脉瓣向上移动时,电轴移动到右下象限(电轴右偏)。

② 在冠状静脉系统中从靶部位单腔 LV 起搏

电轴指向右下象限(电轴右偏),通常很少在右上象限。偶然情况下,电轴可指向左下或左上象限。电轴处于这些不常见位置的原因尚不清楚。

③ 采用 RV 心尖部刺激的双心室起搏(冠状静脉系统)

电轴通常向上移动,以逆时针方式从左侧(单腔 RV 心尖部起搏)向右上象限(双心室起搏)。在简单的双心室起搏时,电轴偶尔位于左上而非右上象限。

④ 采用 RV 流出道/间隔刺激的双心室起搏(冠状静脉系统)

电轴常常指向右下象限(电轴右偏)。

缩写词:CRT=心脏再同步化治疗;RV=右心室 LV=左心室;RVA=右心室心尖部;RVOT=右室流出道。

图 12.06

双心室起搏器患者的单腔 LV 起搏

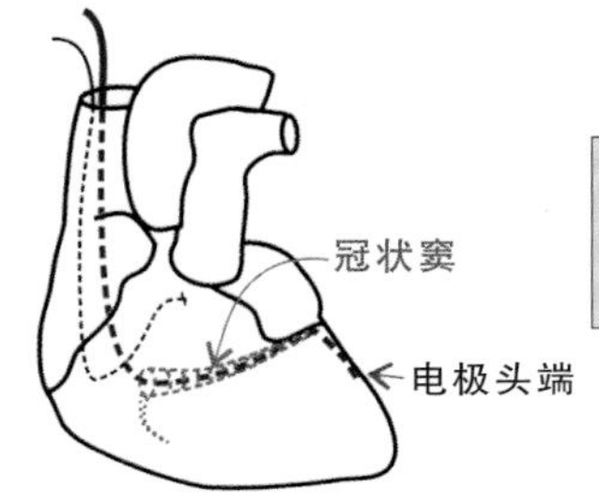

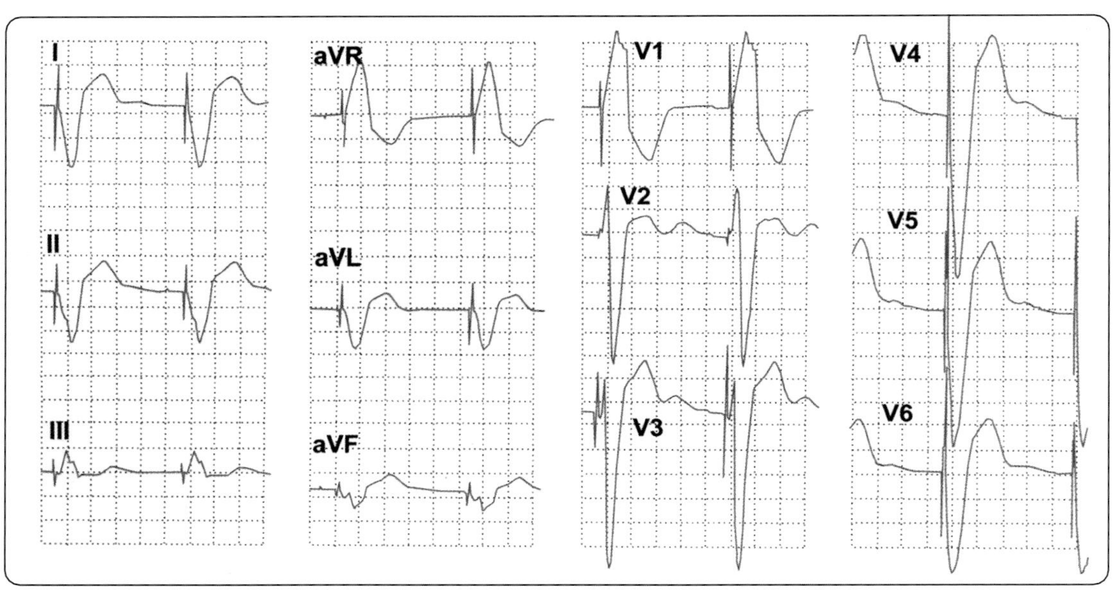

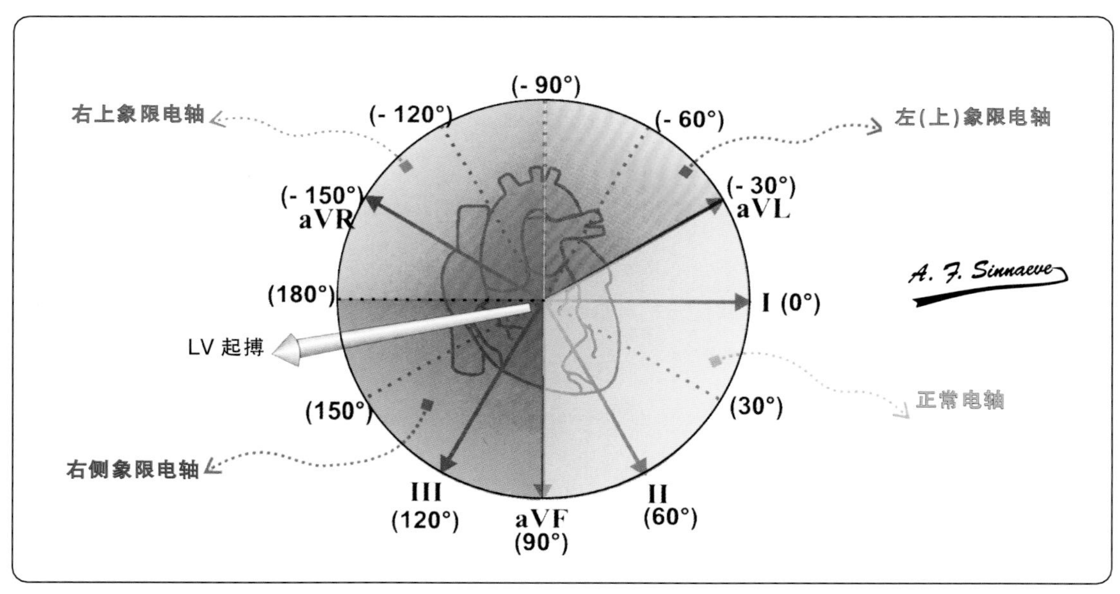

缩写词:BiV=双心室;LV=左心室;RVOT=右室流出道。

图 12.07

RV 导线在心尖部的双心室起搏器患者的 ECG

单腔 RV 心尖部起搏
QRS 时限=243ms

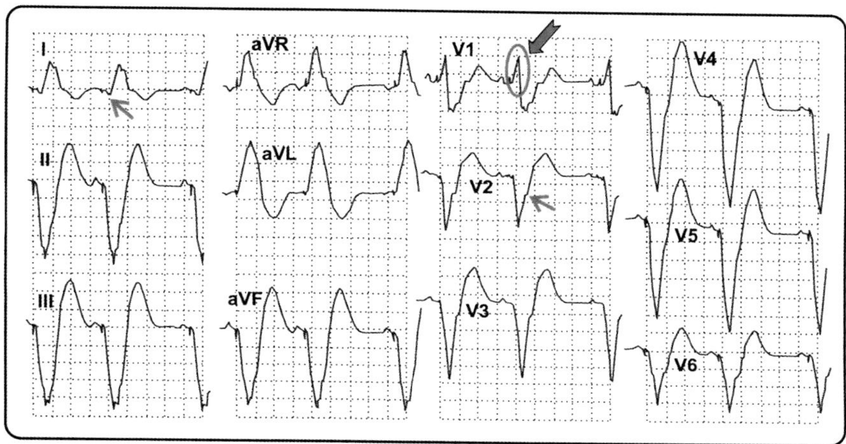

单腔 LV 起搏
QRS 时限=240ms

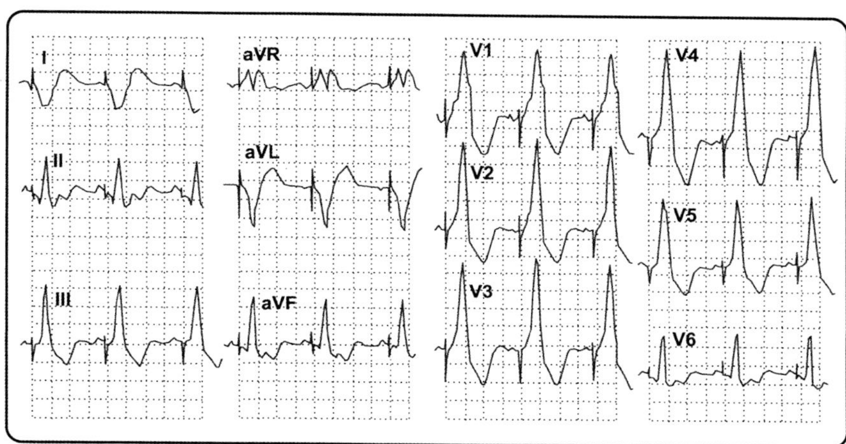

BiV 起搏
LV 和 RV 心尖部
QRS 时限=170ms

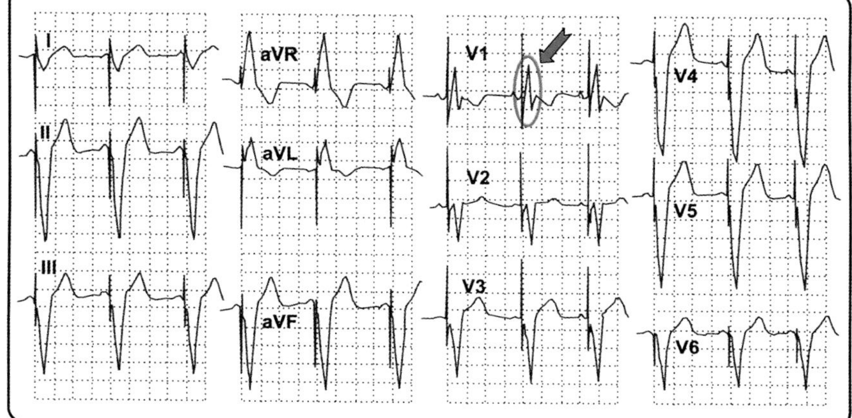

如果 RV 在心尖部起搏，那么在 V1 导联常常可见明显的 R 波。

典型的是右上象限电轴；偶尔也可能是左上象限电轴。

A. F. Sinnaeve

缩写词：BiV=双心室；LV=左心室；RV=右心室。

图 12.08

RV 导线在右室流出道(RVOT)的双心室起搏器患者的 ECG

单腔 RVOT 起搏

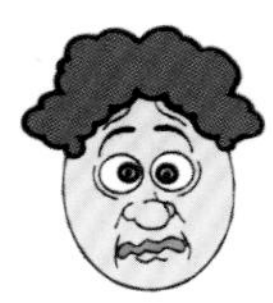

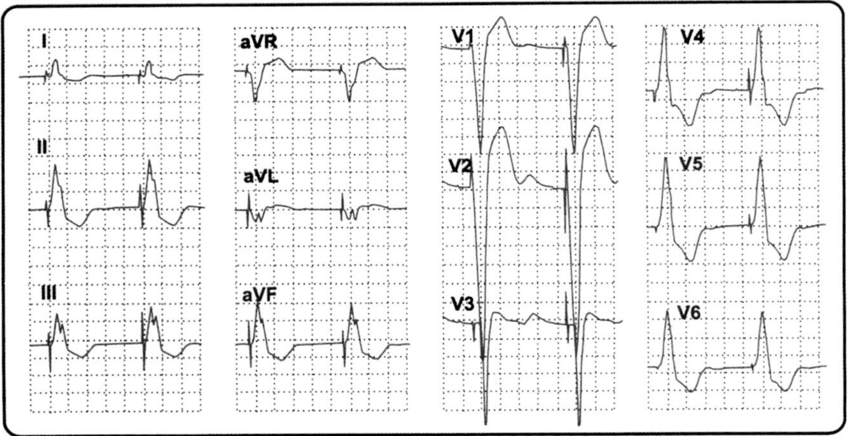

单腔 LV 起搏
(RVOT 关闭)

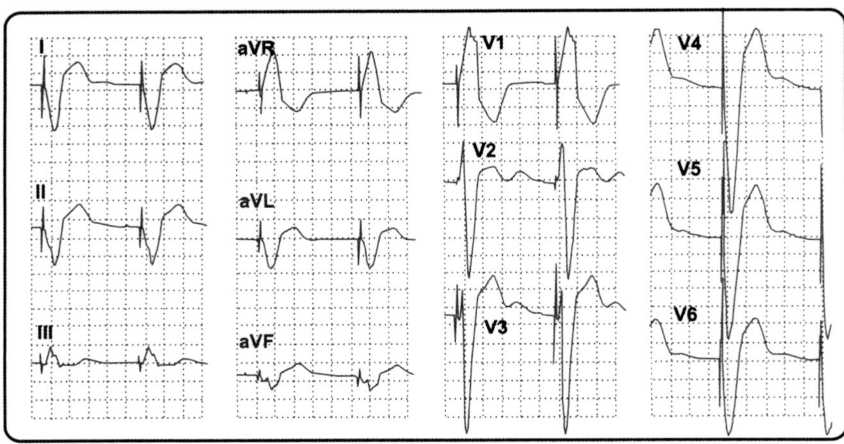

双心室起搏
LV 和 RVOT

注意:在额面电轴右偏及 V1 导联呈 LBBB

A. F. Sinnaeve

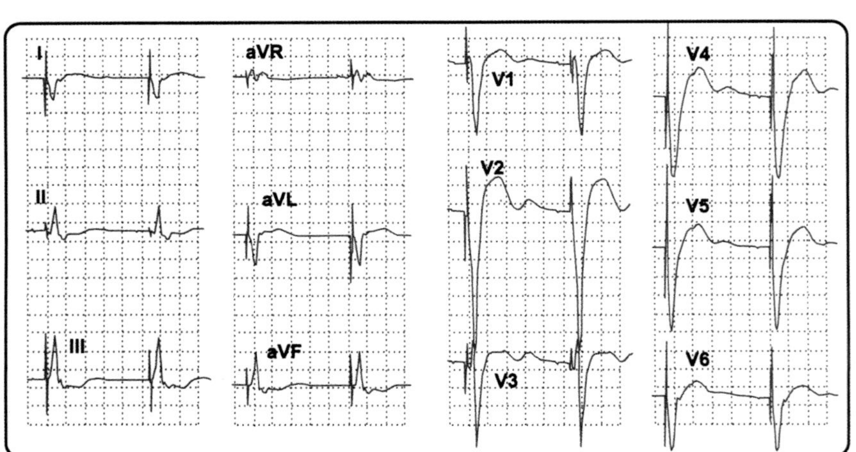

缩写词:BiV=双心室;LBBB=左束支传导阻滞;LV=左心室;RV=右心室;RVOT=右室流出道。

图 12.09

BiV 起搏时 V1 导联缺乏明显的 R 波

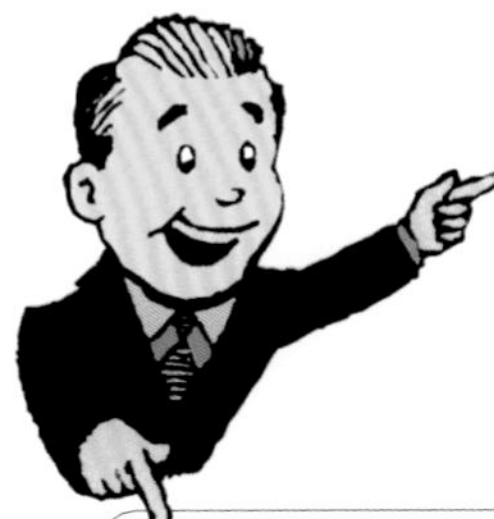

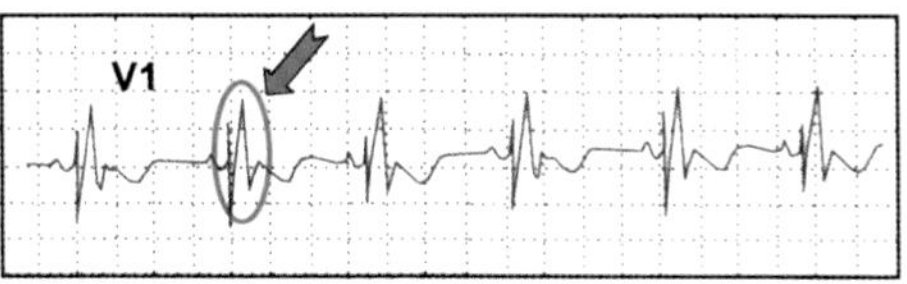

如果 RV 起搏位于心尖部,那么 BiV 起搏时,常常在 V1 导联可见明显的 R 波。然而,在简单的 BiV 起搏伴 RV 心尖部刺激时,V1 导联明显的 R 波缺乏也是正常的!

这可能是由于异质双心室基质(缺血、瘢痕、在自身 LBBB 时希氏–浦肯野参与 LV 激动的多变模式等)的不同激动。

但是下列情况必须排除:

1. RVOT 和 LV 起搏
2. V1 导联位置放置不正确(在胸部过高部位)
3. LV 失夺获
4. LV 导线移位
5. 显著的 LV 延迟(出口阻塞或从 LV 刺激部位延迟)
6. 与下传 QRS 波发生心室融合
7. 经由心中静脉或前室间静脉起搏
8. 在 RV 无意中放置 2 根导线

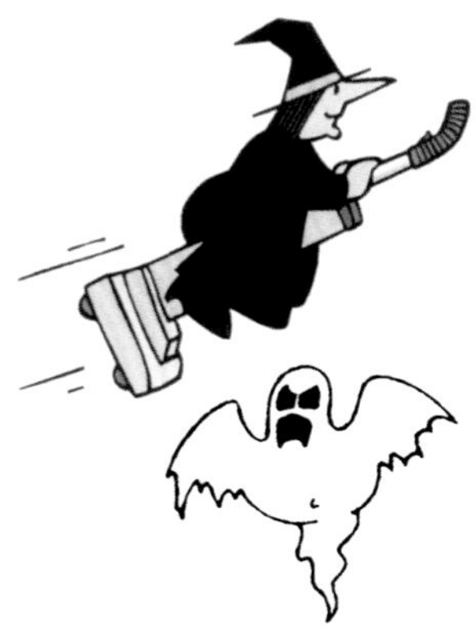

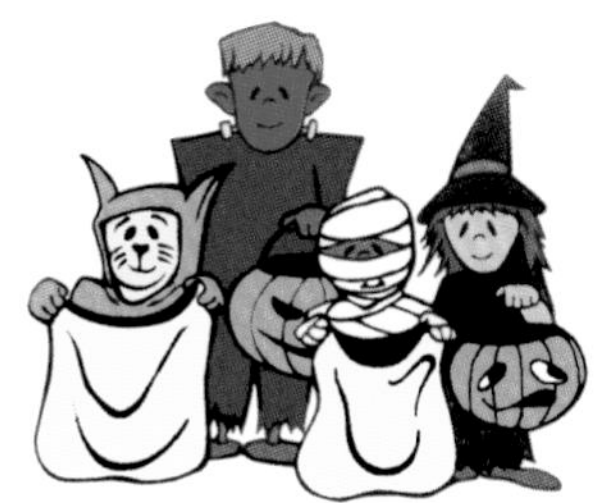

A. F. Sinnaeve

缩写词:BiV=双心室;LBBB=左束支传导阻滞;LV=左心室;RV=右心室;RVOT=右室流出道。

图 12.10

BiV 起搏及与自身 QRS 波心室融合

伴融合的 BiV 起搏
初始 ECG;As-Vp=100ms
QRS 缩窄得太好了以致于不真实

V1

BiV 起搏;As-Vp=100ms
一段时间后记录;现在是高 R 波

V1

BiV 起搏;As-Vp=130ms
再次融合!

V1

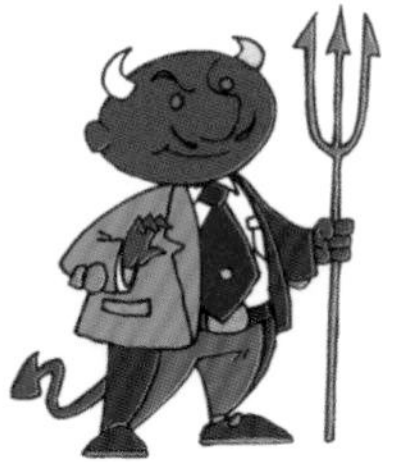

• 窦性节律伴相对短 PR 间期的患者，心室融合现象可能导致 ECG 误识别。这是 BiV 起搏在相对短的 PR 间期和较窄起搏 QRS 波形时的常见陷阱。

• 心室融合可能是间歇性的，仅在与 AV 传导增强相关的情况下出现(儿茶酚胺增加)!

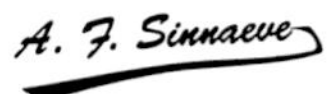

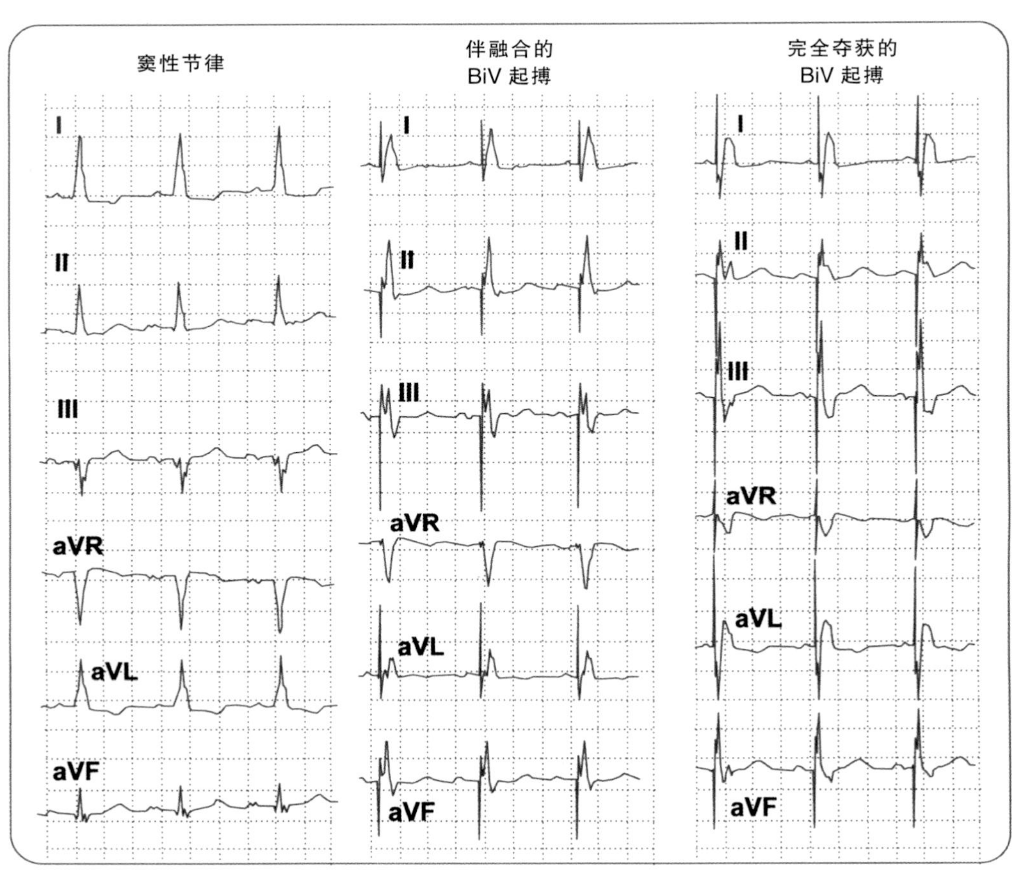

缩写词:BiV=双心室;As=心房感知;Vp=心室起搏。

图 12.11

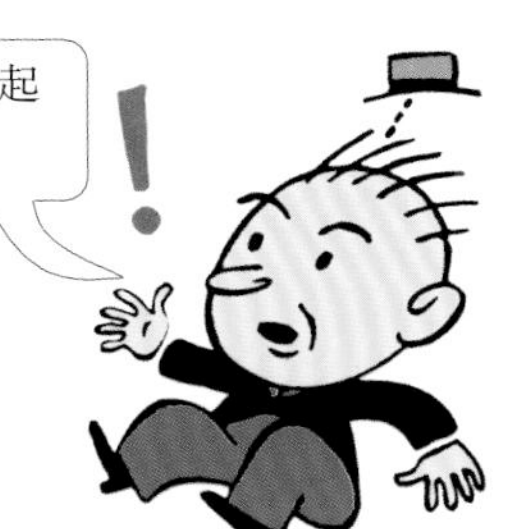

在传统 RV 起搏器中我们从来没有见过阳极起搏。为什么在双心室起搏时它会发生？

BiV 起搏系统的 RV 阳极刺激效应

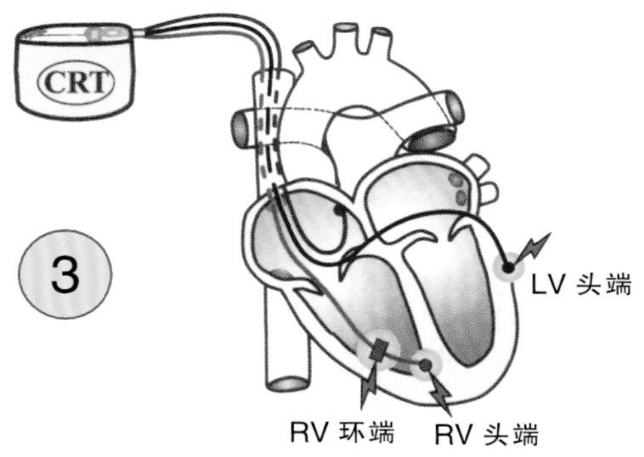

三部位心室起搏

- LV 和 RV 头端加上 RV 环端（RV 阳极夺获在环端）同时心室夺获。
- 三部位起搏产生的 12 导联 ECG 形态，在一定程度上与无阳极夺获时单纯 2 部位起搏有所不同。

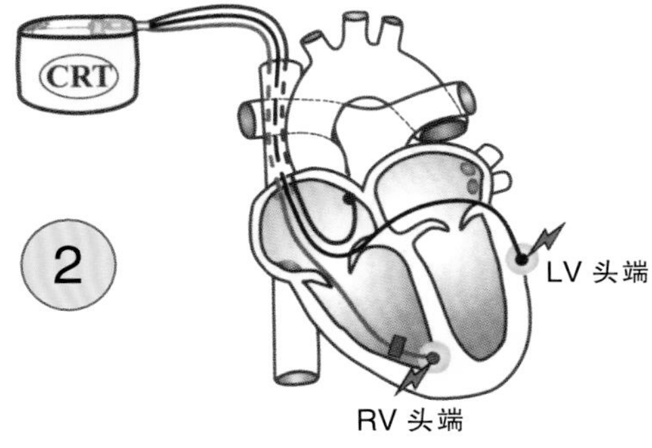

两部位心室起搏

- 当 LV 输出降低时，RV 阳极夺获常常消失。
- 在 2 个部位起搏时，12 导联 ECG 形态将与阳极位于起搏器机壳的单纯单极 RV 和单极 LV 起搏时的 ECG 形态相同，此时无 RV 阳极夺获可能。

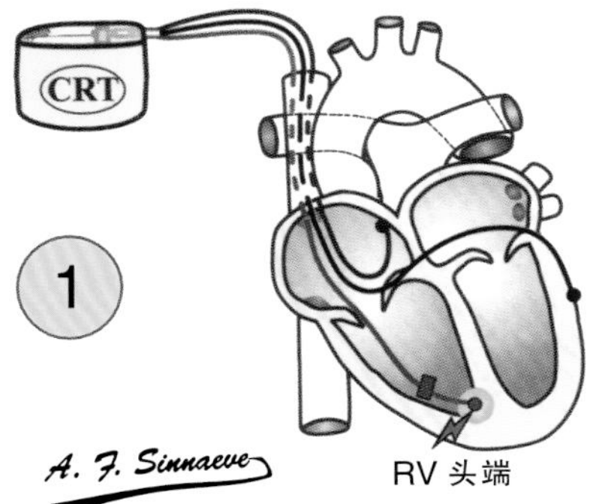

单部位心室起搏

- 因为 LV 起搏阈值常高于 RV，所以降低心室输出几乎总是会引起 LV 起搏失夺获而 RV 夺获保留。

缩写词：Ap=心房起搏；LV=左心室；RV=右心室；Vp=心室起搏。

图 12.12

单腔 LV 起搏时 RV 阳极夺获 1

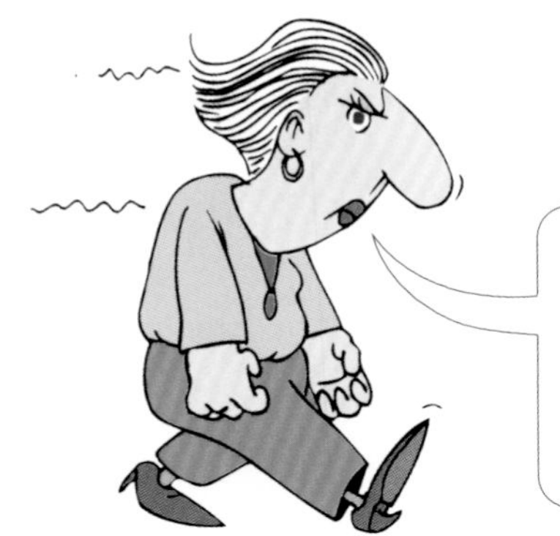

这是一个疯狂的世界！
单腔 LV 起搏(即:从 LV 头端到 RV 环端)与标准 BiV 起搏形态相似！
如果由于 RV 阳极刺激(经 RV 环端电极)而阻碍了单纯 LV 激动,所以 LV 阈值高,那么将很难确定 LV 除极形态。

双心室起搏

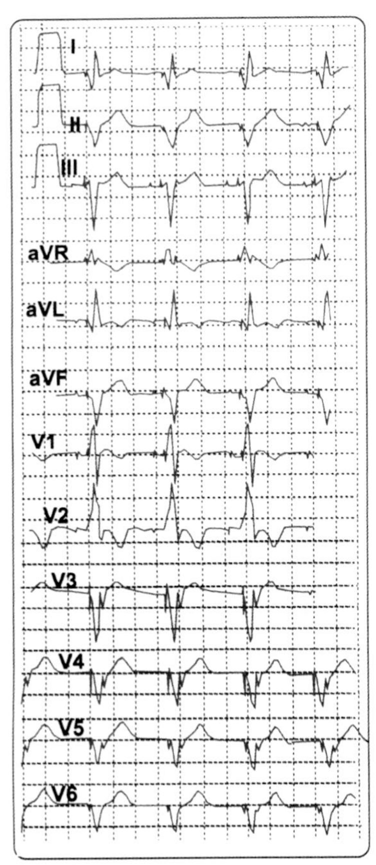

单腔 LV 起搏高输出(RV 输出关闭)。
RV 阳极夺获。AV=90ms

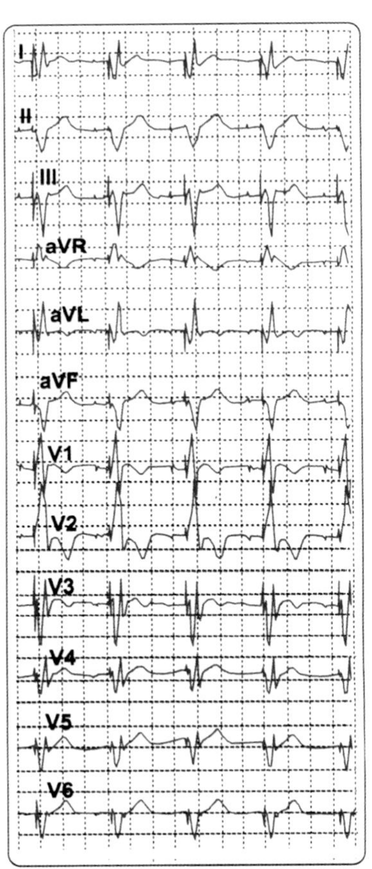

A. F. Sinnaeve

缩写词:AV=房室;BiV=双心室; LV=左心室;RV=右心室。

图 12.13

单腔 LV 起搏时 RV 阳极夺获 2

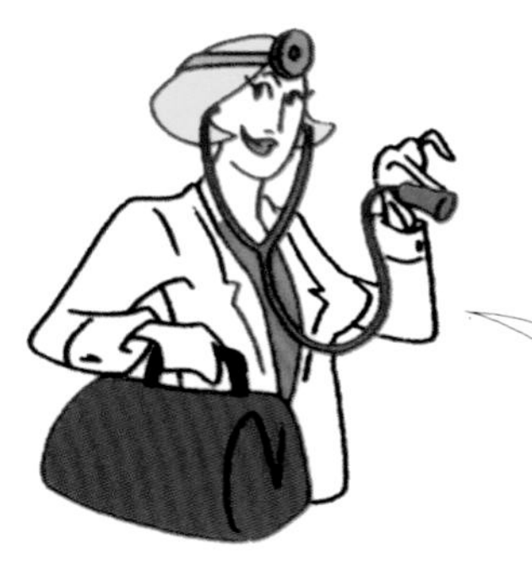

- 通过降低 LV 输出，能确定 RV 阳极阈值。
- 在 BiV ICD 中，显示单纯 LV 激动的从 LV 到机壳的起搏不可用。

单腔 LV 起搏高输出(RV 输出关闭)
RV 阳极夺获。AV=90ms

LV 输出在 3.5V(RV 输出关闭)
2:1 阳极 RV 刺激
间歇性 RV 夺获

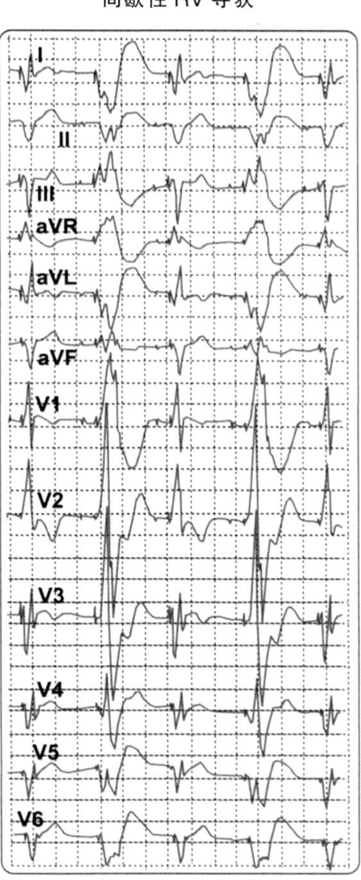

LV 输出在 2.8V(RV 输出关闭)
单纯 LV 起搏
仅 LV 刺激

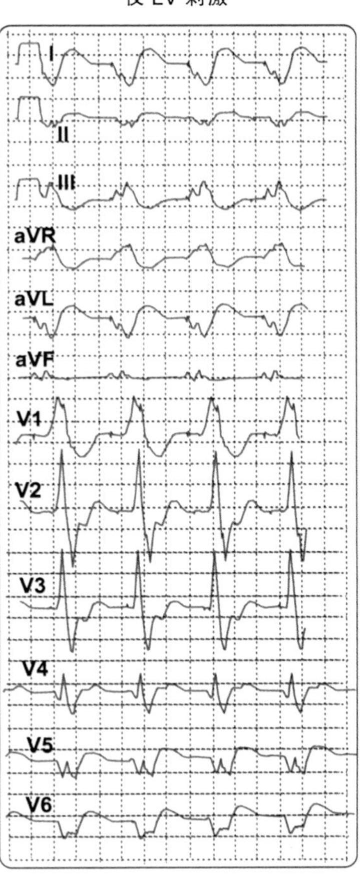

A. F. Sinnaeve

缩写词：AV=房室；BiV=双心室；LV=左心室；RV=右心室。

图 12.14

在双心室起搏器中电学失同步化

我们必须知道装置的计时周期以便理解它的功能,CRT 是其中另一个例子

1 低于程控的上限频率再同步性丧失和由于长 P-R 间期 P 波落入 PVARP 而被锁定

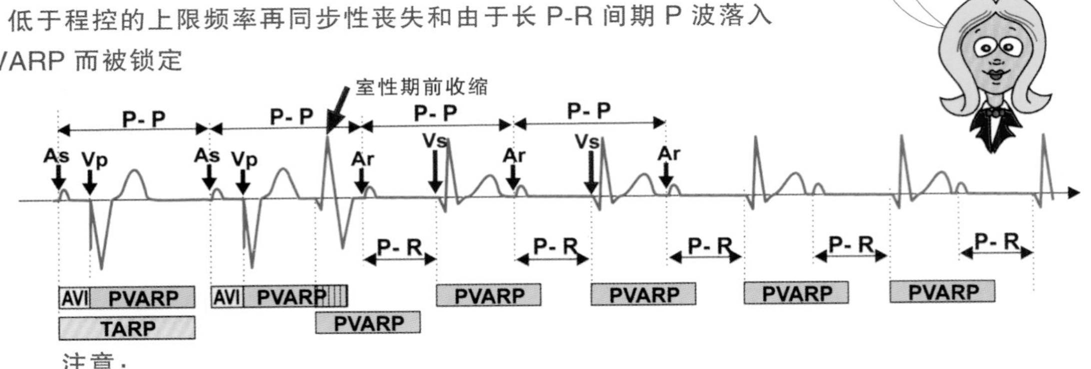

注意:

T 波过感知也可以引起 P 波锁定在 PVARP 内。

2 若 P-R 间期更短,那么将没有 P 波锁定在 PVARP 内

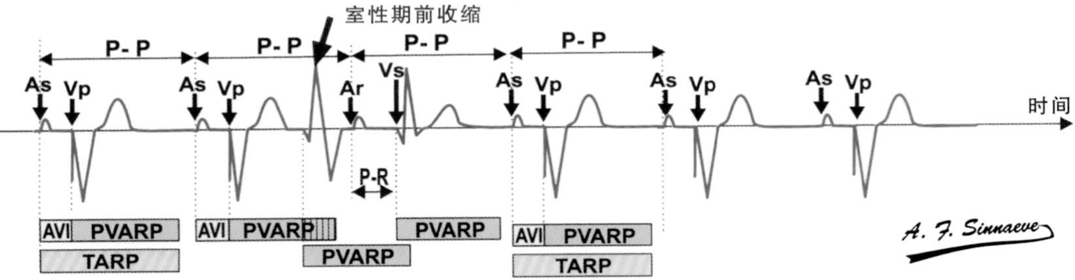

3 即使当 P-R 间期相对短时,窦性心动过速仍能够产生失同步化

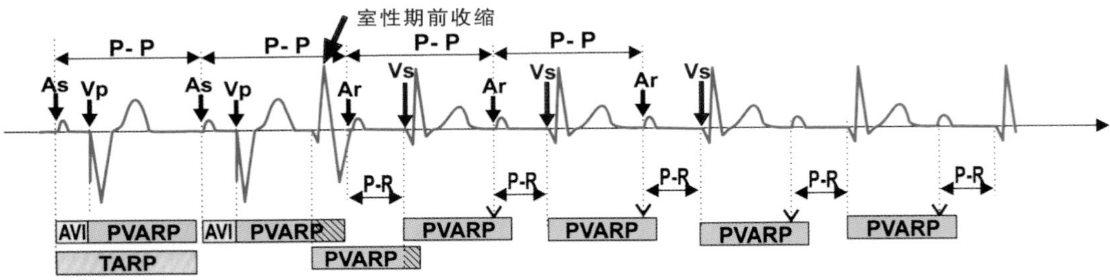

电学失同步化更容易发生在:

- 相对快的窦性节律
- 一度 AV 阻滞(长 P-R 间期)
- 程控相对长的 PVARP

P 波"锁定"常可预防,通过:

- 消除始动机制(例如:降低心室感知灵敏度以避免感知 T 波)
- 程控更短的 PVARP
- 通过药物减慢窦性频率
- 难治性患者(显著的一度 AV 阻滞)可通过 AV 交界区消融来治疗

缩写词:AVI=程控的 AV 间期;As=心房感知;Ar=在不应期内感知的心房事件;P-P=两个连续 P 波之间的间期;P-R=P 波与紧随其后的 R 波之间的间期;PVARP=心室后心房不应期;PVC=室性期前收缩;TARP=总心房不应期;Vp=起搏的心室事件;Vs=心室感知。

图 12.15

P 波跟踪和心室失同步化

如果我锻炼太剧烈，
我的 CRT-ICD 装置
会跟不上！

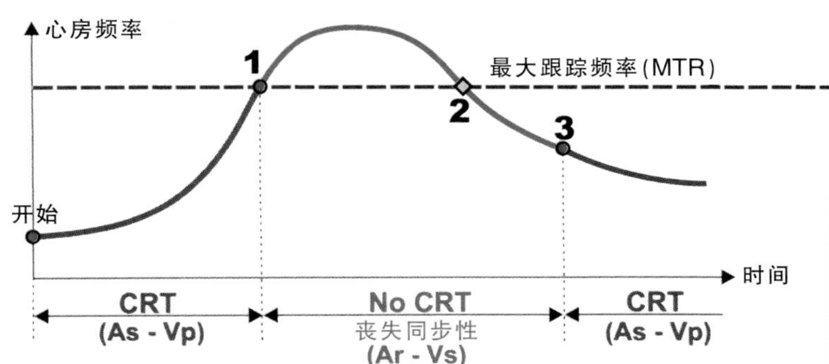

总心房不应期：
TARP = AVI + PVARP
最大跟踪频率：

$$MTR = \frac{60\ 000}{TARP}$$

从开始到点 1：As-Vp 序列

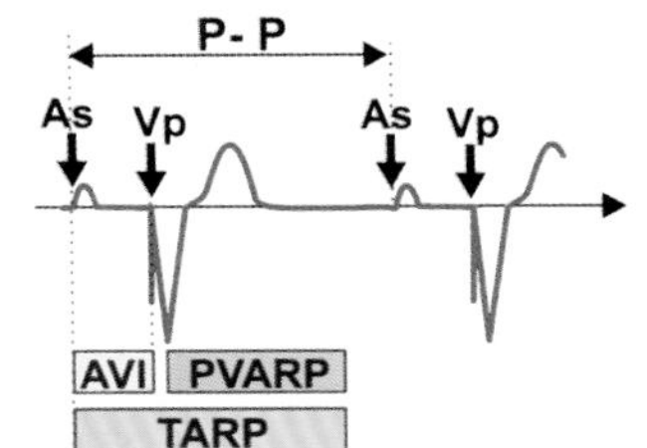

P-P > TARP ⟶ 心房频率 < MTR

自身心房频率低于最大跟踪频率。由于双心室均在起搏，因此 CRT 充分发挥了作用。

从点 1 到点 2：Ar-Vs 序列

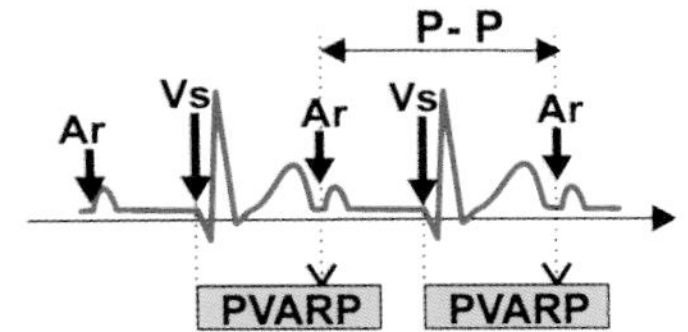

P-P < TARP ⟶ 心房频率 > MTR

心房频率刚超过 MTR，P 波就落入 PVARP 同时丧失心室再同步性。

注意：(Ar-Vs) > AVI(=As-Vp)

从点 2 到点 3：Ar-Vs 序列

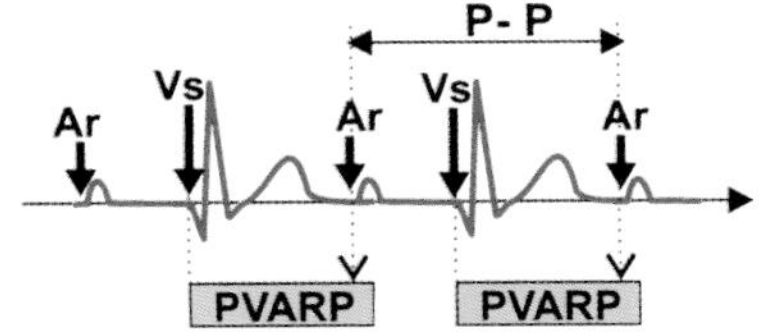

P-P > TARP ⟶ 心房频率 < MTR

只要 P-P<[(Ar-Vs)+PVARP] 装置的计时周期将引起持续的 Ar-Vs 序列。

在点 3，心房频率下降得足够低以致 P-P=[(Ar-Vs)+PVARP]

从点 3 到结束：As-Vp 序列

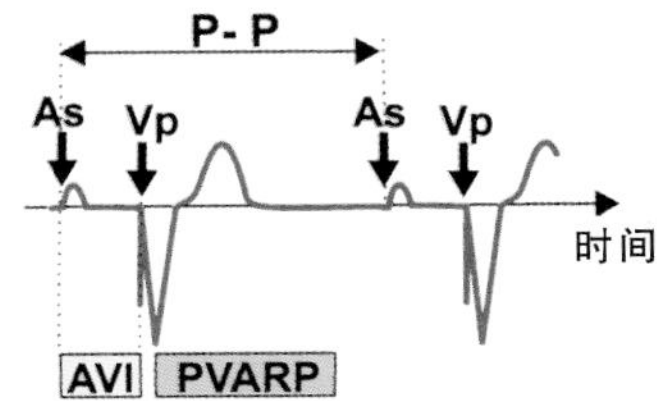

P-P > [(Ar-Vs)+PVARP] 并且心室同步化起搏再次启动

P-P > TARP ⟶ 心房频率 < MTR

与点 1 和 2 之间相同的 ECG

A. F. Sinnaeve

注意：由 Ar-Vs 序列产生的实际“总的心房不应期”长于程控的 TARP，这是由于 Ar-Vs>程控的 As-Vp(=AVI)！

缩写词：As=心房感知；Ar=在不发生跟踪的不应期内感知的心房事件；AVI=程控的 AV 间期；CRT=心脏再同步化治疗；MTR=最大跟踪频率；P-P=两个连续 P 波之间的间期；PVARP=心室后心房不应期；TARP=总心房不应期；BiV Vp=双心室起搏事件；Vs=心室感知。

图 12.16

心房跟踪恢复：一个 Medtronic 算法

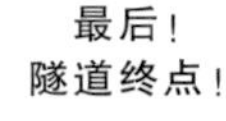

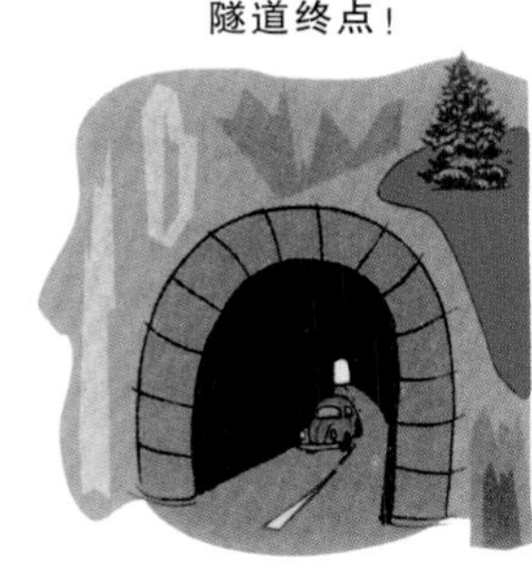

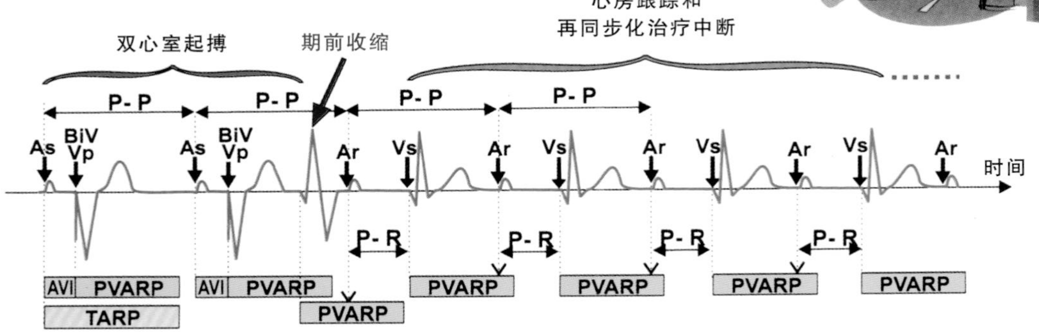

- ☑ 仅当 Vs-Vs 间期长于程控的上限频率间期时，该算法可识别 Vs-Ar 顺序。
- ☑ 心房事件必须发生在 PVARP 内。
- ☑ 在 8 个 Ar-Vs 周期后，装置通过缩短 PVARP 进行干预。
- ☑ 如果尝试失败，那么过程将继续直到 As-BiV Vp 间期存储达到他们程控的数值。

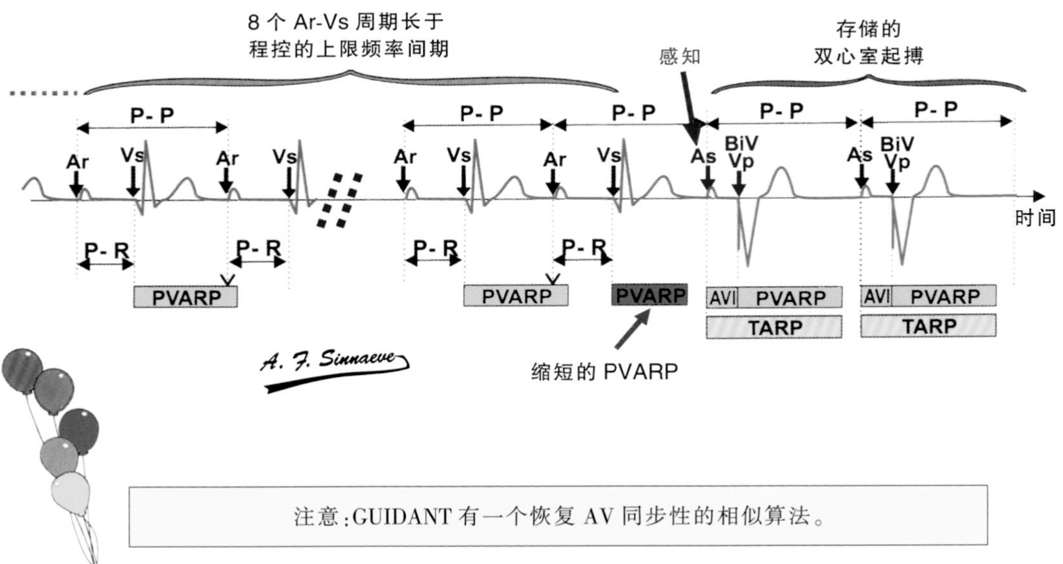

注意：GUIDANT 有一个恢复 AV 同步性的相似算法。

缩写词：AVI=程控的 AV 间期；As=心房感知；Ar=在不应期内感知的心房事件；P-P=两个连续 P 波之间的间期；P-R=P 波与紧随其后的 R 波之间的间期；PVARP=心室后心房不应期；PVC=室性期前收缩；TARP=总心房不应期；BiV Vp=双心室起搏事件；Vs=心室感知。

图 12.17

CRT 上限频率限制:第 1 部分

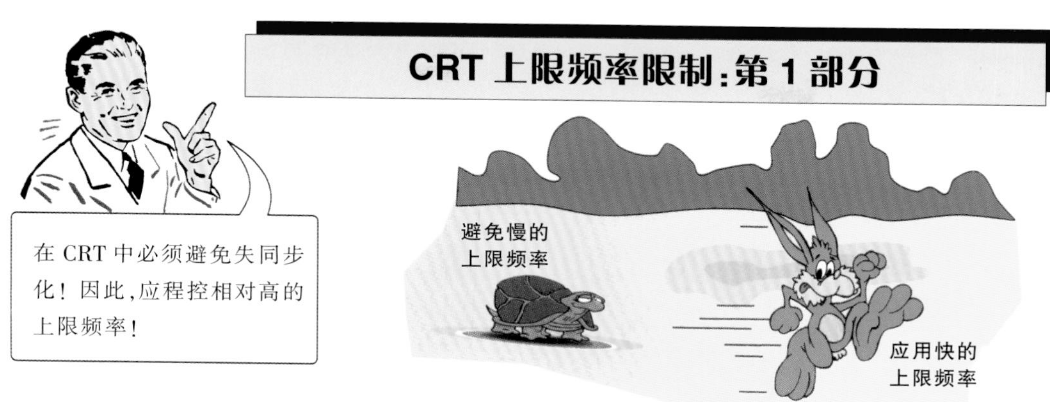

在 CRT 中必须避免失同步化！因此，应程控相对高的上限频率！
避免慢的
上限频率
应用快的
上限频率

正常上限频率反应的文氏类型

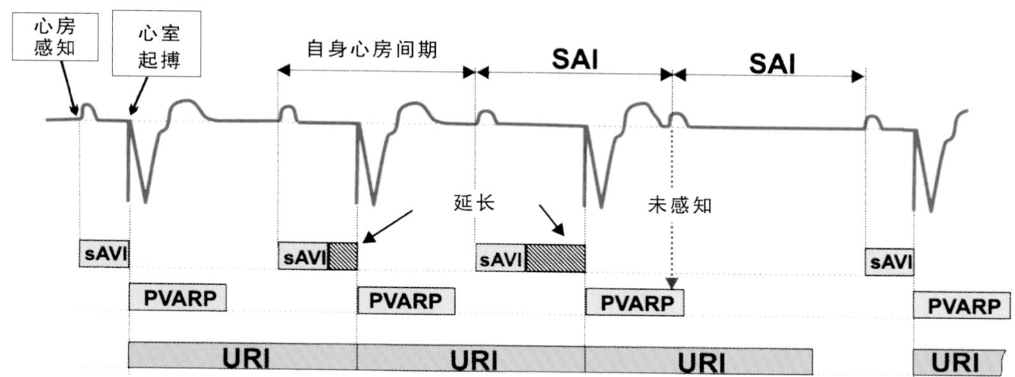

被掩盖的文氏现象伴短 sAVI

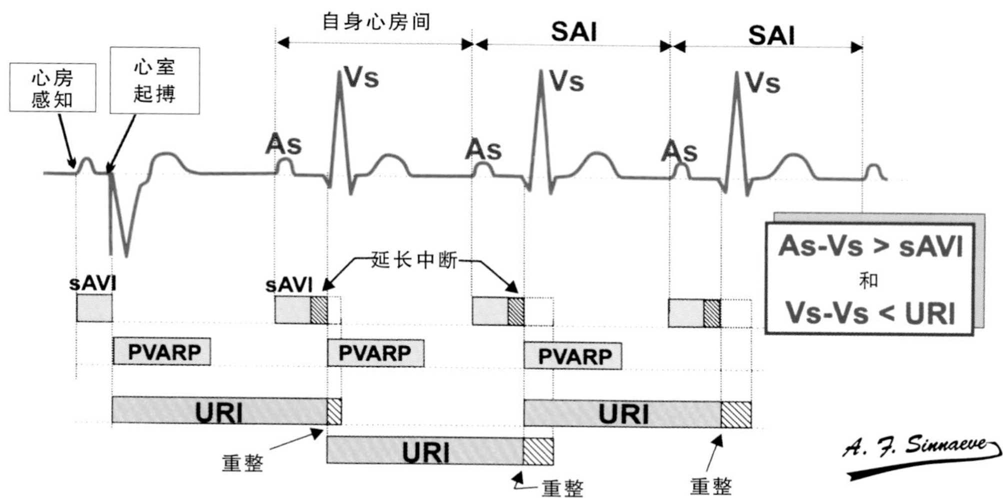

缩写词：As=心房感知；Vs=心室感知；CRT=心脏再同步化治疗；sAVI=感知后的 AV 延迟；PVARP=心室后心房不应期；URI=上限频率间期；SAI=自身心房间期。

图 12.18

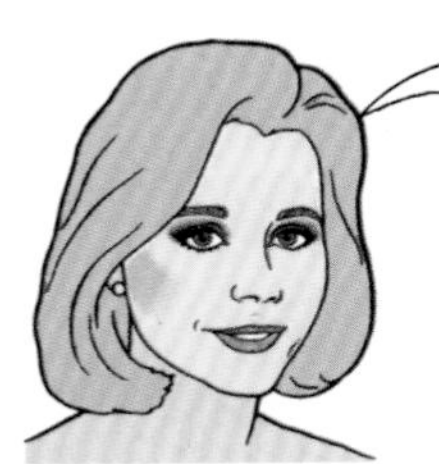

CRT 装置记录心室感知事件以及感知事件之前的事件,有助于起搏器上限频率行为的诊断。CRT 装置中长期存储的数据在诊断上要远远优于传统 24h Holter 记录!

CRT 上限频率限制:第 2 部分

正常 BiV 起搏:AS-BV

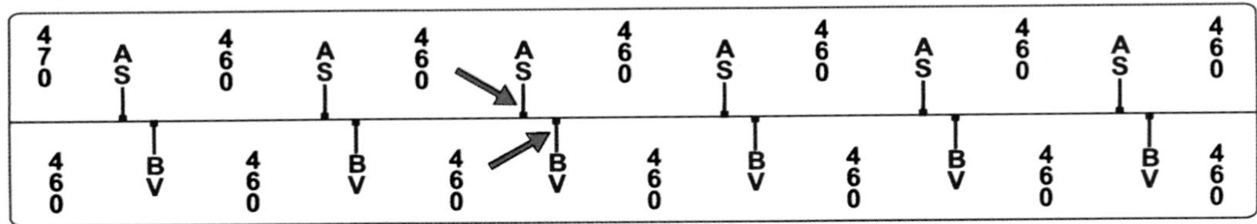

被掩盖的文氏上限频率反应:AS-VS

程控的上限频率=130ppm:

VS-VS < 上限频率间期 460ms

AS 在 PVARP 外

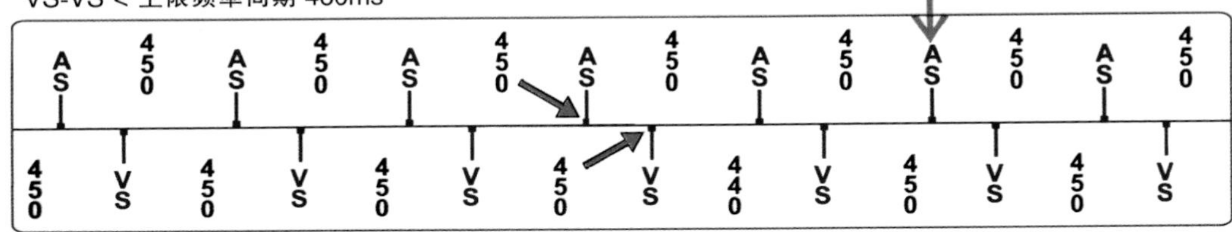

心脏再同步化治疗:文氏上限频率反应

一个标准的文氏上限频率反应的终止需要出现相同的 AR-VS 顺序,且每个 P 波都在 PVARP 内。注意:当自身 AR-AR 或 VS-VS 间期短于 TARP(在下面的记录中可见一个相似的反应)时,会出现 AR-VS 的组合序列。在这种情况下,由于正常的 AV 传导,因此和传统固定比例上限频率反应一样的 2:1 下传模式中将不会出现阻滞的或未被感知的 P 波。所有 P 波均位于 PVARP 内,它们均下传至心室(VS)。

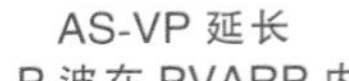

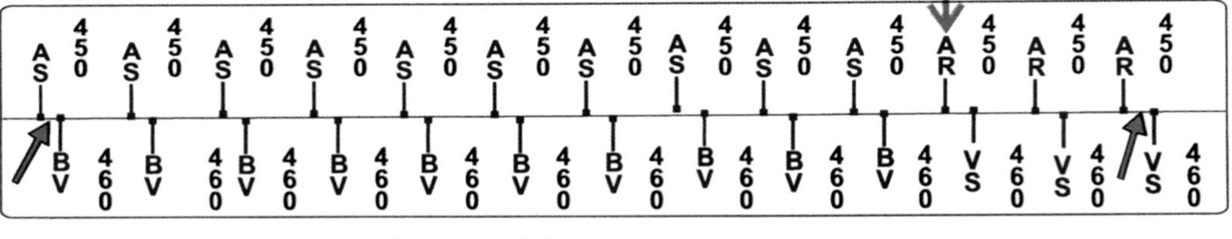

P 波在 PVARP 内

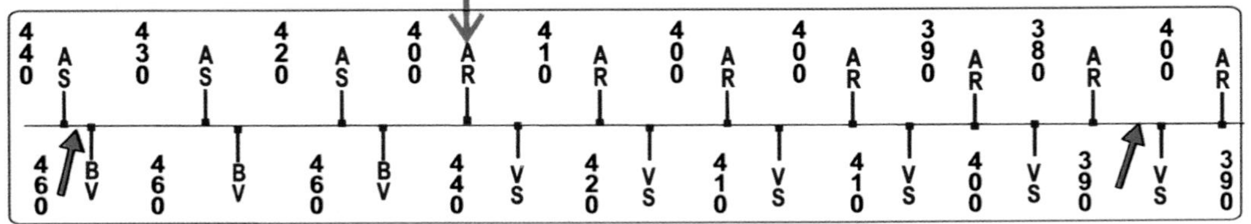

缩写词:AS=心房感知;AR=不应期内的心房感知;BV=双心室起搏;PVARP=心室后心房不应期;VP=心室起搏;VS=心室感知;TARP=总心房不应期。

A. F. Sinnaeve

图 12.19

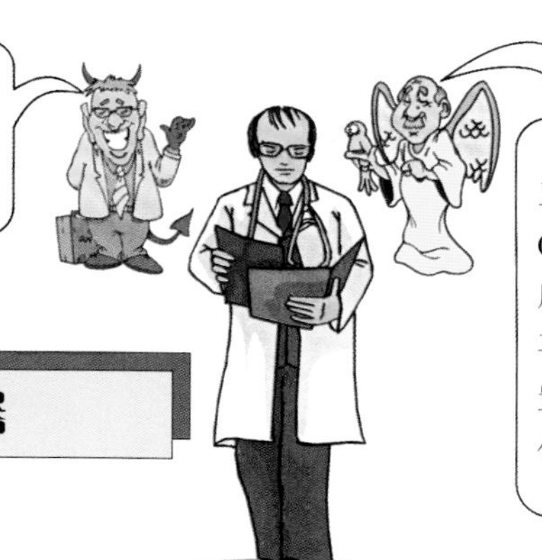
我促进了自身QRS波的感知。在普通起搏器中，我更喜欢患者的自身节律而最小化心室起搏。那么,为什么我们要改变呢?
正好相反！实际上CRT必须100%起搏！所以，为了保证心脏再同步性，双心室装置心室起搏必须最大化！

优化程控双心室起搏器

参数	处理
AV和VV延迟	1. 不应采用长AV延迟。 2. 优化As-Vp延迟,并且通常要努力避免与自身传导QRS波发生心室融合。 3. 在短暂测试时,程控频率适应性(动态的)AV延迟为"OFF"(采用低于窦性节律的VDD模式来感知心房活动)。 4. 对长期起搏程控频率适应性AV延迟尚存争议。 5. 在最优的As-LVp延迟程控VV延迟
心房感知和PVARP	1. 程控短PVARP(目标值250ms)(可能必须采用自动终止无休止环路心动过速的算法)。 2. 程控"OFF" PVC后PVARP延长和基于一个周期PVARP延长的起搏器介导性心动过速终止算法。 3. 采用模式转换算法所要求的相对长的PVARP,程控"OFF"装置中的自动模式转换。
上限频率	程控相对高的上限频率,使患者不用"突破"在他们活动范围内的心室感知。如果在这个频率起搏时没有心肌缺血,那么初始上限频率140bpm常常合适。
AV传导	1. 应用减弱AV传导的药物,以避免心室融合或装置在常规感知通道中双计数。 2. 对长PR间期或心房内或心房间传导延迟难以控制的患者考虑AV交界区消融治疗。 3. 对永久性房颤患者进行AV交界区消融治疗。

缩写词:As=心房感知;AV=房室;bpm=每分钟心跳次数;CRT=心脏同步化治疗;LVp=左心室起搏;PVARP=心室后心房不应期;PVC=室性期前收缩;Vp=心室起搏;VV=从LVp至RVp之间的时间间期。

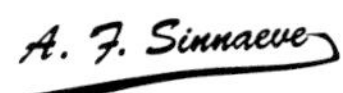

图 12.20

优化 A-V 和 V-V 间期 1

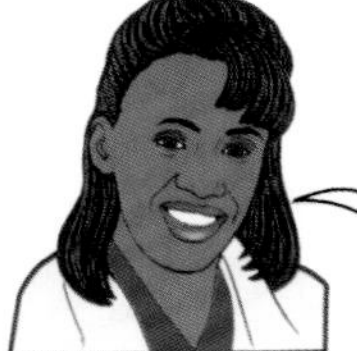

AV 延迟的影响似乎并没有选择恰当的 LV 起搏部位重要。然而,在 CRT 患者中程控左侧的 AV 延迟非常重要。恰当的 A-V 间期能最大化 CRT 的效益,但是如果程控欠佳,则可能减少良性获益。

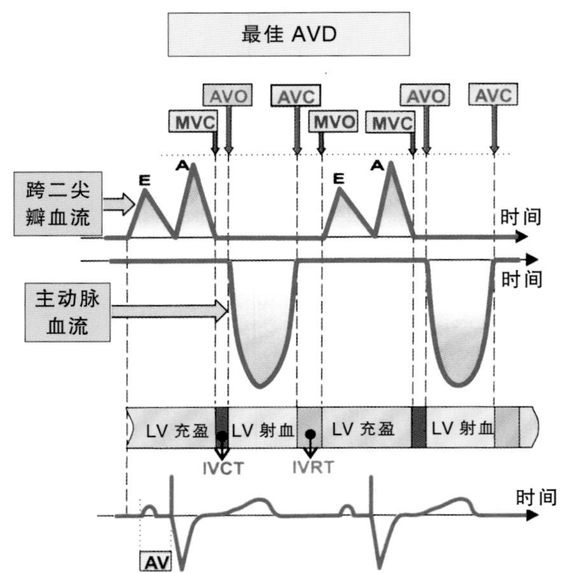

在 CRT 患者中,最佳 AV 延迟在不同患者表现出较大差异。在许多患者中,经验性程控 AV 延迟间期是欠佳的。获得最佳 AV 同步性是通过 AV 延迟设定提供最佳左房对 LV 充盈的贡献、最大每搏输出量、缩短等容收缩时间并且在没有舒张期二尖瓣反流前提下有最长的舒张期充盈时间(在长 P-R 间期的患者中)。

最佳 AV 延迟常通过确定主动脉速度-时间积分(VTI)来实现,即主动脉血流曲线下表面积。

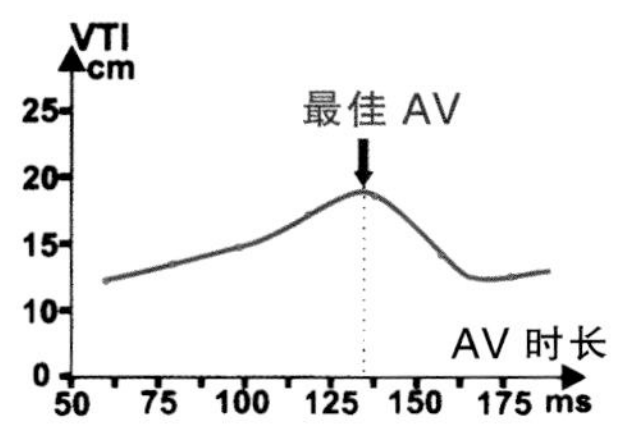

AVO=主动脉瓣打开;AVC=主动脉瓣关闭;MVO=二尖瓣打开;MVC=二尖瓣关闭;IVCT=等容收缩时间;IVRT=等容舒张时间;E:二尖瓣流入早期舒张最大速度;A:二尖瓣流入心房收缩最大速度。

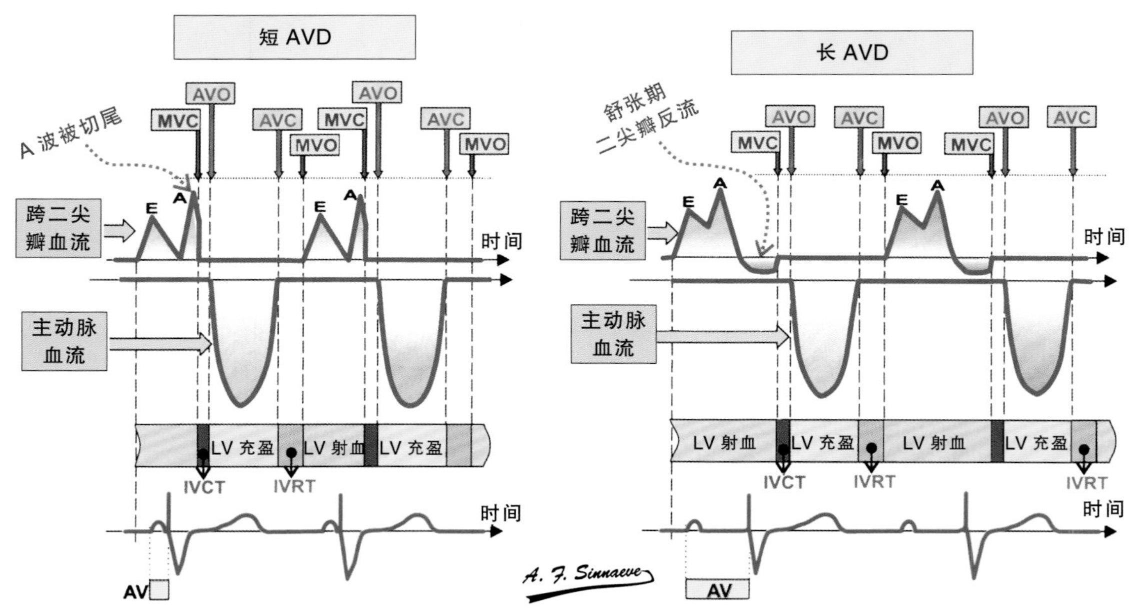

缩写词:AVD=AV 延迟;AVopt=最佳 AV 延迟;CRT=心脏再同步化治疗;LV=左心室。

图 12.21

优化 A-V 和 V-V 间期 2

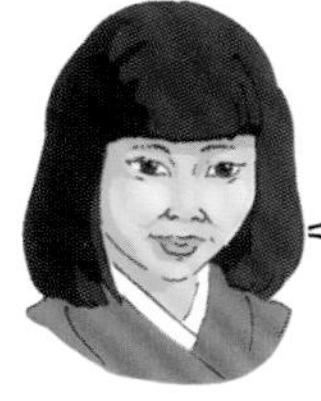

在 DDD(R)起搏器中,A-V 间期优化传统上是采用无创多普勒心脏超声获得,这种方法现在仍广泛用于 CRT 患者的急性和长期血流动力学评估中。
同样的技术也用于 VV 优化。

经组织多普勒再同步化的图示

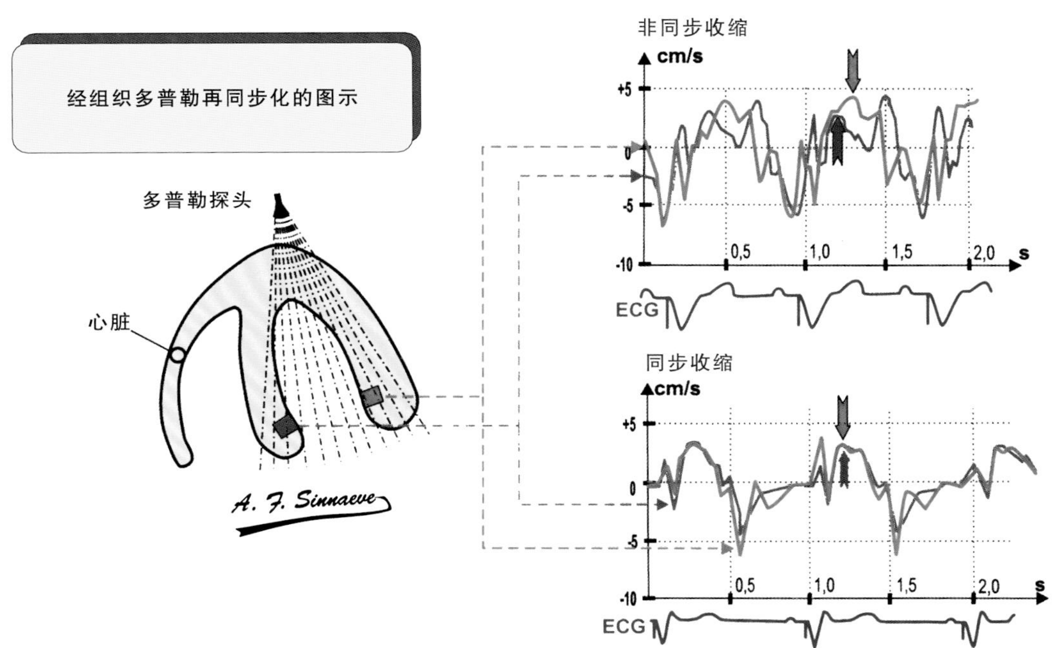

双心室起搏旨在从 RV 和 LV 起搏部位同步激动 LV。这两个波峰应在 LV 中部附近相遇;如果来自一个心室(例如:LV)的传导延迟,那么另一个心室(例如:RV)应在一个 VV 延迟后被刺激。

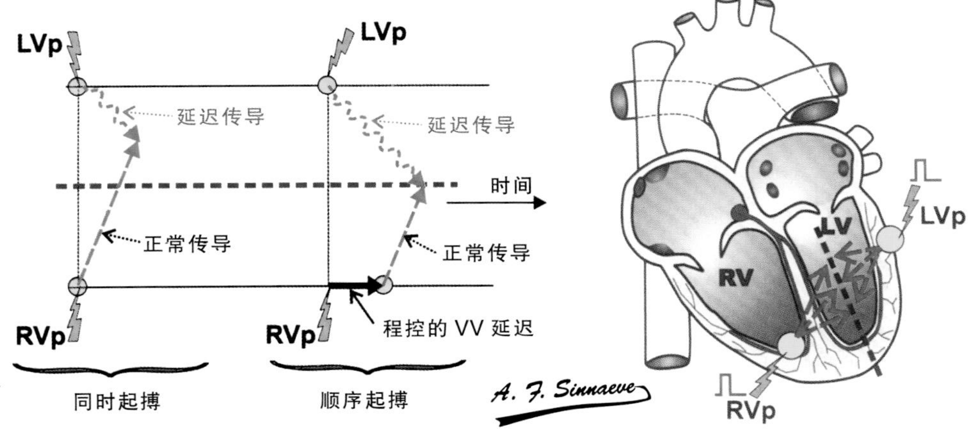

缩写词:AV=房室;CRT=心脏再同步化治疗;LVp=左心室起搏;RVp=右心室起搏;VV=在 LVp 和 RVp 之间的时间间期。

图 12.22

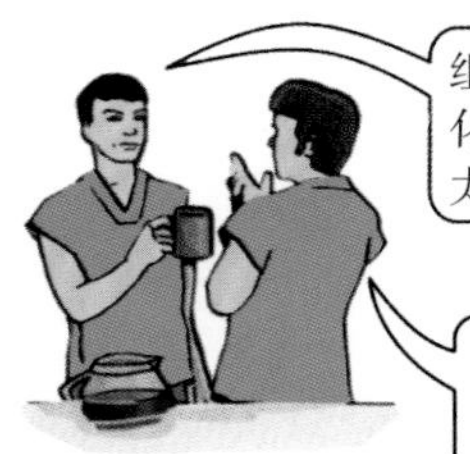
组织多普勒心脏超声对于优化 AV 和 VV 非常有效,但是太费时间了!
是的,它是这样的!但是还有另一种选择。SJM 近来推出了 QuickOpt,这是一种新的算法,能够在几分钟内完成上述工作而不需要昂贵的设备!

优化 A-V 和 V-V 间期 3

1 Quick Opt:第 1 部分:优化 P-V 和 A-V 间期

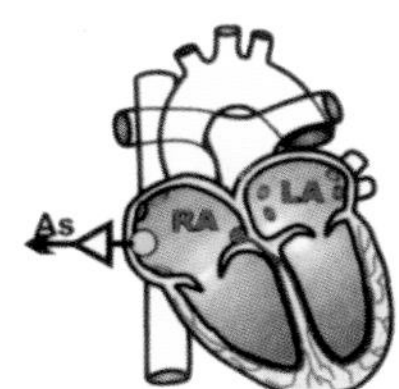

在 RA 测量感知的 P 波时限(PWD)是 AV 优化的基石。
RA-EGM 采样,且 PWD 是 15s 内 8 次测量的平均值。每一次测量开始于大于 0.2mV 的第一个样本,结束于小于 0.2mV 的第三个样本末。

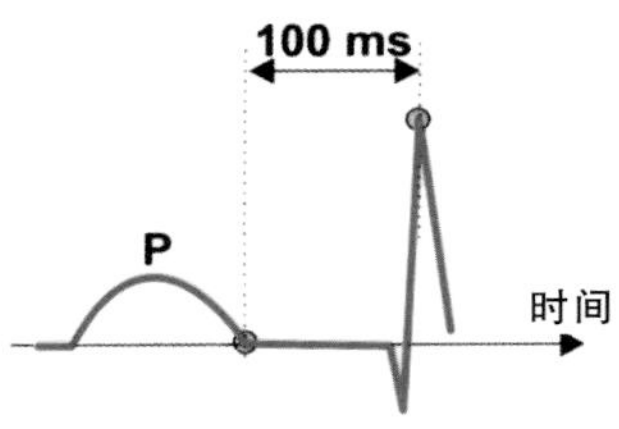

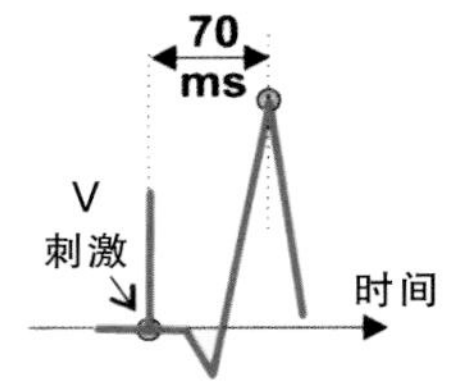

图中已经显示 QRS 波峰总是在自身 P 波结束后 100ms 及在心室刺激后 70ms。

在 CRT 中,心室总是起搏状态,所以房室延迟应最佳化。

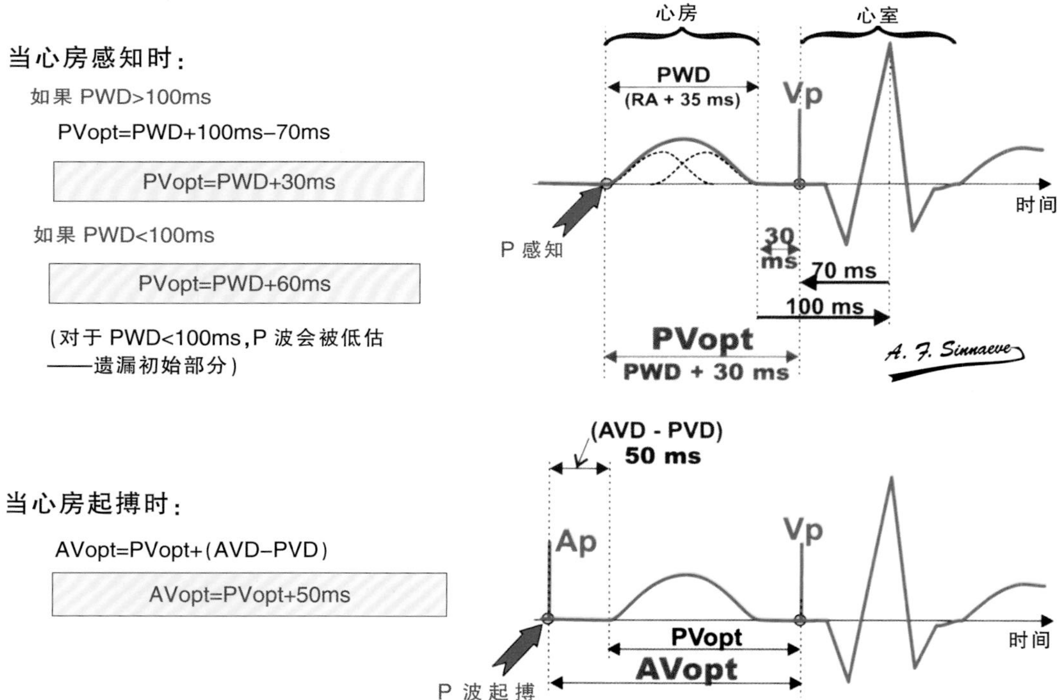

当心房感知时:
如果 PWD>100ms
PVopt=PWD+100ms−70ms
PVopt=PWD+30ms
如果 PWD<100ms
PVopt=PWD+60ms
(对于 PWD<100ms,P 波会被低估
——遗漏初始部分)

当心房起搏时:
AVopt=PVopt+(AVD−PVD)
AVopt=PVopt+50ms

缩写词:AV=房室;CHF=充血性心力衰竭;LA=左心房;RA=右心房;PVopt=感知的心房事件和跟在其后的心室刺激之间的最佳延迟;AVopt=心房和心室刺激之间的最佳延迟;PWD=P 波时限。

图 12.23

优化 A-V 和 V-V 间期 4

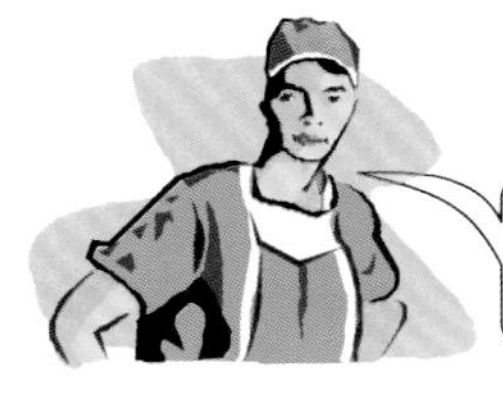

QuickOpt 算法提供了一种可靠、简单的 VV 优化方法，并且它与标准主动脉速度-时间积分(VTI)方法有很好的相关性。

② QUICK-OPT：第 2 部分：优化 V-V 间期

测量内在的心室间除极延迟△

△=在一个起搏的或感知的心房事件后，LV 和 RV 感知之间的时间差值

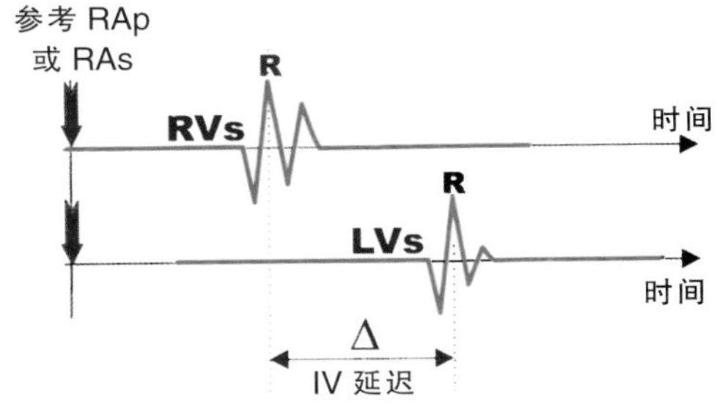

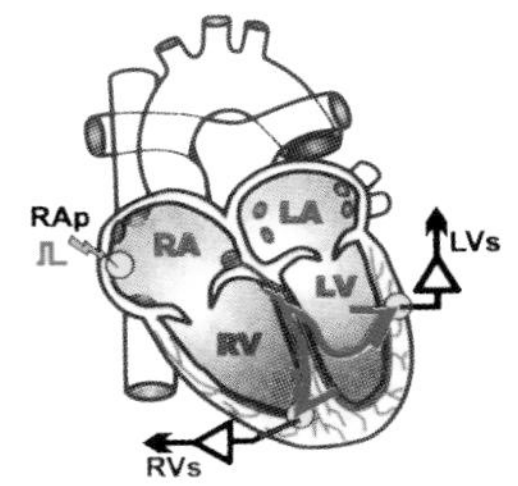

测量心室间传导延迟(IVCD)

ε=从右到左(RL)和从左到右(LR)传导时间之间的差值

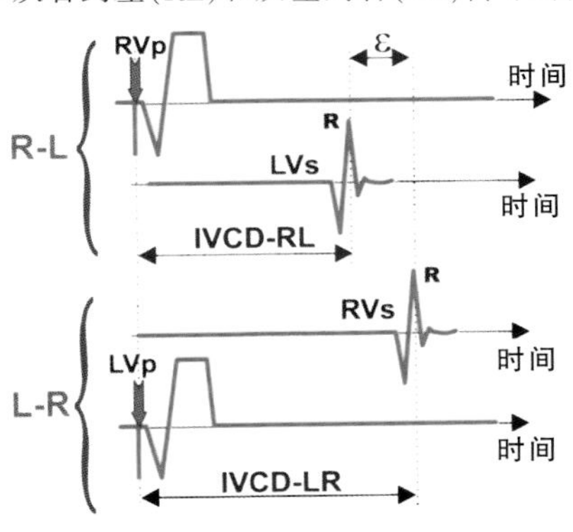

ε = (IVCD-LR) - (IVCD-RL)

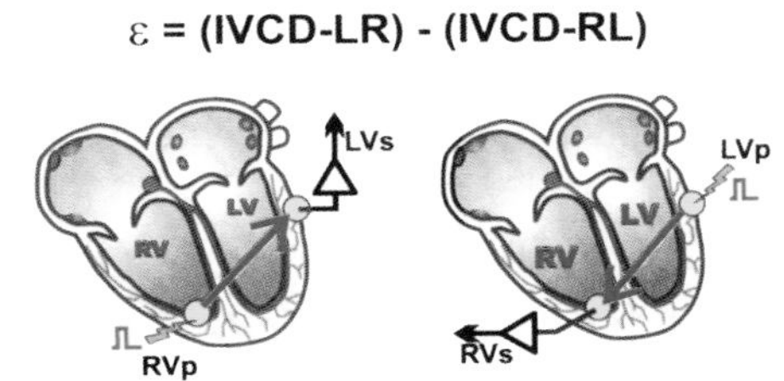

ε 是一个校正项，依赖于 LV 和 RV 两者的波峰速度

双心室起搏旨在从 RV 和 LV 起搏部位同步激动 LV。因此，这两个波峰应在 LV 中部相遇。它遵循：

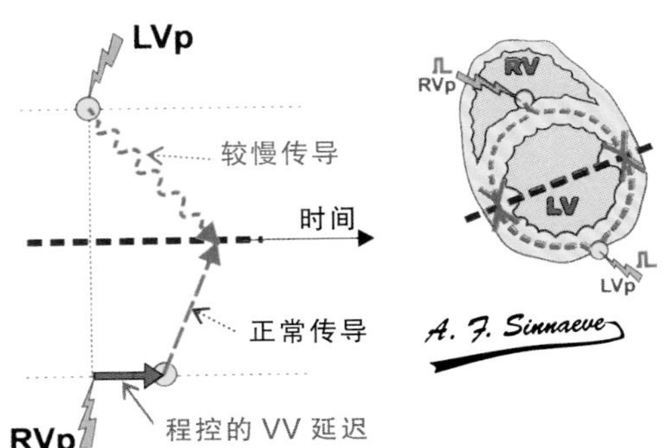

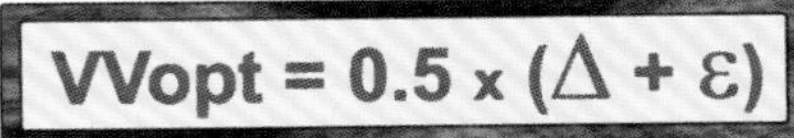

若 VV>0，则 LV 先激动；若 VV<0，则 RV 先激动。

缩写词：LVs=左心室感知；RVs=右心室感知；LVp=左心室起搏；RVp=右心室起搏。

图 12.24

装置监测肺液体量

容量超负荷是中-重度心力衰竭患者的一个主要并发症,同时也是其住院的常见原因。

OptiVol 液体潴留监测(*OptiVol Fluid Status Monitoring*)(*Medtronic*)通过一天内多次测量胸腔内阻抗来进行工作。小能量的阈值下电脉冲在 RV 线圈和 ICD 机壳之间流动,同时根据欧姆定律来计算阻抗。由于体液是良好导体,因此当液体积聚在肺部时,阻抗降低。

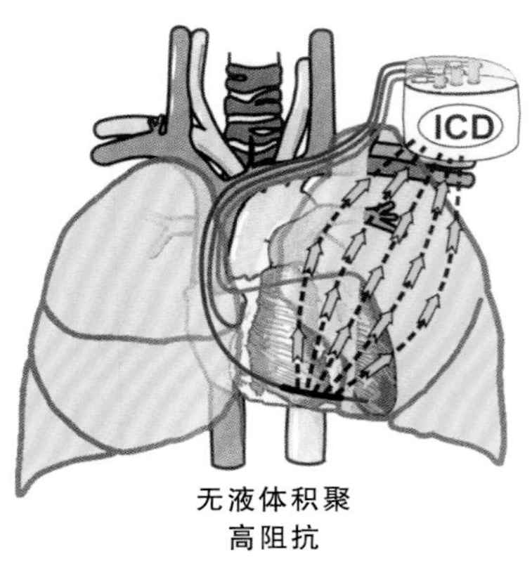

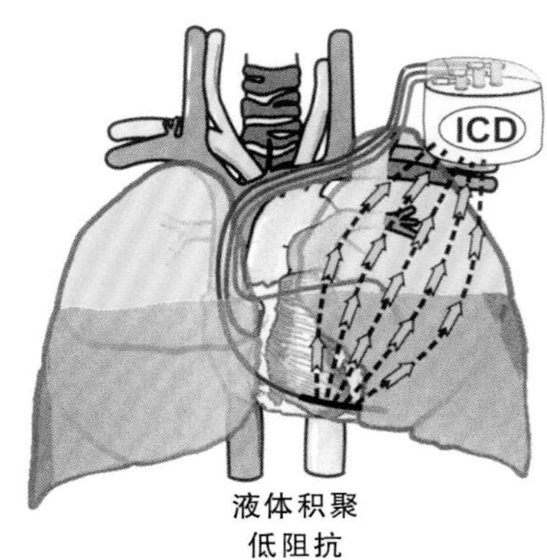

"经胸阻抗趋势(*Thoracic Impedance Trend*)"是每日平均阻抗值曲线。数据可以存储 14 个月,并能够在报告中查看。

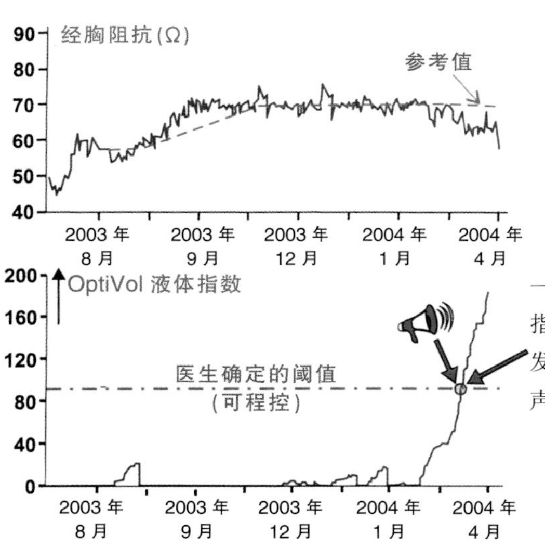

"OptiVol 液体指数(OptiVol Fluid Index)"是以胸腔内阻抗为基础进行计算的。当液体积聚在肺部时,阻抗下降到参考值以下,液体指数上升。如果情况没有解决并且液体指数超过阈值,则将触发关注。当液体积聚已被解决时,每日阻抗值趋向于等于或高于参考阻抗,液体指数将恢复到零。

一个可听见的警报将从置入装置中发出声音,在医生指定的时间每天一次,每次持续 30s。警报将每天持续发出声音直到液体指数下降到阈值以下。(该可听见的声音可以关闭)

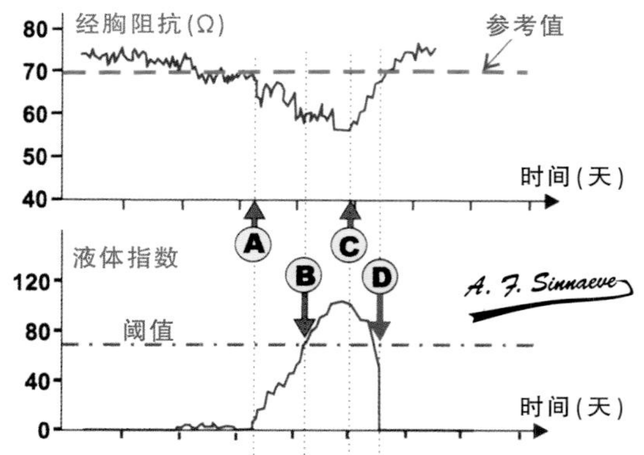

- **A** → 液体积聚;阻抗下降到参考值以下;液体指数上升
- **B** → 液体指数达到阈值;患者报警开始
- **C** → 开始治疗
- **D** → 问题解决

缩写词:CHF=充血性心力衰竭;RV=右心室。

图 12.25

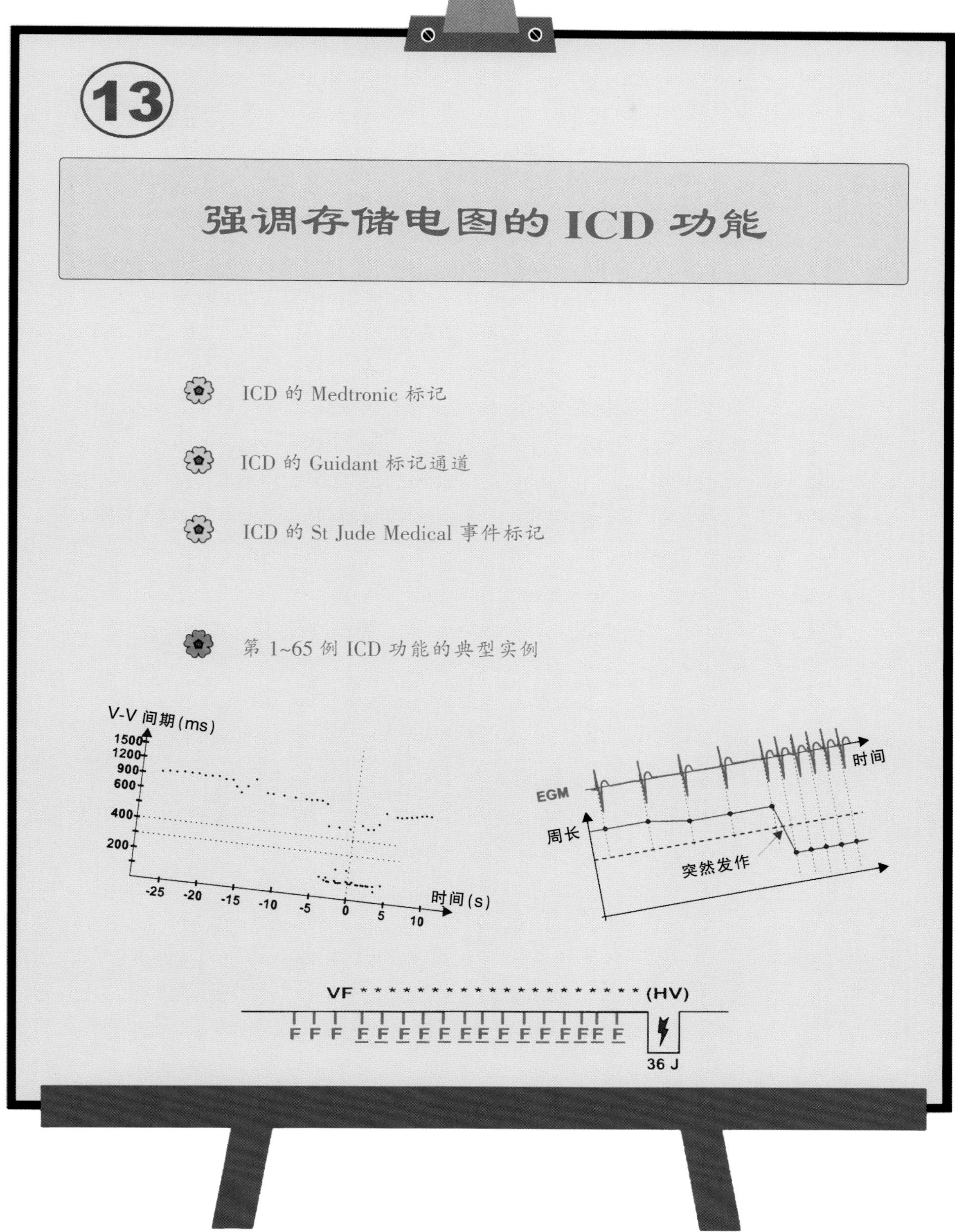
13
强调存储电图的 ICD 功能
ICD 的 Medtronic 标记
ICD 的 Guidant 标记通道
ICD 的 St Jude Medical 事件标记
第 1~65 例 ICD 功能的典型实例
V-V 间期(ms)
1500
1200
900
600
400
200
-25
-20
-15
-10
-5
0
5
10
时间(s)
EGM
时间
周长
突然发作
VF
(HV)
F F F F F F F F F F F F F F F F F F F
36 J

图 13.00

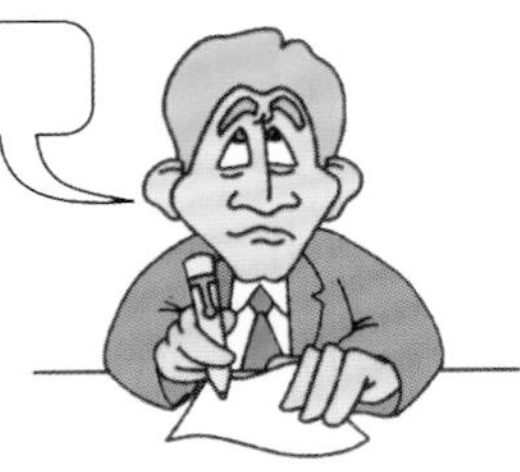

ICD 的 Medtronic 标记

缓慢性心律失常的符号和注释

AP 心房起搏	AS 心房感知	AR 心房不应期感知	Ab PVAB 内心房感知
VP 心室起搏	VS 心室感知	VR 心室不应期感知	VS 由 VS 触发的心室安全起搏 VP
PP 优先起搏	MS 模式转换	ER 标记缓冲器已满	BV 双心室起搏

心房识别和治疗的符号和注释

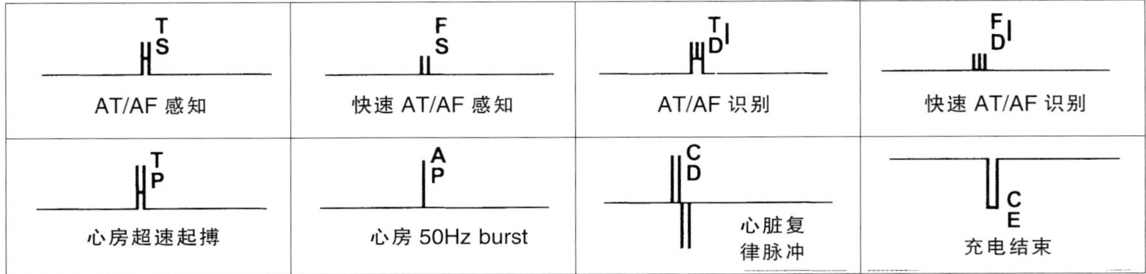

心室识别和治疗的符号和注释

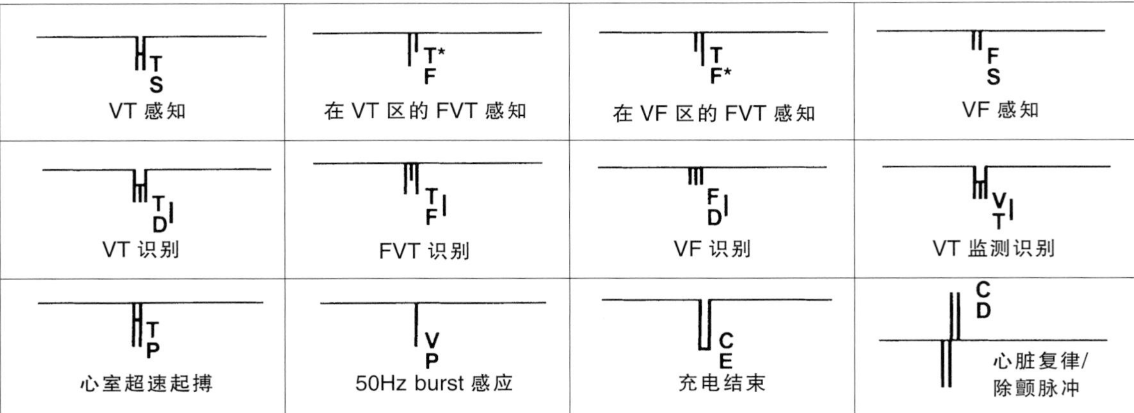

缩写词:AF=心房颤动;AT=房性心动过速;FVT=快速性室性心动过速;PVAB=心室后心房空白期;VF=心室颤动;VT=室性心动过速。

图 13.01

CRT 装置(CRT-D)的 Guidant 标记通道

心房通道注释
AS:在不应期和 AFR 窗口后的 A 感知
AS-Hy:启动滞后的 A 感知
AS-FI:在 AFR 窗口的 A 感知
(AS):TARP 期的 A 感知
[AS]:空白期的 A 感知
AP:A 起搏–低限频率
AP↓:A 起搏–频率平滑降低
AP↑:A 起搏–频率平滑上升
AP-FB:A 起搏–回落(在 ATR)
AP-Hy:在滞后频率的 A 起搏
AP-Sr:在传感器频率的 A 起搏
AP→:在 AFR 后插入的 A 起搏
AP-Ns:A 起搏–噪音(非同步性起搏)
AP-Tr:A 起搏–触发模式
AF:AF 区间感知
AN:心房频率噪音
ATR↓:房性心动过速感知–计数降低
ATR↑:房性心动过速感知–计数上升
ATR-Dur:ATR 时长开始
ATR-FB:ATR 回落开始
ATR-End:ATR 回落结束
AFib:满足 AFib 标准

心室通道注释
所有以下注释在"R"代表右侧或"L"代表左侧之后。
VS:不应期后的 V 感知
[VS]:空白期的 V 感知
VP:在低限频率或心房跟踪的 V 起搏
VP↓:V 起搏–频率平滑降低
VP↑:V 起搏–频率平滑上升
VP-FB:V 起搏–回落(在 ATR)
VP-Sr:V 起搏–传感器频率
VP-Hy:在滞后频率的 V 起搏
VP-MT:V 起搏–在 MTR 心房跟踪
VP-Ns:V 起搏–噪音(非同步性起搏)
VP-Tr:V 起搏–触发模式
VP-VRR:V 起搏–心室频率规整
VN:心室频率噪音
Inh-LVP:由于 LVPP 左心室起搏抑制

PVC:不应期后的 PVC	Epsd:事件开始/结束
VT-1:VT-1 区间感知	Dur:时长满足
VT:VT 区间感知	Detct:识别满足
VF:VF 区间感知	Chrg:开始/结束充电
TN:遥测噪音	Dvrt:治疗转换
VN:心室频率噪音	Shock:发放电击
PVP→:在 PVC 后的 PVARP	SRD:持续频率的持续时间
PMT-B:PMT 终止	--:未分类的事件
V>A:心室频率快于心房频率	#.#V:电压阈值测试
Stb:稳定	#.##ms:脉宽阈值测试
Unstb:不稳定	####:间期(A-A 或 V-V 或 RV-LV)
Suddn:突然发作	>2s:间期大于 2s
Gradl:逐渐发作	>10s:间期大于 10s

缩写词:AFR=心房扑动反应;ATR=房性心动过速反应;MTR=最大跟踪频率;PMT=起搏器介导心动过速;PVARP=心室后心房不应期;PVC=室性期前收缩;TARP=总心房不应期(AVI+PVARP);LVPP=左心室保护周期。

图 13.02

所有厂家均说他们的系统是非常合理并一目了然。但这些系统均是不同的，当我应用不同系统时，我承担不起任何错误。所以我必须非常仔细地研究它们！

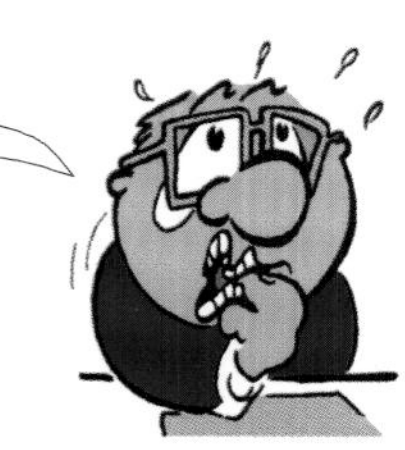

ICD 的 St Jude Medical 标记

缓慢性心律失常的符号和注释

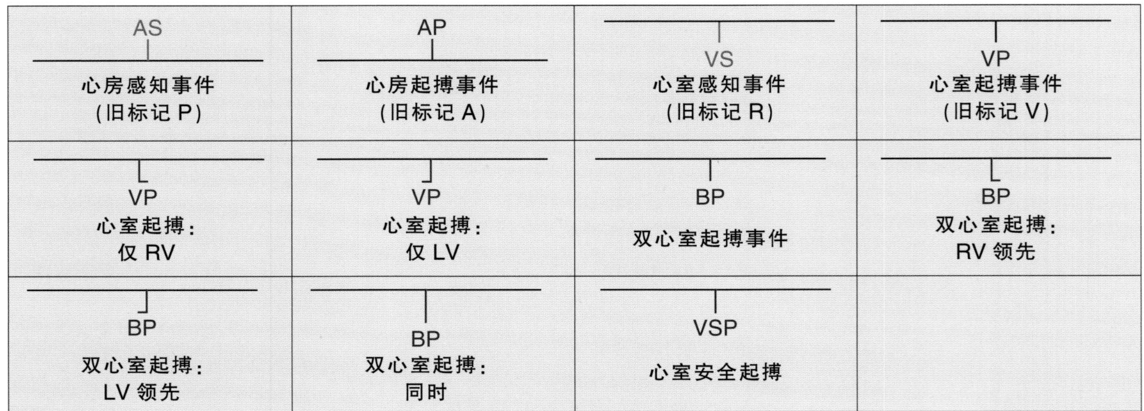

AS
心房感知事件
(旧标记 P)
AP
心房起搏事件
(旧标记 A)
VS
心室感知事件
(旧标记 R)
VP
心室起搏事件
(旧标记 V)
VP
心室起搏：
仅 RV
VP
心室起搏：
仅 LV
BP
双心室起搏事件
BP
双心室起搏：
RV 领先
BP
双心室起搏：
LV 领先
BP
双心室起搏：
同时
VSP
心室安全起搏

缓慢性心律失常：特殊事件标记

AMS：自动模式转换
AFx：AF 抑制算法工作
SIR：活动感知器指示频率
HYS：由搜索计时器或感知事件开启滞后频率
Neg-HYS：负向 AV 滞后搜索开始
VIP：VIP 搜索开始
（VIP=心室自身优先：允许 ICD 搜索自身传导的算法）

发作触发事件标记

如果一个事件触发 EGM 存储，那么一个伴有"触发"旗帜的垂直线将出现在触发点上。

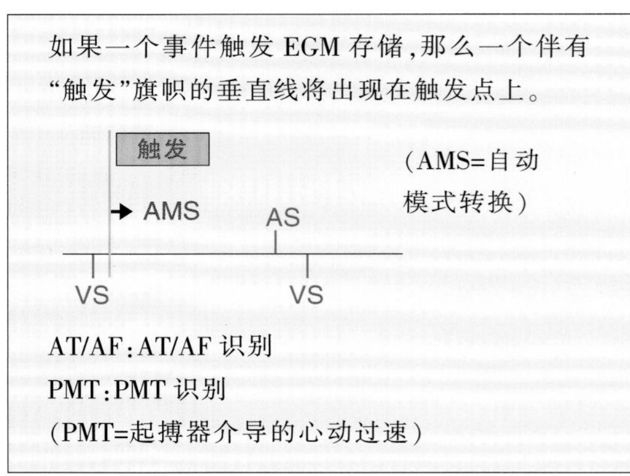

AT/AF：AT/AF 识别
PMT：PMT 识别
（PMT=起搏器介导的心动过速）

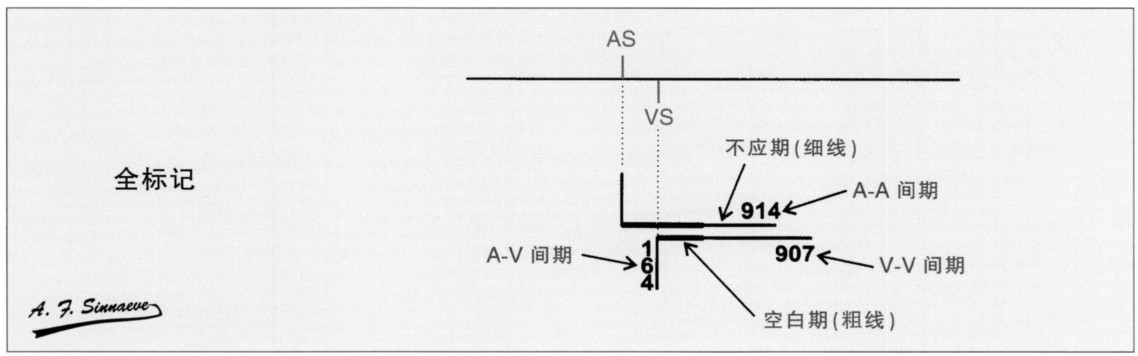

缩写词：AF=心房颤动；AT=房性心动过速；AMS=自动模式转换；PMT=起搏器介导的心动过速；VF=心室颤动；VT=室性心动过速。

图 13.03

还算幸运！标记符号在技术手册或有特殊命令的程控仪中可以查到。

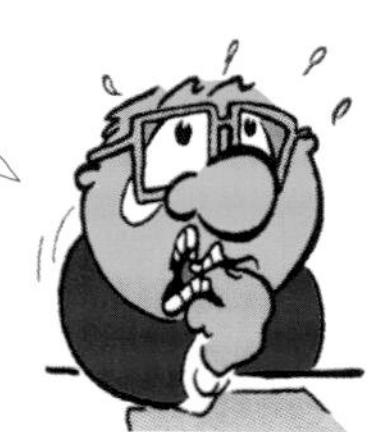

ICD的St Jude Medical标记(续)

快速性心律失常的符号和注释

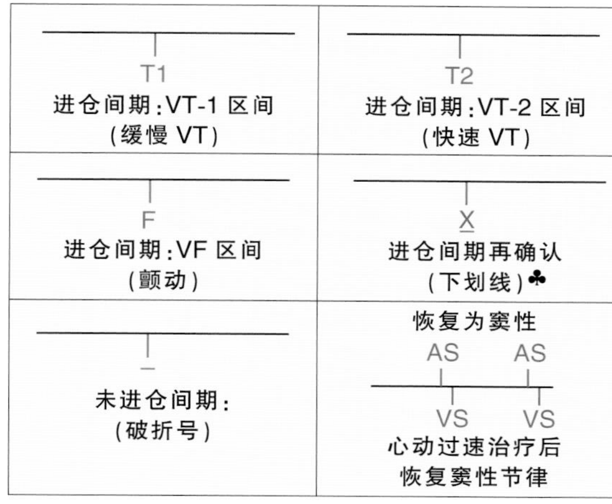

T1 进仓间期：VT-1区间 (缓慢VT)	T2 进仓间期：VT-2区间 (快速VT)
F 进仓间期：VF区间 (颤动)	X 进仓间期再确认 (下划线)♣
– 未进仓间期： (破折号)	恢复为窦性 AS AS VS VS 心动过速治疗后 恢复窦性节律

♣ 进仓间期再确认："在充电时"

形态学标记

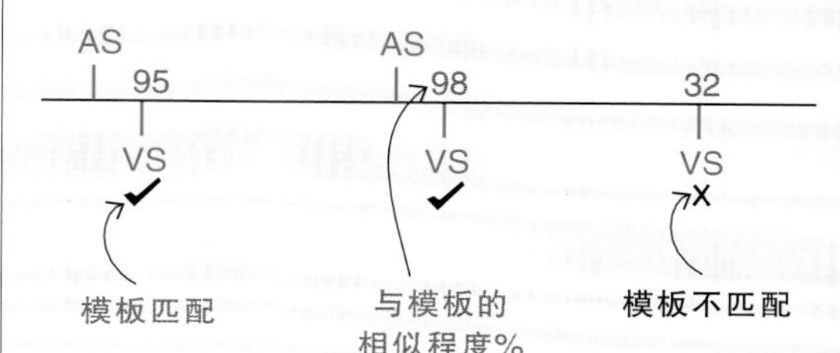

形态学标记(匹配、不匹配、%分数)仅在全标记或"形态学模板"窗口打开时显示。这些标记在VF诊断后不显示，直到确认恢复窦性节律。

心动过速充电发放标记

* 为了发放电击而充电

星号(***)显示从电容器充电至程控的能量/电压的时间长度

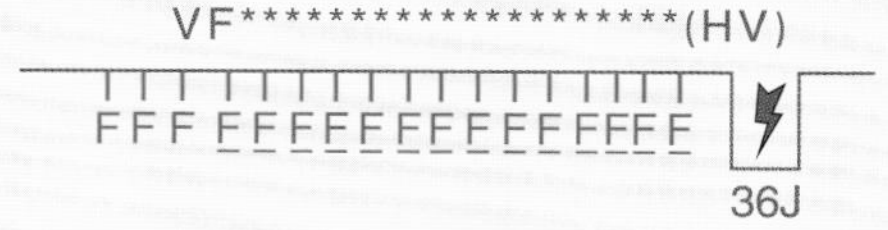

(HV)：高压治疗

Fibber DC：由DC诱颤诱发心动过速

Fibber Shock-T：由shock-on-T诱发心动过速

DBT：以装置为基础的测试

Manual：发放紧急电击

⊔‾‾：发放电击

(nn)J：程控的能量(焦耳)

(nn)V：程控的电压(伏特)

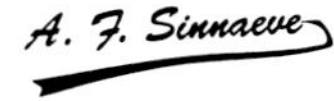

心动过速识别、诊断、治疗

VT：VT、VT-1或VT-2诊断(旧标记VTA和VTB)

显示心动过速识别、诊断和发放治疗公式的标记是[诊断][鉴别]([治疗])。

VF：VF诊断

SVT：SVT诊断

若诊断为VF或SVT的鉴别诊断不可用，那么显示公式的标记是[诊断]([治疗])。

(监测)：在仅监测的频率区间的VT或VT-1诊断

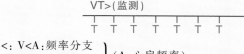

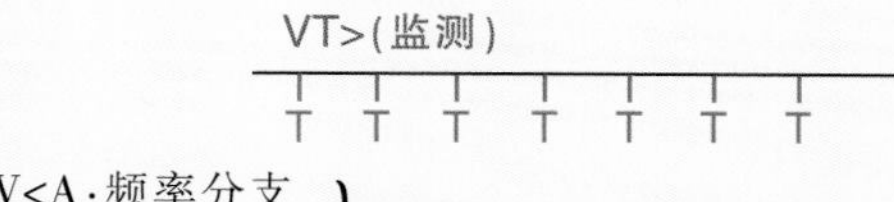

<：V<A：频率分支
=：V=A：频率分支
>：V>A：频率分支
(A=心房频率)
(V=心室频率)

(ATP)：ATP治疗

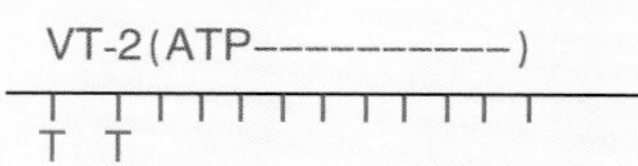

(没有更多治疗)

VT Timeout：VT治疗超时

SVT Timeout：SVT鉴别诊断超时

Bigeminy：由于二联律治疗受抑制

图 13.04

典型病例 1~ 65

在单腔 ICD 中 PVC 启动 VT：病例 1

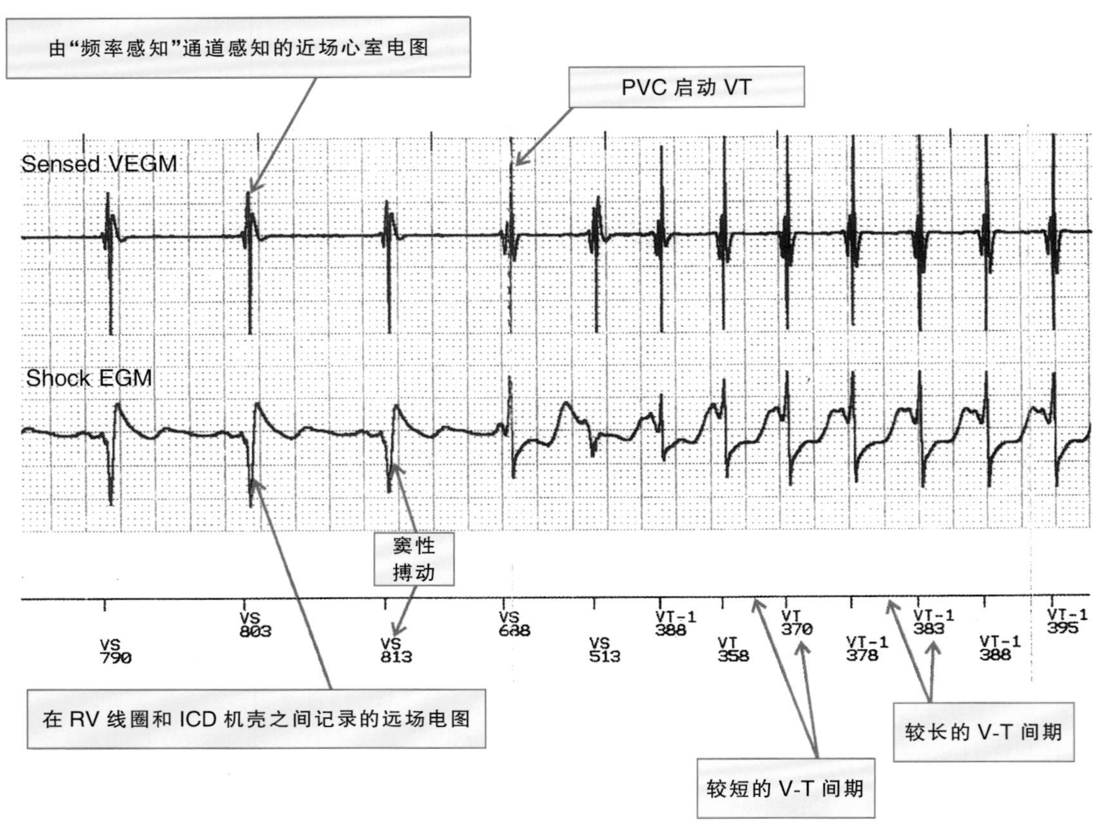

评论：

开始的 3 个 R 波感知的是窦性下传搏动（标记为 VS）。正如在电击 EGM 中看见的，P 波在 R 波之前。一个形态不同的晚期 PVC 发生在第 3 个 R 波后的 688ms，并启动了一次 VT。第 4 个 R 波可能是融合波。频率约为 150bpm 的 VT 显示轻度周长变化。短周期落入 VT 区（标记为 VT），而较长的周期落入 VT-1 区。

图 13.05

活动时 T 波感知:病例 2

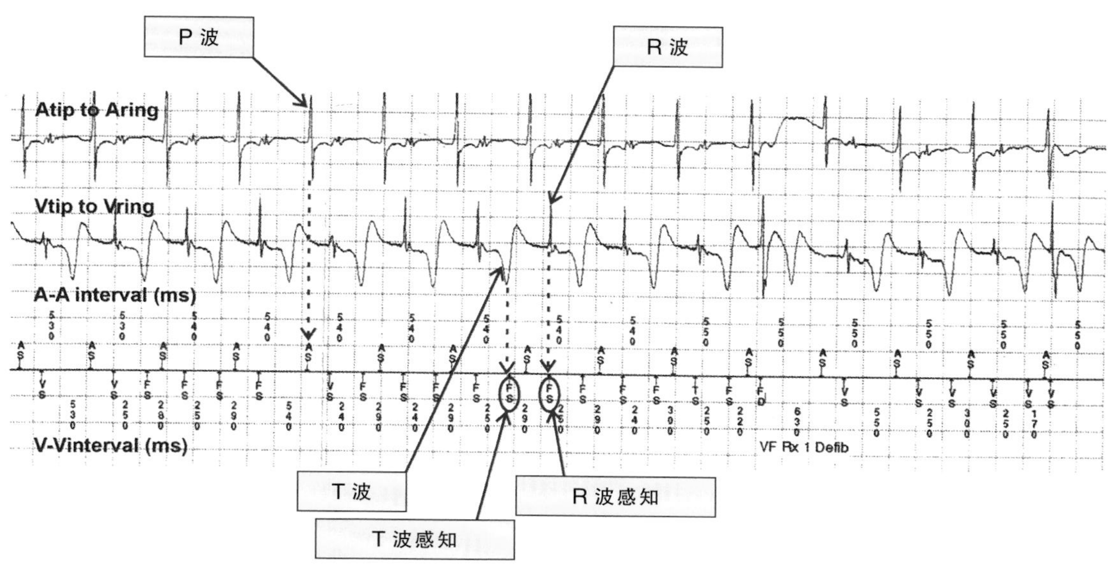

在顶部条图中,心房通道记录显示规律窦性节律。中部条图是在起搏/感知导线头端和环端之间的记录。当感知 T 波时,会产生双计数(R 波和 T 波),产生短 V-V 间期而被装置识别为心室颤动(标记为 FS)。

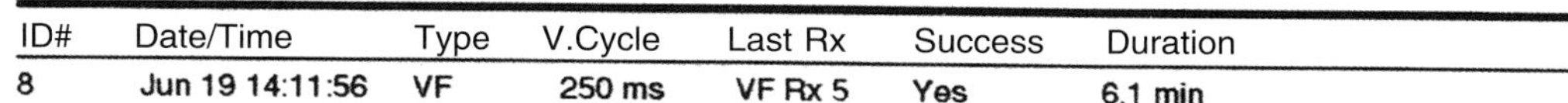

ID#	Date/Time	Type	V.Cycle	Last Rx	Success	Duration
8	Jun 19 14:11:56	VF	250 ms	VF Rx 5	Yes	6.1 min

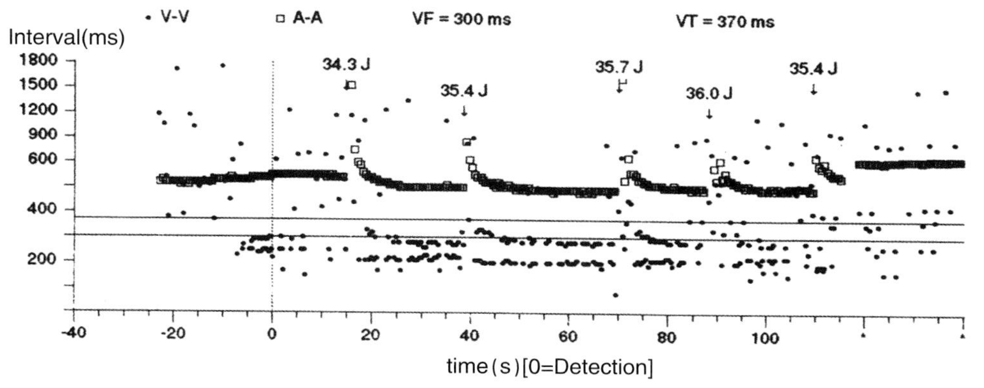

由于 T 波被当作 R 波计数,所以产生的短间期会被识别为室颤,并发放多次电击进行治疗。

图 13.06

两种心动过速 AF 和 VF:病例 3

顶部条图是心房 EGM,显示房颤(AF)。室性期前收缩(PVC)诱发室性心动过速(VT),并恶化为室颤(VF)。

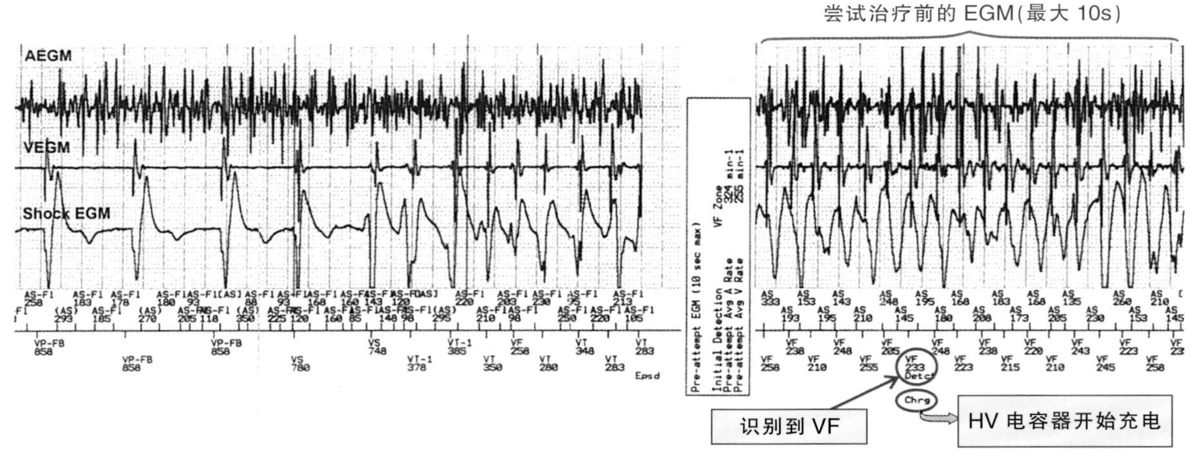

出现两种心动过速:房颤(AF)和室颤(VF)。在识别 VF 后,ICD 发放一次电击恢复窦性节律。

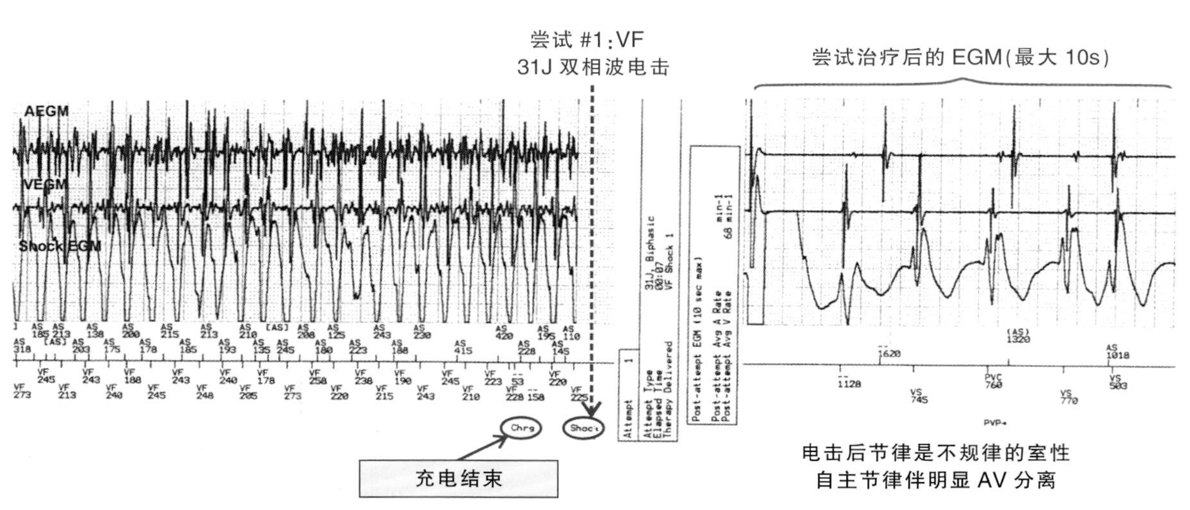

图 13.07

抗心动过速起搏(ATP):病例 4

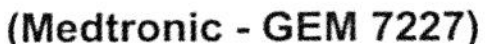

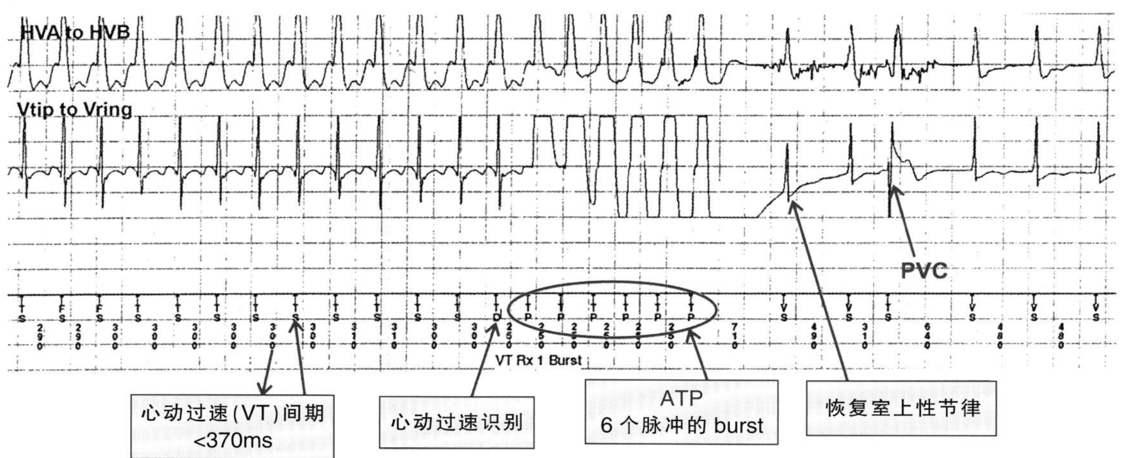

ICD Model: Gem 7227

VT/VF Episode #5 Report

ID#	Date/Time	Type	V.Cycle	Last Rx	Success	Duration
5	May 03 14:30:04	VT	300 ms	VT Rx 1	Yes	9 sec

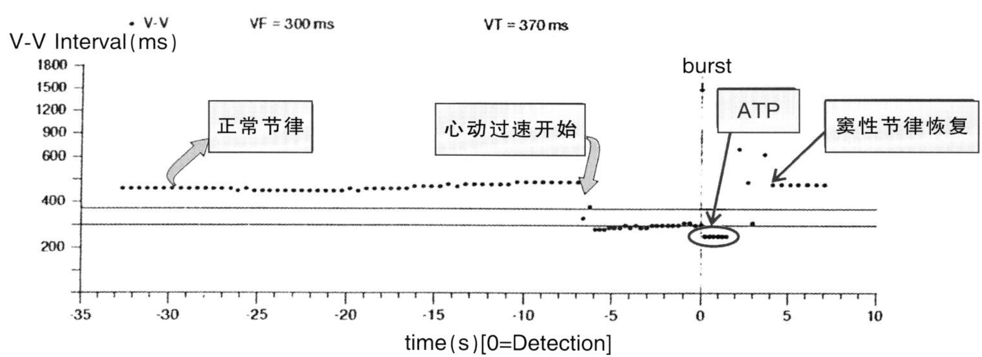

评论:

顶部条图(HVA 到 HVB)是机壳与远端线圈(电击 EGM)之间的记录。

中部条图是感知电极头端与环端之间的记录(VEGM)。

程控的 VT 区频率截点是 162bpm (370ms),VF 区频率截点是 200bpm (300ms)。识别的间期数量(NID)是 16 个。

在 VT 区,心动过速识别的分层治疗是 3 阵 burst 起搏(ATP),接着是构型为 AX>B 即机壳(阳极)到 RV(阴极)的 5 次 35J 的电击。

在本病例中,识别到周长为 300ms 的一次 VT,并且采用包含 6 个起搏脉冲的首阵 burst 治疗后成功终止。burst 的第一个起搏搏动是以 R-S1 间期为上一个间期的 84%时开始(300ms×0.84=252ms 四舍五入为 250ms)。

第一阵 burst 终止心动过速,并恢复窦性节律。

图 13.08

噪音识别为 VF：病例 5

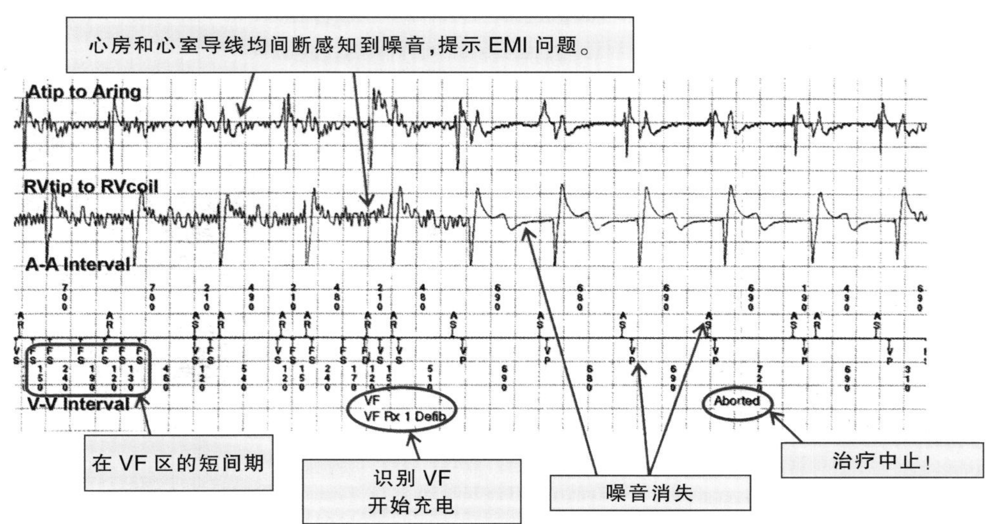
心房和心室导线均间断感知到噪音，提示 EMI 问题。
Atip to Aring
RVtip to RVcoil
A-A Interval
V-V Interval
VF
VF Rx 1 Defib
Aborted
在 VF 区的短间期
识别 VF
开始充电
噪音消失
治疗中止！

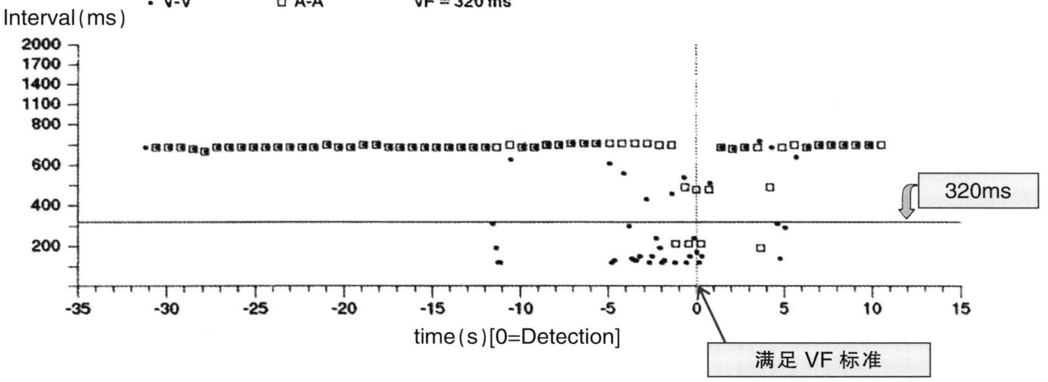
ICD Model: InSync Marquis 7277
Serial Number:
VT/VF Episode #3 Report
ID# Date/Time Type V.Cycle Last Rx Success Duration
3 Nov 24 11:45:12 VF 170 ms (No Rx Delivered) 7 sec
• V-V
□ A-A
VF = 320 ms
Interval(ms)
320ms
time(s)[0=Detection]
满足 VF 标准

图 13.09

心房颤动:病例 6

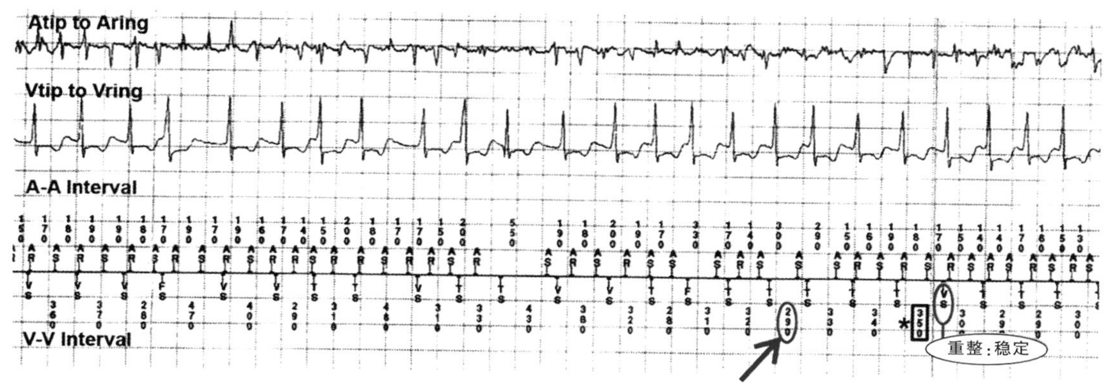

评论:

心房通道显示房颤伴短 A-A 间期。下传心室的程度是变化的。由于心室节律不规律,所以未发放治疗。在 Medtronic 算法中,若一个间期与它前面任何 3 个间期的差值大于程控的稳定性间期,那么该间期则被认为不稳定。直到 VT 计数至少达到 3 个时,ICD 才可应用稳定性选项。当 ICD 识别某间期为不稳定时,将在周期附近采用 VS 标记作为提示。VS 标记将重整 VT 计数为零。

在右侧(*)的 TS-VS 周期被装置识别为不稳定周期。注意:它的周长是 350ms,短于心动过速识别间期 360ms。然而,ICD 并没有将 350ms 周期识别为心动过速感知周期。相反,稳定性算法将 350ms 周期标记为不稳定,因此用 VS 标记来表示终止,并且重整 VT 计数器至零。

ICD Model: Maximo DR 7278
Serial Number.

VT/VF Episode #69 Report

ID#	Date/Time	A.Cycle	V.Cycle	Duration	Reason
69	Aug 18 17:59:36	160 ms	290 ms	15 sec	Stability

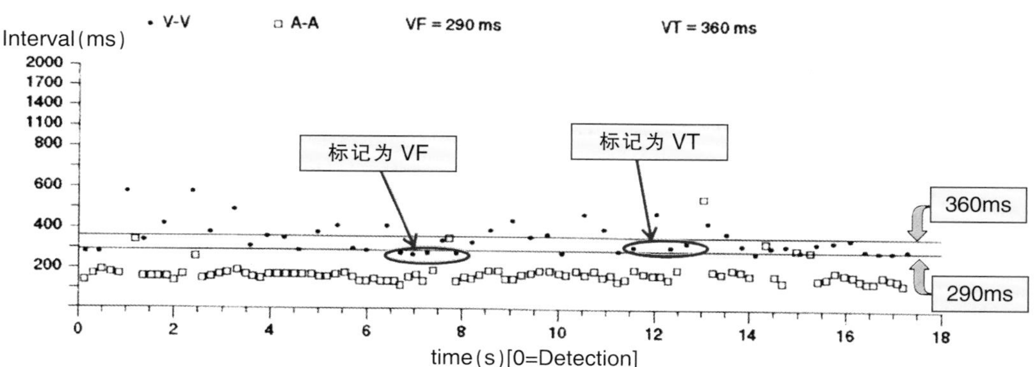

图 13.10

室性心动过速(VT)AV 分离:病例 7

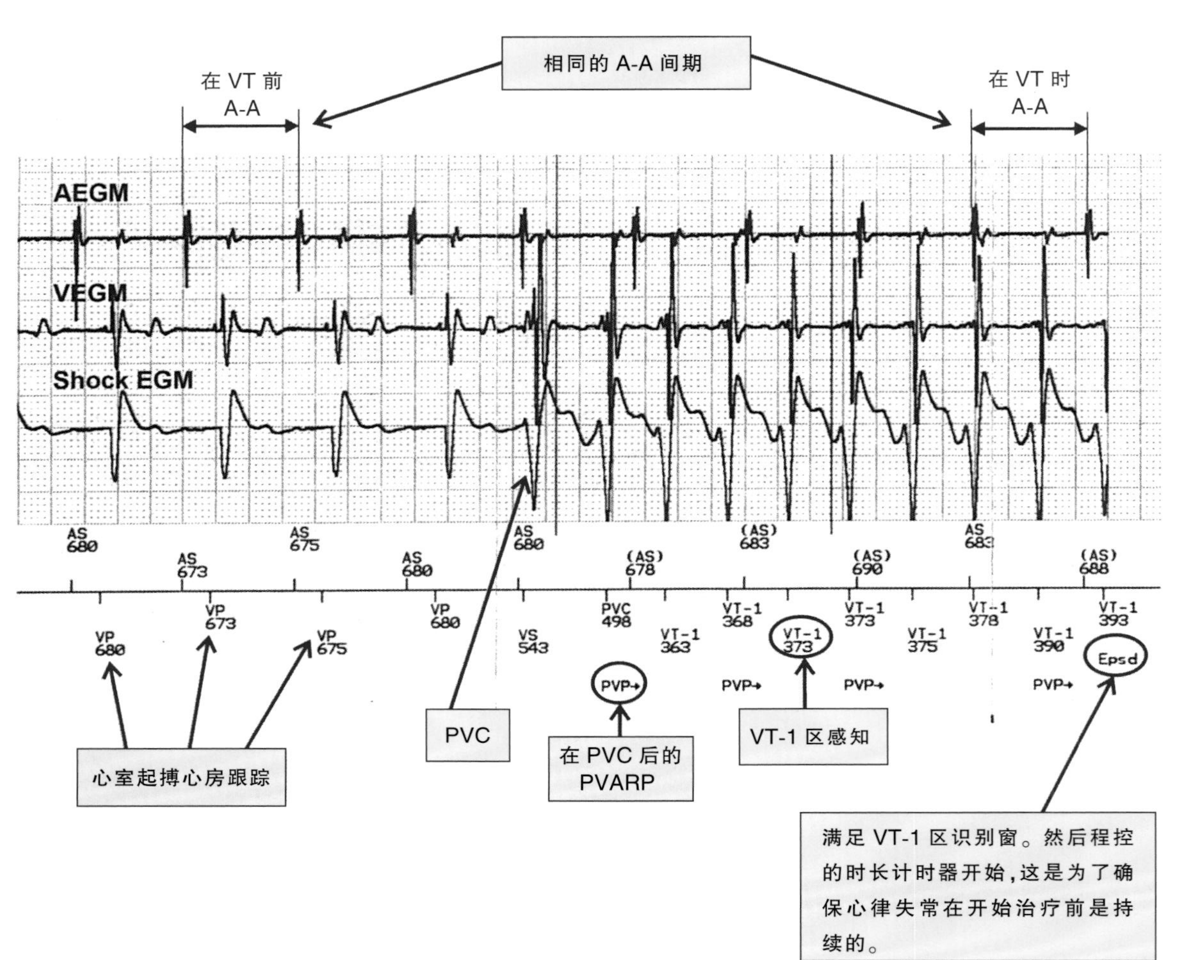

评论:

心房电图(AEGM)显示频率为 87bpm 的规律窦性节律。

室性期前收缩(PVC;形态不同)启动频率为 152bpm 的室性心动过速(VT)。在 VT 时,心房电图仍保持不变,并可观察到 AV 分离。这证实为心室起源的心动过速。

注意:时长计时器是 Boston Scientific(Guidant)装置的一个特征。

图 13.11

1:1 心动过速：病例 8

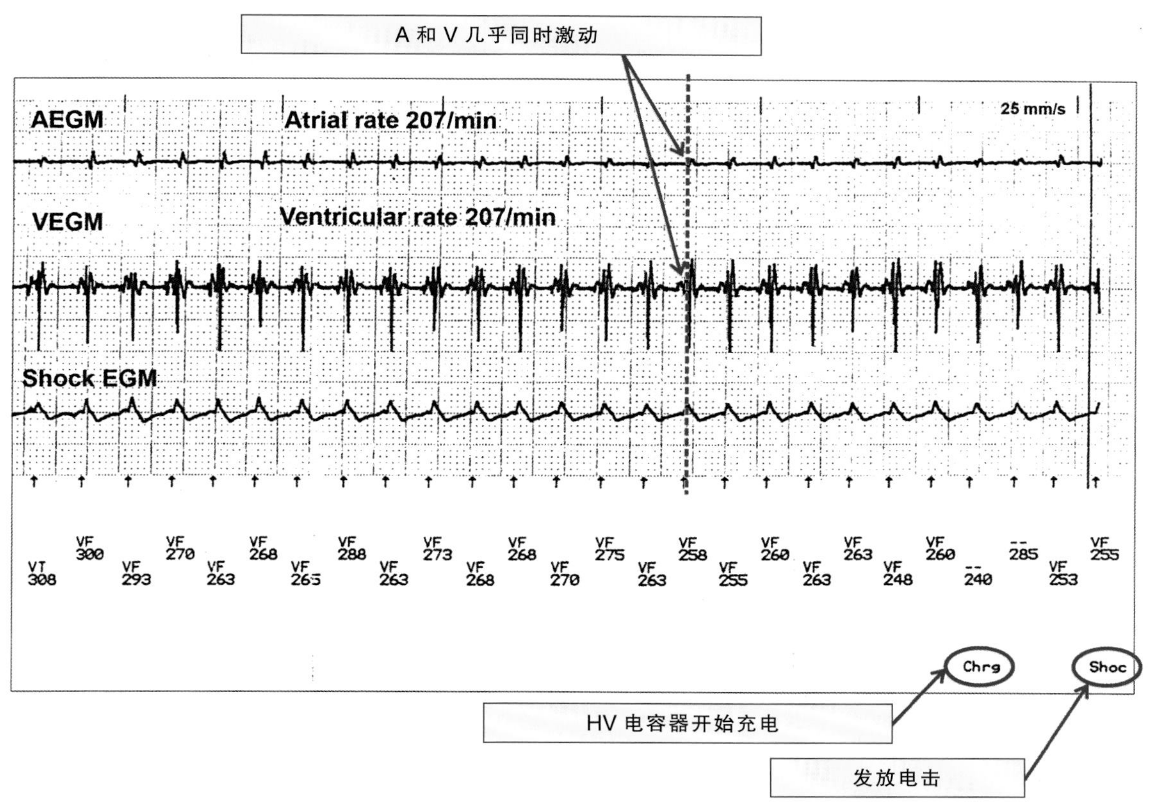

评论：

在 VF 区识别到的频率为 207bpm 的心动过速触发一次电击。由于心房频率等于心室频率，因此需进行 VT 伴 1:1 逆向 VA 传导、慢-快型 AV 结折返性心动过速（AVNRT）和房性心动过速伴Ⅰ度 AV 阻滞的鉴别诊断。

心房和心室几乎同时激动更倾向于 AVNRT 诊断。

图 13.12

室性心动过速和 ATP：病例 9

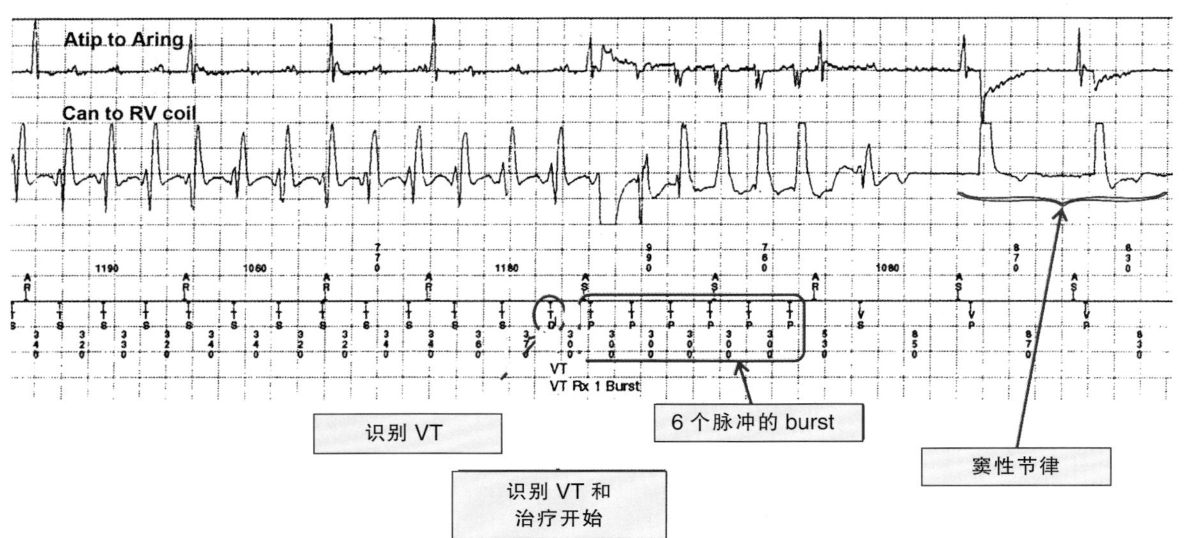

ICD Model: InSync Marquis 7277
Serial Number:

VT/VF Episode #5 Report

	Date/Time	Type	V.Cycle	Last Rx	Success	Duration
5	Jul 28 20:36:04	VT	350 ms	VT Rx 1	Yes	7 sec

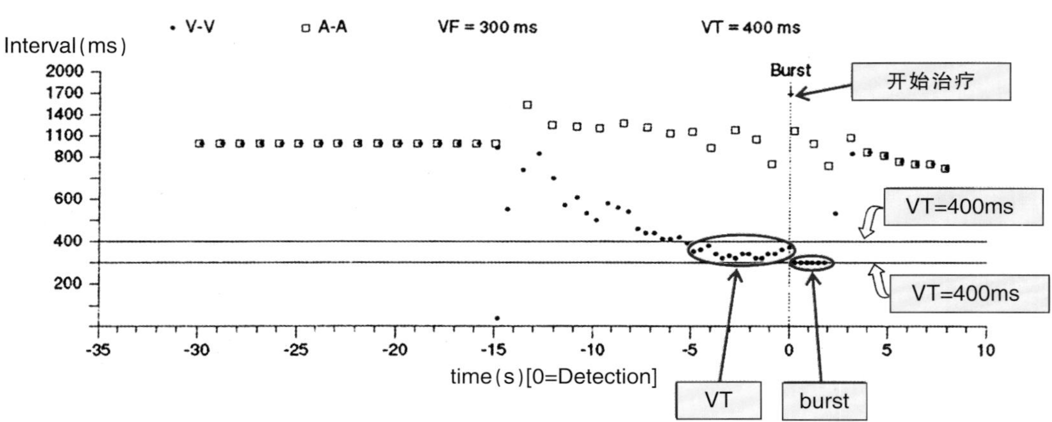

评论：
采用抗心动过速起搏(ATP)成功治疗室性心动过速(VT)事件

图 13.13

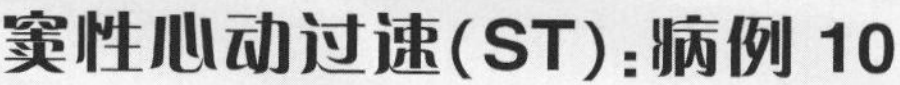

窦性心动过速(ST):病例 10

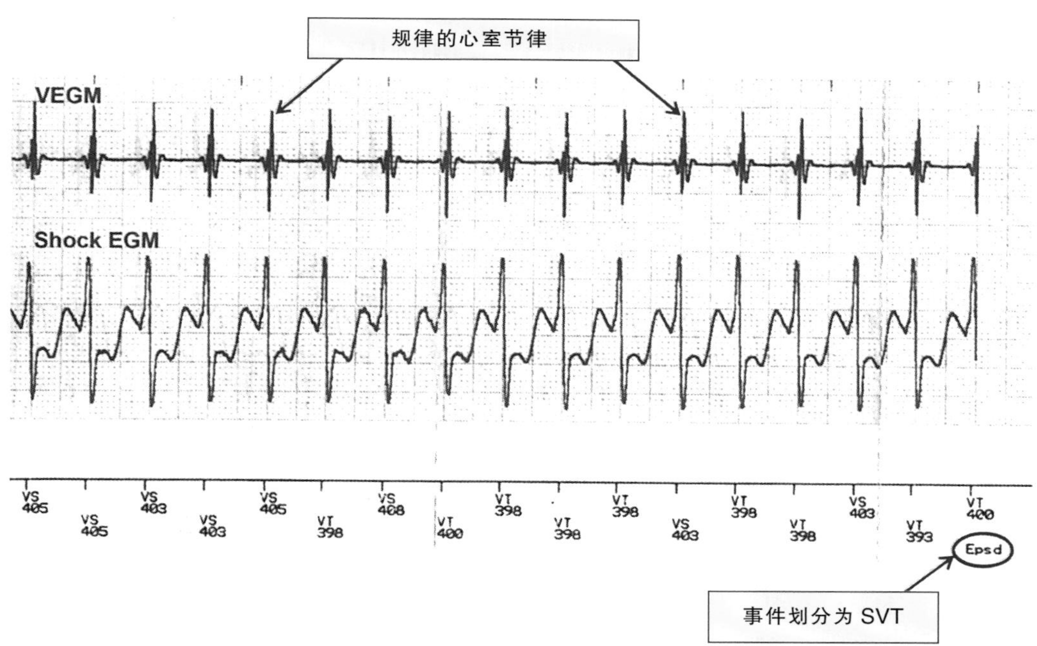

评论:

在活动时,节律加速至 151bpm,并在 VT 区识别。由于节律逐渐加速,所以 ICD 记录该事件为 SVT。

图 13.14

室性心动过速加速:病例 11

识别到一次 VT 并且发放电击。电击后心动过速加速,然后自行终止。

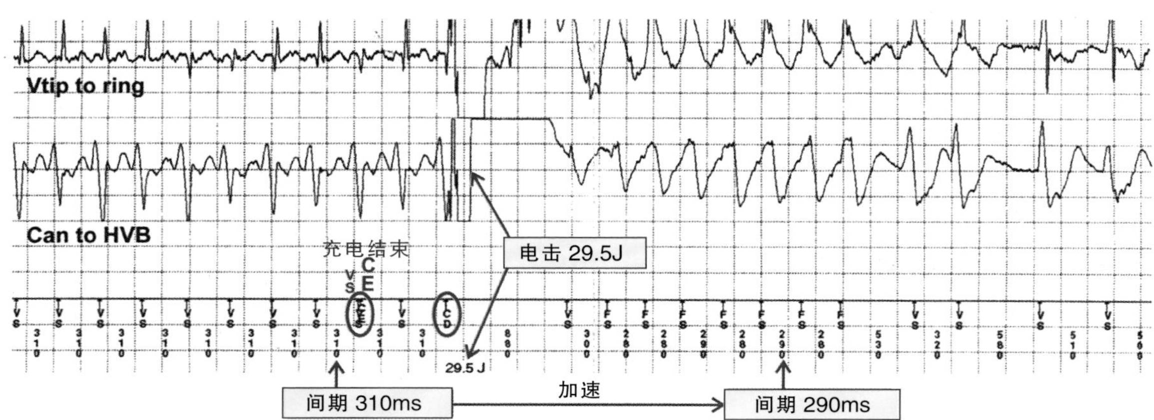

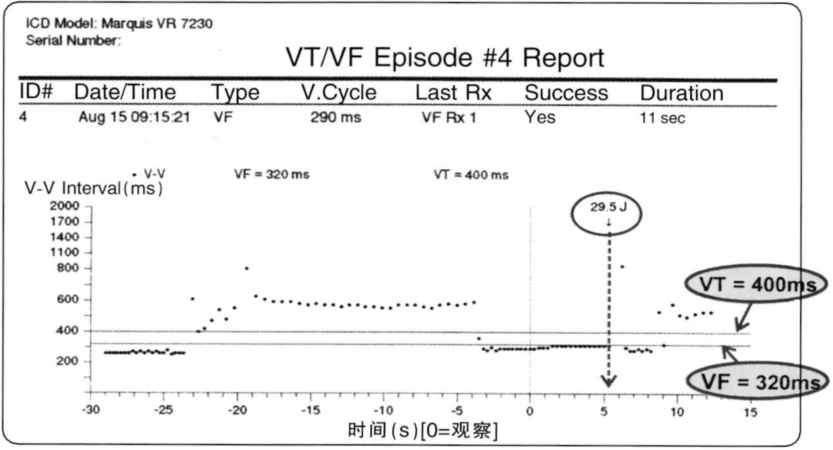

在电击前的 30min 有另一次自行终止的 VT 事件。末次 VT 事件由于持续时间较长,故采用电击治疗。电击后,VT 加速,然后自行终止。本次 VT 最好采用 ATP 治疗而非电击。增加非持续性 VT 的识别间期数量可促进 VT 自行终止。这种方法可防止不必要的电击。

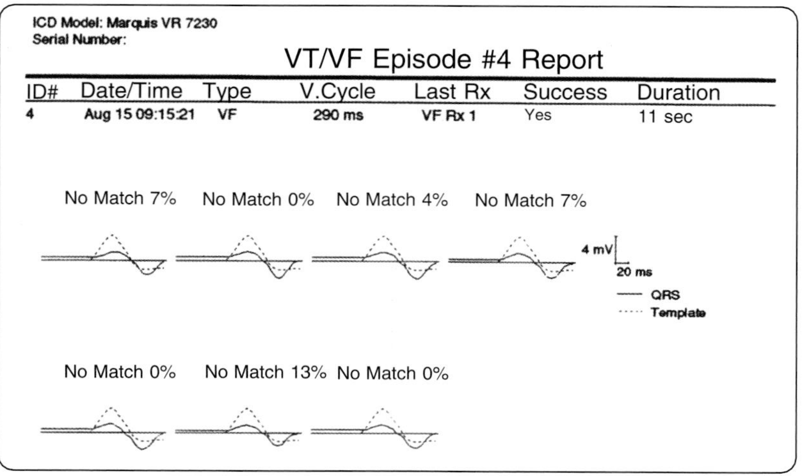

在心动过速时,QRS 波形态与模板不同,并且匹配度很低。

图 13.15

远场 P 波过感知：病例 12

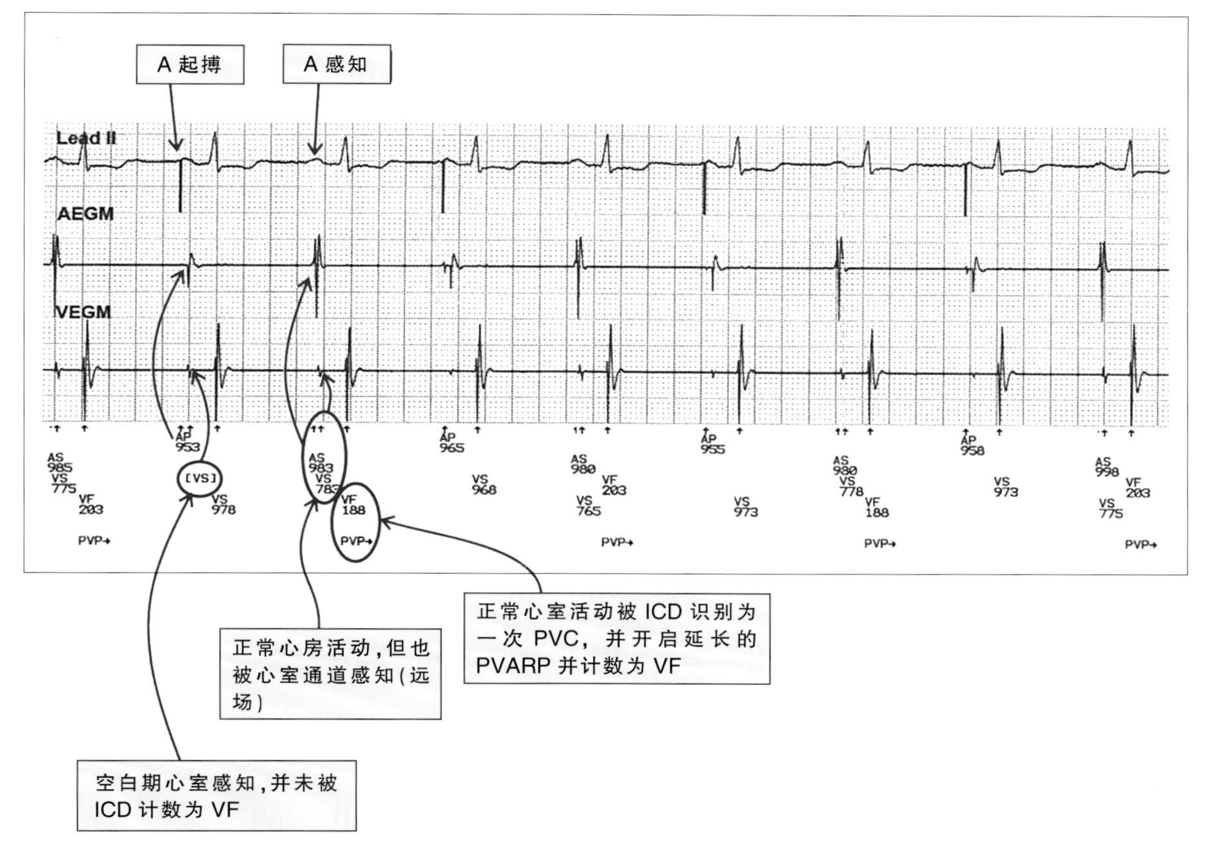

评论：

窦性(AS、VS)和心房起搏(AP)后紧跟下传的 QRS 波(VS)。

在排除心房导线移位、心房起搏和感知正常的情况下，心室通道远场感知到自身 P 波，提示除颤电极的远端线圈位置过于靠近三尖瓣。上图显示 ICD 的高心室感知灵敏度是如何造成心室感知小的远场心房信号的。由于心室抑制，这种形式的过感知对于完全性 AV 阻滞的患者来说是灾难性的。这个问题在采用连续短间期计数或短间期百分比(y 个中 x 个)的装置中将不会引起不恰当电击。

图 13.16

通过 AC 电流诱发 VF：病例 13

在置入时，通过应用交流电流(AC)诱发心室颤动(VF)

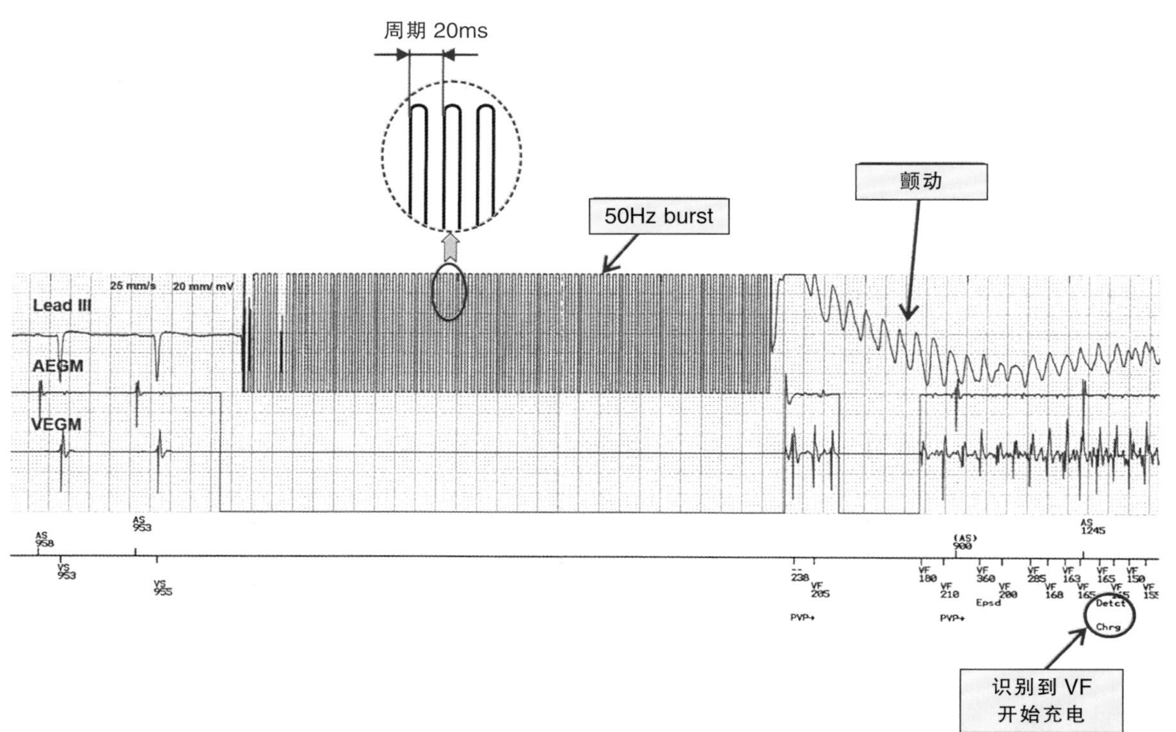

图 13.17

通过电击和 ICD 测试诱发 VF:病例 14

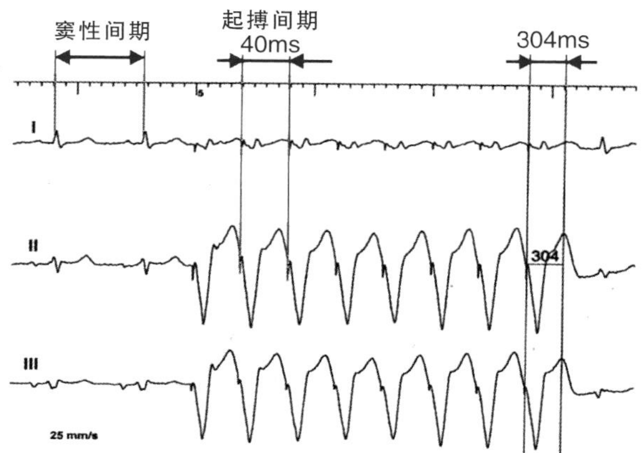

为了确定易损期，准确确定 T 波顶峰很重要。
在这里,进行频率 150bpm 的心室起搏。T 波顶峰位于刺激结束后 304ms。

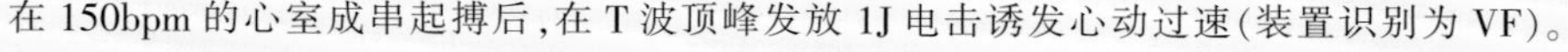

在 150bpm 的心室成串起搏后,在 T 波顶峰发放 1J 电击诱发心动过速(装置识别为 VF)。

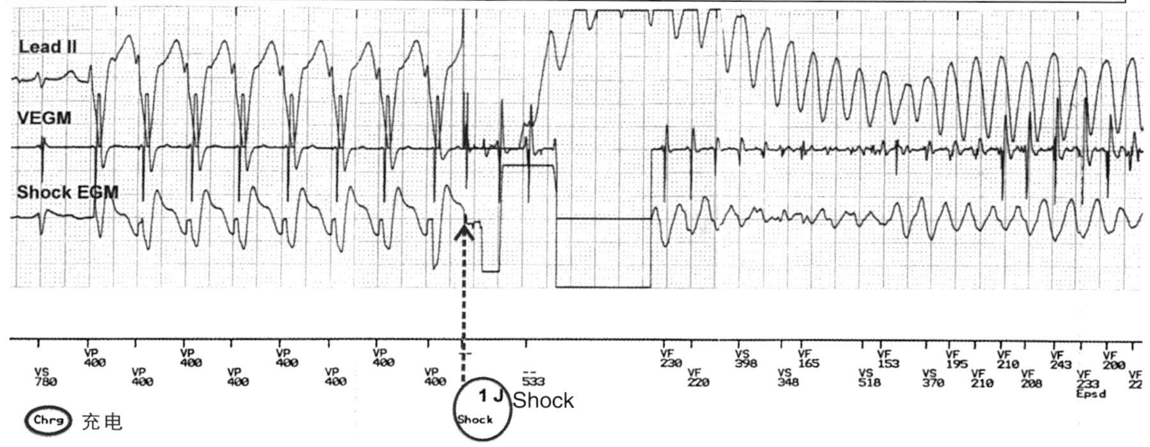

采用程控的感知灵敏度最低值,可准确感知 VF,并发放 20J 电击来终止心动过速。

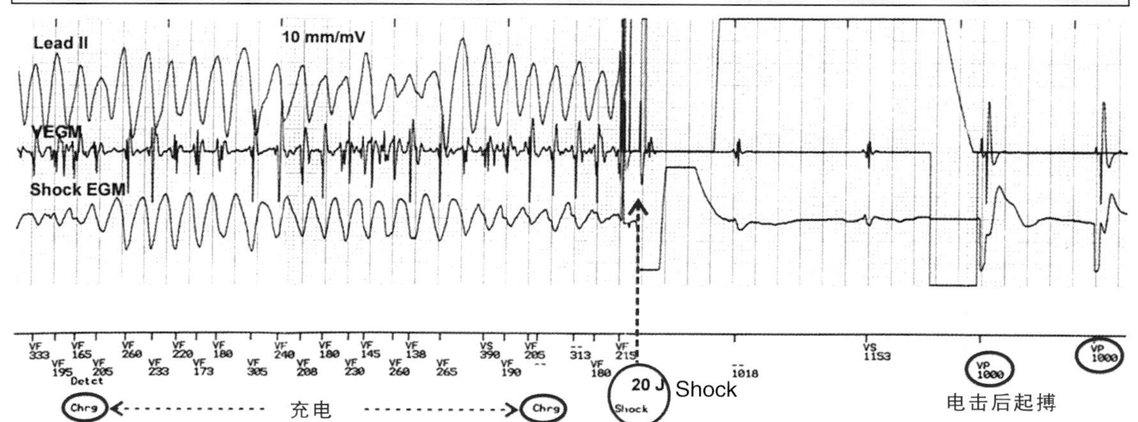

图 13.18

50Hz 诱发 VF 和 DFT 测试:病例 15

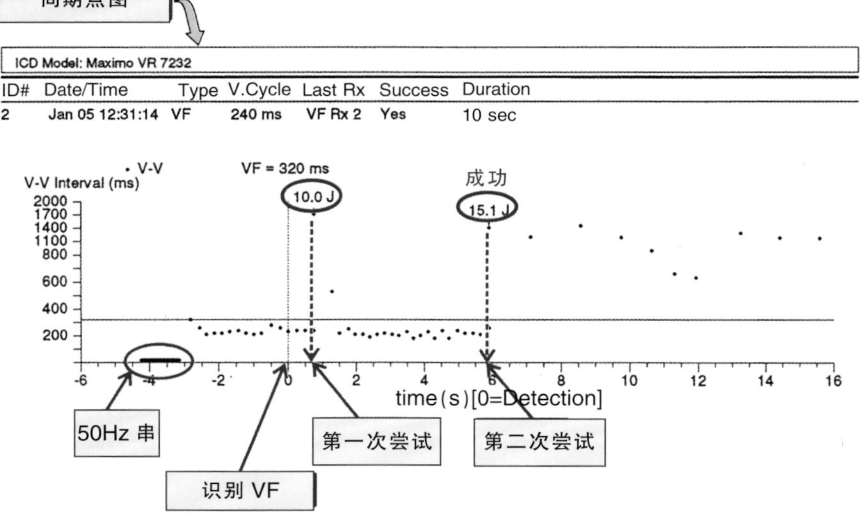

由 50Hz 电流诱发 VF。第一次 10J 电击未终止 VF。第二次 15.1J 电击成功终止 VF。

注意:10J 电击的充电时间非常短。

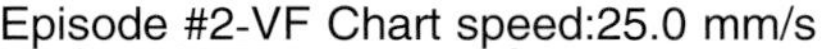

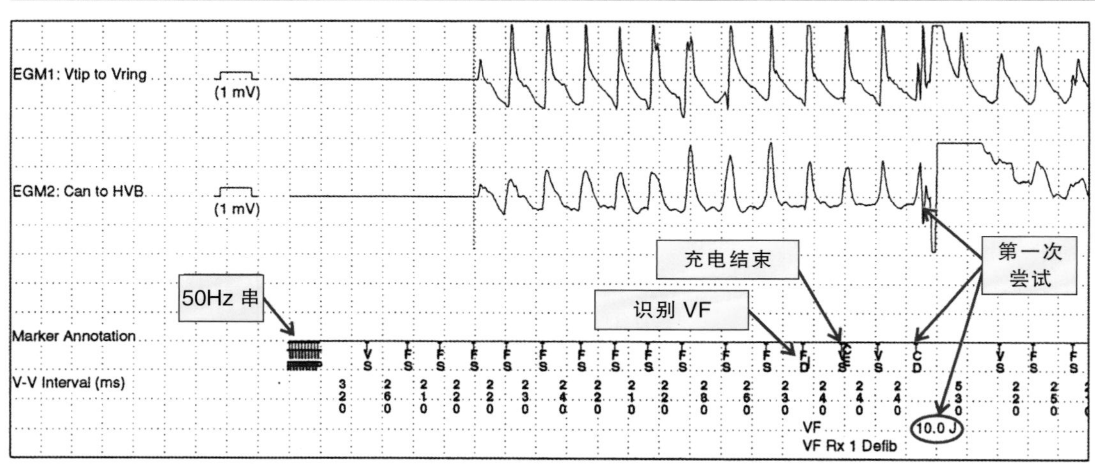

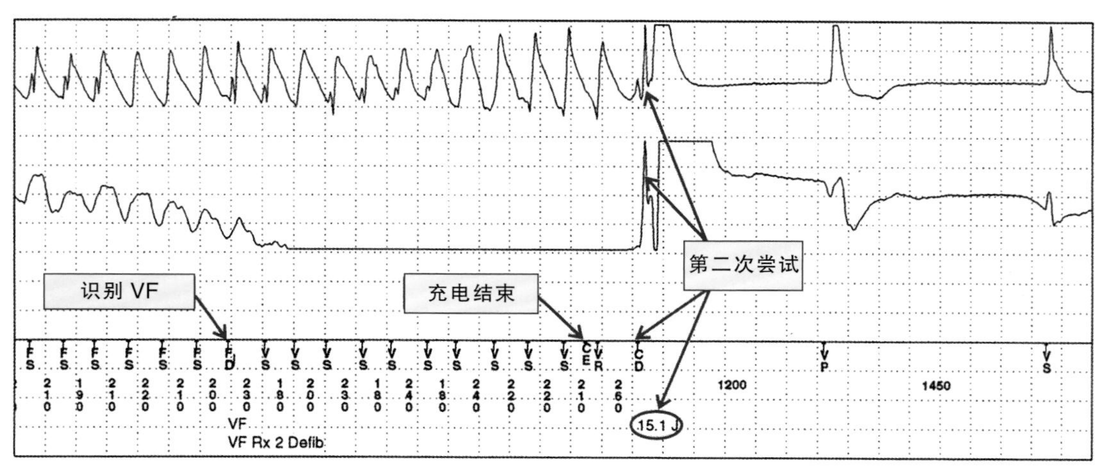

图 13.19

电风暴和 ATP 治疗失败:病例 16(第 1 部分)

电风暴时反复发作 VT。在 5 阵 burst 起搏后,心动过速仍未终止。3 阵 ramp 起搏也未成功。第 3 次的 ramp 起搏让心动过速暂时终止,但几跳后又再次发作。

最后通过 35J 的电击终止了心动过速。

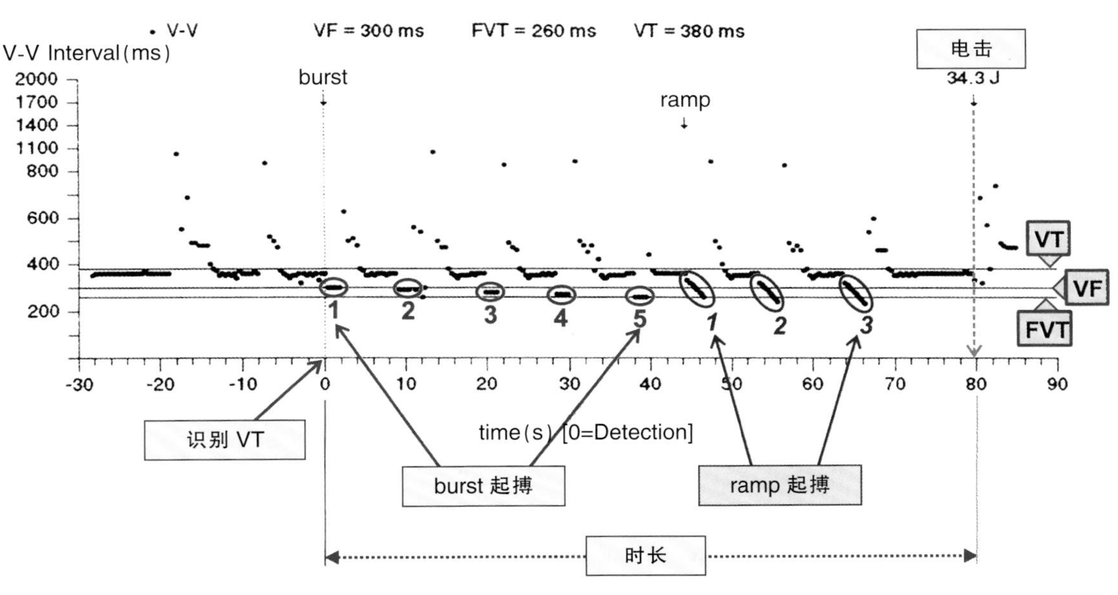

图 13.20

电风暴和 ATP 治疗失败：病例 16(第 2 部分)

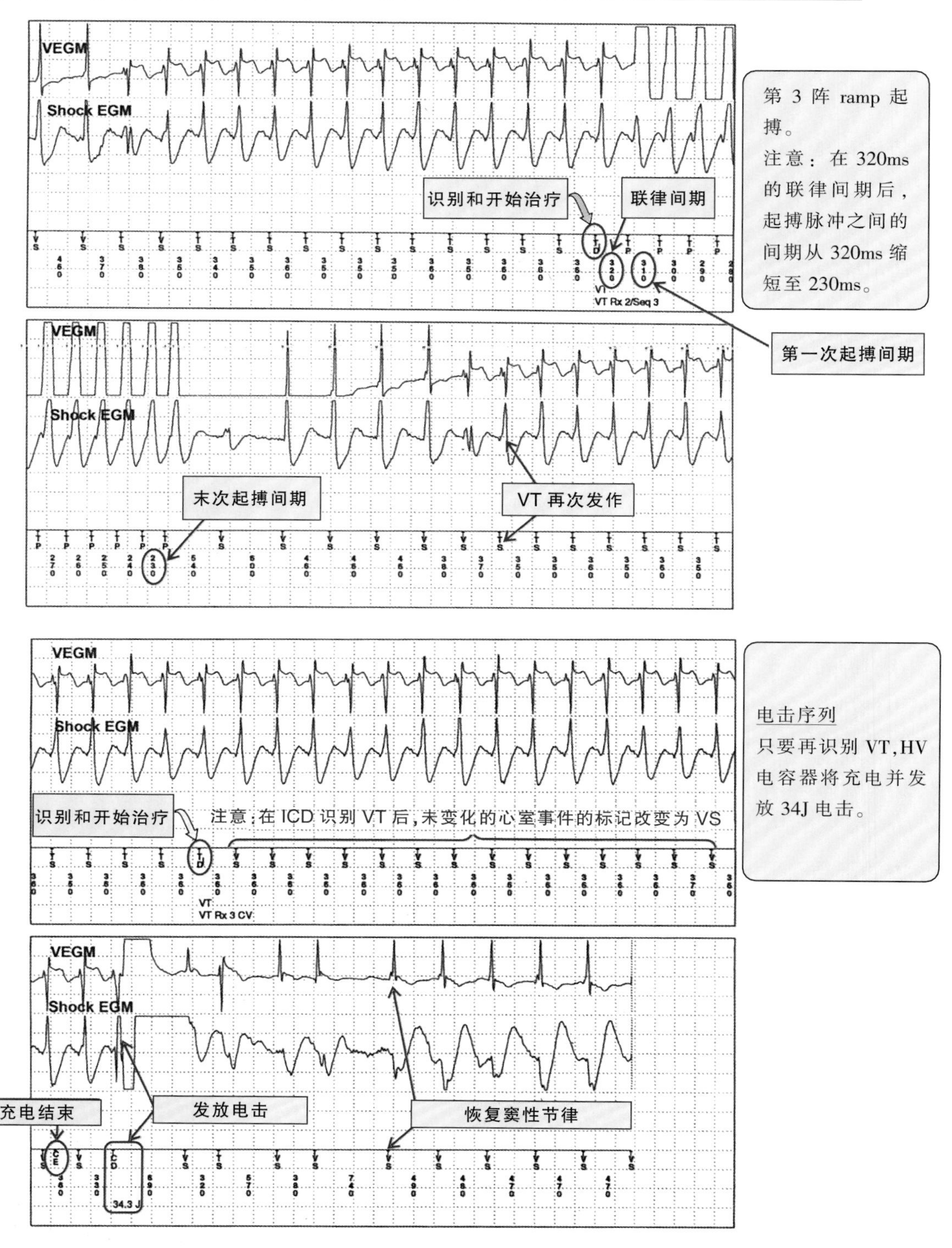
VEGM
Shock EGM
识别和开始治疗
联律间期
第一次起搏间期
第 3 阵 ramp 起搏。
注意：在 320ms 的联律间期后，起搏脉冲之间的间期从 320ms 缩短至 230ms。
VT Rx 2/Seq 3
末次起搏间期
VT 再次发作
电击序列
只要再识别 VT,HV 电容器将充电并发放 34J 电击。
注意:在 ICD 识别 VT 后,未变化的心室事件的标记改变为 VS
VT Rx 3 CV
充电结束
发放电击
恢复窦性节律
34.3 J

图 13.21

窦性心动过速
通过 PR Logic 抑制治疗：病例 17

在 VT 区感知心动过速，但是通过 PR Logic（Medtronic）标记为窦性心动过速（ST）。

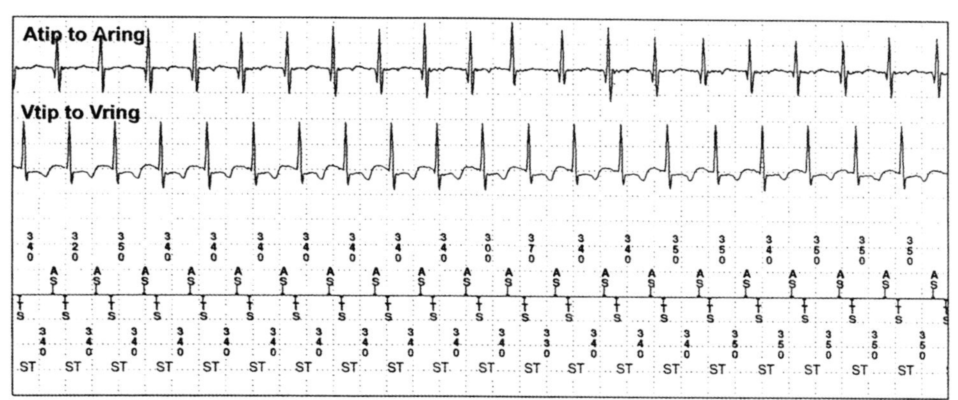

间期点图
虽然在 VT 区识别到心动过速，但通过 PR Logic 抑制了治疗。

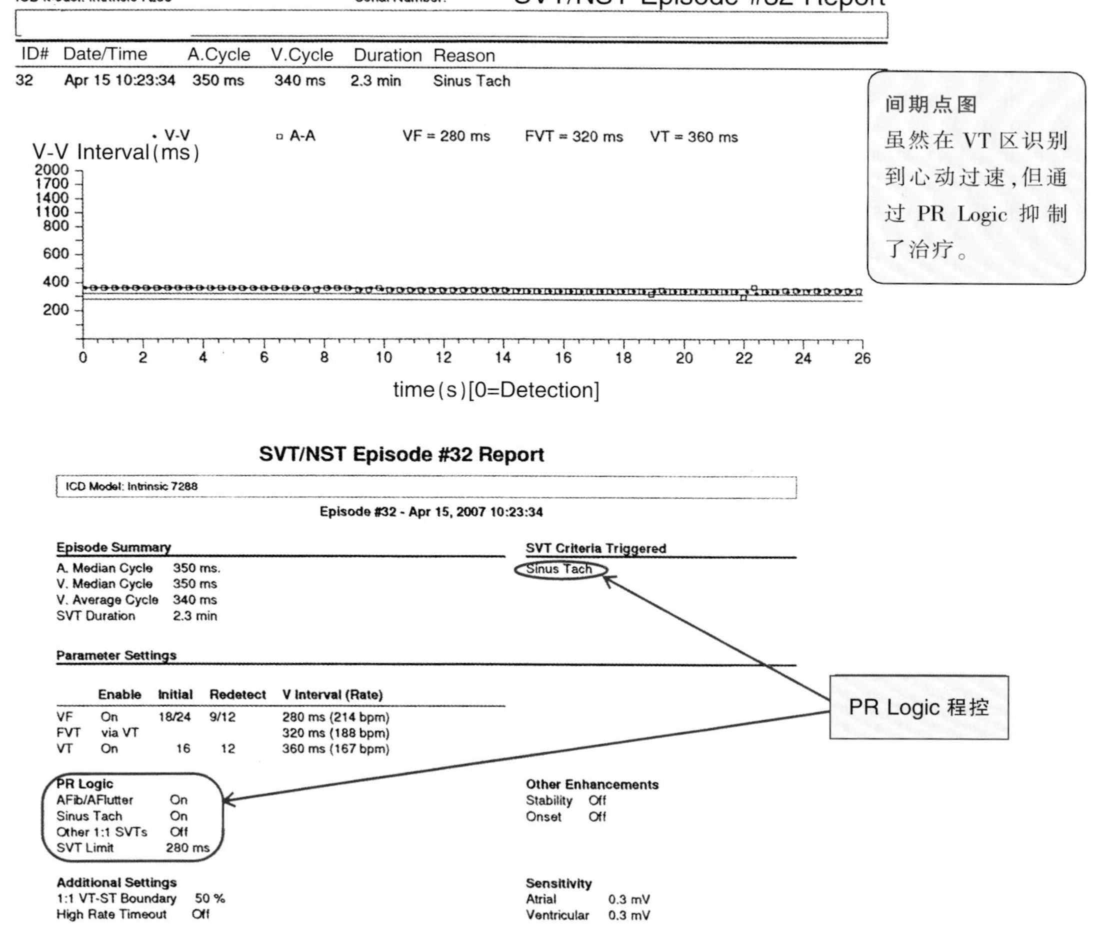

图 13.22

窦性心动过速伴长 PR 误识别为 VT:病例 18

PR Logic 算法(Medtronic)将 1:1 VT-ST 边界分隔为前向和逆向区间。它的默认值设在 50%。心动过速误识别为 VT,并发放治疗。增加设定值至 66%,将不再导致不恰当治疗。

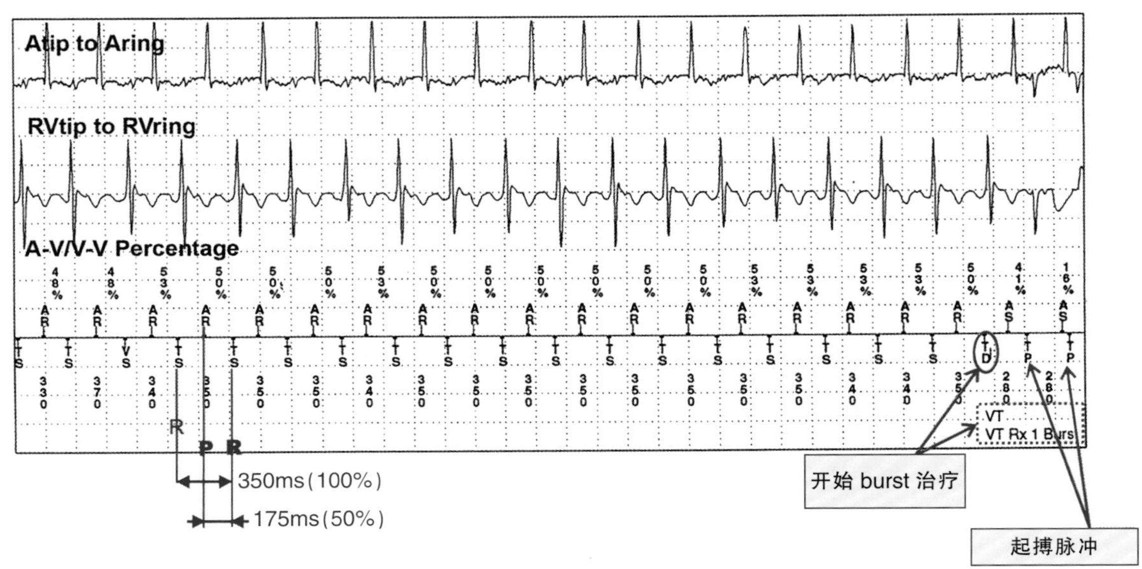

窦性心动过速伴相对长的 PR 间期(175ms)在这种快速频率的情况下被 PR Logic 误识别为 VT。发放的不恰当治疗包括 ATP 和电击,直到治疗结束。增加设定值至 66%,将不再导致不恰当治疗。

ICD Model: InSync Sentry 7298
Serial Number:

VT/VF Episode #4 Report

ID#	Date/Time	Type	V.Cycle	Last Rx	Success	Duration
4	Jan 23 12:52:07	VT	340 ms	VF Rx 1	No	4.7 min

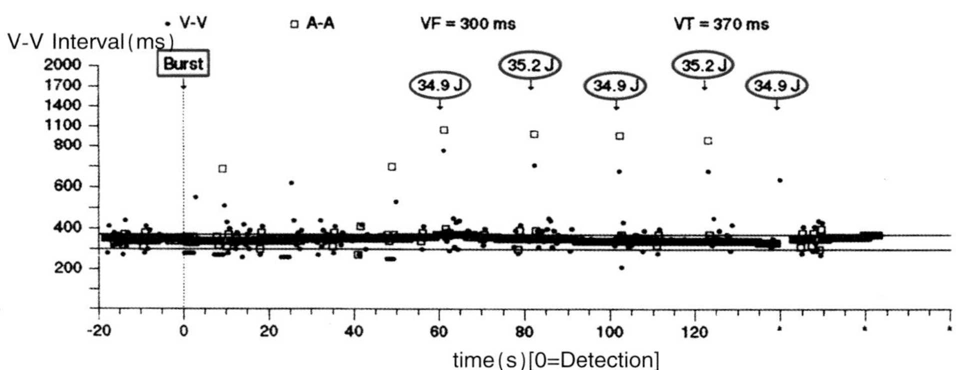

图 13.23

心房扑动当作 VT 治疗：病例 19

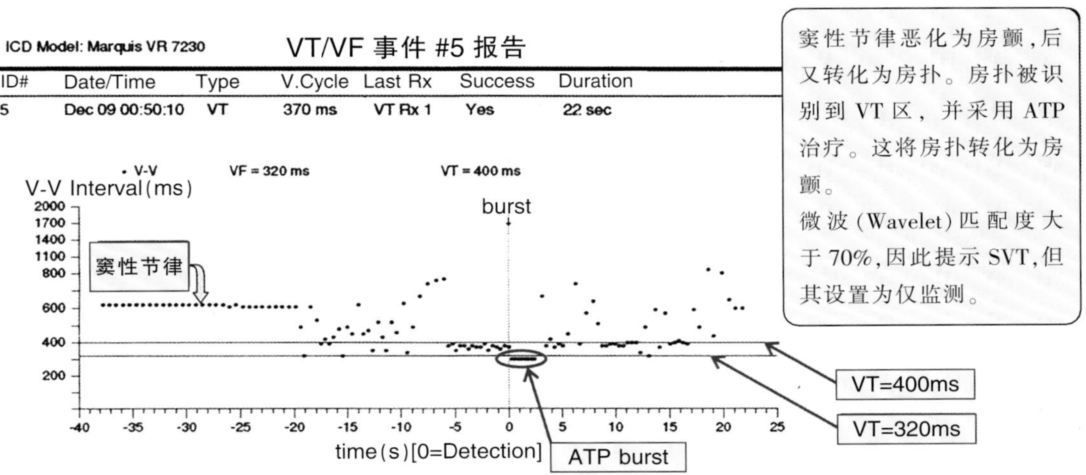

窦性节律恶化为房颤，后又转化为房扑。房扑被识别到 VT 区，并采用 ATP 治疗。这将房扑转化为房颤。

微波（Wavelet）匹配度大于 70%，因此提示 SVT，但其设置为仅监测。

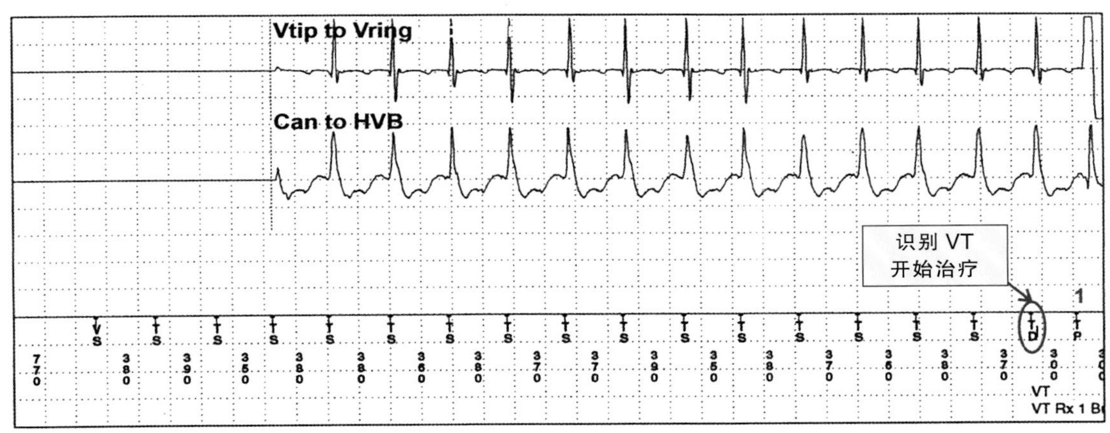

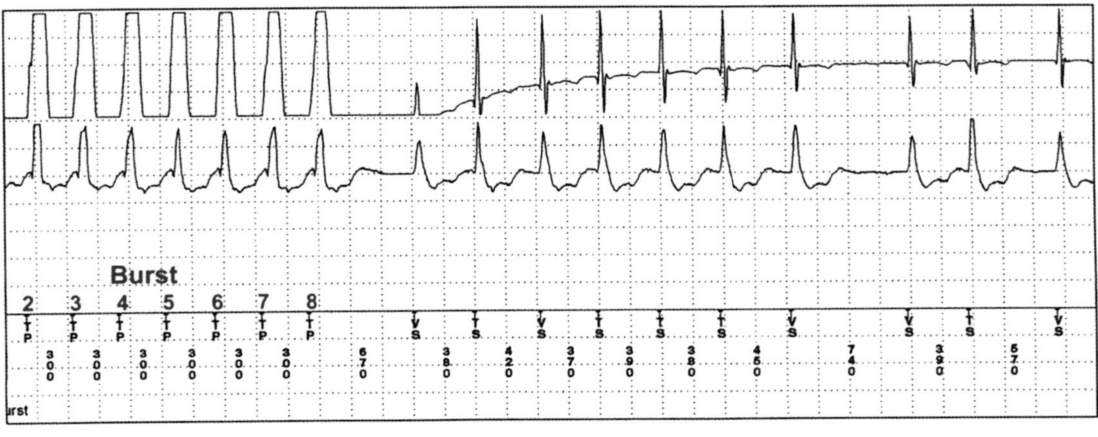

图 13.24

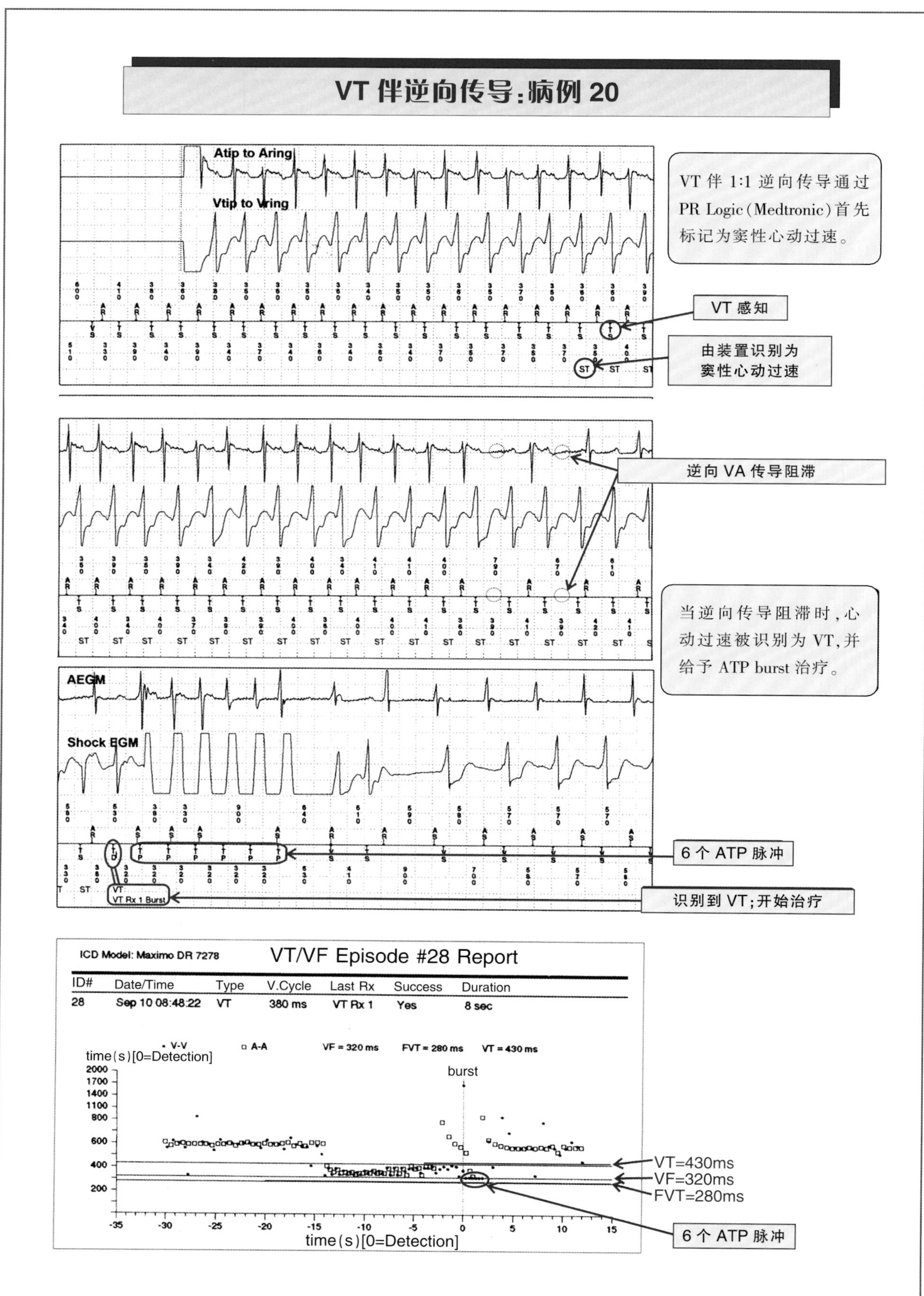
VT 伴逆向传导:病例 20
Atip to Aring
Vtip to Vring
VT 伴 1:1 逆向传导通过 PR Logic(Medtronic)首先标记为窦性心动过速。
VT 感知
由装置识别为窦性心动过速
逆向 VA 传导阻滞
当逆向传导阻滞时,心动过速被识别为 VT,并给予 ATP burst 治疗。
AEGM
Shock EGM
6 个 ATP 脉冲
VT Rx 1 Burst
识别到 VT;开始治疗
ICD Model: Maximo DR 7278
VT/VF Episode #28 Report
ID# Date/Time Type V.Cycle Last Rx Success Duration
28 Sep 10 08:48:22 VT 380 ms VT Rx 1 Yes 8 sec
V-V
A-A
VF = 320 ms FVT = 280 ms VT = 430 ms
time(s)[0=Detection]
burst
VT=430ms
VF=320ms
FVT=280ms
6 个 ATP 脉冲

图 13.25

ATP 加速 VT:病例 21

室性心动过速(VT)由 ATP 治疗,并加速 VT。

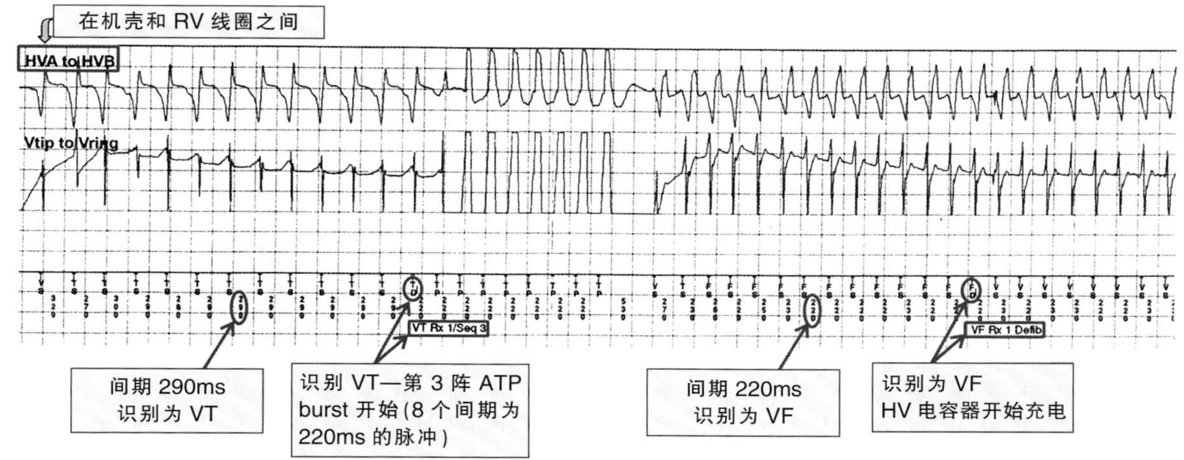

VT 被 3 阵 burst 的 ATP 治疗,这些 burst 每阵固定,每阵与之前的 burst 相比显示出进行性缩短的联律间期/起搏间期。ATP 的末次阵列(即:最快的 burst)加速 VT 进入 VF 区间,最后由 35J 电击成功治疗。

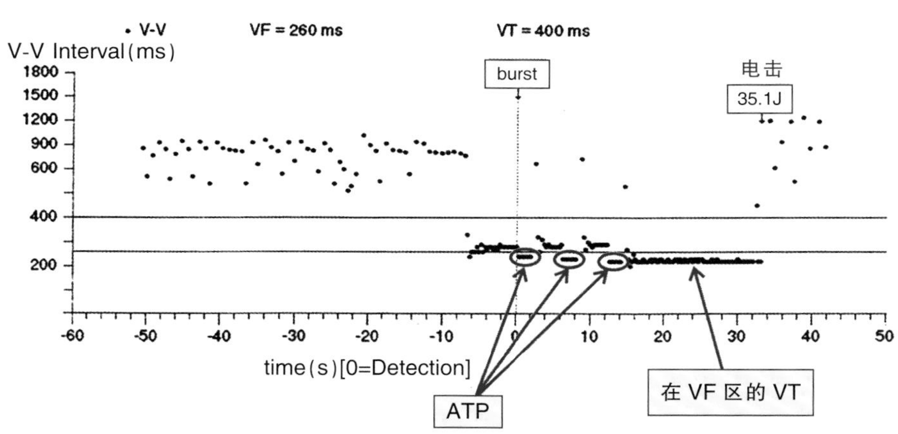

图 13.26

ICD 对 EMI 的反应：病例 22(第 1 部分)

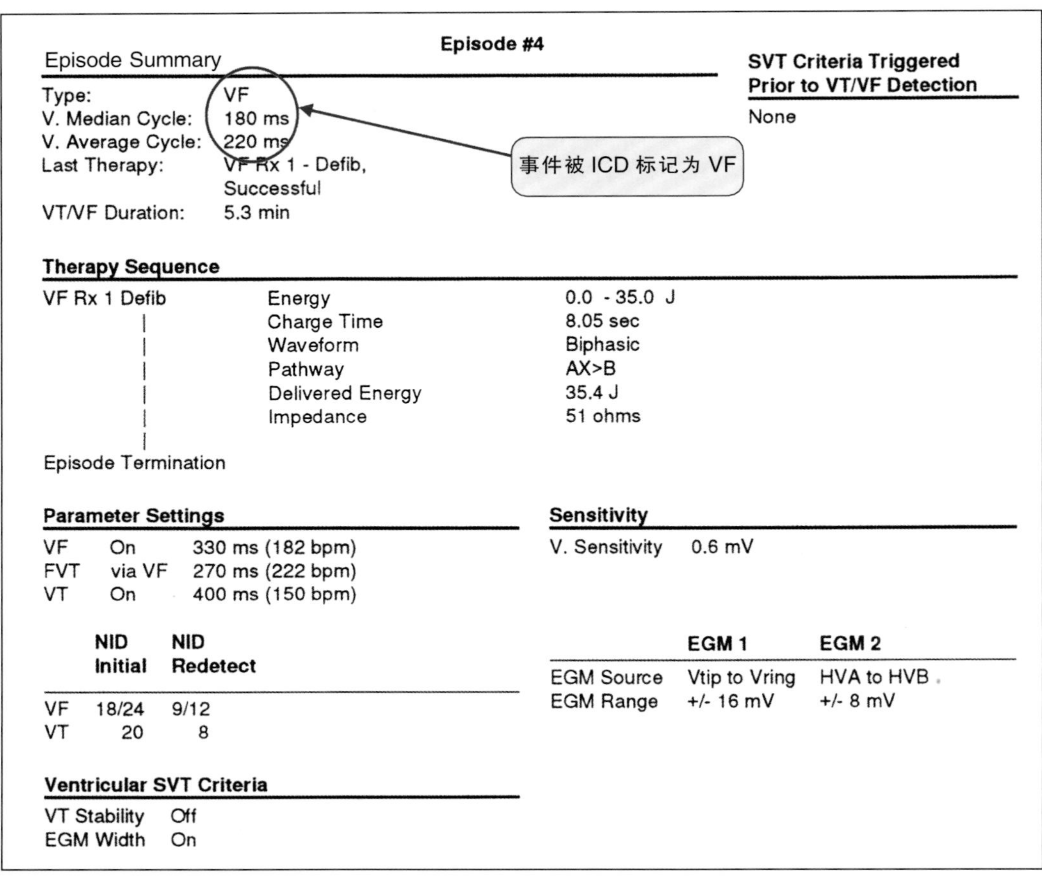
Episode #4

Episode Summary

Type:	VF
V. Median Cycle:	180 ms
V. Average Cycle:	220 ms
Last Therapy:	VF Rx 1 - Defib, Successful
VT/VF Duration:	5.3 min

SVT Criteria Triggered Prior to VT/VF Detection

None

Therapy Sequence

VF Rx 1 Defib	Energy	0.0 - 35.0 J
	Charge Time	8.05 sec
	Waveform	Biphasic
	Pathway	AX>B
	Delivered Energy	35.4 J
	Impedance	51 ohms
Episode Termination		

Parameter Settings

VF	On	330 ms (182 bpm)
FVT	via VF	270 ms (222 bpm)
VT	On	400 ms (150 bpm)

	NID Initial	NID Redetect
VF	18/24	9/12
VT	20	8

Sensitivity

V. Sensitivity 0.6 mV

	EGM 1	EGM 2
EGM Source	Vtip to Vring	HVA to HVB
EGM Range	+/- 16 mV	+/- 8 mV

Ventricular SVT Criteria

VT Stability	Off
EGM Width	On

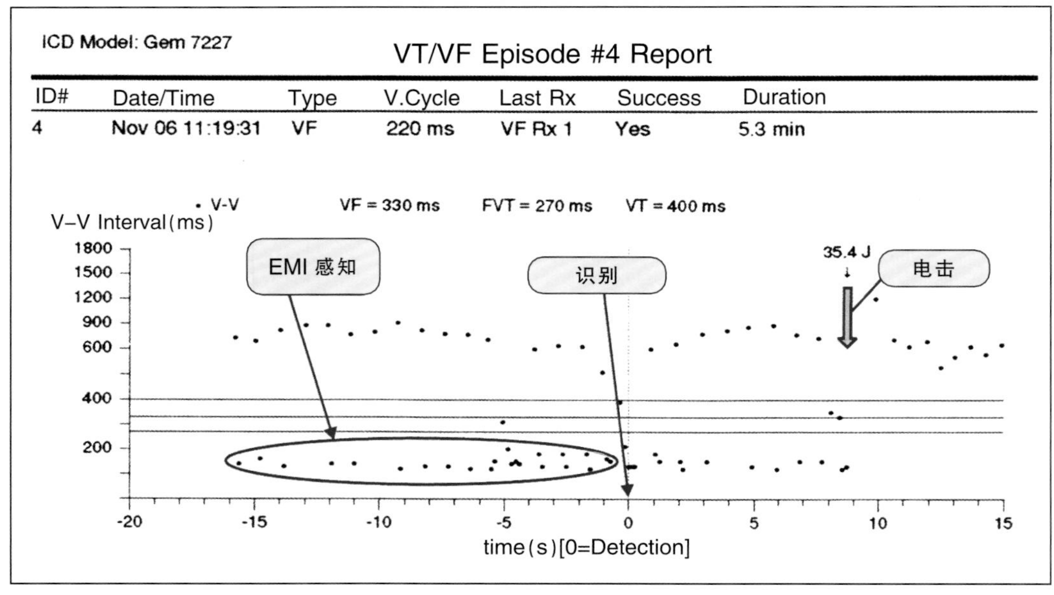
ICD Model: Gem 7227

VT/VF Episode #4 Report

ID#	Date/Time	Type	V.Cycle	Last Rx	Success	Duration
4	Nov 06 11:19:31	VF	220 ms	VF Rx 1	Yes	5.3 min

图 13.27

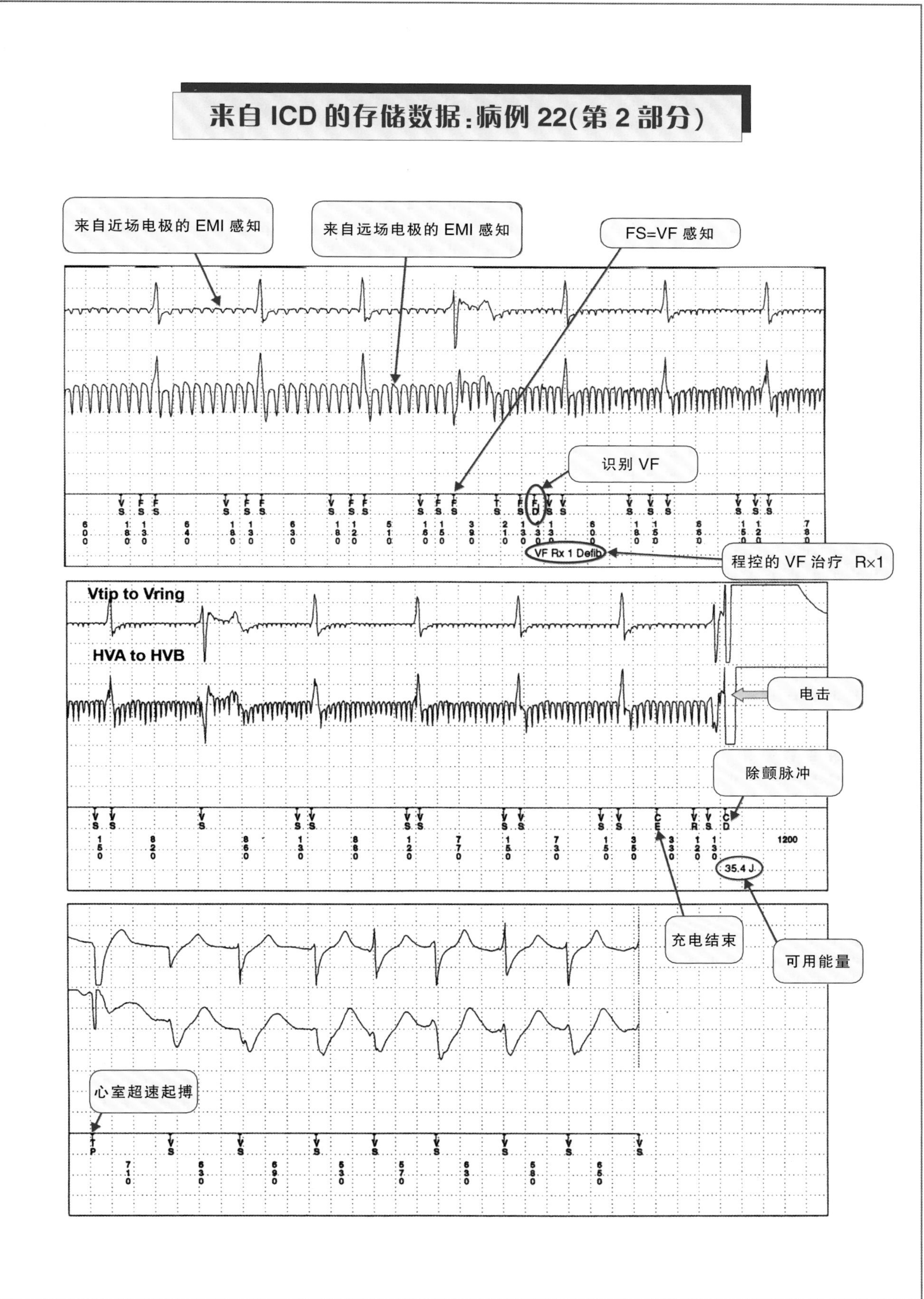
来自 ICD 的存储数据：病例 22(第 2 部分)
来自近场电极的 EMI 感知
来自远场电极的 EMI 感知
FS=VF 感知
识别 VF
VF Rx 1 Defib
程控的 VF 治疗 R×1
Vtip to Vring
HVA to HVB
电击
除颤脉冲
35.4 J.
充电结束
可用能量
心室超速起搏

图 13.28

ICD 对 EMI 的反应:病例 22(第 3 部分)

评论:

EMI 是由于与因接地线损坏而引起一个过度电流泄漏的真空吸尘器相接触而引起。在发放电击后,患者与破损的装置分离,EMI 终止。

在 VF 识别(标记 FD)后,ICD 开始再确认过程,再确认的间期以程控的 VT 间期+60ms 计算;若未程控 VT 区间,则以 VF 间期+60ms 计算。在本病例中,由于程控了 VT 区间(400ms),再确认是以 400+60ms 的识别间期为基础。长于 460ms 的识别间期被标记为“正常”,较短间期被标记为“心律失常”。在每一次新的心室事件后,ICD 将观察最后 5 个间期。为了中止电击,最后 5 个间期中必须有 4 个标记为“正常”,即:长于 460ms。在本例再确认的事件中,5 个间期中永远不会有 3 个以上的间期长于 460ms。因此,在 HV 电容器充电后(标记 CE),电击发放(标记 CD)。

图 13.29

置入时的 ICD 测试:病例 23

通过频率 150bpm 的 8 个心室成串起搏刺激,诱发 VF。第 8 次刺激正好遇到一个 PVC。在 PVC 的 T 波(R 波后 280ms)上 311V 的电击诱发 VF。在程控为最低感知灵敏度时,VF 被恰当感知(在 VF 区间的 12 个周期,标记为 F)。

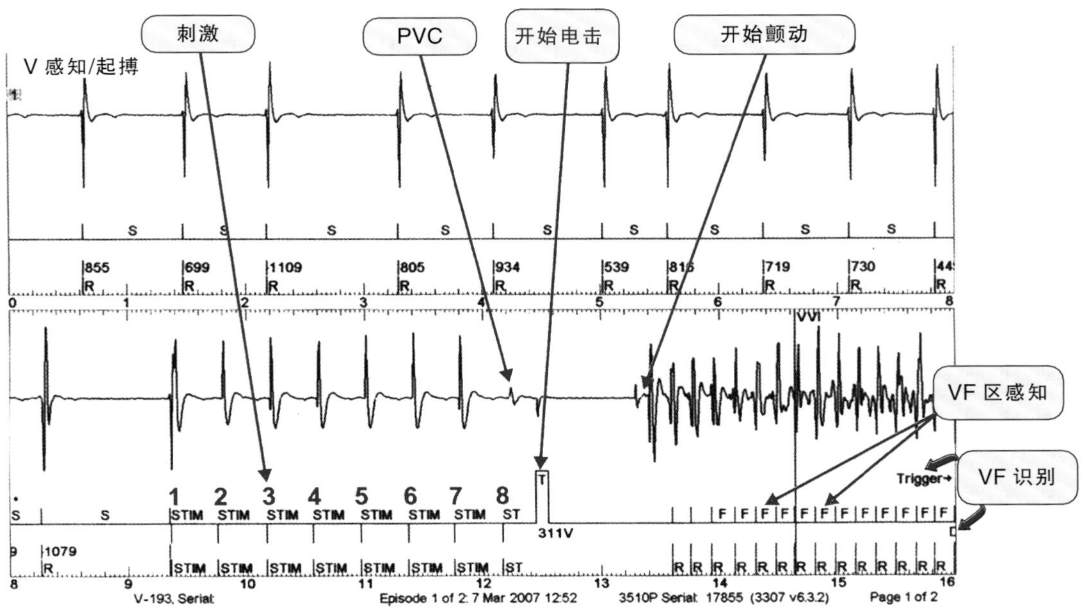

再确认后(标记 R),490V 的电击终止 VF。由于再确认为 VF(需要至少 6 个合适的间期),所以 ICD 释放程控的电击。

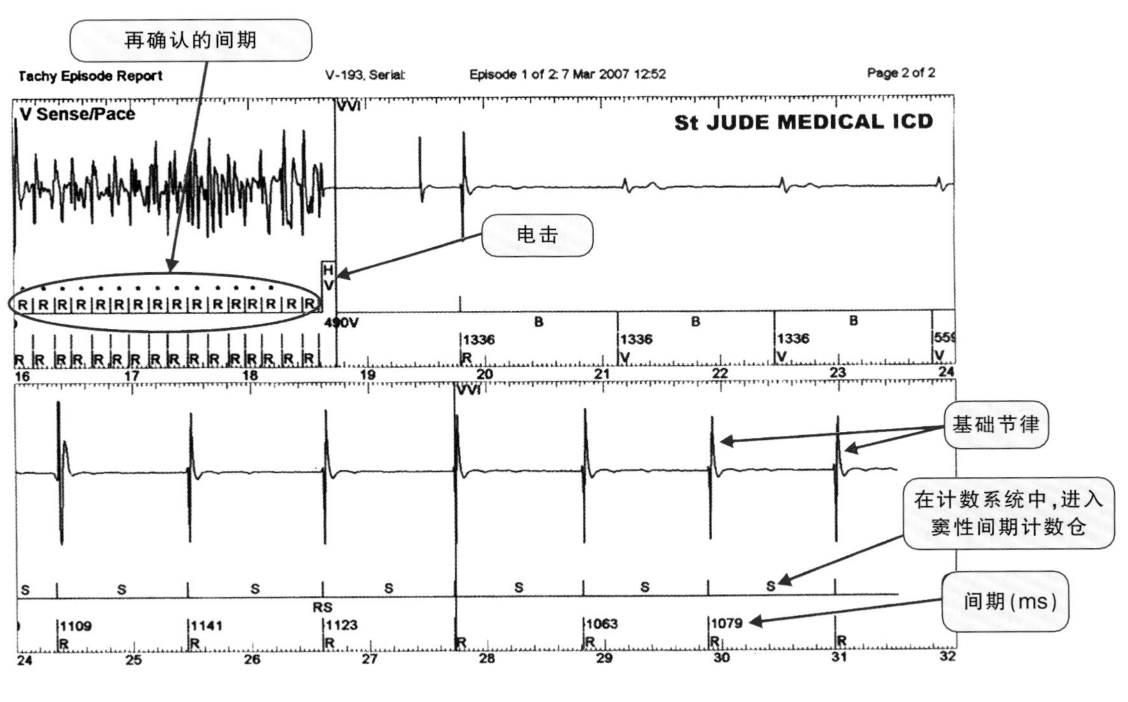

图 13.30

心房颤动和稳定性鉴别诊断：病例 24(第 1 部分)

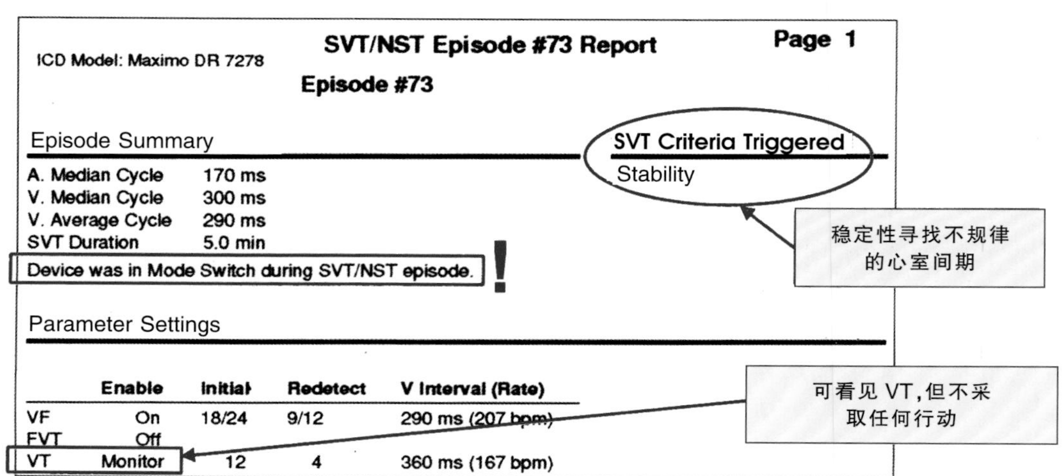

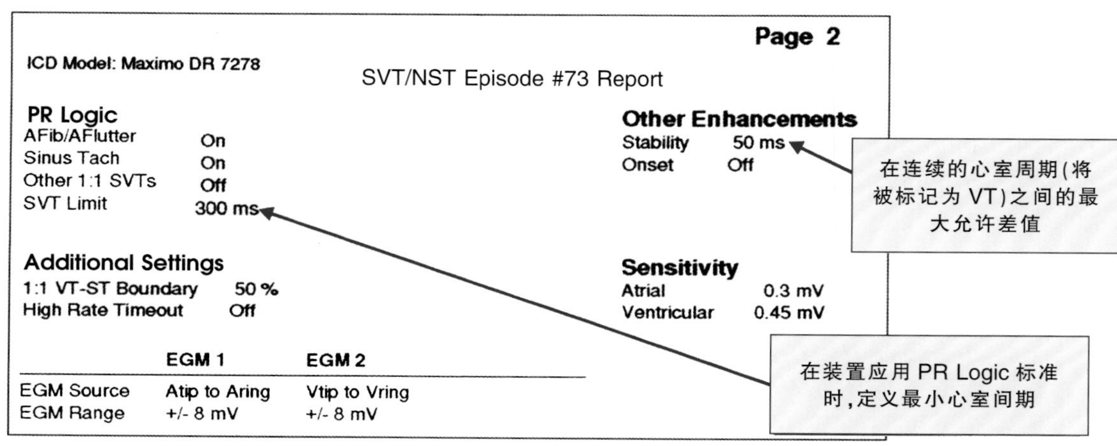

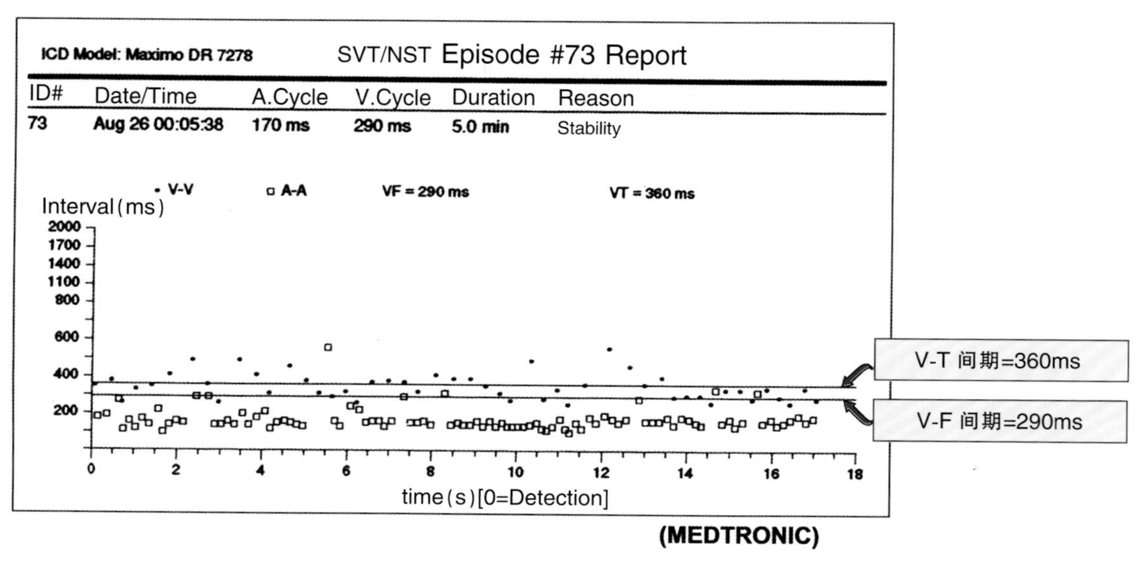

(MEDTRONIC)

图 13.31

心房颤动和稳定性鉴别诊断：病例 24(第 2 部分)

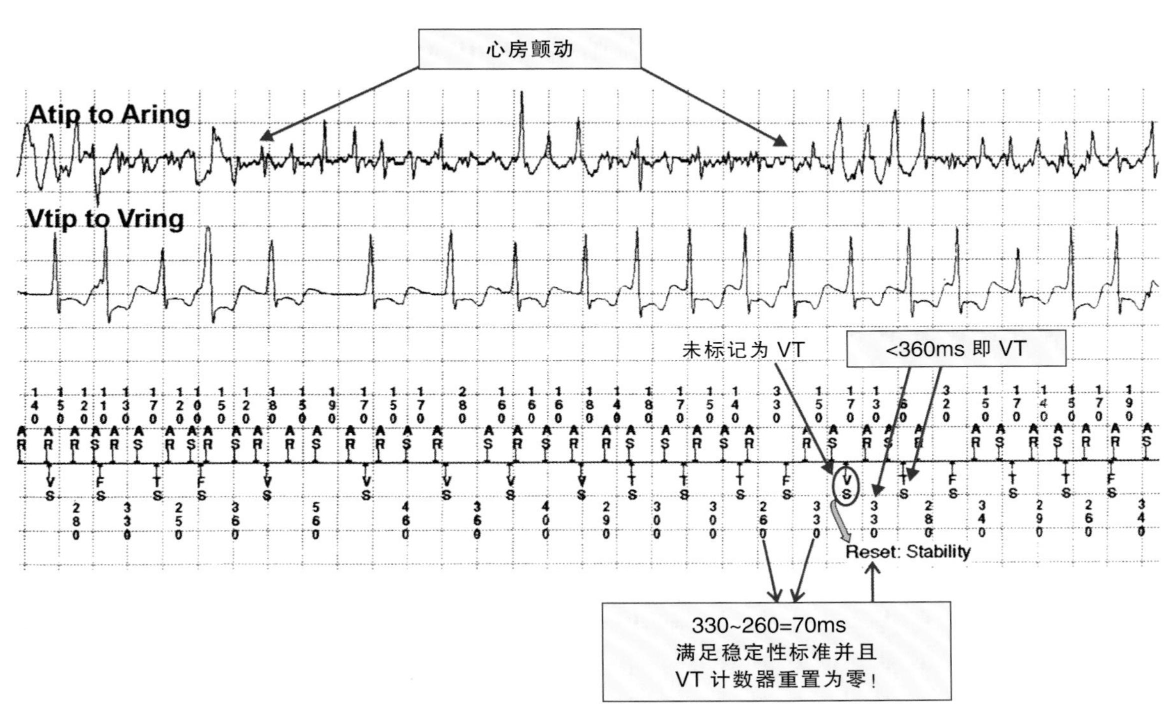

评论：

在 SVT/NST 事件时，装置进行模式转换。装置程控 VT 区间(仅监测)为 167~207bpm(间期从 360~290ms)。

识别增强标准仅在 VT 区起作用。

间期稳定性标准通过检查 R-R 间期的规律性来区分伴快速心室反应的 AF 与 VT。如果某间期和任何之前 3 个间期的差值大于程控的稳定性间期(这里是 50ms)，那么该间期将标记为不稳定。识别为不稳定的周期以 VS 标记结尾，即使该周期短于程控的 VT 间期。

在本病例中，虽然短于 360ms，以周期性标记(VS)结尾的间期未被识别为 VT，这是由于它与之前间期的差值是 70ms。VS 标记重整 VT 计数器为零。之后，稳定性需要再次观察 3 个之前的周期。因此，在周期性 VS 后的 330ms 周期被标记为 TS，作为 3 个比较周期，而此时稳定性搜索的活动尚未发生。换句话说，在“稳定性”起作用前，VT 计数必须是 3 个。

(MEDTRONIC)

图 13.32

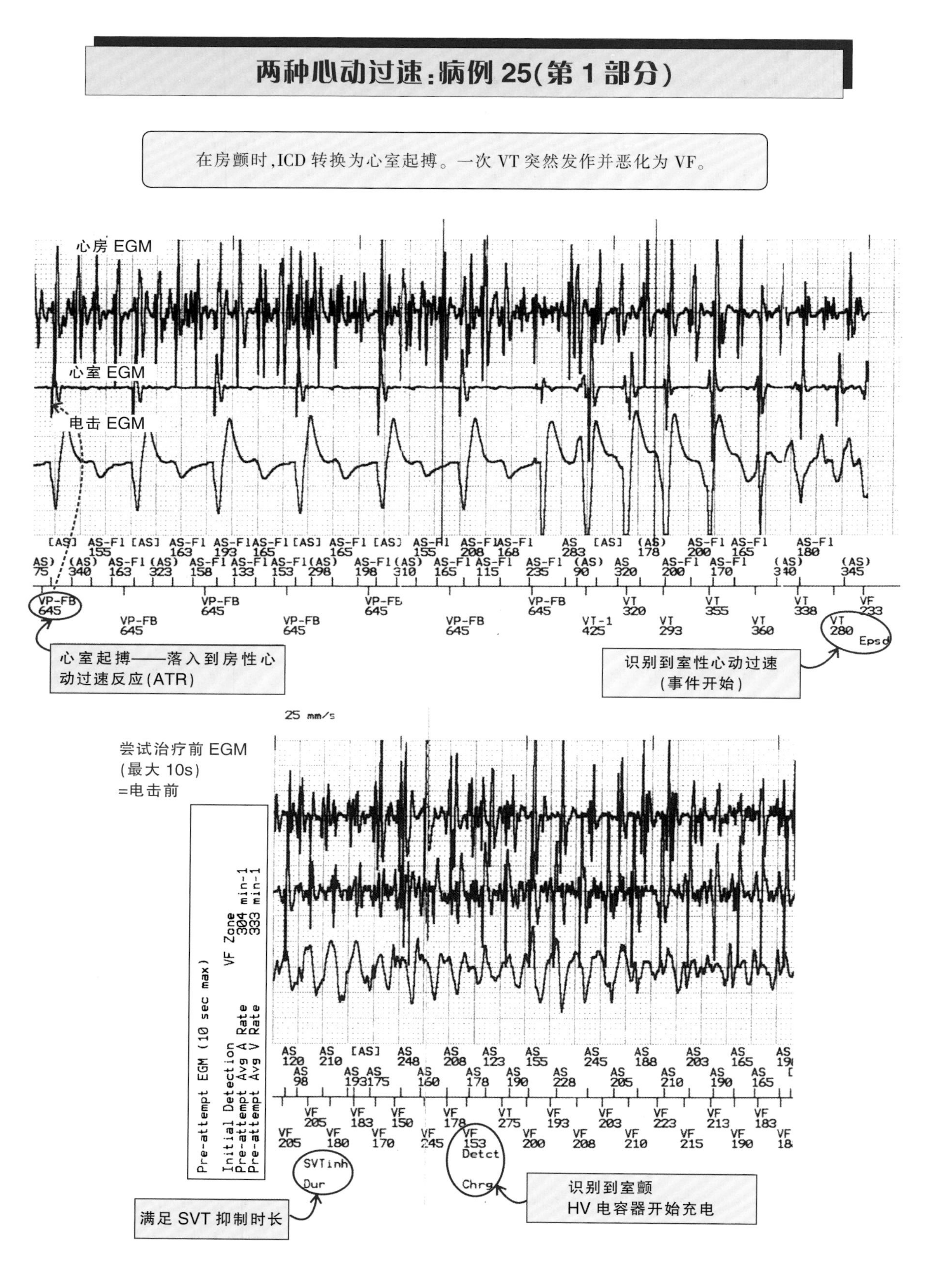

两种心动过速：病例 25(第 1 部分)
在房颤时，ICD 转换为心室起搏。一次 VT 突然发作并恶化为 VF。
心房 EGM
心室 EGM
电击 EGM
心室起搏——落入到房性心动过速反应(ATR)
识别到室性心动过速(事件开始)
25 mm/s
尝试治疗前 EGM
(最大 10s)
=电击前
Pre-attempt EGM (10 sec max)
Initial Detection VF Zone
Pre-attempt Avg A Rate 304 min-1
Pre-attempt Avg V Rate 333 min-1
满足 SVT 抑制时长
识别到室颤
HV 电容器开始充电

图 13.33

两种心动过速：病例 25（第 2 部分）

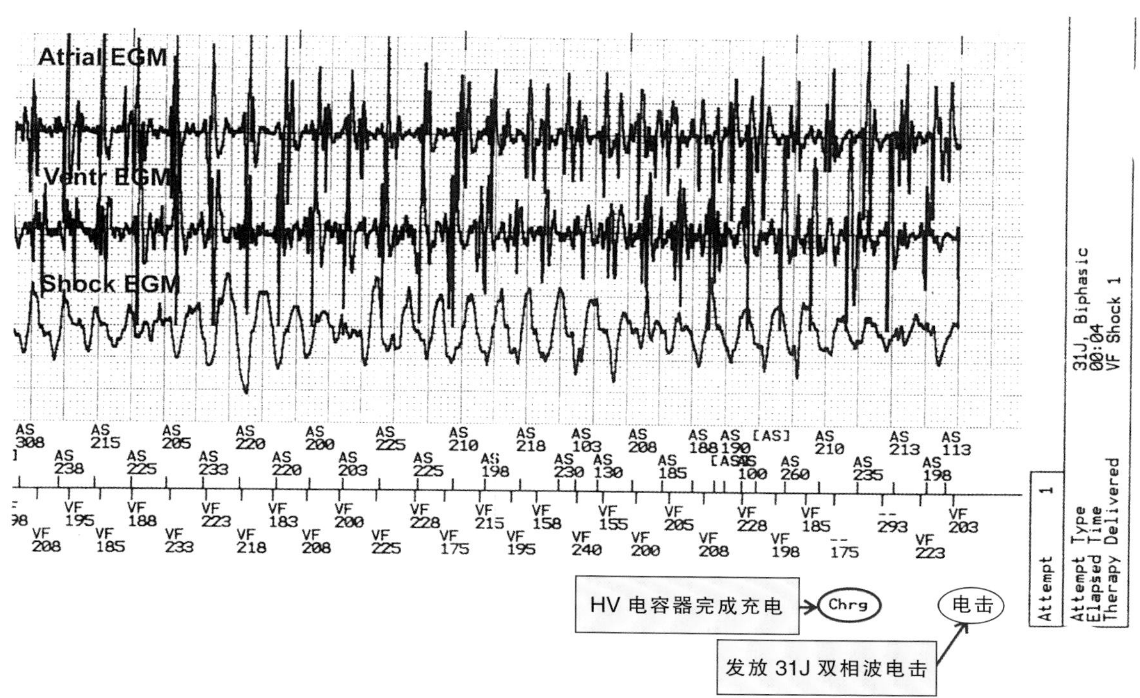

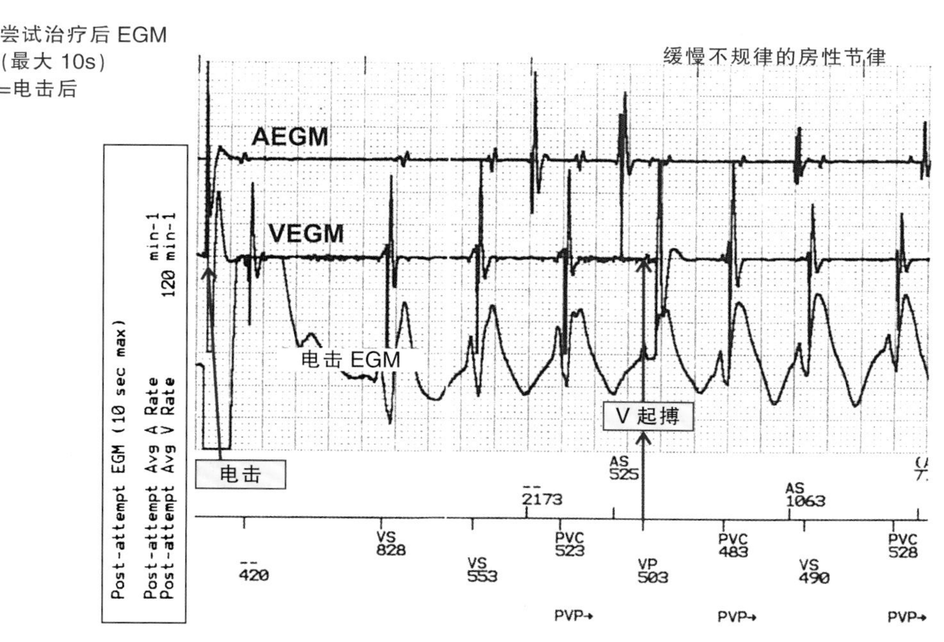

图 13.34

T 波过感知：病例 26

在窦性心动过速时，由于 T 波过感知而不恰当识别为 VF。
由于 T 波过感知是间歇性的，因此没有发放电击。
在重新将心室感知灵敏度程控为最低的灵敏度设定值 1.2mV（增加 VF 感知不良的风险）时，T 波过感知消失。
问题最终通过置入一根新的起搏/感知导线得到解决。
这种方法极少用于治疗 T 波过感知，后者常可通过程控纠正。

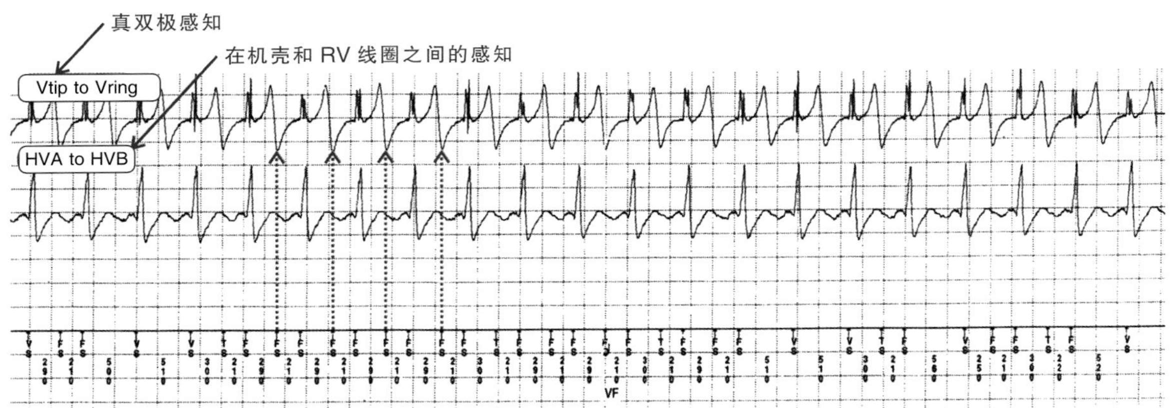

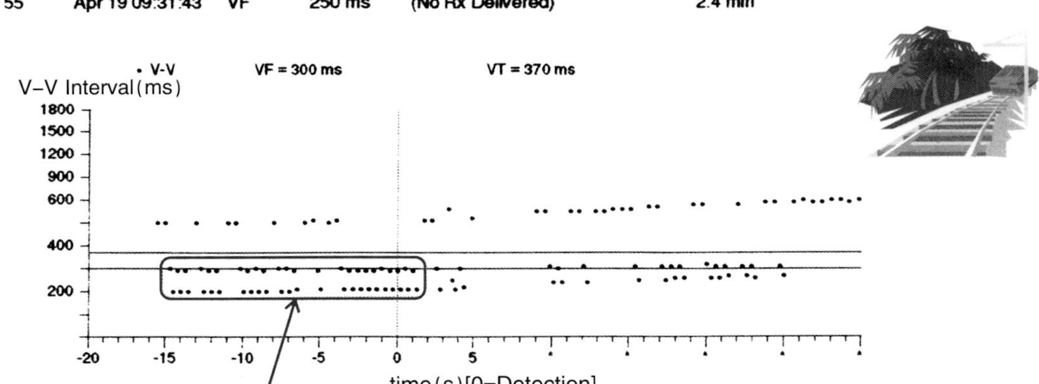

连续的 T 波过感知在间期点图中产生一个典型的“铁路轨道”表现。

图 13.35

无声的导线功能障碍:病例 27

在本例患者中,导线功能障碍在临床上是无声的,并且在长期随访中均未被怀疑过。然而,仅在一次测试电击(在更换 ICD 时)后才发现问题,当时在除颤电图上记录到与噪音相关的伪信号的过感知。

在更换过程中,通过在 T 波上发放 5J 电击诱发心室颤动。室颤被正确识别(FD)并且由 20J 电击终止。
电击后,当感知灵敏度为 0.15mV 和 0.3mV 时,存在伪信号的过感知(FS)。
在感知灵敏度为 1.2mV 时,发生 VF 感知不良(并未图示)。

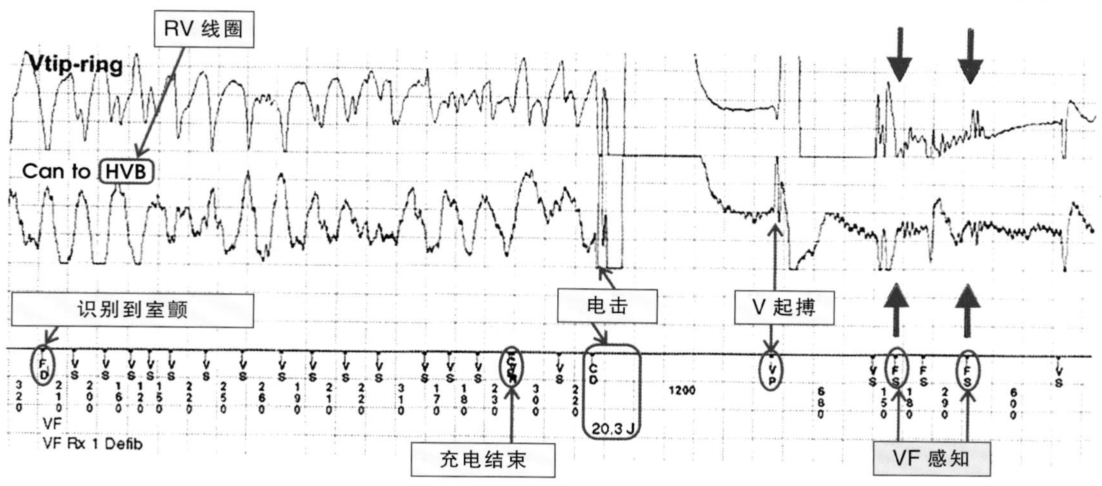

注意:在除颤电极上对应的较小噪音信号,提示 RV 线圈功能异常。
电击后出现噪音可能是同轴聚氨酯(PU)ICD 导线故障的具体表现,并且可能是因金属离子移动而造成 PU 绝缘层退化所致。

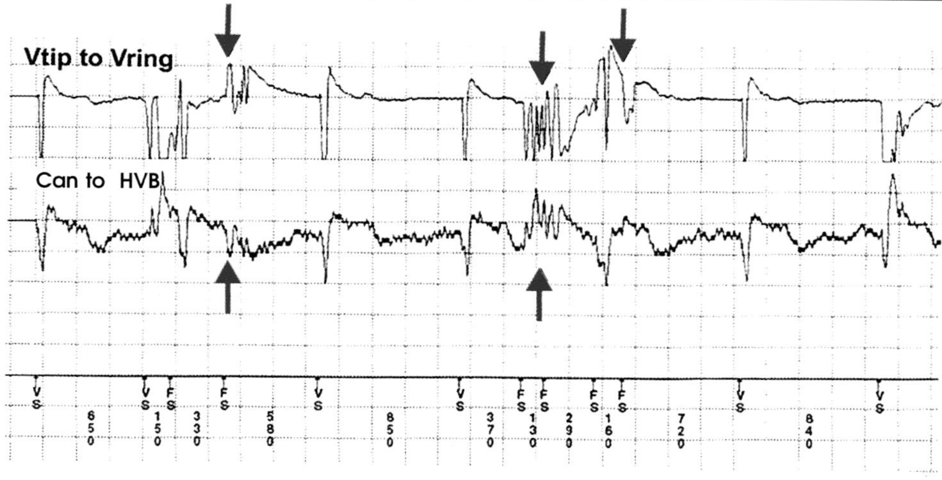

ICD 导线故障可以仅在高压电击后变得明显。因此,耐受性欠佳的导线应每 1~2 年采用最大除颤电击进行测试。

图 13.36

心房扑动：病例 28

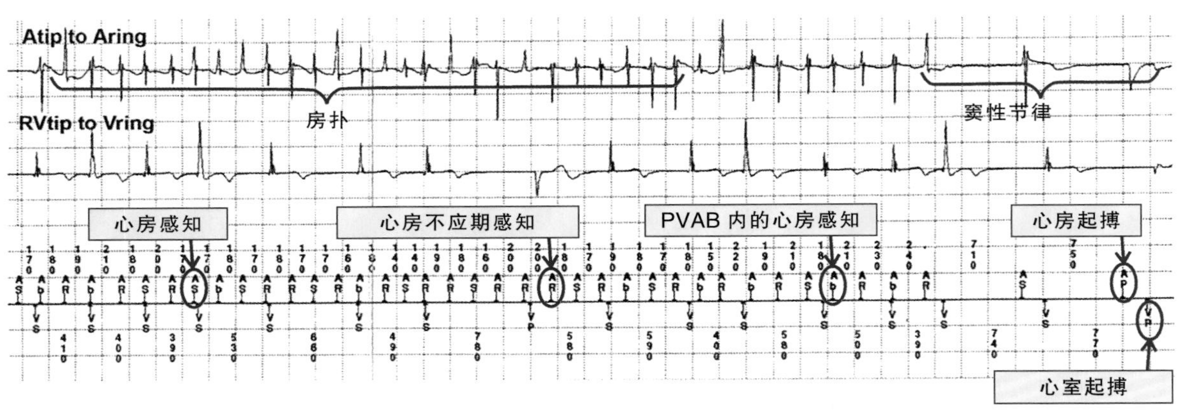

房扑伴多变的 AV 传导自行终止

Virtuoso DR D164AWG

Monitored AT/AF Episode #215

Type	ATP Seq	Shocks	Success	ID#	Date	Time hh:mm	Duration hh:mm:ss	Avg bpm A/V
AT/AF				215	23-Oct-2007	14:39	02:10:36	349/109

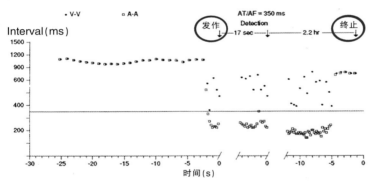

• V-V　▫ A-A

AT/AF = 350 ms

Detection

发作　17 sec　2.2 hr　终止

Interval (ms)

1500　1200　900　600　400　200

-30　-25　-20　-15　-10　-5　0　0　-10　-5　0

时间 (s)

间期点图清晰地显示出房扑发作和在 2.2h 后自行终止。

频率直方图

Virtuoso DR D164AWG

Prior to Last Session
16-Aug-2007 to 26-Sep-2007
41 days

Since Last Session
26-Sep-2007 to 24-Oct-2007
28 days

Ventricular Rate During AT/AF
% of AT/AF
▫ VS
■ VP

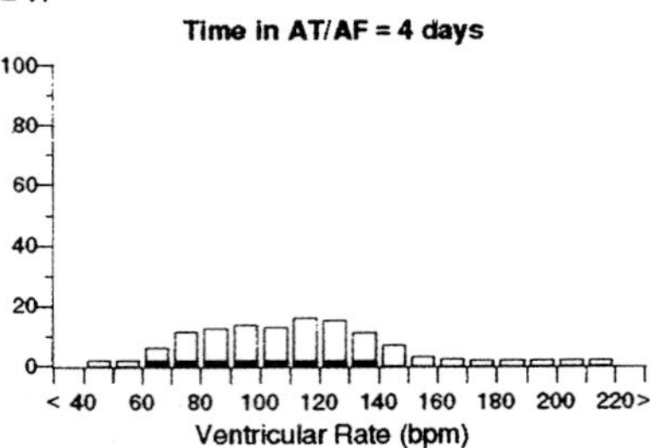

Time in AT/AF = 4 days

100　80　60　40　20　0

< 40　60　80　100　120　140　160　180　200　220 >

Ventricular Rate (bpm)

频率直方图有助于评估抗心律失常治疗的疗效。该患者是 100 千米跑后的 VF 猝死生还者。获救后记录到很多房扑伴 1:1 下传的事件。该患者在 ICD 置入 2 个月后进行了成功的房扑消融。

图 13.37

双腔 ICD 中 AV 交叉感知伴心室抑制：病例 29

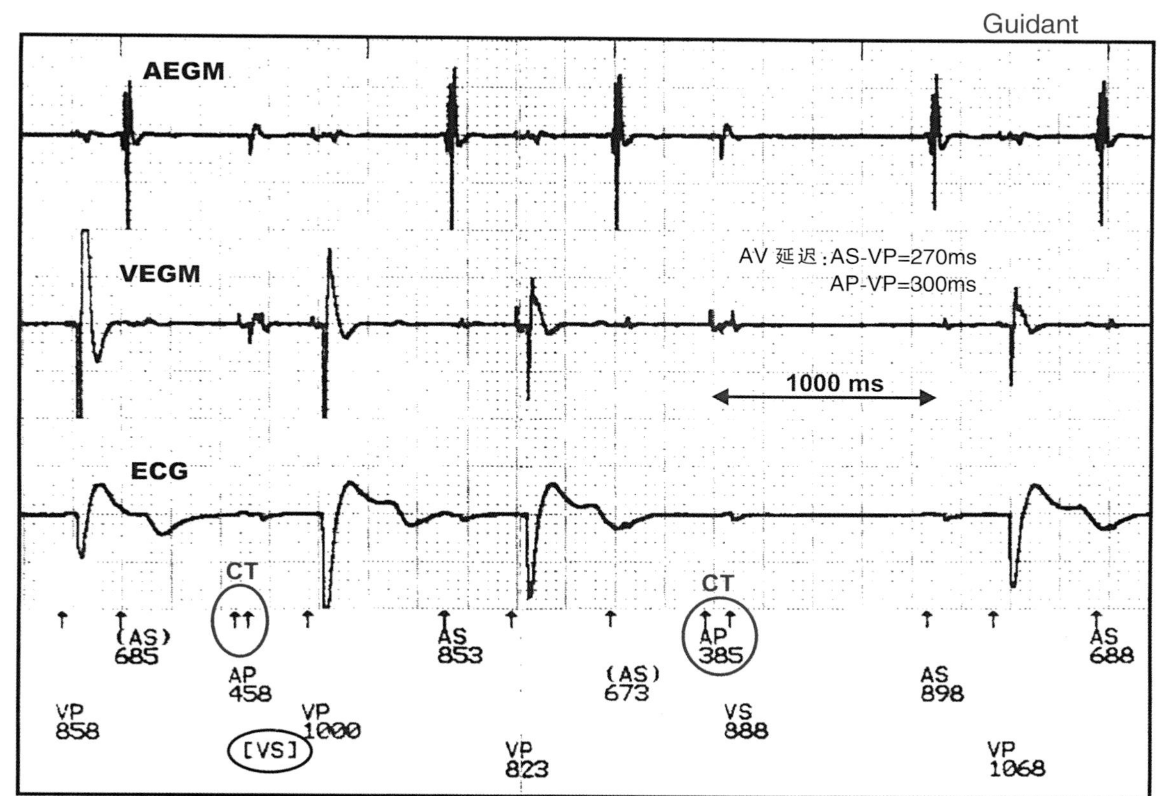

评论：

起搏是 ICD 功能的一个组成部分。因此，ICD 的起搏元件可表现出与普通起搏器相同的并发症。心室通道识别到心房刺激，这种异常称为 AV 交叉感知(CT)。在第一次 CT 活动中，ICD 识别到在心房后心室空白期内的心房刺激，并且没有发生心室抑制。标记描述这种情况为"[VS]"。在第二次 CT 活动中，心室通道感知到在心房后心室空白期外(空白期设计用于防止 CT)的心房刺激，标记为"VS"，并抑制心室输出。由于患者处于完全性 AV 阻滞，因此出现间歇。标记"(AS)"表示在相对长的心室后心房不应期内的心房感知。治疗应包括增加心房后心室空白期的时长和降低心房输出。在 ICD 中，降低心室感知灵敏度或许不是一种选择，但是如果要重新程控，装置应通过诱发 VF 测试来记录在恰当感知安全范围的正确心室感知。

图 13.38

长 QT 综合征和置入时 T 波过感知：病例 30(第 1 部分)

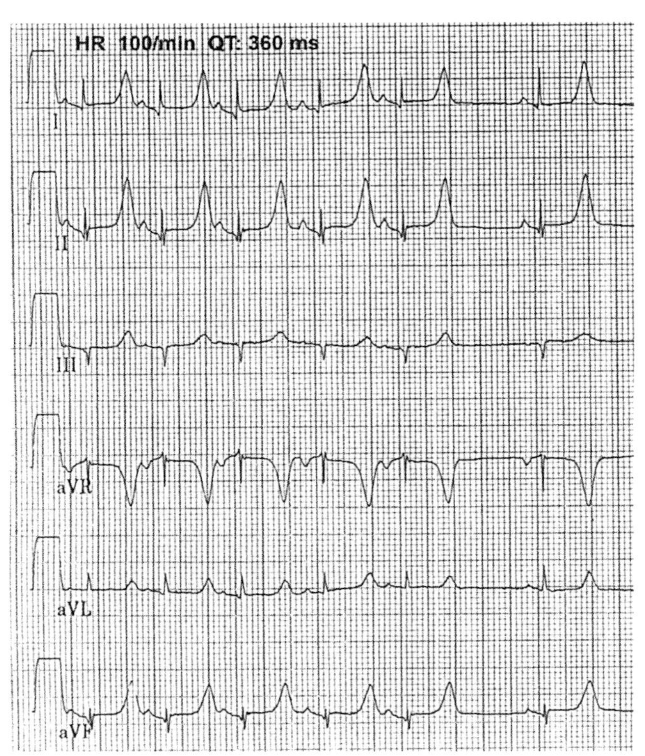

一名 3 岁的女孩在玩耍时经历了一次院外的心脏骤停。患者经及时除颤意识完全恢复。ECG 显示长 QT 综合征。家族史阴性，家族中无长 QT 综合征和心源性猝死的病史。

在腹部置入单腔 ICD 伴心外膜起搏/感知导线。

在诱发 VF 前，实时记录显示长 QT 间期伴间歇 T 波感知。

在置入时，采用在 T 波上 340ms(10J，1J)及 360ms(1J)的电击均不能诱发 VF。最后，通过一阵 50Hz burst 诱发 VF。采用 20J 电击终止 VF。

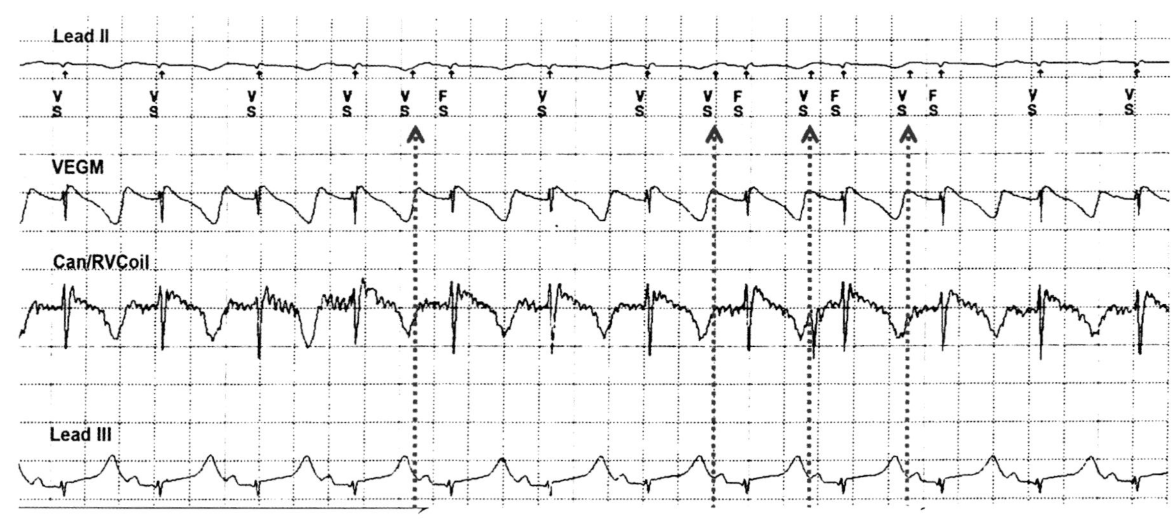

图 13.39

长 QT 综合征和置入时 T 波过感知：病例 30(第 2 部分)

将 RV 感知灵敏度从 0.3mV 调至 0.9mV 后，T 波感知消失。在 0.9mV 时能恰当识别 VF。

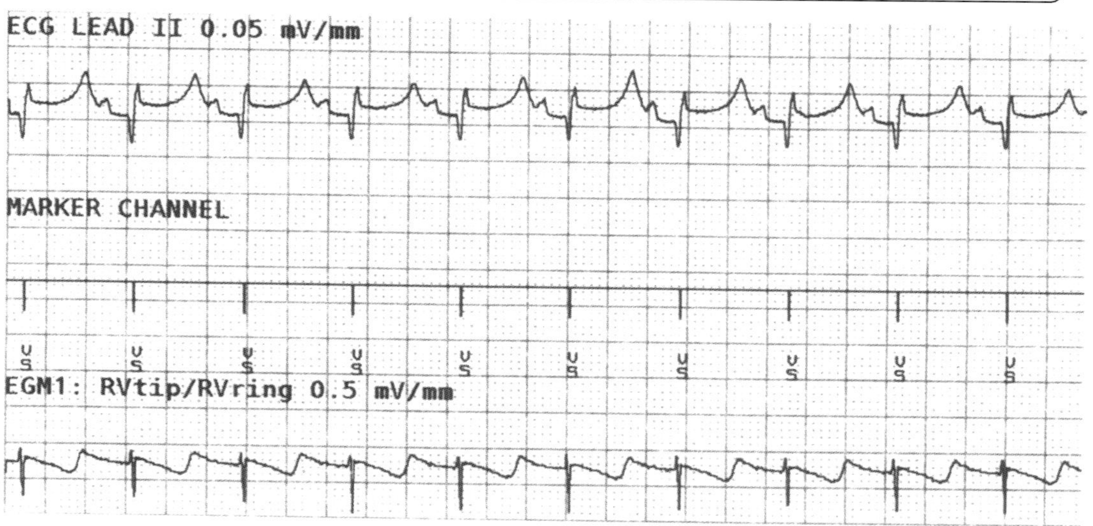

当 RV 感知灵敏度设定在 0.9mV 时，心动过速时未发现问题。在 0.3mV 时，不能进行起搏。

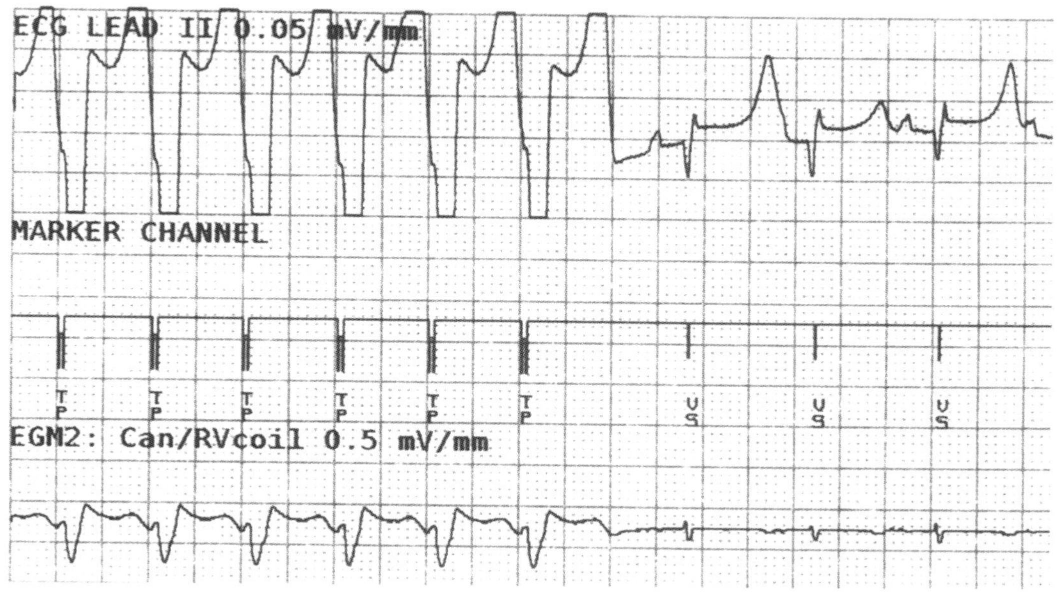

图 13.40

P 波过感知:病例 31

心室通道 P 波过感知导致间歇性双计数(RR)和 VF 区识别(F)。

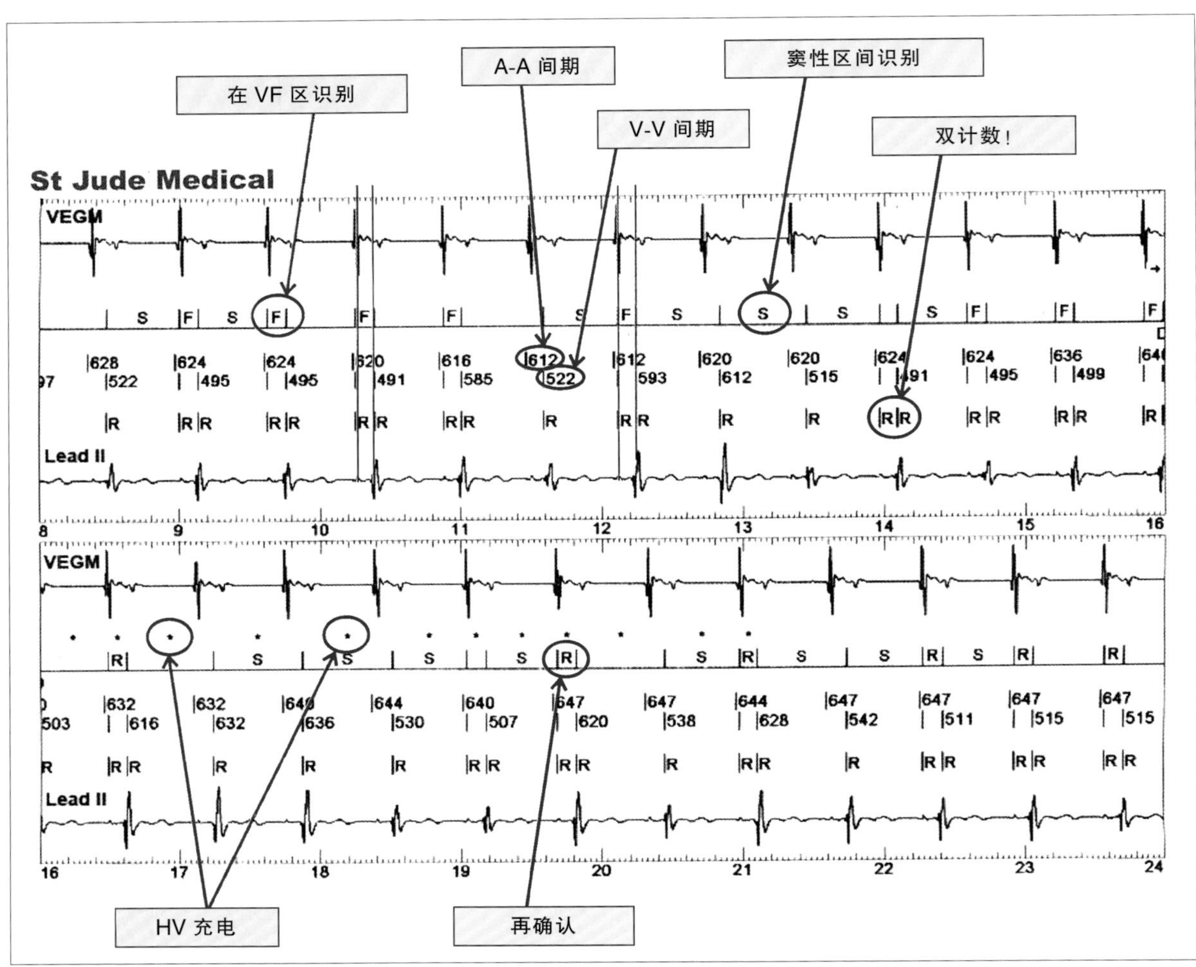

心室通道 P 波过感知是由于导线位置太靠近三尖瓣。重置导线可解决这个问题。

ICD 的识别不需要连续间期或短间期百分比(例如:75%)。在本病例中,VF 识别后(采用平均值算法),开始充电。在充电时,装置证实快速性心律失常为持续性的。发放电击,必须在充电时计数 6 个短(F)间期(并非必须连续),以确定它是否是需要治疗的持续性心律失常。当满足这个要求时,在充电结束后,装置再寻找一个非窦性间期并同步进行电击。在任何时候计数到 5 个窦性间期(正如所程控的)而没有 F 间期介入,则认为恢复窦律。本图中,在充电时计数到 6 个 F 间期。在充电结束时,ICD 将再搜寻一个非窦性间期(并未显示)并同步进行电击。如果这个间期没有出现,并且装置看见了 5 个窦性间期,那么将中止电击。

图 13.41

电容器充电时抗心动过速起搏：病例 32

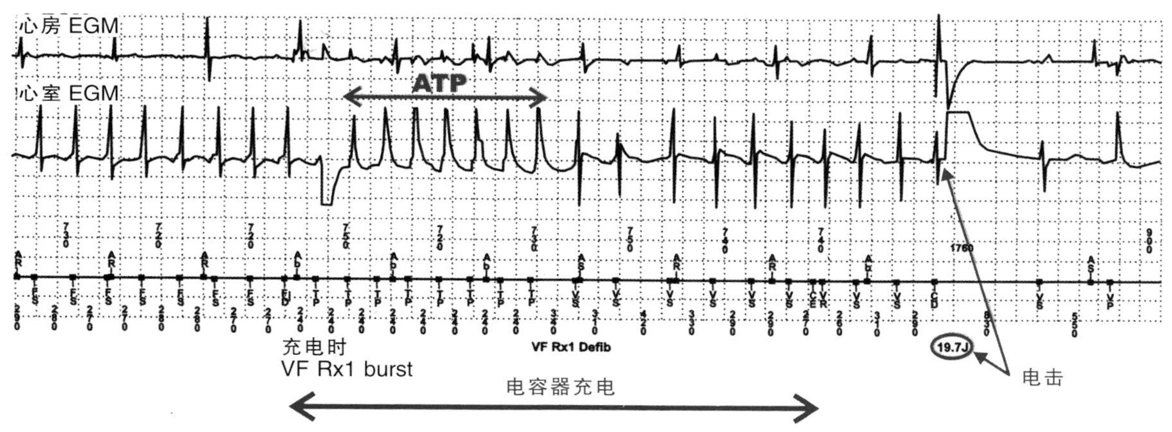

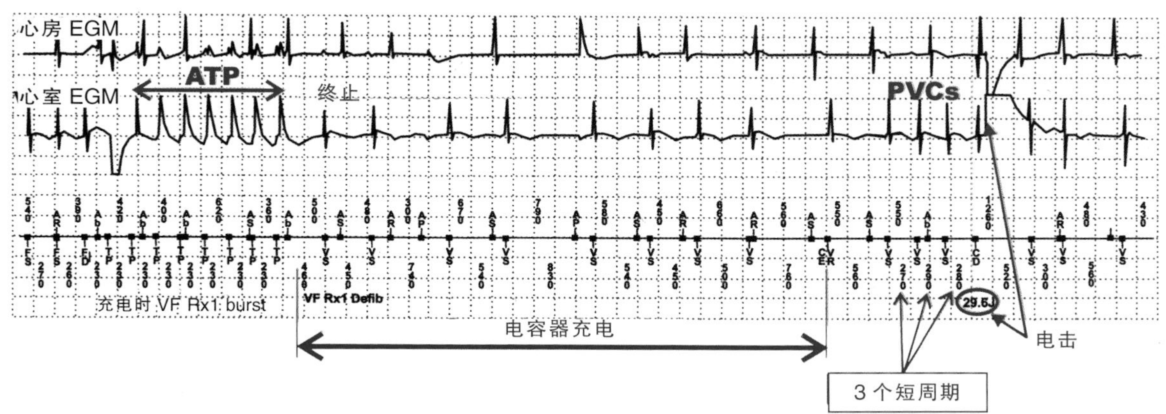

评论：

上图：ATP 后紧跟一次电击。

下图：ATP 终止 VT；电容器充电结束后，在确认周期内的偶发 VPC 引起电击发放。

装置计数确认间期（VT 间期 + 60ms），该间期开始于充电结束后的第一个间期。如果 5 个周期中有 4 个周期均长于确认间期，那么装置将取消电击。在确认过程中，VPC 产生 3 个短周期，在满足事件终止标准前导致电击发放。

（MEDTRONIC）

图 13.42

双心室 ATP 比右心室 ATP 更有效：病例 33

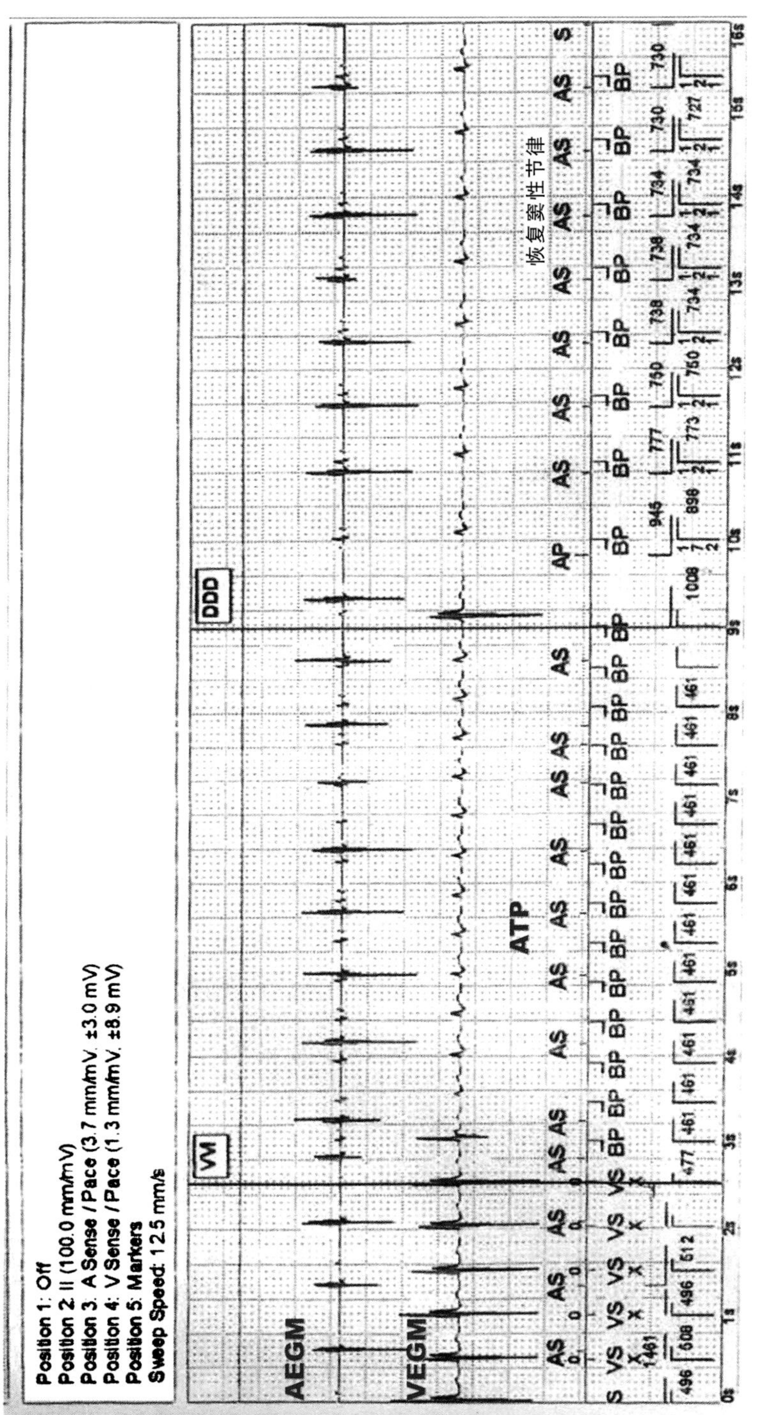

一个 LV 功能下降、非缺血性心肌病的心力衰竭患者置入了一台双心室起搏 ICD。患者之前无 VT 史。在置入后的几个小时，患者因缓慢 VT 发生了多次电击。RV ATP 大部分均无效，但是双心室 ATP 仅通过一阵 burst 就能终止绝大多数事件。这个结论与既往双心室 ATP 通常比 RV ATP 更为有效的研究相一致，这可能是因为 LV 起搏的部位更邻近 VT 折返环路。最终，VT 由大剂量 β 受体阻滞剂所控制。走纸速度：12.5mm/s。

图 13.43

缓慢 VT 时 T 波过感知：病例 34

T 波过感知仅在频率为 120bpm 的缓慢 VT 时出现。
由于感知 T 波（双计数），ICD 将缓慢 VT 识别为 VF。
因此 ICD 发放 25J 电击终止 VT。

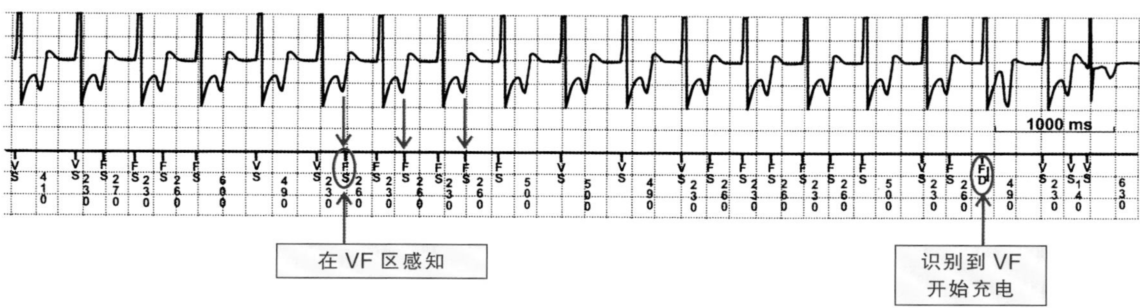

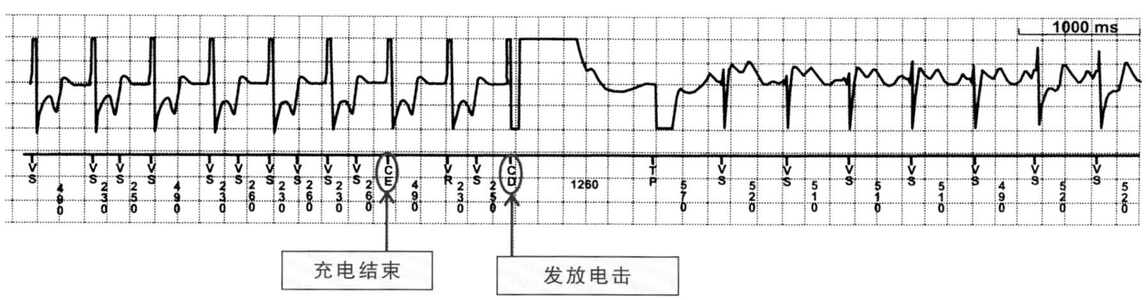

图 13.44

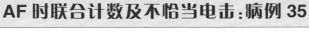

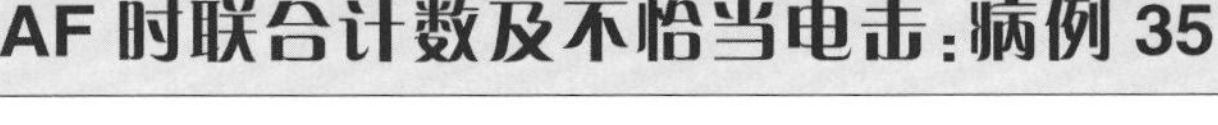

AF 时联合计数及不恰当电击:病例 35

MEDTRONIC

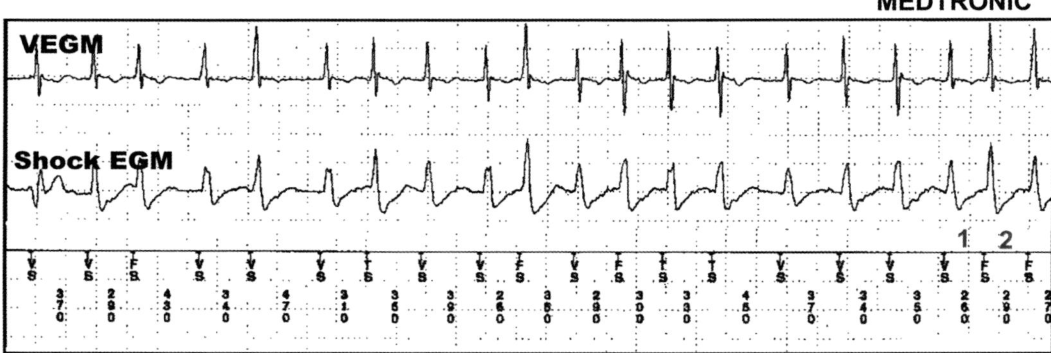

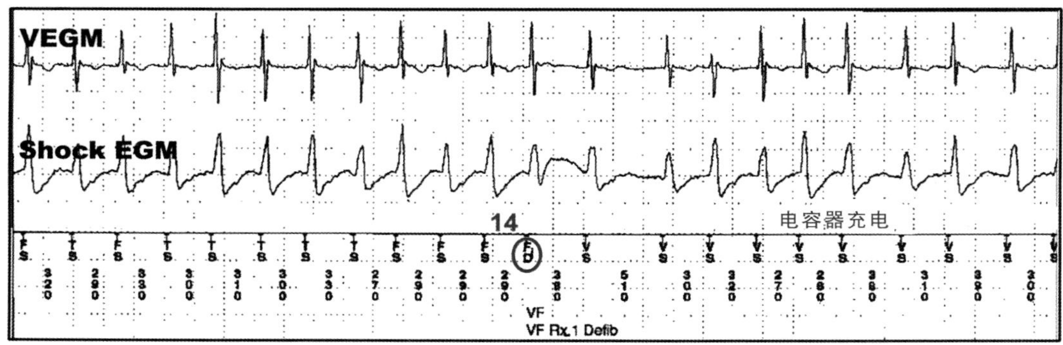

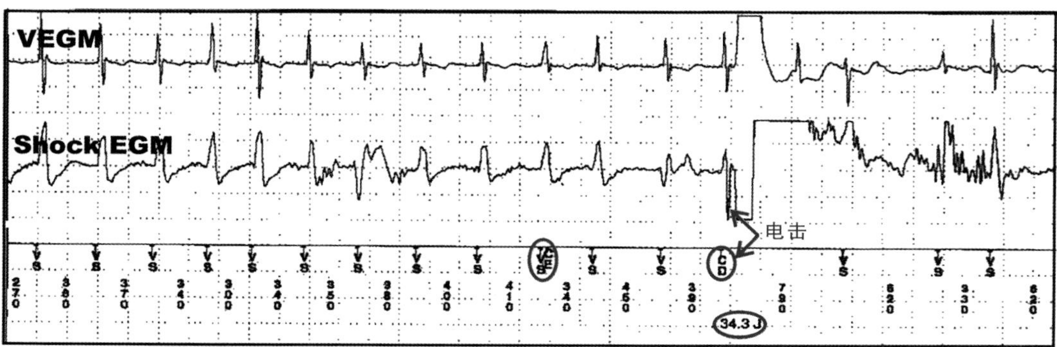

评论:

ICD 程控如下:VT 频率 176bpm(340ms),16 次心搏;VF 频率 200bpm(300ms),12/16 次心搏。根据设置,装置将分别计数 VF 和 VT 事件。VF 和 VT 周期的计数开始在标记为 1 的间期,结束在标记为 14 的间期。当 VF 计数达到 6 个时,将激活联合计数功能。ICD 通过用 12(识别的 VF 心搏数量)乘以 7/6 来计算在 14 处用于识别的 VF 和 VT 联合计数的数量,如图所示。ICD 回顾 14 次周期序列的最后 8 次周期。由于最后 8 次间期中有 1 次或更多次被识别为 VF,因此,ICD 电容器开始充电以开启 VF 的治疗。在电容器充电过程中没有发生电击中止,这是因为 5 个间期中没有 4 个间期长于确认间期(等于 VT 间期 + 60ms =400ms)。该记录显示房颤时极快的心室反应是如何与几乎规整的节律相关联,以致造成不恰当电击的发放。

图 13.45

通过 DC Fibber(DC 诱颤)诱发 VF:病例 36

St Jude Medical

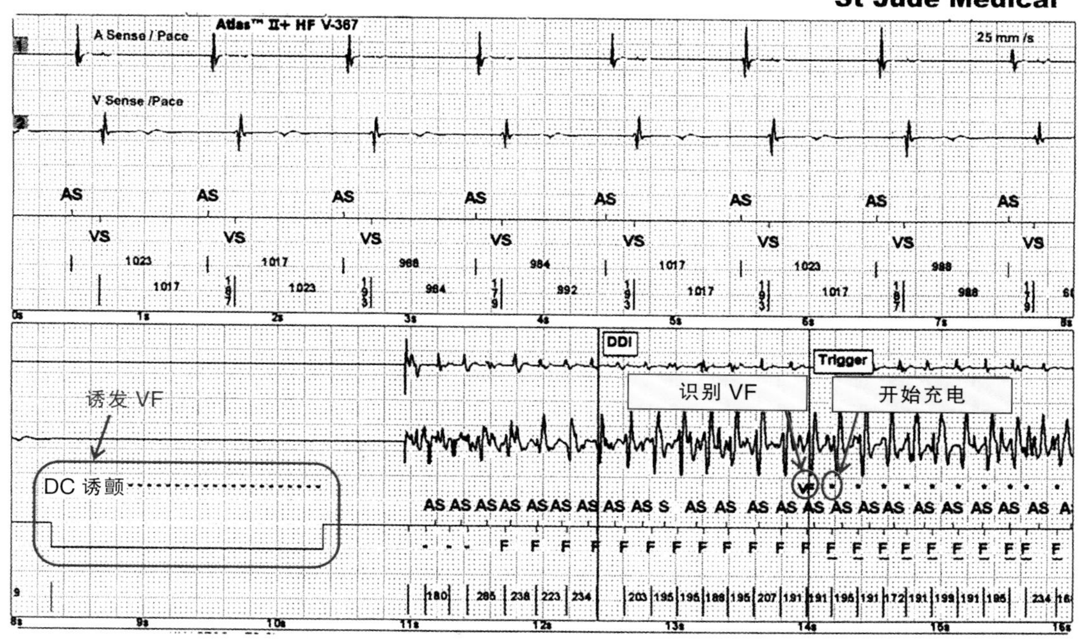

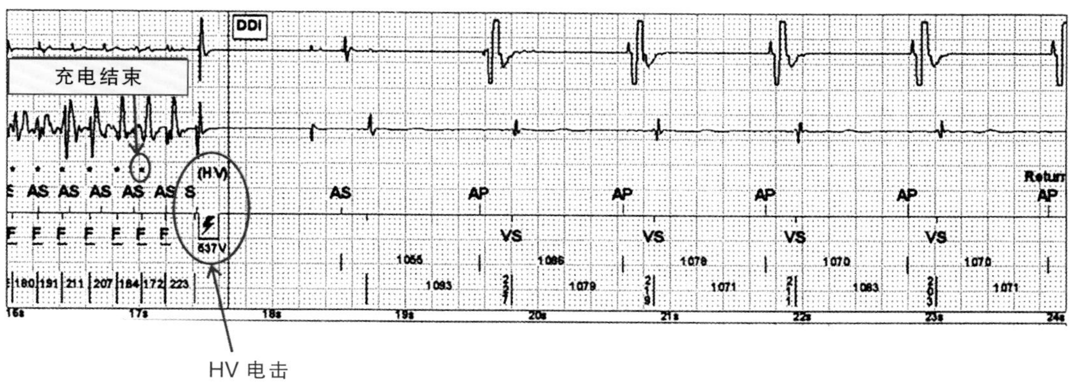

注意:当词语“fibber”单独使用时,它通常表示和描述了颤动诱发的所有类型(burst 起搏、shock-on-T、DC 脉冲)。

“DC Fibber”是指 St Jude Medical ICD 通过高压电极发放特征性的单向直流电(DC)脉冲。

图 13.46

双线圈集成除颤导线中线圈连接颠倒：病例 37

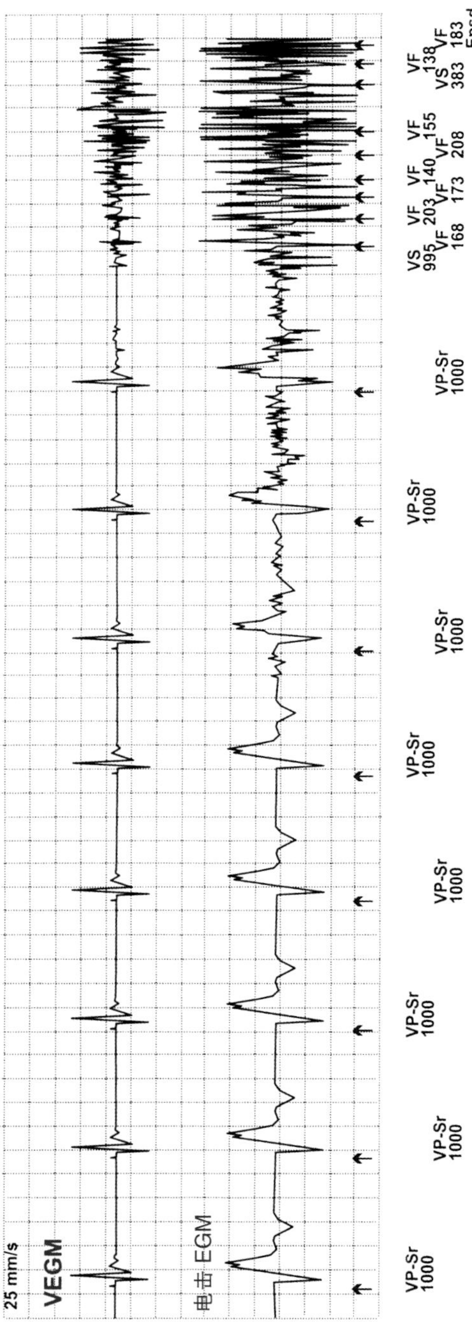

DF-1 插头插入了错误的连接器插孔中。频率感知功能因此连接到热壳。在频率感知和电击电图中均有噪音（肌电位）。这可能引起胸部肌电位感知和心房活动感知的问题，导致 ICD 抑制和（或）不恰当治疗（电击）。

图 13.47

SVT 的不恰当治疗：病例 38

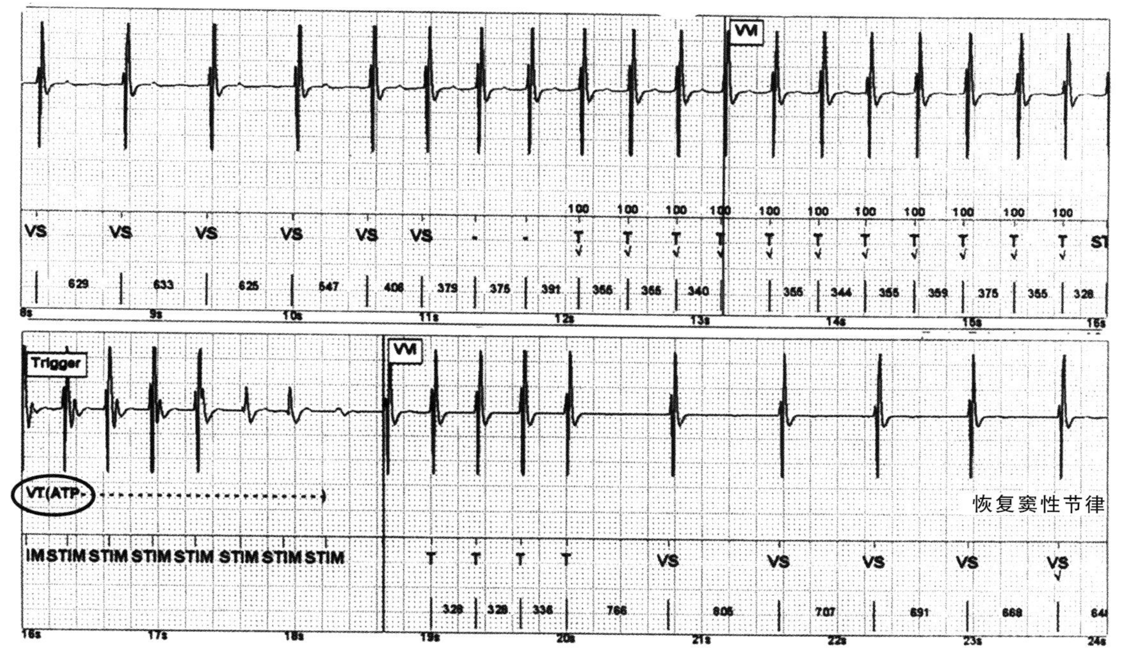

Atlas™+ VR V-193

Tachy Episode (Archive)

Tachy Episode 10 of 12 | Date/Time: 3 May 2007 15:11 | Type: VT (Therapy Delivered) | Episode Duration: 0:12

Diagnosis: VT

Time to Diagnosis: 4.00 sec CL 355 ms/169 min⁻¹

VT Diagnosis Criteria: Any

Morphology

- Programmed: On, ≥ 60% is a match, ≥ 5 of 8 matches indicate SVT, Template Updated: 7 Mar 2006 02:40
- Measured:
  - Min Match Score: 100%
  - Max Non-Match Score: N/A
  - No. Template Matches: 8 of 8 (SVT indicated) !

Interval Stability

- Programmed: On w/SIH, ≥ 80 ms or SIH Count ≥ 2 indicates SVT
- Measured:
  - Stability Delta: 35 ms
  - SIH Count: 0 (VT indicated)

Sudden Onset

- Programmed: On, <100 ms indicates SVT
- Measured Max Delta: 270 ms (VT indicated)

SVT discriminators disagree **!** **Alerts: 1**

Therapy:	**Results:**
ATP	Below Rate Detection (CL 720 ms)

ATP Therapy Details: VT

Successful BCL: 312 ms

Burst 1: 312, 312, 312, 312, 312, 312, 312 ms

患者发作了一次频率为 169bpm 的 SVT(QRS 波与窦性节律时相同！)。模板匹配度是 100%，提示 SVT。“突发性”标准程控为“ON”，程控的最大△值<100ms。该患者测量的最大△值为 270ms，根据 ICD 算法，提示为 VT。同样地，“稳定性”鉴别功能也提示为 VT。

由于 VT 的诊断标准程控为“任何一个(ANY)”，因此装置发放不恰当治疗。该病例提示慎重选择 VT 的鉴别方法十分重要，实际上激活太多鉴别功能反而会适得其反。VT 和 SVT 均可能突然发作并表现稳定。这两种鉴别方法可能造成混乱，因此，ICD 会将两者均识别为 VT。这两种鉴别方法抵消了从“形态学”鉴别方法中获得的重要数据，这是因为系统程控的是采用 3 个鉴别方法中“任何一个(ANY)”提示 VT 即做出 VT 诊断。

图 13.48

通过 V>A 规则进行 VT/SVT 鉴别诊断：病例 39

基于频率分支(V>A)和形态学的鉴别，频率为 148bpm 的 VT 能通过 ATP 终止(周长为 344ms 的 8 个刺激)。鉴别诊断程控为"如果任何一个(IF ANY)"。

AV 分离伴心室频率(V)快于心房频率(A)是 VT 的标志。因此，双腔 ICD 做出 VT 诊断很简单，仅需以 V>A 为基础。其他所有的鉴别方法均会被绕过。在本病例中，虽然形态学鉴别方法提示"不匹配"(VT)，但这一信息并未用于诊断。当 A=V 或 A>V 时，该鉴别方法有用，但是在 V>A 时并不适用，正如本病例所示。

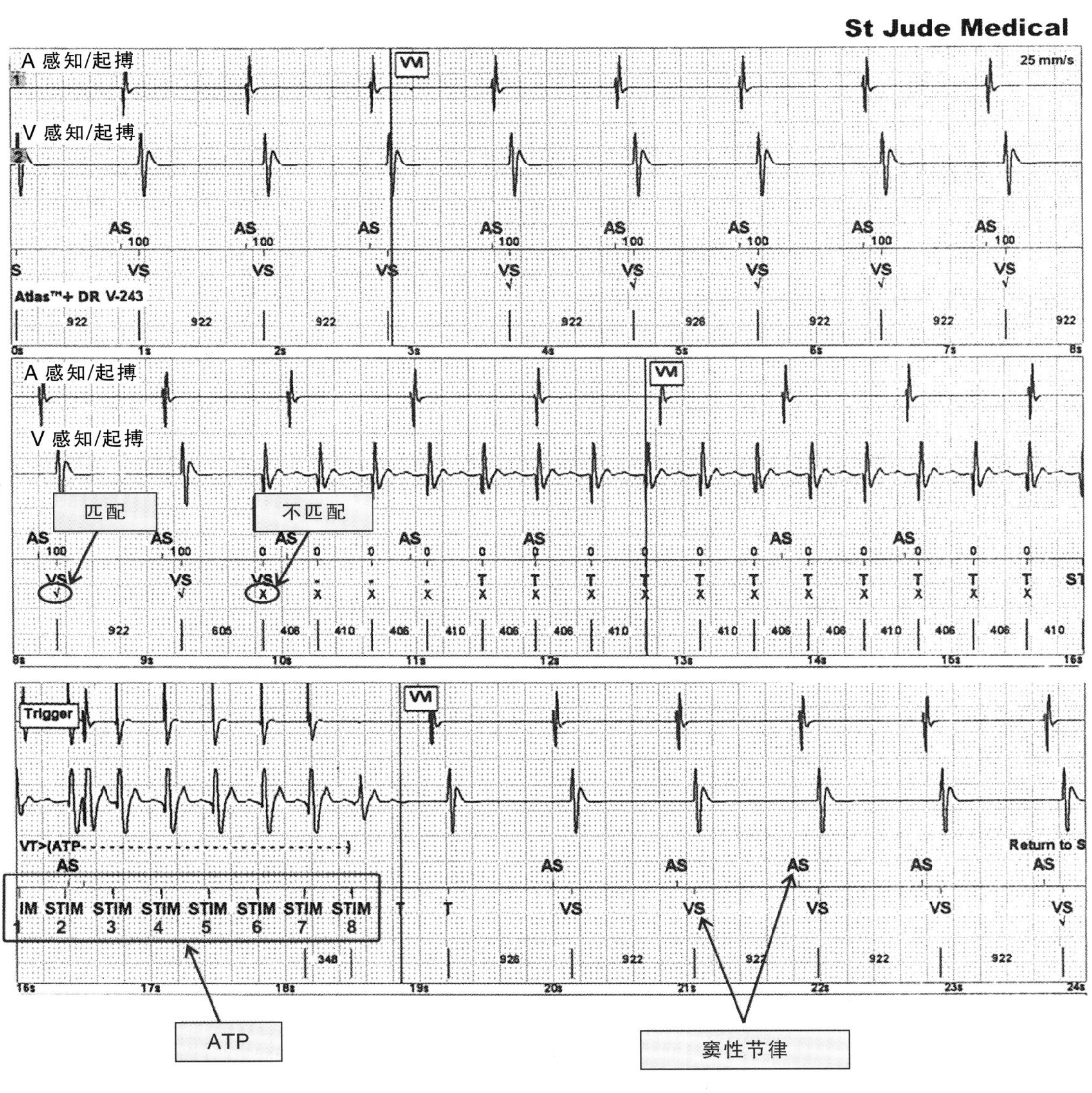

图 13.49

由 ATP 引起的间歇性 R 波双重计数并诱发 VT 加速：病例 40

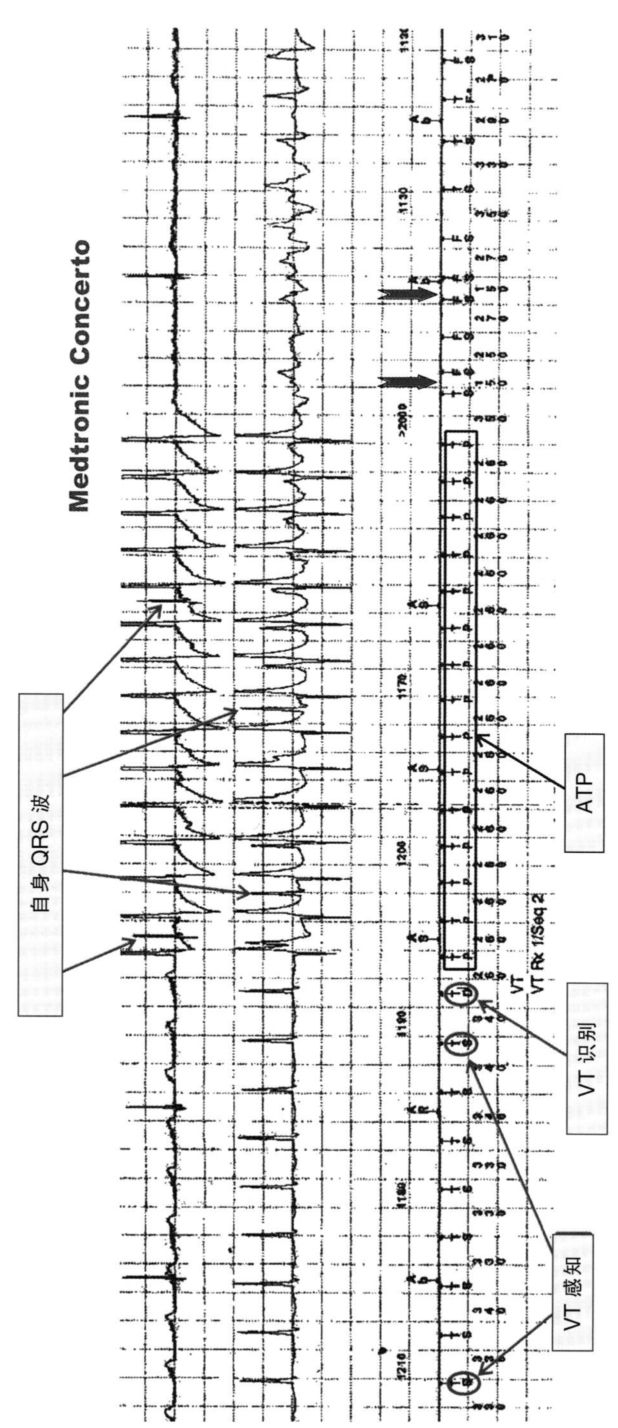

ICD 识别到 VT，并且发放相当长的 burst 起搏。在 burst 中可见明显顿挫的自身 QRS 波群，提示失夺获。如果发生夺获，那么一定是在 burst 晚期。burst 诱发一种更快的 VT 并伴有多变和更宽的 VEGM 形态。这导致间歇性 R 波双重计数（箭头）。Ab 标记提示在心室后心房空白期有一个信号，这常常用在 PR Logic 算法中，但是不用于抗心动过缓功能。在之前的型号中，这种事件用 AR 标记表示。

图 13.50

膈肌肌电位干扰：病例 41

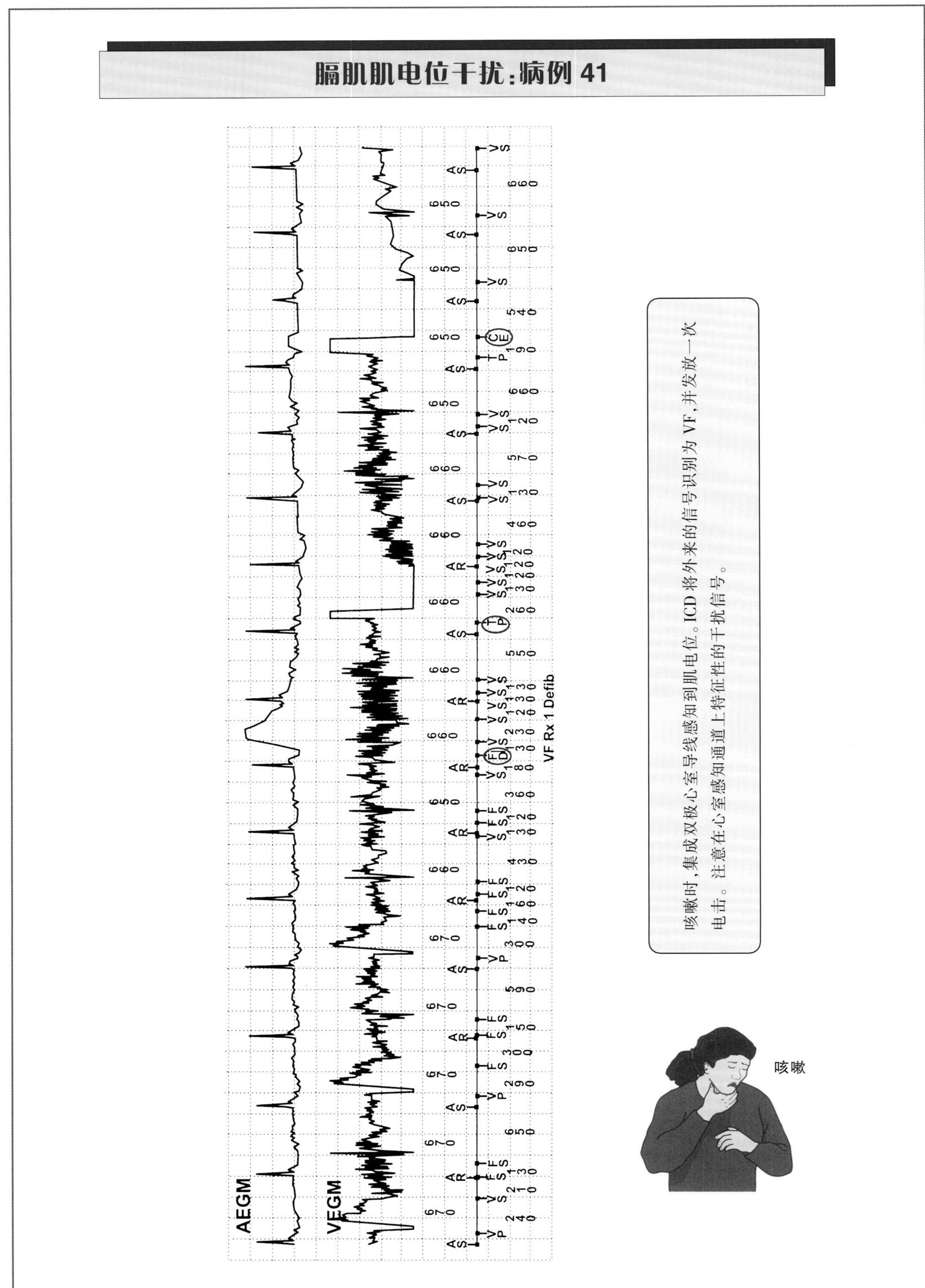

AEGM
VEGM
VF Rx 1 Defib
咳嗽时，集成双极心室导线感知到肌电位。ICD 将外来的信号识别为 VF，并发放一次电击。注意在心室感知通道上特征性的干扰信号。
咳嗽

图 13.51

突发性鉴别方法:病例 42

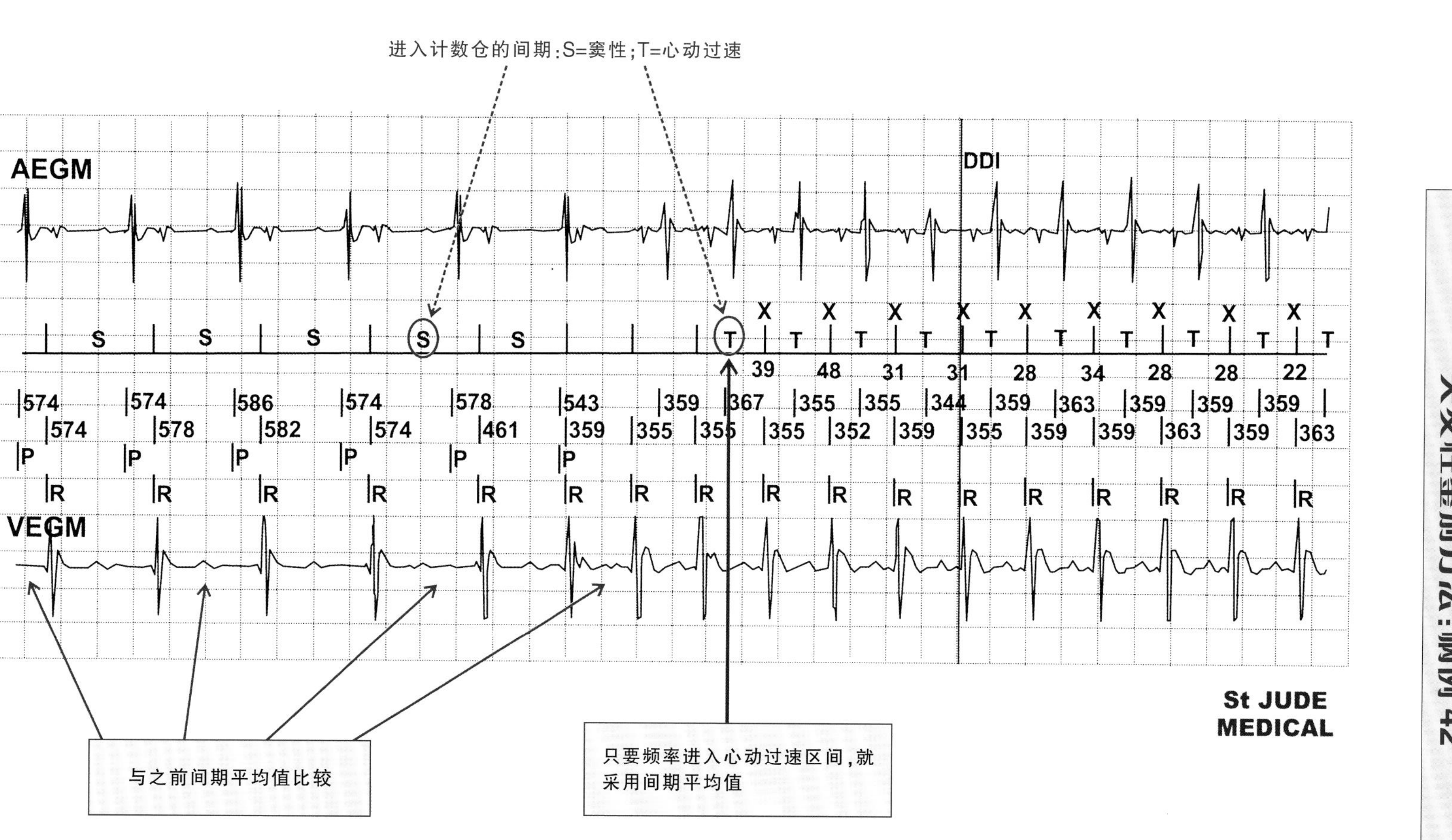

St Jude 的突发性算法只要第 1 个间期进入心动过速间期(即标记为 T,表示该间期和平均间期均落入心动过速区间)计数仓就开始工作。装置将该平均间期与之前 8 个平均间期(即采用之前 8 个间期其中 4 个的平均值)中的 1 个相比较。默认△值是 100ms。如果第一次心动过速平均间期与任意 4 个非心动过速平均间期的差值超过程控的突发性△值,则满足突发性算法标准。如果第一次心动过速未满足突发性标准,则窗口滑动,后续的平均间期继续进入进程,直到突发性标准被满足或突发性标准未满足但达到心动过速识别间期的总数量。

图 13.52

间歇性导线功能障碍伴过感知：病例 43

ICD 置入 2 年后，患者经历了多次不恰当电击。感知心室导线记录到不规律发生的伪像（伪信号），这是导线部分断裂或绝缘层破损的典型表现。装置对噪音的反应是进入 F 间期计数仓，并在计数 12 个并非必须连续的 F 间期后将其识别为 VF。达到触发点时，电容器开始充电。由于 ICD 识别到 5 个无 F 波介入的 S(窦性)间期，电击中止。因为恢复窦性节律，电击中止。

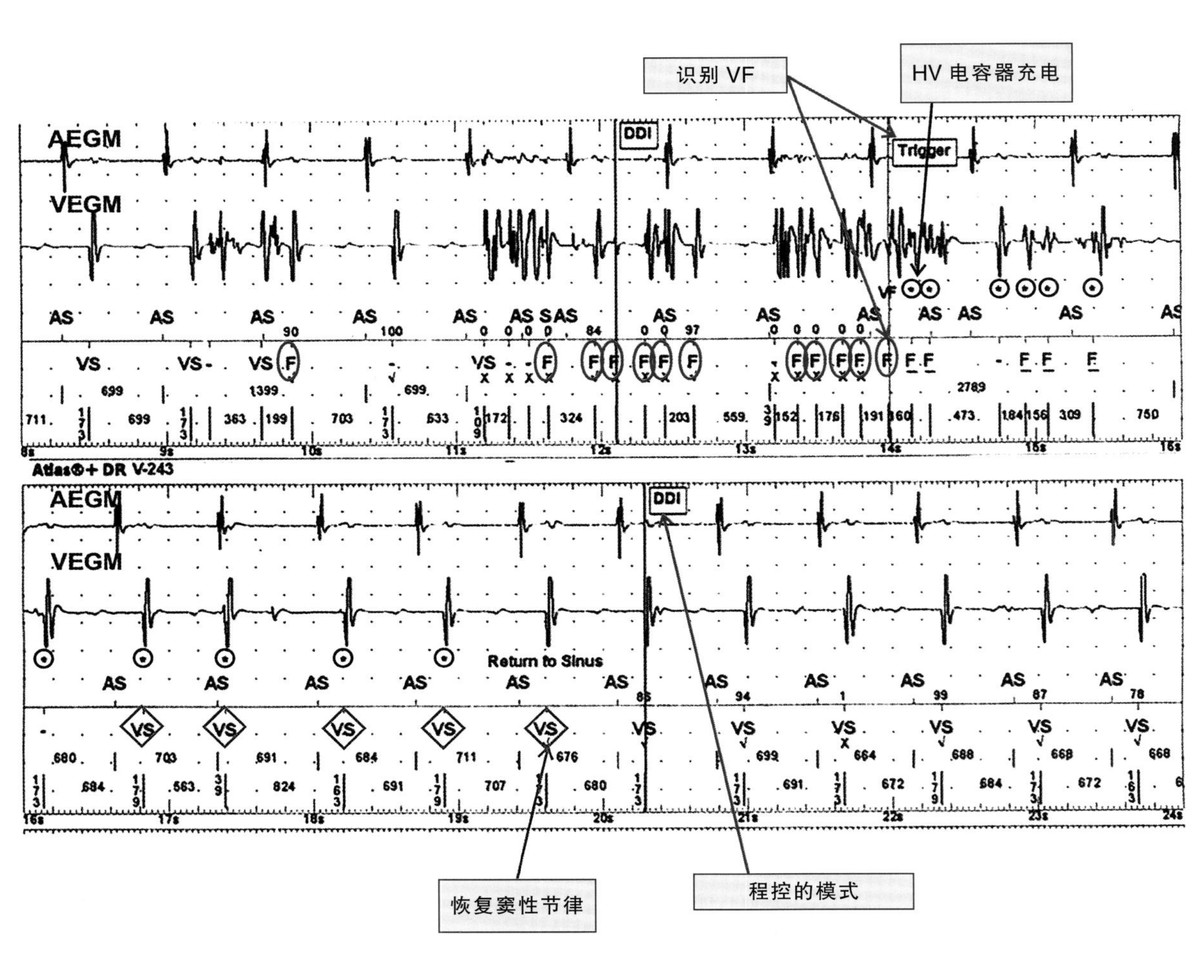

图 13.53

对 1:1 传导的 VT 电击引起加速:病例 44

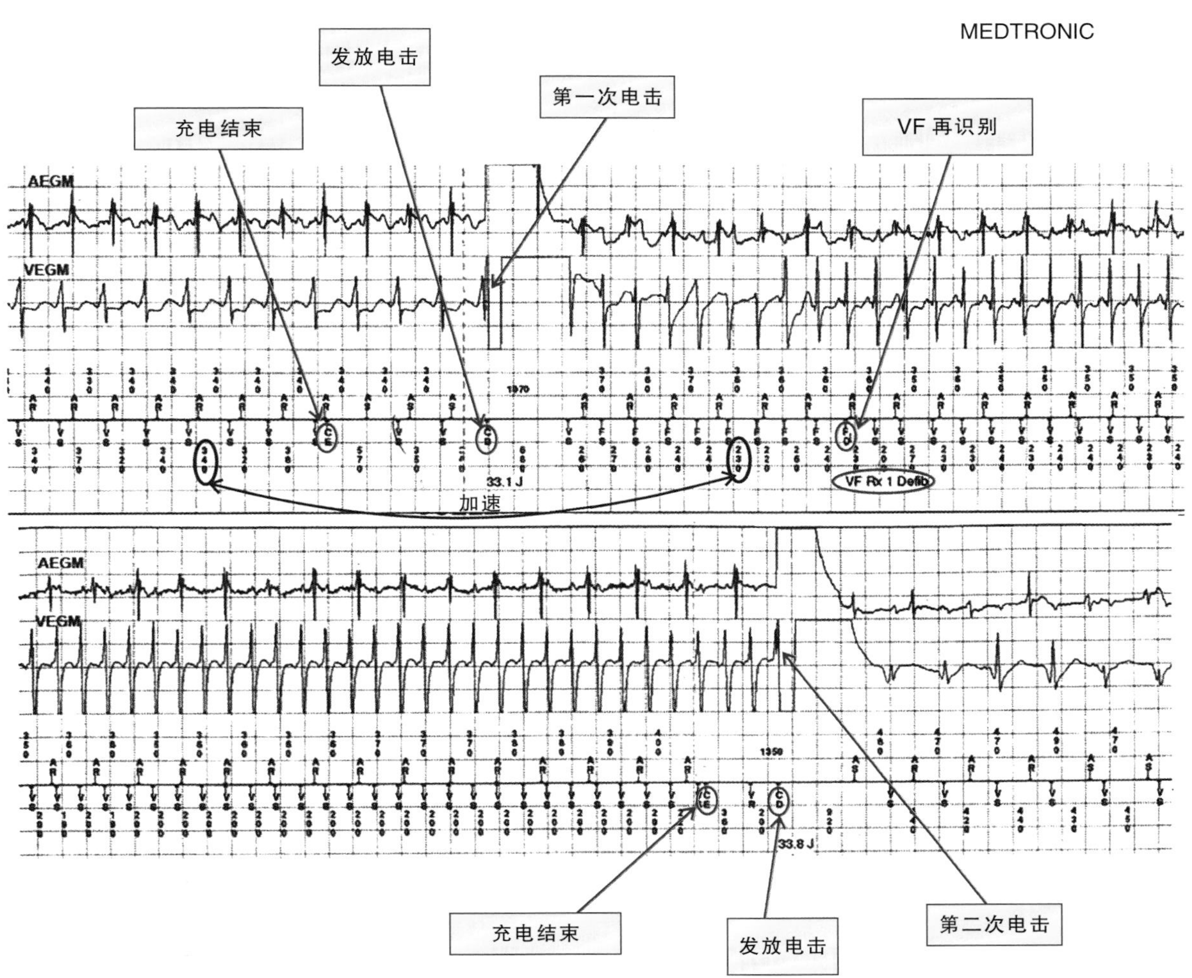

对 1:1 逆向 VA 传导的 VT 进行电击引起加速。

VT 伴 1:1 逆向 VA 传导给予电击治疗,但引起加速。然后,更快的 VT 稳定转变为周长为 200ms 的心室扑动。由于快速的心室频率,心房活动与心室活动发生分离。第二次电击恢复窦性节律。

图 13.54

R 波双重计数:病例 45

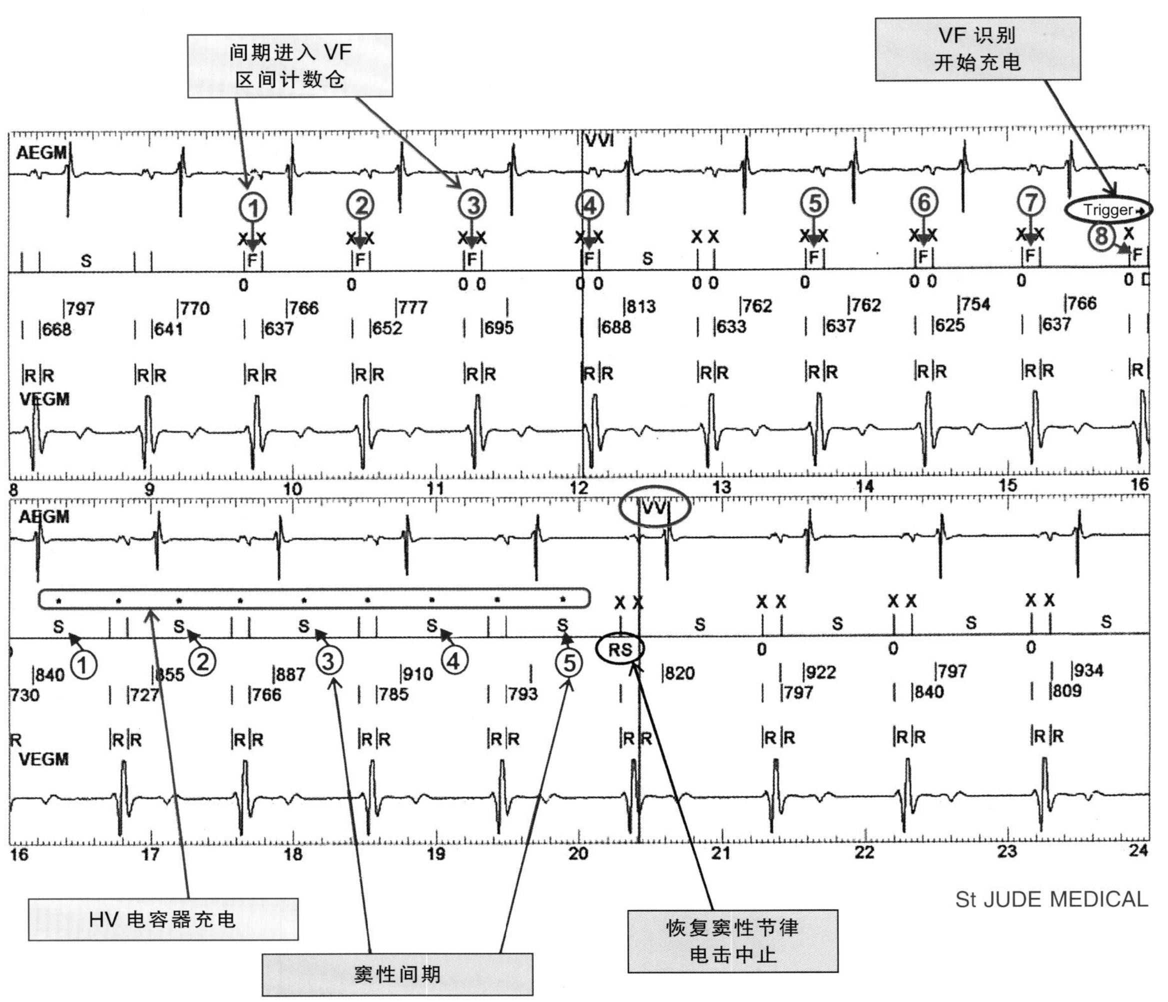

ICD 计数到 8 个 F 间期(根据 St Jude 的计数仓系统计算的平均间期),并识别为 VF。注意:这些 F 间期并不需要是连续的。未标记的事件没有进入计数仓。在识别 VF 后,开始充电。然而,由于 ICD 识别到 5 个 S(窦性事件)且无 F 周期介入,所以电击中止。RS 表示恢复窦律。基础节律可能是室性节律伴逆向 VA 传导。窦性节律伴极长 PR 间期和 AV 传导的可能性是很小的。

图 13.55

ICD 识别的不规律 VT：病例 46

St JUDE MEDICAL

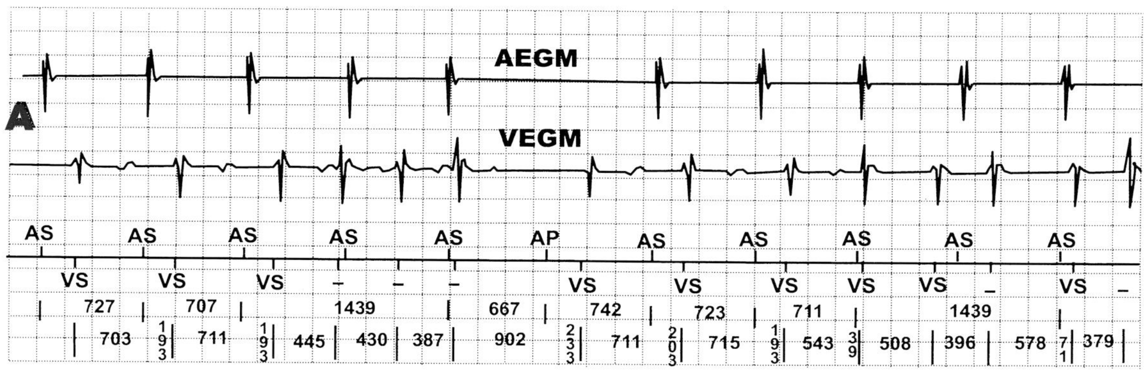

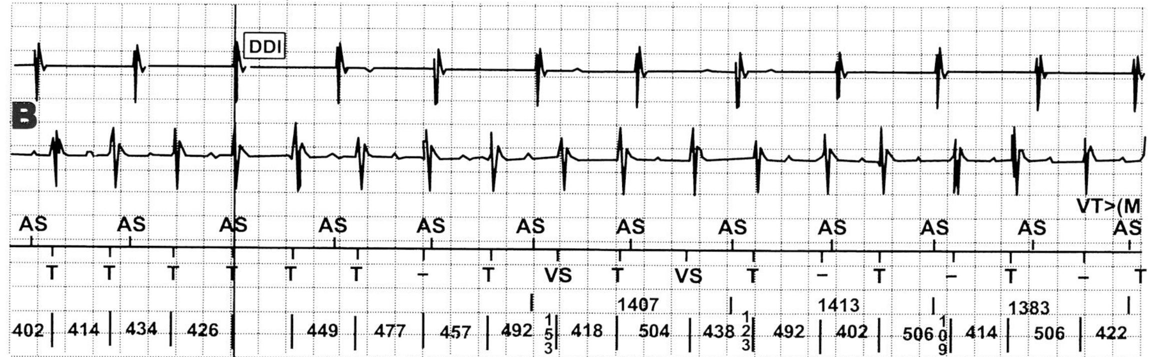

评论：

VT 明显不规律并合并 AV 分离。这个 ICD 不是通过计数连续短间期或一个固定的短间期百分比（y 中有 x）来识别 VT。该 ICD 的平均算法是计数 T 周期的数量（当实时间期与平均间期相似时进入计数仓），而并不需要是连续周期。在图的结尾处，ICD 识别为 VT。程控稳定性鉴别方法或许能防止识别为 VT。

图 13.56

心房导线断裂：病例 47

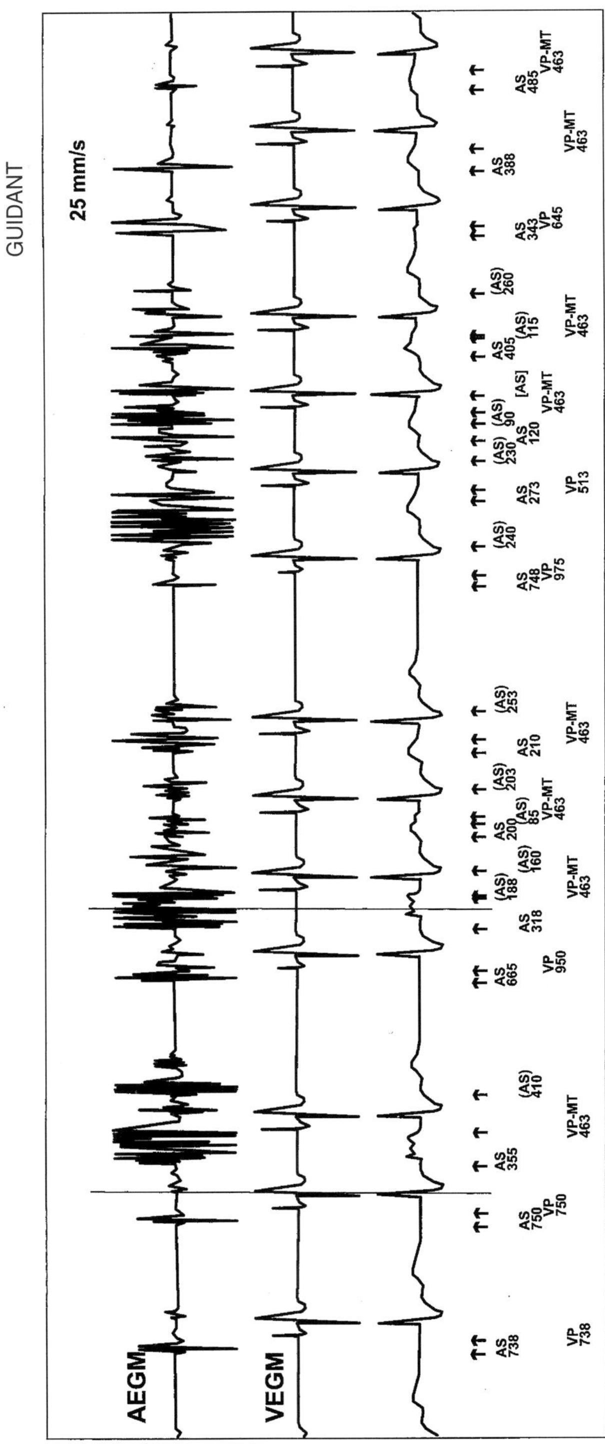

双腔 ICD 伴心房电图干扰(伪信号)是由心房导线部分断裂所致。装置感知到心房信号，因此触发了对应的心室输出。有时候，对心房干扰的感知会促使心室起搏频率上升至程控的上限频率。

图 13.57

T 波过感知:病例 48
VF 再确认时 ICD 约定式放电

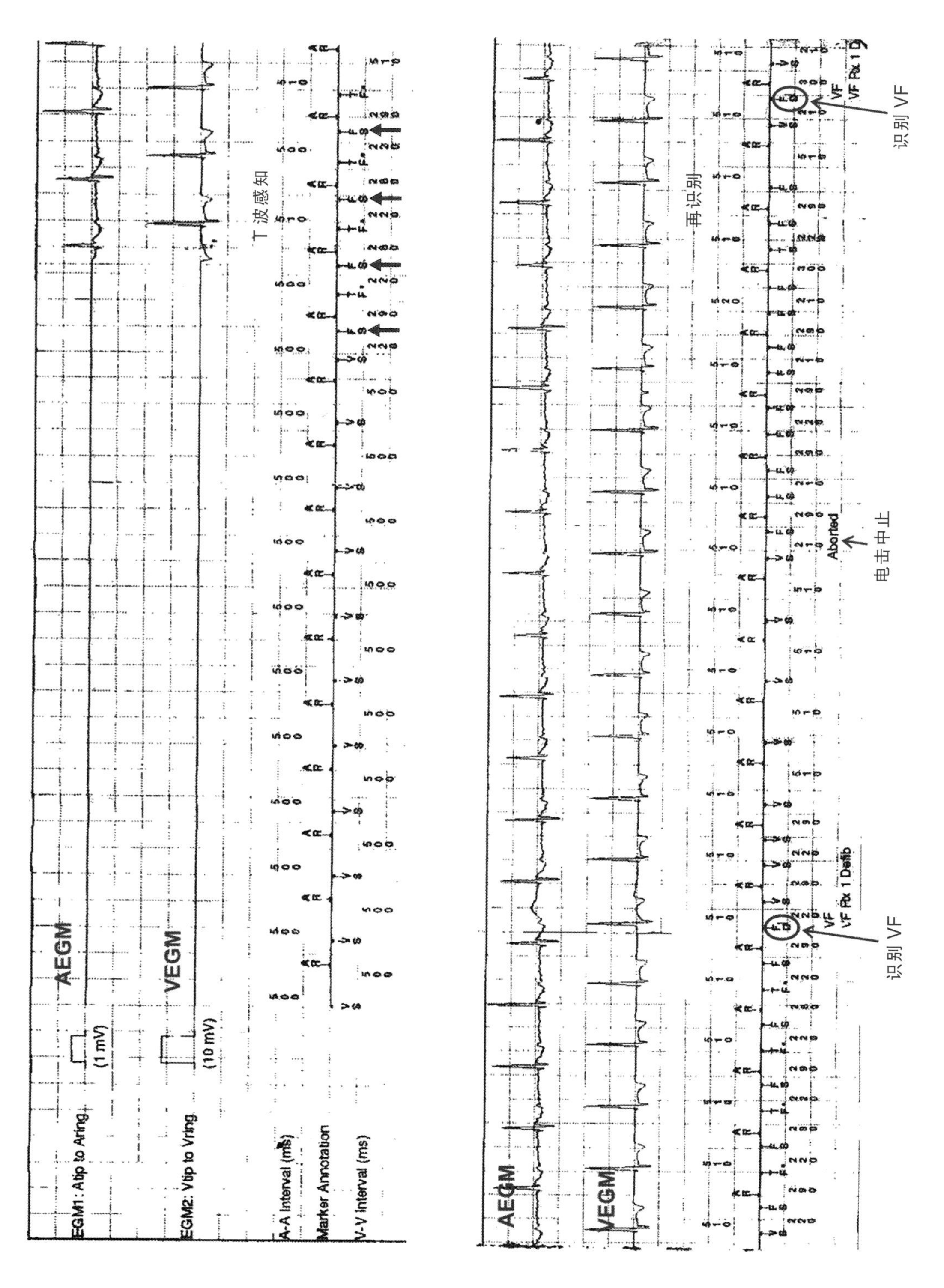

图 13.58

T 波过感知：病例 48(续)
VF 再确认时 ICD 约定式放电

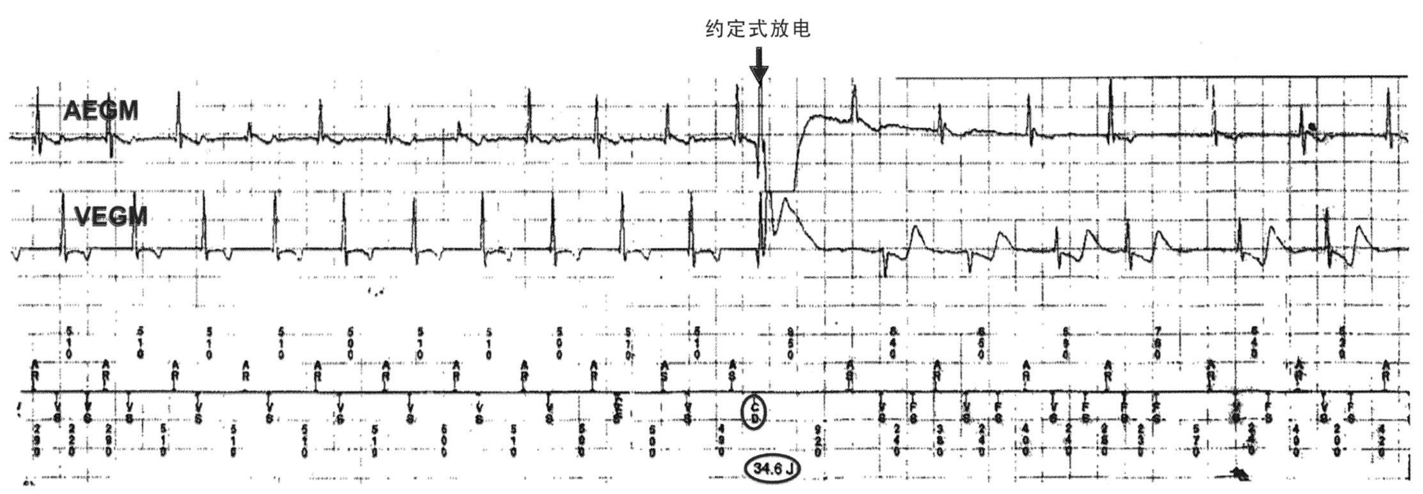

评论：

ICD 将 T 波过感知识别为 VF，并且电容器开始充电。然而，在充电时(“第二次看”阶段)，ICD 识别到 5 个间期中有 4 个长于确认间期(VT 周期+60ms)，因此电击中止。恢复窦性需要识别到 8 个连续间期长于程控的 VT 间期。T 波过感知再次发生但未达到这个识别标准。随后 VF 再识别，这次电容器完整充电至程控的数值，并且尽管 T 波过感知短暂消失，但是仍进行了约定式放电。如果 ICD 识别到 VT/VF 并且中止电击，那么再识别将诱发约定式放电。这个反应是设计用于在间歇性感知不良的情况下确保对 VT/VF 的治疗。

图 13.59

VT 伴逆向 VA 文氏阻滞传导：病例 49

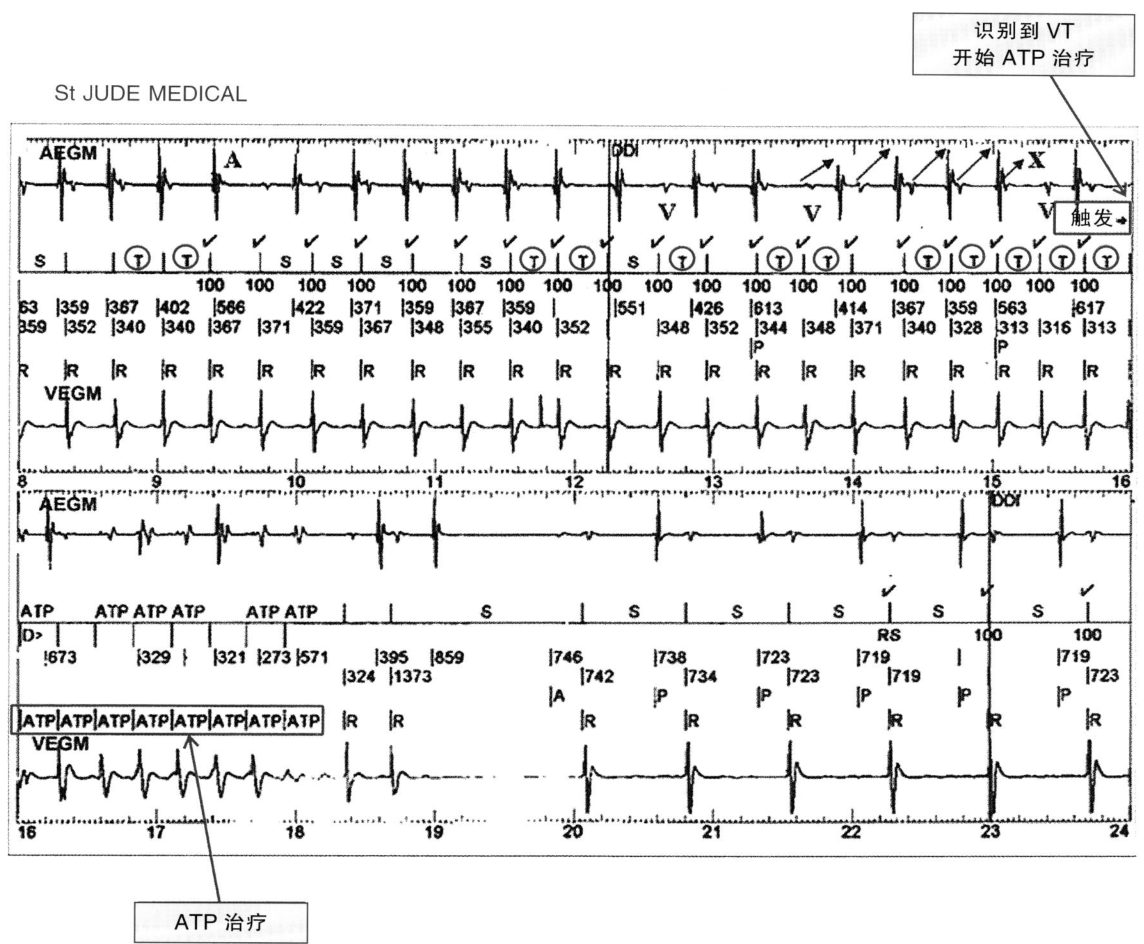

以文氏现象的形式，VT 伴逐渐延长的逆传，直到有一次心搏 VA 传导阻滞而结束。ATP 终止 VT。

在 12 个非连续 T 周期后，ICD 识别到 VT，在这个进程中没有无 T 间期的 5 个 S（窦性）周期序列出现。5 个 S 周期提示恢复窦律。

图 13.60

对非持续性 VT 的约定式 ICD 反应:病例 50

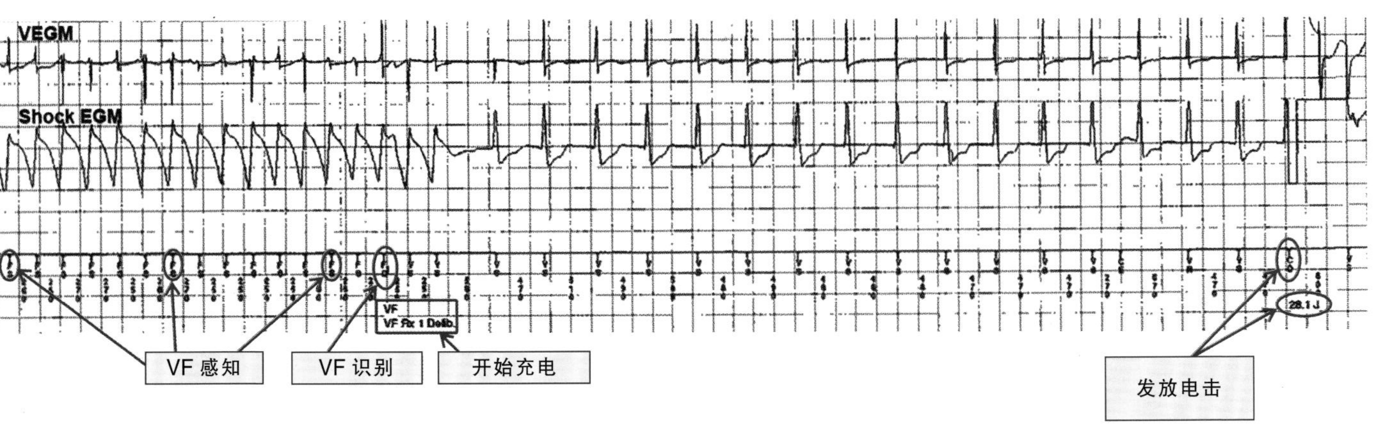

在这个记录之前,ICD 将一次非持续 VT 事件识别为 VF(并未显示)。HV 电容器开始充电,但是 VT 自行终止。电击因此中止(非约定式放电)。

在这个图中显示的第二次非持续 VT 事件(识别为 VF)不久后再次发生,但是 ICD 作出了不同反应。正如所预期的一样,HV 电容器开始再次充电。VT 再次自行中止,然而电击并未中止,ICD 像约定的装置一样在窦律时放电。这种反应不应解释为 ICD 功能障碍!如果 ICD 识别 VT/VF 并且中止放电,再识别将诱发约定式电击。这个反应是设计用于在间歇性感知不良的情况下确保对 VT/VF 的治疗。

图 13.61

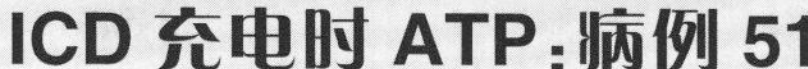

ICD 充电时 ATP:病例 51

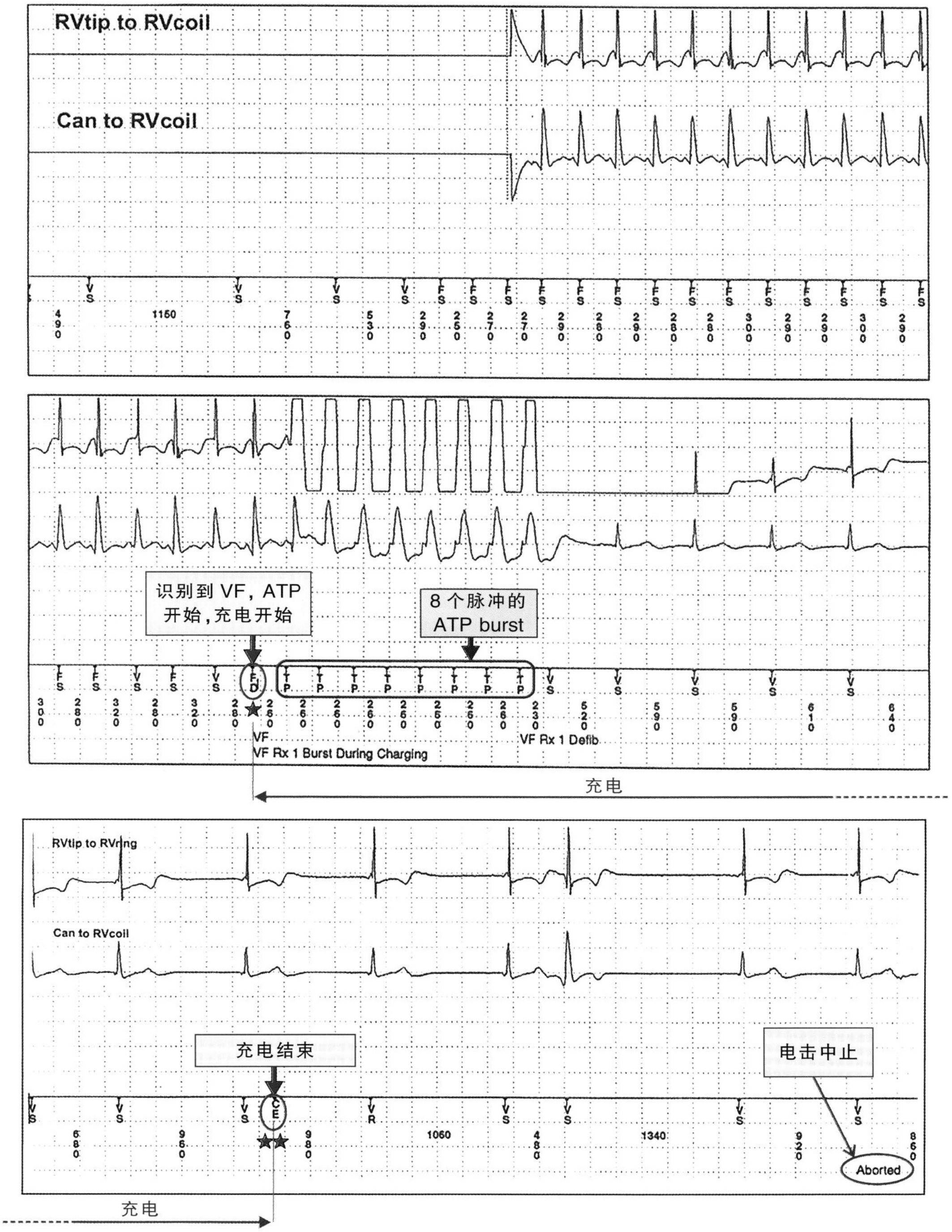

ICD 识别到 VF(*)并且发放 ATP。HV 电容器充电与 ATP 同时开始。ATP 终止 VT,在 ATP 结束后不久,最大量充电也完成(**)。由于 ATP 恢复了窦律,因此电击中止。新一代 ICD 允许对第一次识别的 VF 同时进行 ATP 和充电,这是作为一个可程控的选项。这种设计是因为一次规律的快 VT 虽然被装置识别为 VF,但有时也可能由 ATP 终止。这个病例表明了这种设计的好处,避免了电击。

图 13.62

间歇性心室前和心室后心房远场 R 波感知：病例 52

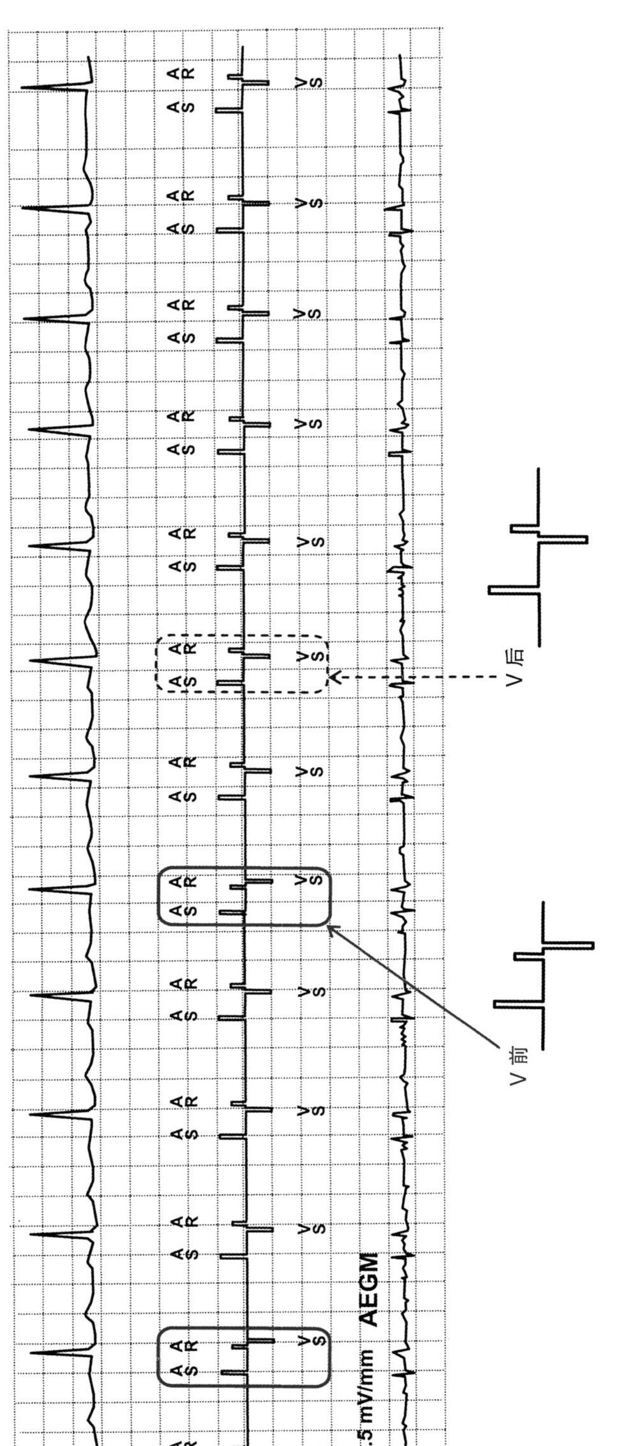

图中显示AR标记出现在感知的QRS波前或后。AR标记显示在VS前表示(心房)心室前R波感知。这描述了心室通道感知到近场R波之前，心房通道的远场感知到了R波。在VS后的AR信号落在心动过速识别的30ms空白期外(尽管它实际落入抗心动过缓的心室后心房空白期内，但在该装置中也描记为AR)。心室前和心室后AR标记并没有同时出现，这是由于心室前AR启动的心房空白期超过了心室后AR的预期计时。

图 13.63

远场 R 波的心房感知：病例 53

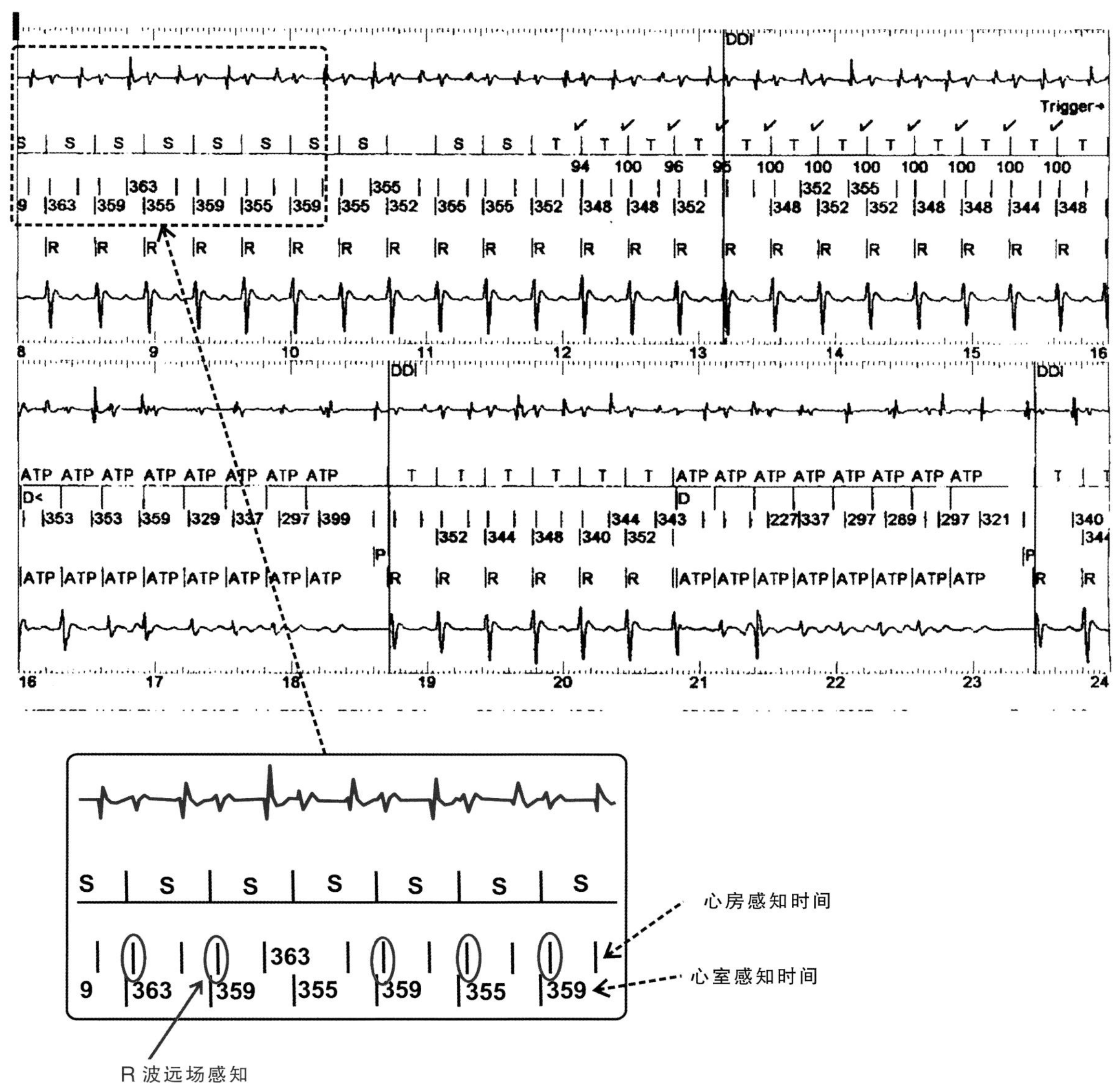

心房通道几乎将所有 R 波感知为 FF 信号。形态学鉴别方法程控为“监测”。基础节律要么是房性心动过速，要么是窦性心动过速。装置将心动过速识别为 VT 并且发放的 ATP 治疗失败。装置作出了 FF 过感知诊断，并且未再计数心动过速时额外的心房信号。

图 13.64

VT 伴逆向文氏：病例 54

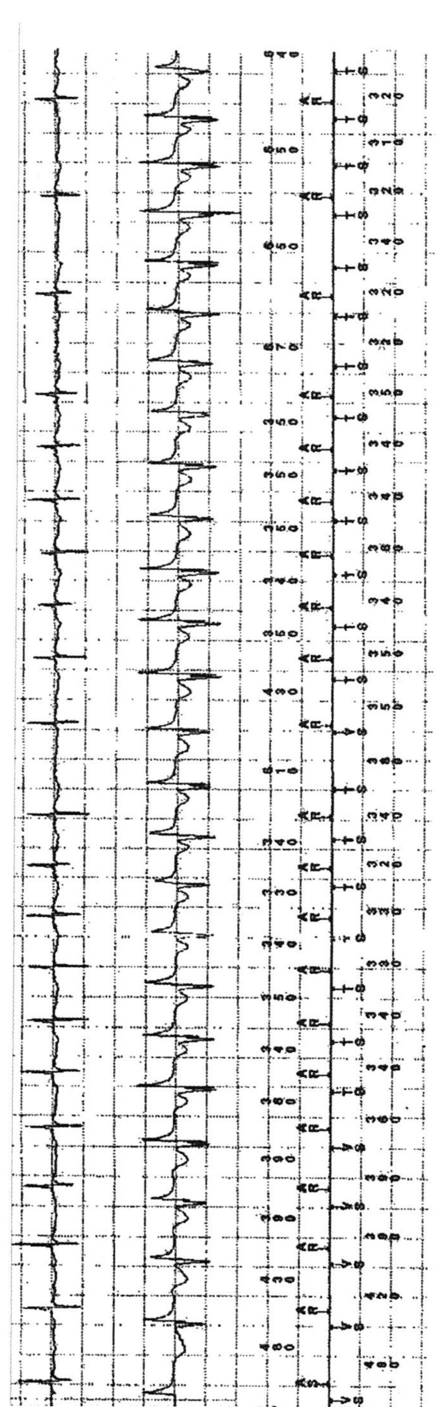

评论：

VT 表现为逐渐加速进入 VT 区间。逆向 VA 传导的传导时间逐渐延长，直到逆向 VA 传导发生阻滞。这是逆向 VA 传导的一种文氏现象。因为 VA 传导阻滞而漏掉的 P 波排除了 SVT，而确定了 VT 的诊断。逐渐增快的 VT 频率意味着若程控了突发性鉴别方法，那么装置可能将该心律失常识别为窦性心动过速。

图 13.65

不成功的 ATP 后跟着成功的 ATP：病例 55（第 1 部分）

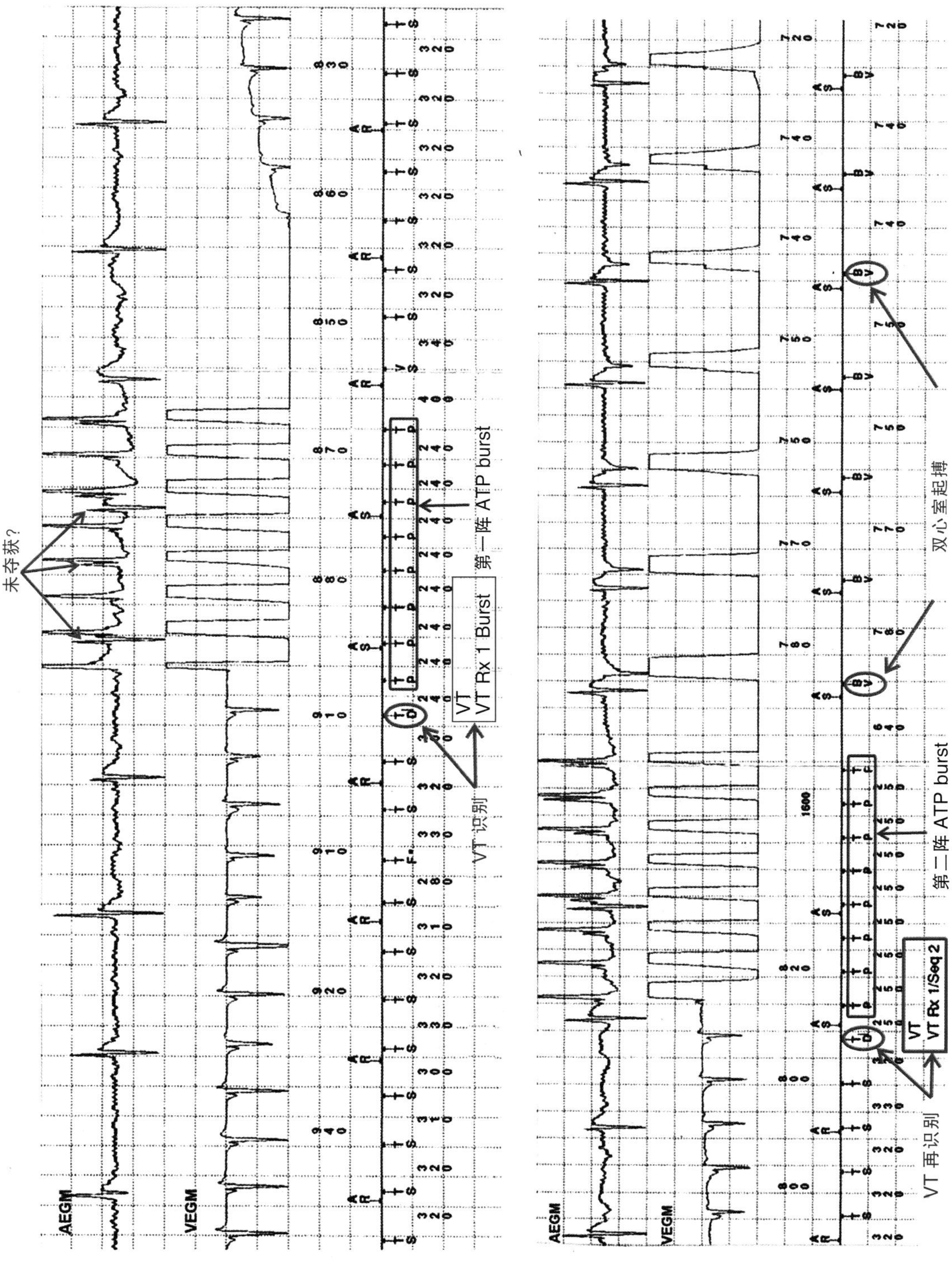

图 13.66

不成功的 ATP 后跟着成功的 ATP：病例 55(第 2 部分)

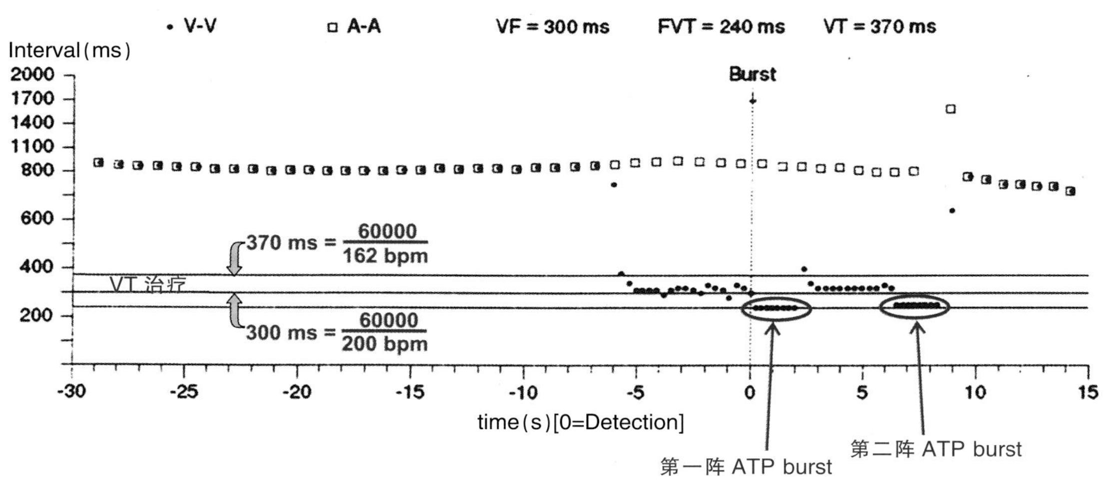

患者因心力衰竭伴反复 VT 发作而置入了 ICD-CRT 装置。
程控的 VT 治疗：(162~200bpm)3×burst 起搏，接着是 5×35J 电击。
第一阵 burst 阵列并未终止心动过速。
第二阵 burst 阵列终止心动过速，在此之后恢复双心室起搏。

图 13.67

远场 R 波感知识别为 AF/AT：病例 56

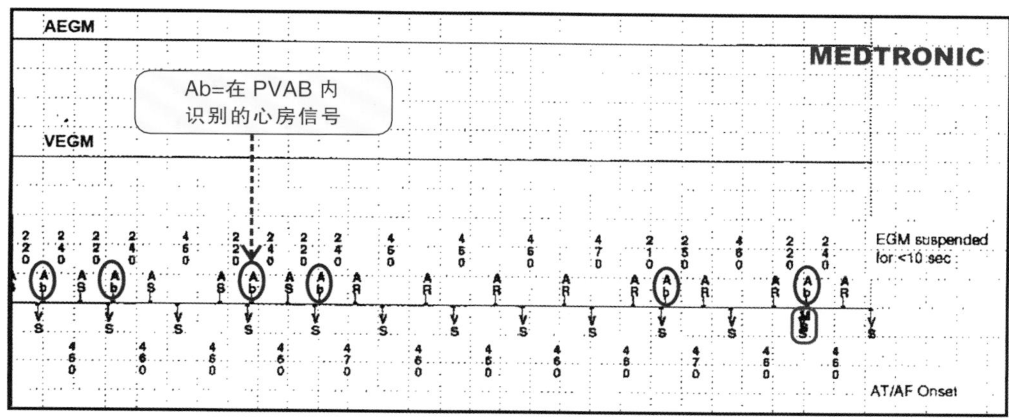

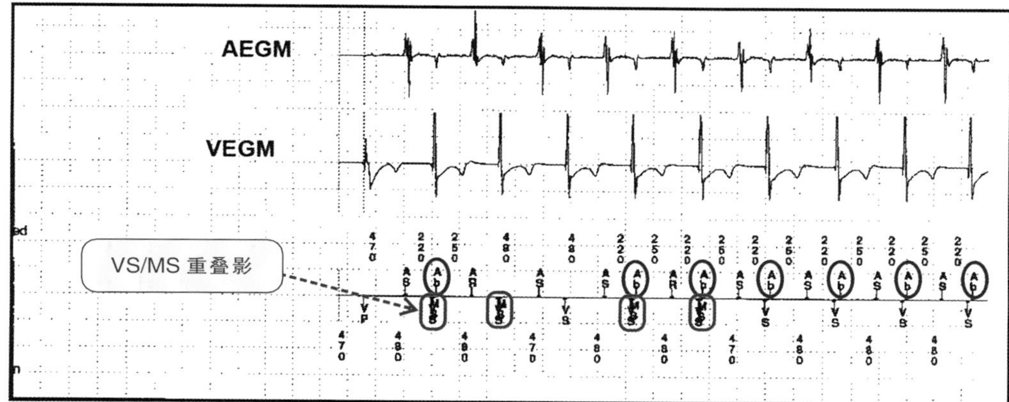

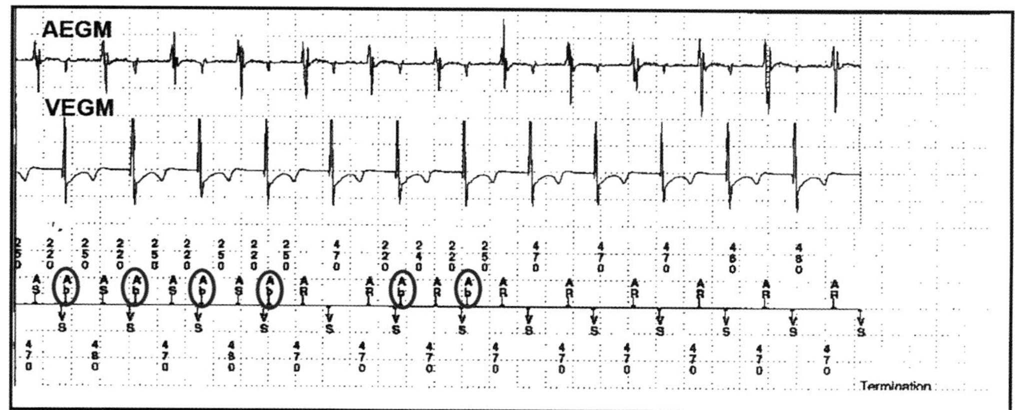

评论：

窦性频率快且 PR 间期相对长。这种与 FF R 波心房感知相关的组合往往在识别的心房事件之间能产生几乎相等的间期。ICD 将这种情况识别为 AF/AT。图中密集的标记代表 VS 和 MS 标记的重叠影。装置仅仅采用针对房性快速性心律失常诊断的 PR Logic 来识别 Ab(在心室后心房空白期内)信号。

缩写词：AR=不应期内的心房感知；FF=远场；MS=模式转换；PR Logic=Medtronic ICD 中采用的鉴别诊断算法。

图 13.68

采用联合计数的心动过速识别：病例 57

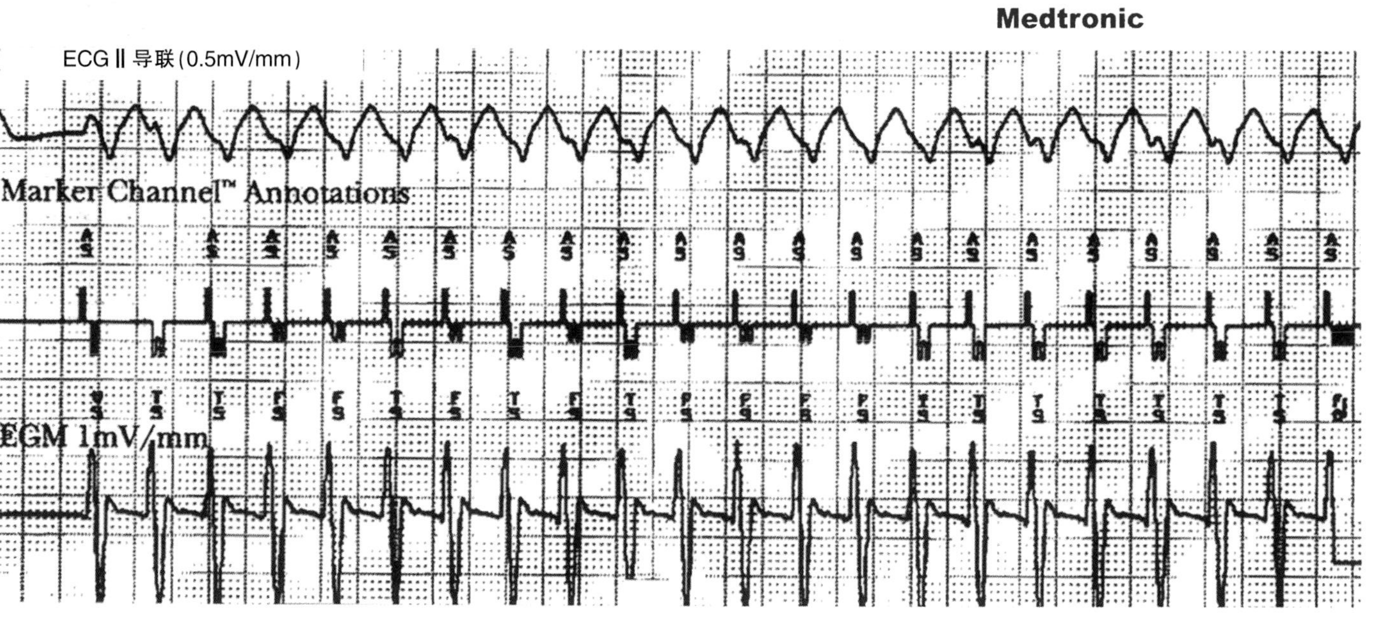

由于装置分别计数 VT 和 VF 事件，因此一个周长变化的节律能够分别引起 VT 和 VF 计数的增加。装置能自动进行联合计数以防止延误治疗。如果 VF 计数器达到 6 个，那么装置将激活联合计数功能。用于计数的联合心搏(初始或再识别)数需要乘以 7/6。如果 VF 识别是 18/24，那么用于识别的联合心搏变成 18×7/6=21。然后 ICD 回顾最后 8 个间期。

1. 如果任何一个间期是 VF，那么给予 VF 治疗。
2. 如果最后 8 个间期中没有计数为 VF，但是 1 个或更多周期是在快 VT 区被识别，那么给予快 VT 治疗。
3. 如果所有 8 个周期均在 VF 区和快 VT 区外，那么给予 VT 治疗。

图 13.69

ICD 识别两种心动过速：病例 58

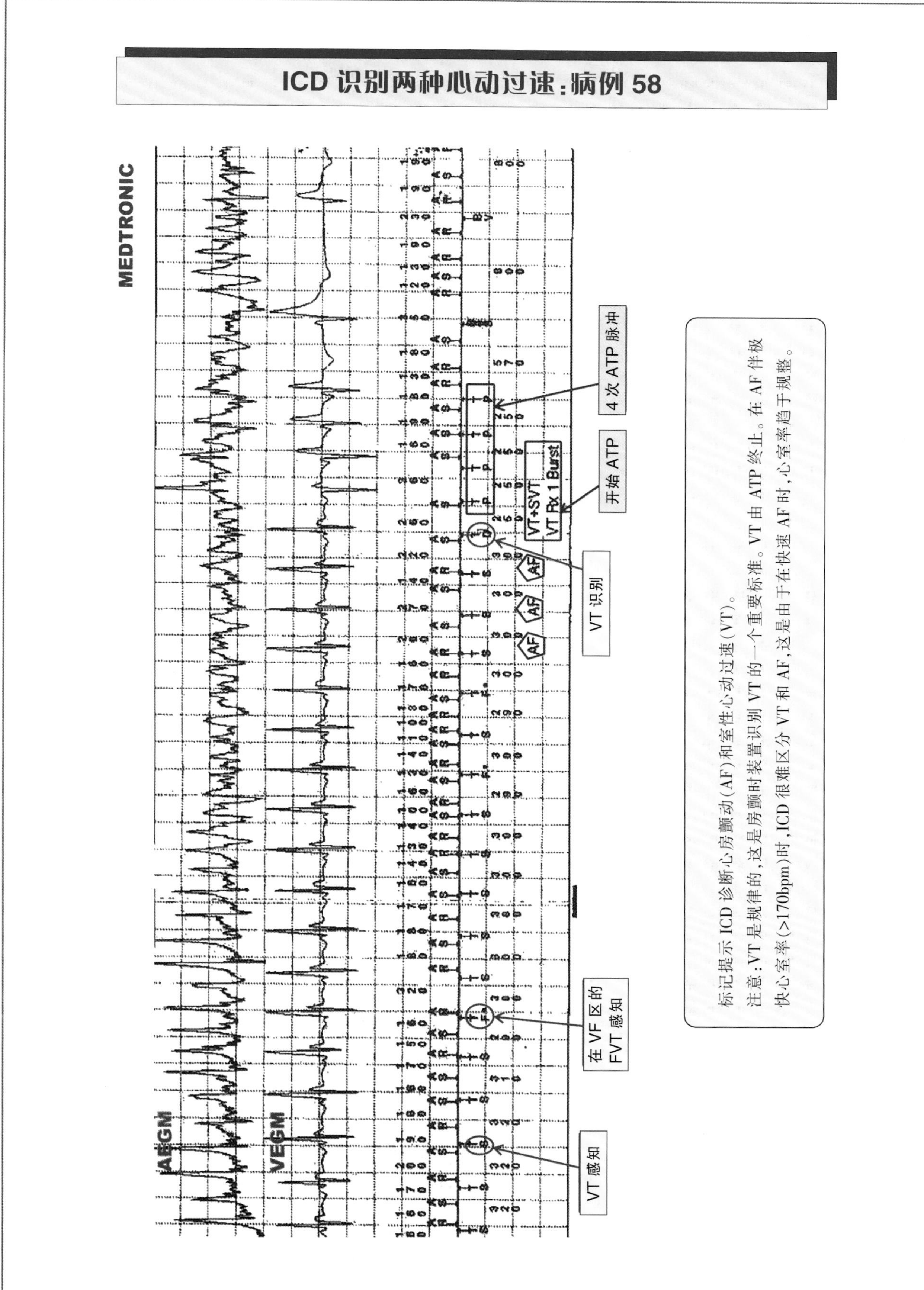

图 13.70

突发性鉴别方法的反应:病例 59

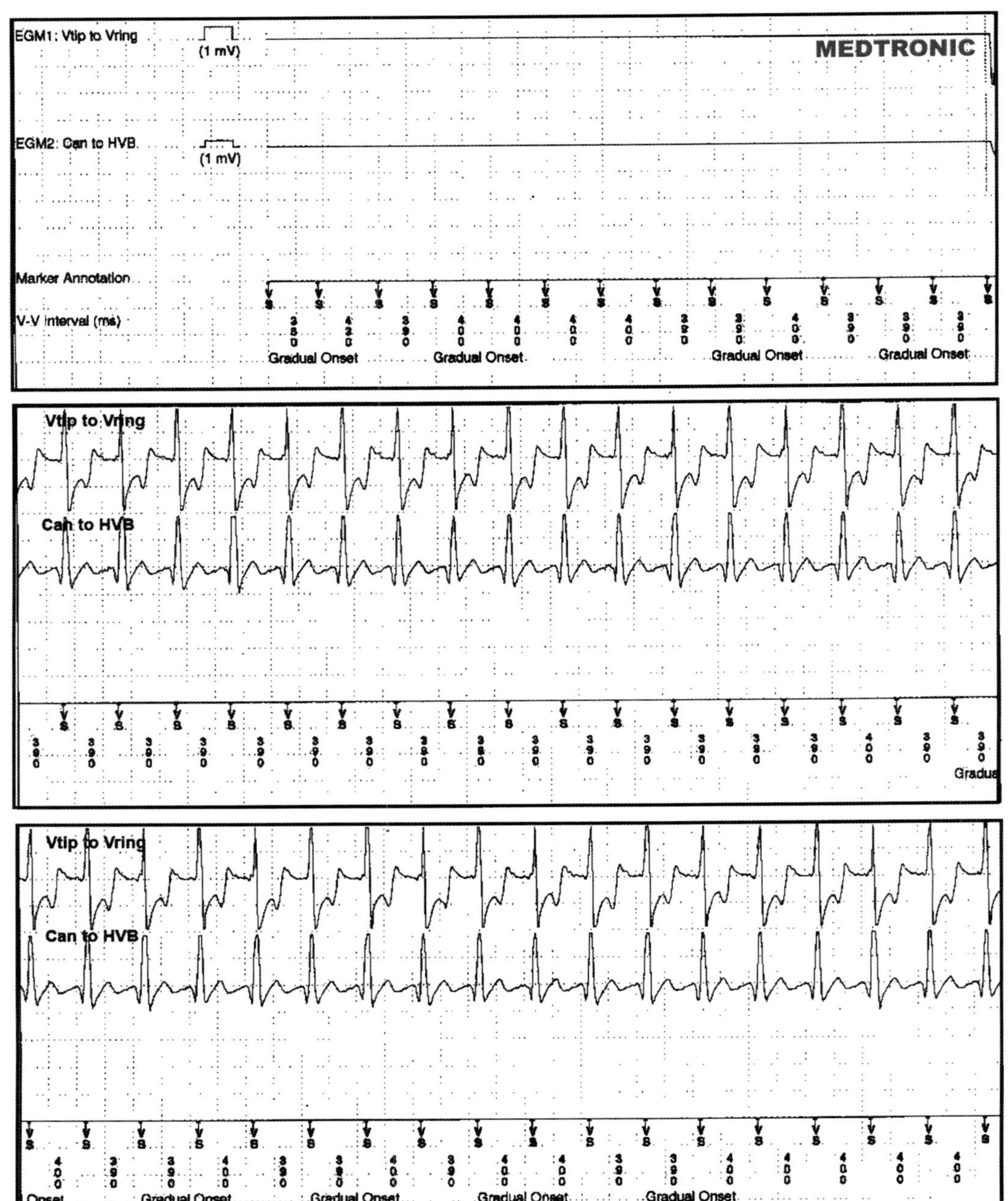

ICD 程控为 400ms 时识别 VT。突发性标准程控为“ON”。突发性算法评估心室率加速的情况,以防止将窦性心动过速识别为 VT,这是基于以下概念:窦性心动过速表现为频率逐渐增加,而 VT 发作时则不是。当装置在 VT 区识别到心室频率为逐渐增加时,它将停止计数 VT 事件(在 VT 区以 VS 标记)。在本病例中,突发性标准程控为 81%。装置将 4 个最近的心室间期(Re)平均值与它们之前的 4 个间期(Pr)平均值相比较。Re/Pr 的比值乘以 100。如果数值小于突发性标准,那么 ICD 识别为快速频率。在本病例中,由于心室频率逐渐缓慢增加,所以数值>81%。因此 ICD 停止将间期<400ms 的心搏计数为 VT。当这个百分比下降时,识别 VT 的灵敏度也将降低,所以突发性标准必须慎重程控。

图 13.71

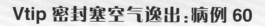

Vtip 密封塞空气逸出:病例 60

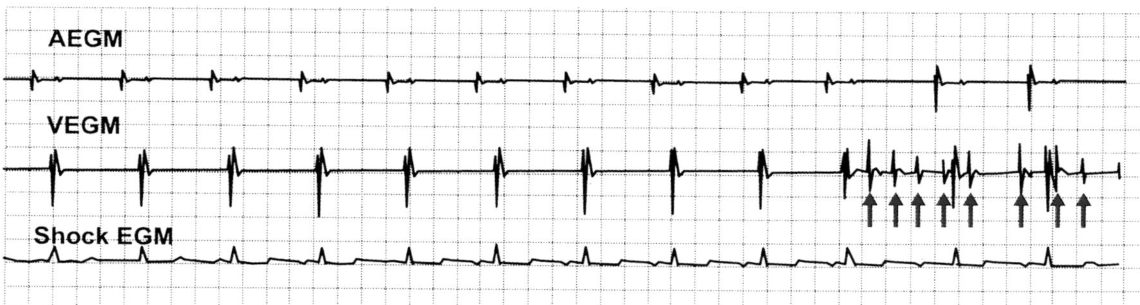

在感知导线上记录的噪音,最大可能是由逸出的空气和头端接触时产生的机械力引起的。这在置入后的几天内可能出现,直到头端和导线之间的压力相等时空气最终将被排出。
最有可能的是,体液进入插孔的固定螺丝钉区域。

来源于两根心室导线接触的噪音:病例 61

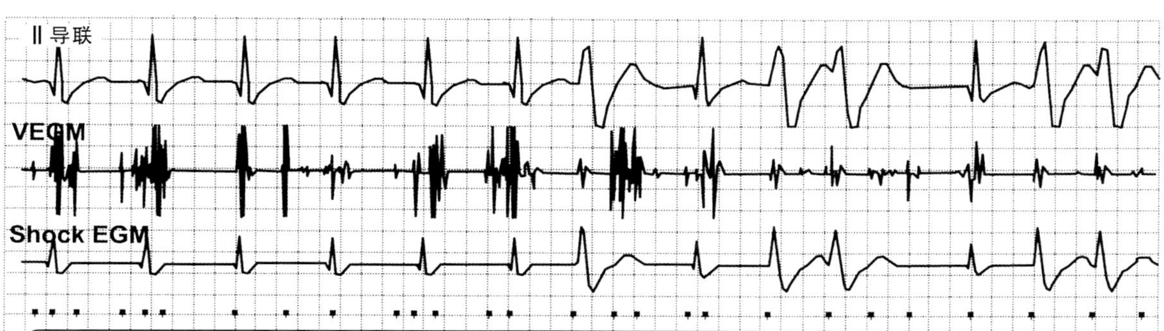

导线与导线接触产生的噪音与心脏的收缩相一致,发生于导线正要接触时。这种噪音的振幅有时可以由呼吸调节。

图 13.72

在插孔颠倒的除颤导线：病例 62

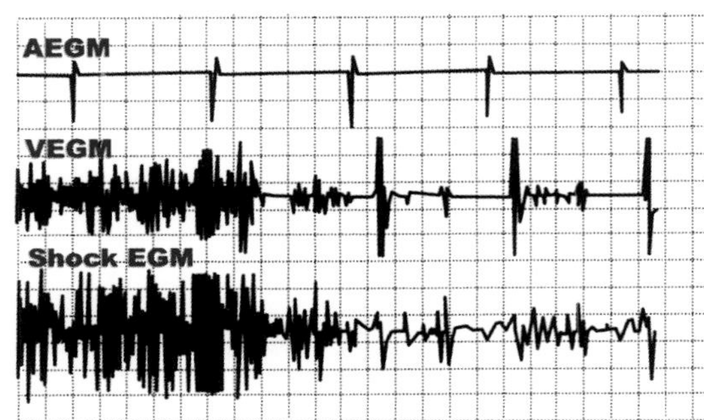

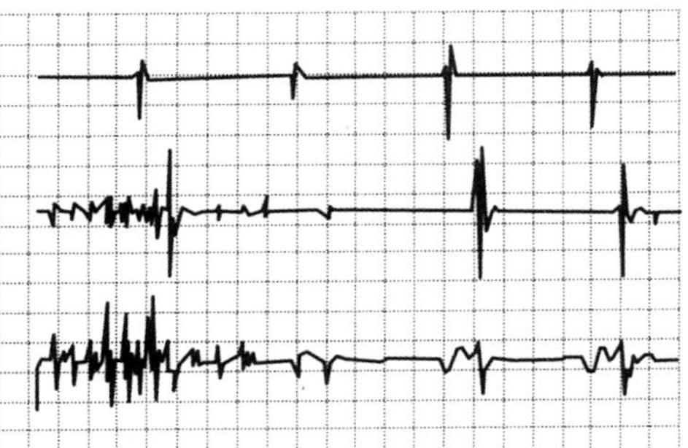

置入了一根双极集成双线圈除颤 RV 导线。在置入后，发生了多次不恰当电击。记录显示在感知 VEGM 和电击 EGM 上有明显噪音。通过上肢活动可以很容易地复制该噪音。远端线圈连接到了装置插孔为近端线圈设计的孔中，反之也是。这产生了一个能感知胸部肌电位的"近端线圈"。注意：在心房 EGM 中没有干扰。在这台装置中，机壳是一个位于囊袋内的活化电极，并且与装置内部的远端除颤线圈连接器直接相连。

心房导线磨损并接触 RV 导线：病例 63

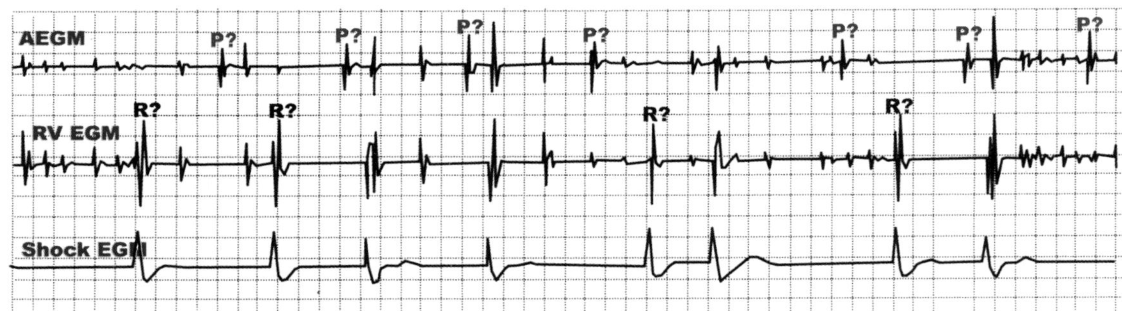

评论：

绝缘层破损的心房导线与心室导线接触所产生的噪音在两个通道同时出现。在两个通道中这些出现时间相似的信号，是心房和心室导体之间间断接触(ON/OFF)产生短暂电位的典型代表。在心房或心室通道中被间隔开的信号(除了伪信号)很可能是代表在 AEGM 中的 P 波和在 VEGM 中的 R 波。

图 13.73

由于电刀引起的噪音：病例 64

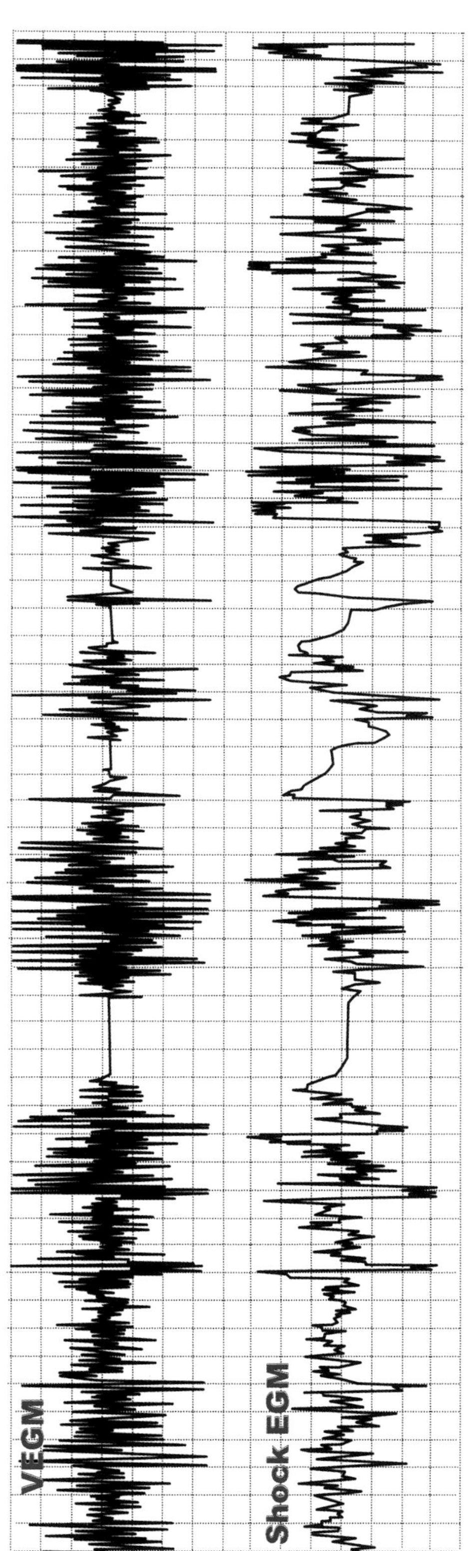

评论：

在采用电刀时记录的典型噪音。噪音涉及 AEGM(并未显示)、VEGM 和电击 EGM。ICD 将干扰识别为 VF,并导致电击发放。因此,当运用电刀时,在手术过程中应用磁铁关闭心动过速功能很重要。

图 13.74

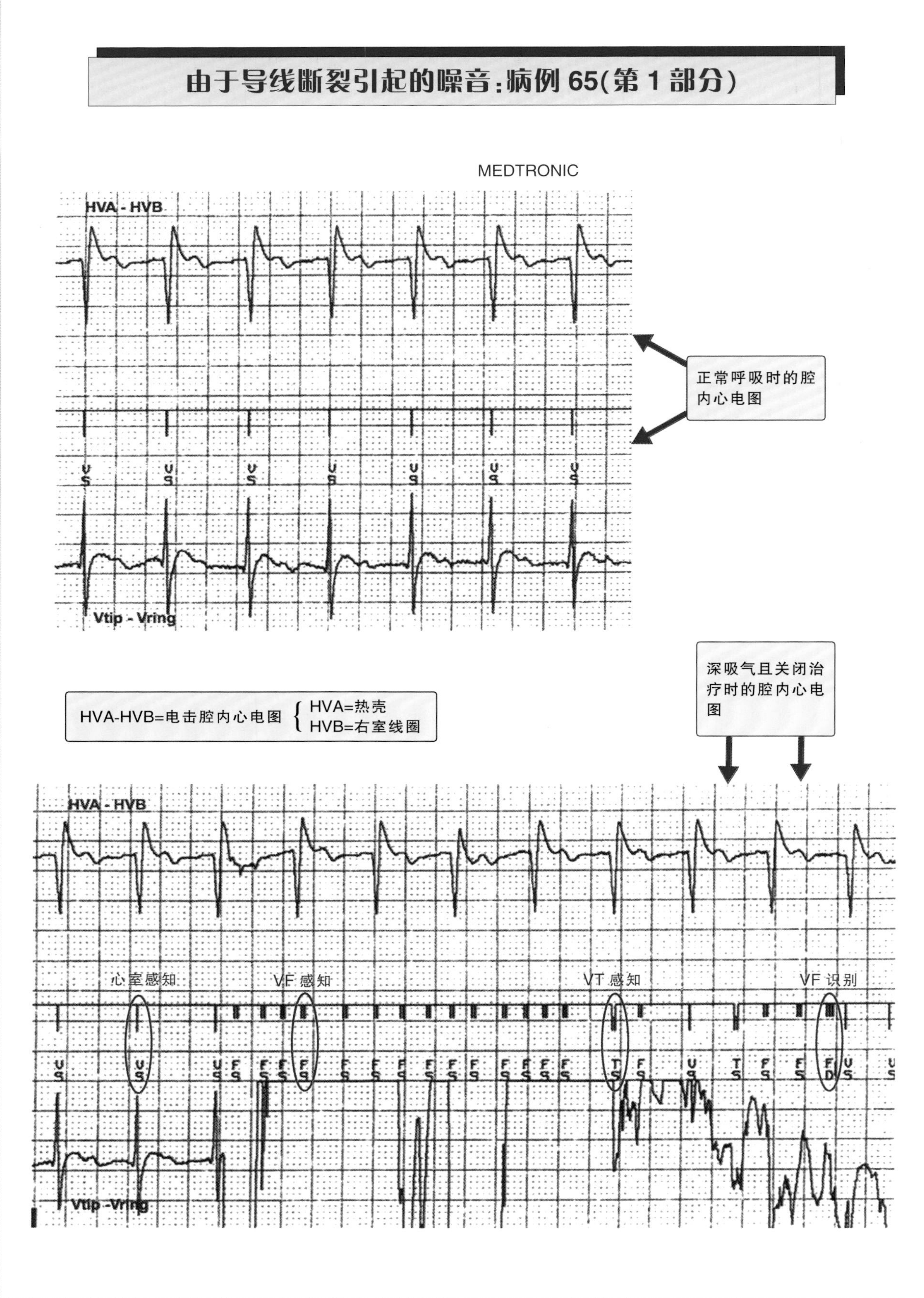
由于导线断裂引起的噪音：病例 65(第 1 部分)
MEDTRONIC
HVA - HVB
正常呼吸时的腔内心电图
Vtip - Vring
HVA-HVB=电击腔内心电图
HVA=热壳
HVB=右室线圈
深吸气且关闭治疗时的腔内心电图
HVA - HVB
心室感知
VF 感知
VT 感知
VF 识别
Vtip -Vring

图 13.75

由于导线断裂引起的噪音：病例 65(第 2 部分)

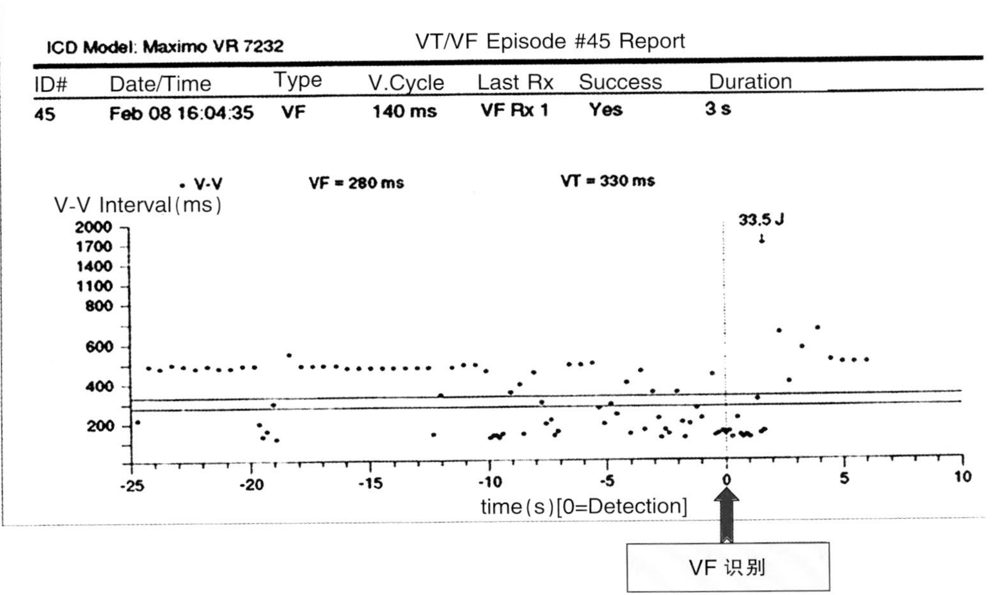

Status Report

ICD Model: Maximo VR 7232

Battery Voltage

(ERI=2.62 V)
Feb 08, 2007 16:13:26
Voltage 2.89 V

Last Capacitor Formation

Feb 08, 2007 15:45:52
Charge Time 3.66 sec
Energy 12.1 - 35.0 J

Last Charge

Feb 08, 2007 16:04:36
Charge Time 1.32 sec
Energy 25.5 - 35.0 J

Sensing Integrity Counter

(if >300 counts, check for sensing issues)
Since Feb 06, 2007 18:05:45
120-130 ms V-V intervals 1859

很多短 V-V 间期

Lead Impedance

Feb 08, 2007 03:00:05
V. Pacing 496 ohms
V. Defib 33 ohms
SVC (HVX) Defib 46 ohms

EGM Amplitude

Feb 08, 2007 03:00:12
R-Wave Amplitude 8.1 mV

Last High Voltage Therapy

Feb 08, 2007 16:04:37
Measured Impedance 32 ohms
Delivered Energy 33.5 J
Waveform Biphasic
Pathway AX>B

Device Status

Charge Circuit is OK.

通过深呼吸暴露 ICD 感知导线功能异常。在正常呼吸时，基线 VEGM 表现正常。深呼吸时突然出现的一阵心室信号，由于是短 V-V 间期，故考虑为非生理性。明显的基线干扰排除了膈肌肌电位过感知。伪信号引起了 ICD 识别 VT 和 VF，并导致不恰当电击发放。该发现符合可能与导线绝缘层破损相关的导线功能障碍。尽管记录到异常，但导线和除颤阻抗仍然正常。感知完整性计数器记录到很多短 V-V 间期，高度提示导线故障。本病例显示导线故障的最早期表现可能反映在短 V-V 间期计数中，而此时导线阻抗可能仍在正常范围。

图 13.76

文字部分

1 快速性心律失常

快速性心律失常又分为室上性和室性心律失常(图 1.01)。

1.1 心动过速的机制

房性和室性心律失常均有 3 种常见机制:自律性、后除极和折返。

1. 自律性指在非结性组织一个新部位的自发除极(异位病灶)。

2. 后除极包括在复极时(早期后除极:EAD)以及在细胞膜刚刚完全除极后(延迟后除极:DAD)出现的二次除极。后除极可达到阈值水平并产生动作电位而引起心动过速。

3. 折返发生于当刺激使心肌除极,然后该激动在解剖或功能环路中持续,产生反复搏动或持续性心动过速。折返环路需要 3 个功能性或结构性的条件:

(a)一次脉冲通过两条不同传导速度和不应性的通路传导;

(b)两条通路首尾相接而形成一条连续环路;

(c)在一条环路中单向阻滞以开启折返过程。

环路中的缓慢传导使之前阻滞的通道有时间恢复兴奋性。一次时间恰好的脉冲通过仅有的开放通路前传,然后通过另一条单向阻滞的通路逆传返回。如果前向通道已从不应期中恢复,那么返回的脉冲就能够再次激活之前的部位并开启自身持续的折返性心动过速(图 1.02)。

1.2 室上性快速性心律失常

维持室上性快速性心律失常(SVT)的结构包含希氏束分支以上的结构。室上性快速性心律失常包括房性心动过速(AT)、心房扑动(AFL)、心房颤动(AF)和房室(AV)交界性心动过速。房室交界性心动过速包括 AV 结折返性心动过速(AVNRT)和在折返环路中有一条或更多附属 AV 旁路参与的 AV 折返(顺向房室折返性)心动过速(AVRT/ORT)。

1.2.1 AV 结折返性心动过速

房室结折返性心动过速(AVNRT)包括一条 AV 结折返环路,这涉及两个房结连接或通路以及参与其中的心房肌成分。

AVNRT 的典型类型(慢 - 快型)包括两个功能和解剖独立且不同的不应期房结通路。快速传导通路的不应期长,缓慢传导通路的不应期短。在窦性节律时,前传在 AV 结两条通路中同时进行,但是来自于快速通道的脉冲逆向侵入缓慢通路,并与该通道的前向传导发生阻滞。通常心动过速由时间恰好的房性期前收缩启动,期前收缩遇到快速通道的不应期,但是可开启处于非不应期的缓慢通道(长 P-R 间期)的传导。在到达折返环路下部的共同通路后,波峰通过快速通路逆传返回心房。这个过程建立了一个以慢通道为前传支,快通道为逆传支的折返性 SVT(图 1.03)。心房和心室激动几乎同时发生。在常见慢 - 快型 AVNRT 中,逆传 P 波隐藏在 QRS 波群中或出现在 QRS 波终末,在下壁导联产生终末“伪 s 波”或更为常见的 V1 导联“伪 r 波”。很罕见地,P 波位于 QRS 波开始前而导致下壁导联“伪 P 波”。

AVNRT 的相反类型(快 - 慢型 AVNRT)很罕见。它是以快通道作为折返环路前传支,慢通道作为折返环路逆传支。

1.2.2 顺向房室折返性心动过速

顺向房室折返性心动过速(ORT)一般在有明显旁路(如在 Wolff-Parkinson-White 综合征中心房到心室)的患者中出现。然而,由于部分旁路仅能从心室向心房逆向传导,因此,一些患者在窦性节律时没有预激表现。在这种情况下,ORT 利用旁路作为折返环路的逆传支而 AV 结作为前传支(图 1.04)。顺向房室折返性心动过速一般由房性期前收缩或室性期前收缩启动。当旁路快速传导时,逆传 P 波出现在 QRS 波群后大约 140ms(范围 80~160ms)处,伴 RP 间期小于 P-R 间期。除非存在频率相关束支阻滞,否则 QRS 波的形态将与窦性节律时相同。

1.2.3 房性心动过速

房性心动过速能够发生在心房的任何部位。机制尚不清楚,但可能与心房局灶折返或某个点自律性增强有关。心房频率一般在 150~200bpm,但偶尔能快到 300bpm。在房性心动过速时,P 波在 QRS 波之前。P 波的形态取决于起源部位,并且不同于窦性 P 波。心室率取决于 AV 结传导。AV 关系可以是 1∶1,或受二度 AV 阻滞影响,其本身也可多变(图 1.05)。QRS 波的形态仍与窦性节律时相同。

1.2.4 心房扑动

心房扑动(AFL)由通常定位于右心房的大折返房性心动过速来维持。在常见的“典型”逆钟向(CCW)右侧 FL 时,激动的波峰从下向上沿房间隔前行。然后,从上向下沿心房游离壁至传导明显减慢的腔静脉-三尖瓣峡部(在下腔静脉和三尖瓣之间的区域)而返回。在少见的“非典型”右侧 AFL 时,大折返环以顺钟向循环,在房间隔向下,在右房游离壁向上(图 1.06)。

在典型 CCW AFL 中,心房活动(F 波)表现为特征性的下壁导联负向顿挫的“锯齿样”形态。在非典型 CW AFL 中,下壁导联表现为正向扑动波。心房频率大约在 300bpm,并且根据 AV 结传导状态 AV 比例通常是 2∶1 或更多。AV 比例可以不规律变化。心房扑动也能发生在左心房,特别是在治疗心房颤动进行肺静脉隔离(消融)之后出现。

1∶1 AV 比例很罕见。它可能是减慢心房传导速度的 I C 类抗心律失常药物的致心律失常作用的结果。显著缓慢的心房频率(190~240bpm)(图 1.07)允许形成 1∶1“缓慢”AFL 伴频率相关束支传导阻滞—这是一种常误诊为室性心动过速(VT)的情况。

1.2.5 心房颤动

心房颤动的电生理基础仍不明确。两个主要流行的假说:

1.“多子波”。

2. 稳定微折返(“母波”)的单个或少量高频信号源(“推动者”或“驱动者”)主要定位在左心房/肺静脉交界处。被动颤动式传导产生“子波”(图 1.08)。

房颤时,颤动波(f 波)表现的频率为 350~500 次/分钟。仅有少数的心房搏动能够通过房室结的过滤并不规律下传至心室。心电图(ECG)显示一种不规律的心室反应。仅在合并完全性房室传导阻滞时,心室频率变得规律且不快。当有快速心室反应(>170bpm)时,心室率倾向于规律,但是置入型心律转复除颤器(ICD)可能因此需面临鉴别心房颤动和室性心动过速的困难。

1.3 室性心律失常

室性心动过速(VT)和心室颤动(VF)是器质性心脏病患者心源性猝死的主要原因。在心脏结构正常的患者中,室颤(VF)和(或)室速(VT)很少见。心源性猝死定义为来自意外心脏骤停的死亡,一般是由症状发生在 1h 内和当医疗干预比如除颤逆转事件时发生的心律失常引起。

1.3.1 室性心动过速

室性心动过速定义为频率在 100~300bpm 之间,3 个或更多的连续室性期前收缩伴 QRS 波时限 >120ms。QRS 波群并非在心房波之后。VT 可以是单形性或多形性。单形性 VT 包含一个稳定(规律的)单一的 QRS 波形态,常常是左束支或右束支阻滞图形。多形性或多样性 VT 表现为不规律变化的 QRS 形态伴周长在 600～180ms 范围内变化。尖端扭转型室速是一种 LQTS 相关的多形性室速类型，是以 QRS 波峰扭转为特征。

室性心动过速可以是持续性（时长 >30s 和（或）因血流动力学损害需要在 <30s 内终止）或非持续性（≥3 次搏动但 <30s）。

特殊的 VT 类型包括：

1. 双相型 VT，表现 QRS 波群逐跳交替。

2. 束支折返性 VT，常常在伴有心肌病时出现，涉及在希氏－浦肯野纤维系统中从一个束支向另一束支传导的折返。典型类型与左束支传导阻滞形态相关。由于通过右束支消融能很容易治愈，因此诊断很重要。

1.3.2 心室扑动

这种 VT 类型的频率通常接近 300bpm。在快频率时，VT 如此快速以至于不能区分 QRS 波群和 T 波。也就是说，在连续的 QRS 波群之间没有等电位间期。心动过速规律伴周长变异性≤30ms。

1.3.3 心室颤动

心室颤动产生一个完全无规律的快速性心律失常，通常快于 300 次/分钟并伴混乱、随机、不同步的心室电活动。没有独立的 QRS 波群。心室颤动显示出 QRS 周长、形态和振幅的明显变异。对于 ICD 来说，VF 可定义为周长 <250ms 并与血压消失相关的多形性节律。自发的 VF 常常是在有规律的单形性 VT 之后。在起始时，VF 表现为粗钝的电学图形。当心脏变得不能耐受时，颤动变得纤细，而后就像濒死事件一样所有电活动均停止（一条直线）。

1.4 宽 QRS 波心动过速的病因

宽 QRS 波心动过速有多种原因（图 1.11）：

1. 室性心动过速，其是目前为止最常见的原因，大约占宽 QRS 波心动过速的 90%。陈旧性心肌梗死或充血性心力衰竭病史对 VT 的阳性预测率 >95%。

2. 室上性心动过速（包括窦性心动过速、房性心动过速、AFL、AF、AVRT 和 AVNRT）伴预激或频率相关的束支阻滞或由于 Ⅰ C 类药物或高钾血症引起的 QRS 增宽。

3. 逆向型 AVRT，通过旁路前传，以及通过 AV 结或另一条旁路逆传。

4. 室上性心动过速伴旁路前传。心房颤动伴 Wolff-Parkinson-White 综合征产生快速和不规律的快速性心律失常伴宽 QRS 波群。

5. 涉及 Mahaim 纤维的逆向型 AVRT（从右心房到右束支的房－束连接）伴与 AV 结相似的递减传导。Mahaim 折返性心动过速将该连接作为折返环路的前传支，AV 结作为逆传支。由于前传支插入或在右束支附近，因此心动过速时 ECG 显示为左束支阻滞形态。

6. 束支折返性心动过速。持续性心动过速时 QRS 波的形态表现为典型左束支阻滞图形（罕见为右束支阻滞）。束支折返性心动过速应在非缺血性扩张型心肌病和有希氏束－浦肯野纤维传导疾病证据的患者中考虑，他们表现为 PR 间期和（或）QRS 时限延长。这种心动过速依赖于一条束支发生阻滞（不应期长）和沿另一条束支缓慢逆传（图 1.14）。通常患者心动过速频率是 200～300bpm，常表现为晕厥或心源性猝死。在心动过速时，希氏束（H）电位早于每个 QRS 波，并且 VV 间期的变化在相似的 HH 间期改变之后。因为射频消融右束支能很容易消除该心动过速，因此识别很重要。然而，根据左心室（LV）功能潜在受损的严重程度不同，束支折返性 VT 的患者也能从 ICD 的猝死一级预防中获益。

1.5 室性心动过速的心电图诊断

尽管建立了许多标准来鉴别室性和室上性心动过速（SVT）伴差传，但宽 QRS 波心动过速（QRS >120ms）的鉴别诊断仍是一个挑战。

逐步分析法（图 1.12）

第 1 步：任何胸前导联均无 RS 型

任何导联均无 R-S 型则强烈提示 VT。若有 RS 型存在，则进行第 2 步。

第 2 步：胸前导联中 RS 间期时限

R 波起始至 S 波最低点的间期 >100ms，则倾向于 VT。

第 3 步：房室分离，夺获或融合波

存在 AV 分离，即心房和心室独立活动，在宽 QRS 心动过速时诊断 VT。在大约一半的 VT 患者中会出现；另一半患者有逆向 VA 传导。在 1∶1 逆向 VA 传导时，AV/VA 的关系不能区分 VT 和 SVT。存在二度 VA 传导阻滞提示 VT。

在相对缓慢的 VT 中，部分或全部心室可由经 AV 交界传导的室上性刺激（例如：窦性搏动）而激动。这种现象导致“夺获波”（呈现室上性 QRS 形态），从而反映心室完全由来自 AV 结的刺激所激动。当异位心室刺激和室上性搏动同时不同程度激动心室时，出现“融合波”（介于两者之间的 QRS 波形态）。这些现象可诊断 VT。

第 4 步：V1 和 V6 导联的 QRS 波形态

室性心动过速可表现为右束支（RBBB）或左束支传导阻滞（LBBB）形态（图 1.13）。

SVT 伴 RBBB 常表现为 V1 和 V6 导联三相波，即 rSR’形态，V6 导联显示窄 q 波和典型 R/S 比例 >1。

VT 伴 RBBB 表现为 V1 导联的单相或双相 QRS 波。在 V6 导联存在深 S 波及 R/S 比例 <1 或 QS 或 QR 形态时，支持 VT 诊断。

SVT 伴 LBBB 表现为 V1 导联窄 r 波（<30ms）伴快速下降的 S 波。从 QRS 波起始到 S 波最低点的间期测量 <60ms。

VT 伴 LBBB 在 V1 导联显示宽 R 波（≥30ms）和从 QRS 波起点到 S 波最低点（>60ms）的缓慢下降。V6 导联明显 Q 波诊断 VT。

QRS 波时限

在没有抗心律失常药物干预的情况下，RBBB 形态患者的 QRS 波时限 >140ms，以及 LBBB 形态患者的 QRS 波时限 >160ms，提示 VT 是最可能的诊断。

额面 QRS 电轴

额面电轴在 -90° ~ ±180°（右上轴）提示 VT。因此，在Ⅰ、Ⅱ和Ⅲ导联以负向 QRS 波为主是识别 VT 的有用标准。

胸前导联心电图负向一致性

如果所有胸前导联均表现为负向波为主，则可能诊断 VT。如果所有胸前导联均表现为正向波为主，则需鉴别通过左侧旁路的逆向型心动过速和 VT。

2 ICD 的适应证

ICD 的置入适应证在过去几年中已有所扩展。其除了对既往有威胁生命事件的患者进行二级预防，现在也可用于既往无事件但是猝死高危的患者进行一级预防（见附录和图 2.01）。

美国心脏病学会（ACC）、美国心脏协会（AHA）和心律失常协会（HRS）共同发表了关于 ICD 适应证的指南（图 2.02；见附录）。这些指南代表了关于 ICD 应用方面的医疗意见共识。指南对适应证采用分类系统（Ⅰ类到Ⅲ类）和证据水平等级评估（A 到 C 级水平）。

指南这样描述适应证：Ⅰ类代表有足够证据和（或）普遍认为 ICD 置入是有用和有效的（图 2.03）。Ⅱ类适应证是关于有用性/有效性的证据尚有矛盾；Ⅱa 类（图 2.04）的观点倾向于 ICD 置入，然而Ⅱb 类则通常证据不支持应用 ICD。Ⅲ类指来自多个患者群的观点一致认为 ICD 置入是无用或无效的，甚至对部分患者可能是有害的（图 2.05）。

支持推荐意见的证据级别是分级的，如果资料来源于包含大样本患者人群的多项随机临床试验，则这是作为 A 级水平。当资料来源于包含小样本患者人群的有限数量的随机临床试验或多项非随机对照研究及观察性注册研究，那么该证据水平排列为 B 级。当专家共识意见作为推荐的主要来源时，证据水平排列为 C 级。这并不意味着基于 C 级证据水平的推荐比基于 A 级证据水平的要差。特别是在罕见疾病的患者人群中，随机试验很难执行并可能永远无法完成。

可逆的室性快速性心律失常

如果室性快速性心律失常是暂时和可逆的，那么不应考虑 ICD 治疗。这种心律失常的病因包括低钾血症、低镁血症和Ⅲ类抗心律失常药物的致心律失常作用（所有这些均可引起尖端扭转型室速，甚至是在心脏结构正常时），以及洋地黄中毒。有很多能够引起 QT 延长和尖端扭转室速的心脏和非心脏性药物。在急性冠脉综合征和心肌梗死后 48h 内发生的心室颤动与住院期间死亡率增加有关，但与远期死亡风险增加无关。多形性 VT 的患者（有正常的 Q-T 间期）应考虑行急诊冠脉造影以确定可能的缺血原因。如果严重的冠脉疾病因室性快速性心律失常而变得复杂，那么血运重建将很可能减少或消除心律失常。在这种情况下，如果左心室射血正常或接近正常，那么 ICD 的适应证是存在争议的。

单腔或双腔 ICD

双腔 ICD 推荐在有传统双腔起搏适应证的患者中应用，比如变时功能不全、病态窦房结综合征或 AV 传导异常。然而，许多医生喜欢在很多其他患者中也应用双腔 ICD，这是因为心房监测对于诊断不同快速性心律失常能提供有用数据。

2.1 心脏动作电位和离子通道功能异常

2.1.1 心脏动作电位

静息膜电位

心脏细胞覆盖一层半透膜（肌膜），它们可以维持在细胞内和细胞外环境的离子梯度，其排列与膜电位有关。泵出细胞的钠离子和泵入细胞的钾离子维持静息膜电位。

静息时，在舒张期当没有电荷流动时，细胞内部带负电荷，而细胞外部带正电荷，因此肌膜是极化的。伴随电兴奋波的离子运动称为去极化过程，其将逆转这种极化状态。

去极化和极化细胞的并排允许电流流动，以便电流向远处扩散，并引起其他相邻细胞去极化。

在一个心脏周期中，膜电位从极化状态（静息膜电位）向去极化转变，然后复极，并回到极化状态。

心脏动作电位由去极化内向电流（使得细胞内带更多正电）和复极化外向电流（使得细胞内带更多负电）之间复杂的相互作用来决定。这些现象主要是由钠、钙和钾离子的跨膜运动引起（图 2.06）。

心脏动作电位的电学变化顺序可分为 5 个简要时相：0 相，快速除极上升相；1 相，初始快速复极相；2 相，平台相；3 相，终末复极相；4 相，有起搏活动的细胞膜的自发除极产生一个新的动作电位。

0 相：快速除极

在初始快速除极相（0 相），当电压达到激动阈值 -70 ~ -60mV 时，动作电位打开钠通道。除极时，在除极的头几秒钟，钠离子快速进入细胞内（内向 Na+电流），细胞膜电位转为带正电（+30mV）。

1 相：初始快速复极

在形态水平下降至形成平台相之前，除极停止，允许一段快速复极时间（图 2.07）。这种快速复极在心肌和浦肯野细胞产生“穹隆”型的动作电位。复极过程主要起源于快速失活的钠通道和短暂外向钾电流 i_{to} 的联合作用。

2 相：平台相

平台相是除极化的晚期内向钙电流（i_{CaL}）、晚期钠电流（i_{NaL}）和复极化的外向钾电流（i_{K1}）之间的“良好平衡”。

3 相：终末复极

复极的终末阶段主要是来源于复极化的外向快速 i_{Kr} 和缓慢 i_{Ks} 钾电流以及除极化的晚期内向电流 i_{NaL} 和 i_{CaL} 的联合作用。

4 相：舒张期除极

最后，细胞再度进入极化状态。在窦房结和房室结中，自发除极能正常发生并且启动激动扩步。

2.1.2 离子通道的功能异常

基因突变可能导致重要离子通道的功能增强或减弱，进而影响复极过程及动作电位时长（APD）。正常复极代表复极和除极电流之间良好平衡的结果（图 2.07）。不平衡将导致动作电位时长异常，进而引起心律失常。这个概念是长 QT、短 QT 和 Brugada 综合征的基础。

当复极电流（i_{Kr} 和 i_{Ks}）强于除极电流（i_{NaL} 和 i_{CaL}）时，动作电位时长及 Q-T 间期缩短。相反，当复极电流（i_{Kr} 和 i_{Ks}）弱于除极电流（i_{NaL} 和 i_{CaL}）时，动作电位时长及 Q-T 间期延长。

2.2 在特定疾病中的 ICD 治疗

2.2.1 长 QT 综合征

Q-T 间期延长是从 QRS 波起始到 T 波结束。它代表心脏除极和复极时间的总和，基本对应于动作电位时长。由于 Q-T 间期在心动过速时缩短，心动过缓时延长，所以要采用 Bazett 公式对心率进行校正（Q-T 间期除以 R-R 间期的平方根）（图 2.06）。校正的 Q-T 间期（QTc）正常测量值为 400 ±40ms。

长 QT 综合征（LQTS）是在心电图中以 Q-T 间期延长为特征的疾病人群的表型描述（图 2.08）。LQTS 可以是获得性或遗传性的。

获得性 LQTS 可以是由导致 QT 延长的药物治疗（比如抗心律失常药物、某些抗组胺药、大环内酯类抗生素、抗精神病类和抗抑郁类药物）或电解质紊乱（低钾血症、低镁血症）引起。心动过缓也可能是药物诱发 LQTS 的潜在危险。

LQTS 有增加尖端扭转型室速（TdP）这种致命性室性心律失常的风险。对于 QTc >500ms 的患者，其晕厥、心脏骤停或猝死的风险较高。

尖端扭转型室速是一种危险的心律失常，是表现为 QRS 电轴 180°周期性改变的多形性 VT 形式（图 2.09）。QRS 波的波峰呈现起伏曲线，似乎是沿等电位线“扭转”；因此命名为尖端扭转型室速，或“尖端扭转”。心室频率常常在 200 ~ 250bpm 范围内。TdP 通常持续时间较短，并且可自行终止，但是可引起晕厥。绝大多数患者经历多次快速连续反复发作的 TdP 事件，其具有潜在恶化为 VF 伴猝死风险。

TdP 常可用早期后除极（EAD）解释，EAD 是在动作电位的 2 相或 3 相发生的单次或多次膜电位振荡。心动过缓有引发 EAD 的可能，其也常常发生在与室性期前收缩相关的代偿间期之后。

在遗传性 LQTS 患者中，已识别出 7 个致病基因:5 个与钾通道相关,1 个与 ankyrin B(*ANK*2 基因)有关,另 1 个与钠通道有关。具体的基因类型表示为 LQT1 到 7。LQT 综合征 LQT1、LQT2 和 LQT3 共占先天性 LQTS 患者的 90% 以上,其中 LQT1 和 LQT2 比 LQT3 更为常见(图 2.08)。

LQT1 型综合征是由 *KCNQ*1 基因突变引起,它将导致复极外向钾电流的缓慢作用成分 i_{Ks} 的功能减弱。LQT2 型综合征是由 *KCNH*2(HERG)基因突变所致,其将导致复极外向钾电流的快速作用成分 i_{Kr} 的功能减弱。LQT3 型综合征是由心脏钠通道基因突变引起,这将导致晚钠电流 i_{NaL} 的功能增强。

根据遗传类型和感觉神经的听力是否丧失,先天性 LQTS 可有 3 种临床表型。最常见的常染色体显性遗传类型是 Romano-Ward 综合征,其仅有单纯的心脏表现。而常染色体隐性遗传类型 Jervell 和 Lange-Nielsen 综合征,与 LQTS 及耳聋相关。因此,Jervell 和 Lange-Nielsen 综合征仅在 LQT1 和 LQT5 中表现,他们两者均是影响的 i_{ks}。

不常见的临床表型称为 Andersen-Tawil 综合征(过去划分为 LQT7),其为常染色体显性遗传疾病,以周期性瘫痪、颜面/骨骼畸形和室性心律失常的临床三联征为特征。该综合征是由于编码复极外向钾电流(i_{Kl})的 *KCNJ*2 基因突变导致。降低的 i_{kl} 电流引起心脏动作电位终末相延长、晚期后除极(DAD)和心律失常。心电图表现包括 QTc 间期中度延长和明显 U 波。室性异位灶很常见,包括多形性 VT、双相性 VT 和 TdP。其也可发生猝死。

基因型和 T 波形态之间存在关系。LQT1 型的患者表现高振幅宽基底的 T 波。LQT2 型患者的心电图特点包括有切迹"双峰"低振幅 T 波。LQT3 型患者表现长的等电位 ST 段和晚发非对称性高尖 T 波。然而,ECG 形态可有所重叠。

在特定基因型和 LQTS 心脏事件触发条件之间找到了联系(图 2.10)。LQT1 型患者在体育活动,特别是游泳时,易发作心律失常。相反,LQT2 和 LQT3 型患者在活动时均仅有轻度可能发生心脏事件。听觉刺激是对 LQT2 型患者的一个特定触发因素,然而,LQT3 型患者在休息或睡觉时则具有最大危险。

所有 LQTS 的患者,即使无症状也应给予 β 受体阻滞剂治疗。他们对于 LQT1 型最为有效,但对 LQT2 和 LQT3 型的效果差一些。LQT1 型患者采用 β 受体阻滞剂治疗后心脏事件发生率低,然而,对于 LQT2 和 LQT3 型患者即使应用 β 受体阻滞剂治疗,仍有较高发生心脏事件的风险。对无症状的 LQT2 伴 QTc >500ms 和所有 LQT3 型患者,应认真考虑 ICD。在 ICD 置入后,也应继续应用 β 受体阻滞剂。

2.2.2 Brugada 综合征

Brugada 综合征(BS)有以下特征:

1. 右侧胸前 $V_1 \sim V_3$ 导联 ST 段抬高,与右束支传导阻滞(RBBB)形态相似。

2. 休息或睡觉时,猝死风险高,并且心脏结构正常(图 2.11)。

该疾病是由遗传学决定,在 50% 的家族病例中是常染色体显性遗传。导致 BS 的基因异常与编码心脏钠通道的离子通道基因 SCN5A 突变有关。在这个通道的突变会导致通道功能减弱或从强化复极过程的失活中迅速恢复,最终引起动作电位时长缩短。心律失常是以 2 相折返为基础。

在右胸导联($V_1 \sim V_3$)可识别到 3 个 ECG 复极形态:

第 1 型,称为"穹隆型"(向上凸起),是诊断 Brugada 综合征的标志。其表现为弓形 ST 段抬高 ≥2mm(0.2mV),伴随负向 T 波,无等电位段。Q-T 间期正常。

第 2 型,称为"马鞍型",以马鞍表现为下斜形 ST 段抬高(≥2mm)为特征,伴随逐渐下降的 ST 段(仍保持在基线上≥1mm)和正向或双向 T 波。

第 3 型,穹隆型或马鞍型,伴 ST 段抬高 <1mm。

BS 的 ECG 表现可以是暂时的或隐匿的,但是它们在通过钠通道阻滞剂(如氟卡尼、普鲁卡因胺、阿义马林),以及在发热状态或应用迷走神经刺激时能显现出来。β-肾上腺素刺激(异丙肾上腺素或运动)可使 ECG 形态正常化,然而 β 受体阻滞剂则增大其异常。对于 2 型和 3 型形态,如果自发或应用 Ⅰ A/C 类抗心律失常药物(氟卡尼等)后转化为 1 型,那么考虑有意义。在部分患者中,无论有无药物作用,将右胸导联放置在更高的位置(比正常高 2 个肋间)都能够增强 ECG 识别 Brugada 表型的敏感性。

目前,ICD 是唯一被证实对该疾病有效的治疗方法。ICD 置入的推荐总结在图 2.12 中。奎尼丁可能是唯一有用的药物。

对于 ECG 表型为 1 型 Brugada 的有症状患者(自发或应用钠通道阻滞剂后),如果其是猝死生还者,那么他们应置入 ICD 而之前不需做电生理检查。对于表现为晕厥、发作、夜间濒死呼吸的患者,在仔细排除非心源性原因后,也应置入 ICD。电生理检查对有症状患者仅推荐用于室上性心律失常的评估。

对于 ECG 表型为 1 型 Brugada 的无症状患者(自发或应用钠通道阻滞剂后),若其有可疑因 Brugada 综合征心源性猝死家族史,那么应进行电生理检查。对于心源性猝死家族史阴性的患者,电生理检查仅在 1 型 ECG 形态自发出现时应用。对于诱发出 VT/VF 的患者应置入 ICD。仅在钠通道阻滞剂应用后出现 1 型 ECG 形态的无家族史且无症状的患者应严密随访。

2.2.3 短 QT 综合征

对于短 QT 综合征的患者(Q-T 间期 <300ms),其在年幼时即表现恶性室性快速性心律失常并伴猝死家族史,但心脏结构正常(图 2.13)。QRS 波正常,但 ST 段实际上不存在。短 QT 综合征是由 i_{Kr} 和 i_{Ks} 钾通道功能增强引起,从而加快复极速度,因此动作电位时长明显缩短。通道功能增强是由于 *KCNQ1* 基因(负责 i_{Ks})和(或)*KCNH2* 基因(负责 i_{Kr})突变所致。目前,虽然 ICD 置入对非常小的儿童并非真正可行,但它提供了仅有的治疗选择,并且应强烈考虑预防性置入。奎尼丁也许有助于延长 Q-T 间期。

2.2.4 肥厚型心肌病

肥厚型心肌病(HCM)是一种与编码心脏肌原纤维节蛋白成分的多种基因突变有关的遗传性心肌疾病(图 2.16)。肥厚型心肌病具有室性快速性心律失常和猝死的风险,特别是对于年轻患者。药物治疗包括 β 受体阻滞剂和胺碘酮。酒精间隔消融或间隔切除均不能降低猝死风险。对于既往心脏骤停或持续性 VT/VF 的患者,考虑其复发风险,应置入 ICD 进行二级预防。目前准确识别那些应进行 ICD 一级预防的患者仍较困难。

危险分层需要详细的个人和家族史、体格检查(包括激发试验、12 导联 ECG、二维超声评估静息及激发时左室流出道压力梯度)、24h 动态 ECG 监测和运动试验。

重度左室肥厚(心室间间隔厚度 >30mm)是猝死的有力独立指标,甚至在没有确切室性心律失常时。

对 HCM 患者进行猝死一级预防而置入 ICD 取决于危险分析,考虑存在 2 个或更多的危险因素,虽然一些专家在仅有 1 个危险因素的情况下也推荐 ICD(图 2.17)。

2.2.5 致心律失常性右室发育不良(ARVD)

致心律失常性右室发育不良(ARVD)是以不同程度的脂肪或纤维脂肪组织部分取代右室心肌为特征,形成折返环路的潜在基质,导致室性快速性心律失常的发生(图 2.02)。该损害常累及右室流入道、心尖和漏斗部。左心室很少也会受到影响。该情况常通过常染色体显性方式遗传,致病突变认为是编码细胞黏接蛋白 plakoglobin 和 desmoplakin 的基因。

在 $V_1 \sim V_3$ 导联 T 波倒置以及延长的 S 波上升支(>55ms)是最常见的 ECG 表现。心肌进展能引起右心室延迟激动,表现为在部分患者 $V_1 \sim V_3$ 导联 QRS 波终末电位,定义为“epsilon 波”。更常见的是信号平均 ECG(SAECG)识别到碎裂电活动。

ARVD 患者由于频发室性期前收缩(1000 个/24 小时 Holter 监测)而常有心悸,或与起源于右室表现为 LBBB 形态的持续性或非持续性 VT 事件相关的晕厥。有晕厥病史或频发 VT 的患者应置入 ICD。

由于只有以前的数据,所以迄今为止 ICD 治疗在猝死一级预防中的作用仍不明确。

2.2.6 儿茶酚胺敏感性室性心动过速

儿茶酚胺敏感性室性心动过速(CPVT)是一种与晕厥和猝死相关的遗传性疾病(图 2.15)。特征包括:

1. 肾上腺素激活与室性快速性心律失常发生

之间有直接联系。

2. 典型形态是双相性 VT 伴普通的静息心电图(除外轻度窦性心动过速)。

3. 心脏结构正常。

体育活动或急性情绪应激提供了心律失常的特定触发因素。该疾病是由心脏 ryanodine 受体 RyR2 和 calsequestrin 蛋白的基因突变引起,上述基因负责心脏钙调节。突变可引起心脏钙超载,导致延迟后除极(DAD)。延迟后除极是自发的舒张期除极,能诱发动作电位和心律失常。β 受体阻滞剂是治疗的基石,但绝大多数患者也推荐应用 ICD。

2.2.7 Lamin A/C 基因突变

伴传导障碍的扩张型心肌病与编码内部核膜蛋白 lamin A/C 的 *LMNA* 基因突变有关。心房颤动、窦房结功能异常、AV 传导障碍、心力衰竭和因室性快速性心律失常导致的心源性猝死在 laminA/C 基因突变的患者中很常见。因为心源性猝死的发生,甚至可在严重左室收缩功能异常之前,因此,在这部分患者的早期阶段就应考虑预防性 ICD 置入而非永久性起搏治疗。

3 ICD 硬件

ICD 系统包括一个脉冲发生器和一根或更多根的导线或能够感知、起搏和除颤的贴片(图 3.01)。ICD 发生器装有电池(电源)、一个或两个高压电容器(蓄电器)和负责计时、识别快速性心律失常、发放治疗、心动过缓起搏、诊断和遥测的电子电路。

3.1 ICD 机壳和插孔

ICD 发生器外盒(称为"机壳")是一个由不锈钢或钛制成的金属密封盒。由于钛的强度、体液中的生物相容性或惰性,以及低密度,因此成为首选材料。该金属盒保护电池和电子电路免受体液的侵蚀和体外电磁干扰(EMI)。然而,在现代 ICD 模型中,该机壳也要作为活化的除颤(高压)电极。

在电池和电子元件安装后,金属盒的两半采用激光或 TIG(钨极惰性气体保护焊)焊接在一起。在完成密封前,该部件被充满氦气。在最终密封后,密封盒由氦气测漏仪在超高真空下进行测试。插孔一般由透明的 PMMA(聚甲基丙烯酸甲酯树脂或有机玻璃)组成,因此在置入或排除障碍时能肉眼确认其与导线的连接。当插孔比导线多时,未用的插孔可用硅胶塞密封。

3.2 电池

在普通起搏器中应用的锂 - 碘电池是设计用于长时间发放低电流(典型为 10μA 用 5 年或更久)。然而,除了这种小电流,ICD 的电池必须为电击时电容器充电提供高电流脉冲(典型为 2A 至少 10s)。因此,ICD 电池必须具有高能量密度、高电流发放能力并且自我放电低(即由于内部渗漏电荷而产生的损失低)。绝大多数 ICD 中的电池是锂/银 - 氧化钒电池(或 SVO 电池)。

3.2.1 活化的元件

活化的阴极材料是银氧化钒($Ag_2V_4O_{11}$)。活化材料与聚四氟乙烯黏合剂和导电碳一起形成一种混合物。钒还原(逐步从 V^{5+} 到 V^{3+})的同时银(从 Ag^+ 到 Ag^0)从外部电路中吸收电子。阳极是压在镍集电器上的纯锂金属。锂的氧化会向外部电路发放电子。1mol 的 $Ag_2V_4O_{11}$ 能与 7mol 的 Li 起反应。传统 Li/SVO 电池称为阴极限制型,这是由于阴极的容量不能超过阳极(锂)的容量。阴极限制这一术语过去用于最初的 SVO 电池设计,并提示当阴极材料用尽时,电池耗竭发生(图 3.01)。

阴极和阳极的表面积都必须足够大以提供满足电击要求的电流发放。因此,层叠式构造或扁平线圈允许电极的两极均被活化(图 3.02)。

3.2.2 电池指示器

SVO 电池产生开放的电路电压或完全充电时 3.2V 的"电动势"(即寿命开始,或 BOL)。在未变性的电池内部,进行性的化学反应在两个几乎稳定的电压区域:一个在 3.2V,另一个在 2.6V,产生一个特定的放电曲线。这些区域通过斜坡电压段连接。电压在 2.6-V 平台后也会下降。当达到电池耗竭特定提示即择期更换指征(ERI)时,建议更换发生器。电池电压正常触发 ERI 点。因此,ERI 电压必须设定得略低于 2.6-V 平台以获得更长寿命。在 ERI 点,发生器更换常常计划在 2~3 个月内,但宁愿更早一些。称为寿命终末(EOL)的晚期指征,反映大约 2.2V 的更低电压并提示必须紧急更换发生器。

3.2.3 电容器充电时的电池电压

注意电池的负载电压始终低于开放电路电压。SVO 电池的等效串联电阻(ESR)大约 0.3Ω。在高压(HV)电容器充电时,可能需要多达 2A 的电流消耗,产生(根据欧姆定律:R × I = V)0.3Ω × 2A = 0.6V 的内部电压下降。因此,在 HV 电容器充电时,电池的负载电压可下降至 ERI 电压以下。然而,装置并不测量这个低负载电压,因此在短的电容器充电时间内,并不激活 ERI 点。当没有电容器充电时,电池电压的状态和 ERI 提示是专门以开放电路电压(也称作监测电压或非负载电压)为基础的。当然,以微处理器、存储器等微安培的形式,总是有极小量的电流消耗。由于这种电流消耗的不同,所以 ERI 电压在不同的厂家之间有所不同,甚至在它们采用相同类型的电源时也有不同。

一些 ICD 采用两个 SVO 电池串联,因此得到 6.4V 的 BOL 电压。

3.2.4 电容器充电时间

在 3.2-V 平台,电池的内部阻抗(ESR)轻度降低,然后稳定增加直到耗竭。电压下降联合内部阻抗增加会影响 HV 电容器的充电时间。充电时间可从 5 ~ 7s 翻倍至 15s。考虑到电容器快速充电的重要性,一些 ICD 将充电时间合并入 ERI 报警中(即:当电池电压低或电容器充电时间过长时,装置提示 ERI)。

3.2.5 双电源

一些装置采用双能量源:一个是 Li/SVO 电池,其用于除颤电击所需的高电流发放能力;另一个是独立的 Li/碘电池,其用于功能和电学监测。双电源的方法可引起更小的全部电池容量,这是因为标准的 Li/碘电池具有更大的能量密度。

3.2.6 电压延迟和内部电池阻抗

当电池达到 2.6-V 平台时,若数月内未发放高充电电流,那么在阴极附近会发生“化合物聚集”。聚集会增加 ESR 并延长充电时间。由于它会延迟电击发放,因此这种现象称为“电压延迟”。电容器在一个新的充电周期后,化合物聚集可消失,因此当达到 2.6-V 平台时,建议每 3 个月进行 1 次电容器重整(图 3.04)。厂家建议的电容器重整部分反映了这种电池要求。

3.2.7 新电池技术

Medtronic(Minneapolis, MN, USA)发明的一种新电池是阳极限制的,并且具有在整个电池寿命中保持较高电压的优点。通过减少锂的用量使各组分重新平衡,并且电池组成的改变消除了阴极限制电池的第二个电压平台。这里没有像阴极限制电池那样的双平台耗竭曲线。当开放电路电池电压下降至约 2.6V 时,电池放电基本结束。采用新的电池,耗竭曲线在第一个平台后几乎呈线性,伴择期更换指征(ERI)设定在约 2.62V。在这种阳极限制电池中,较高电压的优点是对电容器充电有更好的“推动力”。当电池电压接近 ERI 点时,对相对频繁的电容器重整(与阴极限制电池的 ICD 相反)的需要也更少。在这方面,Medtronic 规定每 6 个月进行一次电容器重整(见下文)。频繁电容器重整会降低电池寿命。

3.3 电容器和电容器充电

高压(HV)电容器是 ICD 的一个重要元件。理解 ICD 的功能需要了解电容器及其充电能力的一些知识。绝大多数 ICD 装有 2 个电容器,均能耐受大约 400V。当完全充电时,电容器呈串联连接,并且向心脏一起发放 2 × 400V = 800V 的脉冲。

3.3.1 电池电压的扩增

如果 ICD 电池仅产生低电压(3.2V 或两个电池 6.4V),那么它不能快速发放心脏除颤所需的电荷(电击)。因此,需要充电器(或 DC-DC 变压器)来将这种低电压转换至高电压(高达 750 ~ 800V)。然后用于除颤的 HV 充电经数秒钟逐渐聚集,并且暂时存储在 HV 电容器中,仅几秒钟(6 ~ 10s)就可发放电击至心脏。这个过程与水桶被花园中的水管(每秒容量低或流量小)持续缓慢注满水相类似。然后将桶倾斜,紧接着水快速倒出(每秒容量高或流量很大)。在水桶中的容量代表存储在电容器中的总的电荷(图 3.04)。

3.3.2 电容器的基本特性

电容器存储电荷。明确地说,它是电荷或能量暂时性的存储舱。简单电容器是由两个称作极板或电极的导体组成(如平行的金属极板),二者被称作电介质的绝缘体隔开。当电压源连接到电容器时,极板上的自由电子重新分布:电子从一个极板移动并泵入到另一个极板。这将形成包含一个阳极充电板和一个阴极充电板以及两个极板之间的电压(电位差)的电子元件。在移除电压源后,电容器保持充电。

电容量是电容器存储电荷的能力。当小电压能在电容器中存储大电荷时,电容量大。数学上,电容量可表达为电荷和电压之间的比值:C = Q/V(图 3.05)。电容量的基本单位是法拉(标记 F)。当 1 伏特(1V)电压作用于电容器的极板时,若存储了 1 库伦(1C)电荷,那么电容器有 1 法拉(1F)电容量。然而,用于实践目的,单位法拉实在是太大了。电子装置常常需要更小的亚单位:微法拉(μF)是法拉百万分之一,纳法(nF)是法拉的十亿分之一(图 3.06)。

在外部电压源(如电池)连接到电容器之前,两个极板包含相同量的正负电荷:电学呈中性并且极板间的电压为零。在连接电压源后立即就有许多电子从一个极板泵至另一个极板,并且开启穿过外部电路(即外部至电容器)的大电流流动。然而,极板上的电荷聚集会在两者之间产生与电源电压相反的电压。因此,通过外部电路的电流逐渐降低,而电容器极板之间的电压从零开始逐渐增加。最后,电容器电压变得等于电源电压并且电流(电子流动)停止(图 3.07)。

电流流动被外部电路限制。由于作为绝缘层的电介质作用(如果绝缘层有缺口,可发生少量渗漏;这是为何电荷不能无限存储入一个实际电容器的原因),所以电容器本身没有电流穿过。穿过外部电路的电荷必须遵守欧姆定律。这意味着在输送电路中的阻抗限制了电流的大小。因此,继发于较大电路阻抗 R 的较小电流 Ic,将延长电容器完整充电所需的时间(图 3.08)。

3.3.3 电容器的时间常量

在数学上,电流减少 Ic 和电压增加 Vc 均是指数级;也就是说,它们的变化频率由时间常量 τ = RC 来控制。时间常量 τ 代表电压穿过电容器极板或电流穿过外部电路到改变值 63.2% 的时间。它也是充电的电容器(C)和充电电路阻抗(R)的乘积。当每个时间间期等于 RC 时,电源电压(Vs)与电容器极板间的实际电压(Vc)之差进一步下降达 63.2%(即 Vs-Vc 的 63.2%)(图 3.09)。

很显然,当时间常量变得更大时,电容器充电进行得更慢,也就是说,串联了较大电容器或较大阻抗。为了所有实践目的,大家普遍接受电容器在时间等于 5 × τ 或 5RC 后完全充电。

3.3.4 电容器放电

电容器放电—充电的相反过程—由相同的简单电学定律来管理。再一次,曲线是指数级并且由时间常量规定。外部电路的电流现在向反方向流动,并且放电电路中的阻抗与充电电路中有所不同。如果放电电路的阻抗(R_2)超过充电电路的阻抗(R_1),那么电容器的充电快于放电(图 3.10)。

初级起搏器输出脉冲的构成是这些简单原理的实例。输出电容器 C_o(连接到导线)从电池向电压 V_s 缓慢充电。通过心脏的电流很小,大部分被大电阻 R_{ch} 所限制(起搏电阻本身,R_p,非常小)。由此可见,充电电流不影响心脏。当开关 S 因时间机制而关闭时,电容器突然开始放电,导致向心脏弹丸式快速发放大量电荷。由于仅受较小的起搏阻抗 R_p 限制,因此放电电流很大。所以,放电电流会刺激心脏。放电时间被相同的时间机制严格限制,当开关 S 再次打开时,电容器 C_o 重新开始充电(图 3.11)。

极短时长的起搏器脉冲引起很小的"固定偏差"(即前缘和后缘之间的电压差)。因此,这种脉冲被描述为固定电压型。相反,ICD 的高压脉冲(电击)是不同的。

HV 电容器放电时的电击阻抗是最小的,并且电击的时长比起搏脉冲长很多。其指数级衰减或电容器电压下降更为明显。前缘和后缘之间的差值称作"斜率"(图 3.12)。

3.3.5 电容器电压斜率

斜率的定义是在电击时,HV 电容器上初始电压的损失百分比。用数学术语,斜率 = $(V_L - V_T)/V_L$,在这里 V_L 是起始电压,V_T 是波形或电击的终末电压。对于某一给定的电击时长,斜率作为电击阻抗 R 的一个功能而发生变动;阻抗越小,斜率越大。相反,对于固定的斜率,电击的时长取决于电击阻抗 R;阻抗越大,获得相同斜率的时长越长。换句话说,即使给予电容器最大电击,其也未完全放电,因此在刚治疗后仍有残余电荷存在。一些 ICD 允许程控斜率,它代表程控脉冲宽度的一种间接方式。因此,斜率取决于导线阻抗、电容量和波形的时长。除颤的最佳斜率是在 40% ~65% 的范围。换句话说,为了 ICD 在固定斜率系统中能发放程控的能量值(焦耳),必须改变脉宽。程控脉宽而非斜率(可用于 St. Jude Medical 装置;St. Jude Medical, St. Paul, MN, USA)偶尔有助于降低除颤所需的能量。在这种情况下,装置通过调整斜率来提供程控的能量。当在困境下程控脉宽时,来自厂家的建议是极为重要的。

绝大多数现代 ICD 能发放双相高压电击。相同的高压电容器产生两个相,同时多向开关可改变对心脏除颤波的极性。当然,主要由心脏决定的电击阻抗在两个相仍保持相同,但由于两个相的时长不同,所以斜率改变(图 3.13)。

3.3.6 势能

为了对电容器充电,电子从一个极板向另一个极板运动,这个过程需要做功。电池必须发放“能量”。电容器将这些能量作为势能存储在两个极板之间的电场中(势能意味着在电容器放电时做功的能力)。与存储的电荷相关的势能(W)定为:$W = 0.5 \times CV^2$,这里 C 是电容量,V 是极板间的电压。注意:存储的能量是以电压的平方增加。电压加倍将使能量增加 4 倍(图 3.14)。

3.3.7 能量与电压

ICD 装置应有如下特征:(i)电压;(ii)电容量;(iii)斜率或脉宽(若不可程控);(iv)内部阻抗。所有其他参数可由上述特征经过简单计算得出。然而,能量通常用焦耳(J,即功的力学单位)表示。基于历史的原因,程控 ICD 也使用焦耳。标准的体外除颤器不采用电击截断。HV 电容器的电压在电击结束时总是下降至零,因此仅能合理描述最大电压。表示电压 - 时间关系是不可能的(因为电击时长不知道)。然而,如果 HV 电容器的电容量是已知的($0.5 \times CV^2$),那么能很容易计算出存储的能量。由于旧的习惯很难改变,所以 ICD 程控依然是使用焦耳而非伏特(图3.16)。除颤时应用的能量很大。这种大能量能对心脏产生损害,仅在确实需要时才应用极大的高压电击(图 3.15)。

3.3.8 电容器重整

表面看来电容器似乎是一个简单元件:较大表面积(A)的极板和极板间较小的距离(d),以及较大的电容量($C \propto kA/d$)。然而,ICD 中应用的 HV 电容器要求独特的组合特性:高电压(高达 850V)、高电容量(高达 200μF)、小尺寸(小于 $25cm^3$)和低重量(图 3.17)。这些要求将可能的电介质限制电解质电容器中的氧化铝(虽然已努力去发展另一种电介质材料)。

电容器重整是电容器寿命所需的一个周期性维护过程,并且要求电容器完全充电。电容器能够手动或经 ICD 程控间期自动重整。如果手动操作,允许至少 10min 用于电荷消散。当铝电解电容器很长时间未使用时,阳极箔上的氧化涂料会分解,从而导致静态泄漏电流增加。这个过程称为“形变”,但通常可以通过足够长时间的重整电流转存氧化铝到箔片上而得以逆转。由于从电池来的部分能量用于重新形成氧化涂层而不是给电容器充电,所以形变将延长充电时间。电容器充电所需的额外能量的多少取决于自电容器最后一次充电以来的时间长短。为了控制这种分解(或电介质的形变)以及限制充电时间在一个可接受的时长内,电容器必须规律进行“重整”。这意味着电容器完全充电。这也能够手动完成,但所有装置需在规律的间期完成这些任务。然后电容器上的电荷在内部消散,而患者并无感觉。

最后,铝电解电容器充电次数主要取决于两个因素:

1. 电容器末次重整的时间。
2. 推动电荷到电容器上的电池(电压)活性。

充电时间延长或许是由于电池电压降低至接近 ERI(图 3.04 和图 3.18)。

较多的频繁充电导致充电时间减少;这将随着

时间推移而发生，但对电容器无害。然而，太频繁（自动）重整会导致预期寿命减少。

3.4 高压充电环路

除颤需要一个能够在10ms内发放高能量电击的高压。3.2-V SVO电池源不能发放如此高压，因此，为了达到这个目的，ICD采用“充电器”或DC-DC变压器(图3.19)。

充电器的中心部分是一个变压器，它能够将小交流电压(AC)变大。因为电源只发放直流电压(DC)，因此在电池和变压器之间需安装一个开关来将DC转换为AC。在变压器输出时，一个二极整流管为HV电容器将AC重新转换为DC。

除手动开关外，转换频率(如50kHz)很高(图3.20)。实际的转换是由MOSFET晶体管(金属氧化物半导体场效应晶体管)来完成的。

一个基本的变压器是在铁磁芯(铁素体)上有两个绕线线圈。第一个线圈标记为“初级线圈”，用作变压器的输入端。第二个线圈标记为“次级线圈”，用作输出端。通过初级线圈的变化电流产生交变磁场，反过来在次级线圈又感应出电压。两个线圈上的电压均与它们的圈数成正比。通过在次级线圈中放置大的圈数，可获得巨大的次级电压(图3.21)。

半导体二极管仅能向一个方向传导，并且通过变压器的次级线圈来整流交流电压(Vs)。每次当电压Vs变得大于电容器电压Vc时，少量的电荷被添加到高压电容器C。当次级电压Vs下降至电容器电压Vc以下时，二极管停止传导，同时没有电荷能够从电容器中泄漏(图3.22)。

电容器充电时间

充电时间与电压线性相关，因此能量得以传递。HV电容器的充电时间因此取决于程控的能量。程控不必要的高能量(即较高电压)要求更长的充电时间，因此延误治疗(图4.14)。这是为什么VF的第一次电击有时程控在比ICD最大输出低的安全值的原因(稍后将讨论)。这将减少电容器的充电时间，因此ICD能够更早发放电击。

3.5 ICD导线

导线将电脉冲从ICD传递给患者。心内ICD导线是由两个、三个或四个导体及电极、绝缘涂层、两个或更多的连接器插孔和一个固定结构组成。电极是导线的活化部分直接与组织接触。

除颤电极具有相对大的表面积，并且置入于最大电流密度流过心室肌的地方。ICD导线及其电极有三个基本功能：① 感知心内信号；②为心动过缓和心动过速发放起搏脉冲；③发放高压电击。

3.5.1 ICD导线设计

第一代ICD导线系统采用两个心外膜贴片。为了感知，也置入了两个心外膜旋入式导线。这种方法需要开胸手术，现在仅用在特殊病例中(图3.23和图3.24)。

现代的ICD经静脉导线提供除颤、起搏和感知功能。用于感知和起搏的技术类似于起搏器。然而，高能量电击要求能够传导大电流至心脏并且耐受高电压的专门导线。

3.5.2 经静脉导线的类型

经静脉除颤导线包含1个或2个除颤线圈。这两种类型均采用邻近导线头端的远端线圈来作为右心室(RV)位置。双线圈导线也结合了位于上腔静脉或锁骨下静脉的近端线圈。单线圈和双线圈除颤导线均采用主动或被动固定。

高除颤阈值的患者可置入皮下或肌肉下贴片或皮下阵列。现代的经静脉导线、电学热壳及双相电击的使用已经基本上消除了过去看到的令人难以接受的高除颤阈值。

ICD导线只能使用双极结构来感知。然而，有两种类型的双极结构：“集成双极”和“真双极”。对于起搏和感知，集成的双极结构将导线头端和除颤线圈的远端连接，而真双极结构则利用头端和额外的环状电极。真双极导线提供最佳的感知和起搏性能，并且不易受远场感知信号和膈肌肌电位的影响。集成的双极导线可能更有利于除颤，这是因为远端线圈安装可更靠近头端，因此更靠近RV心肌。新导线采用短头端到环端间距(8mm或更小)，使得除颤线圈更靠近RV壁。

3.5.3 导线构造

ICD 导线可以是同轴的或多腔的。同轴设计包括螺旋导体及每个导体之间的绝缘层封套。通常情况下,头端导体在中心,而环端导体和除颤导体更多的是在外周。导线的置入需要穿过最里面导体的通道插入一根钢丝。同轴导线限制在三个导体(单线圈导线)中,以避免导线过大和过硬(图 3.25)。

多腔的设计通过单一绝缘体将螺旋的和直的导体平行排列。每个导体外被一个额外的绝缘层包裹。在多腔导线中,更多导体融入整体更小的主体,HV 电击导体电阻可能更低。

除颤导线必须能耐腐蚀和疲劳,并且拥有传统起搏器导线导体的灵活性。此外,它们必须具有非常低的电阻,以尽量减少电压消耗。在传统的起搏器导线中,峰值电流不超过 15mA,但通过除颤导线导体的电流可达 40 A(欧姆定律:800V/20Ω)。所谓"复合导线"达到了所要求的低电阻。这些复杂的导线结合了银的良好导电率和钛或不锈钢的机械强度(比如 MP35N,镍、钴、铬和钼的合金)。导线进一步形成线圈或扭曲成小直径的电缆,以提高柔韧性和耐疲劳性。卷曲增强了疲劳寿命和柔韧性,但是增加了导线长度,因而其电阻增加。

3.5.4 导线连接

每根除颤器导线总共有两个或三个插头与 ICD 连接:一个是 IS-1(国际标准 3.2mm 连接器)连接起搏和感知,根据线圈数量(根据 ISO-11318 标准来保证可互换性)有一个或两个 DF-1(标准 3.2mm连接器)连接除颤。双腔 ICD 要求采用 IS-1 连接的单独双极心房导线(图 3.26)。

新的关于四极心脏起搏器和除颤器连接器系统的国际标准目前正由心脏节律管理设备的厂家制订,ISO / IEC(国际标准组织/国际电工技术委员会)联合工作组和 AAMICRMD(医疗器械促进协会心脏节律管理设备)委员会所属的行业专家以连接器任务工作小组的形式在一起工作。活跃的行业参与者目前包括:Biotronik 公司(Berlin, Germany),Guidant 公司(Boston Scientific, St. Paul, MN, USA), Medtronic 公司和 St. Jude Medical 公司(图 3.27)。

3.5.5 导线绝缘层

导线绝缘层影响导线的安全性。最常用的绝缘材料是硅胶、聚氨酯和含氟聚合物[聚四氟乙烯(PTFE),如聚四氟乙烯;或乙烯 - 四氟乙烯(ETFE),如 Etzel]。

聚氨酯是生物相容的,并具有较高的抗拉力,这让小直径的导线成为可能。聚氨酯绝缘的主要缺点包括环境应力开裂和金属离子的氧化,这会影响安全性。通过在惰性气体中加热预处理聚氨酯,能极大降低环境应力开裂的风险。

硅橡胶绝缘有高度的生物相容性、惰性和生物稳定性,但是也有较高的摩擦系数。其柔软性让它在置入时容易损坏,并且有磨损风险。

含氟聚合物绝缘层有高度的生物相容性,并且耐受小直径导线,但硬度限制了它的用途(最大厚度 0.08mm)。含氟聚合物有最大的电介质强度,使其成为 HV 导线绝缘层最受欢迎的材料。

现代导线具有有机硅的体部及经预处理的聚氨酯外层,以减少摩擦系数及瘢痕形成。聚氨酯与金属导体没有接触,这可防止金属离子氧化。连接到除颤电极的 HV 导体额外包裹了一层含氟聚合物。

3.6 ICD 程控仪

假设选择了合适的程控仪,绝大多数程控仪能够通过 ICD 和程控仪之间的无线连接,自动识别置入装置的类型。询问获得大量回顾信息。这包括起搏功能、识别/发放快速性心律失常治疗和存储带有注释标记腔内电图。

4 ICD 置入和导线系统

4.1 电击向量

尺寸减小后 ICD 脉冲发生器已允许经胸常规置入，并利用外壳作为第二个或第三个除颤电极。后者的系统被称为“活化机壳”或“热壳”。为获得热壳的最佳功能 ICD 应置入在胸部左侧（图 4.01 和图 4.02）。

对于单线圈导线系统，电击是在右室（RV）线圈（通常是阳极或正极）与热壳（阴极或负极）之间发放。如果这种组合不能产生足够的除颤阈值，那么可加入独立的 SVC 线圈或用双线圈导线来替代。在此组合中，两个线圈和 ICD 均参与电击向量。在一些 ICD 中，热壳能被程控至电击路径外。极少数时候，即使恰当安置了双线圈系统，除颤阈值仍然高得让人无法接受。在这种情况下，除颤电路应去除近端线圈或增加皮下阵列或贴片（图 3.24 和图 4.22）。在测试方案的每个步骤中，除颤失败时，可反转电击脉冲的极性并进行重新测试，虽然除颤阈值（DFT）大幅改善并不常见。

4.2 除颤测试

为了心室除颤，电击必须以一种方式改变整个心肌跨膜电位，这种方式既能消除颤动波形而又不诱发重新引发室颤的新波形。

在置入时，必须测试 ICD 成功转复 VF 的能力。因此，测试需要诱发 VF（图 4.06）。我们必须绝对肯定测试诱发的是 VF 而非快速 VT。VF 的诱发方法取决于厂家，以及装置和程控仪的能力。在程控仪屏幕上选择所需的方法，然后程控仪发送命令到 ICD。

有许多诱发 VF 的方法，它们在有效性上差别不大。

1. Shock-on-T-wave。以 400ms 周长在 RV 起搏 8 次，并且确定到 T 波波峰的联律间期。在 T 波顶点发放 1J 的低能量电击（通常联律间期大约在 310ms）来诱发 VF（图 4.07）。

2. 高频心室 burst 起搏。通过发放 1 ~ 2s 50Hz 的成串刺激来诱发 VF（图 4.08）。

3. 应用相对延长的 DC（直流电）电压。

4.3 除颤波形

ICD 发放的电击起源于电容器，经由高能量电极向心脏放电。生成的波形提示电压呈指数级下降（图 3.13）。在电容器完全放电前，波形提前终止（被截断）。截断避免了由电容器完全放电的低电压尾部诱发的再次颤动效应（致心律失常作用）。此外，过长的电击波形会浪费很多能量，这是因为最大膜电压可夺获最大数量的细胞，也就是说，在 HV 电容器完全放电之前（图 4.09）。电压衰减率（斜率）与导线系统的（电击）阻抗及 ICD 的总电容量均成反比（图 3.12）。

早期型号采用在前缘电压 35% 截断的单相波形。这就是所谓的 65% 斜率单相波电击。在这种波形中，所有的能量发放在脉冲的一个相同相位（即脉冲极性不反转）。现代的 ICD 纳入了双相波形，这是由于双相波除颤明显优于单相波除颤，表现在所需能量更少，造成损伤更小，而成功率更大。双相波电击分为极性相反的两相。在初始脉冲（第 1 相）后，第二次脉冲在 2 或 3ms 后以相反的极性（第 2 相）发放（图 4.10）。换句话说，波形会在电击的中途反向，而不是仅以一个方向运行。第 1 相除极和（或）像单相波电击一样，延长了绝大多数心室细胞的不应期。第 2 相起到强大的催化作用，来显著减少第 1 相的电学需求。第 2 相将移除并未“夺获”的细胞电荷（“打嗝 burping”）（在这里夺获用于广义延伸的不应期）。这种“打嗝”降低了边缘刺激细胞的数量，否则这些细胞会表现出延迟激动，使心脏失同步。此外，第 2 相移除过于靠近高压电极细胞的电荷，因为这些细胞会被过大的电场损伤（至少是暂时性）。

双相波形每一相的时长取决于厂家,并且可程控。第2相的初始电压与第1相被截断后在电容器上残存的电压相同。换句话说,第1相的后缘等于第2相的前缘(图4.11和图4.12)。

在ICD中,脉冲电压和脉冲宽度并非像起搏器一样可程控。在某一特定电压和脉宽时,除颤最为有效。由于能量是一种间接参数,因此较大的能量对于有效除颤可能不一定能提供最佳的电压-脉宽关系。假定导线阻抗、电容量和脉宽不发生变化,那么ICD使用能量作为"剂量"是可以接受的。

因为除颤脉冲总是被截断,因此HV电容器上的电压永远不会到达0V。所以,在电击的终末,电容器上总是有残余能量。放电开始时存储的或可用的能量与放电结束时剩余的能量之间的差值是发放到心脏的能量。很明显,发放的能量总是小于可用的能量(图4.13)。

但是应当指出的是,充电时间的增加与存储的或可用的能量呈线性关系(图4.14)。存储的能量越大(即更多焦耳),则充电时间更长(更多毫秒)。因此,一些医生在保证安全的情况下将第一次电击能量程控得尽可能低,以保证发放给患者更快速的电击。

4.4 除颤阈值

在ICD置入时诱发VF的目的是评估:

1. 导线系统和装置之间连接的完整性。

2. VF的可靠感知、识别和再识别。测试通常在感知灵敏度程控为1.2mV时开始。如果该装置能良好感知VF,那么心室灵敏度通常将永久程控到0.3mV。

3. 程控电击强度的有效性。抗心动过速起搏治疗的有效性不再进行常规检测。

除颤阈值(DFT)定义为能成功除颤的最低能量水平。然而,由于有许多因素会影响除颤条件,因此DFT并不是一个恒定值。所以,不存在始终能成功除颤的真实阈值。相反,在任何能量水平除颤的可能性都是一个成功概率。特定患者的除颤测试旨在评估除颤成功率极高(>99%)时的能量输出(图4.15至图4.18)。对单个患者确定一个完整的除颤成功率曲线是不切实际和不安全的,这是因为它需要大量的颤动-除颤事件。表4.1列出了影响DFT的因素。

4.4.1 方法学

RV线圈应是阳极。程控RV线圈作为阴极并不能提高除颤的有效性。有许多方法来评估除颤有效性,但有两个是常用的(图4.19)。在两种方法中,第一次电击均设定为至少低于装置最大输出10J(例如30-10=20J,采用10J安全范围)。正如上面实例采用的,在一种方法中,相同成功除颤电击以20J重复(单次能量成功方案)。该方法中,使用两个相等的电击,并未评估DFT但能保证充足的10J的安全范围。另一种方法是逐步降低电击发放强度(逐步降低方案)直到电击失败。最低成功电击能量水平定义为DFT。按照惯例,程控高于DFT 10J的安全范围是广为接受的,并通常能提供可靠除颤。虽然10J范围被认为是传统的"保护标准",但这个数值的得出实际是在更有效的除颤技术出现之前。有证据表明,在现代ICD系统中可接受更低的值。测试电击之间的间隔应为5min。最后,为了防备体内电击失败,应备用两个体外除颤器。

4.4.2 单次电击方案

目前采用胸部置入热壳和双相除颤波的现代ICD的有效性,允许在超过95%的患者中成功置入至少10J"安全范围"的ICD(图4.21)。在置入时采用14J成功除颤的单次VF诱发有其吸引力,因为它简化了置入过程,并可能减少手术时间和并发症。这种方法依赖于DFT,并且在大约80%的患者中可行。单次除颤电击测试的长期安全性和有效性目前还没有前瞻性的评估。在一个回顾性分析中,作为置入标准的14J的单次电击,产生了与31J电击终止自发或诱发室颤事件相似的成功率。14J单次成功电击的标准也相当于一个更传统的临床方法,即在21J的两次成功电击代表装置31J的最大输出。这些数据表明单次电击测试似乎是为减少测试的合理让步,但为了确保高的除颤成功率,必须有一个更大的15~20J的安全范围。进一步的前瞻性研究来验证这种方法是必要的。

表 4.1　影响除颤阈值的因素

发生器相关的因素	热壳及其部位（右侧或左侧胸部置入） 电击波形—单相波或双相波（斜率和脉冲持续时间）和极性 导线系统、电极数目、表面积 皮下电极或阵列
患者相关因素	LV 质量，扩大 体型和部位 代谢性原因（呼吸过度和未插管的深度镇静的酸中毒） 置入部位右侧或左侧 潜在的心脏疾病、缺血、心力衰竭的存在、肥厚型心肌病 应用可卡因 气胸、左侧胸腔积液、心包积液
抗心律失常药物	胺碘酮等
心室颤动	VF 时长 除颤方案 多次诱发 VF 和除颤使操作时间延长 麻醉类型

来自 DFT 测试的数据

1. VF 恰当的感知和识别。如果在心尖感知不良，那么导线应更换在 RV 流出道或间隔。另外，独立的频率感知导线可被放置在不同的 RV 位置。

2. 电击阻抗在可接受范围内。

3. 充电时间是可接受的。

4.4.3 高 DFT

在现代技术中，由于高 DFT 而经静脉置入 ICD 失败的情况很罕见（1% ~2%）。当置入 ICD 或出院前测试发现意外的高 DFT 时，在鉴别诊断中应注意排除气胸。目前，没有临床、超声心动图，或放射学参数是高 DFT 的强有力预测因素（图 4.22）。高 DFT 的诊断要求识别和纠正急性可逆性原因，如心肌抑制、药物影响或左侧胸腔积液。皮下贴片电极或电极阵列是最有效的降低 DFT 的常用方法（表 4.2）。在导线插入过程中需要深度镇静或全身麻醉，并有潜在感染、破溃和慢性疼痛的长期风险。有习惯性应用可卡因史的患者，在 ICD 置入时高 DFT 的风险会增加，因此可能需要更大输出的发生器或皮下阵列。

表 4.2　高除颤阈值（DFT）的处理

- 重新评估导线位置（是否真正在右室心尖部?）
- 检查高压阻抗和所有连接
- 如果位于低位右心房，不用近端线圈。放置在高 SVC 或无名（头臂）静脉，或应用独立线圈到无名或左锁骨下静脉
- 始终程控右心室极性为阳极
- 纠正可逆因素：酸中毒、高碳酸血症、缺氧、缺血、旧电极碎片等
- 右侧置入：除外热壳
- 改变经静脉电击向量
- 改变波形：重新程控脉宽（如果可用）
- 置入皮下电极或电极阵列
- 采用高输出发生器
- 心外膜置入

4.4.4. 易损性测试的上限

确定易损性(ULV)的上限提供了另一种评估DFT的方法,这可以最小化或者甚至省去诱发VF(图4.20)。ULV的学说来源于观察,即存在一个电击强度,在强度之上于T波顶点附近发放电击将不再诱发VF(复极的易损期)。ULV测试提供了一种对除颤成功率曲线上成功率高的点的直接测量。

程控ICD首次电击是以患者个体化的ULV测量为基础的,而并非常规程控至最大输出能量,这样可缩短充电时间,并且可减少由于ICD使用寿命和充电时间增加而导致晕厥的可能性。此测试方法的缺点包括无法评估正确的VF感知,并缺乏为发放VF治疗的后续决策算法的测试。

4.4.5 除颤测试是否总是必要?

进行DFT测试的必要性是近期一个受到很多争议的重要问题,目前采用双相波形和高输出能量的现代装置在大多数患者中能成功置入。DFT测试的风险与诱发VF和电击相关:难治性VF、颅内低灌注[短暂性脑缺血发作的潜在诱因(TIA)]和心肌缺血伴电击后电机械分离。死亡很罕见。电击风险包括麻醉相关的并发症、心肌抑制、心房颤动和主要由心室电击后房颤转复或LV血栓引起的动脉血栓栓塞。

主动脉瓣重度狭窄、不稳定型心绞痛及麻醉相关风险是DFT测试的绝对禁忌证(表4.3)。DFT测试的禁忌证还包括:房颤抗凝控制不佳,尤其是食道超声心动图检查显示左心耳血栓;LV附壁血栓;近期置入冠状动脉支架或严重未血运重建的冠状动脉疾病;近期卒中或TIA,及血流动力学不稳定。对于心脏内有血栓的患者,DFT测试应延后直到所有血栓经抗凝治疗后已消失(图4.21)。

鉴于现代ICD的高可靠性和低DFT,对于进行该测试可能有较高风险的患者,DFT测试可以推迟1~2个月进行,此时风险较小。有些医生甚至认为DFT测试可以无限期推迟。

4.4.6 DFT测试的随访

在现代装置中,出院前进行DFT测试是有争议的。双相DFT值随时间保持稳定。因此,没有必要像过去产生单相波形的装置一样对DFT进行定期测试(如每年1次)。但对于抗心律失常药物治疗或感知灵敏度改变、置入时设定的是临界DFT值和电击终止VT或VF失败的患者,必须DFT测试随访。

表4.3 DFT测试的禁忌证

绝对禁忌	腔内血栓
	房颤未系统抗凝
	主动脉瓣重度狭窄
	严重冠状动脉疾病伴缺血或不稳定型心绞痛
	欠佳的抗凝治疗伴人工心脏瓣膜
	静脉正性肌力药物治疗时血流动力学不稳定
	镇静和麻醉不充分
相对禁忌	? 左室附壁血栓,虽充分抗凝
	显著肥胖,可能会妨碍所需的体外除颤
	严重的冠状动脉疾病
	近期置入冠状动脉支架
	近期中风或短暂性脑缺血发作
	血流动力学不稳定(收缩压≤85mmHg)需要治疗
	极重度左心室功能不全
	新置入的冠状静脉导线有移位可能

5 室性心动过速/心室颤动的感知和识别

5.1 感知

ICD通过记录正极和负极之间的电势差(电压)来感知或看见腔内电图(EGM)(图5.01)。虽然心脏起搏器采用单极或双极感知,但ICD仅采用双极感知。与术语"感知"相反,"识别"是指ICD对某些快速心律失常的诊断和恰当反应。ICD中的感知和感知电路与起搏器中的不同。ICD只有心室空白期,没有心室不应期(图5.02)。

ICD采用近场心室EGM进行频率感知;也就是说,真双极导线记录的是头端和环端电极之间的局部双极电图,集成导线记录的是头端电极和RV除颤线圈远端之间双极电图(图5.03)。已证明电极结构对心内EGM的振幅或转换速率的影响不大,但是它对于感知电图的时长确实有影响。此外,真双极导线识别心室EGM会略晚于集成导线。

5.1.1 信号振幅

标准的起搏器系统呈现的R波信号(心室EGM)一般在5至25mV之间。与此相反,ICD需要识别的VF波有时小至0.1mV。ICD对VF和VT的感知必须可靠,因为VF时心室信号的振幅波动明显,并减少至窦性节律心室EGM振幅的25%左右(图5.04)。如果在置入时窦性心律的心室EGM振幅大于或等于5mV(伴转换速率>1V/s,这通常不测定),那么默认设定最大感知灵敏度接近0.3mV通常可提供充分的VF感知。更灵敏的设定(数值低于0.3mV)有增加T波或肌电位过感知的风险,而较不敏感的设定(数值>0.3mV)会增加VF感知不良的风险。其目的在于使VF时感知不良和正常节律时过感知均最小化。为了实现这一目标,ICD采用基于R波振幅来动态调整感知阈值的反馈机制。

5.1.2 感知灵敏度

ICD不能以普通起搏器的固定感知灵敏度工作,因为它必须应对EGM振幅的大幅变动。所有现代ICD均以自动增益控制或自动调整感知灵敏度的形式来发挥动态自动感知灵敏度的功能,以保证振幅低和易变的VF EGM能被可靠感知,同时避免T波过感知。这些算法在一个起搏或感知事件后一段时间内,会自动增加放大器的感知灵敏度,直到达到最大感知灵敏度或下一次感知/起搏事件发生。换句话说,ICD越长时间未感知到信号,它越会变得更加灵敏直到它到达由最高感知灵敏度决定的平台。然后,当感知到信号后,感知灵敏度会恢复到由感知的R波振幅决定的较低(较不敏感)水平或在起搏事件中的固定感知灵敏度。起搏脉冲后感知灵敏度衰减曲线的起点与感知后是不同的(图5.05)。装置采用不同的方式来进行自动感知灵敏度调整。感知灵敏度可以是指数级变化的(Medtronic:图5.06),或以小幅(图5.07)或线性变化(图5.08)。为了避免T波感知,感知灵敏度曲线的衰减在某些ICD中可以延迟(St. Jude Medical:图5.09)。这种可程控的间期被称为"衰减延迟"。

在双腔ICD中,通过延长心室后心房空白期可避免心房通道的远场R波过感知(图5.10)。

在现代ICD的科技中,恰当程控感知灵敏度很少会发生感知VT或VF失败,但延迟感知和心律失常识别有时在与心室EGM自发改变相关的"信号丢失"时可能会出现。

5.2 识别

与感知相反,识别是ICD分析许多感知的心内信号及它们的时间,然后划分节律并决定是否需要治疗的过程(图5.11)。心室EGM的识别全靠置入时已决定的心内信号的质量。装置识别和做出室性心律失常的诊断主要以两个参数为基础:频率和心动过速时长。

识别所需的心动过速的最小时长是可以程控

的，以秒钟或间接设定的心动过速间期的识别数目（图5.12）。当最低频率和时长标准满足时，ICD识别心动过速事件（导致装置治疗的诊断）。

高频率的标准非常敏感，但缺乏特异性，这是因为装置事实上将感知几乎所有伴心室快速反应的快速性心律失常。通过采用多种鉴别方法可得以提高特异性（后述）。

5.2.1 识别区间

因为室速的耐受性往往取决于心室率，所以装置提供了多个识别区间，每个区间可独立程控治疗。区间定义为可程控的频率截点值。ICD可程控多达3个识别区间：1个“VF区”和2个“VT区“（图5.13）。

最快的心动过速（VF）需要最积极的治疗，即立即电击。缓慢室速通常可采用无痛性抗心动过速起搏治疗，避免了有痛电击的需要。VT区进一步划分为缓慢和快速VT，允许对不同频率的VT应用不同的电学治疗（图7.08）。

5.2.2 有多少个区间？

通常应程控至少2个区间，即使在VF作为唯一临床表现的患者中。大多数VF事件是以快速规律VT开始，这种VT常可通过抗心动过速起搏治疗终止，这种治疗加速心动过速或恶化为室颤的风险小。

最慢VT区间的较低频率界限应比预期的VT周长至少长40ms，以防止识别不足。如果对缓慢VT的治疗程控不积极，那么缓慢频率区间可程控为“仅监测”诊断区间，即识别为“ON”而治疗为“OFF”。

5.2.3 频率和识别算法

频率和心律失常时长决定是否需要ICD治疗。缓慢而短暂的心律失常不需要治疗。一般来说，越快的节律需要一个越短的识别时间。缓慢短暂的VT不需要治疗。一方面，为了识别而程控的短时长参数，会增加非持续性VT或SVT诱发不恰当电容器充电伴中止或不恰当电击的可能性，这种情况会导致不必要的电池消耗。另一方面，为心律失常结束等待过长时间而无ICD干预可能会增加晕厥的风险。

为了识别VT（图5.12），而不是VF，一些ICD要求可程控的连续R-R间期的数目（连续间隔计数）需短于心动过速识别间期（TDI）。当达到程控的“识别所需的连续间期数目”（NID）时，ICD发放治疗。但这种方法用于VF识别是不可行的，这是因为心室EGM的振幅和频率可能杂乱波动。在VF计数连续间期时，若遗漏一次搏动，则将重整VF计数器至基线水平（即从零重新开始计数），从而延误了诊断和治疗。对于VF（VT）识别的更灵敏方法包括“y计数中x”（图5.14）。对于这个诊断算法，其仅要求一定百分比的间期短于VF（VT）识别周期，例如以任何顺序在16个事件的序列中，75%或12次事件（短于VF间期）。对于装置识别VF而自行终止的患者，将VF识别的间期数量从12/16增加至18/24，从而可以使ICD识别在临床上显著下降，减少不必须电击伴VF识别的最小延迟。

ICD的一个厂家（St. Jude Medical）是以末次（实时）间期和最后4次间期的平均值为基础来进行间期划分的（图5.15和图5.16）。如果实时和平均间期均在同一个区间，那么该实时间期划分在此区间。如果两个区间落在不同的VT或VF区间，那么实时间期进入较快区间的计数仓（用于计数）。如果一个间期落在窦性区间，另一个在VT或VF区间，那么实时间期被清除或不进入计数仓（不用于诊断）。此方法可能代偿心动过速频率下降至频率截点以下，其目的是防止延误识别和发放治疗。

另一个厂家（Medtronic）采用重叠的室速/室颤区间。对于在VF区间的快速VT可提供抗心动过速起搏治疗，否则将接受电击（图5.17）。在这个系统中，快速VT的诊断（用于抗心动过速起搏）需要连续间期的程控数目恒定（比如最后8个周期）。任何不连续的间期（短于程控的快速VT识别的上限间期）将立即触发VF治疗。对快速VT（FVT）识别的合理设定取决于患者的VT周长。如果患者呈现的临床VT间期在通常的VF区间内，那么FVT识别应程控在VF区之上，以确保可靠的VF识别。如果患者呈现两种临床VT，均在通常VF区间外，那么在VT区的FVT识别应选择为对每种 VT 提供独立的治疗(图 5.18)。

偶尔,节律会在识别区间之间波动。因此一些厂家允许在两个区间同时计数:VF 和 VT。在 Guidant 的多区间结构中,计时器彼此独立运行。当较高区间(VF 区)的时长参数退出时,它将优先于(及治疗开始)较低区间(VT 区间)程控的时长参数(图 5.19)。

联合计数识别是一种 Medtronic 装置采用的算法,为了加快识别和再识别心室间期在 VF 和 VT 区间范围波动的快速性心律失常(图 5.20)。将联合计数识别标准与伴间期识别联合计数(CNID)的 VF 和 VT 事件计数的总和相比较。如果满足 CNID,那么装置将回顾间期以确定该事件是否应视为 VF、快速 VT 或 VT 事件而进行相应治疗(图 5.21)。

6 SVT/VT 鉴别诊断

不恰当ICD治疗仍是一个主要的临床难题,它导致生活质量下降、疼痛、心理困扰、缩短电池寿命和装置的致心律失常作用。ICD已经把越来越多的复杂算法用于VT与SVT鉴别,以便减少不恰当电击治疗。根据患者的具体需要、心脏疾病的类型和不恰当治疗的趋势如阵发性房颤来调整鉴别方法。历史上,单腔ICD的鉴别算法一直以R-R间期模式(例如突然RR发作并非窦性心动过速的特征)为基础,同时R-R间期稳定性反映因房颤产生的不规律性。用于SVT鉴别诊断的心室EGM形态算法,被额外用于确定心动过速与通常节律相比是否有EGM形态的改变。

6.1 单腔SVT/VT鉴别增强方法

ICD可能误将室上性快速性心律失常伴快速性心室反应识别为VT或VF,从而导致不恰当治疗,包括电击。SVT不恰当电击的发病率从10%至40%不等。不恰当ICD电击不仅增加了患者痛苦,同时也产生致心律失常作用,并因电池耗竭而缩短装置的寿命。不适当电击这一问题促使在单腔ICD的室速区设计了识别增强功能(SVT鉴别方法),以便用来区分VT与SVT,并且对ICD的SVT诊断抑制VT/VF治疗(图6.01和图6.03)。虽然SVT的鉴别方法并未消除不恰当治疗,但这些算法在部分患者中可防止不恰当电击。

由于较快的节律容易造成血流动力学不稳定,因此在VF识别区间并未应用识别增强功能,在这里快速发放治疗是必要的。

6.1.1 间期稳定性标准

间期稳定性标准是检测R-R间期的规律性以区分房颤(AF)伴快速心室反应与VT。该标准取决于周长变化的分析,并在心动过速发作时持续有效。AF下传至心室常产生不规律的心室节律伴不稳定R-R间期,这与单形性室速相反。对于大多数VT,测量的稳定性或测量的R-R间期变化 < 21ms,这与AF相反,后者通常变化值在35~50ms。该算法对于排除速度较慢的房颤很有效。在频率较快时,房颤时的心室率趋于变得更有规律,因此难以与VT鉴别(图6.04)。

这种增强的鉴别方法可能会导致对不规律VT或伴周期性心室感知“缺失”的多形性VT的感知不良。由于这个原因,稳定性不应程控为“on”,除非临床上已记录到AF伴快速心室反应。

6.1.2 突发性标准

突发性标准通过检查心动过速发作的突然性来尝试区分窦性心动过速与相对缓慢的VT(图6.05,图6.16和图6.17)。在一次心动过速事件中,它仅能应用一次。一般情况下,窦性频率是逐渐增加伴每次2%~3%周期R-R间期缩短,VT与此相反,其一般突然开始伴发作时R-R间期即缩短10%~20%。通过这种方式,装置将周长突然减少识别为VT,而将频率逐渐增加识别为窦性心动过速。该算法对于排除窦性心动过速具有高度特异性,但可能会妨碍在SVT过程中发作的VT和初始频率低于VT识别频率但突然发作VT的识别。

6.1.3 形态学鉴别方法

形态学鉴别VT与SVT是以形态学算法为基础的,即比较之前存储的正常传导搏动时的心室EGM(窦性心律或室上性基础节奏)与心动过速发作时的VT EGM。这些特性可以增加VT识别的特异性。ICD的计算能力允许采用形态学模板匹配和向量相关性的复杂鉴别诊断。微处理器及其外围电子元件将模拟EGM信号分解为一系列样本,并将它们转换成数字格式临时保存到装置的随机存取存储器(RAM)(图6.06)。在学习阶段,ICD建立一个由许多正常传导窦性搏动或室上性基础节律组成的“模板”。在大多数ICD中,自动算法由非起搏的节律产生和更新模板,并不断检查模板的质量,以用于心律失常的鉴别。在仔细校准这些EGM波群的每个峰值后,将对应的采样值进行平均,以形成存储的模板(图6.07)。

形态学检测依赖于可疑快速性心律失常心室信号(心室电图,VEGM)的每次搏动与存储的窦性节律模板的比较。实际的比较方法取决于ICD的型号和厂家。比如,Medtronic公司的Marquis ICD将模板分解,可疑心室信号的每一次搏动以一些小矩形波形式,其被称为"Haar微波"。从两组微波可计算出许多系数,并且ICD将比较这些系数,若匹配则为SVT,否则是VT(图6.08至图6.10)。

St. Jude Medical公司的ICD校准模板与可疑心室节律,并计算峰值之间面积的差值。两组的匹配程度以百分比表示。如果这个百分比高于预设的匹配百分比,那么ICD将识别心动过速为VT(图6.11)。

Vitality ICD(Guidant)的向量计时和相关性算法在正常窦性节律和心动过速时存储近场和远场EGM模板。校准近场信号的波峰,并计算在这些波峰与那些对应远场信号之间的差值。

当并非直接校准时,采用ECG峰值校准的系统将带来潜在的困难(图6.12)。

6.2 双腔SVT/VT鉴别方法

在双腔ICD利用心房通道获得的附加信息将心室与心房电图联合进行节律分析。心房和心室活动的比较强化了对节律的鉴别诊断。难以确定双腔鉴别诊断是否优于单腔。尽管引入了更先进的双腔识别算法,但有相当数量的患者仍有不恰当治疗的经历。

6.2.1 心房和心室频率计数

采用可靠的心房EGM识别来比较心房和心室频率,这提供了一个简单而有效的SVT/ VT鉴别方法。ICD面临的挑战是存在VT伴房颤或伴1:1 VA传导(图6.13至图6.15,图6.18和图6.19,图1.09和图1.10)。

V频率> A频率

如果心室率超过心房率(即V频率 > A频率),ICD将心动过速划分为VT。不需要其他任何数据。幸运的是V频率>A频率发生在超过90%的VT中。因此,装置附加的诊断标准可能仅在10%以下的VT中需要。

低振幅的心房信号,特别是房颤时,装置可能会感知不良或简单跳过,从而引起心室率超过心房率的错误判定。这将导致装置错误诊断SVT为VT。相反地,在VT时心房过感知,这通常是由于VA远场感知,可能会干扰这个标准并妨碍治疗真正的VT。

V频率 = A频率

当心房和心室之间存在1:1的关系时,ICD将决定是否为窦性心动过速或SVT伴快速心室反应或VT伴1:1逆向VA传导。在这种情况下,ICD可采用复杂算法如形态学来作出诊断。如果识别为室上性节律存在,那么装置将抑制治疗(图1.09)。

V频率<A频率

如果心室率慢于心房率,装置将这种情况识别为心房扑动或SVT伴多处阻滞,因此ICD将自动抑制治疗(图6.20)。

由于房颤患者可能会出现缓慢VT,因为心房率超过心室率,所以心房/心室计数算法将这种情况划分为SVT,因此为取得装置的正确诊断可能还需要其他的SVT鉴别方法。最佳的附加鉴别方法是形态学或稳定性。

6.2.2 房室相关性

AV相关性算法是连续观察心房和心室EGM,以确定它们是否相关或彼此独立。该AV相关性功能还分析了PR或RP间期的稳定性(图6.13和图6.21)。

房室分离是一种可靠的VT诊断标准。然而,变化的PR间期和AV阻滞比例的不同以及心房感知不良和过感知均能引起装置遗漏AV的相关性。

6.2.3 P:R模式

在特定SVT时,比如窦性心动过速和心房扑动,P:R模式算法可识别在心房和心室EGM之间连贯的和复杂的时间关系(图 6.24 至图 6.28)。

6.2.4 心腔起源

这种算法仅适用于心动过速伴 1:1 AV 关系。它将鉴别窦性或房性心动过速伴 1:1 AV 传导与 VT 伴 1:1 VA 传导。房性心动过速以短 PP 间期开始,而 VT 以短 VV 间期开始(图 1.09)。由于这种算法依赖于心房和心室事件的准确感知,所以基于单次过感知或感知不良的事件其容易产生错误。

6.2.5 期前刺激

心房或心室起搏的相反心腔反应对于在电生理实验室诊断心动过速伴 1:1 AV 关系是有用的。以心房或心室较晚的期前刺激反应为基础,期前刺激可鉴别 VT 与突然发作的房性心动过速。只有当较晚的期前刺激在心动过速起源的心腔发放时,此刺激能提前激动另一个心腔。此功能迄今未在 ICD 中应用。

6.3 持续频率的持续时间

将 VT 识别为 SVT 是有害的。因为这个原因,ICD 包括一个频率时长安全网(图 6.01)。为了在可能为持续性 VT 的患者中防止治疗发放的过度延迟,持续频率的持续时间[Boston Scientific-Guidant: Sustained-Duration Override (SRD); Medtronic: High Rate Timeout; St. Jude Medical: Maximum Time to Diagnosis (MTD)]功能可防止 SVT/VT 鉴别诊断时永远抑制程控的对真实 VT 的治疗(图 6.29 和图 6.30)。如果心动过速(VT 或 SVT)在规定的一段时间内(可程控)满足 VT 频率标准,那么将发放治疗,即使该鉴别方法曾经提示并仍提示 SVT。采用这个功能,只要 SVT 的周长仍然短于程控的识别间期,那么对 SVT 发放不恰当心室治疗最终将发生。这个功能必须慎重应用,以避免不必要的电击。这个备用功能的基本原理是基于以下理念,即程控的时长内 VT 将持续满足频率标准,而对于短暂性窦性心动过速或房颤,心室频率将下降至 VT 频率界限以下。应用此功能或许是承认对 SVT/VT 鉴别诊断的不完全信任,因此需要一个“安全网”以避免遗漏 VT 治疗(增加灵敏度,但降低特异性)。因此,如果对 SVT 鉴别诊断缺乏信心,那么可应用“时间到”的特征;然而,从长远来看,这一特征损害了鉴别诊断的目的。

6.4 算法的敏感性和特异性

当评估 ICD 心动过速治疗时,有 3 个关键临床问题需要回答:

1. 该算法是否检测出所有危险的室性快速性心律失常?
2. 如果发放治疗,该节律实际是否需要治疗?
3. 当来自快速节律的治疗受抑制时,抑制治疗安全性如何?

敏感性和特异性是常用于不同算法间比较的统计学方法(图 6.02)。识别算法的灵敏性表示当 VT/VF 存在时,被正确识别出的概率。识别算法的特异性表示 VT/VF 不存在时,未被识别的概率。因此,新算法应具有尽可能高的敏感性和特异性。SVT 的鉴别方法必须谨慎应用。程控所有的鉴别方法不一定是个好主意,因为 ICD 将更可能变得抑制急需的治疗。

7 ICD 治疗

ICD 包含了几个识别过程，其中包括：

1. 启动第一次自动治疗的初始识别。

2. 电容器充电过程中和(或)完成时确认识别的快速性心律失常，来确定持续快速性心律失常继续存在。

3. 同步心室 EGM，以确保在心室除极过程中发放电击。

4. 治疗后再识别相同或可能不同的快速性心律失常。

5. 根据预设的搏动序列，识别心动过速终止(图 6.31)。

ICD 分层治疗提供抗心动过速起搏(ATP)、VT 转复和室颤除颤。根据不同心动过速的机制和频率给予它们最佳治疗(图 7.08)。分层疗法尝试对频率高达 250bpm 的持续性单形性 VT 给予不太积极的治疗，比如 ATP 或较少时候的低能量电复律，对 VF 保留最大电击。在高电压电击发放前可能带来长的延迟，这是分层治疗的缺点。然而，新装置可以在 ATP 开始时就对电容器充电，从而减少到电击的潜在时间。

7.1 节律确认

非约定式功能

在电容器充电过程中或充电后即刻，会有对持续性心动过速的确认，以证实识别的心动过速并未自行终止。当程控了非约定式功能时，如果在初始诊断识别后(充电时或发放电击前)，装置发现窦性节律，它将在电击前放弃治疗(图 7.02)。

当 ICD 因为心动过速自行终止而抑制治疗时，充好电的电容器将延缓其电荷的耗散，直到该装置确定心动过速并未快速复发。这种反应有利于在心动过速快速恢复时快速发放电击。如果中止电击，装置将逐步无痛性"放出"电荷，使电容器变空。患者感觉不到这个过程，并且对 ICD 没有损害。ICD 会记录中止的电击数量和 EGM，这对于诊断目的很重要。

约定式功能

程控为"约定式电击"的 ICD，不会发生确认过程，并且在电容器充电结束时装置将发放电击，即使此时心动过速已自行终止(图 7.01)。大多数设备允许第一次电击是非约定式，但所有后续电击都是约定式的(图 7.03)。这种行为是基于以下概念，即在"第二次看"期间，低振幅的心室 EGM 未被感知，从而电击可能被抑制，而此时心动过速仍未治疗。在"第二次看"确认阶段已自行终止的心动过速，又很快复发并且被再识别，也会发生约定式电击。例如，如果 ICD 识别到 VT/VF 而放弃电击，那么再识别将诱发约定式电击。设计这个反应是用于间歇性感知不良时确保对 VT/VF 的治疗。

7.2 再识别

在治疗发放后(电击或 ATP)，ICD 将确认心动过速是否已终止(图 7.04)。对于心动过速终止失败的再识别标准往往比初始识别时更为宽松。再识别容易达到放电标准的原因显而易见。事件终止将重置所有序列至基础参数，并且重新开始快速性心律失常的检测(图 7.05)。

电击后，再识别通常在延长的不应期后开始(从 500~1000ms)。这个期间用于防止电击能量本身被识别为心室事件。

7.3 抗心动过速起搏

7.3.1 抗心动过速起搏的机制

VT 的主要机制是折返。抗心动过速起搏能够终止大多数的单形性心动过速。折返在解剖学上定义为环路，存在一个可激动间隙(图 7.06)。如果起搏刺激在可激动间隙内引起心室除极，那么折返性 VT 即被电学终止。换句话说，起搏必须夺获的环路区域是还未被后续循环波峰所激活的部位。在可激动间隙内，时间恰好的心室额外刺激将干扰环形运动，并因两个波峰碰撞而终止心动过速。然而，如果额外刺激来得太迟，由于除极部位的不应性，可能使后续的环形运动发生阻滞，由起搏刺激产生的波峰可以沿环路运动而进入心动过速但是不会遇见不应性组织。在这种情况下，心动过速将持续，但它的周期将会暂时性"重整"。单次时间精确的额外刺激可以终止"缓慢"VT，但在实际中，为了终止 VT 经常需要一阵 burst 或成串的多次刺激与 VT 环路进行相互作用。当起搏部位远离折返环路时，成串的刺激通过"剥开"不应期使激动进入可激动间隙以便终止室速。抗心动过速起搏在非缺血性和缺血性心脏病中同样有效（图 7.07）。在电生理实验室，对于非诱导性 VT，ATP 治疗常能在临床事件中成功。

7.3.2 抗心动过速起搏的治疗用途

抗心动过速起搏以 VOO 模式（根据厂家和程控的 ATP 类型而不同，但很少采用 VVI 模式）采用高输出（电压和脉宽）发放多次起搏脉冲，以确保起搏刺激的夺获与扩步。

ATP 和抗心动过缓起搏的起搏输出是独立程控的。随着 VT 周长的减小，起搏刺激终止 VT 的可能性会降低。较短的周长对于 VT 环路有"保护"作用，这是因为可激动间隙随周长减小而缩短，因此缩小了易损性窗口。需要解决远处发放的起搏脉冲能够在刺激部位进入不应期之前，起搏部位传导到 VT 环路的时间比较长的问题，但是较短的 VT 周长降低了这种可能。作为分层治疗的一部分，ATP 可能需要较长时间来转复 VT，但它能减少电击，减轻患者的不适感并且使能量消耗更少。

缓慢 VT

初始采用 ATP 的分层治疗能够减少有痛性电击，并且对于约 90% 的频率高达 200bpm（周长 > 300 ~ 320ms）的稳定型 VT 恢复窦性心律都是非常有效的（图 7.11 和图 7.12）。另外，加速发生在 1% ~ 5% 的患者中（加速通常指 VT 周长 > 10% ~ 25% 的变化，或进展为多形性 VT 或 VF）。分层治疗可能需要更长时间来转复心律失常，但它会减少电击，减少患者的不适感及使能量消耗更少（图 7.08）。为了避免对窦性心动过速治疗，缓慢 VT 识别的频率截点最好应高于患者的最大窦性频率。

快速 VT

目前，推荐抗心动过速起搏用于周长 240 ~ 250ms 的快速 VT。实际上，FVT 事件占以前程控为需要电击的室性心律失常的 75%（ < 320ms）。然而，与较慢 VT 的 ATP 相比，60% ~ 70% 的快速 VT（周长 240 ~ 300ms）可以通过起搏终止（常用方案是以 88% VT 周长的单阵 8 个脉冲的 burst，其后可以跟随又一阵周长短 10ms 的 burst）并且不引起加速风险的明显增加。周长 < 240ms 的事件被认为是 VF。注意：250bpm 对应周长为 240ms，而 240bpm 的频率对应周长为 250ms。除了 Medtronic 的 ICD，其他 ICD 均能如上所述对快速 VT 进行程控，Medtronic ICD 的识别频率为 230 ~ 250bmp，如果发放的单阵 burst 未能成功，随后将发放电击治疗。

对于快速 VT 程控 Medtronic ICD

程控在 VF 区的快速 VT 时，Medtronic 公司采用"最后 8 个间期回头看"功能。这意味着如果 18/24 个间期 < 320ms（快速 VT 识别间期，或 FDI），那么将单独运行计数器来判断是否 18 个间期的最后 8 个 < 320ms 且 > 240ms（快 VT 识别的最小值界限），如果符合则该节律划分为快速 VT。

因为许多快速 VT 事件在变成稳定节律之前，发作时会有一些短周期长度的间期，所以这很重要。因此，"最后 8 个间期"回望窗加强了对快速、稳定 VT 的节律划分。如果最后 8 个间期中有一个间期 < 240ms，那么将发放电击治疗。因为快速 VT 程控在 VF 区间内，所以一些人会觉得程控快速 VT 让人困惑。在这种设计中，VF 程控为周长 320ms，而快速 VT 程控为周长 240ms。

对快速 VT 的抗心动过速起搏治疗可以减少电击频次而不延长终止 VT 的时间或增加加速的风险。即使是仅因 VF 而接受 ICD 的患者，也应该经验性程控 VT 识别区间，这是因为许多患者随后可能出现 VT（作为 VF 的前奏），这可以通过 ATP 终止（图 7.16 和图 7.17）。对周长 240ms 或更长的 VT，目前积极推荐将 ATP 治疗用于所有 ICD 一级和二级预防的患者。通过经验性 ATP 程控，能够避免大约 3/4 的电击。目前将 ICD 定位为主要是一个备用除颤的 ATP 治疗装置。

ATP 程控

抗心动过速起搏的程控包括设置 VT 识别和 ATP 刺激模式。Burst 尝试的阵次量、每阵 burst 的脉冲个数、以 VT 周长百分比表示的偶联间期以及最小起搏间期均可以程控（图 7.09 和图 7.10）。与识别 12 个心搏相比，程控 ICD 在治疗事件前等待 18 个心搏可能会减少治疗事件的数量。Burst 和 ramp 起搏阵列对于缓慢 VT 的有效性是相似的。对于周长小于 300ms 的 VT，burst 更为有效，并且导致加速的可能性小（图 7.11）。Burst 周长具有适应性，一般是较快 VT 周长的 85% ~90%，较慢 VT 周长的70% ~80%（图 7.12 至图 7.15）。由于经验性治疗安全且有效，因此程控 ATP 没有必要常规进行电生理操作。此外，自发 VT 通常比较慢，并且在程控的电刺激时，比诱发的 VT 更容易终止。

在 ICD 一级预防的患者中程控 ATP

目前尚不清楚是否应对一级预防的 ICD 患者设置一个缓慢 VT 区间。在这些患者中程控两个区间是合理的：FVT 区和下限频率低一点的 VF 区（182bpm，有时是 176bpm）。这可以减少对 SVT 的不恰当治疗。然后，将 VT 区程控为监测以明确临床是否真的存在需要治疗的缓慢 VT。

ATP 的类型

抗心动过速起搏通常可以程控为 VT 周长的 80% ~90%。适应性功能可以通过程控 VT 的平均周长百分比的形式自动调节第一次刺激到 VT 的偶联间期（$R\text{-}S_1$），Burst 周长往往与偶联间期相同，但在一些 ICD 中偶联间期和 burst 周长可以独立程控（图 7.09 和图 7.10）。burst 刺激可以是固定（burst 阵内固定周长）的或者当 burst 起搏加速时可以自动递减（ramp 起搏），（在 burst 阵内的每个周长以程控的 burst 阵内步长值减少，使得起搏频率在 burst 阵内逐渐增快）Scan 指从一阵 burst 到另一阵 burst 的周长改变。10ms 的 scan 递减步长意味着每阵连续的 burst 周长之间将以 10ms 减少（burst 阵间减少）。每阵 burst（或 ramp 序列）将以更快频率发放刺激。当执行这种形式的 scan 时，适应性功能仅在第一阵 burst 起作用。换句话说，如果第一阵固定 burst 的周长是 x，扫描步长为 10ms，那么第二阵 burst 的周长将是 x-10ms，第三阵 burst 的周长将是 x-20ms。总之，ramp 起搏是在 burst 阵内减少周长，而 scan 的周长变化是在 burst 阵间。一些 ATP 方案联合了固定周长和 ramp 起搏（图 7.13 至图 7.15）。一个 ICD 系统在每阵连续 burst 的阵间（burst 递减）能够增加一个单次刺激。

Burst 的数量和最大频率

对于快速 VT，前面已经讨论过，一阵或偶尔两阵 burst 可能已经足够了。针对缓慢 VT 的 burst 尝试次数取决于心动过速的血流动力学稳定性和预期的危险。ICD 有允许程控的最短的 burst 周长或最大的起搏频率。这个上限适用于所有的 ATP 治疗。如果计算的起搏间期短于程控的最小间期，那么装置将在程控的最小间期发放起搏刺激。

备用

抗心动过速起搏必须始终以下一个水平的治疗作为备用——高能量电击伴或不伴低能量电击——ATP 失败后即刻。如果 ATP 引起心动过速频率增加，那么此安全特性显得尤为重要。如果 ATP 失败，那么应首先给予转复（低能量电击）来尝试终止室速。如果回顾存储的 VT 事件显示 ATP 并不能可靠终止 VT 或者会引起 VT 加速，那么这种 ATP 治疗不应再采用，而应考虑将低能量转复作为 VT 的初始治疗。心脏转复也会带来致心律失常作用的类似风险。

7.3.3 ATP 治疗的最新进展

Medtronic 公司最新的 ICD（Entrust），可以选择在充电前或充电过程中发放 ATP。这种设计给快速 VT（FVT）的治疗提供了灵活性。

从一开始就意识到对于识别为FVT的VT，程控FVT区阻止了充电时以及充电前的ATP治疗，这是很重要的。出现这种情况是因为需要诊断ATP才能进行充电时ATP治疗。换句话说，为了在充电时发放ATP治疗，必须将该节律诊断为VF。在充电过程中的抗心动过速起搏可能旨在取代在VF区的FVT的程控——不与它一起使用。因此，如果充电时ATP是ON，那么在VF区的FVT则不应程控为ON，但下面有一个例外的讨论。相同的规则也适用于充电前ATP。

1. 电容器充电时发放ATP。充电时ATP（图7.18和图7.19）仅可用于第一次VF电击。如上所述，这个功能阻碍了在VF区的FVT程控。当其为VF治疗充电时，装置将发放单个阵列的ATP。ICD电容器开始充电，同时ATP开始发放，第一次电击释放应是ATP终止FVT失败或引发加速。因为在初始心动过速识别时电容器就立即开始充电，所以高压治疗并没有延迟（若其需要）。充电时的ATP治疗要求最后8个间期应长于或等于程控值。当识别VF后即刻，即充电开始的同时，开始回望最后8个R-R间期，以确定是否进行充电时ATP治疗。该目的是为治疗快速整齐的单形性VT（程控时，程控仪将显示：如果最后8次的R-R大于或等于……，那么将发放ATP）。作为示例，程控仪可能显示240ms，对应于250bpm频率［通常程控FVT周长（CL）为300～240ms］。当发放ATP时，电容器充电至程控能量。为确定心动过速是否终止，ICD只能在充电结束后再次观察心室事件。如果最后5个心室间期中有4个是“正常的”（即大于确认间期），装置将取消电击治疗（确认间期＝程控的VT间期＋60ms）。如果在这个窗口见到两个连续的VF间期，那么仍将发放高压电击治疗。因此，在心律失常转复为窦性或相对较慢的基础节律时，可能仍会发放电击。这种不恰当ICD放电的潜在风险可能超过其减少心动过速终止时间的潜在获益。

在某些情况下，会将充电时ATP与程控VF区的FVT联合使用，在VF区的FVT程控至240ms并且“如果最后8个RR大于200ms，则治疗”。实际上，如果最后8个VV间期在200～240ms之间，那么充电时ATP都将发放。也就是说，至少会给予在VF区间的所有室性节律一次ATP尝试。大多数人已经习惯这种标准的“无痛性”或在VF区的FVT的程控，这种设置使装置有无痛性终止周长在200～240ms的快速VT的可能，同时不延误对血流动力学不稳定节律的电击治疗的时间。

2. 充电前ATP。充电前ATP可以作为初始设置，但其没有什么意义。充电前ATP是充电保护（ChargeSaver）程序的结果。如果启用充电保护，则装置将进行自动转换充电时ATP至充电前ATP的操作。当按照程控数目的连续ATP尝试成功终止识别的心律失常时，变化将发生。Medtronic ICD的充电前ATP，一旦识别到VT，就发放一阵ATP治疗。如果再识别仍为VT，那么装置将开始充电，并在充电的同时发放第二阵ATP治疗。作为充电时ATP的算法，在充电结束时装置回顾VV间期以确定心律失常是否已终止。

7.4 心脏复律

心脏复律是VT区下一步可程控的治疗（图7.08）。每次电击均与R波同步。几乎总是在不成功的ATP治疗之后程控电击治疗。

在ICD中，转复VT通常发放5～10J能量。应避免使用小于5J的转复能量，因为可能诱发房颤。由于低能量转复可能加速VT，因此备用除颤是强制性的。低能量转复在有效性和VT加速风险方面可以和ATP治疗相媲美。通常首先使用抗心动过速起搏治疗，而低能量心脏转复作为备用。

7.5 高能量电击

因为任何给定电击能量的VF除颤均有一个成功概率，因此初始除颤能量应包括适当的安全范围。第一次高能量电击可以程控在大于除颤阈值10J的安全范围。随后的电击通常程控为最大输出。设置首次电击能量低于装置的最大输出可以促使电容器更快充电至程控能量，从而更快地发放电击。然而，很多操作者将VF的首次电击能量设置为最大输出，而不管DFT。能量途径、波形、斜率、脉冲宽度和极性一般均可程控。

7.6 监测区间

最后,在 VT 区不程控任何治疗,以便 ICD 记录先前的隐匿性心律失常,特别是在最慢的 VT 识别区间。

7.7 ICD 的心动过缓起搏

所有 ICD 均有抗心动过缓起搏功能,这与传统起搏器相类似,但有些功能是不同的。因为感知 VF 要求较高的心室感知灵敏度和相对短的心室空白期,因此 ICD 过感知比普通起搏器更难避免。所以 ICD 均使用双极导线。根据是否有心房导线,ICD 装置允许程控多种模式,包括 DDDR、DDD、DDIR、DDI、AAIR、AAI、VVIR 和 VVI。

无心脏再同步化治疗(CRT)ICD 的抗心动过缓起搏

一般情况下,参数的程控基本与普通起搏器采用相同的方式,强调最小化 RV 起搏。电击后,起搏阈值可能短暂升高。因此电击后,输出(电压和脉冲宽度)设置应程控到最大值(图 7.20)。低限起搏频率应慢于基础频率,并且要选择电击后起搏模式。程控一个电击后起搏开始前的间歇,以便允许心肌恢复,这是因为电击后立即抗心动过缓起搏可能产生致心律失常作用。电击后起搏治疗的时间(与基础起搏的参数不同)也可以程控。

7.7.1 最小化右室起搏

最近许多证据表明,长期 RV 起搏(主要是心尖部)对左室功能有影响。最小化右室起搏可以减少细胞结构和左室结构的慢性改变,这些改变会导致血流动力学障碍、二尖瓣反流并增加左房内径,最小化右室起搏的目的是降低房颤、充血性心力衰竭甚至死亡风险。基于此,当不需要连续 RV 起搏时,最小化 RV 起搏的策略变得很重要(图 7.21)。随访时,右室起搏百分比可以通过诊断数据得出。如果认为百分比过高,则需要重新程控 ICD 以减少不必要的 RV 起搏。

1. *如非必须,不要起搏*。避免 RV 起搏对于 LV 射血分数欠佳且无窦房结或 AV 结功能异常的 ICD 患者尤为重要。设置频率 40ppm 的 VVI 或 DDI 起搏模式(伴长 AV 延迟)可能对于许多患者是恰当的。

2. *长的固定 AV 延迟*。在房室传导正常的患者中通过 DDDR(或 DDIR)伴一个固定的长 AV 延迟(250~300ms)来防止 RV 起搏的价值是有限的。在 AV 阻滞时,必然会按程控的长 AV 延迟起搏。心房不应期长可导致心房感知不良并限制可程控的上限频率。长 AV 延迟会促进无休止环形心动过速或反复非折返性 VA 同步引起获得性心房功能缺失和起搏器综合征。

3. *动态 AV 延迟(AV 搜索滞后,自动内在传导搜索,搜索 AV+)*。只要 AV 传导仍然完整,那么通过允许功能性 AV 房室延迟长于程控的 AV 延迟,这种算法在 DDDR 模式中可以促进自身 AV 传导。

AV 阻滞时,生理性 AV 延迟比装置以一个固定的长 AV 延迟工作更为合理(如 200ms 与 300ms)。在这种算法中,装置周期性延长 AV(AP-V 和 AS-V)延迟(逐渐或突然)至一个程控的值,以便搜索自主 AV 传导。如果下传的心室事件在这个延长的 AV 延迟中被感知到,那么起搏器将抑制心室输出并继续以这个延长的 AV 延迟工作(以功能性 AAI 或 AAIR 模式),直到没有心室事件被感知。只要在这个延长的 AV 延迟中,有一个周期没有自身心室事件,那么将取消 AV 延长,起搏器在下一个周期恢复到程控的(非延长)AV 延迟。然后起搏器将等待直到下一次搜索功能(一个程控的时间后)被开启,以寻找自身 AV 传导恢复。这个特征尤其适用于永久性 AAI 或 AAIR 起搏的患者。

最近的一项研究检验了以下假说,即在 ICD 中程控双腔频率应答(DDDR)伴 AV 搜索滞后(AVSH)60 - 130 并不劣于程控单腔(VVI) - 40。全因死亡率在 DDDR AVSH 组和 VVI 组并无明显差异。

4. *新起搏模式,在其中的算法保持 AAI 或 AAIR 起搏(自动模式转换 DDDR→AAIR→DDDR)*。装置通过周期性 AV 下传检查监测下传的心室感知事件,从而完成从 DDDR 到 AAIR 的转换。AAIR 模式允许一度和二度 AV 阻滞,直到预设的限制。允许二度 AV 阻滞的周期短,但偶尔患者也会出现症状。室上性快速性心律失常可以激活自动模式转换到 DDIR 模式(AAIR→DDIR 或 DDDR→DDIR)。

根据 AV 传导,起搏器和 ICD 伴自动模式转换 DDDR→AAIR→DDDR 能有效地最小化 RV 起搏,尤其是对于那些常不需要频率支持的 ICD 患者。

Medtronic 的心室起搏管理(Managed Ventricular Pacing,MVP)没有 AV 间期(以 VS 结束),因此在长 PR 间期(AS-VS 或 AP-VS)后没有心室起搏发生。持续的显著一度 AV 阻滞对血流动力学可能有重要影响,其症状类似于逆向 VA 传导。

7.7.2 电击后起搏

电击发放后即刻,ICD 感知内在信号的能力减弱,同时起搏阈值可暂时升高而导致失夺获。因此,所有 ICD 在电击或 ATP 之后均提供特殊的可程控的电击后参数(图 7.20)。治疗和电击后起搏开始之前的间歇(1 ~7s)是能够程控的。允许在电击后起搏开始前有几秒钟时间滞后,这是因为电击后立即心动过缓起搏可能有致心律失常的作用。对起搏器依赖的患者此段间期应设置短一些。

暂时增加输出的设置,即采用较高的脉冲振幅和宽度的程控,可代偿电击后增高的夺获阈值。电击后起搏治疗一段时间后,ICD 会自动恢复至程控的基础心动过缓设置。

7.8 心房治疗

对于常规适应证置入 ICD 的患者,在装置寿命期间有 50% 以上会发生房颤(AF),并可能导致严重不良事件。置入时,约 25% 的 ICD 患者有 AF 病史。规律的房性心动过速(AT)不太常见。因此,AT/AF 的电学管理成为 ICD 和 CRT-D 装置的一个组成部分是合理的。随着这些装置技术上的提高,在未来几年可能将有更多的患者会选用这些更复杂的置入系统。历史上,独立置入式心房除颤器证实,最多采用 6J 的电学治疗房颤在技术上是可行的。然而,该装置从未被商业开发,有许多原因:

1. 耐受性:电击引发的不适。因为首次电击后很快复发,所以多次电击很常见。

2. 电击诱发室性心律失常,但缺乏心室除颤功能。

3. 因无心房起搏缺乏无痛性治疗。

随后,开发了双腔心房除颤器以允许独立识别和治疗房性和室性心动过速(图 7.22 和图 7.23)。这些双腔除颤器提供抗心房心动过速功能,包括预防算法、心律失常识别能力和心房治疗方案。房性心律失常治疗装置提供一系列分层治疗,从无痛性干预开始,如心房 ATP(ramp 或 burst),然后是高频(50Hz)burst 起搏,直到高能量电击。

这些功能要么通过与抗室性快速性心律失常 ICD 相同的传统组成发挥作用,要么需要冠状窦电极的心房专用配置结构。后者可以给予极低能量(<4J)的心房复律。这种装置的心房导线包含除颤线圈。现代装置倾向于采用简单而常见的电极系统(无需采用冠状静脉窦电极)进行心房和心室除颤,这是因为低能量电击和高能量电击疼痛的程度并无明显不同。

通过很好的程控,如上所述对于 AF 的心房电击有效率约为 85%。电击时间可以程控,以便按患者意愿,允许有症状的患者能够进行院外心脏转复。及时终止房颤可能会降低与持续性房颤相关的电学和解剖学重塑,并降低复发的可能性。规律 AT ATP 治疗的有效性为 30% ~66%。近 1/2 的快速性心律失常从规律的 AT 开始,然后加速,并在几分钟后变得无规律(AF)。因此,对规律 AT 早期发放心房 ATP 常可提高成功率,防止 AF,并减少电击。

如果不会立即危及生命,AF 的治疗并不紧急。它的发生可能比 VF 更频繁,并往往可自行终止。因此,心房除颤器设计为由患者手动或持续几小时后自动发放电击,以确保对持续性心律失常的治疗。此外,AF 往往在一次成功的电击后短期内会复发。

房颤置入装置的使用局限于少数患者。主要因为患者的不适感而没有被广泛接受。然而,心房除颤可能对症状明显或 AF 导致心衰的患者有帮助。

8 ICD 计时周期

起搏器“不应期”这个术语以前是用来描述起搏器周期的一部分，此时起搏器不能感知。换句话说，早期的起搏器忽略落入不应期的信号，在此期间内它们既不能启动低限频率间期也不能启动 AV 延迟。事实上，早期起搏器的不应期基本是当作空白期。根据定义，在空白期任何形式的感知均不能发生。起搏器不应期的原始概念仍然对当代起搏器和 ICD 有效；因为在这个特殊间期中的信号不能开启一个低限频率间期或 AV 延迟。

ICD 装置的不应期现在定义为一个时间周期，包括两个阶段：

1. 初始空白期，偶尔称作绝对不应期。

2. 第二部分，有时称作相对不应期，在此期间，可以感知并触发除低限频率和 AV 延迟以外的其他功能（图 8.01）。

在固定的或可程控的空白期内，实时或存储的 EGM（但在老一代 ICD 中，并非是他们的对应标记）可如实记录，这是由于它们在主动传感外处理。一些现代 ICD 采用特殊标记来表示空白期内识别的信号。设计空白期是用于防止装置感知自身除极、心肌活动、导线－心肌接口处的极化电压和来自另一个电学心腔的交叉感知。空白期因此与刺激发放或感知事件同时启动。在相对或非空白不应期的感知数据常被用于调整许多计时周期、自动模式转换的诊断计数和除了开启一个低限频率间期或 AV 延迟以外的其他功能。空白期并不需要在不应期前，但是传统的不应期总是包括初始空白期。起搏后的空白期等于或长于感知后的空白期。

ICD 不应期和空白期的术语让人混乱。与此相反，心室通道相关的 ICD 计时周期较容易理解，这是因为在这两个期它们均按空白期的模式工作。很明显，ICD 的心室通道只能有空白期（提供一个忽略噪音采样的周期）。心室通道不能有不应期（在这里感知可发生，但处理不同），这是因为它将破坏以下概念，即心室活动的 ICD 感知在尽可能多的心脏周期中必须是统一的和无阻碍的。因此，心室感知事件后的 ICD 空白期必须尽可能短以便提高快速性室性节律的感知。在过去，心室空白期的时长常常被固定，但在现代装置中，其可被程控（图 8.02 至图 8.07）。

在抗心动过缓起搏时，双腔 ICD 心房通道的功能基本与传统起搏器相同。心室后心房不应期（PVARP）开始于可程控的心室后心房空白期（PVAB）期间，该间期主要用于经心房通道控制远场 R 波感知。然而，在大多数这种 PVAB 中，一些装置能够识别心房信号，但数据仅用于心律失常识别并没有任何抗心动过缓功能，如自动模式转换计数。必须知道跨心腔空白期的时长（如心房事件后在心室通道），即使该时长为零。

9 ICD 治疗的并发症

基本上 ICD 的置入技术类似于起搏器,但并发症发生率明显增高,这是因为电极功能的复杂性。ICD 治疗相关的并发症可能与静脉途径、囊袋或硬件(电极和发生器)有关。并发症可以在早期(围术期)或者晚期出现(表 9.1)。

9.1 经静脉途径的并发症

锁骨下静脉穿刺技术相关并发症的风险取决于操作者的技术和由患者解剖结构决定的锁骨下穿刺的难度(图 9.01)。然而,头静脉切开技术的应用几乎消除了这些并发症。应用腋静脉比锁骨下穿刺更安全。

气胸并不常见(有经验的术者约 1%),但它可能偶尔会在肺气肿或解剖异常的患者中发生。气胸可以没有症状,在常规随访时胸部 X 线片发现,或者它可以与胸膜疼痛、呼吸困难或低血压相关。小于 10% 胸膜腔的气胸大多为良性,无需干预可自行好转。超过 10% 或张力性气胸需要立即放置胸腔引流管。

如果肺部被刺破,可能会出现咯血,并与气胸相关。咯血通常是自限性的。

血胸是锁骨下穿刺的一种罕见并发症。它可由锁骨下动脉撕裂或在动脉内不小心引入大的扩张器或鞘而引起。它不是由肺部创伤引起。在没有气胸时,出血通常可以通过肺部压力来控制。然而,如果同侧肺也塌陷,那么血液可以自由逸出而进入胸膜腔(血气胸),并可能导致大量出血相关的低血压和必须引流的血流动力学损害。

空气栓塞是锁骨下静脉穿刺的一种罕见并发症,多发生在导线经由导引鞘管前进时,这是因为生理性负压的增加。这种并发症采用以下方式可避免:在导引鞘或导线进入时采用深头低脚高位,当撤回套管针时可按捏鞘,或采用带有止血阀的鞘管。空气栓塞的诊断在透视下显而易见。大多数患者能耐受这种并发症。但是,当存在大栓子时,可发生呼吸困难、低血压和动脉血氧饱和度下降。治疗包括 100% 的氧供伴增强心肌收缩力支持。由于空气最终是吸收入肺部,因此通常不需要治疗。

表 9.1 ICD 置入的并发症

静脉途径	出血 疼痛 咯血 气胸 皮下气肿 血胸 胸导管损伤 锁骨下静脉血栓形成 锁骨下动脉穿孔 锁骨下动静脉瘘 肺栓塞 空气栓塞 臂丛神经损伤
囊袋	血肿 积液 皮肤破溃 感染
导线	错位 脱位 导线穿孔 非移位的出口阻滞 心腔内血栓形成 感染 心包积血 心脏压塞 心包切开术后综合征 心外刺激 膈肌刺激
导线:电学故障	绝缘层破裂 导体断裂 导线断开 固定螺丝松动 连接问题 除颤阈值不足 感知不良

RV 穿孔经常发生而无严重后遗症，但心包压塞通常可出现在置入时。后者需要紧急心包穿刺。导线穿孔通常置入后仅几天内变得明显，但它也可能在初次手术后几周才出现。它表现为高起搏阈值、感知不良和膈肌刺激。采用心室 EGM 遥测、胸部 X 线、超声心动图和计算机断层（CT）扫描来做出诊断。由近端 RV 电极充分记录的心室 EGM，而非由远端电极记录的非典型电图，应提高对导线穿孔的怀疑。在置入后 24h 或更晚一点，轻柔地拔出导线（外科手术备用），并将头端重置在另一个部位常常能成功。

静脉血栓形成或锁骨下和头臂静脉闭塞很常见，但常无症状。急性症状性血栓形成相对不常见，并通常可能会在置入后数周内引起单侧手臂肿胀。上腔静脉综合征（来源闭塞）更为严重但很罕见，可导致面部水肿和发绀并影响胸部侧支静脉。表现为手臂肿胀的症状性血栓，可以通过抬高手臂和肝素继而口服抗凝药保守治疗，或更为积极的溶栓药物治疗。上腔静脉综合征患者的手术矫正可能需要血管外科会诊。

肺栓塞很少发生，但由于其常无法识别，可能低估了其发病率。在有装置的患者中，存在症状性肺栓塞（可能危及生命）时应高度怀疑因 ICD 导线所致。

臂丛神经损伤可能会出现在锁骨下/腋静脉附近的臂丛穿刺。如果患者主诉疼痛或上肢感觉异常，那么术后应怀疑这种并发症。通常可完全康复，但神经损伤可导致永久性的肌肉萎缩及肩部运动受损。

9.2 导线相关的并发症

导线错位

导线错位可以发生在经静脉电极置入时。在房间隔缺损或大的卵圆孔未闭的患者，心室导线可不经意地进入左心室。这种并发症的发生是因为在操作时透视往往局限于前后位（AP）投影，而且 LV 置入可能与 RV 置入相似。当透视电极头端位于后部时，应怀疑电极置入 LV，同时心室起搏可引起右束支阻滞图形。

膈肌刺激

在置入时应采用来自发生器的最高输出测试膈肌刺激电位。如果在初始高输出测试时膈肌刺激为阴性，那么随后很少出现膈肌刺激。它可能在轻微或明显 RV 导线脱位或 RV 穿孔时发生。顽固性膈肌刺激需要重置导线。

导线脱位

通常发生在置入后的最初几天，也可以在初始置入后 3 个月出现。1% ~3% 的患者发生右室导线脱位。导线脱位可以是由初始导线定位不当、导线固定欠佳或术后不久过度的手臂/肩部活动引起。导线脱位可导致失夺获和感知不良。通过装置询问显示与置入时数据相比感知和起搏阈值的变化，以及胸部 X 线明显脱位可确认该诊断。必须立即重置导线。

导线故障

在置入时可出现损坏。由于在导线周围无保护套的随意缝合、保护套上缝合过紧或手术时意外切断，均可能发生绝缘层破裂。

随着静脉导线系统使用年限的增加，有可能发生越来越多的导线断裂和绝缘层破损。

9.3 囊袋相关的并发症

1% ~2% 的患者在置入部位可能会发生慢性剧烈疼痛。囊袋积液是由于液体聚集，在没有发炎的迹象时通常是良性的（图 9.01 至图 9.03）。当新的脉冲发生器体积小于之前的脉冲发生器时，这种情况在更换 ICD 发生器后更常见。另外，由于会因引入污染而有感染的风险，因此不推荐抽吸。

囊袋血肿相对常见。血肿一般采用保守治疗，除非其尺寸扩大，变得紧张且疼痛，为了识别和控制出血部位，必须进行抽吸与再次手术。肝素术后出血的风险高于华法林。

破溃是以在置入式脉冲发生器上的组织退化或导线朝向的移动或穿透皮肤为特征。危险因素包括在上层组织小尺寸囊袋伴张力，或脉冲发生器在消瘦成年人或儿童置入太过表浅或太靠近侧面。在早期阶段，通过皮肤发红并变薄识别糜烂，此时可考虑择期再次手术将脉冲发生器重新放置到肌肉下部。如果脉冲发生器或导线的任何一部分完全侵入并穿透皮肤，则应考虑该部位感染。

0.5% ~1% 的首次置入患者可发生感染，但更常见发生在装置更换后(2%)。如果未移除导线和 ICD，患者将有较高的死亡率。临床表现可从局部反应(发红、压痛、肿胀、装置周围脓肿)到罕见的危及生命的全身性败血症伴血培养阳性。早期感染通常由金黄色葡萄球菌引起。后期感染通常由表皮葡萄球菌引起，其惰性更强并在置入后数月或数年均可存在，有时在 ICD 部位仅有疼痛。存在感染时必须将导线和装置完全移除，之后再应用抗生素。部分移除会有较高复发率。

9.4 发生器相关的并发症

ICD 系统的正常功能取决于导线和发生器之间的恰当连接。应当谨慎操作，避免将导线连接至错误端口。固定螺丝松动时，由于伪信号产生常会导致过感知、间歇性起搏失败或起搏阈值及导线阻抗增加。当除颤连接器插孔松动时，能量分流可导致能量输出不足和除颤失败。为避免这种并发症，应常规进行以下几个步骤：

1. 推进导线插头越过金属接触点，并一直到插孔末端；
2. 用力拉导线以确保固定螺丝已适当旋紧；
3. 测试起搏阈值；
4. 测量起搏和电击阻抗。

9.5 不恰当发放治疗

不恰当电击最常见发生于室上性心动过速(和窦性心动过速)、自行终止的 VT(约定系统)和感知伪信号如肌电位时。T 波过感知是不恰当的电击的一种不常见原因。不恰当电击很少诱发致命性心室颤动。不恰当治疗最常见的原因是房颤。在症状性缓慢室性心动过速的患者中，最先进的 ICD 鉴别算法应用于区分室上性心律失常与 VT。胺碘酮联合 β 受体阻滞剂治疗可预防 75% 的不恰当电击，并且这种组合远远优于单用索他洛尔。在低基线 DFT 时，胺碘酮似乎仅轻微增加 DFT。

9.6 发放治疗失败或延迟治疗

不正确程控(包括人为错误)、ICD 系统性能或者是两者的组合均可引起治疗缺失或延迟。最常见的原因是 ICD 失灵、VT 慢于程控的识别间期、SVT-VT 鉴别方法将 VT 或 VF 错误划分为 SVT、感知不良和装置内部软件故障(图 9.05)。

ICD 失灵

当因为外科手术使用电刀而将识别程控为 OFF 时，在手术结束时必须重新程控 ICD，这点很容易遗忘。

室性心动过速慢于程控的识别频率

自发的 VT 常常慢于诱发的 VT。对于连续间期计数，VT 的识别间期应程控在比最短预计 VT 周长至少长 40 ~50ms，以及对于 y 中 x 和 St. Jude Medical 平均算法长 30 ~40ms。不能耐受长时间缓慢 VT 的晚期心力衰竭患者需要一个长的 VT 识别间期。

SVT-VT 鉴别诊断

如果 SVT-VT 鉴别方法将 VT 或 VF 错误划分为 SVT，则可阻止或延迟治疗。可程控的 SVT 限制提供了鉴别诊断激活的最高频率。

1. 单腔鉴别方法。形态学鉴别方法可能错误划分单形性 VT。

2. 双腔鉴别方法。如果心房导线落入心室，则心房通道会感知到一个心室 EGM。因此，ICD 将感知 VT 为 1:1 AV 关系的心动过速，事实上心房和心室同时激活。设计用于对 SVT 伴 1:1 AV 传导抑制治疗的鉴别方法此时可能会抑制 VT 治疗。

以时长为基础的“安全网”功能深化鉴别方法

如果一次心律失常在足够长的时间内满足了心室频率标准，即使鉴别诊断显示 SVT，这些可程控的功能仍将发放治疗。这时，鉴别诊断可能会存在困难，这是因为它依赖于以下概率，即鉴别诊断将妨碍 VT 识别、存在识别 VT 失败的风险以及在

VT 频率区间有持续性 SVT 的可能。

感知不良

如果基线 R 波振幅≥5 ~7mV,在现代 ICD 系统中,临床上罕见 VF 明显的感知不良。由于不恰当程控、低振幅 EGM、快速变化的 EGM 振幅、药物作用和缺血,室颤可能会被感知不良。药物或高血钾的作用可将 VF 减慢至 VT 区,从而引起 VF 感知不良。由持续性缓慢 VT 产生的长时间缺血(长于 VT 识别间期)可能加重心室信号和 VF 感知不良。导线、连接器或发生器的问题也可能表现为感知不良。

9.7 电击治疗失败

如果 ICD 将某次电击定义为失败,那么必须回顾 EGM 以确定两点:电击发放是否是针对真正的 VT/VF 以及事实上是否电击终止 VT/VF 失败。

错误划分治疗

如果在 ICD 确定 VT/VF 事件终止和将治疗后的节律重新划分为窦性之前,VT/VF 复发,那么 ICD 将把有效治疗错误划分为无效。减少再识别窦性节律的时长(如在 St. Jude Medical 装置中能够程控)可纠正这个错误划分。如果电击后的节律是 SVT(儿茶酚胺诱导的窦性心动过速或电击引起的房颤),并且位于 VT 频率区间,那么 ICD 也将错误划分此次电击为无效。

患者相关的因素

DFT 升高的可逆因素包括高钾血症、抗心律失常药物和缺血。胸腔或心包积液、新发心肌梗死或进行性心脏扩大也将升高 DFT。程控电击路径和波形参数对一些患者有帮助。将一个热壳的 ICD 迁移至胸壁下部,通过改变电击向量能升高 DFT。

ICD 系统相关的原因

ICD 相关的治疗失败原因包括:程控的电击强度或 ATP 阵列不充分、电池耗竭(通常由于临床随访不足)、发生器元件故障(硬件或软件)、导线故障,装置 - 导线连接故障和导线脱位。由识别延迟和(或)充电时间延长引起的长时间事件,可升高转复 VT 或 VF 所需的电击强度。

9.8 致心律失常作用

致心律失常作用虽然很少致命,但其增加了 ICD 治疗相关的并发症。致心律失常作用似乎与程控欠佳和装置的技术限制有关。通过调整"电学药方"来适应临床心律失常和 ICD 特性,可使致心律失常作用最小化(图 9.13)。ICD 诱发致心律失常作用可能是由于恰当或不恰当治疗造成的。临床表现包括在电击后新的心动过速以及心动过缓。药物预防 VT 也可产生致心律失常作用。不恰当 ICD 治疗仍然是一个主要的临床挑战,可导致生活质量下降;尽管有复杂算法用于鉴别室上性心动过速和窦性心动过速与 VT 和 VF,但装置致心律失常作用也会发生。致心律失常作用的例子包括由心室电击诱发的房颤和经 ATP 或低能量电击 VT 加速或恶化为 VF。由于 ICD 不能识别缓慢 VT,所以经 ICD 治疗 VT 减速也是致心律失常作用的一种形式。装置的致心律失常作用可能是致命性的。例如,心室导线脱位到三尖瓣环水平,可能会导致在窦性心动过速时感知到心房信号。ICD 可能会识别这种情况为 VF,并发放不恰当电击。而此时移位的电极可能不能感知到真正的室颤,进而导致患者死亡。在非持续性 VT 时发放非约定式电击,也有可能造成严重持续性室性快速心律失常。

9.9 电风暴

ICD 患者电风暴通常定义为在 24h 内识别到 3 次或更多的室性快速性心律失常(图 9.15)。所有经 ATP、一次或多次电击治疗或在 VT 监测区间最终未治疗但呈持续性(根据装置记录 >30s)正确识别的 VT,均构成定义的一部分。为了形成一次电风暴,VT 必须包含独立的发作事件。因此,治疗失败后的 VT 并不视作第二次发作。与之相反,连续性 VT,即在技术上成功治疗后不久,VT 再次开始(≥1 个窦性周期后,并在 5min 内),构成定义的一部分,这是因为它代表了电风暴最严重的表现。在 ICD 置入后第一周内反复发作的 VT 不应考虑为电风暴的一部分,因为它有不同的临床和预后意义。

9.9.1 临床表现

小于20%的患者有显而易见的原因(缺血、心力衰竭、低钾血症)。心理应激可能是一个重要的触发因素。交感神经活动似乎在电风暴的发生中发挥着重要作用。

约25%的ICD患者可出现电风暴,通常在置入后晚期(6~36个月)。大多数患者表现为单形性VT。VF的发生率(可能反映其他触发因素,如急性缺血)似乎相当低,为3%~20%。这是因为以存储的双极EGM为基础的VF定义尚未标准化,所以可以理解。

9.9.2 预后

无论是在短期基础上或是作为长期预后受损的预测因素,电风暴可能与死亡率增加有关。当装置采用ATP快速终止VT时,电风暴的预后并不明确。因此,ATP可能让电风暴是相对良性的事件,或如果根本病因(如缺血、心力衰竭恶化)未被治疗,可能带来巨大风险。

9.9.3 治疗

治疗方法包括通过口服或静脉应用β受体阻滞剂来降低升高的交感张力,常联合苯二氮卓镇静(偶尔是异丙酚)。静脉应用胺碘酮也获得了成功。对于胺碘酮抵抗的电风暴,射频消融治疗具有很大希望。镁和钾对于QT间期延长或低钾血症的患者有帮助。为了允许自行终止的事件发生,可以增加识别所需的VT周期数目。最后,在部分患者,通过增加ICD低限频率的超速起搏可能终止电风暴。

9.10 心理问题

许多ICD患者在ICD置入后几个月内都能够恢复正常活动,并让ICD成功融入其生活。然而,在一些患者中ICD治疗可能具有不良的生理、社会和心理后果(图9.16)。在心脏骤停的幸存者中,认知过程可能会变慢,并且患者在需要专注智力的活动中可能会遇到困难。这可能会导致患者社会交往减少,造成与家人、朋友和同事隔绝。有些ICD患者可表现体力活动的全面下降,这可能是由于ICD置入后一周内肩部和上肢不适造成的。患者由于恐惧心率增加后会受到电击,因此可能会避免活动。有时当患者被告知避免剧烈运动时,他们的反应会过于谨慎,认为甚至中等运动量也是危险的。对ICD放电的恐惧也可能抑制患者性活动的恢复。在ICD患者中,其他应激因素包括恐慌反应或广场恐惧症、身体形象的负面影响、假想的电击、面对死亡和对未来的不确定性、不可预知的电击和由于驾驶限制独立性丧失。

关于伴ICD生活的不安全感和怀疑,经医生讨论是不容易的问题。在门诊,医生检查和心律失常事件及装置参数询问后的对话时间通常有限。由心脏科护士提供的针对焦虑患者及其家庭的简短教育干预可减轻不必要的焦虑。许多ICD患者曲解了在置入后初始阶段提供的部分信息。患者早期参加心脏康复计划可提高生活质量,并产生有益作用。由置入中心监督的支持小组会议可增加患者知识并消除误解,通过促进社会交流和情感支持来加强心理调节。应考虑认知行为治疗,其设计目的在于降低压力并提高应对ICD治疗的潜在应激作用。总之,大约一半的ICD患者会经历抑郁或焦虑,因此精神科咨询往往是必要的。电击次数仅是造成抑郁和焦虑的一个原因。意外电击发放是一种应激事件,尤其是当它在很短的时间内重复发作时。这种"濒死体验"可能引发严重的焦虑状态。在接受电击患者的亚组,生活治疗更差,尤其是那些受到5次或更多次电击的患者。因此,对于快速VT的ATP激活应在每一名ICD患者中实施,以便将导致生命质量恶化的有痛性电击最小化。

医生必须对患者或其代理人要求终止ICD治疗做好准备,以避免一个漫长的死亡过程。道德和法律上允许患者要求终止任何治疗。这情况类似于根据患者意愿中止其他生命支持措施。供选的方案必须进行详细讨论,并且患者必须进行精神科会诊,以排除因抑郁及相关问题导致的判断扭曲。当面对心理问题时,医生应记住四个A:

1. 询问(ASK):评估关心。
2. 建议(ADVISE):期望的心理作用。
3. 辅助(ASSIST):实用、教育、支持、应用经验。
4. 处理(ARRANGE):心理接触。

10 ICD 随访

患者应以规律间期就诊，以便监测置入部位、导线及装置的功能、心律失常识别和治疗发放情况（图 10.01）。根据患者病情和置入时间的不同，常规随访之间的时间间隔可为 3 ~6 个月不等。通常有一种以上的合适方法可对每名患者进行 ICD 评估和程控。采用系统化的方法可确保没有步骤遗漏，以及不会无意中忽略任何测试。为了获得最佳效果，应对 ICD 进行微调，这需要了解患者临床状态、相伴的治疗情况和 ICD 指征的详细信息。采用特定设备通过电话询问患者并将数据“上传”至一个安全的网站，可进行远程随访。远程随访系统允许装置询问和回顾诊断数据，但不能进行阈值测试或重新程控。

到急诊室就诊的大多数 ICD 患者主要与装置或心律失常有关，其他常见问题包括急性冠状动脉综合征和充血性心力衰竭等。

10.1 出院时的患者指导

出院前，要进行最后检查以证实 ICD 系统工作正常，需要：

- 确保装置是激活状态；
- 执行末次装置程控；
- 通过胸部 X 线记录导线位置，测量起搏阈值 R 波振幅以排除早期导线脱位；
- 提供患者及家属教育；
- 计划门诊随访：置入后 7 天和 1 个月。

在出院时，为了让 ICD 患者从医院环境平稳过渡到家中日常生活，必须给予明确指导（图 9.01）。大多数厂家或医院为 ICD 患者提供了一个专门的小册子，说明装置如何工作，并给予患者及其家人伴随 ICD 生活的信息。

10.1.1 一般指导

ICD 的厂家将在 4 ~6 周之内给患者发送一张永久性卡片（夹层的）。患者应随身携带他或她的 ICD 识别卡或配戴医疗报警腕带或项链。该 ID 卡在危急情况时很重要。它包含一个紧急电话号码以及关于 ICD 厂家、ICD 和导线的类型或型号、序列号和置入日期等重要信息。

置入后 1 周内患者应避免淋浴或弄湿伤口，尽管在手术后几天只要切口不被水浸没可以允许洗澡。应避免触碰或摩擦切口。在术后 7 ~10 天第一次诊室回访时，可允许摘下跨切口的胶布或绷带，或者可由护士进行拆除。

指导患者在数周内每天监测 ICD 囊袋和切口，直到伤口愈合。ICD 会在皮肤下面微微隆起，但这个隆起会在随后的几个星期降低。如果观察到以下任何迹象，均应通知医生，特别是当症状在最初几天后有所增加时：

1. 任何发红、发热、肿胀或者从置入部位排出任何类型的黄色、绿色或褐色液体。
2. 脉冲发生器周围的疼痛或不消散的淤青。
3. 体温高于 100°F（38°C）或寒战。患者应在 2 周内在家每天 2 次同一时间测量他或她的体温，并记录在一张纸上。

患者可逐渐恢复他或她可耐受的日常活动，并且一旦切口愈合可恢复性生活。应避免粗暴接触 ICD 置入部位的活动。在最初 6 周内应避免提重物（超过 5kg 或 10 磅）。在第 1 个月，肩膀的活动范围应限制在 90°以内（将肘与肩同高）。鼓励在这个范围内最大程度的上肢运动以保持肩部的灵活性。

10.1.2 特别注意事项

在 6 个月内不允许开车。如果在置入后 6 个月内没发生晕厥，许多专家赞成恢复驾驶。应避免强磁场，因为它们可“屏蔽”ICD 而妨碍它在暴露时发放挽救生命的治疗。当乘坐飞机旅行时，应告知安检人员患者携带 ICD。短时间暴露于磁场下（包括机场金属探测器),应不会产生问题,特别是若患者快步通过检测区域时。磁场可导致一些 ICD 发出“嘟嘟”声直到离开信号源。如果提示音不停止,应联系医生。

当使用手机时,应该在 ICD 对侧的耳边接听。手机不应放在 ICD 上方的衬衣口袋内。

10.1.3 电击的指导

如果在受到单次电击后,患者感觉良好,那么他或她没有必要去急诊室(图 9.18)。应通知心脏科专家,并且安排一次适时的诊室随访。另外,第一次电击的性质通常可通过远程监测评估,不需要进行门诊随访。重要的是,患者应保留事件记录,包括日期、时间、症状和电击时的活动。然而,当短时间内发放两次或更多次电击时,家属或旁边的人应叫救护车。患者不能自己开车去医院。

当患者受到电击并丧失意识超过 1 分钟时,应立即进行心肺复苏术(CPR)。在电击时与患者身体有接触的人可感觉到低振幅电流,但是这对家属或旁边的人在任何情况下都是无害的。

10.1.4 门诊随访和 ICD 装置检查

询问他或她是否正打算搬家。患者有两种形式的临床随访:

1. 每 3 ~6 个月进行一次慢性监测,以评估和记录日常装置的工作和临床进展情况;

2. 紧急非预期的评估见于患者焦虑、症状、电击、治疗失败或假设未能实现预期治疗。

当 ICD 电池开始显示耗竭标志时,评估需要更加频繁。当电池电压严重不足时,可程控声音或声音警报来提醒患者。如果警报响起,应指导患者通知医生。

10.1.5 远程监测

如今,远程随访系统允许临床医生在起搏器门诊或医院外监测他们的 ICD 患者。这些系统可传输装置的诊断数据、存储的 EGM 和当前心律。通过这种方式,它们提供的信息与在门诊随访时获得的是相同的。在某些情况下,远程询问可补充甚至可替代 ICD 的诊所随访。一些医生在随访期间采用远程监测和门诊就诊交替进行。远程监测还可以发现未记录的和无症状性心律失常、识别间歇性导线故障,提供有助于优化装置参数及药物治疗的数据。远程监测应认为是一种强化的随访形式,尤其是在建议仔细随访的患者中。应告知患者远程监测的实用性。若未告知患者,晚期发现 ICD 故障时,会最终引起法医学问题。此外,当数据通过第三方传递时,建议应取得患者同意。远程重新程控 ICD 仍然不可用。

10.2 病史和体格检查

病史包括关于心悸、头晕、先兆晕厥、晕厥、ICD 电击和某种体位是否触发 ICD 治疗等问题。在激烈身体活动时,多次电击提示为一次窦性心动过速的电击。与重复动作有关的电击可能表明导线故障。报告有单次电击而无后遗症的患者,可由医生在日常门诊随访时评估。但应告知在短期内有多次电击的患者到医院进行评估。

在第一次访问时,作为早期感染的可能指标,医生将检查 ICD 和电极导管穿刺部位的血肿、积液、温度升高或红斑。

长期置入装置的患者,在穿刺点同一侧的手臂肿胀或存在过于表浅静脉侧支时,可能提示有大的静脉血栓形成及可能需要抗凝或溶栓治疗。全面评估也集中于存在充血性心力衰竭和心肌缺血的患者,他们更容易发生室性快速性心律失常。

应了解患者的用药史(20% ~70% 的 ICD 患者需要伴随抗心律失常药物治疗),尤其是在有任何改变时,因为一些药物,尤其是抗心律失常药,可改变起搏、感知和除颤阈值(图 9.09 至图 9.11)或引起致心律失常作用(图 9.12 和图 9.13)。抗心律失常药物治疗可引起窦性心动过缓和变时性功能不全,这在单腔 ICD 的患者可导致起搏和起搏器综合征。胺碘酮联合 β 受体阻滞剂可有效预防电击,并且比索他洛尔更为有效,但药物相关不良反应的风险增加。在开始一个新的抗心律失常药物治疗后,可能需要在电生理实验室重复电除颤测试以确定 DFT 的变化。药物诱发的 VT 频率减慢,若低于频率识别截点,这时需重新程控 ICD(图 9.08)。较慢的 VT 频率往往使 ATP 更为有效。

10.3 装置询问

采用程控探头或无线遥测开始装置询问。常规询问是强制性的，即使在没有电击的情况下，这是因为 ATP 干预或电击中止可以无任何症状。在这方面，避免频繁电击中止很重要，因为这将减少电池寿命。询问可提供程控的 ICD 参数。之后将检查测量和诊断数据。数据包括的特征，如实时起搏导线阻抗、电击导线阻抗、储存的心室 EGM、装置充电时间（在电击或电容器自动重整后：这提示从心律失常诊断到 ICD 完全充电和发放治疗所需的时间）和电池寿命提示（电压等）。在程控之前，应将诊断数据打印出来。治疗小结概述了自上次随访以来的心律失常事件，ICD 如何识别它们及对应的治疗类型（如果有）。每次访问后可以清除 ICD 计数器，以避免将来混淆。心室起搏的程度对于预防 LV 功能不全非常重要。通过记录心脏活动的事件直方图来进行评估。该数据可导致重新程控，以最小化 RV 起搏。

10.4 硬件识别

当需要灭活或重新程控装置时，快速识别 ICD 型号非常有用。患者应随身携带识别卡或者置入医院的关于厂家、ICD 型号、导线系统和治疗方案的信息记录。透过 X 线，发生器将显示一个不透 X 线的标记，作为未知 ICD 的识别。

10.5 导线评估

导线是 ICD 系统中最薄弱的部分，机械应力可造成断裂和绝缘层故障。主要的导线并发症发生率在减少，包括绝缘层破损（最常见）、导线断裂、心室失夺获、导线阻抗异常以及感应故障（图 11.03和图 11.04）。

起搏和感知

心室感知导线用于评估起搏阻抗、R 波振幅和起搏阈值以及心室 EGM 的实时记录。测得的起搏阻抗将与慢性基线值相比较。下降 30% 或更多，或起搏阻抗在 200 ~ 250Ω 以下，可提示绝缘层破损。起搏阻抗突然并显著增加可提示导线断裂。双腔 ICD 的心房导线也是以同样的方式评估。置入后不久如有任何大的变化可通过胸部 X 线来证实导线有无脱位。许多 ICD 提供了半自动化的方法来确定起搏阈值。当患者采用标准起搏器时，应评估起搏器的依赖程度。程控仪自动测量心房和心室 EGM（如 ICD 所看到的）。或者，从遥测的 EGM 中通过测量较高的波峰到较低波峰来直接确定信号。

除颤或电击导线

电击 - 通路的阻抗在经静脉系统中正常测量值为 20 ~ 80Ω。高阻抗提示导体受损，低阻抗提示绝缘层破损/短路。高压电极的阻抗通过采用无痛性、由装置以周期性间期及询问时自动发放的微弱测试脉冲很容易确定。通过微弱脉冲测量的高压阻抗与通过高能量测量的高压阻抗有很好的相关性。较新的 ICD 型号可报告独立的近端和远端除颤线圈阻抗，与高压电击的阻抗类似。一些 ICD 需要发放 12V 电击（大多数患者可感觉到）来进行除颤导线测量，而非如上所述的无痛性系统。

10.6 心室电图

在窦性节律时来自感知导线的心室 EGM 的测量值应至少为 5 ~ 7mV，以确保可靠的 VF 感知。由于抗心律失常药物、心肌梗死、电击、导线头端纤维化、新的传导障碍和导线脱位，心室 EGM 的振幅可能会降低，且伴有 VF 感知不良的风险。低振幅心室 EGM 需要重新程控感知灵敏度并重新测试诱发 VF 时感知。需要重新放置或更换一个新的独立的双极感知导线（无线圈）。

许多存储功能可以程控，包括心律失常事件的数量和时长、心房或心室 EGM 或以上两者，以及模式转换事件。ICD 存储来自治疗发放的电学测量值，如每次电击记录的电容器充电时间、发放的能量和高压阻抗。这些提供了有关电池和电容状态和除颤导线系统完整性的有用信息。当装置询问时，程控仪会提示是否有新的 EGM 已被存储。快速性心律失常事件存储的 EGM 提供了识别 ICD 电击和其他形式治疗原因和结果的最重要数据。

10.7 电图的类型

近场电图

EGM 记录需要两根电极。近场 EGM(局部电图)是双极导线头端和环端电极之间或集成导线头端与远端线圈之间的记录。近场 EGM 记录的是在电极附近反映心肌激活的局部有限双极 EGM(图 5.03)。ICD 采用近场 EGM 来感知频率和识别心律失常("频率感知"通道)。

电击电图

电击 EGM 是在两个高压除颤电极之间电活动的记录,因此是远场 EGM。例如,电击 EGM 可记录 RV 线圈与 ICD 机壳之间的活动。或者,它可记录 ICD 机壳和近端(SVC)除颤线圈之间的电位差或双线圈除颤导线两个线圈之间的电压。

远场(混合)EGM 也可能是其中一个除颤线圈和其中一个感知电极之间的记录。

仅通过周长不能识别心动过速,通过采用来自宽间距的电击电极而非来自感知电极记录的 EGM 数据可更容易将其区分出来。来自 RV 线圈和装置的远场 EGM 产生与体表 ECG 非常相似的较宽顿挫。此外,在事件记录时,远场记录可有助于识别心房活动。这些特征在无心房导线的单腔 ICD 中很有用。

实时电图

它们与体表 ECG 以及提供宝贵信息的注释标记同时被记录。标记通道描述的是装置实际上是如何识别心脏活动的。根据厂家不同,标记通道采用的注释有所不同,但通常在程控仪屏幕上或产品说明手册中有主要图例或描述。

存储的电图

电图可被存储或及时冻结记录,并存储在装置内存中,以便于回顾和分析。在特定的触发事件、典型心律失常识别、诊断和治疗结果之后,ICD 会记录这些 EGM。可程控紧邻在触发事件之前的触发前间期;触发前间期越长,记录快速性心律失常起始事件的可能性越大。触发前间期是可程控的。ICD 的存储容量有限并采用覆盖最旧信息的策略,这意味着其仅能回顾最新数据(先进,先出)。显然,使用有限内存容量,单通道 EGM 记录比双通道记录能够存储更多的事件,因为后者会占用更多的内存。应打印重要的存储 EGM 的典型条带,并放入患者的病历中。定期清除诊断计数器十分重要,以保证最新和最相关的信息可用。

10.8 如何阅读存储的电图

10.8.1 单腔电图的分析

形态学、规律性和心动过速突发性分析有助于 SVT-VT 的鉴别诊断(图 10.06)。

形态学

因为大约 90% ~95% 的患者 VT 时会产生激动顺序和 EGM 结构的改变,因此心室 EGM 的形态学特征可提高诊断率。如果 R 波形态与存储在装置中的基线 R 波结构相同,那么装置将该节律划分为 SVT。记录的 R 波与基线 R 波形态相似但不相同,则应划分为 VT,但仍可能是 SVT 伴频率相关性束支阻滞。

规律性

大多数 VT 是规律的。在节律不规整的心动过速中,应怀疑房颤(AF)。但仅靠不规律性并不能可靠区分 AF 与 VT,因为在 AF 伴快速心室频率(频率 >170bpm)时,R-R 间期会变得更加规律。在 AF 发作时,心室 EGM 有时可显示形态上的细微改变,所以不能排除多部位起源的心室活动。

突然性

在锻炼时,频率通常不会突然增快。频率常显示逐渐加速至由负荷量决定的一个水平。突发性是 VT 的指征,这与窦性心动过速相反,后者不会突然启动。

10.8.2 双腔电图分析

在双腔 ICD 中,心房和心室 EGM 提高了装置的诊断能力(图10.07和图10.08)。VT可与房扑和房颤同时存在,这点应牢记。与基线情况不同的完全规律的快速节律时,应怀疑室性快速性心律失常。

大多数心动过速伴1∶1 AV关系(V = A)是SVT(图1.09和图1.10)。通过采用心室EGM的形态学标准、发作方式和对ATP的反应,可区分SVT与伴1∶1 VA关系的VT。

发作方式

房性心动过速(AT)通常开始于一次房性期前收缩。因此,它通常开始于一个短P-P间期之后,伴一个很短的R-R间期。该心房周长可预测其后心室周长的变化。然而,VT通常开始于室性期前收缩和短的R-R间期。

房室结折返性心动过速(AVNRT)的常见形式(慢-快型)通常始于一次房性期前收缩。一般情况下,AVNRT显示心房和心室几乎同时激活伴不变的心室EGM(除非有频率相关性束支阻滞)。

通过心室抗心动过速起搏诊断室上性心动过速

对ATP治疗的反应提供了关于SVT机制的重要诊断信息。可能会发生多种反应(表10.1;图1.15)。

1. 心室ATP后心动过速未终止,伴心房拖带和A-V反应。

在AVNRT或顺向房室折返性心动过速(ORT)中,以短于心动过速周期的周长进行心室起搏,促使了所有心房EGM加速至起搏间期或频率(心房拖带),而心动过速未终止。通过环路的逆传支发生室房传导。因此,在ATP阵列的末次心室起搏后,环路的前传支仍处于不应期,同时末次逆传的心房波能够下传至心室。这将产生A-V反应。

ATP后的A-V反应伴心房拖带可诊断AVNRT或ORT,并排除房性心动过速(图1.16)。

2. 心室ATP后心动过速未终止,伴心房拖带和A-A-V反应。

在房性心动过速时心室起搏产生1∶1室房传导,通过AV结发生逆传。在这种情况下,与ATP相关的末次逆传心房波不能下传至心室,这是因为AV结仍处于前传不应期。这将产生A-A-V反应(图1.17)。

A-A-V反应可诊断房性心动过速,从而排除AVNRT和ORT。

3. 心室ATP后心动过速未终止,且无心房拖带。

当以短于心动过速周期的周长进行心室ATP时,心动过速未终止且心房频率保持不变(未拖带心房),那么房性心动过速是最可能的诊断(图1.18)。

心房活动和心室起搏之间分离可排除ORT。

4. 心室ATP后心动过速终止,并产生心房拖带。

当以短于心动过速周期的周长ATP后,心动过速终止并且产生心房拖带,此时没有结论可得出。

5. 心室ATP后心动过速终止,但不伴心房拖带。

通过ATP终止但不伴心房除极,根据机制可排除房性心动过速(图1.19)。

表10.1 通过对心室抗心动过速起搏的反应诊断室上性心动过速

	未加速心房频率	加速心房频率
通过ATP心动过速没有终止	如果心房频率保持不变,高度提示AT	如果存在A-A-V反应,应为AT
心动过速终止	非AT	不能确定

A = 心房电图;AT = 房性心动过速;ATP = 抗心动过速起搏;V = 心室电图。

10.9 诊断数据

ICD 的诊断数据提供了关于装置和导线功能状态的宝贵信息。装置本身以规律间隔测量了心房和心室的感知数据和导线阻抗。预定范围的显著测量异常或与以前测量值的偏差通常在装置询问时会突出显示在程控仪上。

10.10 电池状态

通过装置遥测的信息包含电池电压提示。从电容器充电(充电时间)到发放最大能量所需的时间也作为电池状态一个指标。与电容器充电相关的无症状性电池提前耗竭的最常见原因是由于反复非持续性 VT 或因导线 - 连接器故障过感知所致的反复电击中止。

即使电池还未达到 ERI 点,但因充电时间(在重整后)较长也需要更换 ICD。

10.11 远程随访

ICD 的远程询问提供了频繁、方便、安全和全面的设备监测,并减少了门诊就诊的频率。虽然大多数 ICD 患者以 3 ~6 个月不等的时间间隔进行定期随访,但是许多患者仍需要额外的不定期访问来查看各种问题;这些问题现在可采用远程评估,从而消除了与常规随访相关的事件识别的延迟。远程随访有望减少患者和医生的时间负担。有多个系统允许患者进行远程监测,但所有均是厂家特定性的(图 10.15 至图 10.17)。这些远程系统在患者数量快速增加时,保证了更高效的患者管理。经由网络进行传输。在患者家里(或其他地方)采用容易使用的设备来询问置入式装置。数据收集可通过在装置上放置探头或无线传输至患者的接收监测器。

该设备通过标准电话线将存储的数据和实时数据传输至医生可访问的安全计算机服务器。根据预设的情况(不伴声音报警)和预先指定的有限数据传输,通过患者(在声音警报或有症状时)或自动执行(邻近接收器采用无线方式)均可激活向起搏器中心的传输。采用远程控制软件技术可允许询问装置内存,允许医师或来自厂家的技术支持人员监测 ICD。实际上,患者在门诊就诊时由装置询问得到的全部数据可以很容易地进行远程回顾。这些数据包括电池寿命、装置放电的存在及其恰当性、装置声音警报的意义、新的和常未怀疑的心律失常的进展以及为了重新程控装置或药物治疗而需要更早门诊随访等。当装置邻近 ERI 点时,远程随访提供了一个便于更频繁评估的方式。

因此,远程患者监测几乎能够满足门诊随访的需求,它的主要优点是患者的安全性。获益包括以心律失常事件获取早期诊断(和管理)的能力、增加了安全性并降低了随访成本(通过节约交通成本,特别是当家和医院之间的距离超过 120.7 千米时)。远程随访可能会降低超过 50% 的门诊随访。因远程 ICD 监测的便利性和易用性,患者有很高的满意度。这让他们感到放心,因为随时保持了同他们的联系。最后,在心力衰竭伴心脏再同步化装置及 ICD 的患者中,远程监测并非简单的装置检查。更确切地说,它涉及以疾病管理系统的形式进行血流动力学和肺淤血状态的评估。

10.12 自动监测和声音报警

ICD 技术允许每天自动测量许多参数,如电池状态、充电时间、起搏和高压阻抗(表 10.2)。尽管如此高端,但也有相当多的患者发生该系统相关的并发症。起搏和高压导线阻抗的测量在门诊常规进行,但是间歇性导线完整性故障可能难以识别或确认。早期识别对于避免并发症很必要。一些 ICD 包括可程控性声音报警系统,以警告患者测量的参数不在正常范围内,并提示患者联系医生。一些警报始终打开,而另一些可程控为"OFF"。警报可程控在一天中由医生选定的时间点发出声音。Medtronic ICD 可以选择"无声"报警功能。在这样的情况下,报警信号通过无线传送到患者家中的监测器(每当患者靠近时),然后警报经由电话线发送至基础服务器,之后传到 ICD 中心。ICD 中心然后打电话给患者。大多数报警与导线有关。因此,在更换装置而采用原有导线后,警报最为常见。由于一些患者听不到警报,因此在出院前测试警报声音可能很必要。相反地,一些患者可能会感觉到"幽灵"警报,假装已听到报警声而在装置存储器中无事件记录。

表 10.2 ICD 警报声

警报	说明
低电池电压	电池电压已接近择期更换指征(ERI)电压水平
充电时间过长	充电时间等于或超过充电时间阈值
VT 识别/治疗关闭	VF 识别或 VF 治疗已被关闭
心房、RV、LV 起搏阻抗	导线阻抗小于或大于最小/最大阈值
除颤导线阻抗	导线阻抗小于或大于最小/最大阈值
在一次事件中发放的电击数量	在一次事件中发放的电击数量大于或等于程控的电击数量
在一个区间的所有治疗对一次事件已用尽	对一次特定的心律失常事件类型已发放所有治疗后,再识别到该事件
电学重整	装置已被重整,并可能需要重新程控
起搏模式 DOO 或 VOO	打开 DOO 或 VOO 模式
热壳关闭不伴 SVC	关闭热壳功能且不伴适当的 SVC 导线
磁铁应用时的嘟嘟声	提示强磁体存在
电容器充电时的嘟嘟声	在 EP 测试时该功能也许有用
感知和起搏的心室事件的嘟嘟声	提供 R 波同步声

自动监测声音警报的仪器可能有助于早期识别导线-装置相关的并发症,如导线断裂、绝缘层破损、脱位和突发电池耗竭。虽然患者警报功能是一个有用的附属工具,有利于早期识别严重的 ICD 并发症,但由于其灵敏度低,所以并不能替代常规 ICD 随访。

10.13 紧急情况和磁铁应用

大多数到急诊室就诊的 ICD 患者均与装置或心律失常相关。急性冠状动脉综合征和充血性心力衰竭仅占就诊人数的 30%。在 ICD 上方应用磁铁可灭活心动过速功能。抗心动过缓的功能仍保持完好。磁铁反应在紧急情况下有用,如在心动过速治疗已被关闭但有多次不恰当电击时,或在手术室采用电刀而程控仪不可用时。在这种情况下,可将磁铁固定在 ICD 上方。Boston Scientific (Guidant)的 ICD 可提供许多程控的功能。装置可程控为对磁铁应用有反应或无反应。当程控“磁铁可用(Enable Magnet Use)”功能时,ICD 提供了多种功能。

10.14 关闭 ICD

在以下情况下,必须关闭 ICD:

1. 在采用电刀的手术中。这种情况下,在手术期间将圆环状磁铁固定在 ICD 上方较为简便。

2. 存在多次不恰当电击。

3. 遵从患者的选择——通常是当患者在临终状态时。

11 故障排除

ICD 的故障排除包含了心动过缓起搏的故障以及对室性心律失常治疗的故障。

11.1 临床病史

主要的症状如心悸、头晕、先兆晕厥或晕厥，或其他前驱症状，提示电击治疗是针对心动过速但不一定是 VT/VF（图 10.02）。对一名意识清楚或症状轻微的患者发放电击可能是源于血流动力学稳定的 VT、满足识别标准的 SVT、非持续性 VT 伴约定式 ICD 功能，或者来自无用的心内或心外信号的过感知。大量体力消耗时电击提示是对窦性心动过速的反应。

11.2 诊断电击的原因

第一步重点是确定是否实际发放治疗。当 ICD 计数器显示未发放治疗时，一些患者报告 ICD 进行了电击。这种情况（“幽灵电击”）可能是由起搏诱发胸部、膈肌或肋间肌肌肉刺激或自发肌肉收缩引起的。调整起搏器输出可解决这个问题，另外，再次确认所有需要的设置。

如果发生了 ICD 放电，应确定该次电击发放是针对真实心动过速还是不良过感知的反应（图 10.03）。存储的 EGM 伴对应注释标记将容易揭示是什么触发了电击治疗。至少 20% 的 ICD 患者发生了不恰当电击，主要是因为房颤或其他类型的 SVT。不恰当电击也可发生在导线故障、电磁干扰、T 波或膈肌肌电位过感知时。

单次电击的管理

方法包括在接下来几天里的再确认和评价。如果电击前发生晕厥、胸痛或严重呼吸困难，则应将患者送至医院急诊室。ICD 的抗心动过缓功能（保留感知）不受磁铁应用影响。

多次电击的管理

这需要住院治疗（图 11.05）。在多次不恰当电击的患者中，将一块磁铁放置在装置上方可立即解除 ICD 的抗心动过速功能。

11.3 过感知

11.3.1 心内信号过感知

过感知比感知不良更常见，感知不良罕见。过感知可导致不恰当治疗（电击），这会给患者带来不安，并且它带来诱发致命的致心律失常作用的风险（图 10.04）。心内信号过感知的识别是通过感知的心室事件和 EGM 形态之间间期的特征性交替进行识别（P-R vs R-P，TQ vs QT，以及短 R-R vs 长 R-R 间期，由等电位线分隔）。

P 波过感知

P 波过感知很罕见，但是如果集成双极导线的远端线圈位于三尖瓣附近，也可能发生 P 波过感知。如果 P-R 间期超过心室空白期，那么心室通道将感知到 P 波和 QRS 波，这种情况可触发电击。如果 RV 导线从 RV 心尖部脱位，那么在儿童或成人中可能发生 P 波过感知。连续的自身 P 波过感知往往需要重置导线。

一个改良的策略迫使采用 DDDR 起搏或动态超速模式进行心房起搏。此过程将缩短心室周长，从而防止心室灵敏度达到其最大值（最小阈值，用毫伏表示）。

R 波双计数

当感知到分裂、碎裂或延长的心室 VEGM 超过心室空白期时，可发生 R 波双计数。室性期前收缩的双计数并不少见。基础 QRS 波的双计数，通过频率——依赖性钠通道阻断剂可进一步加剧，尤其是当频率较快时。通过装置询问收集的间期点图描绘了以“铁路轨道”的模式伴短长交替间期形式的 R 波双计数。

R 波双计算可能导致对慢于程控的 VT 识别频率的 SVT 发放电击。由于以任何传导节律的交替 R-R 间期也会增加 VF 计数，因此 ICD 对所有识别的 VT 或 SVT 进行电击治疗，而不管真实心动过速的周长。R 波双计数的治疗，可通过重置导线或延长心室空白期（如可程控）或假定 VF/ VT 仍充分感知，可降低心室感知灵敏度。

T 波过感知

T 波过感知通常会显示交替的感知间期，但交替的振幅可以很小。起搏后的 T 波过感知是相对良性的，会导致低于程控下限频率的心动过缓起搏。

假定 VF/ VT 感知仍充分，那么 T 波感知可通过降低心室通道的感知灵敏度而得以校正。降低感知灵敏度时需要重新诱发 VF 测试 ICD，以确定持续的正确感知。偶然情况下，需要重置或更换感知导线以获得更大的 R 波振幅。后者以 ICD 的自动感知算法为基础降低了 T 波感知。在 Guidant ICD（图 5.07）中，“缓慢”自动增益控制似乎对于降低大 R 波的 T 波过感知可能特别有效。为了包含过感知的 T 波，St. Jude Medical ICD 提供可程控的“阈值起始（threshold start）”和“衰减延迟（decay delay）”（图 5.05 和图 5.09），但是因为该功能可能会损害 VT/VF 感知，所以必须谨慎应用。

远场 R 波过感知

在心房通道的远场 R 波过感知影响了双腔 SVT-VT 鉴别诊断，但是当心室频率仍在窦性区间时，它不会引起不恰当的 VT 识别。远场 R 波过感知通常表现为心房周长短长交替的模式。描绘过感知 R 波的标记仍然与心室 EGM 靠近。远场 R 波感知的控制可通过多种方式实现：

1. 延长心室后空白期或其相等量；
2. 降低基线心房感知灵敏度而不损害房颤的感知；
3. 采用识别心房和心室事件特定模式的抑制算法（Medtronic PR Logic）；
4. 在心室事件后心房感知灵敏度自动降低（图 5.10）。

11.3.2 心外信号的过感知

感知心外信号可诱发不适当 ICD 治疗（图 10.05）。这些信号以高频噪音取代了等电位基线。

肌电位过感知

膈肌肌电位。当放大器的感知灵敏度或增益变为最大时，肌电位过感知通常发生在长的舒张期之后或起搏事件之后（图 11.02）。膈肌肌电位在感知 EGM 上最为明显。当活动过程中出现症状时，应高度怀疑肌电位过感知。在随访时，通过监测在深呼吸、Valsalva 动作、手臂活动或用力推动双手时的心室 EGM 来确认肌电位干扰的存在。

持续过感知低振幅的高频肌电位信号可导致不恰当 VT 识别，并在起搏器依赖的患者中抑制心动过缓起搏。肌电位过感知可通过降低心室感知灵敏度来处理，但 VF 的恰当感知应重新测试。重置导线或将集成导线更换为真双极导线可能是必需的。因导线绝缘层破损导致的肌电位过感知需要更换导线。

胸部肌电位。胸部肌电位在包含 ICD 机壳的远场 EGM 上更为明显，但这些 EGM 并不用于频率计数，并除外与形态学算法相关的 VT-SVT 鉴别诊断系统。

肌电位的其他来源

如果在感知和电击 EGM 中均存在噪音（肌电位），应怀疑在双线圈集成导线中线圈颠倒（图 13.73，病例 62）。这个问题可能会引起胸部肌电位和心房活动感知，导致 ICD 抑制和（或）不恰当治疗（电击）。

集成 ICD 导线远端除颤线圈的固定螺丝松动，可引起在近场和远场心室 EGM 上记录的噪音和胸部肌电位的识别。

导线/连接器问题

“连续和断开”，即破损导线或连接器的伪信号常表现为间歇性。由于感知导线与旷置导线相接触产生的导线干扰引起了另一种来源的间歇性过感知。一些ICD记录极短的非生理性心室间期（120～140ms），ICD将其标记为R-R间期。这些数据提示除了室性期前收缩R波双计数以外的隐匿性导线问题。在其他ICD中，心率间期可以被评估为非生理性间期可能。

最常见的破裂（或绝缘层破损）部位是在第一肋与锁骨之间或固定套周围的部位。可疑导线破损需要评估所有EGM、起搏阈值、起搏阻抗和无痛性HV电极阻抗；其他来源的证据包括胸部X线、存储事件的EGM和数据记录。

心室导线问题通常表现为过感知，引起不恰当电击，或表现为随访时异常的诊断测量值（阻抗）。导线问题也有罕见的表现，如VF感知不良或治疗失败，这往往是致命性的。

与同侧上肢活动或某些体位相关的反复电击应怀疑导线断裂或导线固位不稳（图11.03）。在随访时，深呼吸、咳嗽或Valsalva动作，同时监测VEGM可区分肌电位与伪信号，但二者也可并存。

推动装置囊袋可引起和导线破裂或在ICD插孔固定螺丝连接松动相一致的电学噪音。在这方面，记录电击EGM也很重要。噪音仅在电击（远场）EGM上出现，很少在感知（近场）EGM出现，提示电击导线破损。由无痛性微弱脉冲测量的高压阻抗与由高能量电击测量的高压阻抗在数值上有良好相关性。电击阻抗一般测量值为25～80Ω。高HV电击阻抗提示断裂，低值表示电击环路绝缘层破损（图11.04）。低起搏阻抗提示绝缘层破损，而高起搏阻抗则提示感知/起搏导线完全或部分中断、固定螺丝松动或适配器故障。

11.4 电磁干扰

当非心源性或非生理性来源的电信号影响ICD时，将产生电磁干扰。电极之间的空间越大，干扰信号的振幅就越大。因此，从宽间距电极记录到的高压EGM上的信号幅度，将比从近间距电极记录到的感知EGM上的信号幅度更大。电磁干扰（EMI）可引起不合理的快速性心律失常识别以及随之而来的不恰当电击（也可能抑制电击）。在应用心房通道信息来鉴别VT与SVT的双腔ICD中，EMI在两个通道同时出现过感知，可能会导致不同的和不可预知的心律失常识别。

正如上面所提到的，电极之间的间距决定了EMI的效果。在所有装置种类中，随着电子和微处理器的大量增加，EMI对ICD功能的影响在临床上已变得十分重要。

电磁兼容性（EMC）问题总是包含三个基本要素：

1. 因无用的信号，受害者（这里是置入式ICD）功能异常；
2. 信号源发射电磁能量；
3. 连接信号源和受害者的偶联通路。

为了改善ICD与其环境之间的相容性，必须控制以上三个要素。

EMI场的振幅随距离（以波长测量）快速衰减。信号源与受害者之间的距离越大，直接作用于受害者的磁场强度越低（在大多数情况下，距离加倍磁场强度减半）（图11.07）。

ICD的电磁敏感性

ICD远比起搏器更容易受到EMI的影响。由于VF时需要识别微小信号，并联合自动阈值调整以及很高的感知灵敏度，因此ICD的感知放大器更易受EMI影响。ICD的带通滤波器包含更广的带宽，以便在VF时识别更高频率，同时也增加了对EMI的易感性。在感知事件后，ICD不能使用长的不应期。一些ICD不具有任何噪声反转能力。其他ICD包括一个极短的噪音采样窗口，仅能提供对EMI不完善的保护。

所有现代的ICD均密封在钛外壳中，导电金属外壳形成一个Faraday罩，以避免电磁辐射对ICD电子元件的直接影响。过滤可消除大量高频信号，例如，在插孔应用小型陶瓷贯通电容器使得ICD几乎免受大多数手机的影响。环端和头端电极小间距的双极导线也可以减少假低频信号的感知；特殊抗干扰电路进一步消除了这些信号。数字信号处理联合多元贯通过滤器，显示了装置完全抗干扰的希望！

11.4.1 电磁干扰的信号源

电磁干扰的潜在信号源包括在工业环境中工

作的许多情况、在日常生活以及许多医疗诊断或治疗操作中的情况(图 11.08)。

医疗的信号源

磁共振成像(MRI)可产生静电磁场,随后跟随快速变化的梯度磁场和射频(在扫描时发射射频脉冲)磁场。暴露于静电磁场将导致簧片开关活化,伴起搏器非同步起搏,以及在大多数 ICD 中心律失常识别中止。磁吸引力可使装置移位。射频(RF)磁场在装置电路中可诱发 EMI,并抑制起搏、产生假的快速性心律失常识别、电学重整和快速起搏。加热导线头端附近可升高夺获阈值(图 11.09)。因此,MRI 禁用于 ICD 患者。

RF(短波)或微波透热疗法禁用于 ICD 患者,并应在 ICD 附近绝对避免。

如果 ICD 患者需要心脏转复或除颤,那么经由装置采用指定电击进行体内转复是较好的。如果必须体外心脏转复/除颤,那么应评估起搏器依赖程度和心脏节律内在的稳定性。程控仪和经皮体外起搏器应可用。在电击前应程控高压输出,以抵抗起搏阈值的暂时性升高。体外心脏转复/除颤应尽可能以最低的能量进行,即采用所需能量较小的双相波。只要有可能,应采用自粘的前后位结构的贴片或电极板。电击电极应至少距离装置 5 ~ 10cm。复律后,应进行装置的完整分析,以确保系统没有受损。夺获阈值的升高,需要在 24h 后重复确定起搏和感知阈值。

涉及电刀的操作对 ICD 患者特别危险。感知到烧灼输出信号(脉冲性 RF)可触发 ICD 对假定的室性心律失常进行治疗或抑制起搏输出。此外,ICD 可能会被重新程控,甚至损坏。为了防止这样的问题,在手术过程中(通过程控仪)应关闭快速性心律失常识别/治疗,并且关闭频率反应性功能。另外,对于一些 ICD 在手术过程中可通过在 ICD 上方应用简单的磁铁灭活心动过速治疗(但不是抗心动过缓起搏),并在手术后移除。注意,在某些装置上延长磁铁应用可关闭治疗,直到由重复磁铁应用或程控仪再次进行激活操作时。电刀可诱发电复位情况及起搏阈值升高。当关闭快速性心律失常识别/治疗时,EGM 连续监测是必要的,并且体外除颤器应始终立即可用。如果可能的话,起搏器依赖的患者需要程控至非同步或触发模式以预防抑制。在外科手术结束后,必须详细程控,所有起搏、感知、快速性心律失常识别和快速性心律失常治疗的参数均要检查和确认。

放射治疗可因电离辐射而对电子电路元件造成永久性损害。应避免直接照射,并且在放射治疗时应采用铅屏蔽装置,或若有必要应移开 ICD,并重新置入在远离该区域的部位。由于大剂量放射治疗后导线结构性损伤,可能导致电击线圈故障。由机器产生的 EMI 可能关闭簧片开关,引起意外返回到关闭模式,并需要重新恢复至治疗模式。

射频消融治疗。由于心律失常消融的 RF 电流(500 ~ 1000kHZ)频繁打开/关闭,其作用就像一个脉冲调制源,且与置入的 ICD 的相互作用不可预知(甚至在老一代系统报道失控)。虽然该问题很少发生,但其危害及预防措施与电外科和电刀大致相同。

体外碎石术本身并不是一个真正 EMI 的威胁,这是因为它不使用电磁波(然而,定位和控制机械并激活电击需要电学完成,这将产生 EMI)。碎石术采用声学电击波来裂解肾脏或胆囊结石。这些强烈的机械电击能破坏一些电子元件,因此必须避免在 ICD 附近进行碎石术。然而,碎石术的常规禁忌也许过于保守。

无线视频胶囊内镜(例如,PillCam、Given Iamging Ltd、Yoqneam、Israel)使用的胶囊包括图像捕获系统、电源和在 434MHz 传送数据的遥测系统。大多数 ICD 并未显示涉及来源于视频胶囊 EMI 的任何影响,但有些人可能会表现出过感知和发放不恰当治疗。因此,Pill-Cam 应仅在医院内使用,在暂停 ICD 治疗并结合监测之后。

日常生活中的 EMI 信号源

家用电器如电动剃须刀、搅拌机、感应微波炉、吸尘器和洗衣机,如果按照国际标准(ISO-IEC)使用,它们基本是良性的。

如果电流(频率为 50Hz 或 60Hz)在装置附近穿过身体,与人体密切接触的电动工具可影响 ICD。与国际标准相符的电动工具,其泄漏的电流非常小($<50\mu A$)。不过,一些工具需要正确接地,EMI 在接地连接(接地)中断时可出现,虽然触电

危险似乎高于 EMI 风险。由于典型的 60Hz 噪声模式,所以由电流泄漏导致的 EMI 很容易在存储 EGM 中被识别(图 11.11)。

手机。在现代 ICD 中这种干扰很罕见。最先进的装置是由所谓的在插孔和密封机壳之间的贯通过滤器来保护的。这些低通过滤器阻止无用信号进入 ICD 机壳。然而,数字装置(PCS,个人通信服务;以及 GSM,全球移动通信系统)仍提供潜在 EMI,特别是在最大输出功率时(在开始打电话时,第一个响铃之前,美国为 0.6W,欧洲为 2W)。因此,美国食品和药物管理局(FDA)的建议仍然有效:在激活的手机和 ICD 之间的距离应不小于 6 英寸(15cm),并且患者应避免将其激活的手机放在置入式装置上方的胸部或衬衫口袋内。据报道,手机不会干扰现代 ICD 和起搏器的远程监测功能。

其他无线通信装置如在无线网络中的笔记本电脑、DECT(数字增强无绳通信)手机和遥控器,鉴于其辐射功率低,通常对 ICD 没有威胁。

防盗装置(EAS,电子防盗系统)与安全系统(AMDG,机场金属探测门)十分普遍。大多数起搏器与高能量脉冲低频 EAS 系统如声磁系统相互作用。非同步起搏、心房及心室过感知、起搏抑制和起搏器触发已有报道。然而,在实际工作中没有严重危害患者的报道。虽然 EAS 系统在老一代“Ventak AV”型号中可触发不恰当的 ICD 电击,但在近期最先进的 ICD 中既无不恰当的心律失常识别,也无电击的报道。很显然,起搏功能受干扰取决于暴露的程度(时间和距离)。

在通过商店入口时,患者的步速有快有慢,最坏的情况是偶尔有患者无意中靠在防盗杆或门上。应提醒患者不要在可能有电磁辐射的任何设备或区域附近逗留。在存在 EAS 或 AMDG 设备的地方,应针对有装置的患者张贴警告。

自动售货机代表 EMI 的另一个信号源。已观察到有 ICD 患者在使用自动售货机时受到电击。虽然该报道未被其他人或模拟证实,但谨慎的做法是警告 ICD 患者有这种干扰的可能。

电击枪(如 Taser)是执法机构使用的电学自卫和制动的武器。这些武器向受害者发射飞镖(即电极)。经由每秒 15 ~ 20 个脉冲传导序列的绝缘导线,飞镖与枪保持连接。这些脉宽为 40 ~ 100μs,峰值电压高达 50 000V。以这种方式制动的 ICD 患者(由于剧烈活动未受控制)几乎没有显示直接不良影响。

在工业环境中的 EMI 信号源

在电磁干扰的无数可能信号源中,一些工业设备引起了关注(图 11.10)。

- 高压电源线路
- 工业变压器和发动机
- 电熔炉(感应)
- 电焊设备(弧或点焊机)
- 大的 RF 发射器(广播,雷达)
- 消磁线圈

部分这些信号源以射频谱发射能量;其他信号源产生可能导致 ICD 簧片开关关闭的强磁场。

ICD 患者返回到可疑隐藏高水平 EMI 的环境中工作是一次挑战。通常情况下,需强制性采用真正的双极感知导线。来自装置厂家的技术咨询并进行现场评估十分必要(然而,这种服务由于责任问题很少可用)。

11.4.2 对 EMI 的可能反应

安置了 ICD 的患者,暴露于 EMI 可有多种后果。

- 起搏抑制对于依赖 ICD 进行心动过缓起搏的患者具有潜在灾难性后果(例如:为预防对 SVT 的假性电击而进行 AV 结消融后)。由于缺乏可靠的噪声反转模式,非同步起搏可能不会发生,所以长时间抑制仍然是一个潜在的问题。根据抑制的时长和出现的逸搏节律,可能发生头晕、晕厥,甚至死亡。
- 在心房通道的 EMI 过感知触发的快速或提早起搏,可诱发在上限跟踪频率的心室起搏和(或)引起不必要的模式转换。EMI 也可干扰非心房传感器频率适应性起搏的正常功能,并增加起搏频率达到传感器触发的上限频率。
- EMI 可引起快速性心律失常的不正常识别与随之而来的不恰当电击(也可能抑制电击)。
- 由 EMI 所导致的上电复位重整 DDD(R)模式至 VVI 或 VOO 模式,引起起搏器综合征易感的患者出现低血压。在复位模式中,装置功能仅有存储在非易失性只读存储器（ROM）中的基本出厂预设指令。ICD的电复位通常会产生一个"电击箱"结构，对频率高于固定最大值（145～170bpm）采用最大能量电击，以及以固定基础频率（60ppm）VVI模式的备用起搏。当EMI停止时，上电复位模式不会恢复，但这并不代表装置故障。解决方案是需要一个特定的程控仪命令来恢复正确的指标。在一些装置中，在上电复位时，起搏模式和频率类似于ERI点。电池电压和阻抗的遥测能够区分电复位与电池耗竭。因为EMI的电复位应显示正常的电池电压。

• 强磁场可导致簧片开关关闭（例如，大型立体声扬声器、装饰用的钕磁铁、工业变压器等）。簧片开关关闭将导致暂时性快速性心律失常识别和治疗中断。在磁场去除时，恢复正常功能。老一代ICD型号CPI（Guidant-Boston Scientific），可由高于10高斯的强磁场连续应用超过30s而灭活。重新激活需要一个程控仪命令或超过30s的磁铁应用。在较新的装置中，磁铁应用被用于触发特定行为（EGM存储、事件标记、警报声重播）。

• 发生器损坏很罕见。在多数情况下，EMI的影响是暂时性的，当装置移出EMI信号源的范围外时，该影响消失。非常强的EMI（体外除颤、电外科等）可引起永久性的损伤，如输出故障、起搏器失控等。在电离辐射和强声波的影响下，一些电子元件也可能发生物理损坏。

12 心脏再同步化治疗

12.1 适应证

目前心脏再同步化治疗(CRT)伴双心室起搏(RV和LV)是一种治疗扩张型心肌病(严重缺血性或非缺血性左心室收缩功能障碍)和合并明显左侧室内传导阻滞比如左束支传导阻滞(见附录)相关的充血性心力衰竭(纽约心脏协会[NYHA]Ⅲ或Ⅳ级症状)的治疗方法。许多CRT患者(几乎均在美国)也接受了ICD(ICD-CRT)装置。欧洲指南(2007)建议若采用不伴ICD的CRT应基于:

1. 患者的预期寿命小于1年;
2. 卫生保健方面的制约和费用考虑。

室内传导障碍引起一个低效或不协调的LV激动模式,造成在不同时间节段收缩的左室机械性收缩不同步。LV不同步通常起源于电学延迟,后者将转化为室间隔与侧壁之间的机械延迟。

在大多数重要试验中的入选患者包括:尽管采用最佳药物治疗,仍是充血性心力衰竭(CHF)NYHA心功能Ⅲ或Ⅳ级;左室射血分数(LVEF)<35%,左室舒张末内径>55mm,QRS时限>120ms或150ms。目前,患者的选择主要是根据心电图标准。然而,机械收缩不同步的严重程度是一个更好的预测CRT术后反应性的指标。在接受CRT治疗的患者中,超声心动图提供了室壁运动再同步性的直接证据。虽然很多研究者都在寻找识别LV不同步的最佳超声心动图指标,从而在置入之前预测对CRT的反应,但这个问题仍然存在争议。出于这个原因,美国和欧洲的CRT指南指出不需要LV机械不同步的超声心动图证据。

关于双心室起搏的美国指南包括难治性症状的NYHA Ⅲ或Ⅳ级患者伴特发性扩张性或缺血性心肌病,QRS≥130ms,LV舒张末期直径> 55mm,LVEF<35%。欧洲指南与之相类似,除外QRS≥120ms和LV扩大的证据。根据美国指南,考虑QRS波时限120ms的患者是合理的,这是因为许多试验都显示这组患者获益。

12.2 窄QRS波患者的CRT

小型非对照研究已经表明,窄QRS波(<0.12s)的心衰患者可能能从CRT中获益。尽管越来越多的证据表明,超声心动图的标准可能是一个更好的方法用来评估LV机械不同步,以便预测从CRT的获益,但由于缺乏基于窄QRS波的随机试验故这种治疗仍存在争议。

12.3 CRT的影响

CRT改善电学激动顺序,但无正性肌力作用,它通过恢复接近正常的LV收缩模式来提高心脏效率。由于LV收缩和功能更加协调有效,因此将转化成急性和长期血流动力学的有益效应。由于左室逆重构的长期血流动力学提高,可引起LVEF增加(在随机试验中常高达6%)、左室收缩和舒张容积下降。这些变化都是逐渐发生的,可能需要3~6个月或更长的时间(>1年)。心脏再同步化治疗也减少了功能性二尖瓣反流,包括急性期和在长期基础上累加的LV逆重构。心输出量增加而心室充盈压下降且不伴心肌耗氧量增加。心脏再同步化治疗可改善NYHA心功能分级(在随机试验中0.5~0.8)、活动耐量(在随机试验中的6min步行距离平均增加20%)、生活质量和并发症。当联合最佳药物治疗时,衰退LV的长期逆重构可引起CHF住院率和死亡率下降,并不依赖除颤治疗的效果。还可以减少交感神经/副交感神经不平衡性、减弱心衰的慢性交感神经激活和由于收缩压增加、心室充盈时间提高引起的神经体液活化。CRT的获益与血管紧张素转化酶(ACE)抑制剂和β受体阻滞剂的等级相类似,并且可增加药物治疗的益处。

12.4 双心室起搏比例

确保双心室100%起搏是必要的。从装置中回顾存储的内存数据,必须仔细检查双心室起搏百分比和心室感知。远程家庭遥测对这一评估特别有帮助。必须仔细程控装置,以防止“电学”去同步化。丧失再同步的故障排除可能比较困难,并需要对双心室起搏器功能、时间周期和复杂算法有全面了解。

12.5 CRT获益失败

经静脉置入的成功率约为90% ~95%,但约30%的患者对CRT无反应。失败与很多因素有关。两个主要原因是LV导线置入位置欠佳和基于ECG的患者选择标准受限。在大约1/3的心力衰竭伴左束支传导阻滞或室内传导阻滞的患者,ECG形态并未与显著LV机械不同步相关联。这个观察与CRT临床试验中无反应的发生率相一致。由于使LV收缩再同步是CRT的主要目标,因此CRT不可能给没有机械不同步的宽QRS波的患者带来益处。超声心动图组织多普勒成像(TDI)能够识别收缩或舒张心肌的方向和速度(图12.02)。组织多普勒成像是一种可重复性的方法,可通过测量多个心肌节段收缩期到峰值流速时间来识别局部心肌功能和事件计时。它正成为提高CRT患者选择性的一个有用工具。

12.6 什么是CRT有反应者?

什么时候应考虑患者为无反应者,并没有统一的定义。目前,是否将LV逆重构或临床状态的指标作为评估对CRT反应性的终点还没有达成共识。通过观察发现这是综合性的,CRT患者可能有临床症状改善而无超声的提高,反之亦然。一些研究者认为,NYHA心功能分级改善或6min步行距离增加或与心力衰竭有关的生活质量提高应考虑为具有充分反应性,但这些参数可受自身改变和(或)安慰剂效应所影响。其他研究者认为有充分反应性应以运动时无氧阈值的氧摄取量变化或LV收缩和舒张容积减小伴NYHA心功能分级改善为标准。LVEF和左室收缩末期容积(LVESV)是评估收缩功能改善中左室逆重构的常用参数。3 ~6个月后,LVESV的改变(LVESV减少>15%)是预后良好、长期死亡率较低和心衰事件发生率下降的独立最佳预测因素,并在理论上较少受安慰剂影响。那些以任何方式评估形态均无或只有极小变化的患者,在几个月后可出现逐渐或延迟改善。一般说来,无逆重构的患者会有更多症状。

12.7 CRT置入的并发症

左室导线脱位

左室导线的脱落率(2% ~5%)高于心房或右室导线,脱位倾向于发生在置入后不久。

感染

首次置入的感染发生率为0.5% ~1%,但长时间的操作会增加风险。

冠状静脉窦夹层和穿孔

冠状窦(CS)夹层可由过于暴力地推进指引导管或通过血管造影导管注射造影剂时,因其头端按压在血管壁而引起。冠状窦夹层的发病率是2% ~5%。然而,CS夹层通常愈合良好,CS穿孔很罕见。一些学者认为如果夹层发生在冠状窦远端,那么应放弃导线操作及放置。然后,可在数周后进行LV电极置入。导线通常可穿过近端冠状窦夹层,通过寻找冠状窦真腔来作为LV导线的满意通道。夹层时,应采用超声心动图来排除心包积液。

膈神经刺激和膈肌起搏

膈神经刺激是一个常见问题,置入时在镇静和仰卧患者中可能不容易出现。只有当患者活动和改变体位时才可能变得明显(图12.04)。这种并发症与左侧膈神经解剖学距离至LV起搏部位有关,特别是当LV电极置入到心后或心侧后冠状静脉时。它也可能与LV导线脱位有关。假定膈神经刺激的夺获阈值要比LV夺获阈值高得多,那么在置入后,偶尔可通过降低LV电压(保持夺获)控制膈神经刺激。特殊可程控选项和导线允许以真双极LV起搏并采用RV环端作为阳极和LV头端或环端作为阴极的形式程控导线功能。这些操作以无创方式改变了 LV-RV 起搏向量(电学重置)。此功能对于克服高 LV 起搏阈值和膈神经刺激问题带来了更多的灵活性。

12.8 CRT 装置的程控

在随机试验中,许多 CRT 无反应者(20% ~ 30%)的原因是患者选择不恰当、LV 电极位置欠佳、不充分的药物治疗和装置程控。由于心衰患者代表一组异质性人群,因此 CRT 的最佳效能可通过对每个个体进行最佳装置程控来实现。图 12.20 概述了程控 CRT 装置的基本方法。具体细节将在本文稍后讨论。

12.9 LV 起搏时从冠状静脉系统记录的 ECG 形态

当刺激部位位于心后或心侧后冠状静脉时(再同步化治疗的传统部位),在正确放置的 V_1 导联出现右束支传导阻滞(RBBB)图形。V_2 和 V_3 导联可以是或不是正向波。在心尖部,V_4 ~ V_6 导联是典型的负向波。在基底部位 V_4 ~ V_6 导联通常是正向的,就像在 Wolff-Parkinson-White 综合征中左侧旁路显性预激传导时正向一致性的 R 波一样。从心中静脉或心大(前)静脉的深处起搏,这不是 LV 起搏的满意部位,会产生去极化的 LBBB 图形。

因此,在 LV 起搏时,当 V_1 导联显示负向 QRS 波时,应考虑 ECG 导联放置不正确(V_1 导联)、导线位于心中或心大(前)静脉,或涉及严重心肌内传导异常的不确定机制等。在 LV 起搏时,额面电轴的最佳部位常常指向右下象限(电轴右轴)和不常见的右上象限。偶尔有简单 LV 起搏的患者在 V_1 导联表现典型 RBBB 图形,电轴可指向左下或左上象限。这些异常电轴位置的原因尚不清楚。

12.10 ECG 形态和 CRT 随访

其中一个心室失夺获将导致心室起搏搏动的形态在 12 导联心电图中与单腔 RV 起搏或单腔 LV 起搏相类似。额面电轴的改变有助于证实其中一个心室失夺获(图 12.06)。如果自身 QRS 波和双室起搏波均比较窄,那么起搏 QRS 波的增宽将识别出失夺获的心腔,而另一个心腔则是有效夺获。

起搏的 QRS 波时限和心室再同步化的机械状态

在双心室起搏时的 QRS 波往往窄于单腔 RV 或 LV 起搏。因此,在随访时 QRS 时限的测量有助于分析恰当双室夺获和伴自身 QRS 波的融合。如果双心室 ECG 几乎与记录单 RV 或单 LV 起搏图形相似,而未找到原因,那么在没有详细评估起搏系统时,不应该下结论说其中一根导线对双心室除极没有作用。慢性研究表明,起搏 QRS 波时限的缩窄程度是机械心脏再同步化反应性的不良预测指标。在这方面,一些单 LV 起搏的患者尽管 QRS 波很宽,但与双心室起搏相比,表现出相等或更好的机械再同步性。

双心室起搏伴 RV 导线位于心尖部

如果心室大部分主要由 LV 起搏导线除极,那么额面 QRS 波电轴常向上移动,以逆时针方向从左侧(RV 心尖部起搏)到右上象限(双室起搏)。在简单的双心室起搏时,额面电轴可能偶尔会位于左上而非右上象限(图 12.08)。

在双心室起搏中,当 RV 从心尖部起搏时,QRS 波在 V_1 导联通常为正向波。在以下情况时,在 V_1 导联可能出现负向 QRS 波:

- V_1 导联的位置不正确(在胸部位置过高);
- LV 失夺获;
- LV 电极脱位或显著延迟(出口阻滞或从 LV 刺激部位延迟);
- 与下传 QRS 波心室融合;
- 经心中静脉(也称作心前静脉)进行冠状静脉起搏;
- 无意中放置两根导线在 RV。

在简单双心室起搏时,V_1 导联负 QRS 波可能反映异质的双心室基质(缺血、瘢痕、在自身 LBBB 时希氏 - 浦肯野氏参与 LV 激动的多变模式等)的不同激动,并不必然表示来自 LV 刺激的贡献少(电的或机械的)。

双心室起搏伴 RV 导线位于流出道

在双心室起搏伴 RV 导线位于流出道时,V_1 导联的起搏 QRS 波常为负向,额面起搏 QRS 波电轴常指向右下象限(电轴右偏)(图12.09)。

伴自身传导的室性融合波

在窦性节律伴相对短PR间期的患者中,在双心室起搏时,伴竞争性自身传导的室性融合可引起ECG的误识别——在装置随访中的常见陷阱(图12.11)。显著的QRS波时限缩短需要排除伴自身QRS波的心室融合,尤其在相对短PR间期时。逐渐缩短在VDD模式中AS-VP(心房感知-心室起搏)间期或在DDD模式中的AP-VP(心房起搏-心室起搏)间期,通过观察起搏QRS波形态可排除室性融合波的存在。

长期的ECG改变

许多研究表明,只要LV起搏未从初始部位移位,那么起搏的QRS波时限将不会随时间而变化。但是,由于LV导线可能移位至冠状窦侧支,所以应定期监测体表ECG。LV导线脱位可导致左室失夺获,ECG显示RV起搏QRS波图形及QRS时限增宽和电轴上偏。

12.11 双心室起搏器中阳极刺激

虽然阳极夺获可能发生在传统双极RV起搏高输出时,但是这种现象几乎总是无法从心电图中辨别。双室起搏系统可经由冠状静脉利用单极导线进行LV起搏。LV导线的头端电极是阴极,双极RV导线的近端电极常提供LV起搏的阳极。这种排列使RV和LV起搏共用一个阳极。双心室起搏时,在共用阳极的高电流密度(从两个来源)可引起阳极夺获,表现为起搏的QRS波与源自单纯双心室起搏的图形,在一定程度上结构不同(图12.13)。双室起搏时,通过降低起搏器LV输出或将装置(甚至在高输出时)程控为真单极系统伴以起搏器机壳共用阳极时,阳极夺获可消失,这个功能仅适用于没有ICD的装置。

当观察到三个不同的起搏形态并除外自身QRS波融合时,在第一代经静脉双心室起搏器中(不可独立程控RV和LV输出)会识别为阳极夺获:

- 双室伴阳极夺获(高输出时);
- 双心室(较低输出时);
- RV(伴LV失夺获)或者罕见LV(伴RV失夺获)(图12.14)。

现代装置在双心室起搏时也可出现这种形式的阳极刺激,但仅在RV导线有共用阳极时。

涉及双极RV导线环端电极的不同形式的阳极夺获,在现代双室起搏器伴独立程控心室输出时也能发生。在单腔LV起搏相对高输出时,RV阳极夺获产生的起搏QRS波与双室起搏时记录的相同。有时候,如果LV起搏阈值高于RV阳极刺激阈值,那么这种类型的阳极夺获可妨碍单纯LV起搏的心电图记录。这种阳极刺激可使阈值测试复杂化,但不应误识别为起搏器功能异常。此外,如果LV阈值不太高,在大多数情况下恰当程控起搏器的输出应能够消除阳极刺激。真双极LV导线的应用可消除所有形式的阳极夺获。

12.12 双室起搏器伴不同V-V间期的ECG

现代双室装置允许程控的心室间间期常从+80ms(LV领先)到-80ms(RV领先)逐步变化,以便优化LV血流动力学。在没有阳极刺激时,逐渐增加V-V间期至80ms(LV领先)会进行性增加起搏的QRS波时限,并改变其形态,在V_1导联有更大的R波,提示LV除极更占优势。V_1导联因不同V-V间期改变的QRS波形态而与血流动力学反应性无相关性。

在双室起搏时,右室阳极刺激(图12.12)会干扰旨在优化心脏再同步化而程控的心室间(VV)延迟(通常程控为LV领先RV),这是因为RV阳极夺获引起RV和LV同时激活(V-V间期变为零)。在阳极刺激存在时,如果装置程控V-V间期为80ms、60ms和40ms(LV领先RV),那么ECG形态及其时限将不会发生改变。延迟的RV阴极输出(80ms、60ms、40ms)落入由之前的阳极刺激开启的心肌不应期内。在V-V间期≤20ms时,因为短LV-RV间期及时防止来自RV阳极夺获部位的激动扩步使得阴极部位落入不应期,所以起搏的QRS波可发生改变。因此,阴极也夺获RV,并有助于RV除极,即RV除极从两个部位发生:RV阳极和RV阴极。

12.13 双心室起搏器的上限频率反应

根据P波在起搏器周期中的位置,双心室起搏器的上限频率反应表现为两种形式：

1. 被掩盖的文氏上限频率反应伴 AS-VS（AS=心房感知事件，VS=心室感知事件）顺序及在心室后心房不应期（PVARP）外的 P 波跟踪。

2. AR-VS（AR=在起搏器心房不应期内的心房感知事件）顺序包含在 PVARP 内的 P 波识别。

被掩盖的文氏上限频率反应

在双室起搏患者中，文氏上限频率反应（或更精确地表示为：上限频率间期 > 总心房不应期）可能无法立即识别，这是由于没有明显起搏搏动。接受 CRT 治疗的患者更趋于有接近正常的窦房结功能和 AV 传导。

在相对较短的 PVARP 设定时，双心室起搏器的文氏上限频率反应，在每个周期以尝试性文氏上限频率反应的形式产生一个重复的被掩盖的过程（图 12.18）。在每一个起搏器周期中，有程控的 A-V（AS-VP）间期的部分或不完全延长，但装置不能发放 VP，这是由于在上限频率间期结束时 VP 才会预期发放，但在此之前，下传的自身 QRS 波已连续发生。因此，自身 QRS 波被起搏器感知，而心室起搏被掩盖。这种形式的上限频率反应更易发生在 AV 传导相对正常、程控短 AV 延迟、程控相对缓慢（心房驱使）上限频率和窦性心率快于程控的（心房驱使）上限频率的患者中。因此，当肾上腺素高水平即运动或疼痛时更可能出现。由于 CHF 患者很容易伴有窦性心动过速（尤其在失代偿期，尽管已应用了 β 受体阻滞剂治疗），所以为了避免患者出现自身下传 QRS 波的上限频率反应表现，在双心室起搏时程控相对快的上限频率很重要。

P 波在 PVARP 内的上限频率限制：心房不应期阻滞

在双心室起搏中（在相对正常的窦房结功能和 AV 传导的前提下），当 P-P 间期 < 总心房不应期（TARP）时，由于每一个自身 P 波落入 PVARP 内，在这里 P 波不能被跟踪（或启动程控的 AS-VP 间期），因此一般不发生 2∶1 阻滞反应（在标记通道中描述为起搏器不应期内的心房感知事件）。与之前 P 波（在 PVARP 内）有关的下传 QRS 波（VS）会开启一个 PVARP，它将包括后续的 P 波。此顺序保证了功能性心房感知不良的延续。因此，没有 P 波可被跟踪（图 12.19）。在这种情况下，当前的 AV 延迟（或自身 PR 间期或 AR-VS）长于程控的 AS-VP。在被掩盖的文氏上限频率反应中，没有明显的间歇和起搏器刺激。

12.14 程控上限速率

不恰当地程控较低的上限频率是心力衰竭（HF）患者心室失同步的一个重要原因，这些患者往往有正常窦房结和 AV 结功能。在心率快于程控的上限频率时，产生的心房失跟踪可引起双室起搏（预先激动）缺失，并允许与自身 AV 传导相关的自身 QRS 波群出现。因此，相对低的上限频率使 HF 患者在快速窦性频率时不能从再同步化获益，快速窦性频率在心衰患者活动或与循环中儿茶酚胺增加相关的情况时很常见（尤其是尽管应用 β 受体阻滞剂治疗仍然失代偿时）。换句话说，必须避免在患者活动范围内“突破”心室感知。初始上限频率 140ppm 或更快往往是适当的。当有正常窦性和 AV 传导存在时，双心室装置快速心房频率跟踪的风险（和在抗心动过缓起搏器中一样）并不是一个重要问题。由于再同步缺失本身因最大氧摄取量（MVO_2）增加可促使心肌缺血，因此也必须避免相对低的上限频率，甚至是在有症状的心绞痛患者中。

大剂量的 β 受体阻滞剂（常更耐受装置治疗）或其他抑制窦房结功能的药物，可减慢最大自身频率。在困难或难治性患者中，尤其是伴显著一度 AV 阻滞的患者，应考虑 AV 结消融以确保置入装置连续的心室除极。

上限频率反应的出口和 P 波跟踪的延迟恢复

当上限频率反应推动 P 波进入 PVARP 并产生心室再同步化缺失时，若窦性心率立即下降至程控的上限频率以下，那么双室起搏器可能无法恢复1∶1 心房跟踪（图 12.15 和图 12.16）。P 波仍可锁定在 PVARP 内（作为 AR 事件），即使当 P-P 间期长于由程控的 TARP（AS-VP + PVARP）决定的上限频率间期时。对这个反应的解释基于一个事实，即当前的 TARP 长于程控的 TARP，后者是程控的（AS-VP + PVARP）总和。AR-VS 间期（自身 AV 传导或 PR 间期）长于程控的 AS-VP 间期。基于不同时长的 AV

延迟(AR-VS > AS-VP),在 AR-VS 运算时[(AR-VS)间期 + PVARP],当前的 TARP 因此必须长于程控的 TARP[(AS-VP)间期 + PVARP]。由于心房频率降低至程控的上限频率以下,因此起搏器会继续以低于上限频率(由程控的 TARP 决定)的"失同步的"AR-VS 周期工作,直到 P-P 或窦性间期长于(AR-VS)间期 + PVARP 的总和,进而允许陷入的窦性 P 波逃逸出 PVARP 外。因此,在频率大幅低于程控的上限频率(由程控的 TARP 决定)时,将发生再同步(AS-VP)的恢复。对于那些尽管应用了 β 受体阻滞剂治疗但仍可能偶尔发生窦性频率大幅增加的 HF 患者,这些考虑是很重要的。

在上限频率出现时,心房跟踪延迟恢复对于 I 度房室传导阻滞的患者是较差的。

在程控的上限频率以下再同步化丧失:P 波锁定在 PVARP 内

包括在 PVARP 内的被困住或锁定的 P 波失同步的 AR-VS、AR-VS……顺序也可能发生在下列情况之外,即快速心房频率(高于程控的上限频率)逐渐下降到程控的上限频率以下。在频率低于程控的上限频率时,有很多原因能够开启电学失同步化(表 12.1)。例如,在窦性心律和同步的双室起搏(低于上限频率)时,室性期前收缩波(或 T 波过感知,它产生同样效果)通过开启规律的 PVARP,将改变起搏器计时,以便随后的未受干扰的窦性 P 波在那时能落入 PVARP。在 PVARP 内的 P 波下传至心室产生一个自身 QRS 波,然后被装置感知。只要 P-P 间期小于[(AR-VS) + PVARP],这个窦性 P 波将仍困在 PVARP 内。换句话说,双室起搏仍然被抑制,直到非不应期感知到心房除极发生或在 TARP 外发放心房起搏脉冲。心房同步性丧失可延续一段时间(例如:数秒到数小时),这取决于起搏器程控的频率设置与窦性心率。这种形式的电学失同步化(AR-VS 顺序)可有症状,并且可由多种机制促使其发生。基于这些考虑,其目的应是程控一个短 PVARP。在室性期前收缩后应关闭 PVARP 延长以及基于一个周期 PVARP 延长的起搏器介导性心动过速的终止算法。

类似地,可下传至心室产生一个 R 波的感知不良心房事件,能够被识别为"起搏器定义的"室性期前收缩(PVC)。感知的"PVC"产成 PVARP,然后它将包含下一次心房事件(AR)。这样的排列产生第二个下传的 R 波。如果患者的心房频率足够快,那么将继续 AR-VS 模式。

表 12.1 在 DDD 或 DDDR 起搏中,当保留的双室起搏存在时,丧失心脏再同步化

内部的	1. 来自低振幅心房电位的心房感知不良
	2. T 波过感知和其他类型的心室过感知,如膈肌电位
	3. 长 PR 间期
	4. 推动 P 波进入 PVARP 的情况,如交界性或室性自主节奏
	5. 新的心律失常,如房颤伴快速心室率
	6. 短阵的非持续性、往往相对缓慢的室性心动过速。这种心律失常很常见,并且常无症状
	7. 第一代装置伴共用感知通道:心室双计数和远场心房活动感知
外部的	1. 不恰当程控 AV 延迟或任何延长 AV 延迟的功能,如频率平滑、AV 搜寻滞后等。
	2. 最大跟踪频率低
	3. 在退出上限频率反应时,心房频率变缓
	4. 低于程控的上限频率,功能性心房感知不良:
	A. 由房性期前收缩或室性期前收缩促使
	B. 长 PVARP 包括在室性期前收缩后 PVARP 自动延长和与无休止环行心动过速自动终止算法相关的单次 PVARP 延长
	5. 在周期性窦性停搏的患者中,不恰当地减慢程控的低限频率,允许交界性逸搏发生(周长 < 低限频率间期)
	6. 心房内传导延迟,在右心耳感知的 AS 是延迟的。一个短 AS-VP 间隔可能无法实现双心室起搏

AS = 心房感知事件;AV = 房室;PVARP = 心室后心房不应期;VP = 心室起搏事件。

从 PVARP 中 P 波自动解锁

可程控特殊的算法，以便在频率低于程控的上限频率时恢复 1:1 心房跟踪。该算法能自动识别 AR-VS 模式的心脏活动，并激活 PVARP 缩短。当心房频率快于程控的上限频率或当自动模式转换时，这些算法不工作。在频率低于程控的上限频率时，每当“有效的或当前的 TARP”[(AR-VS)+PVARP]防止心房跟踪时，此功能将促进 1:1 心房跟踪。装置能够识别提示心室去同步化的 AR-VS、AR-VS……顺序，因此临时性缩短 PVARP 允许装置能感知到在 PVARP 外的窦性 P 波，并恢复心房跟踪和心室再同步。换句话说，该算法缩短了 TARP。落入心室后心房空白期（为了起搏）的 P 波无法激活该特殊算法。

这些算法对窦性心动过速和 I 度 AV 传导阻滞的患者尤为有用，在这些患者中 P 波长时间锁定在 PVARP 内是一个重要问题。

12.15 心房颤动

一些装置具有在房颤时增加双室起搏百分比的可程控算法，通过动态匹配患者的自身心室反应（直到程控的最大跟踪频率），从而促进了一定程度的频率规整（不伴全面增加心室率）。这个算法的激活不会导致心室率的控制，并且不作为对药物难治性快心室率患者进行 AV 结消融治疗的替代。在未进行 AV 结消融时，如果心室率由药物治疗来控制，那么不要高估双室起搏百分比很重要，这是由于装置可能将融合波和假性融合波记录为心室起搏搏动。

12.16 心室触发模式

在一些再同步化装置中，心室触发模式在存在心室感知时会自动尝试提供再同步化。心室感知事件可开启立即发放与程控的上限频率间期相一致的一个心室或通常是双心室的输出（根据程控的设置）。例如，Medtronic 装置在 VVIR 模式提供这个功能，但在双腔装置中触发仅发生在程控的 AV 延迟内感知时。心室输出在已发生感知的心腔将是无效的，这是因为心肌处于生理性不应期。因此，这是对另一个心室的刺激，尝试夺获并提供再同步化的措施。心室触发可能对部分患者有帮助，但其真正的获益很难评估，因为心室可能以没有血流动力学获益的另一种顺序激活。

12.17 程控最佳 AV 延迟

房室（A-V）间期顺序起搏可通过调节前负荷而影响左室收缩功能。大部分来自 CRT 的急性和长期获益独立于程控的 A-V 间期。AV 延迟的影响似乎没有选择恰当 LV 起搏部位重要。然而，左侧 AV 延迟的程控对于 CRT 患者很重要。A-V 间期如果合适的话，能够最大化 CRT 获益，但是如果程控欠佳，那么有可能削减良性获益。AV 优化将不会反转无反应者为有反应者，但可将低反应者转化至改善状态。

CRT 患者最佳 AV 延迟在不同患者表现出巨大差异。这表明经验性程控 AV 延迟间期在许多患者是欠佳的。因此，通常不推荐 AV 延迟的经验性程控。

其目标应总是心房感知，一般来说，心房感知的血流动力学比心房起搏更有利。因此，下限频率通常程控在相对低值。但偶尔加速性室性自主或交界性心律的患者将抑制心室起搏和 CRT，此时应增加低限频率，以便抑制干扰节律。

通过 AV 延迟设定来获得最佳 AV 同步，即可提供最佳左房对 LV 充盈、最大每搏输出量、缩短的等容收缩时间，以及在没有舒张期二尖瓣反流时最长的舒张充盈时间（患者伴长 PR 间期）的 AV 延迟。在临床实践中，有很多技术来优化 CRT 患者的 AV 延迟，同时在使用时有很大的变异性。这些技术包括有创（LV 或主动脉 dP/dtmax）和无创技术（主要是超声心动图）。在 DDD（R）起搏器中，A-V 间期优化传统上一直采用无创多普勒超声心动图来进行，目前这种方法仍然广泛应用于 CRT 患者的急性和长期血流动力学评估（图 12.21 和图 12.22）。然而，CRT 患者 AV 优化的多普勒超声心动图方法在性能上基本各不相同。包括采用传统的脉冲和连续波多普勒技术来分析二尖瓣、左心室流出道及主动脉血流速度分布，并通过二尖瓣反流的连续波多普勒剖面确定 dP/dt。除了超声心动图，其他技术包括放射性核素造影、阻抗心动描记术、体积描记法和来自整合在起搏导线中的心内加速度传感器的数据。对 AV(和 VV)优化的超声心动图技术需要有经验的人员，而且费时。此外，由超声心动图进行的 CRT 优化对于观察者内或观察者之间的差异也是敏感的。测量或评估 A-V 间期有效性的最佳方法是以准确、经济、快速、简便方面进行程控，也许全自动化还有待进一步研究，但是最近开发的半自动方法拥有巨大潜力(稍后讨论)。

如果无融合波产生了欠佳的 CRT 反应，那么应考虑尝试促进 LV 起搏伴右束支激动(短 AV 延迟)的融合。

12.18 心房内和心房间传导延迟

一些患者有心房内传导延迟，所以心房通道感知来自心耳的心房 EGM 比较晚，并且在等电位线的 PR 间期部分。在自身 AV 下传时，AS-VS 间期(由装置看见的)变得很短，只能测量 50 ~ 60ms。这样的患者可能不能耐受 40ms 或更短的为了产生双室起搏的 AS-VP 间期，因此很可能在一定程度带来与自身下传 QRS 波的融合。这种情况要求以下两个选项中其中一个：

1. 在感知的 P 波后对于 QRS 波感知采用心室触发模式。触发模式的尝试可能产生预期的临床获益。
2. AV 结消融伴随后的 AV 延迟优化。

12.19 程控心室(V-V)间期

鉴于最近的两项试验均显示没有任何获益，因此程控 V-V 间期的有用性存在争议。然而，对于 CRT 反应性或 HF 欠佳的患者，它或许能证明是有益的。程控 V-V 间期适用于 AV 延迟优化相同的技术进行引导。在 VV 程控后，确定残余 LV 不同步的范围需要更复杂的超声技术。VV 程控的获益是 AV 延迟优化之外的获益。为了优化 LV 的血流动力学，现代双心室 ICD 装置允许程控 V-V 间期通常从 +80ms(LV 领先)至 -80ms(RV 领先)逐步进行。该设计主要基于在越来越多的证据之上，即 CRT 两个心室的同时激活是不合理的，并且最佳机械效率可由两个心室顺序而非同时起搏来实现。室间间期的可程控性通过改变心室时间可部分代偿欠佳的 LV 导线位置，并且还可以校正在 LV 功能不全和 HF 的患者中常见的个体差异性的心室激活模式。

室间间期的可程控性已显示出不同患者之间 V-V 间期优化巨大差异的异质反应。在大多数患者从临床上不能辨别最佳的 VV 延迟。因此调整 VV 延迟，就像 AV 延迟一样，必须个体化。虽然 VV 的可程控性带来十分有限的 LV 功能或每搏输出量的改善，但是对于低于预期 CRT 反应性的患者该作用很重要。最佳 VV 延迟应减少 LV 不同步并提供更均匀的 LV 激动伴更快的 LV 排空，改善和延长舒张期充盈。室间间期的可程控性能增加 LV 射血分数和其他 LV 功能的指标，还可以减少部分患者二尖瓣反流，但其全面改善仅是轻度的。

最佳 VV 延迟的范围比较窄，最常见包括 LV 领先 20ms。在大多数患者需要 LV 领先。

因为提前激动的 RV 可能导致 LV 功能下降，因此右心室领先应谨慎使用。所以，假定有血流动力学获益的证据，RV 领先应仅用于间隔和下壁节段性 LV 不同步的患者。缺血性心肌病患者(伴瘢痕缓慢传导)可能比特发性扩张型心肌病需要更多的领先激动。室间间期程控对于陈旧性心肌梗死患者尤为有益。

12.20 A-V 和 V-V 间期的半自动优化

QuickOpt 计时周期优化(St. Jude Medical)运行顺序自动测量心内 EGM，并且在程控仪上显示最佳 A-V 和 V-V 间期为 90ms。该系统采用独特的算法来计算最佳时值(图 12.23 和图 12.24)。随后将这些值手动程控至 CRT 装置内。对于确定最佳 A-V 和 V-V 间期，QuickOpt 优化方法已发现可与传统超声程序相比拟。大多数患者并未通过传统方法进行 AV 和 VV 优化，这是因为超声方法优化通常需要较长时间并且费用昂贵。QuickOpt 优化方法，允许有效和频繁的 A-V 与 V-V 间期优化，甚至在离开手术室前进行装置程控时也是可用的。

另一个系统（SmartAVDelay™），最近由 Boston Scientific（Guidant）引进，也允许快速基于程控仪确定 AV 延迟。该算法还采用了以腔内心电图为基础的公式，它可准确预测与最大 LV dP/ dt 相关的 AV 延迟。装置测量感知的和起搏的 AV 延迟（AS-VS 及 AP-VS）。在双极 LV 导线时，它也测量在 RV 和 LV 电图之间的室间传导间期，因此系统可自动提供最佳 AV 延迟。如果 LV 电极是单极，那么半自动功能需要用到体表 QRS 波的时限。如果 LV 电极不在正确部位，那么需要进一步程控调整。该系统不评估 VV 延迟，后者必须在确定最佳 AV 延迟之前被程控。感知的和起搏的 AV 延迟是分别确定的，这与 St. Jude 系统相反，后者计算起搏 AV 延迟是在最佳感知的 AV 延迟上增加 50ms。

大多数患者并未通过传统方法进行 AV 和 VV 优化，这是因为超声优化通常需要很长时间且昂贵。基于腔内心电图的这些新系统允许高效而频繁的 A-V 和 V-V 间期优化，甚至在离开手术室前程控装置时也能使用。虽然初步数据令人鼓舞，但还需要对基于腔内心电图的这些自动或半自动 AV 优化做进一步研究。

12.21 CRT 术后充血性心力衰竭

CRT 术后对减少接近最佳 LV 充盈压和为预防肾前性氮质血症而足量利尿患者的利尿剂用量很重要，因为肾前性氮质血症可能会掩盖或延迟 CRT 获益。CRT 术后可增加 β 受体阻滞剂的剂量；此外，之前对这些药物不耐受的患者可能会变得耐受。心脏再同步化治疗不能替代药物治疗。装置治疗和最佳药物治疗的联合应用，为提高 LV 逆重构和长期生存率提供了协同作用（图 12.05）。

1. CRT 无反应者应首先评估房颤或考虑血运重建的心肌缺血的进展情况。频率控制，包括 AV 结消融或电转复恢复正常窦性节律，这对于房颤患者必不可少。

2. 评估 LV 导线失夺获。

3. 优化 A-V 和 V-V 间期可在短期内提供一些改善。

4. LV 不同步的超声评估：如果仍然存在显著室内不同步，则应考虑导线重置，如有必要可采用心外膜放置。

5. 尽管校正了 LV 不同步，但症状仍持续存在，此时需要评估重度二尖瓣反流。二尖瓣手术可改善患者症状，甚至是那些 LV 功能差的患者，但应考虑选择持续性显著二尖瓣反流的患者。

12.21.1 心力衰竭的装置监测

ICD 的各种测量在心衰患者管理中均非常有用。普遍认为早期诊断和治疗即将发生的心力衰竭可延缓 LV 功能不全的进展，并降低死亡率。由此可见周期性远程监测的重要性。在这方面，有趣的是在心力衰竭临床进展前 7 ~21 天，患者可能仅有十分轻微的症状。在这段时期，远程监测的许多参数允许在有临床表现前进行早期诊断。一个厂家提供了远程传输血压和体重的功能。

胸腔内阻抗

液体导电比固体更容易。液体在肺部聚集导致胸腔内阻抗下降并提高了导电性（图 12.25）。Medtronic 装置能够跟踪胸腔内液体状态，通过发射低电压电脉冲测量在 RV 导线线圈和 CRT 装置或 ICD 机壳之间的阻抗（OptiVol）。每天多次测量。OptiVol 液体状态监测系统收集在 12:00am 与 6:00am 之间的阻抗信号，因为这段时间周期显示的是较早的最佳液体积聚反应。测量的 LV 舒张末压与阻抗值呈负相关。每天平均计算一次这个阻抗水平，以便创建参考值范围，这称为 OptiVol 液体指数，是阻抗的替代参数。OptiVol 液体指数代表每日与参考阻抗值之间日复一日的连续差异的积累。医生能够基于存储值，对每一名患者选定一个阈值来对阻抗下降进行报警。当阻抗水平由于肺内增加的液体下降时，液体指数上升。当 OptiVol 液体指数达到某一阈值时，可发出声音报警。异常值可能会在临床恶化前 2 周出现。由于可能是因近期新发房颤，所以必须追查异常提示的原因。在心衰失代偿的前临床阶段，伴 OptiVol 功能的远程监测能够产生早期治疗，其结果是显著减少因 HF 住院率。ICD 提供了一份心力衰竭管理报告，包括

AT/AF 负荷、在 AF 时心室率、心率变异性、患者活动和夜间/白天心率的 14 个月的趋势图。

心率变异性

心率在心跳到心跳之间的变化。心率变异性(HRV)是心率的逐跳变化(在连续心跳之间，即 R-R间期)，并提供了自主状态和神经内分泌激活的一个间接指标，在许多心血管疾病状态和 HF 中是重要的病理生理因素。心脏状态良好的心率变异性通常在休息时较大。在运动时，随着心率和锻炼强度增加，HRV 下降。HRV 降低是迷走神经活动降低的标志。HRV 降低意味着交感神经活性增强。HRV 在具有较高的死亡率和住院风险的患者中是较低的。心率变异性软件整合入许多较新的 CRT 装置中，它们可以记录每日测量的 HRV。双腔装置的 HRV 是通过心房感知活动计算，而在单腔 ICD 中 HRV 的计算是来自 RR 间期。由于在患者感受到症状前，神经内分泌系统就已经对识别的 LV 功能改变作出反应，因此 HRV 数据对于预测不断恶化的状况和预防可能的住院可能有用。装置测量的 HRV 参数和患者预后，在 CRT 术后改善明显。在 CRT 术后 4 周缺乏 HRV 改善，可认为患者的主要心血管事件发生风险较高。必须记住，新发 AF 也能够引起异常 HRV。目前，在真实世界中 HRV 并没有被广泛应用。

活动

活动传感器(压电式或加速度传感器)识别躯体运动并反映患者的日常身体活动。即使没有程控频率适应性起搏模式，也能记录数据。采用活动数据的准确性来预测心力衰竭取决于患者，以及部分取决于活动类型。在失代偿发生前，活动水平可能下降得非常早，尤其对于严重心衰患者，他们大多时候是休息状态。在 CRT 患者中，记录到活动增加代表一个良好的症状反应，以及与生活质量和 NYHA 分级平行改善相关的 CRT 的有效性。活动数据是决定患者是否能够回去工作的重要依据。

夜间心率

夜间心率在 CHF 患者中很重要。夜间心率增加可能是即将失代偿的迹象。如果窦性心率高于预期心率(例如 90bpm)，则 CHF 患者需要更多的 β 受体阻滞剂治疗。夜间心率监测还可发现意外的房颤事件。

12.21.2 CRT 患者的特殊测试

针对 CRT 患者的特殊测试包括心室感知百分比的评估；A-V 和 V-V 间期优化；有关肺内液体状态的胸腔内阻抗数据的评估；以及对选定患者进行运动试验以查找异常，比如在休息时不明显的心房感知不良或阈值问题。

12.22 CRT 术后致室性心律失常作用

CRT 术后致室性心律失常作用可表现为持续性单形性 VT 或多形性 VT(尖端扭转型室速，TdP)，主要通过心外膜(在冠状静脉系统内)LV 起搏和一定程度上的双室起搏来促发。仅由 LV 起搏诱发的室性心动过速，通过关闭 LV 起搏能够消除，并且 LV 诱发 VT 的一些患者在双室起搏时有时也可受到抑制。在一些患者中，由 LV 或双室起搏诱发单形性 VT 表示之前控制的心律失常发生恶化，但在其他患者可能是新发的心律失常。与之相反，TdP(多形性 VT)是由与增大的跨膜复极离散度(与 QT 间期延长有关)相关的不同机制引起。这是由于 LV 心外膜起搏诱发跨膜复极离散度增大(如长 QT 综合征)。

13 附录A 美国心脏病学会/美国心脏病协会/欧洲心脏病学会（ACC/AHA/ESC）2006年室性心律失常和猝死预防管理指南

13.1 定义

13.1.1 证据水平

• 证据水平A：资料来自多个多中心随机临床试验或荟萃分析。

• 证据水平B：资料来自单个随机试验或非随机研究。

• 证据水平C：专家共识，病例研究或标准治疗。

13.2 建议分类

• Ⅰ类：指那些已证实和（或）一致公认有益、有用和有效的操作或治疗。

• Ⅱ类：指那些有用和有效性的证据尚有矛盾和（或）存在不同观点的操作或治疗。

• Ⅱa类：有关证据和（或）观点倾向于有用和（或）有效。

• Ⅱb类：有关证据和（或）观点尚不能充分说明有用和（或）有效。

• Ⅲ类：指那些已证实和（或）一致公认无用/无效，并对有些病例可能有害的操作或治疗。

13.2 与特殊病理学相关的室性心律失常和心源性猝死

13.2.1 既往心肌梗死导致的左室功能不全

Ⅰ类

1. 既往心肌梗死（MI）导致LV功能不全的患者，发生室性心律失常时，应积极处理心力衰竭（HF）。（证据水平：C）

2. 对于可能存在心肌缺血的室性心律失常患者，应积极处理心肌缺血。（证据水平：C）

3. 有充分的证据证实为急性心肌梗死后VF发作的患者，应进行血运重建，可降低VF患者心源性猝死（SCD）的风险。（证据水平：B）

4. 发生VF复苏的患者，如果既往有MI，LV功能明显降低，接受长期口服药治疗，机体功能良好且预计生存时间超过1年，又无法进行冠状动脉血运重建，应置入ICD。（证据水平：A）

5. 既往MI导致LV功能不全患者，心肌梗死后至少40天，LVEF≤30%～40%，NYHA分级Ⅱ或Ⅲ级，接受长期口服药治疗，机体功能良好且预计生存时间超过1年，应推荐ICD治疗，可降低SCD从而减低总死亡率。（证据水平：A）（参见指南全文1.2章节）

6. 既往MI导致LV功能不全患者，如发作血流动力学不稳定的持续VT，同时接受长期口服药治疗，机体功能良好且预计生存时间超过1年，进行ICD治疗有效，可降低SCD从而降低总死亡率。（证据水平：A）

Ⅱa类

1. 既往MI导致左室功能不全患者，MI后至少40天，LVEF≤30%～35%，接受长期口服药治疗，心功能分级达NYHA分级Ⅰ级，机体功能良好且预计生存时间超过1年，推荐ICD治疗。（证据水平：B）（参见指南全文1.2章节）

2. 既往MI导致左室功能不全患者，发作有症状的VT，如单用β受体阻滞剂效果不佳，建议胺碘酮与β受体阻滞剂合用。（证据水平：B）

3. 既往MI导致LV功能不全患者，发作VT，如应用β受体阻滞剂效果不佳，索他洛尔可减轻症状。（证据水平：C）

4. 既往 MI 导致 LV 功能不全患者，反复发作持续的 VT 或 VF，可在置入 ICD 同时联合其他治疗以改善症状，包括导管消融或外科切除术或药物治疗，如胺碘酮或索他洛尔。(证据水平：C)

5. 既往 MI 导致 LV 功能不全患者，反复发作血流动力学稳定的 VT，如拒绝或无法置入 ICD，应用胺碘酮可缓解症状。(证据水平：C)

6. MI 后的患者，LV 功能正常或接近正常，长期接受口服药治疗，预计生存并具有较好机体功能状态的时间超过 1 年，如反复发作 VT，可置入 ICD。(证据水平：C)

Ⅱb 类

1. 既往 MI 导致 LV 功能不全患者，反复发作血流动力学稳定的 VT，LVEF 大于 40%，可考虑导管消融或胺碘酮治疗替代 ICD 的置入，以改善症状。(证据水平：B)

2. 既往 MI 导致 LV 功能不全患者，如具有上述 ICD 治疗指征，然而拒绝或无法置入 ICD，可给予胺碘酮治疗。(证据水平：C)

Ⅲ类

1. 对于无症状的、非持续性室性心动过速患者，预防性使用抗心律失常药物没有降低患者死亡率的证据。(证据水平：B)

2. 有 MI 病史的患者，应避免使用ⅠC 类抗心律失常药物。(证据水平：A)

13.2.2 心脏瓣膜疾病

Ⅰ类

对于心脏瓣膜病同时合并有室性心律失常的患者，应进行评估，并按照目前的推荐进行分别处理。(证据水平：C)

Ⅱb 类

二尖瓣脱垂、严重二尖瓣反流合并严重心律失常的患者，进行二尖瓣修复或置换可能对减少 SCD 风险有益。(证据水平：C)

13.2.3 先天性心脏病

Ⅰ类

1. 心脏停搏后存活的先天性心脏病患者，经过评估以判断发生事件的原因并除外任何可逆性原因后有指征置入 ICD。ICD 置入适于长期接受口服药治疗，预计生存并具有较好功能状态的时间超过 1 年的患者。(证据水平：B)

2. 先天性心脏病患者，如有自发的持续性 VT 发作，应进行有创的血流动力学检测及心内电生理(EP)评估。推荐进行导管消融或外科手术消除 VT。如果不成功，推荐置入 ICD。(证据水平：C)

Ⅱa 类

先天性心脏病患者，如有难以解释的晕厥发作，同时心室功能降低，应进行有创的血流动力学检测及 EP 评估。如未发现确切的原因及可逆性原因，对于长期接受口服药治疗，预计生存并具有较好功能状态的时间超过 1 年的患者，应置入 ICD。(证据水平：B)

Ⅱb 类

有成对室性期前收缩或非持续性室性心动过速(NSVT)的先天性心脏病患者，可考虑进行 EP 检查以评估发作持续性室性心律失常的风险。(证据水平：C)

Ⅲ类

对于仅有孤立的 PVC，无症状的先天性心脏病患者，不推荐预防性应用抗心律失常药物。(证据水平：C)

13.2.4 代谢性及炎症性疾病

心肌炎、风湿性心脏病和心内膜炎

Ⅱa 类

1. 心肌炎非急性期、长期接受合理的药物治疗以及机体功能状况良好、预期生存时间超过 1 年的患者出现致命性室性心律失常，ICD 置入有益。(证据水平：C)

Ⅲ类

心肌炎急性期不推荐置入 ICD。(证据水平：C)

浸润性心肌病

Ⅰ类

除了基础的浸润性心肌病的治疗外，致命性心律失常的处理方法与其他类型心肌病所致的心律失常相同，包括在长期接受最佳药物治疗以及机体

功能状态良好且预计生存时间超过1年的患者中置入ICD。(证据水平:C)

内分泌疾病和糖尿病

I类

1. 内分泌疾病导致的持续的致命性室性心律失常,处理方式与其他疾病所致心律失常相同,包括在长期接受最佳药物治疗以及机体功能状态良好且预计生存时间超过1年的患者中置入ICD和起搏器。(证据水平:C)

2. 糖尿病患者室性心律失常的治疗通常与非糖尿病患者相同。(证据水平:A)

终末期肾衰竭

I类

致命性室性心律失常,特别是在等待肾移植的患者中发生时,应该按常规治疗,包括在接受长期最佳药物治疗以及机体功能状态良好且预计生存时间超过1年的患者中置入ICD和起搏器。(证据水平:C)

肥胖症、节食和厌食症

I类

肥胖症、厌食症或正在节食的患者出现致命性室性心律失常,处理方式与其他疾病所致心律失常相同,包括必要时置入ICD和起搏器。置入ICD的患者应该长期接受最佳药物治疗以及机体功能状况良好且预期生存时间超过1年。(证据水平:C)

Ⅱa类

肥胖症患者有计划性减肥以及厌食症患者在严格控制下恢复进食,均能够有效降低室性心律失常和SCD的风险。(证据水平:C)

Ⅲ类

不推荐长期、不均衡、极低卡路里摄入的半饥饿疗法,这种方法可能有害,可引发致命性室性心律失常。(证据水平:C)

心包疾病

I类

心包疾病患者发生室性心律失常,处理方式与其他疾病所致心律失常相同,包括必要时置入ICD。置入ICD的患者应该长期接受最佳药物治疗以及机体功能状况良好且预期生存时间超过1年。(证据水平:C)

肺动脉高压

Ⅲ类

在肺动脉高压(PAH)或其他肺源性疾病患者SCD的原发预防中,不推荐预防性应用抗心律失常药物。(证据水平:C)

可逆性原因所致的短暂性心律失常

I类

参见指南全文8.7章节。

13.2.5 心肌病合并室性心律失常

扩张型心肌病(DCM)(非缺血性)

I类

1. 非缺血性DCM和严重LV功能不全并且长期接受最佳药物治疗以及机体功能状况良好、预期生存时间超过1年的患者出现持续性VT或VF,建议置入ICD。(证据水平:A)

2. LVEF≤30%~35%、NYHA心功能Ⅱ级或Ⅲ级、长期接受最佳药物治疗以及机体功能状况良好、预期生存时间超过1年的非缺血性DCM患者,推荐ICD治疗作为SCD的一级预防以减少总死亡率。(证据水平:B)(参见指南全文1.2章节)

Ⅱa类

1. 不明原因晕厥、严重LV功能不全、长期接受最佳药物治疗以及机体功能状况良好、预期生存时间超过1年的非缺血性DCM患者,ICD置入有效。(证据水平:C)

2. 心室功能正常或接近正常、长期接受最佳药物治疗以及机体功能状况良好、预期生存时间超过1年的非缺血性DCM患者,ICD置入有效。(证据水平:C)

Ⅱb类

1. LVEF≤30%~35%、NYHA心功能Ⅰ级、长期接受最佳药物治疗以及机体功能状况良好、预

期生存时间超过1年的非缺血性DCM患者,可考虑置入ICD。(证据水平:C)(参见指南全文1.2章节)

肥厚型心肌病(HCM)

Ⅰ类

出现持续性VT和(或)VF、长期接受最佳药物治疗以及机体功能状况良好、预期生存时间超过1年的HCM患者,建议使用ICD治疗。(证据水平:B)

Ⅱa类

具有一种或多种SCD危险因素、长期接受最佳药物治疗以及机体功能状况良好、预期生存时间超过1年的HCM患者,置入ICD对SCD的一级预防有效。(证据水平:C)

致心律失常性右室心肌病(ARVC)

Ⅰ类

长期接受最佳药物治疗以及机体功能状况良好、预期生存时间超过1年的ARVC患者出现明确的持续性VT或VF,推荐置入ICD以预防SCD。(证据水平:B)

Ⅱa类

ARVC患者伴多种情况包括LV损害、一个或多个家庭成员发生过SCD、晕厥原因不清但无法排除VT或VF、长期接受最佳药物治疗以及机体功能状况良好、预期生存时间超过1年的患者,ICD置入可有效预防SCD。(证据水平:C)

神经肌肉疾病

Ⅰ类

神经肌肉系统疾病的患者,室性心律失常的处理方式与非神经肌肉疾病患者相同。(证据水平:A)

13.2.6 心力衰竭

Ⅰ类

1. 既往有VF或血流动力学不稳定的VT或VT合并晕厥病史、LVEF≤40%、预期生存时间1年以上的患者,置入ICD是防止SCD发生的二级预防方法。(证据水平:A)

2. MI后发生LV功能不全、MI后40天以上、LVEF≤30%~40%、NYHA心功能Ⅱ或Ⅲ级、接受最佳药物治疗、预计生存时间1年以上的患者,置入ICD是减少SCD发病率和病死率的一级预防手段。(证据水平:A)(参见指南全文1.2章节)

3. 非缺血性心脏病、LVEF≤30%~35%、NYHA分级Ⅱ或Ⅲ级、接受最佳药物治疗、预计生存时间1年以上的患者,置入ICD是减少SCD发病率的一级预防手段。(证据水平:B)(参见指南全文1.2章节)

Ⅱa类

1. ICD联合双心室起搏是有效减少NYHA心功能Ⅲ或Ⅳ级、接受最佳药物治疗、窦性心律、宽QRS波(QRS时限≥120ms)、预计生存时间1年以上患者的SCD发生率和总体死亡率的一级预防措施。(证据水平:B)

2. 置入ICD是有效减少MI后发生LV功能不全(MI时间40天以上)、LVEF≤30%~35%、NYHA分级Ⅰ级、接受最佳药物治疗、预计生存时间1年以上患者的SCD发生率和总体死亡率的一级预防措施。(证据水平:B)(参见指南全文1.2章节)

3. 置入ICD适用于室性心动过速周期性发作、LVEF正常或接近正常、接受最佳药物治疗、预计生存时间1年以上患者。(证据水平:C)

4. 双心室起搏可以减少NYHA心功能Ⅲ或Ⅳ级、LVEF≤35%、QRS间期≥160ms(或≥120ms但合并其他心室功能紊乱症状)、接受最佳药物治疗、预计生存时间1年以上且未置入ICD患者的SCD发病率。(证据水平:B)

Ⅱb类

1. 对于不适宜置入ICD治疗的HF患者,胺碘酮、索他洛尔和(或)β受体阻滞剂,应作为控制有症状的室性心动过速(持续性或阵发性)的最佳替代疗法。(证据水平:C)

2. 置入ICD是减少LVEF≤30%~35%、NYHA心功能Ⅰ级、接受最佳药物治疗、预计生存时间1年以上的非缺血性心脏病患者的SCD发生率和总体死亡率的一级预防措施。(证据水平:B)(参见指南全文1.2章节)

13.2.7 遗传性心律失常综合征

长 QT 综合征(LQTS)

Ⅰ级

1. 置入 ICD 并联用 β 受体阻滞剂适用于有心脏骤停病史、预计生存时间 1 年以上的 LQTS 患者。(证据水平:A)

Ⅱa 级

置入 ICD 可有效降低接受 β 受体阻滞剂治疗后仍发生晕厥和(或)VT、且预计生存时间 1 年以上的 LQTS 患者的 SCD 发生率。(证据水平:B)

Ⅱb 级

置入 ICD 并联合应用 β 受体阻滞剂可以预防心脏停搏高危型患者发生 SCD,如 LQT2 型和 LQT3 型,预计生存时间 1 年以上的患者。(证据水平:B)

Brugada 综合征

Ⅰ类

置入 ICD 适用于在接受其他适当治疗时发生心脏停搏、预计生存时间 1 年以上的 Brugada 综合征患者。(证据水平:C)

Ⅱa 类

1. 置入 ICD 适用于既往有晕厥病史,V_1、V_2或V_3导联有自发性 ST 段抬高,有或无 SCN5A 基因突变,预计生存时间 1 年以上的 Brugada 综合征患者。(证据水平:C)

2. 置入 ICD 适用于既往有 VT 病史、没有心脏停搏、预计生存时间 1 年以上的 Brugada 综合征患者。(证据水平:C)

儿茶酚胺敏感型多形性室性心动过速(CPVT)

Ⅰ类

置入 ICD 联合 β 受体阻滞剂适用于既往有心脏骤停史、预计生存时间 1 年以上的 CPVT 患者。(证据水平:C)

Ⅱa 类

置入 ICD 联合 β 受体阻滞剂适用于既往有晕厥和(或)服用 β 受体阻滞剂期间仍有持续性 VT、预计生存时间 1 年以上的 CPVT 患者。(证据水平:C)

13.2.8 心脏结构正常时的心律失常

特发性室性心动过速

Ⅱa 类

心功能正常或接近正常、无结构性心脏病、接受最佳药物治疗以及预计生存期 1 年以上的患者,置入 ICD 可有效治疗持续性 VT。(证据水平:C)。

酒精

Ⅰ类

即使戒酒后仍有持续性致命性室性心律失常发作的患者,也应当坚持严格戒酒,对于合并其他疾病、正在接受最佳药物治疗以及预期生存时间超过 1 年的患者,需要置入 ICD 治疗。(证据水平:C)

14 附录 B
美国心脏病协会/美国心脏病学会/心脏节律协会 (ACC/AHA/HRS) 2008 年 ICD 和 CRT 指南

14.1 ICD 治疗建议

Ⅰ类

1. 因已知非可反复原因引起的 VF 或血流动力学不稳定的 VT 致使心脏骤停复苏成功的患者。(证据水平:A)

2. 有器质性心脏病患者,无论血流动力学是否稳定,但有自发持续性 VT。(证据水平:B)

3. 有晕厥史患者,电生理检查明确诱发有血流动力学不稳定的持续性 VT 或 VF。(证据水平:B)

4. MI 后至少 40 天,LVEF≤35%,NYHA 心功能Ⅱ或Ⅲ级。(证据水平:A)

5. 非缺血性 DCM,LVEF≤35%,NYHA 心功能Ⅱ或Ⅲ级。(证据水平:B)

6. 因既往 MI 有 LV 功能不全,MI 后至少 40 天,LVEF≤35%,NYHA 心功能Ⅰ级。(证据水平:A)

7. 因既往 MI 有非持续性 VT,LVEF≤40%,非持续性 VT,在电生理检查时可诱发出 VF 或持续性 VT。(证据水平:B)

Ⅱa 类

1. 非缺血性 DCM 伴显著 LV 功能异常及不能解释的晕厥的患者。(证据水平:C)

2. 持续性 VT 伴正常或接近正常心室功能的患者。(证据水平:C)

3. HCM 患者有一项以上主要 SCD 危险因素(心脏骤停史、自发性持续性 VT、SCD 家族史、不明原因晕厥、LV 壁厚度≥30mm、异常的运动后血压反应、自发性非持续性 VT)。(证据水平:C)

4. ARVD/C 患者有一项以上主要 SCD 危险因素(心脏骤停史、VT 引起的晕厥、广泛右心室受累的证据、LV 累及、存在多形性 VT 和心尖室壁瘤)。(证据水平:C)

5. 长 QT 综合征的患者在服用 β 受体阻滞剂出现晕厥和(或)VT。(证据水平:B)

6. 在院外等待心脏移植的患者。(证据水平:C)

7. Brugada 综合征有晕厥的患者。(证据水平:C)

8. Brugada 综合征有 VT 记录但未出现心脏骤停者。(证据水平:C)

9. 儿茶酚胺敏感性 VT 患者,服用 β 受体阻滞剂后仍出现晕厥和(或)记录的持续性 VT。(证据水平:C)

10. 心脏结节病、巨细胞性心肌炎、南美洲锥虫病的患者。(证据水平:C)

Ⅱb 类

1. 非缺血性心脏疾病,LVEF≤35%,NYHA 心功能Ⅰ级。(证据水平:C)

2. 有 SCD 危险因素的长 QT 综合征患者。(证据水平:B)

3. 有晕厥和严重器质性心脏病,侵入性和非侵入性检查不能找到原因的患者。(证据水平:C)

4. 有心脏性猝死亲属的家族性心肌病患者。(证据水平:C)

5. LV 非致密化不全的患者。(证据水平:C)

Ⅲ类

1. 应该置入 ICD 者,但预期寿命短于 1 年。(证据水平:C)

2. 无休止 VT 或 VF 的患者。(证据水平:C)

3. 精神疾病患者,ICD 置入可能会加重精神症状,或不能定期随诊。(证据水平:C)

4. 不适合心脏移植或 CRT-D,药物难以控制的 NYHA 心功能Ⅳ级的心力衰竭患者。(证据水平:C)

5. 不明原因晕厥,既没有诱发室性心动过速也没有器质性心脏病的患者。(证据水平:C)

6. VT 或 VF 可以通过外科手术或消融治疗解

决的患者(例如:与预激综合征有关的房性心律失常、RV 或 LV 流出道 VT、特发性 VT、无器质性心脏病患者的分支 VT)。(证据水平:C)

7. 没有器质性心脏病患者完全可逆性病因导致的室性心律失常(例如:电解质失衡、药物或创伤)。(证据水平:B)

14.2 严重收缩性心力衰竭患者的心脏再同步化治疗的建议

Ⅰ类

LVEF≤35%,QRS 时限≥120ms,窦性心律,NYHA 心功能Ⅲ级或最佳药物治疗后能活动的 NYHA 心功能Ⅳ级的心力衰竭患者,应置入 CRT 和(或)CRT-D。(证据水平:A)

Ⅱa 类

1. LVEF≤35%,QRS 时限≥120ms,AF 心律,NYHA 心功能Ⅲ级或最佳药物治疗后能活动的 NYHA 心功能Ⅳ级的心力衰竭患者,推荐置入 CRT 和(或)CRT-D。(证据水平:B)

2. LVEF≤35%,NYHA 心功能Ⅲ级或最佳药物治疗后能活动的 NYHA 心功能Ⅳ级,预期心室起搏依赖的心力衰竭患者,有理由考虑置入 CRT。(证据水平:C)

Ⅱb 类

1. LVEF≤35%,NYHA 心功能Ⅰ级或最佳药物治疗后 NYHA 心功能Ⅱ级,且已经置入永久性起搏器和(或)ICD 伴预期频繁心室起搏的心力衰竭患者,可考虑置入 CRT。(证据水平:C)

Ⅲ类

1. 无症状左心室 LVEF 降低且无永久性起搏器置入适应证的心力衰竭患者。(证据水平:B)

2. 慢性非心脏疾病导致身体状态和预期寿命受限的患者。(证据水平:C)

索 引

E

F

G

H

J

K

L

M

T

W

X

Y

Z

其他